U0204231

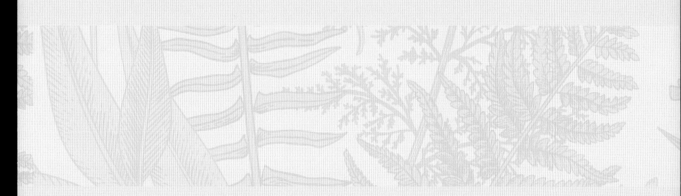

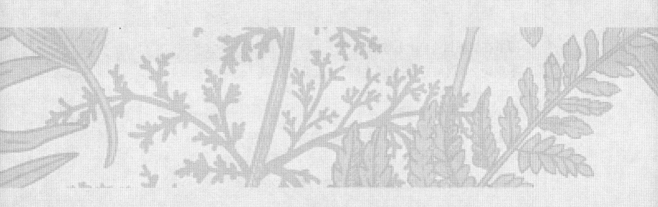

本草钩玄

主编

周祯祥　张廷模

副主编（以姓氏笔画为序）

李晶晶　杨　敏　闵志强　汪　琼　曾祥法

编委（以姓氏笔画为序）

李亚敏　李晶晶　杨　敏　闵志强　汪　琼

张廷模　陈　勇　周祯祥　黄　芳　蒋　淼

韩　彬　曾祥法　戴王强

人民卫生出版社

北京

版权所有，侵权必究！

图书在版编目（CIP）数据

本草钩玄 / 周祯祥,张廷模主编 . —北京：人民
卫生出版社,2024.3
ISBN 978-7-117-34342-8

Ⅰ.①本…　Ⅱ.①周…　②张…　Ⅲ.①本草 - 研究 -
中国 - 古代　Ⅳ.①R281.3

中国版本图书馆 CIP 数据核字（2022）第 252063 号

人卫智网	www.ipmph.com	医学教育、学术、考试、健康，购书智慧智能综合服务平台
人卫官网	www.pmph.com	人卫官方资讯发布平台

本 草 钩 玄
Bencao Gouxuan

主　　编：周祯祥　张廷模
出版发行：人民卫生出版社（中继线 010-59780011）
地　　址：北京市朝阳区潘家园南里 19 号
邮　　编：100021
E - mail：pmph @ pmph.com
购书热线：010-59787592　010-59787584　010-65264830
印　　刷：北京华联印刷有限公司
经　　销：新华书店
开　　本：787 × 1092　1/16　印张：41
字　　数：803 千字
版　　次：2024 年 3 月第 1 版
印　　次：2024 年 3 月第 1 次印刷
标准书号：ISBN 978-7-117-34342-8
定　　价：179.00 元

打击盗版举报电话：010-59787491　E-mail：WQ @ pmph.com
质量问题联系电话：010-59787234　E-mail：zhiliang @ pmph.com
数字融合服务电话：4001118166　　E-mail：zengzhi @ pmph.com

内容提要

本书是一部系统研究历代本草的学术专著。

按我国历史时期划分为六章。

每章先叙时代背景、本草发展特点和学术特色,

然后按成书年代先后分述有代表性的本草著作80余部。

本书不同于一般的本草著作简介,

重在展示我国源远流长的本草历程,

彰显本草传承与创新的发展脉络,

凝练历代本草的学术特色和主要成就。

国医大师梅国强教授审阅全书并作序。

该书可供从事中医药教学、科研、临床工作者以及

中医药院校的广大师生参考使用。

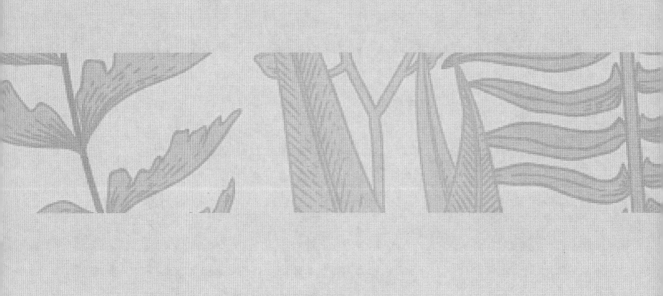

梅　序

周祯祥教授，湖北鄂州人，自幼聪颖，勤奋好学，志存高远。1977年国家恢复高考制度，即以优秀成绩考入湖北中医学院（湖北中医药大学前身），毕业后留校任教，从事中药学教学，以及临床、科研工作数十载，学验俱丰，业绩斐然。先生风华郁茂，曾被授予"湖北省有突出贡献中青年专家""首届湖北省中青年知名中医"等光荣称号，擢为湖北中医药大学博士生导师，兼任成都中医药大学博士生导师，国家中医药管理局临床中药学重点学科带头人，中华中医药学会中药基础理论分会副主任委员。

先生之与笔者，忘年交矣。同道相见，三句不离本行，故于中医药学术，多所切磋，各抒己见，毫无芥蒂。看似闲聊，实为读书外之书，而胜于书也。如先生编著《细辛古今研究与临床应用》过程中，搜罗古今学者对细辛之研究成果，弥纶群言，研精一理。初为饭后之谈资，已令笔者受惠；付梓之后，幸蒙先生赠之一部，随时翻阅，以加深对诸方运用本品之认识，获益更多。又如先生对枳实、莱菔子之用法用量，虽已烂熟于胸，然其求索临床反馈讯息，常征询于笔者。所当知无不言。学问之道，在于学，更在于问也。

先生工作之余，笔耕不辍，曾主编全国高等中医药院校"十三五"规划教材《中药学》《临床中药学》等，编著个人学术专著《细辛古今研究与临床应用》《本草药征》等，凡数十部，皆心血所注也。不作焚膏继晷、废寝忘餐之夸，而有夜必三更、日常简餐之实，若无肩担道义、守正创新之诚，孰能为之！今《本草钩玄》又已杀青，笔者以近水楼台，先得其稿，捧读之际，感慨良多。

"本草"先"中药学"而立名，其品类虽涉及植物、动物、矿物等，然以植物居多，故曰"本草"。其学术源远流长，相传神农尝百草，教民以疗疾。其有文字可考者，如长沙马王堆出土之《五十二病方》载药物247种；《武威汉代医简》载药物100多种。因其属

"经方"类，或诊疗记录，而非"本草"专著，故先生未言，理所自然。有《神农本草经》约成书于东汉末年（一说为春秋战国），为我国现存首部本草专著，创立四气五味、功效主治之规矩。规矩既立，则后之学者，可自为方圆，而工巧百出，此即先生作钩玄之首。自此以降，其研习并发皇光大者，代不乏贤。如明代李时珍，穷毕生精力，集其大成，而有《本草纲目》问世。其宏编巨制，精华尽收，开动植物分类之先河，而震惊中外。有清一代，本草著作甚多，虽难有与《本草纲目》比肩者，然非乏善可陈。如对药物之性理发挥、临床运用之微妙、疗效之再实践等，发前人所未发者亦多。先生共搜录历代本草著作80余部，时间跨度约两千年，为之爬罗剔抉，刮垢磨光，而有《本草钩玄》之作。为钩其玄，必先概述各时代之历史背景，以及对本草学发展之影响。然后依次论述各本草之作者、主要贡献、学术创新与成就，皆持之有故，言之成理，论之翔实。赞其优者，力戒虚浮，评其疵者，必求中肯。由是言之，名为《本草钩玄》实寓中药学学术发展史，读来令人赏心悦目，是为之序。

梅国强

2022年6月22日

前　言

"本草"一词最早出现于西汉，在史学家班固编撰的《汉书》中凡见三处。据考，早在两千年前，"本草"就已经形成了一门专门的学问或独立的知识体系，拥有了一批从事本草研究的专门人才队伍。"本草"一词的出现和"本草待诏"的重大举措，在本草发展史上具有划时代和里程碑意义，标志着本草研究和本草事业正式扬帆起航。

东汉末年（约 2 世纪），我国现存最早的中药学专著《神农本草经》问世。它构建了中药学的体系框架，奠定了中药学的理论与实践基础，引领了中药学的未来发展方向。源远流长的本草历程，体现了传承与创新的发展脉络，展示了不同历史时期的辉煌成就。浩如烟海的本草文献，承载了璀璨的中医药传统文化，汇聚为科学性与原创性的知识宝库。守正本草，知常达变，传承创新，这是中医药人义不容辞的责任担当和光荣使命。

"钩玄"一词，语出唐代韩愈《进学解》。"记事者必提其要，纂言者必钩其玄。"成语"提要钩玄"也出自于此。其核心就是要把握重点，抓住要害，执简驭繁，阐发精髓。是书从"本草"切入，从"钩玄"发力。它不同于一般的本草著作简介，重在溯本求源、探幽发微、凝练精华、弘扬学术、建立本草自信、促进学科发展。这是一项具有开创性意义的工作，其难度自不待言。本草是中药学术之源，是传承与创新之本。从本草寻根，从源头把握，这是中医药人强基固本的必由之路。尽管"钩玄"非积学功深所能及，我们仍不遗余力，旁征博引，锲而不舍，潜心研究，愿为本草学术研究尽绵薄之力。

本书以历代本草为主线，共收载古代本草著作 80 余部。按我国历史时期划分为六章。每章先叙时代背景、本草发展特点和学术特色，然后按成书年代先后分述有代表性的本草著作。本草著作分为【概述】和【钩玄】两部分撰写。其中，【概述】主要介绍作者及本草著作的基本概况,【钩玄】主要凝练本草著作的学术特色和主要成就。书末附有历代本草著作名称索引,以便查询。

本书由湖北中医药大学、成都中医药大学和广东药科大学等长期从事本草研究的专家、教授共同编写,主编审定。在编写的过程中,得到了人民卫生出版社的大力支持,参考并引用了许多同道的宝贵资料,在此一并致谢。国医大师梅国强教授在百忙之余,审阅全书,并撰写序言,对本书给予充分肯定和褒奖,对此深表谢忱!

由于作者学识和水平所限,书中疏漏或意犹未尽,不足乃至错误之处难免,敬请广大同仁校正。

周祯祥　张廷模

2023年8月

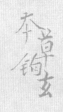

第一章
先秦及秦汉时期　1

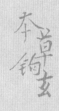

第二章
魏晋南北朝 72

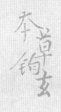

第三章
隋唐五代时期 124

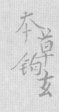

第四章
宋元时期　187

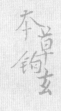

第五章
明代　300

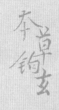

第六章
清代 427

第一章
先秦及秦汉时期

（先秦：远古—公元前 221 年；秦汉：公元前 221 年—公元 220 年）

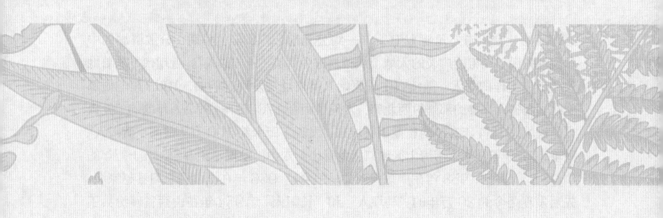

第一节

先秦时期本草知识的萌芽

　　考古发现和医史学家研究表明，在漫长的先秦时期，中华民族的先民经过生活与生产实践，萌发了原始的药物知识。发现并掌握了酒的酿制，将其作为特殊的"药物"用于医疗，成为世界医药史的一大创举。专门从事脑力劳动的"士"，发明了文字，形象而生动的"药"字出现，揭开了中国药学历史的崭新篇章。随着药物知识的积累，复方和汤剂开始应用，为中药理论的整理和本草专著的诞生奠定了基础。

一、药物知识自然萌芽　源于长期生活实践

　　原始社会（约公元前 170 万年—约公元前 2070 年）早期，分散群居的中华民族先民，在祖国广袤的大地上从猿演进为人类——"猿人"。近现代，随着地质与考古工作的深入，陆续有中华原始人类遗址被发现。例如，1965 年地质部门在云南省元谋县的那蚌村西北部，发现了距今 170 万年—250 万年前的"元谋人"遗址；1964 年在陕西省蓝田县城东，发现了距今约 100 万年前的"蓝田人"遗址；1929 年在北京市房山区周口店龙骨山洞穴中，发现了距今四、五十万年的"北京人"遗址；1958 年在广东省韶关马坝乡、1956 年在湖北省长阳县赵家堰，先后发现距今约 20 万年的"马坝人"和"长阳人"；1954 年在山西省襄汾县丁村，发现了距今约 6 万年的"丁村人"。这些中华原始人类遗址被相继发现，初步揭开了我国原始社会面貌的帷幕。

　　原始社会的"猿人"仅有少量的"打制"石器。根据其生产工具极为简陋，可知当时适应自然、获取生活资源和克服疾苦的能力非常低下。由于恶劣客观条件和险恶生活环境的限制，原始人别无选择，唯有"聚生群处"，以求生存。他们必须集体生活，共同采集植物，群起捕捞围猎鱼兽，共同享用得来的生活物资。

　　"元谋人"使用的石器，尽管经过"加工"，仍然十分粗糙、简陋，只有片状、针状等单调的外形。其遗址的沉积特征共有 28 层，其中 3 层存在"炭屑"，并且还发现有被烧黑了的动物骨骼化石，留下了"元谋人"用火的遗迹。在"蓝田人"

遗址，考古工作者采集到"砍砸器""刮削器""三棱尖状器"和"石球"等不同使用目的的石器。"北京人"遗址中发现的石器更加多样，并经过精心加工，在4层"文化堆积面"中，有很厚的"灰烬"，其中还有"烧裂"甚至"烧酥"了的石头、兽骨和"被火烧过的朴树籽"，这是"北京人"长期用火，或许已经用火加工食物的遗迹[1]。

这些上述的遗迹改变表明，原始社会的发展进程经过了数百万年充满艰辛的生活与生产实践，才得以在制作和使用石质工具上，由"旧石器时代"缓慢走近"中石器时代"与"新石器时代"。人类进步最突出的表现是石器制作渐趋精细，由简单打制变为精心磨制，石器种类也根据实际用途而日趋多样化，并且通过手工制作出木石复合的劳动和生活工具，提高了人类的生存能力。

随着时间推移，才由"猿人"进化到"古人"和"新人"。距今20余万年至4万年左右的"古人"（即早期智人），从打制石器、加工木器的劳动实践中，实现了"钻燧取火"和"错木取火"。"古人"对火的认识、掌握和有意识地使用，在人类进化历史长河中，具有划时代的意义，是推动当时社会和人类飞跃性发展的一个重要因素。火的应用和人工取火的发明，提高了原始人类抵御寒冷，净化、熟化食物，制备劳动工具，获取生活资料，增强体质，促进繁衍等多方面的能力，有力地推动了人类自身的进化及当时经济形态和社会形态的演变。距今约5万年至1万年前，人类进化为"新人"，郭沫若先生指出：生活在这些地区的"新人"，在体质形态上已逐渐消失了"猿人"遗留下来的原始性，而成为现代人（《中国史稿·第一编》）。

从此，随着生产力的发展，人类开始了定居生活，并由采集经济过渡到渔猎经济，并产生原始的农业、畜牧业经济。人类由原始群发展到母系、父系氏族公社，直至原始社会的解体。这个漫长的时期，也是人类与自然灾害、毒虫猛兽、疾病痛苦斗争的过程。因此，人类自然而然地发现并且利用了药物，并开始积累药物知识。

"药食同源"是对于早期认识药物的客观总结。原始社会，人们维持生命的基本食物，有的本身就是能够用以养生保健、治疗疾病的"药物"，二者同时来源于自然界的赐予，这是不可分离的。原始时代的先民们为了生存而采食植物和狩猎，得以先后无数次接触并逐渐了解这些植物和动物对于人体的影响，由于辨识和使用的知识缺乏，不可避免地出现一些药效反应或中毒遭遇，因而使人们懂得在觅食时有所选择和注意。为了同疾病作斗争，上述经验启示人们对这些植物和动物的药效

[1] 甄志亚. 中国医学史 [M]. 北京：人民卫生出版社，1991:14.

作用加以利用，经过无数次有意识的试验、观察，逐步形成了简单的药物知识。

医史学家认为，"猿人"和最早的人类用以充饥的食物，大多是植物类，因此最先发现的也应是植物药。这是由于"猿人"是由素食的古猿演进而来的，最早用来充饥的食物大多属于植物类。1973 年考古工作者从处于母系氏族社会的河姆渡遗址中，发现了很多植物标本，其中除了有多种树木外，还有可供食用的果实、种子，如菱角、酸枣和芡实，并发现了人工采集的樟科植物的叶片堆积，说明河姆渡人可能已经知道上述植物的果实、种子或叶片无毒，可供药用[1]。苏联医药学历史学家彼得洛夫，在其所编写的《医学史》一书中，不但认同这种观点，还认为首先掌握植物药知识者主要是妇女。因为那个时期从事采集经济活动大多由妇女承担。将有毒植物用于狩猎，堪称原始社会的重大发明之一。

人类社会进入氏族公社后，渔猎生产和生活开始占到较大比重，人类才有可能接触较多的动物及其肉类、甲壳、骨骼、血液、脂肪及内脏等，并体验其对人体的影响。也就是说，继植物药之后被人们所认识和应用的药物当是动物药。只有渔猎经济的兴起，人们才能获得较多的肉类食物，如同植物药被认识一样，经过反复尝试（实践），人们又掌握了某些动物药的应用。开始可能以动物的脂肪、血液和骨髓来治病，稍后又发现动物的某些内脏也具有治疗作用。《山海经》中记载："何罗之鱼……食之已痈""青耕（一种鸟），可以御疫"，可以为此提供一定的依据。

直至原始社会的后期，随着采矿和冶炼的兴起，又相继发现了矿物药。例如，很可能通过采集硫黄，认识其外用杀虫止痒、内服温阳等药效作用；制盐过程发现了盐水明目和芒硝的泻下药效作用；通过"丹"（朱砂）冶炼，知道了水银杀虫之类。

总之，人类是在经历了长期的无数次口尝身试以后，相继发现了一些植物药、动物药和矿物药的治疗作用，这就是药物知识的起源。也就是说，药物知识是人类在长期生活、生产实践和不断与疾病作斗争的过程中，通过点滴经验的积累而逐渐总结得来的。在我国古代，有关药物起源的传说颇多，涉及的人物有：

伏羲氏：一名庖羲氏，又名太昊。《帝王世纪》谓："伏羲氏……乃尝味百药而制九针，以拯夭枉焉。"传说中的伏羲氏，"教民佃渔畜牧"，是中华民族的一位人文始祖，是中医药的鼻祖之一，是早期畜牧业的创始者，也可以是渔猎时期的指代。

神农氏：又称炎帝，因长于姜水而姓姜。《淮南子·修务训》谓："神农尝百草之滋味，察水泉之甘苦，令民知所避就，当此之时，一日而遇七十毒。"北宋刘恕

---

[1] 浙江省博物馆自然组. 河姆渡遗址动植物遗存的鉴定研究 [J]. 考古学报, 1978（1）: 95-107, 156-159.

《通鉴外记》称："民有疾病，未知药石，炎帝始味草木之滋，察其寒温平热之性，辨其君臣佐使之义，尝一日而遇七十毒，神而化之，遂作方书，以疗民疾，而医道立矣。"因为他"生有圣德，始教天下耕种五谷而食之，以省杀生之弊"（《帝王世纪》），所以成为原始农业的发明人和农耕文化的代表，备受历代人民的尊崇。又传说他"尝味百草，宣药疗疾以救夭伤之命……著本草四卷"。事实上，后面将要介绍的《神农本草经》，只是托名"神农"之书。

黄帝：有熊氏少典之子，姓公孙，名轩辕；因长于姬水，故又姓姬。《通鉴外记》谓："（黄帝）咨于岐伯而作《内经》。复命俞跗、岐伯、雷公察明堂、究息脉，谨候其时，则可万全。巫彭、桐君处方饵，而人得以尽年"。黄帝也是传说中的中医药创始者之一，《黄帝内经》（简称《内经》）也是后人托名之作。

岐伯：黄帝之臣。《路史》云："黄帝极咨于岐、雷而《内经》作。"《黄帝内经》序亦称："帝师之问医，著为《素问》《灵枢》，总为《内经》十八卷。"《帝王世纪》称："黄帝使伯尝味草木，典主医药经方，《本草》《素问》之书咸出焉。"

桐君：黄帝臣，相传撰《药对》四卷及《采药录》，说其花叶形色，论其君臣佐使相须，至今传焉（陶弘景《本草经·序论》）。《古今图书集成》卷五百二十四引《古今医统》亦谓桐君"识草木、金石性味，定三品药物，以为君臣佐使"。

传说人物虽然较多，但其中流传最广和影响最大的是关于"伏羲氏"和"神农氏"两种说法，可谓在一定程度上反映了药物起源的真谛，表明药物的发现与原始的农业、畜牧业有着十分密切的关系。在我国自古相传的伏羲氏"尝味百药"，神农"尝百草之滋味"，并"一日遇七十毒"，生动而形象地概括了药物知识萌芽的实践过程，说明了人类遍尝草木以寻求食源，同药物的发现具有密切的关系。也就是说，药物知识是人类在长期生活、生产实践以及与疾病斗争的过程中，点点滴滴地积累起来的。这种过程，充满着艰难和危险，古人并为此付出过沉重的代价。

二、清醯之美始于耒耜　影响医药功盖千秋

在这一时期，人们还从野果与谷物自然发酵的启示中，逐步掌握了酒的酿造技术。酒的酿造源远流长，可能远在原始社会末期，人们就已经得到了"自然发酵"的启示。然而对于人工酿酒究竟始于何时的问题，古代文献的记载却多有出入。《战国策·魏策》称："昔者，帝女令仪狄作酒而美，进之禹。"《世本》《博物志》《说文解字》等称酿酒始于夏朝国君杜康（又名少康），这也广为流传，其均认为酿酒始于夏代，如《说文解字》称："杜康始作秫酒"；《淮南子》称："清醯之美，始于耒耜"，认为酿酒始于农耕的商代；晋代江统《酒诰》称："酒之所兴，肇

自上皇……有饭不尽，委于空桑，郁积成味，久蓄气芳，本出于此，不由奇方。"均比较客观的说明了酒的发现过程。通过已有考古的发掘，发现在新石器时代仰韶文化时期（距今五、六千年前），人们已开始酿酒，到了新石器时代晚期的龙山文化时期（距今四、五千年前），更有了专用的陶制酒器，说明随着农业生产的发展，人们能够酿造更多的酒，谷物酿酒已有了进一步发展。

殷商时期，酿酒业已十分兴盛，迄今仍留下大量当时酒文化的遗址和遗物。商代农业生产比较发达，从甲骨文中的记载可知，已有禾、麦、黍、稷、稻等多种农作物。农产品的不断增多，为酿酒业的兴盛提供了更多的必需原料，用谷物酿酒也更为普遍。甲骨文和金鼎文中，都保存了许多有关殷王朝以酒祭祀祖先的记载。考古工作者还在郑州二里岗遗址（商代前期文化遗址）、河北藁城台西商代遗址中，相继发现了酿酒遗迹。其中台西村还保存了一处比较完整的酿酒作坊，在出土的大量大小不等的陶器中，大多是可供盛酒类的容器，如瓮、大口缸、垒、尊、壶等，而所见炊具中的"将军盔"，亦是一种与酿酒密切相关的器皿。人们早已熟知，商周时期的青铜器，有许多是属于专用的酒器，这和殷人好酒成风的习俗密切相关。相传禹之孙子就是因为"甘酒嗜音"而被逐。

虽然在我国民族学资料中有将酒应用于医疗的实例，但当时是否已将酒应用于医疗，古代文献中并没有明确记载，难于确证。在商代，甲骨文中有"鬯其酒"的记载，东汉班固在《白虎通·考黜》中解释："鬯者，以百草之香，郁金合而酿之成为鬯。"有学者认为："郁金是一种药用植物，此根和酒，色黄如金，是一种色美味香的药料酒，当时主要用于祭神，但此酒具有的营养医疗价值是无疑的。"以上推演的文字，忽略了一个史实：目前的中药"郁金"，来源于姜科植物姜黄、温郁金、广西莪术、蓬莪术的块根，含有易溶于醇的酚性色素和芳香性挥发油，加入酒中，肯定色香味俱佳。不过，这类"郁金"，在本草学中的记载，皆始于唐代以后。如果商代就以其"酿之成为鬯"，并知道其"有营养医疗价值"，历时两千年以后才入药，却令人费解。姑且不论彼时的"郁金"具体为何物，但距今三千多年前的人们，已经追求食物的色香味，甚至利用配制酒的特性，于食品中添加养生保健功能，是值得称赞并继承发扬的。

酒不只是一种饮料，也可供祭祀之用，利用其药用价值的做法更应该受到称赞。酒在医疗上的应用，堪称医药史上的一项重大发明。酒具有提神作用，可用作兴奋剂；有麻醉作用，可用作麻醉剂；有杀菌作用，可用作消毒剂；因为酒是液体，有挥发和溶媒的性能，故又是制备药剂常用的溶媒剂。再加之酒能"通血脉""行药势"，因而后世用酒作为炮制药物的辅料，作为制剂工艺中的溶媒，一直是不可缺少的。

在古代原始医学摆脱巫术掌控的过程中，饮酒治病较为普遍，尤其是其对外感风寒、劳伤筋骨等病的治疗作用，是不难被发现和加以利用的。后来人们又从单纯用酒治病发展到制造药酒，尤其是具有麻醉作用的药酒，成为中医药学的一大闪光点。早在《列子·汤问》中就有关于麻醉药酒用于外科手术的记载："鲁公扈、赵齐婴二人有疾，同请扁鹊求治……扁鹊遂饮二人毒酒，迷死三日。剖胸探心，易而置之，投以神药。既悟如初，二人辞归。"该记载中还提到由于扁鹊将他两人的心脏互换，以致两人不识自家之门，反而去了对方之家 [1]。这应该是一个带有夸大事实的近乎神话的故事，当时互换心脏当然是不可能的，但掌握并使用麻醉药酒，让服用者因"毒酒迷死三日"，也是有其实践基础的。自殷商开始，酿酒技术逐步成熟，饮酒之风盛行。酒本身又有一定麻醉作用，如陶弘景（下文亦称陶氏、陶隐居、弘景）所说："大寒凝海，惟酒不冰。明其性热，独冠群物。药家多须以行其势，人饮之使体弊神昏，是其有毒故也。"其再与药物组合成酒剂，酒可以帮助溶解药物有效成分，药借酒威，酒助药势，达到足够的饮用量之后，于是昏昏入醉而不识人，肢体麻木而不知痛。其中所称"体弊神昏"就是药酒的麻醉效果，到了如此程度，也就任人摆布，施行手术也成为可能。

古代药酒颇为常用，马王堆汉墓出土医书中，酒作为药名、溶媒或辅料一共出现了 50 余次。其中《五十二病方》记载的"令金伤毋痛方"，用荠、术二药，再用醇酒一中杯，据说可以"有顷不痛"。荠、术二药不具备明显的止痛效果，显然是酒发挥主要的止痛作用。又该书记载的治狗咬"令毋痛及易瘳（病愈）方"，则是用适量的酒反复冲洗伤口以止痛，并促使伤口痊愈。《黄帝内经》也已提到古人曾作"汤液醪醴"，并把它的治疗作用归结为"邪气时至，服之完全"。从汉字繁体医（醫）字的结构上看，《说文解字·酉部》称："醫，治病工也。殹，恶姿也，醫之性然。得酒而使。从酉。王育说一曰'殹'，病声。酒，所以治病也。"即是说"醫"为会意之字，乃将病人的痛苦呻吟之状与治病物质组合而成，生动地体现了酒作为一种药物，在当时医疗中的突出作用。酒的入药，在医药发展史上，具有极其重要的地位，因此《汉书》将酒誉为"百药之长"。

三、钟鼎铭文"药"字首见　睿思巧智令人折服

自公元前 21 世纪，我国相继进入了包括夏（公元前 2070 年—公元前 1600 年）、商（公元前 1600 年—公元前 1046 年）、西周（公元前 1046 年—公元前 770 年）"三代"及春秋时期（公元前 770 年—公元前 476 年）在内的奴隶社会。

---

[1] 马继兴. 马王堆古医书考释 [M]. 长沙：湖南科学技术出版社，1992：128-351.

这时期青铜器的广泛使用，制作工艺的成熟程度，成了社会生产力提高到了一个新阶段的主要标志。劳动工具的改进，有力地促进了以农业为主的自然经济的发展，并加速了手工业从农业中分离出来的进程。社会物质财富的不断增长，最终导致一些人得以脱离体力活动，改业而专门从事脑力劳动，并逐渐形成了"士"的阶层，因而产生了体力与脑力劳动之间的分工，这对历史发展具有重大意义。由于"士"的努力，使得在原始社会就已出现的结绳记事，以及表意的某些书写符号（多半是图画），得以经过整理、改进和规范而发展成文字。

"药"字的出现和使用，是中华民族药学创始的重要标志，是人们对于药物认识和使用的巨大成果。人类进入奴隶社会以来，开始有了早期的文字。最初是甲骨文，然后又有金文。甲骨文原本是奴隶主贵族用以占卜的文字，而非平民百姓所习用，加之巫术迷信占主宰地位的神权统治时期，治病皆由巫师所执掌，即使用药愈病，也必假以鬼神之名，因而迄今在甲骨文中未见"药"字。

目前所知最早的"药"字，出自数千年前古钟鼎上之铭文（即金文），其繁体形作"藥"。汉代《说文解字》释为"治病之草，从艸，樂声"。明确指出了"藥"乃治病之物，且以草类（植物）居多的客观事实。根据造字"六书"，"藥"字当是形声字，"艸"为意符，反映了药物以草类居多，"樂"为声符，约定其读音。但该字又寓有会意的特征，作为药用的草类，可以解除痛苦，使人快乐。这些足以表明古人创造该字的聪明才智。

自西周以下，"药"字的使用日渐增多，如《书经》有"若药弗瞑眩，厥疾弗瘳"；《易经》有"无妄之药不可试也"；《礼记》有"医不三世，不服其药"；《周记》还有关于"医师掌医之政令，聚毒药以供医事"的记载。从中不难看出：集"巫"与"医"于一体的模式逐渐被打破，药物也不再只由巫师掌控。用药经验的总结，日益受到人们的重视。药物具有两面性，容易发生不良反应的后果也成为公认的常识。先民误食有毒物品，遭受伤害的惨痛教训，使当时的人们对于服用早期的"药物"，非常审慎。

四、药物知识见诸文字　奠定本草成书基础

我们的祖先在生活和生产实践中萌芽的药物知识，经历了由零星、分散而逐步集中、系统的积累过程。进入奴隶社会，随着文字的创造和使用，药物知识也由口耳相传，发展为文字记载。

奴隶社会时期，为了适应农业生产的需要，天文学、历法学及物候学有了明显提高。人们的宗教思想及自然观，面对时代变迁和科学文化进步，也发生了很大变

化，"万物有灵"的观念已被宇宙间一个至高无上的人格神"天帝"和"上帝"所代替，并经统治者的提倡和渲染，形成了一整套宗教神学思想体系。而随着科学技术的进步和奴隶制统治危机的不断加深，具有朴素唯物主义自然观和自发辩证法思想的五行说和八卦说，也于商周之际酝酿而成。这种哲学上两种世界观的对立反映到医药领域中来，即表现为医药与巫术迷信之间的斗争。公元前8世纪时，社会经济结构和阶级关系发生了很大变化，奴隶社会的结束已经迫近。

到了战国时代（公元前475年—公元前221年），我国开始步入封建社会，新兴地主阶级所有制最终取代了奴隶主阶级所有制。由于生产关系的改变和铁器的普遍使用，生产工具不断更新，生产状况也相应改观。尤其在哲学思想方面，社会的大变革迎来了"诸子蜂起""百家争鸣"的崭新局面，形成了儒家、道家、墨家、法家、名辩家及阴阳家等不同的学术派别。其中儒家、道家和阴阳家对古代医药学发展的影响较为突出。

1. 药物数量不断积累　药学源头涓涓细流

在前述的考古发掘中，就出土了比较原始的药物。如在河姆渡遗址中曾见到不少人工采集的樟科植物的叶片堆积，其中也有不少种类属于药用植物。尤其是1973年在河北藁城县台西商代遗址中发现植物种子30余枚，经鉴定均属蔷薇科梅属种子，其中以桃仁居多，也较完整，皆剥壳贮存至今。桃仁可以少量食用，因具有活血化瘀、止咳平喘和润肠通便作用，可以治病。但桃仁具有"小毒"，食用过量，尤其是生食的时候，很容易引起急性中毒，所以，贮存桃仁在当时是医用的可能性较大。在台西遗址文化层中，还发现有近似蔷薇科中毛樱桃或欧李的种子，就是日后本草中记载的"郁李仁"。对此，有学者发表著作认为"肯定为药用"而采收的[1]。另外，在殷墟出土的甲骨文片中，已有少量关于用药治病的记载，如"疒（瘀），用鱼"和"瘴（疟），秉枣"，说明殷人已知利用某些鱼类以散瘀血，或取大枣用于疟疾病人。据后来的本草文献记载，常见而易得的鳜鱼、鲫鱼、鳢鱼、鳝鱼等，也有通血脉、治瘀血的内容记载。

（1）《诗经》咏物抒情，药用价值彰显：在现存的先秦文献中，能够作为药物的品种已颇为可观。这一时期，最早旁涉药物且数目较多的书籍，当是产生于周初至春秋时期，被称为当时诗歌总集的《诗经》。该书歌词中出现了338种动植物，仅植物药就有100多种，其中不少是后世使用的药物。如"参差荇菜"："荇菜"，《新修本草》又名"荇菜"；"蒹葭苍苍"："蒹葭"就是芦苇，其根茎为芦根、

---

[1] 甄志亚. 中国医学史 [M]. 北京：人民卫生出版社，1991：48.

苇根，幼嫩时为芦笋、苇茎；"采薇采薇"："采薇"《本草品汇精要》又名野豌豆，《本草纲目》又名大巢菜；"不流楚荆"："荆"的果实《名医别录》名牡荆实、叶名牡荆叶、根名牡荆根，其液汁《本草纲目》名牡荆沥；"其下维榖"："榖"的果实《名医别录》名楮实、叶名楮叶，其树皮的内皮《吴普本草》名榖木皮、《名医别录》名楮树皮、《千金要方》名榖白皮；"言采其蝱"："蝱"又名莔、贝母（相当于今葫芦科植物土贝母）等。此外，还有卷耳（苍耳）、蓷（益母草）、杞（枸杞）、薑（泽泻）、茑（桑寄生）、女萝（菟丝子）、蒿（青蒿）、芩（黄芩）、芍药、荼（苦菜）、白茅（白茅根）、茹藘（茜草）、扭（女贞子）、柽（西河柳）、椐（马鞭草）、椒（秦椒、花椒）、漆（漆叶）、木瓜、葛（葛根）、苹（大的水苹）、藻（海藻）、苓（甘草）、茨（蒺藜）、唐（菟丝）、匏（苦叶）、谖草（鹿葱花）、荷、兰（佩兰）、茨（荆葵）瓜、苴（麻子）、果蠃（瓜蒌）、台（莎草、香附子）、莞（白芷）、蓝（注：应为"蓝"，蓝染草）、堇（乌头）、桃（桃仁）、桑（桑叶）、枣（大枣）、枸、柏（侧柏）、蒌（蒌蒿）、繁（一名游湖，北人称旁勃）、断壶（壶卢）等[1]。

以上植物，有的还简要记述了产地和采收知识。当然，这些记载中还没有证据肯定这些植物的药用价值都已经被认识，但其中的"堇"（即乌头）之类有毒植物，作为药用是能够确定的。至于"芣苢"（即车前草），众人欢快采集，作为野菜食用，可能性更大。人们非常熟悉，《诗经》关于车前草的描述："采采芣苢，薄言采之；采采芣苢，薄言有之；采采芣苢，薄言掇之；采采芣苢，薄言捋之；采采芣苢，薄言袺之；采采芣苢，薄言襭之。"有人认为此草可以治疗不孕，一是缺乏医药方面的依据；二是为了不孕而采用，不可能一大群人如此开心。清代学者郝懿行在《尔雅义疏》"芣苢"项下称"野人亦煮啖之"，可见民间确有食用该植物的习惯。

（2）《山海经》记录物产，药用描述最早文献：记载古代各地名山大川及物产的著作《山海经》，其收录药物数量是先秦最多的。和《诗经》相比，该书不仅收载了更多的动物药，而且记录了更多的药物产地、效用和性能，堪称最早记载药物功用的古籍。至于书中涉及的药物数目，各家说法不一：范行准《中国古代迷信的药物》称有动物药63种、植物药52种、矿物药4种、不明2种，共121种；卫聚贤《山海经中的医药》称有动物药83种、植物药59种、矿物药4种，共146种；王范之《先秦史料一般》称有动物药61种、植物药52种、矿物药3种、不明3种，共119种。

目前一般认为《山海经》中有动物药67种、植物药53种、矿物药3种、水类1种，另有不详类属者3种，合计127种[2]。《山海经》收载的植物、动物和

[1] 傅维康. 中药学史[M]. 成都：巴蜀书社，1993：13.

[2] 傅维康. 中药学史[M]. 成都：巴蜀书社，1993：13-14.

矿物，与《诗经》相比，更具有药物特征，其对这些"药物"的主治、功效、形态、产地等多方面的内容，均有一定的说明。尤其是收载了更多的动物药，堪称我国记载药物主治、功效最早的古籍。

该书所载药物用途，大多是一种，其中虽然有治疗性的，但大多属于提醒其使用注意，如"鲥鱼食之杀人""菁蓉，食之使人无子"等；有的是用于牛马，如"流赭，以涂牛马无病"；有的不是医疗目的，如莽草、芒草、芨、蓇苄均能"毒鱼"。其中也有14种药物可以主治两种病证，如"虎蛟"治肿也能治痔，"肥遗"治疠也能杀虫等。这些内容，尽管与后世本草专著中的记载还有很大差距，但和《诗经》相比较，在药物本质属性中的功用和使用上，显然已有不小的进步。

《山海经》所载药物的应用，十分广泛，涉及疾病治疗（可治疾病数十种，包括内、外、妇、眼、耳、皮肤等科疾患）、养生保健、强身健体、卫生防疫、种子避孕、美容护肤、毒杀昆虫及兽病防治等。疾病治疗，如灌"服之已瘅"，革能"食之已瘿"，白鵺"可以已瘇"，肥遗"食之已疠"，当扈"食之不眴目"，何罗"食之已痈"，苦辛"食之已疟"，萆荔"食之已心痛"，条草"食之已疥"，雕棠"食之已聋"，鳋鱼"食之已狂"等。保健预防，如鳎鱼"食之无肿疾"，可能有预防营养性水肿及利水退肿作用；帝休"食之不怒"，可能有疏肝解郁及宁心安神作用；鯩鱼"食之不睡"，可能具有提神醒脑及抗疲劳作用；箴鱼"食之无疫疾"，谿边"席之皮不蛊"，可能二者有养生防疫及解毒杀虫作用等。其中，鳎鱼"食之无肿疾"，所载主治功效，与后代本草所载"健脾养胃，补益气血，利水消肿"，大概颇有联系。还值得称道的是，所收药物中有箴鱼"食之无疫疾"，谿边"席之皮不蛊"等大约60种用于预防的物品和措施，其中尽管不乏不可靠者，却能说明春秋之前，人们已有了医学预防的思想。《山海经》所收药物的使用方法，内服有直接食用，也有煎汤饮用；外用有佩戴、沐浴、坐卧和涂抹等。该书所言一些"药物"，代有浓厚的巫术、神话色彩。如沙棠"食之不溺"，不是其有滋养脾肾及收敛固涩作用，而是该木质轻不会沉水，而臆测"食之不溺"；其余如，黄鸟"食之不妒"、寓"可以御兵"等，客观反映出春秋以前，我国还处于医巫一体的时期。

（3）《离骚》以物喻人，作者假借药物：战国时期楚国的爱国诗人屈原，在所著《离骚》中，以芳草（具有芳香气味之草）赞美忠贤，或自喻诗人的高洁；以萧草（又名臭草），《左传》称："一熏一萧，十年亦萧臭"，斥责奸佞。书中述及芳草类44种，萧草类11种。其中的菌桂、茝（白芷）、木兰、杜衡、芙蓉（荷花）、茱萸、菊、椒等，都是药物。这类草本植物一般都含有挥发油，具有比较强的生理活性，药用价值也高，今天越来越受到重视。

（4）出土西汉《万物》，最早本草文献：继《诗经》《山海经》和《离骚》之后，1977年在安徽阜阳出土的汉简中，整理出了手抄本的《万物》。原书有无书名已不可考据，将其命名为《万物》，为考古学者根据简书中首段文字"万物之本不可不察也"之句而认定。

《万物》只是出土汉简中的一部分，系西汉初年夏侯灶墓里的随葬品。有研究认为[1]，这批简书虽在西汉初年抄成，但其编撰年代则在春秋战国时期，时间在《山海经》之后。当时出土简书残片130余片，每片字数多少不一，最多的有30余字。其内容大体上分医药卫生、物理物性两大类。其中药物内容的部分，可认为是我国最早的本草古籍文献。

《万物》所载药物有70余种，包括玉石、草木、米谷、果蔬、禽兽、虫鱼等类，如黄土、盐、石韦、石番、贝母、乌喙、商陆、蒿、陈蒲、龙须、半夏、葵、艾叶、细辛、姜叶、菟丝、芒草、茱萸、蜀椒、梅实、杏实、菽、忝、瓜实、苦瓠、犀、猪、牛胆、羚羊、牡蛎、蚕卵、龟、燕矢等。以上药物中，如贝母、石韦、乌喙、商陆、半夏、艾叶、细辛、姜叶、菟丝、茱萸、蜀椒、梅实、牛胆、羚羊、牡蛎等，都是后代本草收载的常用药品。总结的药物功用，如"贝母已寒热也""石番之令溺不遗也""姜叶使人忍寒也""牛胆哲目可以登高也"等，已经十分准确。在记述药物功用的同时，还附录有复方，如"商陆、羊头之已鼓张（胀）也""理石、朱臾（茱萸）可已损劳也"，开创了本草学一大优良传统，沿袭至今。这些药物治疗的疾病，内科病证有寒热烦心、心痛、臌胀、肠癖、遗溺、瘘、惑、梦噩、失眠、健忘等，外科病证有骨瘤、痔、疠、痈耳、痤、折等，多达30余种，所治疾病的名称，不少为后代医书沿用或借鉴。此外，尚有一些养生保健的内容。书中的医药内容，基本上已无巫术迷信色彩，与《山海经》比较，可谓进步明显。该抄本应该是我国现知最早的本草专篇，这说明至战国时期，药物数量的积累已颇为可观。

2. 现存先秦文物文献　本草学术思绪初见

药学理论的总结，需要大量可靠的用药基础。人们通过长期用药实践，对一些基本的药物知识逐步有所了解和掌握，并开始从中提炼共性和原则，由此产生了早期的药学理论。这样的理论，在西周至战国时期的文献典籍中，已经反映出来。

这一时期，关于药物的产地、采收、贮存及用法、剂型、剂量、炮制等，已受到人们的关注。如《诗经》所载"中谷有蓷"，是表示药物的产地；《诗经》云："七月蟋蟀""八月断壶"，《礼记》称："孟夏月也……聚蓄毒药"，说明了药物采集的季节。在用法上，通过《山海经》有关记载，可知大体已具备内服、外用两大类，内服有"服"有"食"，"服"即汤服，"食"即食用；外用包括佩戴、沐浴、

---

[1] 胡平生，韩自强. 《万物》略说 [J]. 文物，1988（4）：48-54.

坐卧和涂抹等。

　　特别是《五十二病方》中的药物，大多具有明显的南方色彩。应用方式，增加了药敷、药浴、药熏及药熨诸法。在对药物形态、贮藏、炮制、配伍、制剂、饮服发及服药禁忌等方面的涉猎，较全面地反映了战国时药物知识已进一步得到充实和提高。具体炮制方法，有除去非药用部位的"择"；有加工为一定大小、粒度的破、斩、段、冶、父且（后世传为咬咀）；还有火制法的温、燔、烧、炙、熬、焙（用火烤干）；水火共制的煮、煎、蒸、淬、沸、爨（烧火煮制）等。总体看来，马王堆汉墓出土医书所展示的加工炮制方法还相当简单，但炮制的主要方面都已经涉及。用药的剂型和剂量，现有史料已可见到汤剂、散剂、酒剂和丸剂、膏剂。用药剂量，除有斤、斗、合外，还有为数众多的枚、挺、束、把、果（颗）、三指撮、三指大撮、三指撮到节等简便的"估计量"。在马王堆出土的医书《养生方》中，已出现了 6 个药酒方，《杂疗方》中也有药酒方；用酒、醋、动物油脂等加入药方制剂之中就更为常见。

　　此外，人们还认识了乌头（天雄）、芫花、莽草、矾石等多种毒药，据考早在公元前 7 世纪就已有了以毒药伤人的事例，如春秋时利用美色和狡媚取信于晋献公的骊姬，置毒药于祭祀的肉中，试图陷害晋献公的儿子申生。该史实见于《国语·晋语二》："骊姬受福，乃寘鸩于酒，寘堇于肉。"对此，韦昭注曰："堇，乌头也。"故后人将"下毒药谓之置堇"（宋《释常谈·置堇》）。从《吕氏春秋》所载"夫草有莘有藟，独食之则杀人，合而食之则益寿"，可知其是中药通过配伍可以减毒增效的最早例证。

　　《周礼·天官·医师章》记载"医师掌医之政令，聚毒药以供医事。"可见当时宫廷对药物的置办和供给已有专人负责，无疑为后世王室司药机构的起始。至于"毒药"称谓，乃是对药物之泛称，反映了人们对"药"与"毒"（与今日所言狭义的"毒"不尽相同）的早期认识及用药惟慎的史实。又记载："以五味、五谷、五药养其病""以五药疗之"。据汉代郑玄注："五药"乃"草木虫石谷"5 类药，可能是对药物作出的最早自然属性分类与归纳。而"五味"之说，则不仅是味觉尝试的结果，且已与五行学说联系起来，用以概括食物与药物的特定共性，《管子》甚至将五味与五脏相配应。凡此种种，都无疑是日后药物分类和五味理论的先声，为秦汉时期药物知识的系统总结以及本草专著的产生，奠定了坚实基础。

　　食疗理论，是中医药理论不可分割的组成部分。由于大多数药物的治疗作用是在通过食用之后被认识的，其养生保健作用也会同时被发现。"药食同源"的双重身份，更反映出中药的药用医疗目的和食用养生目的，不可截然划分。所以人类经历世代相传的长期实践，在不断积累药物知识的同时，也逐步加深了对食物养生特征的认知。《山海经》中所言药物"令人色美""食之无疫疾""食之使人多力"等养生保健内容，远超"杀虫"等治疗疾病的内容。中药的这种特有优势，必然在总结药学理论的同时，也产生了食疗理论。

到了春秋时期，食疗理论得到了迅速发展。孔子说过："食不厌精，脍不厌细。食饐而餲。鱼馁而肉败，不食；色恶，不食；臭恶，不食；失饪，不食；不时，不食；割不正，不食；不得其酱，不食。肉虽多，不使胜食气；唯酒无量，不及乱。沽酒食脯，不食；不撤姜食，不多食……祭肉不出三日。出三日，不食之矣。"（《论语·乡党》）以上引文可谓较全面地概括了当时士大夫阶层对饮食讲究的情况，其中不要食用不符合卫生标准的食品，颇具科学性的内容。此外，《文子》所倡"量腹而食"；《管子》所称"饮食节……则身利而寿命益"，反之将"形累而寿命损"；以及黄帝（食禁）所说："九月勿食被霜瓜""七月勿食生苓（菱）"，其意皆在说明饮食必须适量，食物取材必须适时。而世人所传出自《神农黄帝食禁》的"饥饱时勿浴""饮食讫多饮水及酒成痞癖""醉当风卧，以扇自扇，成恶风"等，则指明了进食前后的宜忌，同样属于这一时期食养的重要内容。

民以食为天，养生也在其中。自商周以降，随着农畜产品的增多，烹调技术的改进，食疗、食养、膳食调配与合理安排，已普遍受到人们的重视。战国时名医扁鹊强调："安身之本，必资于食""不知食宜者，不足以存生也"。又据《吕氏春秋》记载，商初伊尹尝谓："凡味之本，水最为始，五味三材，九沸九变……时疾时徐，灭腥、去臊、除膻，必以其胜，无失其理""调和之事，必以甘酸苦辛咸，先后多少"，可见当时对于饮食调理、饮食宜忌等，已具有一定的理论认识。《周礼·天官》明确分医为四类，食医名列榜首，"掌和王之六食、六饮、六膳、百羞、百酱、八珍之齐"，并就四时饮食宜忌、调味、食用方法及饮食配伍等作了具体说明，皆表明食疗和食养在先秦时期就有了初步的经验积累。

3. 配伍用药方剂发端　汤剂服用提升效验

药物的最初应用形式，一般是以单味药防治疾病。单味药物，主治范围比较狭窄，难拓展用药目的以适应复杂多变的病情；单味药物的作用强度也往往受限，如果过度增加用量，则容易引起毒副反应，无法保证用药的安全。由单味药朝着复合药的转变，具有加强药效、减少毒副作用的优越性。将两味或更多味组合在一起，体现配伍或成为复方，是中药应用形式的一次飞跃。

药物配伍和复方使用的具体时间虽然不能确定，但远远早于《五十二病方》的成书年代，这一点是可以肯定的。根据现有先秦时期有关文献和考古资料分析，将药物组方制剂，不会晚于春秋战国时期。如《周礼·天官》中有"疡医掌肿疡、溃疡、金疡、折疡、副杀之齐。"此处的"齐"即"剂"，指和合一些药物而成复方制剂。《史记·扁鹊仓公列传》亦述及战国时名医扁鹊曾以"八减之齐和煮之"，用以治疗虢太子"尸厥"。前述安徽阜阳出土之汉简《万物》中，也明确载有"商陆、羊头已鼓张（胀）也"，及"理石、朱臾（茱萸）可已劳损也"等。而成书于战国早期的《五十二病方》，是迄今所知最早的方书专著。

配伍和复方使用，有别于单味药，必须将两味或两味以上的药物研细和合，或经过共同煎煮服用。因此，古代多将复方称为"和药"或"和齐"。用药形式的提升，促进了制剂工艺和理论的前进，同时也完成了由直接服用生品药向熟化后服药的转变。因而，在药物制剂方面，无疑是向前跨出了一大步。这样服药，不但更加清洁卫生，容易吸收利用，也方便服用。

药物汤剂的运用时间，史学界大多认为始于商初，因而广为流传"伊尹创制汤药"的说法。这一说法是有史料记载作为依据的，如《史记·殷本纪》称："伊尹以滋味说汤"；《汉书·艺文志》有"《汤液经法》三十二卷"，并说《汤液经》又名《伊尹汤液》；西晋皇甫谧《甲乙经·序》据此而称："伊尹以亚圣之才，撰用神农本草，以为汤液。"又云："仲景论广伊尹汤液为数十卷，用之多验。"

因为《黄帝内经》只言："上古圣人作汤液"，而未提及"伊尹"二字，所以汤剂的创始，也有不同意见。如徐春霖认为 [1] 此说多属皇甫谧穿凿附会而来，缺乏确切论据。再者，《素问·汤液醪醴论》有"为五谷汤液及醪醴，奈何？"的经文，明代张景岳注释为"汤液醪醴，皆酒之属"。故 20 世纪 80 年代，医史界又有"汤液"乃"五谷之液"的提法，亦言之成理。再看《五十二病方》等先秦时期对复方的称呼，并无汤液之说出现，而多以"和齐"或"和药"称之。在这些复方应用中，有的将药物研细和合，有的用水和煮，有的以药汁合搅，有的以药和酒等。可见，将汤液等同于汤剂，并进而将它作为我国中药复方产生的标志，缺乏充分的历史事实为依据，皇甫谧之论的确是不足为凭。

综上所述，中药复方之产生，其上限年代，无法也无须确认，其下限年代，当不晚于春秋战国时期。在公元前 5 世纪以前，在药物治疗上达到如此成就，是难能可贵的。至于汤剂的创制，乃是无数先民通过千百年的生活实践，从采药与烹调时逐步积累的经验中发展而来的，绝非伊尹个人所为 [2]。

伊尹系有据可考的夏商间的思想家，被传为道家的创始人之一，中华厨艺之始祖，其善能烹饪与制备汤液是可能的。《史记·殷本纪》记载："伊尹名阿衡……负鼎俎以滋味说汤，致于王道。"称其为汤液发明人，和神农尝百草、杜康酿酒一样，都是传承中华文明的载体而已。

---

[1] 徐春霖. 论伊尹汤液 [J]. 中华医史杂志，1984，14（3）：150.

[2] 甄志亚. 中国医学史 [M]. 北京：人民卫生出版社，1991：52.

第二节
秦汉时期本草学概况

公元前 221 年，秦王嬴政先后灭掉韩、赵、魏、楚、燕、齐，结束了六国的分裂，并南平百越，北击匈奴，完全统一了天下，建立了我国第一个中央集权的封建专制国家，称帝号为"始皇"。其后，秦始皇极力加强中央集权，废分封而立郡县制，统一文字、车轨和度量衡，即所谓"书同文""车同轨"等措施。在医政制度方面，开设太医令和侍医。

国家的统一、封建专制的空前强化以及文字的统一，为汇集春秋战国各地的药学知识和经验，提供了比较有利的条件。但是，秦代持续时间很短，仅仅只有16 年，秦国又不体恤民力，劳民伤财，大兴土木，急于修建"万里长城"，为皇帝建筑宫殿"阿房宫"和个人陵寝；禁锢文化思想"焚书坑儒"，虽然声称没有涉及医药和农书，但也是文化史上的一次空前浩劫，所以至今尚未见到当时产生并存世的药学著作。

公元前 206 年，刘邦汉室政权取代了秦王朝，历史进入"两汉"时期。至公元 9 年王莽篡汉自立，史称"西汉"。公元 25 年南阳刘秀，诛灭王莽，再兴汉室，进入"东汉"。

秦、汉两代之初，封建王朝为了巩固统治的需要，也曾分别推行过休养生息、奖励耕织的富国政策。统一的集权国家，对当时政治、经济、文化科学及医药的发展，也提供了有利的条件。当时生产力得到发展，农业生产有了改进和提高，农产品日益丰富；科学技术不断进步，冶炼、纺织等手工业也达到了较高水平；造纸术的发明，"太初历"的制定，《九章算术》的问世，"浑天仪""地动仪"的制成，都堪称我国古代颇具影响的重大发明。尤其是汉代先后派遣张骞、班超多次出使西域，加速了内地与边疆、中原与中亚一带的经济文化交流，促进了所及地区的共同发展。

在意识形态领域，唯物、唯心论的抗衡，分别对我国医药学思想和医药学理论产生了深刻的影响。战国时期，出现了众多的哲学观点和学术流派，墨家、道家、儒家、法家、杂家、阴阳家等的代表人物，都强烈希望按照各自的主张治理国家，改造世界，出现了"诸子蜂起""百家争鸣"的局面。

秦始皇掌权之后，出于加强专政统治的需要，严禁诸子争鸣，将法家主张认定为唯一合法的学说。汉代相继出现了"无为而治"的黄老学说，西汉初年，推行该学说治理国家，对于恢复生产和稳定社会，收到了明显效果。同一时期的董仲舒，又建立了一套以"天人感应"为基础的神学体系，成为当时唯心主义的代表。他本人还向汉武帝提出："罢黜百家，独尊儒术"，力图用"阳尊阴卑""三纲五常"等理论和观念，维护和巩固封建社会秩序，使王权统治神圣化、合理化、恒久化。稍晚，古代唯物主义思想的代表人物王充，著述《论衡》85 篇，主张天地是没有意志的自然实体，是由物质的元气构成的，人和万物也是自然形成的，绝非天意的结果。各种哲学思想，对医药学也产生了相应的影响。但由于时代的局限，中医药学中亦混杂了某些消极成分，诸如"为而不争"的调和论，"周行不殆"的循环论，"诡为隐语"的谶纬学说及"神仙不死"的迷信观念等。值得称道的是王充在其所著《论衡》一书中，对天命鬼神等唯心主义谬说进行了有力的批驳，称"气"乃万物之本源，人之寿夭取决于禀赋之厚薄、体质的强弱，与天命鬼神无关。还提出"妇人疏字者子活，数乳者子死"等有关优生学的正确见解，这无疑是对天命论的直接否定。特别是在精神与肉体的关系上，强调了精神依附于肉体，人死则神灭的无神论和神灭论，这些思想对保持祖国医学的实践性和科学性意义颇为重大。

继战国之后，阴阳学说和五行学说也在这一时期被引入医药学，并得到演化，最终成为中医药学的指导思想和理论基础。肇始于战国，经秦始皇追求"长生不老"而兴盛的炼丹术，也为我国制药化学的兴起开了先河。

东汉末年，政治腐败，天灾、瘟疫猖獗，生灵涂炭，从而促发黄巾军等农民起义。而各州名为镇压义军，却趁机拥兵割据，最终导致了魏、蜀、吴三国鼎立局面的形成。

秦汉时期，见于医药文献中的药物数量已经十分可观，大约有将近 600 种之多。用药知识的不断积累，药学理论的总结受到关注。"本草"一词，作为我国传统药学的称谓开始启用，随之本草专著问世，本草学由此形成，延续至今。

一、医籍民间舶来荟萃　药物数量积累可观

如前所述，至战国末期，药物品种已经有了初步积累。进入秦汉时期，不仅数量大幅度增加，而且大都记载于医学著作之中，其药用性质完全可以确定。

1. 两汉文献记载药物　主要见于方书医籍

（1）《山海经》内西汉篇章，涉及一定数量药物：前文提到的《山海经》，通

常将其列为先秦的文献，但据近代学者考证，此书并非出于一时一人之手笔。在全书十八卷中，有十四卷是战国时期的作品，其中《海内经》等四卷则为西汉初年的作品[1]。以此而论，该书记载的120余种药物中，有的是出自西汉的。

（2）"五十二病方"帛书医方，留存用药二百以上：西汉时期的药物品种，迄今尚无药学专著提供概貌，只能通过近年出土的医方窥其一斑。例如：1972年—1974年，考古工作者在湖南省长沙市东郊的马王堆，发掘出了一批医药帛书。其中的《五十二病方》（原书没有该名，系整理人员根据该书目录后"凡五十二"的文字命名），现存多达一万余字，虽然名曰"五十二病方"，实际上包括的病证一百有余。有人统计[2]存下来的方剂有280个，方中的药物已达242种。其中矿物药21种：如消石、恒石、澡石、封殖石、灶末灰、灶黄土、井上瓮处土、井中泥、久溺中泥、冻土、盐、戎盐、丹砂、雄黄、水银、铁、煅铁者灰等；植物药121种：如甘草、乌喙、续断根、黄芩、术、术根、雷矢、橐莫（橐吾）、牛膝、合卢、芍药、糜無本、蒺藜、蒿、白蒿、青蒿、荻、兰、兰根、堇、堇叶、毒堇、葵、葵茎、葵种、龙须、景天、石韦、酸浆、茹、卢本、卢茹、茵、屈居（据）、防风、艾、白敛、黄耆、亭历、黎卢、蛇床实、芷、白苣、白衡、半夏、狼牙根、服苓、白桮、仆累、郁（郁金）、犬尾（狗尾草）、菌根、苦、筮夷、扁蘆（漏芦）、策蘽、商陆、麦、赤苔、菽、菽汁、桑本、大菽、蜀椒、稷、美黍米、陈黍、大米、蘪米、青粱米、庶（蔗）、蘿、姜、干姜、枯姜、薤、葱、干葱、芥、荠熟干实、署蓣、苦瓠瓣、藙、陵芰、桂、箘桂、辛夷、椒、椒汁、良椒、蜀椒、柳蕈、茱萸、蓬蘽、厚柎、无夷中核、朴、大皮桐、桐本、梓叶、桑实、桑汁、桑炭、榆皮、芫华、槐东向本枝叶、乾莓、莓茎、杞本、竹、橚本、杏核中仁、桃叶、李实、枣等；动物类药60种：如人发、燔鬃灰、男子泹、男子恶、小童溺、头脂、头垢、燔死人头、死人胻骨、乳汁、雄鸡、白鸡、黄雌鸡、乌雄鸡、鸡卵、雄鸡矢、白鸡毛、鸡血、雉、羊矢、殺羊矢、羊肉、肥豬、羊毛、犬胆、犬毛、犬口、马矢、牛肉、黄牛胆、兔皮、兔毛、兔产脑、鹿角、狸皮、猪肉、鼠矢、野鼠肉、鼢鼠、牡鼠、牡鼠矢、鳝鱼血、鲋鱼、鼠鱼、蚕卵、冥蚕种、蜂卵、蜂驹、蠃牛、食衣白鱼、长足、地胆虫、赤蝎、庆良、蚯蚓矢、蝙蝠、牡蛎、金虫蜕、蛇、龟脑等；器物及加工品类有33种：如襦颈、女子布、女子初有布、死者褤、敝褐、故蒲席、敝蒲席、藉之蒻、荆箕、陈橐、枲絮、枲垢、陈稾、醯、苦酒、酒、清、菽浆之滓、胶、蜜、穀汁、泽泔、黍潘、禾蹳、饭焦、肪膏、久膏、鼠膏、牛脂、豹膏、

---

[1] 甄志亚. 中国医学史 [M]. 北京：人民卫生出版社，1991：49.

[2] 尚志钧. 五十二病方药物考辨 [M]. 北京：学苑出版社，2021：196-205.

殳膏、蛇膏、车故脂等。此外，还有待考药物 14 种。

（3）《治百病方》武威医简，近百品种再次展现：同样也是在 1972 年，在甘肃武威汉墓出土了 92 枚医药简牍，因其最后一枚题有"在治百病方"五字，而被称为《治百病方》。根据甘肃省博物馆、武威县文化馆整理，1975 年文物出版社出版的《武威汉代医简》资料，简牍中计有方剂 36 个，除去重复者为 31 方。涉及药物 100 种（植物药 62 种、动物药 11 种、矿物药 16 种、酿造及其他类别药 11 种）。书中涉及的药物大约有 80 种见于日后的《神农本草经》，不少仍为今天的常用药。《治百病方》不但都是复方，而且还根据病情的需要和药物特点制成汤剂、丸剂、散剂、醴剂、滴剂、膏剂和栓剂等不同剂型和不同规格；诸方之下，还有制药方法、给药方法、给药时间、服药禁忌等方面的描述。方剂的命名多根据该方的主治，如治伤寒逐风方、治金疮肠出方、治目痛方，也有以人名而命名，如公孙君方、吕功君方等。药方用药多少不一，少者二、三味，多则十多味。充分反映了东汉初期以前的医药学成就。

（4）《黄帝内经》收录方剂，临床用药弥足珍贵：《黄帝内经》是现存《素问》和《灵枢》两书的合称。西晋皇甫谧《甲乙经·自序》称："按《七略》《艺文志》《黄帝内经》十八卷，今有《针经》九卷，《素问》九卷，二九十八卷，即《内经》也。"认为《灵枢》就是《九针》的另一书名，现代医史学家也认可这一结论。《黄帝内经》论述针灸篇幅之多，由此可见。由于《黄帝内经》编撰之初，针灸当是临床医生治病的主要手段，所以该书中仅有 13 方，用药则仅见汤液醪醴、鸡矢、乌贼骨、蘆茹、鲍鱼汁、雀卵、生铁落、泽泻、兰草（佩兰）、左角发、马膏、半夏、秫米等 10 余种。

（5）《神农本草经》版本不一，收录药物近乎六百：目前我们所见各种《神农本草经》辑本，收录的药物皆为 365 种，而陶弘景《本草经集注》序例曾说："魏晋已来，吴普、李当之等更复损益，或五百九十五种，或四百四十一，或三百一十九"。表明当时已有载药 595 种的版本，由此可见，东汉末年使用药物的数量至少在 600 种左右。

（6）《伤寒》《金匮》组方之物，部分不为《本经》所录：东汉末年张仲景的《伤寒杂病论》（简称《伤寒论》），其《伤寒论》部分载方 113 首（包括只有方名而无具体药物的禹余粮丸），《金匮要略》部分载方 262 首，如果不计二书重复出现者，该书实际载方 269 首。这些方中，尚有紫苏、生姜、香薷、牛蒡子、蝉蜕、淡豆豉、大青叶等，不为《神农本草经》收录。

2. 西域南亚密切交往　域外舶来为我所用

两汉时期国家统一，政治相对稳定，社会、经济、文化与科学技术的发展，加上水陆交通能力的提升，活跃了内地与边疆、汉王朝与国外的经济文化往来，外来药物得以相继传入。其中最为突出的是开辟了举世闻名的"丝绸之路"，西域等地的药物及其应用知识得以引进。西汉时张骞两次出使西域：汉武帝建元三年（公元前138年），张骞应募出使大月氏（今阿富汗一带），途经陇西后就被匈奴扣留，遭拘禁10年后才终于逃脱，再经姑师（今新疆吐鲁番）、龟兹（今新疆库车）、大宛（今乌兹别克斯坦费尔干一带）、康居（位于今巴尔喀什湖与咸海之间）等地，达到大月氏；元狩四年（公元前119年），汉武帝再次派遣张骞，带领300人和大量物品出使西域。东汉和帝永元九年（公元97年），班超又一次奉旨西行。他们长期往来于西域各国，在开辟和巩固"丝绸之路"的同时，也有效地沟通了国内外的药物交流。汉代中原地区的经济、文化和技术得以向这些地区传播，当地的特产，如胡麻（芝麻）、葡萄、安石榴、胡桃（核桃）、胡瓜（黄瓜）、胡葱（洋葱）、葫（大蒜）、苜蓿，及其他道地药材，相继传入我国，或源源不断输入内地；少数民族及边远地区的犀角、琥珀、羚羊角、麝香，以及南海的龙眼、荔枝等，也逐渐为内地医家所用。

另据《后汉书·西域传》所载：（汉）桓帝延熹九年（66年），大秦（主要是指古代罗马帝国和东罗马帝国）王安敦遣使自日南（今越南）献象牙、犀角、玳瑁。此外，秦汉不少医家还相继去越南为当地民众治病。如有史书载有公元前257年，我国医家崔伟，曾在越南治愈了雍玄和任修的虚弱症，并著《公余集记》。宋代周守忠的《历代名医蒙求》也提及，东汉末年名医董奉曾去越南治愈了交州刺史杜燮的重病；旁通医学的曹州观察判官申光逊曾以胡椒、干姜等治愈越南人的头痛症。而越南的一些物产，如薏苡仁等也在东汉时输入我国。这些域外舶来之品，其中不少属于药食两用之物，使得中药资源更加丰富。历史事实证明，中药自古以来就具有开放性和包容性，其来源从来不拘于地域。

二、《本经》目录所用名称　古今实物变化须明

东汉末年，中药品种的积累，应该在600种之上。其中有的常用药物，因为同物异名、同名异物等原因的影响，后来发生了名实变化，需要知晓其名实关系，否则将会影响临床用药的准确性。下面选择通草、续断、连翘、枳实和桂枝的考证，加以简介。

1. 当初"通草"　后世木通

通草：《神农本草经》载于中品。《伤寒论》用以养血通脉、温经散寒的当归

四逆汤，以其与当归、桂枝、芍药、细辛等同用。其原植物的形态描述，首见于《本草经集注》，曰："今出近道，绕树藤生，汁白，茎有细孔，两头皆通，含一头吹之，则气从彼头出者良，或云即菖藤茎。"说明它是一种藤蔓植物。《新修本草》（下文亦称《唐本草》）称："此物大者径三寸，每节有二、三枝，枝头有五叶。其子长三、四寸。核黑瓤白，食之甘美，南人谓燕覆，或名乌覆。"

以上除"此物大者径三寸"不符外，与今日所说的木通科植物木通 *Akebia quinata*（Thunb.）Decne. 是很相似的。宋代《本草图经》（下文亦称《本草图经》）曰：通草"生作蔓，大如指……枝出五叶，叶似韦，又似芍药，二叶相对，夏秋开紫花，亦有白花者，结实如小木瓜，核黑瓤白，食之甘美……或云葡萄苗，非也。"虽然所说"夏秋开花"不尽相符，但其所附的海州通草植物图绘出了基本特点，可以确定为木通科植物 *Akebia quinata*（Thunb.）Decne.。

唐代陈士良《食性本草》始称通草又名木通；《本草纲目》的通草"释名"下也称通草为木通，所绘之图也与《本草图经》中的海州通草相仿，其原植物应该是一样的。其后，该药则以木通为正名，不再称之为通草。

现在的通草，原名通脱木，一般认为出自唐代陈藏器的《本草拾遗》，称："俗亦名通草""心中有瓤，轻白可爱，女工取以饰物"。则是五加科 Araliaceae 植物通脱木 *Tetrapanax papyriferus*（Hook.）K. Koch.。其实早在《山海经》中称其为寇脱（郭璞注《山海经》说："寇脱……茎中有瓤正白。"即为此物），《尔雅》中称其为离脱、活脱。《本草图经》中附了一张通脱木的图，将其置于通草条下，但却强调了"今人谓之木通，而俗间所谓通草，乃通脱木也。""古方所用通草，皆今之木通，通脱稀有使用者，近世医家多用利小便，南人或以蜜煎作果，食之甚美，兼解诸药毒。"该书强调通草（即木通）和通脱木之间是有区别的，可能在当时出现了将通脱木与通草（木通）相混者。元代王好古《汤液本草》开始并列五加科通草（通脱木）和木通科木通为两种不同的药物 [1]。

2. 梳爬"续断" 欲理还乱

续断，在《五十二病方》《治百病方》中都有使用。《神农本草经》谓其："味苦，微温，无毒。主伤寒，补不足，金疮，痈伤，折跌，续筋骨，妇人乳难，久服益气力。"《名医别录》增补："（主）崩中漏血，金疮血内漏，止痛生肌肉及踠伤，恶血，腰痛，关节缓急。久服益气力。一名龙豆，一名属折，一名接骨，一名南草，一名槐。生常山山谷。七月、八月采，阴干。"均无法判断其品种来源。陶弘景《本草经集注》留下了药材来源的相关资料。根据《证类本草》"陶隐居云：

---

[1] 黄胜白，陈重明. 本草学 [M]. 南京：南京工学院出版社，1988.

按《桐君药录》云，续断生蔓延，叶细，茎如荏大，根本黄白有汁，七月、八月采根。今皆用茎叶，节节断，皮黄皱，状如鸡脚者，又呼为桑上寄生。恐皆非真。时人又有接骨树，高丈余许，叶似蒴藋。皮，主疗金疮，有此接骨名，疑或是。而广州又有一藤名续断，一名诺藤，断其茎，器承其汁饮之，疗虚损绝伤；用沐头，又长发。折枝插地即生，恐此又相类。李云是虎蓟，与此大乖，而虎蓟亦自疗血尔。"由上可知，续断的药材情况当时就很复杂。

　　该药无疑是根据其主要功效命名的，应该具有活血止痛、续接筋骨方面的功效。根据《本草经集注》等文献记载，在《神农本草经》时代至南北朝时期，作为"续断"使用的，有"蔓生""节节断，皮黄皱，状如鸡脚"及"似蒴藋"者三种；唐代《新修本草》谓："叶似苎而茎方，根如大蓟，黄白色。"宋代《本草图经》称："三月已后生苗，秆四棱，似苎麻，叶亦类之，两两相对而生。四月开花，红白色，似益母花。根如大蓟，赤黄色，七月、八月采。谨按《范汪方》云续断即是马蓟，与小蓟叶相似，但大于小蓟耳。叶似旁翁菜而小厚，两边有刺，刺人，其花紫色，与今越州生者相类。而市之货者，亦有数种，少能辨其粗良。"宋代所用者，亦很混乱。据《本草图经》的描述，颇似唇形科植物；《范汪方》的"马蓟"，则为菊科植物；今天所用的川续断科植物续断，出自明代兰茂的《滇南本草》。经考证：续断由汉至清，品种几经变迁，共涉及八个科十数种植物，今用川续断（*Dipsacus asper* Wallich ex Candolle）至迟也起于宋代，在明代已成为药用主要品种[1]。目前习惯称该药具有补肝肾、健筋骨、活血疗伤、止血安胎等多方面的功效，这是将历代不同科属"续断"的作用集于一身。由此产生了一个比较矛盾的问题：同一种药物，既长于活血疗伤，又可以止血（或补肝肾）而安胎，这种可能性到底有多大？今天所用的川续断科植物川续断，究竟具有哪些比较确切的功效，难道不应该进行全面深入地研究而尽快加以解决吗？

3. 同称"连翘"　草木两端

　　连翘，出自《神农本草经》下品，称其："苦，平；主寒热，鼠瘘，瘰疬，痈肿，恶创，瘿瘤，结热，蛊毒。一名异翘，一名兰华，一名轵，一名三廉。生山谷。"目前以木犀科灌木植物连翘（曾经称为黄花杆子、黄寿丹）*Forsythia suspensa*（Thunb.）Vahl 的果实入药。《黄帝内经》称其为"蒮翘根"，或"连翘根"。《名医别录》称其又名"连本草"，很可能是一种草本植物。《伤寒论》麻黄连翘赤小豆汤方下，有"连轺"一药，其下注明为"连翘根"，其以木本植物之根入

[1] 王家葵，王一涛. 续断的本草考证 [J]. 中药材，1991（5）：44-47.

药的可能性不大。

经考证[1]，古代所指的连翘应是藤黄科金丝桃属植物黄海棠 *Hypericum ascyron* L.，即《植物名实图考》一书中所说的湖南（或云南）连翘，而不应是木犀科植物黄花杆子、黄寿丹 *Forsythia suspensa*（Thunb.）Vahl。现在我国药材市场上都以黄花杆子为连翘的正品，这是和我国古代本草中所说是不符合的。连翘在古代是以茎、叶、花、根作药用，这是和我国现代民间服用黄海棠 *Hypericum ascyron* L. 的方法相似。黄寿丹 *Forsythia suspensa*（Thunb.）Vahl. 是用果实，在北方习惯称其为连壳，这在本草上是没有记载的。考证认为，古代本草所载的正品连翘应是藤黄科金丝桃属的多种植物，早期连翘应是该属草本植物药用地上带花果的全草，唐代开始就已用木本植物的果实；木犀科连翘属和丁香属植物的果实至迟在宋代就已混用为连翘。二者的功用应该存在差异，但迄今未见对比研究。

4. 九月"枳实" 当为枳壳

枳实，首载于《神农本草经》，列为中品。其入药品种历来见仁见智，有言是芸香科枳属植物枸橘者，更多则倾向于是芸香科柑橘属 *Citrus* L. 植物酸橙。《中国药典》（2020 年版）规定枳实以芸香科植物酸橙 *Citrus anrantion* L. 及其栽培变种或甜橙 *Citrus sinens* Osbeck 的干燥幼果入药，五、六月间采集；若七八月收摘将近成熟之果实，除去瓤核，以果皮入药，则为枳壳。沈括《梦溪笔谈》认为，六朝以前医方，唯有枳实，无枳壳，故本草亦只有枳实。不论是哪一种来源，沈括之言是完全可信的。其证据有三：其一，《名医别录》谓枳实"九、十月采"，时至秋末冬初，不论是枸橘或是酸橙，都基本成熟了，其成熟果皮会由青变黄，故《黄帝内经》有"黄如枳实者死"（《素问·五脏生成》）的说法。该书为陶弘景"增汉、魏以下名医所用药"之专著（李时珍语），汉末名医张仲景使用之药自然存乎其中。故《伤寒论》《金匮要略》方中所用之枳实，应为这种较目前枳壳采收更晚、更为接近成熟的果实。其二，陶氏又曰："枳实采，破令干，除核，微炙令香用。"可见当时之枳实系以除去瓤、核之果皮入药，与今枳壳之药材无异。其三，目前所用枳实，形体甚小，其干品平均每枚仅约重 2g。以此为准，则如大承气汤仅用枳实8g（四枚）左右，既与《伤寒论》用量规律大相径庭，又与方中其他药物用量悬殊，显得极不协调。据考证，后汉一两相当于今 13.92g，称为"复秤"，汉末分一斤为二斤，称为"今秤"，苏敬认为"古方惟有仲景，而已涉今秤，若用古秤作汤，则水为殊少，故知非复秤，悉用今者耳。"（《新修本草·合药分剂料理法》）故

---

[1] 王宁. 连翘的本草考证 [J]. 中药材，2013，36（4）：670-674.

仲景方中一两，约为今 6.86g。大承气汤用大黄四两、厚朴半斤，应分别约折合为 28g 及 56g。如此，则枳、朴用量相差 7 倍之多，令人不可思议。又如《金匮要略》治胸痹证情较重之枳实薤白桂枝汤，亦只用枳实 8g（四枚），而治证情较轻之橘枳姜汤，反而用至 20g 以上（三两），亦难合常理。如能以目前枳壳药材平均每枚约重 15g 折算，则上述二方之枳实用量约为 60g，约合汉末"今秤"之半斤，与厚朴用量基本一致。这样，以上疑团便迎刃而解。此点从正反两方面均可证明仲景所用之枳实不为今之枳实，而实为今之枳壳。枳实、枳壳，虽同出一物，但"性效不同"，寇宗奭云："小则其性酷而速，大则其性和而缓"，王好古云："枳壳主高，枳实主低……壳主胸膈皮毛之病，实主心腹脾胃之病，大同小异"。这些结论无疑是指宋代以后的枳实、枳壳而言，若用以泛指仲景所用之枳实，则系望文生义了。故《本草衍义》所云枳实"性酷而速……故张仲景治伤寒仓卒之病，承气汤中用枳实"，以及认为张洁古枳术丸"若枳实用量大于白术一倍，并作汤剂，即《金匮》枳术汤"等说法，均与古代使用枳实的药材实际不符。

5. "桂枝"耳熟　同名异物

桂枝一名，出自张仲景《伤寒杂病论》桂枝汤等方，是历代医家最为熟知的药名之一。然而上自《神农本草经》，下迄唐宋诸家本草，皆不见"桂枝"二字踪影，这长期成为一个不解之谜。宋哲宗元祐七年（1092 年），陈承于《重广补注神农本草图经》"桂"项下之"别说"中指出："仲景《伤寒论》发汗用桂枝……取其轻薄而能发散。今又有一种柳桂，乃桂之嫩小枝条也，尤宜入治上焦药用也。"其"今又有"三字，清楚地表明今人"以嫩小枝条"入药的"桂枝"，始于陈氏辑书之时，而此前则没有这一药材。

经考证 [1]，自张仲景至北宋陈承的近千年间，古方所用之桂枝，皆为桂树的枝皮，即《神农本草经》已经收录的"箘桂"，现代的"官桂"，系肉桂商品药材之一。

首先，《伤寒杂病论》中，凡用桂枝之方，均强调"去皮"使用，说明当时之桂枝药材有"皮"可去。所去之"皮"，又谓之"粗皮""上皮""皮上甲错"等。实际上是刮除外表之粗皮。正如陶弘景于《本草经集注·序录》中指出："凡用桂心、厚朴、杜仲、秦皮、木兰之辈，皆削去上虚软甲错处，取里有味者秤之"。可见古代使用树皮类药材，均有这一修治要求。又如《伤寒论》桂枝加厚朴杏子汤中，其桂枝、厚朴下均注有"去皮"二字，亦表明此种桂枝和厚朴一样具有粗皮。凡具粗皮者，必非幼嫩枝条。

其次，仲景所用药物，凡《本经》未有者，如生姜、豆豉、灶心黄土、艾叶

---

[1] 张廷模. 对仲景方中枳实和桂枝的考证 [J]. 中医杂志，1985（7）：79-80.

等,《名医别录》均一一加以收载,岂能独将赫赫有名的桂枝遗漏?然而书中又不见桂枝之名,其原因何在?陶弘景《本草经集注》对药物的品种及药材规格、性状等论述,已可谓详尽,书中对《本经》牡桂、箘桂发明颇多,且又增补"桂"一条,为何对桂枝仍只字不提,令人百思不得其解。若假令当时之桂枝药材,业已包括在桂树之上述三个药材品种中,则陶氏便没有复述桂枝之必要。此言倘能成立,则于理可通。细考后世本草,完全支持了这一假设。本草学中,桂枝之名出现较晚,于唐代《新修本草》作为箘桂之别名予以收录,谓桂树之"大枝小枝皮俱是箘桂……一名肉桂、亦名桂枝,一名桂心"。五代韩保昇《蜀本草》加以补充和解释,曰:"嫩枝皮……谓之桂枝,又名肉桂。削去上皮,名曰桂心"。韩氏之"嫩枝",系与加工"筒桂""板桂"之主干和粗壮大枝相对而言。此种"嫩枝"剥皮,可"破卷成圆",甚至可卷及三重,且又有"上皮"可削去,故决非陈承所言之嫩小枝条(当年生幼嫩枝条表面无明显粗糙之皮)。其后,宋代寇宗奭 [1] 更明确地指出:"《本经》止言桂,仲景又言桂枝者,盖亦取其枝上皮也。"《本草纲目》亦明白指出桂之"最薄者为桂枝,枝之嫩小者为柳桂"。说明直至明代,习用之桂枝亦主要是枝皮。虽已有柳桂,但尚未完全取代桂枝之名。所以,上始《本经》,下迄《本草纲目》,诸本草不列桂枝一条,完全是理所当然的了。

此外,唐宋方书中,桂枝、桂心、肉桂三名,皆指同一药材,常相互换用。如张仲景所用"桂枝"诸方,《千金翼方》仍沿用"桂枝"一名,而《备急千金要方》《外台秘要》等书则改称"肉桂",此种现象不失为一有力的旁证。综上所述,古代之桂枝与今日肉桂中之官桂(又名桂尔通,主要为生长五六年幼树之粗枝皮)药材基本相同。仲景诸方之桂枝,于宋代以后所用的药材逐渐有了分化:逐渐将仲景桂枝汤等改用幼嫩枝条,并将柳桂改名桂枝,使之更长于发散;而肾气丸等仍沿用干皮或枝皮,直书肉桂。至于称肾气丸"后世以肉桂易桂枝,效力更好",是欠妥当的。此说用心虽良,无奈失于考证,导致了张冠李戴之误。

三、西汉启用"本草"称谓　呈现我国药学特色

"本草"一词,是中药学原创的专业术语,习用两千多年而不衰。该词汇的出现,是中药学迈入成熟的一个标志,固化了我国的药学特点,也是两汉医药学史上的一大亮点。

如前文所述,数千年前,金鼎文中出现过"药"字。嗣后,在先秦时期的多

---

[1] 寇宗奭. 本草衍义 [M]. 颜正华等校点本. 北京:人民卫生出版社,1990.

种文献中，"药"字的使用屡见不鲜。继"药"字广为流传之后，据现存文献考证，西汉晚期以来又出现了"本草"称谓。如《汉书》卷二十五"郊祀志"载：汉建始二年（公元前31年），"方士、使者、副佐。本草而待诏，七十余人皆归家"。按颜师古注："本草待诏，谓以方药、本草而待诏者"。《汉书》卷十二"平帝记"载：汉元始五年（公元5年），"征天下通知逸经、古记、天文、历算、钟律、小学、史篇、方术、本草以及五经、论语、孝经、尔雅教授者，在所为驾，一封轺传，遣诣京师，至者数千人。"《汉书》卷九十二"游侠传"也载有："楼护，字君卿，齐人，父世医也，护少随父为医长安，出入贵戚家，护诵医经、本草、方术数十万言，长者咸重之。"从以上三则可靠的史书资料中，清楚展现了在西汉时期"本草"已成为一门与方术截然分开，且已达到一定规模的独立学科；掌握本草专业知识，并以此谋生的专业人员也随之产生。由此也间接证明，本草书籍或文献在当时是应该存在的，而且诵读并通晓本草的学者已决非个别人，其中像楼护等人，则是这类人员中的优秀代表。

"本草"二字可以作为"中药"或"药物"的同谓语，更重要的是我国传统的药学专著历来被冠以"本草"，已经沿袭使用了两千多年。至于选用"本草"二字，并且赋予以上意义的缘由，后世不少学者依据不同资料，从不同角度，提出不同理由，揣度其原始意义。由于古人未曾对这一术语的由来加以注释，只能见仁见智，终无定论。五代后蜀时韩保昇认为："药有玉石草木虫兽，而直云本草者，为诸药中草类最众也。"韩氏之说虽被不少后人认可和引用，但是以上文字只肯定了中药来源以草本植物为主的客观事实，并没有能够说明"本草"一词的由来。宋人掌禹锡则认为："盖上世未著文字，师学相传，谓之本草。"实际上只是介绍"本草"沿革，并不是阐释"本草"的词义。明人谢肇淛又说："神农尝百草以治病，故书亦谓之本草。"也不过是韩保昇观点的另一版本。

日本学者铃木素行的《神农本草经解故》根据《汉书·艺文志》有关"经方者，本草石之寒温……"以及《灵枢》有"本神""本病"等篇章的记载，提出此处之"本"字也应作动词解，并为掌、谢二人圆其说。这种观点，实际既未脱离"以草为本"之意，但将"本"字理解为动词，应该又具有"探求""考察"的意思，如宋代欧阳修《五代史·伶官传序》称："抑本其成败之迹，而皆自于人欤？"本草学不就是"探求""考察"草（应该泛指药物）的一门学科吗？

近年来又有学者认为："本"的原始意义就是根，草则被泛指植物。植物的根、茎、枝、叶都是药用部分。择取本、草组合成词，最简单的意义就是根根、草草，取药物中最常见的种类作为整体的代称，这是合乎当时习惯和认识水平的[1]。

---

[1] 尚志钧，林乾良，郑金生. 历代中药文献精华[M]. 北京：科学技术文献出版社，1989：15.

四、仓公传承师授《药论》 本草专著揭开序幕

继本草专篇《万物》之后，通过现有资料的考证，本草著作在西汉时期已经产生，而且形式多样，有综合性的，还有专题性和专科性的，均颇为流行。

据《史记·扁鹊仓公列传》记载，淳于意（约公元前215年—约公元前140年）曾经拜师公乘阳庆学习医术，并得到《药论》一书，该书的内容至今尚不得而知，但根据书名可以知道当是药学专著，应该称得上是我国最早的本草专书之一。《史记》又记载了淳于意的治疗医案25例，被称为《诊籍》，医案中提到使用了苦参、莨菪、芫花、消石、阴石、阳石、米汁等药物，也应该是《药论》中会论及的。

西汉元帝（公元前48年—公元前33年）时，黄门令史游所作《急就篇》，是古代小学诸书之一，在当时是用于教授儿童识字、增长知识、开阔眼界之书。该书以韵语成文，方便诵读，可以速成，故以"急就"为名。篇中分章叙述姓氏人物、锦绣、饮食、衣服、臣民、器物、虫鱼、音乐、疾病、药物、官职和地理等。其中医药资料除述及解剖、生理、病名和治疗外，药物也是重要内容之一。篇中有农作物名称36个，虫鱼鸟兽及六畜名称77个，涉及药物35种（植物药34种，动物药1种），除龟骨枯外，其余如"半夏皂荚艾橐吾"等，皆见载于《神农本草经》。其中的药物部分，可以算得上当时儿童科普百科全书中的药学专章。在少儿早期教育中，进行中医药科普知识讲授，对于传统文化的传承和发展，在当时堪称理念先进，用心良苦，就是在当下，也具有重大的现实意义。

另据张仲景《伤寒杂病论·序》中提及的《胎胪药录》，顾名思义，也是专门介绍儿科所用药物及其理论的本草专著。可惜该书久佚而不得其详，但区分专科病种编纂本草，其实用价值不可低估，同时也折射出当时医药学科的较高水平。

大约在公元一二世纪时，有重点论述药物采收的《桐君采药录》三卷（或二卷）流行于世。"桐君"乃传说中的"黄帝时臣"，此书应该是托名之作。《吴普本草》已经引用"桐君"内容，《汉书艺文志拾补》也有该书著录，可见其成书于汉代末期更为可信。分析陶弘景《本草经集注》引用该书天门冬、续断、苦菜等有关资料，涉及这些药用植物的叶、花、果、茎、根等部位的形态，"并且注意到某些植物叶有刺、根有汁、花从叶出、皮纹理一纵一横等特点，说明观察入微，描述详细。"以上《桐君采药录》以及书后部分本草文献介绍参考尚志钧等著《历代中药文献精华》，于此一并说明并致谢！根据该书的命名和存量的上述内容，可以肯定该书是为当时采药人提供植物辨识的专门本草，而且具有很高学术水平和实用价值。

同样在大约在公元一二世纪时，还有《雷公药对》四卷（已佚）。陶弘景将其成书年代，排序在《神农本草经》之后，而在《吴普本草》《李当之本草》之前，

应该也是属于汉末托名上古"雷公"的本草著作。该书的内容经北齐徐之才增修而传于后世，李时珍认为《吴普本草》所引"雷公云"（可见于 80 多种药物）的文字，就是来自《雷公药对》；日本学者冈西为人认为，《新修本草》药物项下，夹在《神农本草经》正文大号字体之后，并在陶弘景注文之前的文字，例如甘草条下的"术、干漆、苦参为之使，恶远志，反大戟、芫花、甘遂、海藻四物"一类的内容，源自此书；通过后世诸多本草考证，此书在药物主治和品种方面较之《神农本草经》又有所补充，并重点论述药物的配伍，介绍药物之间的畏恶相须关系，其部分内容通过《本草经集注》中"七情表"等流传后世，至今也会产生影响。

《神农本草经》是鹤立于两汉本草著作中的佼佼者，经陶弘景整理后按照"周天之数"，"法三百六十五度，一度应一日，以成一岁"，收载 365 种药物（包括植物药 252 种，动物药 67 种，矿物药 46 种）。书中采用上、中、下三品分类法排列药物，提出："上药一百二十种，为君，主养命以应天；无毒，多服久服不伤人。欲轻身益气、不老延年者，本上经""中药一百二十种，为臣，主养性以应人；无毒、有毒，斟酌其宜。欲遏病补虚羸者，本中经""下药一百二十五种，为佐使，主治病以应地，多毒，不可久服；欲除寒热邪气、破积聚愈疾者，本下经。"该书对本草学的继承和弘扬，作用巨大，详见后述。

上述本草著作为数不多，但是提供的信息量却很大。以淳于意《诊籍》《五十二病方》《治百病方》《黄帝内经》等推测，战国至西汉年间，药疗正逐步取代针灸成为医者治病的主要手段，因此，随着药物品种的增多、用药经验的丰富、药学专业人员的出现，本草著作得以问世。

第三节

秦汉时期本草学术成就

秦汉时期本草学的形成，不但反映在本草专著的面世，更重要的是本草学学术理论初步奠定，学科框架结构具备雏形。中药学作为一门学科，研究内容涉及三个方面：一是临床用药知识，主要包括各种药物的具体功效、主治，配伍法度，服用方法，用药禁忌等；二是采用中医药理论，阐释药物奏效的机理；三是药物来源、鉴别、采收、炮制、制剂（包括煎煮方法）、服用原则等。这些内容在《黄帝内经》《神农本草经》和《伤寒杂病论》等经典文献中，都有比较系统的论述。这一时期，食物养生和饮食禁忌，也受到高度关注。炼丹术的风行，间接促进了矿物药的使用和化学制药的发展。

一、多元药学理论　始见构架雏形

秦汉时期，以《黄帝内经》为代表的经典，初步确立了中医学理论基础。《伤寒杂病论》以及出土的方书，反映出临床治疗学中，药物已取代针灸占据了主要地位。因而在总结用药经验的基础上，进一步对药学理论展开专门研究，就已成了中医药学发展之必需，于是中药学基本理论，在此期间初步奠定。汉代存世的药学专著，只有《神农本草经》孤芳绽放，其间的药学理论，尚需通过医学基础及临床文献，才能窥见全貌。

1. 早期用药意蕴　散见出土医方

汉代药物理论散见于文献者，已经普遍。如《急救篇》所载药物，皆常用治病药，寒热补泻性能俱全。《治百病方》已能根据不同病情，分别以白蜜、猪脂、乳汁等制成多种剂型的复合药，其制药法有"皆并冶合""皆㕮咀""煎之三沸药成"，还有"淳酒渍之"及鸡子黄入药"挠之三百"；给药法可分酒饮、米汁饮、豉汁饮、酢酱饮、含咽汁等内服法，敷目、塞耳、塞鼻、灌鼻、指摩、涂之等外用法两大类。其还认识到不同的给药时间会对药效产生某种影响，因而有"先餔饭""宿勿食""且饮""暮吞"等区别，并有忌荤菜、酒辛、鱼、肉、房事与力作等服药禁忌。《五十二病方》同样剂型多样，药物除内服之外，外治法尤其灵活，有敷贴法、药浴法、烟熏法、蒸气熏法、熨法等。其对药物的炮制、配伍和用量也十分考究。如其中的"治疽病方"称："冶白莶（蔹）、黄蓍（耆）、芍乐（药）、桂、姜、椒、朱（茱）臾（萸），凡七物。骨睢（疽）倍白莶（蔹），肉睢（疽）倍黄（耆），肾睢（疽）倍芍药……"

2.《黄帝内经》篇章　性能源头滥觞

《黄帝内经》中只有13个药方，应用26种药物，虽然具体药物很少，但论述药物理论的内容十分广泛，除利用五行学说将药物的基本作用归类为五，并以五味指代，进而与五脏、五体、五窍、五色、五气等相配属外，还引入阴阳学说以概括药物性能。这些有关论述，都成为后世本草学中有关药物四气五味、升降浮沉、归经及用药理论的重要依据。

所载的附方13首，其中汤液醪醴、生铁落饮、鸡矢醴、半夏汤及小金丹5方已具有方名，其余的寒痹熨法、蘼翘饮、四乌贼骨一蘆茹丸、泽泻饮、兰草汤、左角发酒、马膏膏法、半夏秫米汤等方名，则是后人便于阐述，按其组成之药物名称及用途拟定并习用的。其中载于《素问遗篇·刺法论》的小金丹，研究者普遍认为系后世之方，还有人提到半夏汤可能也是后人所补，但此二方涉及的药物效用，当时已经被认识则是无疑的。

方中出现的药物，如桂心（即刮去表面粗皮的肉桂饮片）、干姜、蜀椒、半夏、秫米、乌贼骨、蘆茹（即茜草）、泽泻、术、糜衔、兰草（即佩兰）、生铁落、辰砂、雄黄、雌黄、紫金等，均为后世本草收载，大多数迄今仍然常用。其中的"鸡矢"早已罕有使用，名存实亡；汤液醪醴（汤液：五谷熬煮的清液；醪醴：系汤液再经发酵酿制）作为方剂显得有些勉强，视为"药物"也是可以的。"蘼翘根"，或称为"连翘根"，后世之连翘并非草本，而是灌木，并且以果实入药，二者肯定不是同一药物，不能将其混淆，或称"蘼翘"系"蘼"（即菱）与"连翘"二物，菱在《本草纲目》中确有"薢"之异名，且该植物在后世全身都入药，其菱粉、菱壳、菱叶、菱茎、菱蒂皆可清热（解毒），"蘼翘饮"乃治疗"败疽"之方，出现此物于理也通。至于"四乌贼骨一蘆茹丸"中出现的"鲍鱼汁"，存在同名异物，当时的"鲍鱼"乃与"鲍鱼之肆"所指相同，应该为腌渍而成并具有腥臭气味的咸鱼，并非今日海鲜中的"鲍鱼"，由此望文生义的相关说法自然也是不能成立的。

再观所载方药，桂心、干姜、蜀椒渍酒中用于"熨寒痹"，兰草（佩兰）用于湿热之"脾瘅"，半夏、秫米用于"目不瞑"（失眠），乌贼骨、蘆茹（茜草）、鲍鱼汁用于"血枯"（失血性血虚），泽泻、术、糜衔用于脾虚湿热之"酒风"，生铁落用于"怒狂"，菱、翘草根用于"败疽"等，表明当时对于这些药物的功用认识已经非常准确。在这些方剂中，就其功能而言既有用于预防的"汤液醪醴"，又有用于急救"尸厥"的"左角发酒"；有治疗内科杂病的"兰草汤"等，也有用于妇科的"四乌贼骨一藘茹丸"、用于外科等疾患的"藘翘饮"。给药途径，既有内服、又有外用。剂型有汤（饮）剂、丸剂、散剂、丹剂、酒剂、涂剂等。服药方法则有汤与丸、汤与散、散与酒等结合相得益彰的方法。以上13方中，对于药物的炮制、煎煮方法（水质、时间、浓度、火候）等，也有所关注。如对桂心、干姜直接使用；对藘翘草根要求"剉"，相当于切制以便煎煮；半夏要求"冶"（即制），可能在于减毒；左角发要求"燔治"（相当于制备"血余炭"）。煎煮半夏秫米汤，要求"取以流水千里以外者八升，扬之万遍，取其清者五升"，且"炊以苇薪火"；在制作马膏时要求选用"桑炭火"；外熨寒痹，加热药品要求采用"马矢煴"；藘翘饮要求"以水一斗六升煮之，竭为取三升"；半夏秫米汤要求"沸置秫米一升，治半夏五合，徐炊，令竭为一升半"，有明确的煎熬程度与时间要求。这些实践经验，对后世乃至今天都是有启示的。不仅如此，《黄帝内经》还对药学理论体系的形成作出了重要贡献。

（1）药分寒热温凉，确立"四气"基调。《素问·至真要大论》说："寒者热之……热者寒之""偶之不去，则反佐以取之，所谓寒热温凉，反从其病"。不仅提出了药有"寒热温凉"四类不同药性，对于人体生理病理具有不同的影响；而且阐明了中药治病是利用药性"反从其病"，以温热药治疗寒性病证，以寒凉药治疗温热性病证。这二者，皆成为了认识和使用中药的不二准则。

由于《黄帝内经》的以上结论是植根于阴阳理论，如《素问·阴阳应象大论》说："阳为气，阴为味""阴味出下窍，阳气出上窍""味厚者为阴，薄为阴之阳"；《素问·至真要大论》说："咸味涌泄为阴，淡味渗泄为阳"；《素问·阴阳应象大论》说："辛甘发散为阳，酸苦涌泄为阴""气厚者为阳，薄为阳之阴"等。因此，药性的寒热温凉实则只是寒热两分，温为热之渐，凉为寒之渐，期间并无本质上的区别。药性的这种两分法认识，导致了其后平性药应有地位的缺失，至今尚难改变。

（2）药食各有"五味"，性状性能并指。早期的五味之说，来源于食物及药物的真实滋味，属于性状范围，是人体味觉器官的直接感受，食物和药物的滋味通过口尝就可以马上感知，正如徐灵胎（亦称徐大椿）所说："入口则知味，入腹则知性。"从认识过程来看，人们对滋味的感知只是一种感性认识，是认识食物和药物的低级阶段，所以，对滋味的认识比较容易，史书中对滋味的记述亦早于反映性能的五味。

在"神农尝百草之滋味，水泉之甘苦，令民知所避就"的朴实传说中，客观反映了当时先民们考察滋味以判别食物的良毒。由于对食物各种滋味的熟悉掌握和烹饪技术的发展，进而将滋味作为调和饮食的知识。如《吕氏春秋·本味篇》记载："调和之事，必以甘酸苦辛咸"，并要求烹饪食物应"甘而不哝，酸而不酷，咸而不减，辛而不烈，淡而不薄，肥而不腻"。

"五味"的提法在《晏子春秋》《春秋繁露》《尚书》《周礼》《左传》《礼记》等书中均较普遍，只是偏于论述饮食调养。如《周礼》谓疾医"以五味五谷五药养其病"，疡医"疗疡以五毒攻之，以五气养之，以五药疗之，以五味节之。"在以上文献中，将五味用以表示具体作用尚未明确提及。

随着药物知识的积累，古代医药家开始探索药物奏效的原理，最初很自然地将人们普遍熟知的滋味与作用联系起来，并用滋味解释药物（或食物）的作用，形成了所谓的"滋味说"。《周礼·天官》所载："凡药以酸养骨，以辛养筋，以咸养脉，以苦养气，以甘养肉，以滑养窍。"即是当时代表性的论述。该记载强调不同滋味的食物具有不同的养生作用，但并没有将滋味限定为5种。

《黄帝内经》基于五行学说，将药物的"味"限定为辛甘酸苦咸五味，并以之与药物功用规律相联系，赋予每种味以不同而固定的作用特点，主要用以反映药物散、敛、补、泻等作用的性质和特征。如《素问·至真要大论》提出，不同的味"或收或散，或缓或急，或燥或润，或软或坚，以所利而行"。由此形成"辛散、酸收、甘缓、苦坚、咸软"的模式。并以人体五脏为中心，确定了五味与五脏、五色、五臭、四时等人和自然的对应关系，反复阐发了"五味所入""五味所合""五味各归所喜""色味当五脏"的认识。书中有关五味的论述，不仅确定了各种味的阴阳属性，而且还概括了各种味所表示的作用特点。将五味与阴阳五行相联系以探索和解释五味与人的整体关系，进而说明药物与机体的作用，对于医疗实践具有不可忽视的应用价值，这无疑是有进步意义的。所有这些论述，不但将"滋味说"系统化，而且标志着将"滋味说"推进为与五行学说密不可分的"五味说"。

在历代本草序例和当代中药学总论中论述的五味，完全属于中药性能的内容，与药材实际滋味存在很大差异。事实上，在滋味与作用之间，并不具有《周礼》及《黄帝内经》所言的那些对应关系，各药下标定的"味"，可能不完全与滋味相同，甚至可以与滋味完全不同。在某普通高等学校教材《中药学》（第5版）中，计有解表、行气、活血药78种，其中标有辛味者51种，约占65%；不具辛味者27种，约占35%。在全书44种咸味药中，能治疗瘰疬、瘿瘤的软坚散结药，仅有海藻、昆布等9种，只占20%；有软坚泻下功效者仅芒硝及肉苁蓉2种，其余33种咸味药，皆与软坚散结和泻下无关。通过第4版、第5版《中药学》教材和《中药大辞典》统计，咸味药最多的是补虚药、平肝潜阳药，其次才是化痰药、活血化瘀药和软坚散结药等。在20余种利水除湿药中，也仅见茯苓等少数几种有淡味，其总数不足 1/3[1]。

　　而古今本草，在具体药物条下标示的味，或表示性能，如代赭石本身淡而无味，历来标以"苦"味，仅表示其清、降的作用特点；或表示滋味，如山楂本无收涩作用，历来标以"酸"味，仅表示其滋味甚酸；或两者兼而有之，如黄连滋味甚苦，又有清泻和燥湿的作用特点，这类药物所占比例最大；或与此两者均不相干，如石膏虽然标以"辛"味，其既不是真实滋味，又无行、散的作用特点，因其为金石类，按五行推演而与辛相联系而已。这对"五味"的教学和其他研究，带来很大的不便，给初学者的理解和记忆造成很大的困难，因而其也是存在问题比较突出的一种性能理论。由以上论述可知：作为性能的药味，不论其与滋味是否吻合，都是中药药性理论的重要标志。分清性状中的滋味和性能中的"五味"，是学好、用好中药的重要环节。晚至明末贾九如的《药品化义》才明确将药物的滋味称为"天地产物生成之法象"，而将性能的味称为"医人格物推测之义理"，难能可贵。

　　药物和食物的滋味本不止 5 种，除辛甘酸苦咸 5 种最基本的味外，至少还有涩味和淡味，在《本草经集注》《日华子本草》等书中还提到荎、滑等味。由于五行学说盛行，必须以五之数为准，这就不得不人为地将淡附于甘，将涩附于酸，以期与五行学说合璧。为从理论上解决这一认识问题，前人花了不少心思为其圆说：杨上善《黄帝内经太素》注曰："五味各入其脏，甘味两种，甘与淡也。谷入于胃，变为甘味，未成曰淡，属其在于胃；已成为甘，走入于脾也。"宋徽宗《圣济经》称："五味皆生于土，而甘苦咸酸辛，又皆本于淡……物极则反本，故甘甚则反淡。"徐灵胎《神农本草经百种录》又谓："土本无味，无味即为淡。淡者，五味之所从出，即土之正味也。"进一步为李时珍"淡附于甘"的倡议提供了理论依据。徐氏又说："五味中无涩，涩则酸之变味，涩味收涩，亦与酸同，如五色中之紫即红之变色也。"这些做法，用心良苦，可是实际意义不大。甘味与淡味，酸味与涩味，不论从滋味方面，还是从其作用的性质和特点方面，均有明显的差异，其牵强附会之处是显而易见的。

　　（3）"五味所入"部位，启迪归经思维。中药性能中的归经理论，确立于金元时期，但有关归经的思想，在《黄帝内经》已经具有雏形。如《素问·宣明五气》云："五味所入，酸入肝、辛入肺、苦入心、咸入肾、甘入脾，是谓五入"；《素问·至真要大论》云："五味入胃，各归所喜，故酸先入肝，苦先入心，甘先入脾，辛先入肺，咸先入肾"；《灵枢·五味》亦云："五味各走其所喜，谷味酸，先走肝，谷味苦，先走心，谷味甘，先走脾，谷味辛，先走肺，谷味咸，先走肾"；《灵

---

[1] 张廷模，彭成. 中华临床中药学 [M]. 2 版. 北京：人民卫生出版社，2015：55.

枢·九针论》也有五走的论述："酸走筋、辛走气、苦走血、咸走骨、甘走肉，是谓五走"；《素问·宣明五气》说："酸入肝，辛入肺，苦入心，咸入肾，甘入脾"；《素问·五脏生成》说："心欲苦，肺欲辛，肝欲酸，脾欲甘，肾欲咸"等。

金元易水学派之张元素，尤其重视十二经辨证，主张分经用药，并总结了不少分经用药的经验。以上述论述为依据，在他的《医学启源》一书中，提出"去脏腑之火药""各经引用药"等观点。在"用药法象"一节中，有90余种药物记述了"入某经""某经药"，初步确立了归经理论。

中药的归经，是药物作用的定位概念，用以表示药物作用对人体部位的选择性。"归"是指药物作用的归属，寓有药物对机体不同部位具有识别、选择和定位走向的意思。"经"是中医学脏腑经络及其相关部位或组织的概称。即一种药物主要对某一"经"或某几"经"发生明显作用，而对其他"经"则作用较小，甚至没有作用，用以反映药物在机体产生效应的部位各有侧重。

《黄帝内经》以五味配五脏，用以说明脏腑的生理与药物性能，并将这一推论作为确定药物归经的依据，如辛入肺、苦入心、甘入脾、咸入肾、酸入肝。如陈皮、紫苏、麻黄皆味辛而归肺经，黄芪、甘草、党参皆味甘而入脾经，山茱萸、酸枣仁、乌梅皆味酸而入肝经。此种标定药物归经的方法有部分药物符合客观实际，但不具普遍意义。如龙胆草味苦而并不归心经。近年来有人对206种苦味药做过统计，发现苦味药物主要归肝、肺、脾、胃经，与"苦入心"的说法并不一致[1]。由此可见，药物的归经不是由药味所决定的，归经与五味之间不存在必然的因果关系。

以五色配五脏来确定药物的归经，在本草中也时有所见。如白及色白入肺经、朱砂色赤入心经、黄芩色黄入脾经等。徐灵胎在《神农本草经百种录》所言："云母色白属金，故为肺经之药""半夏色白而味辛，故能为肺经燥湿之药""大黄色正黄而气香，得土之正气正色，故专主脾胃之疾"。然而，在临床上，有许多药物并非如此，如麻黄色黄而并不归脾经，因此，用此种标定方法来标定药物归经也不妥当。

《黄帝内经》还有五气（臭）五入的记载，称"臊气入肝，焦气入心，香气入脾，腥气入肺，腐气入肾"。如消食药，古人强调要炒香使用，认为炒香可增强入脾作用。这种观点则是依据"香气入脾"之说而来。但同样不具有普遍规律，所以，也不能以五气（臭）配五脏来确定药物的归经。

（4）气味厚薄升降，药物作用趋向。古代朴素的唯物主义思想认为，构成万

---

[1] 陈勤. 苦味药的药性理论探讨 [J]. 中医杂志，1986（10）：57-59.

物的"气"是不断运动和变化着的,"气"的基本运动形式是"升降出入"。《黄帝内经》将自然界这种普遍规律称为"升降出入,无器不有"。该书论述了日月星辰、云雨雾露、春夏秋冬四时及旦昼夕夜更替的升降出入,也论述了人体生命过程及脏腑生理和病理改变中的升降出入,强调"无出入,则无以生长壮老已;非升降,则无以生长化收藏"(《素问·六微旨大论》)。针对人体气机运动的紊乱,还提出了"高者抑之,下者举之,结者散之,散者收之"的治疗原则。

此外,《黄帝内经》还阐述了升降出入与气味厚薄、阴阳寒热的关系。如《素问·阴阳应象大论》说:"阳为气,阴为味",指明了物质可分为有形之味和无形之气,以及气味各自的阴阳属性。同时,又说:"阴味出下窍,阳气出上窍",阳气有上行升达上窍的特点,阴味则多下行而降于下窍。然而气味的阴阳性质又是相对而言的,阳中有阴,阴中亦有阳。如味固然为阴,其中亦有阳:"味厚者为阴,薄为阴之阳"。《素问·至真要大论》又说:"咸味涌泄为阴,淡味渗泄为阳";《素问·阴阳应象大论》还说:"辛甘发散为阳,酸苦涌泄为阴"。说明五味之辛、甘、淡为阴中之阳,亦可上行升达;而酸、苦、咸为阴中之阴,故具沉降之偏向。气也如此,固然为阳而其中也有阴:"气厚者为阳,薄为阳之阴"。这种根据药物气味厚薄和性味之差异,并结合升散沉降的特征进行论述,已寓有药物升降浮沉之理。金元时期张元素药物升降浮沉理论的创立,可以追根溯源于此。

(5)脏腑苦欲补泻,用药第一要义。《素问·宣明五气》说:"酸入肝,辛入肺,苦入心,咸入肾,甘入脾";《灵枢·五味》说:"五味各走其所喜,谷味酸,先走肝;谷味苦,先走心;谷味甘,先走脾;谷味辛,先走肺:谷味咸,先走肾。"不仅认为五味入体,各走其所喜,而且认为五脏对于五味还各有其苦欲。在《素问·脏气法时论》说:"肝苦急,急食甘以缓之""心苦缓,急食酸以收之""脾苦湿,急食苦以燥之""肺苦气上逆,急食苦以泄之""肾苦燥,急食辛以润之"。又说:"肝欲散,急食辛以散之,用辛补之,酸泻之""心欲软,急食咸以软之,用咸补之,甘泻之""脾欲缓,急食甘以缓之,用苦泻之,甘补之""肺欲收,急食酸以收之,用酸补之,辛泻之""肾欲坚,急食苦以坚之,用苦补之,咸泻之"。

这些内容,后人将其概括为"脏腑苦欲补泻"。其核心意思是告知临床选用药物,首先要考虑脏腑生理特点和病理改变,考虑药物的"欲"(即需要)和"苦"(即不需要)。否则,事与愿违,不能收到预期效果。该理论将药物的"补"与"泻",与五脏的生理、病理状态直接联系,进而制定相适宜的治疗原则,选择人体脏腑在该条件下"所欲"的药物。这种研究问题的方式和用药主张,无疑是使用药物的最高准则。

以上论述还以举例的方式告诫人们,任何药物,哪怕是名贵的补益之品,若不被当时脏腑所需要,则会影响生理功能,加剧病理改变,对人体都是有害的,因而不能乱用。相反，只要为脏腑所需要，不论什么药物，哪怕是偏性强烈，甚至是有毒之品，只要使用得当，对人体都是有利的，应当果断使用。这对人们喜补恶攻的不良心理，进行了针砭。就此而言，缪希雍称"五脏苦欲补泻，乃用药第一义"是不无道理的。这对认识药物的利与害，区别药物的治疗作用与副作用，很有启迪。

（6）总结用药原则，铭刻不刊之论。《黄帝内经》提出了若干用药原则，至今仍是必须遵循的。如《素问·至真要大论》总结了"寒者热之，热者寒之""治寒以热，治热以寒"的正治法；又总结了"热因热用""寒因寒用""通因通用""塞因塞用"的反治法。对于因病势拒药者，《素问·五常政大论》则总结出"治热以寒，温而行之；治寒以热，凉而行之；治温以清，冷而行之；治清以温，热而行之"的反佐服药法。对于外感六淫之邪，《素问·至真要大论》还总结了"风淫于内，治以辛凉""热淫于内，治以咸寒""湿淫于内，治以苦热"。对于正气亏虚，《素问·阴阳应象大论》总结了"形不足者，温之以气；精不足者，补之以味。"人们熟知的三因制宜、扶正祛邪、因势利导、治病求本等，也较为系统地见于该书。

此外，服用容易损伤人体的峻猛药物，《素问·五常政大论》主张："大毒治病，十去其六，常毒治病，十去其七，小毒治病，十去其八，无毒治病，十去其九，谷肉果菜，食养尽之，无使过之，伤其正也。"因为不同个体对于这类药物的敏感性和耐受性存在差异，逐渐增加剂量的原则至今也不能违越。

该篇中还讲道："能毒者以厚药，不胜毒者以薄药。"其中所称的"毒"，一直被误解为与前面的"毒药"为同一概念。若果真如此，怎么知道什么样的人"耐毒"，什么样的人"不耐毒"；为什么"耐毒"的人应该服"厚药"，而"不耐毒"的人应该服"薄药"；毒药与其气味厚薄能有必然的相关性吗？应当知道，"毒"的含义并非只此一端。《说文解字》称"毒，厚也。"森立之《本草经考注》称："凡毒物，其味必厚而不淡，故云厚也。"实际未必如此。毒药中的砒霜、朱砂、甘遂、大戟等，并不是苦味浓烈的"厚味"之物，而黄连、金钗石斛、栀子、龙胆等"厚味"药，却不是"毒药"。《康熙字典》载有："毒，苦也。"并以《后汉书·苏章传》"分骸断首以毒生者"为例，解释"毒"即是苦。结合《说文解字》的训释，"毒"还有苦味浓烈的意思。据此，《素问·五常政大论》的本义应该是告诉医生关注服药人对于药汤滋味的依从性：对药物不良口感依从性好的人，才能给以苦味浓烈的"厚药"，反之，则给予滋味平淡的"薄药"。这对于儿童服用中药，尤其应该注意。可见，《黄帝内经》的作者，对于处方选药的口感也有周密的思考，用心可谓良苦。

3.《诊籍》医案　太仓公药性谙练

《诊籍》是西汉名医淳于意学术思想和临床经验的总结。淳于意（约公元前

215 年—约公元前 140 年），姓淳于，名意，西汉时临淄（今山东淄博）人。由于担任过齐国的太仓令之职，因此被人们称为"太仓公"，简称"仓公"。淳于意从少年开始就酷爱医药，最初习医学于公孙光，以后又受业于公乘阳庆［西汉时医家，临淄（今山东淄博）人，曾将所藏多种医药书籍，包括我国最早的本草专书《药论》授予淳于意］，习医三年，尽得其真传，医德高尚，医术精湛。他是西汉时期唯一见于正史有传的医学家。据《史记·扁鹊仓公列传》记载，仓公淳于意曾因得罪达官贵族，而被人诬告入狱，其幼女缇萦得知父亲将获刑后，上书汉文帝，愿以身代父，其孝顺和善良之心感动了汉文帝，遂得获释。

之后，汉文帝诏问淳于意有关学医经过及治病、传承等情况，其一一作了回答，并且详细叙述了 25 位经治病人的姓名、性别、职业、里居、病情、诊断、治疗及预后等情况。这些内容之后经人整理成文，被称为《诊籍》。所治疗的这些病人，除内科病证之外，还涉及妇幼、外伤及口齿等多种病证。淳于意尤其擅长望诊和切脉，大多数病例主要是通过望色、切脉而作出正确诊断的。《诊籍》中缺乏具体处方药物，但通过方名和服用方法，可知药物的剂型多样，内服药有汤剂、粥剂、散剂、含漱剂、丸剂等。在 25 例病案中，多次使用了"火齐汤"，目前有人依据火齐汤有泻下、通利、清热作用，认为即是后世的"三黄汤"或"黄连解毒汤"。这种观点因为缺乏充分证据，只能属于推测，但"火齐汤"中应用了大黄之类的泻热通便药物，还是可以肯定的。《史记·扁鹊仓公列传》还记载："菑川王美人怀子而不乳，来召臣意，臣意往，饮以莨菪药一撮，以酒饮之，旋乳。"这无疑是开创使用小剂量莨菪，通过镇静、止痛作用，以助产的案例。此外，《诊籍》中还有用下气汤治气鬲病，龋齿用苦参汤漱口，饮芫花驱虫等内容。迄今，《诊籍》被公认是现存最早见于文献记载的中医医案，从中可以看出淳于意不但是医术高明的全科医生，其对于大黄、苦参、莨菪、芫花之类峻猛毒烈药物的娴熟运用，亦说明其在方剂学方面确有精湛造诣。

4. 《金匮》《伤寒》 仲景用药树典范

东汉张仲景的《伤寒杂病论》属于临床经验著作，但体现的用药理论更为丰富，更为系统。其《伤寒论》部分使用方剂 113 首，《金匮要略》部分使用方剂 262 首，不计二书重复出现之方，全书共有方剂 269 首。以上方中使用药物 214 味，大多为植物药，也有少数动物药（如水蛭、虻虫、鼠妇、白鱼等）和矿物药（如石膏、滑石、代赭石、赤石脂、禹余粮），其中生姜、淡豆豉、竹叶、竹皮（竹茹）等不见于《神农本草经》，为之后的本草增添了新品种。书中体现出了当时认识药性准确，配伍法度严谨，炮制制剂多样，服用方法合理，服药禁忌科学。

（1）用药精当，配伍巧妙严谨。《伤寒杂病论》所用方剂，选药精当，组方周密。不少方剂选药仅一、二味，或三、五味，多至十几味者，较为少见，非熟谙药性、掌握功用，配伍有素者，不可为之。其中麻黄发汗解表、宣肺平喘，桂枝散寒解表、温助阳气，石膏清解阳明、泻火除烦，大黄攻下通便、清热泻火，柴胡清泻少阳、疏肝解郁，半夏燥湿化痰、和胃止呕，当归补血调经、温经止痛等，至今仍是临床医生效法的典范。处方组合用药，皆有理法可依，君、臣、佐、使悉俱，级节分明。如治疗伤寒表实证的代表方麻黄汤，药仅4味，麻黄全面切中证情，是为君药；麻黄并与桂枝相须为用，桂枝作为臣药；苦杏仁止咳平喘，为麻黄臂助，当为佐药；甘草调和诸药，且兼能止咳平喘，用以为使。充分体现出君、臣、佐、使的组方原则，又符合《神农本草经》的"七情"配伍法度。麻黄汤不仅组方严谨，而且化裁灵活，因证因人制宜，稍加变动则成为如麻黄加术汤、麻杏苡仁汤、大青龙汤等各自独立、各具特色的名方。

仲景所记尽管部分方剂组成药味相同，但仅仅改变主药用量，其复方功用则并不相同。如桂枝汤：桂枝三两、芍药三两、生姜三两、甘草二两、大枣十二枚，意在祛风解肌，调和营卫；桂枝加桂汤：桂枝五两、芍药三两、生姜三两、甘草二两、大枣十二枚，则并非用以解表，而改变成为温通心阳、平冲降逆之剂。有些方剂药味相同，只是用量、主次不同，功用也随之改变，如小承气汤：大黄四两、厚朴二两、枳实三枚（根据原方要求，此为分服两次的用量），以大黄为君，立方主旨在于泻热通便；厚朴三物汤：厚朴八两、大黄四两、枳实五枚（为分服三次的用量），以厚朴为君，主要用于行气除胀；厚朴大黄汤：厚朴一尺、大黄六两、枳实四枚，又用于主治"支饮胸满者"。

仲景非常熟悉药物的配伍关系，利用不同的配伍，得心应手地遣使所用药物。例如《伤寒杂病论》全书有100余个方剂使用桂枝，以桂枝与不同药物相配，发挥其不同的功用特长。对此，清代邹润安在《本经疏证》中说：仲景之用桂枝方，约有六端。一曰和营，如桂枝麻黄各半汤等共43方；二曰通阳，如桂枝甘草汤等8方；三曰行水，如苓桂草枣汤等11方；四曰下气，如桂枝生姜枳实汤等12方；五曰行瘀血，如桂枝茯苓丸等4方；六曰补中，如小建中汤等5方。

中药的用法、用量和配伍，是影响其临床疗效的重要因素，差之毫厘，失之千里，《伤寒杂病论》对此提供了众多成功的经典范例。

（2）炮制剂型，因证因方制宜。中药经过合理的炮制，可以增效减毒、矫臭矫味、便于配方和存放。《伤寒杂病论》对药物炮制方法也非常重视，目的明确，收效显著。其具体方法有炮、炙、熬、煮、酒洗、去腥、去咸、去节、去心、去皮尖、去芦、去皮、去滑涎、去皮尖、去芦、擘、碎、切、水渍及烧存性等。如桂枝汤中的桂枝要求去皮，去掉非药用部位，保证称量准确；甘草要求蜜炙，以增强润肺、和中之力；大枣擘破入煎，利于精微物质溶出。这些要求，是为炮制增效的例证。水蛭"暖水洗去腥"、海藻"洗去咸"属于矫臭矫味，改善口感，利于服用。附子"炮"（埋于火灰中经过加热降低毒性）后使用，则是炮制减毒的代表。

从出土的汉代医药文献分析，直至东汉时期，炮制主要还是为了方便煎煮，由医生配方后，临时将复方不同药物放在一起，或"捣"，或"斩"，或"㕮咀"，使其成为一定大小的块状，然后放入容器中煎煮，很少针对单味药物事先加工炮制。这是因为在医药发展的早期，医药分工不明显，药材交易还未形成规模，药物的炮制还不像后世那样由专工完成后再售卖给医生和病人。所以炮制大多由医生或病人自己动手，当时的加工炮制工具，往往是居家必备的生活用品，其方法也就很简单。

《伤寒杂病论》有关炮制的内容，提供了一个重要信息，就是炮制已不再是临方对于药物的处理，而是已经成为独立于临床之外的一门专业技术，这是从该书方剂的炮制要求反映出来的。例如，桂枝加厚朴杏子汤，方中桂枝"去皮"，甘草"炙"，杏仁"去皮尖"，厚朴既"炙"又"去皮"，生姜"切"，大枣需要"擘"，芍药虽然没有交代，但不论赤芍或白芍，其干燥的根都应该是加工好了的。除生姜、大枣可以临方处理外，其余五味药的炮制，如干品杏仁去皮尖不可能在短时间内完成，只能事先制备。医生一般不再临方炮制，专职炮制人员的出现，使之成为医药分家的组成部分，这一长足进展，成为炮制专著诞生的基础。

书中具体炮制的个例难以枚举，需要特别加以说明的是关于"㕮咀"加工炮制方法，以及桂枝"去皮"，麻黄"去节"的真实含义。《伤寒杂病论》虽然论及多种炮制方法，但因其属于临床经验著述而并非炮制专著，这一属性决定了其不可能详细表述具体炮制方法，于是导致一些人对于书中的炮制要求产生误解。

一是关于"㕮咀"的考证。《五十二病方》和武威汉简医药资料的出土，使本草学中的一个千年难题（即"㕮咀"到底是什么样的炮制方法）得以解疑释惑。"㕮咀"一词在历代中医药文献，包括经典中，皆时有所见，但其真正的含义却存在争议，迄今尚难断定。该词最早见于《灵枢·寿夭刚柔》的药熨寒痹法。其配方中的桂心、干姜、蜀椒"㕮咀，渍酒中"。此后，张仲景《伤寒杂病论》桂枝汤等条文中也有"㕮咀"后入煎的方法。但这些文献都没有解释"㕮咀"的含义，所以具体加工制备方法就见仁见智，莫衷一是。

对于该术语的解释，首见于陶弘景《本草经集注》："旧方皆云'㕮咀'者，谓秤毕捣之如大豆"，将其视为一种临方加工，在配方称量药物之后，再"捣碎"为大豆般颗粒状。《新修本草》称："云'㕮咀'，正谓商量斟酌之，余解皆理外生情尔。"将"㕮咀"解释为"商量斟酌"，令人不可思议。《嘉祐本草》称："药有易碎难碎，多末少末，称量则不复均平，今皆细切之较略如'㕮咀'者，乃得无末而片粒调和也。"只是介绍了宋代的"细切"饮片，相当于古之"㕮咀"，实际上并没有交代"㕮咀"究竟是何种具体加工方法。寇宗奭不认同以上之"捣"和"细切"，另立"如人以口齿咀啮，虽破而不尘，但使含味耳"之异说，到底如何才能"破而不尘"，无法知晓。李东垣则认为："夫'㕮咀'，古之制也。古者无铁刃，以口咬细，令如麻豆，为粗药，煎之，使药水清，饮于腹中则易升易散也，此所谓'㕮咀'也。"按《说文解字》的训释，"咀"就是"咬碎食物"，李氏之说似觉于理可通；但古字词专书，没有"㕮"字的解释，为什么要将此二字合用，仍然是一个疑团。

对此，郑金生先生通过马王堆及武威汉墓出土的古医书，进行了考证[1]。提出：古代确实有用口咬药的方法。《五十二病方》有"咀薤以封之"（嚼烂薤，封住冻疮）、"取堇叶……皆以甘咀（口咀）而封之"（取堇叶用口嚼烂封之），以及"完者相杂咀"（把完整的药放在一起嚼碎）。但马王堆古医书中的药物"口咀"法，都只出现一个"咀"字，不和"㕮"连用。

同时这在马王堆汉墓医书中出现了"父且"一词，原文为"取空垒二斗，父且"；在《武成汉代医简》中作为炮制方法，"父"字也有出现，其中"父且"出现达七次。而且用此法加工的药材动辄数味，比如"二斗"之多，绝对不是用口咬能解决的。这么多的"父且"，都不加口字旁，不可能是误写。既然不能认定"父且"就是"口咀"，它又是什么方法呢？再考证"父且"二字的原义：郭沫若先生认为"父乃斧之初字。石器时代，男子持石斧以事操作，故擎乳为父母之父。"父癸鼎上的"父"字，很清楚是一手持斧的形象。又"且"的原义，据考为"俎"，俎既是礼器，也是砧板。《史记·项羽本纪》云："如今人方为刀俎，我为鱼肉，何辞为？"其中的"俎"，也就是砧板。古词之中，既有"斧锧"，也有"斧质"，质就是锧，也就是砧。同样为刀具和砧板的"父""且"，为何不可以合成一个砍斫意思的词呢？

可见"父且"的原意，可以理解为"斧俎"，就像"杵臼""刀俎""斧锧"一样，就是粉碎、砍斫物体的工具。用斧去砍斫药材，底下垫以砧俎，应该就是"父且"（后世加上口字成了"㕮咀"）。如果这样，陶弘景说的㕮咀之后的药"如大豆"，就是合理的。同时也可以解释为什么药多达二斗、几味乃至十几味的物也都可以用"㕮咀"法了。众说纷纭的问题出在"父且"一法的用词过于古老，后人再将这两个字加上口旁，结果就让人凭象去猜测，若无出土医的原始面貌，恐怕至今谁也不敢想象"㕮咀"原来就是"父且"（斧俎）。

以上解释，不但解决了"㕮咀"一词的千年纷争，而且厘清了学习《伤寒论》桂枝汤的一大难题。桂枝汤由桂枝、芍药、甘草、生姜、大枣五味药组成，而其用法部分称："上五味，㕮咀三味"。如果"㕮咀"真是用口咬碎，那么为什么只咀三味？干品的桂枝、芍药、甘草能够咬碎吗？生姜、大枣不是更容易咬碎吗？或从生

---

[1] 郑金生. 药林外史 [M]. 桂林：广西师范大学出版社，2007：159-162.

姜辛辣不便口咬，而大枣甘甜味美，岂不更适合口咬。方中已经注明，生姜"切"、大枣"擘"，杀鸡无须牛刀，新鲜的姜，柔软的枣，自然就不必再用刀斧在"俎"（砧板）上砍碎了。

二是关于桂枝"去皮"的考证。仲景书中凡用桂枝之方，均有"去皮"的修制要求，说明当时之桂枝药材有"皮"可去，但所去之"皮"为何物，历代本草及仲景医书的众多注家皆持回避态度，无人论及。实际上，其所去之"皮"，又称之为"粗皮""上皮""皮上甲错"等，即刮除外表不宜入药的粗糙外皮，以保证用药的洁净和称量的准确。对此，陶弘景《本草经集注·序录》已有清楚的交待，指出："凡用桂心、厚朴、杜仲、秦皮、木兰之辈，皆削去上虚软甲错处，取里有味者秤之。"可见当时所用树皮类药材均有这一制作要求，将桂枝刮净粗糙外皮后，则称为"桂心"，二者同为一物，故《备急千金要方》等书中将此二名互用。

有人未加深究，望文生义，将目前之桂枝（宋代开始使用的柳桂）剥除树皮，但用其木质部分，在处方中书以"桂木"、"桂枝木"或"桂心"。这种用药方法肯定是错误的，完全有悖于仲景的本意。再观书中之桂枝加厚朴杏子汤，其桂枝与厚朴下都注明"去皮"二字，厚朴本为树皮入药，如若去掉树干（或枝）的皮，那又使用什么部位呢？由此可见，其所谓"去皮"，并非剥掉树皮，而是去其粗糙外皮。现已用柳桂作桂枝，因其幼嫩，外表已无粗糙之皮可去，故不可拘于古方之规定而强去其枝皮，否则，将难以收到使用桂枝的预期目的。

三是关于麻黄"去节"的考证。仲景书中凡使用麻黄的方剂，均有"去节"的修制要求，且为后世众多医药家所赞同。其去节之由，或认为在于确保发汗之功，如陶弘景认为"节止汗故也"。张锡纯《医学衷中参西录·麻黄解》也说："麻黄带节发汗之力稍弱，去节则发汗之力较强"。但历代之用麻黄，因去其草质茎上之节颇为麻烦，耗费大量人力和时间，但对疗效却无明显影响，故不言去节者并不鲜见。甚至还有有意强调带节入药者，如《太平惠民和剂局方》三拗汤便是一例。据现代研究，麻黄草质茎节中所含的生物碱与节间部分无质的区别，只是含量仅有后者的1/3，但该部分的重量大约只占药材总重的3%。据日本学者笠原义正等实验研究，二者药理作用亦相似。虽有人发现其节对小鼠的毒性（特别是引起惊厥）大于节间，但实际上不足以对疗效产生影响。因此，现代研究认为，麻黄"去节"只有理论上的意义，目前一般带节使用。

但是，在麻黄药材中尚有另一种"节"，即膨大如"节"状的木质茎，或"根节"。这种"节"体大质重，并无发散之功，甚至有敛汗之虞。对此，当然应该去之，则发汗解表作用更佳。《太平圣惠方》若干方中之麻黄"去根节"，《证治准绳·幼科》麻黄汤之"去根节"等，恐怕主要是指此而言的。可见，麻黄之节是否当去，应看是什么节，具体对待，不宜笼统言之。

（3）给药方式方法，灵活考究。方剂的剂型、药剂的给药途径和煎服方法，也直接关乎疗效。为使药物更好地发挥疗效，《伤寒杂病论》十分讲究剂型选择、给药的途径及服药的方法。

在剂型方面，根据不同方剂的药物特点和主治病证需要，灵活确定剂型。其剂型较之《黄帝内经》明显增多，在方剂的制作上更趋合理，更符合科学性。除已有的汤剂、丸剂、散剂、膏剂、酒剂外，仲景又在"因病制剂"的原则指导下，使用了坐剂、导剂、熏剂、洗剂、滴鼻剂、粥剂，含化剂、滴耳剂等。对于水溶性良好的药物，汤剂吸收快，药力强，奏效显著，并能随证加减，故常用于病情复杂、容易变化的病证，如麻黄汤及其类方。丸剂相对于汤剂服用方便，可以应急，并宜用于久病不能速效的病人，如赤石脂丸用于胸痹"心痛彻背、背痛彻心"者；九痛丸用于"卒中恶，腹胀痛，口不能言"者，均可事先制备，以为不时之需。散剂无须煎熬，服用便利，尤其适合于水溶性差而不宜作汤剂者，如十枣汤，虽以汤为名，实则为十枚大枣煎汤，送服含不溶于水成分的甘遂、大戟、芫花之散剂。

仅其中的煎剂，亦因药、因证要求煎药时，根据药物性质不同，选择适宜的火候和时间，分别采用先煎、后入、绵裹、泡汁等，尚有分煎、合和煎药后再煎、微火煎等多种方法。如桂枝汤，仲景在方后注明"微火煮取"三升，就是因为该方君药桂枝为芳香药物，有效成分容易挥发，不宜久煎，也不宜大火猛煎。然而，对于补益滋腻之品，则需久煎，如"治虚劳不足"的炙甘草汤，用水八升、酒七升，煎至只有三升，其需要久煎可想而知。又如，因方中地黄所含梓醇类、维生素A类，甘草所含三萜类，麦门冬所含甾体皂苷，麻子仁所含脂类等成分，均属于水难溶性物质，因此选择水酒共煎；阿胶不宜煎煮，故取其他药物的煎液，"内（纳）胶消尽"，直接服用。乌头为大毒之品，如乌头汤中乌头五枚，要求破碎（㕮咀）后，"以蜜二升，煎取一升"，再与麻黄、芍药、黄芪、甘草的煎液合并再煎，这样可以确保乌头的安全有效。又如附子泻心汤方：大黄二两、黄连一两、黄芩一两、附子一枚，要求附子"炮，去皮，破，别煮取汁"，其余三味，切碎，"以麻沸汤二升渍之，须臾，绞去滓，内附子汁，分温。"方中苦寒之三黄，尤其是大黄清热泻下的蒽醌类物质不耐高温，故用麻沸汤（《齐民要术》石声汉注："即刚刚有极小的气泡冒上的开水"）浸泡绞汁，能保护其清热泻下之效；而附子有毒，需要久煎解其毒，故单独另煎，别具匠心。尤在泾谓："方以麻沸汤渍寒药，别煮附子取汁，合和与服，则寒热异其气，生熟异其性，药虽同行，而功则各奏，乃先圣之妙用也。"（《伤寒贯珠集·太阳篇下》）

煎药溶媒中的水，有甘澜水、清浆水、潦水、泉水等细致入微的考究；除水之外，还采用酒、苦酒（醋）等，其实质如上述炙甘草汤，是以乙醇和乙酸作溶媒介质，以更好地提取难溶于水或不溶于水的药物有效成分，提高药物的利用率。自唐至宋代盛行的"煮散剂"，其鼻祖也是仲景。如《金匮要略》治疗"妇人经水不利下"用抵当汤，将四味药"为末，以水五升，煮取三升，去滓，温服一升。"便是其中的一例。这里所称之"末"，应当是碎屑的意思，而不是很细的粉末。因为"末"字本身就可以解释为碎屑（如《辞源》），加之方中动物药水蛭、虻虫，及种子药桃仁富含脂肪油，难以加工为粉末状，故理解为碎屑方为允当。

凡仲景用麻黄入汤剂之方，都有"先煎"及"去上沫"的要求，后人对此的认识则存在分歧。现代《中药大辞典》及高等医药院校教材《中药学》（第5版）等当代较有影响的中药著作，仍宗其法，在其用法项下均主张麻黄"先煎"；而有人则不以为然。本品是否先煎，是依据所配伍的药物相对而言的。据研究：麻黄与荆芥、薄荷、羌活等发汗解表药相比较，其挥发油成分较为稳定，其各种成分的溶出亦较缓慢，当与上述药物同用时，适当先煎是合理的。但本品若与附子、熟地黄、石膏等配伍，恐怕没有先煎的必要，甚至还有煎煮太过之嫌。仲景凡用麻黄，不论何方，一律先煎，如麻黄细辛附子汤，亦先煮麻黄后就附子，其合理性尚有待研究。

其"去上沫"之理，仲景未加说明。其后，陶弘景认为"沫令人烦"。张锡纯认为："所浮之沫，发性过烈，去之所以使其性归平和也。"今人有言其上沫确能令人生烦者[1]，谓麻黄"含植物蛋白，能引起心烦、呕吐，先煎则能使蛋白质凝析出来，呈沫状浮于水面上，去上沫后就能减少其副作用。"亦有人[2]称此说"验之临床，未尝见也。"或认为：麻黄有较强的中枢和交感神经兴奋性，引起服药者烦躁不安，是本品较为常见的不良反应，先煎去其浮沫后仍然如此，特别是药证不符或用量偏大时更易出现。其沫是否会加剧这一不良反应，虽经有意观察再三，始终难以结论。陶氏最初提出其"沫令人烦"之说，并未肯定是服药后的"沫"力所致，是否还包括煎服该药时见煎液表面浮沫不洁之状，致人产生心烦不适的心理感受呢？如若这样，其去沫之由便与烹饪中之去汤面之沫并无二致，只是为了使汤液洁净而已。此外，一般中药汤剂在煎沸之初都会产生"上沫"，除去此沫，则药液不易外溢，而且煎液更为清澈。对于这些为数众多之药，前人虽未言其去上沫，但煎药者皆要及时去除之，在头煎时尤其如此，恐怕不是麻黄一物与众不同[3]。

在丸剂制作中，除普通的水丸外，还有多种添加辅料的制丸方法，如蜜丸、药汁丸、枣泥丸、米糊丸等。其中赤丸方下记载："内真朱为色，炼蜜丸如麻子大"，则是蜜丸包衣的起始。在汤剂制备中的去滓再煎，相当于现代的浓缩后服用，亦有

[1] 吴鸿州，范曼玲. 仲景用药制剂及煎服法小议 [J]. 吉林中医药，1983（6）：32-33.

[2] 臧堃堂，吴克强. 中药古今应用指导 [M]. 广州：广东科学技术出版社，1994：479.

[3] 张廷模，彭成. 中华临床中药学 [M]. 2版. 北京：人民卫生出版社，2015：137.

去滓入蜜者，这样的制备方法，实为后世流浸膏剂和糖浆剂的嚆矢。

　　全书所论及的给药途径多达十余种，除常用的口服给药方法外，还有经皮肤、黏膜、窍道等途径给药，其具体方法有洗身法、药摩法、含咽法、着舌下法、点烙法、坐浴法、坐药法、烟熏法、渍脚法、外掺法、蜜煎导法、搐鼻法、灌肠法、灌耳法、灰埋法等。如书中治疗大肠津液耗伤引起的大便秘结，认为"不可攻之"，而采用蜜煎导或"土瓜根及大猪胆汁，皆可为导。"蜜煎导方："食蜜七合，右一味，于铜器内、微火煎、当须凝如饴状，搅之勿令焦著，欲可丸，并手捻作挺，令头锐，大如指，长二寸许，当热时急作，冷则硬。以内谷道中，以手急抱，欲大便时乃去之。"以上制作方法，乃中药栓剂的鼻祖。现代制剂学认为：栓剂既能发挥局部作用，又能发挥全身治疗作用。直肠吸收比口服吸收干扰因素少，药物不受胃肠道 pH 或酶的破坏而失去活性，可避免刺激性药物对胃肠道的刺激，减少药物受肝脏首过作用的破坏，同时可减少药物对肝脏的毒副作用，便于不能或不愿吞服药物的病人使用。土瓜根方原方已佚。猪胆汁方则取"大猪胆一枚，泻汁，和少许法醋，以灌谷道内，如一食顷，当大便出宿食恶物，甚效。"其与现代的灌肠通便方法，已无二致。仲景对于中药制剂学的贡献，由此可窥其一斑。

　　至于服药法，仲景则根据病者体质、病变部位、病情轻重、病程长短以及脏气盛衰、阴阳消长等具体情况，分别采用"平旦服""空心服""先食饮服""顿服""分温再服""一日三服""日三夜一服""分温五合至夜尽""日三夜二服"等不同服法。如十枣汤应"平旦服"，因为平旦时清阳之气上升，人体正气随之增强，此时服用容易耗伤正气的泻饮逐水药，能避免过耗阳气，且能使该方在白天发挥泻下作用，不致晚上如厕不便和影响睡眠。再如鳖甲煎丸须"空心服"；乌梅丸应"先食饮服"；太阳病一般不定时服；阳明病多采用"日三服"；某些特殊疾病，要求在发作前服药；对病情急，邪盛而正不虚，非攻邪不能安其正者，要求"顿服"。此外，尚有"少少含咽昼夜服药""逐渐加重""一服邪解，余药不再服用"等。其为提高疗效或避免不良反应，在服药方面的诸多探索和实践，对方药学的贡献同样功不可没。

　　《伤寒杂病论》中有关药学的一些名词术语，别具特定含义，有必要予以举例说明。例如"解肌"，本为外科学词汇，即分割肌肉的意思。首见于《史记·扁鹊仓公列传》："（俞跗治病）不以汤液醴洒，镵石挢引，案杌毒熨，一拨见病之应，因五脏之输，及割皮解肌，诀脉结筋，搦髓脑，揲荒爪幕，湔浣肠胃，漱涤五脏，练精易形。"《伤寒论》"辨太阳病脉证并治"篇称："桂枝本为解肌，若其人脉浮紧，发热汗不出者，不可与之也。"《本草求真》因此称桂枝"止烦出汗，祛风散邪，为解肌第一要药。"至今，谓桂枝能"发汗解肌"之书亦不少。仲景谓"桂枝解肌"，本指桂枝汤治疗风寒表虚证之营卫不和而言，并不是指桂枝单味药具有"解肌"的功效。《伤寒论》注家多认为解肌是与发汗相对而言，如尤在泾谓："解肌者，解散肌表之邪，与麻黄（汤）之发汗不同。"含有不以峻汗而发散表邪之意。其原意相当于"调和营卫"，现称桂枝有"解肌"功效，已失《伤寒论》本义。又如《金匮要略·妇人杂病脉证并治第二十二》云："阴中蚀疮烂者，狼牙汤洗之。"此处的"蚀疮"作为名词使用，即"阴蚀"的同谓语。而本草文献或《中药学》中的"蚀疮"，则是动宾结构词汇，作为药物功效的术语。

5. 《本草·序例》 构建理论体系

《神农本草经》的问世，标志着我国本草学步入了系统化、理论化和规范化的轨道，成为当时中药理论的集大成者。该书的"三品"分类，实际上也是按照扶正补虚、祛邪治病的药物性能和功效分类的发端。书中"序例"13条，提出药物的采造时月、生熟土地、真伪陈新、君臣佐使、根茎花实、草石骨肉、七情和合、四气五味、有毒无毒、剂型选择、服药法度等，至今仍是中药学理论框架的核心。其具体内容详见下文"第四节 秦汉时期本草著作钩玄"。

6. 华佗之传 遗留扼腕之叹

东汉末年的华佗（约生于公元 2 世纪初，卒于建安十三年，即公元 208 年以前），为当时杰出的医学家。《后汉书·华佗传》记载："华佗，字元化，沛国谯（今安徽亳州）人也，一名敷，游学徐土，兼通数经。沛相陈珪举孝廉，太尉黄琬辟，皆不就。晓养性之术，时人以为年且百岁，而貌有壮容。又精方药，其疗疾，合汤不过数种，心解分剂，不复称量，煮熟便饮，语其节度，舍去辄愈。若当灸，不过一两处，每处不过七八壮，病亦应除。若当针，亦不过一两处，下针言'当引某许，若至，语人'。病者言'已到'，应便拔针，病亦行差。若病结积在内，针药所不能及，当须刳割者，便饮其麻沸散，须臾便如醉死，无所知，因破取。病若在肠中，便断肠湔洗，缝腹膏摩，四五日差，不痛，人亦不自寤，一月之间，即平复矣。"

其"精于方药"，但对药物应用及本草理论的贡献，只能从传记中有所了解，具体内容未能留存，已无法考究。其中所附的几个医案，可见其精通内、外、妇、儿、针灸各科，尤以外科著称，也可窥其药学成就的一斑。从治"甘陵相夫人有娠六月，腹痛不安"，系胎死腹中，"于是为汤下之"，表明其下死胎汤剂药方的可靠疗效。从治府吏倪寻、李延"俱头痛身热，所苦正同"，华佗却说：倪寻下之而愈，李延发汗而愈，可见其熟练掌握了解表药与泻下药的性能功用。从治东阳陈叔山二岁小男下利、羸困，因"其母怀躯，阳气内养，乳中虚冷，儿得母寒，故令不时愈"，服其四物女宛丸，十日即除，可见此温脾涩肠之丸的精当。此外，又用"蒜齑大酢"治蛔病咽塞，嗜食而不得下者；以"散两钱"，治"军吏李成苦欬嗽，昼夜不寤，时吐脓血"等。皆因史书简略，不得其详。华佗在遭曹操杀害之前，将一卷书交与狱吏，应该是其临床经验的总结，推测其中也包括其药学成就，因此曰："此可以活人"，但因"吏畏法不受"，"索火烧之"。华佗医药理论和技艺的失传，诚为杏林一大无法弥补的损失，令人扼腕叹息。

以上史料中华佗施行手术前，对病人先酒服用的"麻沸散"，开创了我国全身麻醉手术的先例，就是在世界医学史的麻学上亦有着重要影响，如《世界药学史》的著者拉威尔（Lawall）说："阿拉伯医家知用一种吸入的麻醉剂，恐从中国人学来，称为中国希波克拉底的华佗，很精此种技术。"其切口外敷的生肌抗感染药膏，也令今人惊讶。

可惜的是，麻沸散的药物组成早已失传，因为历代史书及医籍包括外科专著，都不曾有此内容记载。迄今所见有关研究，大多都是将后世证明具有麻醉作用的药物组合成方，只是推测之说，并不能直接证明麻沸散的组成。

如民国初杨华亭《药物图考》认为：麻沸散的"麻沸"，就是《神农本草经》中的麻蕡，一名麻勃（大麻的雌花），麻沸、麻蕡、麻勃，读音近似，并且麻蕡确实具有麻醉作用。《神农本草经》记载该药"多食令人见鬼，狂走"，说明古人已经发现本品具有致幻、兴奋的作用，服用一定剂量后"令人见鬼"，即产生幻觉后出现虚幻人物，其作为麻沸散的组成，甚至是主药，完全可能。宋代窦材的《扁鹊心书》"睡圣散"，以山茄花（洋金花）、火麻花（即麻蕡）共为散剂，每服三钱，小儿一钱，用于灸疗畏惧疼痛之人；清代张璐《本经逢原》记载："麻勃治身中伏风，同优钵罗花（洋金花）为麻药，砭痈肿不知痛"。均可证明麻蕡的确可以作为麻醉剂使用，但"睡圣散"和张璐所载，恐怕还达不到全身麻醉并"断肠湔洗"的效果，且终究不能知晓麻沸散全方药品。

日本学者华冈氏说[1]，麻沸散组成有曼陀罗花、乌头、白芷、当归、川芎、炒南星；还有学者认为，主要药物有押不芦、麻蕡、闹羊花、洋金花等；另外，也有认为麻沸散可能和宋代窦材、元代危亦林、明代李时珍等所记载的睡圣散、草乌散、蒙汗药相类似，其主药有人认为是乌头、附子，有人认为是麻蕡，有人认为是洋金花。这些推测虽然都有其依据，但是最早见于《世医得效方》的洋金花，南宋末年由阿拉伯国家传入出自《癸辛杂识》的押不芦，千年前的华佗是否就已使用；乌头、附子、白芷、当归、川芎、天南星之类，是否具有如此强力的麻醉作用，仍需要求证。总之，华佗的麻沸散之药物组成至今仍是一个谜。

《后汉书·华佗传》称"广陵吴普、彭城樊阿皆从佗学。普依准佗治，多所全济。"华佗传授吴普五禽之戏以养生，年九十余，耳目聪明，齿牙完坚，并作《吴

---

[1] 俞尚德. 祖国医药关于麻醉药的文献 [J]. 上海中医药杂志，1956（5）：28-29.

普本草》传世，其中当有华佗学术传承。樊阿既传承其针术，又"从佗求可服食益于人者，佗授以漆叶青黏散：漆叶屑一升，青黏屑十四两，以是为率，言久服去三虫，利五藏，轻体，使人头不白。阿从其言，寿百余岁。漆叶处所而有，青黏生于丰、沛、彭城及朝歌云。"其弟子李当之，著有《李当之药录》。

我国古代的漆器非常精美，闻名世界。干漆与生漆为《神农本草经》收载于上品，前者"味辛温，无毒。主绝伤，补中，续筋骨，填髓脑，安五脏，五缓六急，风寒湿痹。"后者"去长虫，久服轻身耐老。"所以当时人们熟悉"漆叶"，就不足为奇了。华佗善用此物，而不见于其弟子所著本草，据现有本草文献，该药首见于《本草图经》，是否《吴普本草》《李当之药录》原本载有此物？至于"青黏"，普遍认为即是黄精，如《本草图经》称："本出于迷人入山中，见神人服之，以告佗。"黄精首见于《名医别录》，此说能与之吻合。而陈藏器《本草拾遗》认为"青黏"是玉竹，称："《魏志·樊阿传》青黏一名黄芝，一名地节，此即葳蕤，极似偏精。"现代《中药大辞典》也根据《三国志》将"青黏"作为玉竹的别名，此观点的文献依据似乎更为充分。不过，《吴普本草》广泛收录别名为其一大特色，玉竹项下别名只有"地节"，而无"青黏"，不知何故？

7. "药对"理念　示人配伍经验

从应用单味药到多味药的复方，自然会出现两味药的组合，即成为"药对"。药对又称对药，现代还有对子、兄弟药、姊妹药等说法。《神农本草经》的"七情"理论，调动了医药学家对于"药对"的关注。

本草讨论药对的专著问世之前，已经有大量药对散见于医学文献之中。如《黄帝内经》就有半夏与秫米配伍治疗失眠，乌贼骨与蘆茹配伍治血枯。当时虽未称作"药对"，但已具有药对的雏形。张仲景《伤寒杂病论》留下了更多应用药对治病的经验，例如，《金匮要略》以半夏与生姜同用，以治"心下有支饮"而不渴的"呕家"。既是著名的药对，又是经典名方"小半夏汤"。陶弘景对此药对称："半夏有毒，用之必须生姜，此是取其所畏，以相制耳。"（《本草经集注》序录），阐明了有毒的半夏畏生姜，而生姜又杀半夏毒的相畏与相杀并存的巧妙配伍关系。而且半夏为治疗痰湿呕吐的要药，生姜为温中止呕的要药，二者又存在协同增效的相须配伍关系，正如当代名医岳美中先生所云："胃有痰而呕吐者，非半夏、生姜同用不为功。"又如仲景治疗"少阴病，脉沉者"的四逆汤中，以干姜配伍附子，可增强温理散寒、回阳救逆之功，因此戴原礼称"附子无干姜不热"，而且干姜又可以降低附子毒烈之性。此外，麻黄与桂枝、麻黄与杏仁、麻黄与石膏、桂枝与芍药、附子与桂枝（肉桂）、大黄与芒硝、枳实与厚朴、桔梗与甘草、石膏与知母、柴胡与黄芩、栀子与茵陈等，至今仍是临床非常常用的药对。

《雷公药对》是最早关注药对的本草专著。该书并非出自上古传说中的医学人物"雷公"，陶弘景在排列此前本草文献时，将《雷公药对》排列在《神农本草经》之后，《吴普本草》《李当之本草》之前，可见其应当是东汉末至魏晋人托名之作。据《宋以前医籍考》所载陶弘景的《药总诀》序中称："雷公、桐君，更增演本草。二家《药对》，广其主治，繁其类族。"说明他本人还见过托名"桐君"的《药对》，但后人不再提及。南北朝时期，北齐徐之才在《雷公药对》的基础上补订，重新加工整理，以成《徐之才药对》。《嘉祐本草》称："《药对》，北齐尚书令西阳王徐之才撰。以众药名品、君臣佐使、性毒相反，及所主疾病，分类而记之。凡二卷。旧本草多引以为据。其言治病用药最详。"

唐代孙思邈《备急千金要方》于"论大医习业第一"中指出："凡欲为大医，必须谙《素问》……本草药对，张仲景……等诸部经方。"孙氏将药对与本草、经方并列，可见其重视药对的程度。宋代《崇文总目辑释》，其卷三载有《新广药对》三卷，惜已亡佚，不知其具体文字。在《证类本草》序例的"诸病通用药"中，大量转引了徐之才所辑《药对》的内容。金元时期张洁古《珍珠囊》提出六经手足药对：太阳经羌活（手）合黄柏（足）、少阳经柴胡（手）合青皮（足），阳明经升麻、白芷（手）合石膏（足），太阴经白芍（手）合桔梗（足），少阴经黄连（手）合知母（足），厥阴经青皮（手）合柴胡（足）。并于"相反药对"中强调："若所谓相反，则各怀酷毒，两仇不共，共则必害事也。然有大毒之疾，又须用大毒之药以劫之。如古方感应丸，用巴豆、牵牛同剂，以为攻坚破积之用。四物汤加人参、五灵脂以治血块。二陈汤加藜芦、细辛以吐风痰。丹溪治尸瘵莲心散，以甘草、芫花同剂。而谓妙处在此，顾良工用之何如耳。"可谓是他本人使用相反药对的体会。王好古《汤液本草》用药凡例中也列有祛风解表药对（羌活与防风）、祛风除湿药对（羌活与白术）、祛风止痛药对（防风与天麻）等。

李时珍《本草纲目》不仅记载了许多药对，还对前人的药对作了不少补充。李时珍对药对的高度重视，仅从他对于知母与黄柏配伍的论述，就可见一斑。《本草纲目》在知母项下曰："得黄柏及酒良""知母之辛苦寒凉，下则润肾燥而滋阴，上则清肺金而泻火，乃二经气分药也。黄檗（柏）则是肾经血分药。故二药必相须而行。"又在檗木（黄柏）条下称："古书言知母佐黄檗，滋阴降火，有金水相生之义。黄檗无知母，犹水母之无虾也。盖黄檗能治膀胱、命门中之火，知母能清肺金，滋肾水之化源。故洁古、东垣、丹溪皆以为滋阴降火要药，上古所未言也。"清代严洁、施雯、洪炜同撰的《得配本草》，载药655味，每药项下以记载畏恶反使和配伍运用最有特色，故书以"得配"为名，该书为唐宋以来论述药对最多、最翔实的本草专著之一。

近代名医张锡纯尤擅长药对的配合，常将寒药与热药、补药与攻药、润药与燥药、通药与涩药等两种相反的药物组配在一起，扬长避短，每获良效。现代名医巧用药对者，为数众多。秦伯未先生《谦斋医学讲稿·漫谈处方用药》指出："处方上经常当归、白芍同用，苍术、厚朴同用，半夏、陈皮同用……这种药物的配伍，主要是前人经验的积累，有根据，有理论，不是意合的。"并列出了81对两味中药的配伍，认为"通过适当配伍，能加强药物的效能，扩大治疗范围。"吕景山《施今墨对药临床经验集》，收编对药277对，分24类，论述其组成、功用，在引证前人经验的基础上，侧重述施氏之经验："常常双药并书，寓意两药之配伍应用。其间有起到协同作用者，有互消其副作用专取所长者，有相互作用产生特殊效果者，皆称之为对药。"张镜人先生继承古代医家使用"药对"之遗风，处方习用两药配合，其弟子张存钧编写了《张镜人药对口诀》，以便临床人员学习。

当今国医大师周仲瑛、朱良春等在药对应用方面，有许多独到的见解，临床上用于治疗疑难杂病。周老不仅强调药对是组方的基础，而且指出药对配伍是量效之间的累积加强，同时还会产生质的变化，"使药各全其性，各失其性"（《国医大师周仲瑛》）。朱老在长期的临床实践中，创立了病与证相结合的药对临床经验，如用桂枝配附子、土茯苓配萆薢、地龙配僵蚕、补骨脂配骨碎补、黄芪配当归等药对治疗痹证（《国医大师朱良春》），疗效独特，法度严谨。

近年来讨论药对的学术论文和专著不断出现。如陈维华等著《药对论》，列举药对四百余对，按功效特点分成13类，其理论阐述较为详细。它如《药对与临床》《中药药对大全》《施今墨药对》《实用药对》《药对》《药对的化学、药理与临床》《常用中药配对与禁忌》《张仲景药对集》《中医临床常用药对手册》《张锡纯对药》《临证常用药对200例》《经方药对》《张仲景对药的临床应用》《中医临床常用药对配伍》《药对现代研究》等。由此可见当代有关药对专著的丰富多彩。

高晓山《中药药性论》称"诸家药对，常用有一千余"，并"择其要者七百余对"，列于书中。该书认为：药对配伍后，性能主治发生变化，受到历代医家的重视。首先，多数药对的功效，比单味所增强；其次，一味药的功效比较简单，配成药对，则可扩大应用范围，以适应临床病证的复杂多变；另外，有些药物具有毒性、烈性，或具有副作用，会引起不良反应，与某些药组成药对，可以制约其毒性、烈性，减轻或避免不良反应发生。药对是相对固定的配伍单位，但在应用时，可按病情需要，灵活变化。药对配伍具有一定的独立性，但在病情变化复杂时，常以两个以上药对合用。如大黄、芒硝（消）配对，攻下实积；枳实、厚朴配对，宽中下气。如果实积有气，常以两对合用，攻积下气并行。黄连与吴茱萸，寒热配对，泄肝和胃，为呕逆吐酸常用，若肝火犯胃，则黄连多于吴茱萸，若肝寒犯胃，则吴茱萸多于黄连，是从药量配比变化，改变药对的功效主治。

药对一般是由两味相对固定的药物组合而成，有时也可以由三味药组成，有人将此称为"药鼎"[1]。药对可以组合成药味更多的复方，也可以自成独立的方剂。药对是历代医药学家长期医疗实践的经验总结，是经过科学提炼的用药智慧结晶；药对的形式虽然简单，但是蕴含的中医药理论十分深厚；药对是中药配伍规律的集中体现，增效减毒是其组合的核心目的所在。因其疗效可靠，值得继承并深入研究，使之发扬光大。

二、营养食疗食禁　有理有据涉猎广泛

根据文献记载，秦汉时期已有一些食物类专著流行。例如《神农黄帝食禁》《神农食经》《本草食禁》《本草食禁杂方》《神农食忌》《伊尹汤液本草》等，均已佚失，仅《神农黄帝食禁》在《千金翼方》中存有少量佚文，可知其主要讨论饮食禁忌，略述饮食所宜；另外，《医心方》存有《神农食经》佚文2条，存有《本草食禁》佚文9条。

营养及食疗的理论，秦汉时期已颇有研究。认为饮食平衡，乃维持人体生命和健康必不可少的条件，在《黄帝内经》的不少篇章里均有所反映。如所谓"谷盛气盛，谷虚气虚"（《素问·刺志论》）；"人以水谷为本，故人绝水谷则死"（《素问·平人气象论》）。还认为各种食物都有其不同的营养价值，因此人的饮食必须多样化，要从多方面摄取各种养料，以保证身体对营养的全面需求。《素问·脏气法时论》明确提出"五谷为养，五果为助，五畜为益，五菜为充，气味合而服之，以补精益气"；《素问·生气通天论》也说："谨和五味，骨正筋柔，气血以流，腠理以密，如是则骨气以精，谨道如法，长有天命。"进一步阐明了调和饮食五味，才能有益于维护人体筋骨、肌肉、血脉等的正常功能。《灵枢·师传》甚至认为饮食还须与季节相协调，并指出饮食过热、过寒都可能影响脾胃运化。

《黄帝内经》也向人们提出了饮食适量和饮食禁忌问题。如《素问·五常政大论》强调："谷肉果菜，食养尽之，无使过之，伤其正也"；因为"五味入于口也，各有所走，各有所病"（《灵枢·五味》）；"饮食自倍，肠胃乃伤"（《素问·痹论》）；"因而饱食，筋脉横解，肠澼为痔，因而大饮，则气逆"（《素问·生气通天论》）。可见，贪食、饱餐对健康与养生是十分有害的。至于饮食禁忌，《黄帝内经》主张饮食以清淡为宜，指出五味太过或偏嗜都可引起脏气的偏盛偏衰，从而产生多种病变，如《素问·宣明五气论》称"五味所禁：辛走气，气病无多食辛；咸走血，血病无多食咸；苦走骨，骨病无多食苦；甘走肉，肉病无多食甘；酸走筋，

[1] 刘家骅. 药对 [M]. 北京：人民卫生出版社，2009.

筋病无多食酸。是谓五禁，无令多食。"《黄帝内经》还强调不可多进膏粱厚味，"膏粱之变，足生大疔"（《素问·生气通天论》），"肥者令人内热，甘者令人中满"（《素问·奇病论》）。此外，《黄帝内经》还告诫说："病热少愈，食肉则复，多食则遗"（《素问·热论》）。

到了东汉时期，张仲景的《金匮要略》针对饮食禁忌，特别是病人的饮食禁忌，作了专门阐述，指出食物有与五脏病相宜者，也有不相宜者，即所谓"所得""所恶""所不喜"，简要地说明了食、病、身三者的关系。该书所附"禽兽鱼虫禁忌并治"及"果实菜谷禁忌并治"，对饮食禁忌、饮食卫生等，亦有继承、阐发，其中不乏符合科学之谈。

另外，在药疗与食疗的配合上，《素问·五常政大论》还有"大毒治病十去其六，常毒治病十去其七，小毒治病十去其八，无毒治病十去其九"的记载，主张以毒药攻邪，必须配以各种食物来辅佐，因为各种药物自有其毒性，各脏腑的疾病也都各有其相宜的食物，故而在以药物取效时，必须适可而止，勿"伤其正"，利用食物的性味补充药力，减少药物的毒副作用。从以上内容可以看出，秦汉时期的食疗、食养已取得了较大进步，不仅内容更加丰富，且论述范围也有所拓展。

三、炼丹目的违背科学　本草学科间接获益

1. 梦想长生不老　炼丹更加风行

金属工具的使用，大大提高了劳动生产力，促进了人类社会的进步。早在原始社会末期我国就掌握了冶铜术，到了殷商时期已大量使用青铜器；春秋战国时期更出现了冶铁术，铁器冶炼加工更加方便，做出的工具和兵器硬度更好，更加锋利。在发掘矿石及冶炼金属的过程中，不仅创造了许多采矿和冶金的新方法、新技术，而且从中不断积累了大量化学知识，为炼丹术的兴起提供了必不可少的物质基础和技术条件。

炼丹术的出现，与古人寻找"仙药"的梦想，具有密不可分的关系。在科学知识十分贫乏而又巫医当道的原始社会，产生了服食"仙药"可以让人长生不老的梦想。到了战国时期，已有"方士"试图借"不死之药"取悦帝王。据《史记·卷二十八·封禅书第六》记载，战国时期的齐威王、齐宣王和燕昭王都曾派人入渤海中的神山，寻觅"仙人及不死之药"。此途多次未果之后，也是在"方士"的诱惑下，在继续寻觅所谓的"仙药"的同时，开始醉心于炼丹术试图人造"仙丹"。

中国的炼丹术产生于战国至秦汉之际，也是由于濒临渤海的燕、齐地区，人们对"海市蜃楼"等自然现象缺乏科学的解释，被一些"方士"鼓吹为仙境。正如

《拾遗记》中所说："海中有三神山，名曰蓬莱、方丈、瀛洲……诸仙人及不死之药在焉。"这恰好迎合了封建统治者长生不死和多财多富的欲望。因此试图炼制丹砂等物而为黄金，"使术士服食之，寿命得长久"（《周易参同契》）。于是上行下效，使得炼丹术从冶金技术中脱胎而出，成为单独的一门学问和技艺。

又据《史记》所载，战国时期便有宋无忌、正伯乔等"方士"在燕国一带活动，主要是鼓吹到"海上"和"神山"寻求"不死之药"。秦始皇横扫六国，称王天下之后，梦想不死的希望更加迫切。据《史记·秦始皇本纪》记载，在韩终、侯公、石生等"方士"的吹嘘和蛊惑之下，秦始皇派"方士"兼御医的徐福，带童男童女数千，乘楼船入海东渡赴蓬莱仙山，"冀遇海中三神山之奇药"。结果全体人员，一去不复返，还是不能求得"不死之药"。当时的"方士"既追求"芝"类"仙药"，而且"欲练以求奇药"，显然包括了后世所说的丹药。

封建统治者们，妄想永远长寿并拥有至高无上的权力，尽享荣华富贵。于是不尊重科学，违背自然规律，在从动、植物中寻觅延年不老之药无果之后，再次陷入认识误区，以为动物、植物之体容易坏死、腐烂，而矿物往往可以长期存在而不消失，于是转向于矿物，利用当时的采矿和冶炼技术炼制"仙丹灵药"。最高层统治者的崇信喜好，必然引起整个社会的仿效。由此催生了一批"方士"专门从事炼丹，使炼丹术更加风行。

秦王朝灭亡之后，炼丹以求仙药之风并没有消散。汉武帝和秦始皇一样信奉"神仙"，成为又一位醉心仙药的帝王。《史记·封禅书》同时记载，有一位山东籍道士李少君，以"祠灶、谷道、却老方"取得了汉武帝的信任。有人认为，"谷道"大概就是辟谷之道，"却老方"就是长生不老的方法，而"祠灶"就是早期的炼丹术，这种方术据说是使丹砂（朱砂）变成黄金，这样的黄金用作饮食器皿就会增加人的寿命，然后才能见到海中的蓬莱仙人。汉武帝也像秦始皇一样，派"方士"入海求仙，并且从事炼丹砂为黄金的活动。一时间燕、齐沿海地区的"方士"蜂拥围集在汉武帝身边，各自宣传求仙之术。直到晚年，汉武帝才开始厌倦"方士"的怪诞，但总还是希望能遇见神仙、得到真正的仙药。长达千年的服食炼丹之风从此在社会中刮起，或疾或徐，但绵不绝，造成了历史上最漫长的服用丹药的风潮[1]。

2. "方士"文人参与　炼丹专著面世

炼丹术本身蕴藏有当时先进的化学知识，其在秦汉兴起后，铸就了我国古代灿烂的化学成就，同时也开创了化学制药的历史。炼丹术于唐、宋年间传入阿拉伯，

[1] 王家葵.《神农本草经》成书年代新证——兼与贾以仁先生商榷[J]. 中医药学报，1990（3）：48-51.

其后再传入欧洲，成为现代化学制药的先驱。

两汉时期，为迎合统治者的喜好，"方士"和一些文人学者积极参与炼丹，炼丹术不但风行，而且出现了炼丹术的专著，这些著作留下了相关的化学知识和药学知识。史料可查，西汉至东汉期间，记述"炉火术"（即炼丹术）的著述，多达六百余篇，还有托名黄帝的《龙虎（经）》等。秦汉时一些"方士"，利用无机物质的燃烧、升华、挥发、凝固等不同特性，还发明了蒸馏、熔融、结晶等化学实验方法，并在大量实验中发现了硫酸、硝酸、盐酸等化合物，促进了制药化学的发展。

这些炼丹术的专著中，东汉魏伯阳的《周易参同契》，影响较大，有人称其为"万古丹经王"，可算是世界上现存最早的炼丹术专著，也是最早载有制药化学的书籍，对制作和应用化学药物，也有积极促进作用。书中首次记录了炼丹工具——鼎炉，以及炼丹所用原料，如汞、铅、硫黄、胡粉、硇砂、铜、金、云母、丹砂等。《周易学同契》一书，其文多晦涩难明，但对汞的升华（"得火则飞"），汞和硫的化合（"将欲制之，黄芽为根"）、氧化铅的还原（"胡粉投火中，色坏还为铅"，胡粉即碳酸铅，经加热则分解为氧化铅，再经碳或一氧化碳还原，则成金属铅）；金元素的稳定性，称黄金在高温中不变色、不失重、不走形，所谓"金入于猛火，色不夺精光……金不失其重，日月形如常"；金属汞（水银）易于挥发，难以控制，即"汞白为流珠""太阳流珠，常欲去人"和"河上姹女（水银）灵而最神，得火则飞，不见埃尘"。并掌握了利用金属铅使汞固定下来，因为铅与汞作用则成铅汞合金，可使汞的流动性得以固定。对炼制还丹（红色硫化汞）也有详细叙述。这些记录，都是很准确的。《周易参同契》中记载的炼丹方法，炼制或收集得到的汞（水银）、硫化汞（丹砂）、碳酸铅（胡粉）、氧化铅（铅丹），都曾经是比较常用的药物。

3. 炼丹他山之石　炮制制剂攻玉

炼丹家从事炼丹活动，需要适合的场所、设备和操作步骤，为了传承，积累了大量专用的名词术语。例如：作屋、立坛、安炉、置鼎、蒸馏、研磨、升华、和泥、飞、抽、伏、制、点、转、煮、养、关、炼、炙、浇、化开、伏火、固济、烧胎、走丹、平底火、转角火等。其中很多与制备升药、降丹操作相关的术语沿用至今。有的则被中药炮制学借用，如炼丹术中的"飞"，主要是指用干馏的方法升华矿物，中药炮制学借用后，主要是指将不溶于水的矿物药放入乳钵中，再加清水同研，研后倾出上层液体，另器贮放，候其澄清后，分离液体，收取器皿底部细腻沉淀物的方法。又如炼丹术中的"炙"是指加热翻炒；《五十二病方》中的"炙蚕卵"，相当于"考黄"；《伤寒论》的"炙阿胶"，相当于"炒"，《和剂局方》中的"炙香"相当于"炒香"；而现代中药炮制学中的"炙"，是特指用液体辅料拌炒药物，不再与"炒"相混淆。

4. 促进矿物入药　化学制药先驱

炼丹术的出现和风行，需要更多的矿物原料，人们对于金属和非金属类无机物也有了更多认识。所以，战国至两汉时期，矿物药的品种快速增加，消石、恒石、澡石、封殖土、灶末灰、灶黄土、井上甕处土、井中泥、久溺中泥、冻土、盐、戎盐、雄黄、水银、铁、煅铁者灰、沙（丹砂）、长石、曾青、兹（磁）石、玄石、礜（矾）石、滑石、贷（代）赭、石钟乳、石脂（赤石脂）、戎盐、石羔（膏）、禹余量（粮）、磐石等，被《五十二病方》《治百病方》用于治疗各种病证。也使《神农本草经》收载的矿物药，达到 46 种之多。

"方士"炼丹的目的，虽然只是为了炼制"神丹妙药"，以求"长生不死""还丹成仙"，来取悦于统治者，或求得自身的"羽化成仙"。但炼丹产物的客观结果，却促进了化学制药的发展，也开始了化学合成药物的临床应用。

如：《五十二病方》第 39 方烂者第 316，"般（瘢）者：以水银二，男子恶四，丹一，并和……"；第 42 方加（痂）第 345，"善洒，糜（磨）之血，以水银傅……"。同方第 361，"以水银、谷汁和而傅之"。第 49 方痈：第 371～372，"取水银靡（磨）掌中，以和药傅"。可见早在战国初期就已利用丹砂炼制水银，以治疗瘢、痈、痂等外科疾病。自然界虽然存在常温下为液态的游离汞，但是很难获得，当时供药物使用的"水银"，应该主要是以"丹砂"（硫化汞）为原料制备的。

前面提及的《周礼·天官·医师章》记载："凡疗疡，以五毒攻之"。后汉学者郑玄对其中"五毒"二字所作的注文称："今医人有五毒之药，作之合黄垼，置石胆、丹砂、雄黄、礜石、慈石其中，烧之三日三夜，其烟上著，以鸡羽扫取之，以注创，恶肉破骨则尽出。"据分析，黄垼乃黄土制成的烧炼丹药的陶罐，石胆即硫酸铜，丹砂是硫化汞，雄黄为硫化砷，礜石即黄铁矿（注：礜石首见于《山海经》，谓其可以"毒鼠"，即治疗鼠瘘，应为砷黄铁矿），慈石是四氧化三铁。"其烟上著"是指经升华而成的结晶体。由于加热三昼夜，使砒大部散佚，但仍残留部分，故有尽出"恶肉破骨"之腐蚀作用，类似今日中医外科使用的白降丹。这里郑氏所称"今"，显然是指后汉而言，反映了当时化学合成药物已为医人所实际应用。

《神农本草经》也有以汞剂、砷剂治病的记载。如以水银主治疥瘘、痂疡、白秃，杀皮肤中虱；雄黄主治鼠瘘、恶创（疮）、疽痔、死肌等。张仲景《金匮要略》里还有"真丹为色"的赤丸，该丸系以茯苓、半夏、乌头、细辛为末，制成小蜜丸，再用红色的丹砂包衣。丹砂可作为组方中的一种治疗药物，又巧妙地将其作为赋形剂，美化药丸外观，而且还有一定的防腐效果，开创蜜丸包衣的先例。通过史书记载对比，在我国药学史上，有关丹砂、水银、雄黄等的发现和医疗应用，要比印度早三百年，比欧洲早千余年。

《神农本草经》

【概述】

《神农本草经》，简称《本经》《本草经》《神农本经》。

所谓"神农"，据西晋皇甫谧《帝王世纪》记载："炎帝，神农氏，姜姓"，中国上古人物，为传说中的农业和医药的发明者。西汉文学家刘安《淮南子·修务训》曰："世俗之人，多尊古而贱今。故为道者，必托之于神农、黄帝，而后始能入说。"托名是当时的一种社会风气。该书冠名"神农"，是受汉时尊古之风的影响而托名。

"本草"一词出现于西汉晚期，首载于《汉书》，凡见有三。对于本草的认识，历来主要有三种观点 [1]：一是药学的古代称谓。据《汉书·平帝纪》记载，早在汉朝时期，本草已经形成了一门与天文、历算、方术等相对独立的知识体系（即药学），拥有一批从事本草研究的专业人员，并有负责处理有关本草事宜的"本草待诏"。本草作为我国传统药学已初具规模。苏颂《本草图经》序曰："昔神农尝百草之滋味，以救万民之疾苦，后世师祖，由是本草之学兴焉。"二是本草著作的称谓。如倪朱谟《本草汇言》说："神农尝本草而定药，故其书曰本草。"张德裕《本草正义》说："本草为载药之书。"自古以来，"本草"二字常作为中药书籍的冠名，如《神农本草经》《本草纲目》等。三是中药的古代称谓。如韩保昇《蜀本草》曰："按药有玉石、草木、虫兽，而直云本草者，为诸药中草类最多。"因中药以植物药为多，以草为本，故称中药为本草。本书冠名"本草"，实至名归。

"经"是指专述某一方面事物的专著，或指具有典范性、权威性的书。起初，《本经》只是汇集药物知识的一部书。随着时间推移和实践检验，《本经》的典范性

---

[1] 周祯祥. 本草药征 [M]. 北京：人民卫生出版社，2018：13.

和权威性逐步得到学界高度认同，成为经久不衰的传世之作，与《黄帝内经》《难经》《伤寒杂病论》并誉为中医四大经典。

《本经》的作者与成书年代，历来讨论较多，但说法不一，难以确定。主要有以下观点：一是始于黄帝。如宋代寇宗奭《本草衍义·序》记载，"尝读《帝王世纪》曰：'黄帝使岐伯尝味草木，定《本草经》，造医方，以疗众疾。'则知《本草》之名自黄帝、岐伯始。"二是东汉人所作。如清代姚际恒《古今伪书考》记载，《汉书》无本草，按《汉书·平帝纪》：'诏天下举知方术本草者'，本草之名始见于此。梁《七录》载《神农本草》三卷，《隋志》因之，书中有后汉郡县地名，以为东汉人作也。"梁启超《古书真伪及其年代》记载，"此书（《本经》）在东汉三国间，盖已有之，至宋齐间，则已立规模矣。著者姓名虽不能确指，著者年代则不出东汉末讫宋齐之间。"三是子仪所作。如余嘉锡《四库提要辨证》卷十二记载，"目录书最早者《七略》《汉志》，其次孙勗之《中经簿》。《本草》《汉志》既不著录，而《中经簿》有《子义（仪）本草经》，足证为子仪所作。贾公彦谓《中经簿》并不说神农，可见'神农本草'之名，乃后人所题。盖推其学之所自出，以题其书，久之，遂不知为子义（仪）所作矣。神农尝药，子仪著书，其功相埒。"相传，子仪为战国时医家，扁鹊的弟子[1]。但《史记》等有关扁鹊的记载均没有提及扁鹊弟子之事，子仪是否确有其人，尚待考证。尚志钧认为[2]，文献所讲的《本经》及《子仪本草经》均是秦汉以后的人托名之作。目前比较倾向于《本经》是托名于"神农"之作，约成书于东汉末年（公元 2 世纪）[3]。

《本经》的发展过程是漫长而曲折的。从梁代陶弘景《本草经集注·序录》中可以获得有价值的信息。药物知识起源很早，陶序说，在"轩辕以前，文本未传"，不可能有本草书籍出现。药物知识主要靠口头传播，"识识相因，不尔何由得闻"。到了桐君、雷公时期才有文字记载，"乃着在篇简。此书应与《素问》同类，但后人多更修饰之耳"。

在陶弘景以前已有很多种本草书，而且都以《本经》命名（古《本经》）。据考[4]，在《隋书·经籍志》中冠有《神农本草》或《本草经》书名的达 14 种之多，都是同名异书。陶序说："旧说皆称《神农本经》，余以为信然。"

几经战乱，古《本经》大多佚失。陶序说："遭汉献迁徙，晋怀奔进，文籍

[1] 李经纬. 中医大词典 [M]. 2 版. 北京：人民卫生出版社，2004：170.

[2] 尚志钧.《神农本草经》书名出现时代的讨论 [J]. 中华医史杂志，1999（3）：135-138.

[3] 周祯祥，唐德才. 临床中药学 [M]. 北京：中国中医药出版社，2016：5.

[4] 尚志钧. 中国本草要籍考 [M]. 合肥：安徽科学技术出版社，2009：56.

焚靡，千不遗一。"陶弘景所见到的只是其中幸存下来的四卷本《本经》。陶序说："今之所存，有此四卷，是其《本经》。"

四卷本《本经》又经过魏、晋名医增损，形成了"诸经"（即多版本《本经》）。内容糅杂，参差不齐。陶序说："魏、晋以来，吴普、李当之等，更复损益。或五百九十五，或四百卅一，或三百一十九。或三品混糅。冷热舛错，草石不分，虫兽无辨，且所主治，互有多少。"

陶弘景"苞综诸经，研括烦省"，把多种版本《本经》进行综合整理，归于一统，载入《本草经集注》，并以"朱"字书写予以标识。综上所述，《本经》从口头传播到文字记载，经过古《本经》—四卷本《本经》—多版本《本经》，最终经陶氏厘定，才使《本经》得以固化传承。

《本草经集注》是《本经》最早的注释本。于北宋末年亡佚。其内容通过历代本草保存在宋代唐慎微《证类本草》中。由此可见，《本经》非一时一人所作。是经过很长时间和很多医家陆续增补和修订而成。最终厘定于梁代陶弘景，收载于《本草经集注》。《证类本草》中的"白字"就是陶弘景《本草经集注》朱书《本经》的经文。现行各种《本经》辑本经文均来自《证类本草》的白文。

关于《神农本草经》书名的出处，叶显纯考证认为 [1]，自西汉迄宋（公元前206年—公元1279年）长达1 500年之久，无一有以《神农本草经》书名流传于世者。正式以《神农本草经》这5个字为书名者，最早见之于明代李时珍《本草纲目》。可能是李氏在《本草纲目》收载时自行拟定的，尚待研究。

《本经》全书共分为四卷。其中，卷一为"序录"，相当于总论，共有13条。主要介绍了中药分类原则、药性理论、配伍理论、应用理论等内容。卷二至卷四分别介绍上、中、下三品药物，相当于各论。共收载药物365种。从《本草经集注·序录》可知，陶弘景曾经见到了多个《本经》的版本（不少于3种）。收载药数有595种、441种、319种不等，就是没有载药为365种的版本。现今所说的《本经》载药365种，实际是陶弘景整理《本经》各种版本内容后所厘定的药数。每药之下，又分列性味、有毒无毒、功效主治，别名、生长环境等项。

《本经》原书已佚，其内容保留于宋代唐慎微《证类本草》。现有多种《本经》的复辑本（详见"附二"）。本篇以尚志钧、翟双庆等整理的《中医八大经典全注·神农本草经》（华夏出版社，1994年版）为蓝本。

[1] 叶显纯. 《神农本草经》初探 [J]. 中医文献杂志，2004，22（2）：1-2.

第四节 秦汉时期本草著作钩玄

【钩玄】

《本经》全面、系统总结了秦汉以前我国古代劳动者在长期生活、生产实践以及与疾病作斗争过程中所积淀的临床经验和药物知识，全方位、多层面创建了中药学体系框架，具有科学性、原创性和实践性，奠定了中药学传承与未来发展的根基。

1. 构建了中药品质体系框架

中药品质是指中药的品种和质量，其中药物品种为临床应用全过程中的各种干预条件，诸如种植（养殖）、环境、采收、加工、炮制、贮运，以及制剂、用法等。这些基本元素构成了中药品质体系化、网络化结构，决定着中药质量的真伪优劣，与临床安全、有效用药息息相关。

（1）基源。《本经》说：药有"子母兄弟，根茎华实，草石骨肉"。此段主要表达二层意识。一是"根茎华实，草石骨肉"，泛指自然界的植物、动物和矿物等，说明中药资源的多原性和广泛性。二是"子母兄弟"，即以此来比喻药物基源的相互亲缘关系[1]，具有亲缘关系的药物犹如一个家庭成员中有子母兄弟的关系。《本草纲目》说："生姜初生嫩者其尖微紫，名紫姜，或作子姜，宿根谓之母姜也。"《本草经考注》说："窃谓子母兄弟者，药之血脉也。若以丹沙为母、水银为子；樊（礬）石为母、流黄为子；殷孽为兄、孔公孽为弟之类是也。以此推之，则草木虫兽亦皆不可无子母兄弟也。"又说："下文根茎华实四字，即子母兄弟之躯也。又下文骨肉二字，亦兄弟之躯。骨为兄，肉为弟也。"具有亲缘关系的药物，在性能功用方面既有其相似处，又有其不同点。如"竹叶，味苦，平。主咳逆上气，溢筋急，恶疡，杀小虫；根，作汤，益气，止渴，补虚，下气；汁，主风痓；实，通神明，轻身，益气。"明确药物的亲缘关系，对指导临床用药具有重要意义。

（2）产地。《本经》说：药有"土地所出"。系指药物的分布生长都有特定的生态环境条件，即药物的道地性。历代医家高度认同，极力推崇。如《本草经集注》说："诸药所生，皆的有境地。"《本草衍义》说："凡用药必须择州土所宜者，则药力具，用之有据"；《本草蒙筌》说："地胜药灵"；《本草备要》说："药之为用，或地道不真，则美恶迥别"。以上诸家所论，可谓是对《本经》"土地所出"的最好诠释。

由于《本经》原著已佚，现存各种《本经》辑复本都无产地记载。尚志钧

---

[1] 马继兴. 神农本草经辑注 [M]. 北京：人民卫生出版社，2013：9.

等 [1, 2] 研究认为，在原始的《本经》中，其实是有产地记载的。《证类本草》黑字《名医别录》文产地，原先即《本经》经文。据统计，《证类本草》白字《本经》药所记产地一共有 200 多个，从分布地域来看，分布在黄河流域占 3/4，其次是长江流域，占 1/4，沿海一带及西南边疆较少，仅有十几个，另有地名不详者十余个。在药物项下，除茵陈、冬葵子、白胶、贝母、竹叶、耳、鹿茸、大戟、五加、豚卵、腐婢等 11 种药物未列产地外，其余药物均标明产于平土、山谷、川谷、平谷、谷中、平泽、池泽、川泽 8 种不同的生态环境。说明《本经》在药物项下不仅注明产地，而且多数药物只记载一个产地。这种"一药一地"的表述方式，指明了药有"土地所出"的必然归属，催生了"道地药材"概念的呼之欲出。

（3）采制。《本经》曰：药有"阴干曝干，采造时月生熟"。论述了药材采集（采造时月）、加工（阴干曝干）和炮制（生熟）等与药材品质的关系。《本草经集注》注曰："凡采药时月……其根物多以二月、八月采者……花实茎叶乃各随其成熟耳。岁月亦有早晏，不必都依本文也。"说明药物的采集虽有一定之规，但总以药材的不同生长状况（生熟程度）而定。《千金翼方》曰："夫药采取，不知时节，不以阴干曝干，虽有药名，终无药实故不依时采取，与朽木不殊，虚废人工，卒无裨益。"《本草蒙筌》说："倘阴干、曝干、烘干未尽其湿，则蛀蚀、霉垢、朽烂不免为殃。"以上都是对经文最好的解读，阐明药物采集不适时或干燥处理不当，就会严重影响药材的质量，反证了药物采制的重要性。

在序录中，《本经》提出了"若有毒宜制，可用相畏、相杀者"，这是毒药炮制的基本理论。即有毒药物，可采用与之相拮抗的药物同制，以减低或消除其毒性或副作用。在药物项下，《本经》记载了蒸（桑螵蛸）、炼（朴消）、烧（贝子）、熬（露蜂房）、煮（猬皮）等不同的炮制方法。同时收载了阿胶、大豆黄卷等成品，说明古人已经掌握了"熬胶"和"发芽"等制作方法。

（4）鉴定。《本经》说：药有"真伪"。从古至今，药材真伪相混，以劣充优的现象十分普遍。如《本草经集注》曰："众医都不识药，惟听市人，市人又不辨究，皆委采送之家。采送之家，传习造作，真伪好恶，并皆莫测。所以有钟乳醋煮令白，细辛水渍使直，黄耆蜜蒸为甜，当归酒洒取润，螵蛸胶着桑枝，蜈蚣朱足令赤……诸有此等例，巧伪百端，皆非事实，虽复鉴检，初不能觉。"《本草蒙筌》专设"贸易辨假真"篇。对制造伪药者"巧诈百般"的做法深恶痛绝。"医药贸易多在市家，辨认未精，差错难免。谚云：卖药者两只眼，用药者一只眼，服药

[1] 尚志钧.《神农本草经》药物产地探析 [J]. 中医文献杂志，1997（3）：17-18.

[2] 钟赣生，李少华.《神农本草经》的药物成就 [J]. 中华中医药杂志，2006（7）：390-392.

者全无眼，非虚语也。"并略举数端，以证视听。强调"此诚大关紧要，非比小节寻常""务考究精详，辨认的实。"《本草从新》曰："凡假药不可不辨……始则以伪乱真，渐至真者极少。"说明中药以假乱真的状况由来已久，而且形势严峻，危害极大。

《本经》针对时弊，郑重提出了药有"真伪"的观点，极具挑战性和现实意义。无不蕴含着辨别中药真伪、评价药材质量的先进理念。

（5）贮藏。《本经》说：药有"陈新"。陈者久也，新者鲜也。说明药物采收后存在着新鲜使用或是贮藏一段时间再使用这两种方式。前者称为"鲜药"，后者称为"陈药"或"干药"。路氏等认为[1]，鲜药是中药材的基质，是中医用药的原始方式和基本选择之一。古人对药物的发现和应用，大都肇端于鲜药。如东晋葛洪《肘后备急方》有"青蒿一握，以水二升渍，绞取汁，尽服之"的记载。诺贝尔生理学或医学奖的获得者屠呦呦正是受此启发，才研制出抗疟新药青蒿素造福于人类。由于鲜药不便贮藏和运输，其使用受到一定的局限。

药物用陈用新，不可一概而论。如《本草经集注》曰："凡狼毒、枳实、橘皮、半夏、麻黄、吴茱萸，皆欲得陈久者良。其余惟须新精也"。提示"陈药"仅限于以上六种。《证类本草》称之为"六陈"。为了便于传诵，后世将其汇编成"六陈歌诀"。如《药鉴》说："枳壳陈皮并半夏，茱萸狼毒及麻黄，六般之药宜陈久，人用方知功效良"，其影响深远。值得注意的是："陈"是一个相对的时间概念，并非药物贮存的时间愈久愈好。如何把握"陈久"之度，尚待深入研究。

2. 构建了中药分类体系框架

所谓分类，就是归类，即根据事物的同和异把事物集合成类。它是人们认识事物、区分事物、组织事物的一种逻辑方法。随着药物知识不断积累和丰富，昭示着如何对这些知识进行整合归类的严峻命题。本草作为中药知识的载体，理当率先垂范。在《本经》形成的过程中，中药分类也应运而生。

（1）以病类药。《本经》曰："夫大病之主，有中风、伤寒、寒热、温疟、中恶、霍乱、大腹水肿、肠澼下痢、大小便不通、奔豚上气、咳逆、呕吐、黄疸、消渴、留饮、癖食、坚积、癥瘕、惊邪、癫、痫、鬼疰、喉痹、齿痛、耳聋、目盲、金疮、踒折、痈、肿、恶疮、痔、瘘、瘿、瘤、男子五劳七伤、虚乏羸瘦、女子带下、崩中、血闭、阴蚀、虫蛇蛊毒所伤。此大略宗兆，其间变动枝叶，各宜依端绪以取之"。所谓"大病"，泛指各种疾病。在《备急千金要方》中作"百病之本"。

---

[1] 柴玉，温长路，石晋丽. 鲜药中的"鲜"学问[J]. 中国健康养生，2018，4（6）：9-11.

此处列举了 42 种病名（大病）作为《本经》众多疾病的代表。强调从疾病根本（大略宗兆）和病情变化（变动枝叶）的角度来认识和使用药物（各宜依端绪以取之）。蕴含着以病（证）为纲，按病（证）归类药物的初衷。

同时，《本经》提出了"以病类药"的基本构想。即"疗寒以热药，疗热以寒药，饮食不消以吐下药，鬼疰蛊毒以毒药，痈肿疮疡以疮药，风湿以风湿药，各随其所宜。"其中，寒（证）—热药、热（证）—寒药、饮食不消—吐下药、鬼疰蛊毒—毒药、痈肿疮疡—疮药、风湿（病）—风湿药等，既是临床用药的基本原则，又是按病（证）归类药物的基本思路。后者成为"诸病通用药"的肇端。

陶弘景深得《本经》要旨。《本草经集注》曰："诸药，一种虽主数病，而性理亦有偏著。立方之日，或致疑混，复恐单行径用，赴急抄撮，不必皆得研究。今宜指抄病源所主药名，便可于此处治。若欲的寻，亦兼易解。"于是，将散在于《本经》各药条下的主治内容进行辑录归纳，将《本经》"大病之主"的病（证）名由 42 个拓展为 83 个。在每种病（证）名之下列举了若干相应的治疗药物，收录于《本草经集注》中，后世称为"诸病通用药"。有学者研究认为 [1]，"诸病通用药"非陶弘景首创，其渊源可上溯到《本经》一书，即"诸病通用药"为《本经》首创。李时珍《本草纲目》又将"诸病通用药"进一步扩展为"百病主治药"。至此，这种"以病类药"的分类编写格局已经定型，便于临床检索应用。

（2）三品分类。用三品归类事物、划分等级是古代流行的传统方法。《本经》将其引入本草，创立了中药三品分类法。即"上药一百二十种为君，主养命以应天，无毒，多服久服不伤人，欲轻身益气，不老延年者，本上经。中药一百二十种为臣，主养性以应人，无毒有毒，斟酌其宜。欲遏病补虚羸者，本中经。下药一百二十五种为佐使，主治病以应地，多毒，不可久服。欲除寒热邪气，破积聚愈疾者，本下经。三品合三百六十五种，法三百六十五度，一度应一日，以成一岁。"这种分类方法在当时是比较先进且权威的。

从经文所见，三品分类主要基于两点：即药物的功效和有毒无毒。《本经》不仅清晰界定了三品分类的标准，而且以三品为纲，统领诸药。将药物内容分为三卷，每品一卷，再依次对药物逐一详述、阐发。这种思维方式和编写模式，在本草史上是首次提出，也是目前尚知有关中药分类的最早记载。《本经》作为本草学之嚆矢，开创了中药分类系统的先河。

由于历史条件的限制，《本经》三品分类法显得比较粗略，其规范性和严谨性尚待提升。如丹砂、水银等有毒之药归于上品，当归、白及等无毒之药归于下品，

---

[1] 梁茂新. "诸病通用药"溯源与《本经》辑佚 [J]. 中医药学报，1985（5）：48，9，14，40.

显然有悖于三品的分类标准。诚然，三品分类法的历史功绩是不可磨灭的。至《本草纲目》问世前的千百年间，仍然发挥着重要作用。如梁代陶弘景《本草经集注》有感于"三品混糅，冷热舛错，草石不分，虫兽无辨"的现状，首创了药物自然属性分类法。将730种药物分为玉石、草木、虫兽、果、菜、米食及有名无实7类。每类药物（除有名无实类外）又为上、中、下三品。这种"两分法"模式广为《新修本草》《证类本草》《本草品汇精要》等本草著作所承袭。直到清代，仍有一些本草著作，如《本草崇原》《本草经读》《本经疏证》等沿用三品分类，可见其影响之深远。

随着时间的推移，三品分类法受到了极大的挑战。明代李时珍《本草纲目》认为，"神农本草，药分三品……唐、宋诸家大加增补，兼或退出，虽有朱、墨之别，三品之名，而实已紊矣。"针对这种现状，李时珍主张"不分三品，惟逐各部；物以类从，目随纲举"。将所载1 892种药物按自然属性分为16部60类，成为中古时期最完备的分类系统。至于《本经》三品的内容，仅以"神农本草经目录"的形式保留在《本草纲目·序例》中。其目的是"存此目，以备考古云耳"。至此，《本经》三品分类法已被淡化，已不再被大多数本草学家所采用了[1]。

附一：君臣佐使

在《本经》序录中，提出了"君臣佐使"的概念。

一是"上药一百二十种为君""中药一百二十种为臣""下药一百二十五种为佐使"。森立之《本草经考注》诠释说："凡上品药物，性味平稳，纯一不杂，似君心之平淡和顺，故云为君""中药功用颇多，能透达幽邃之小疴，有臣下之任""下药性峻，走驰不止，故以为佐使。三品次第方为此。若在一方之上，则下药亦为君，不在此例。"由此可见，此处之君臣佐使，隶属于上、中、下三品。即上药为君，中药为臣，下药为佐使，主要用来区分药物的品别，与方剂配伍无关。

二是"药有君、臣、佐、使，以相宣摄。"所谓"宣摄"，即促进和制约之意。森立之《本草经考注》说："盖宣摄者，君宣而臣摄，即下文所云'阴阳配合'之义。如桂枝汤，桂枝是宣，芍药是摄；承气汤大黄为宣，芒消为摄之类，每方皆然。若无此意，则非经方也。"说明此处之君臣佐使，是论述方药配伍的，非上中下三品之谓也。为此，《本经》列举了两个配方方案作为示范。即"一君、二臣、三佐、五使"和"一君、

[1] 万德光. 中药三品分类的渊源与沿革 [J]. 中国医药学报, 1992（3）: 21-24, 66.

62

三臣、九佐使"。此论与《黄帝内经》所云"君一、臣二，制之小也……君一、臣三、佐九，制之大也"颇为相近，强调方药配伍要把握君臣佐使各类药物适宜的比重。《本草经集注》注云："用药犹如立人之制，若多君少臣，多臣少佐，则势力不周故也。"说明药物配伍比例之多寡，对于组方用药是至关重要的。然而，以上两种配伍方案过于僵化刻板，故对临床指导作用有限。

《本经》两次提到"君臣佐使"，其内涵则不尽同。一为药物之君臣佐使，主要用于药物的分类，一为组方之君臣佐使，主要用于组方各药之间的配比。王冰在《素问·至真要大论》中注说："上药为君，中药为臣，下药为佐使，所以异善恶之名位。服饵之道，当为此为法。治病之道，不必皆然"，二者不可混淆。至于《本经》"以相宣摄"的君臣佐使是否与方剂的君臣佐使有关联，尚待进一步研究。陶弘景《本草经集注》说："检仙经、世俗诸方，亦不必皆尔。大抵养命之药则多君，养性之药则多臣，治病之药则多佐，犹依本性所主，而兼复斟酌，详用此者，益当为善……自非农岐之徒，孰敢诠正，正应领略轻重，为分剂也。"高晓山明确提出反对意见，他说[1]："逐药标明君、臣、使的制度见于《药对》《药性论》乃至部分宋人本草，可见此风延续很久，却又都没有解释。至少可以肯定，《本经》的君、臣、佐、使与后世方剂的君、臣、佐、使不是相同的理论。其义与应用，古代已经失传。"

3. 构建了药性理论体系框架

"药性"一词，始见于《本经》。凡与药物治疗作用有关的各种属性，统称为药性，现代称为"药性理论"[2]。在《本经》序录中，明确提出了"四气""五味""有毒无毒"等概念，标志着药性理论体系框架的初步建立和形成。

（1）四气。又称四性。《本经》说：药"有寒、热、温、凉四气"。宋代寇宗奭《本草衍义》认为，"凡称气者，即是香、臭之气，其寒、热、温、凉则是药之性。"为避免误书，将"气"改为"性"，即"四气"又称"四性"，今多从之。

用"四气"标注药性，并落实到具体药物之中。《本经》的具体标注方法是：①一药一气。这是绝大多数药物（约98%）的标注方法。②一药两气。如翘根（寒、平）、雄黄（平、寒）、白敛（平、微寒）等。③有味无气。如牛膝、铁、芜

---

[1] 高晓山. 中药药学论 [M]. 北京：人民卫生出版社，1992：298.

[2] 高晓山. 中药药学论 [M]. 北京：人民卫生出版社，1992：6.

黄、白姜蚕、牛角䚡、大盐、戎盐等没有四气内容的记载。④四气拓展。据统计[1]，在《本经》（森本）药物中，注明大热1种，温80种，微温18种，平131种，微寒27种，寒99种。从统计结果看，没有凉，又增加了微温、微寒和平。尤其是"平性"居多，约占1/3，为"四气"中不可或缺的重要内容。《本草经考注》的解读是：《本经》无凉，惟有微温、微寒。微寒者即凉，微温者即温，犹云微热也。"又说：平"是不偏寒热温凉四气，而为平淡无辟之物。"由此可见，《本经》名曰"四气"，实则涵盖了寒、热、温、凉、平五个方面的药性内容。

四气是与所治疗疾病寒温性质相对的一种药性。四气的运用，《本经》曰："治寒以热药，治热以寒药"，即寒病用热药，热病用寒药，这是四气理论运用的基本大法，至今仍卓有成效地指导着中医中药的临床实践。

（2）五味。人类对于滋味的感觉是与生俱来的。五味的本义是指药物和食物的真实滋味，是通过口尝所获得的。《本经》曰："药有酸、苦、甘、辛、咸五味。"系指药物治疗效应的性能之味，是从临床实践中总结概括出来的。它脱离或部分脱离了原始的滋味，是药性理论的重要组成部分。

早在《黄帝内经》中对五味理论就有较全面论述。而《本经》则将五味具体化到每味药物中，具有更强的临床实践意义。《本经》对于药物五味的标注，绝大多数药物（约97%）标注为一药一味。个别药物标注两味，如景天（苦、酸），夏枯草、紫参（苦、辛），葶苈、石楠草（辛、苦），皂荚（辛、咸）等，有些药物没有标注味，如铁、牛角䚡、大盐、戎盐等。值得关注的是，《本经》所有药物都没有标识淡味和涩味。

作为药性的五味，《本经》没有赋予药性的内涵，这显然是不够的。难怪陶弘景在《本草经集注》中发出了"其甘苦之味可略，有毒无毒易知，唯冷热须明"的感慨。说明当时对五味的认知有限，其重视程度远不及四气和有毒无毒。清代汪昂《本草备要》把五味与功能联系起来，不断充实和完善了五味理论，曰："凡药酸者能涩能收，苦者能泄能燥能坚，甘者能补能和能缓，辛者能散能润能横行，咸者能下能软坚，淡者能利窍能渗泄，此五味之用也。"现多宗此说。

（3）有毒无毒。毒有广义与狭义之分。广义的毒，泛指药物，或药物的偏性。狭义的毒，系指药物对机体的伤害性。在现存本草文献中，最早提出药性"有毒无毒"者则首推《本经》。在序例中，《本经》以"有毒无毒"为主要依据对药物进行分类，如上药"无毒"，中药"无毒有毒"，下药"多毒"。同时，对"有毒无毒"药物的使用进行了规范，即上药"多服久服"，中药"斟酌其宜"，下药"不可久

[1] 孙鑫，钱会南.《神农本草经》中药理论体系框架研究（上）[J]. 中华中医药杂志，2015，30（6）：1871-1874.

服"。特别对有毒药物的使用提出明确要求，即"用毒药疗病，先起如黍粟，病去既止，不去倍之，不去十之，取去为度"。

按照本草惯例，一般无毒药物可不标注，有毒药物必须标注。而《本经》在具体药物条下，除干漆标注"无毒"外，其余药物均没有"有毒无毒"的记载。是对药物毒性认识不足，还是别有原因，不得而知。在个别药物条下，还有一些毒副反应的记载，如云实（花）、莨菪子"多食令人狂走"，牛膝、瞿麦"堕胎"，大盐"令人吐"等。这些来自实践观察的真实记录，对临床安全用药具有重要的警示作用。此外，还介绍了一些具有解毒作用药物，如甘草"解毒"，水苏"去毒"，蓝实"解诸毒"，升麻"解百毒"等。

《本经》在药物项下每多标注四气、五味及有毒无毒等药性内容，为诠释药物的基本作用和奏效机理提供理论支撑，为后世本草乃至现代中药学教材树立了丰碑。

药性理论体系涵盖的范围较广。主要应包括四气、五味、归经、升降浮沉、毒性等内容，这是目前业内约定俗成的基本共识。在《本经》序录中虽然没有归经、升降浮沉等相关内容的表述，但在药物的功效主治中却隐含了定位、定向的属性。如麻黄"发表出汗""止咳逆上气"，说明其性主升浮走表，归肺经。大黄"荡涤肠胃，推陈致新，通利水谷道"，说明其性主沉降，归胃、大肠经。又如干姜"温中"，薯蓣"补中"，梅实"下气"，沙参"益肺气"，赤芝"益心气"，菖蒲"开心孔"，滑石"利小便"，大枣"助十二经"等，都表明了药物作用具有明显的方位趋向。

4. 构建了七情配伍体系框架

配伍是中药运用的主要形式。中药配伍理论体系的构建始于《本经》，即"（药）有单行者，有相须者，有相使者，有相畏者，有相恶者，有相反者，有相杀者。凡此七情，合和视之，当用相须、相使者良，勿用相恶、相反者，若有毒宜制，可用相畏、相杀者，不尔，勿合用也。"所谓"合和"，《本草经集注》解释为"随人患苦，参而共行"，即"配伍"之意。《本经》把中药临床运用的情况总结为单行、相须、相使、相畏、相恶、相反、相杀 7 个方面。不仅提出了"七情"的名称，而且对"七情"配伍宜忌原则也作出了"当用""可用"和"勿用"的明确规定。但对"七情"的内涵没有作出任何解释和说明。

其后，历代本草对此多有阐发，尤以《本草纲目》最具代表性，其曰："药有七情，独行者，单方不用辅也。相须者，同类不可离也……相使者，我之佐使也。相恶者，夺我之能也。相畏者，受彼之制也。相反者，两不相合也。相杀者，制彼之毒也。"文中所见，除单行外，其余六情的配伍关系大致可分为三类：一是增强疗效，如相须、相使；二是减低毒性，如相畏、相杀；三是配伍禁忌，如相恶、相反。相恶配伍可减低药效，相反配伍可增强毒性。与《本经》所确立的七情运用原则高度吻合，深刻阐明了"七情"的科学内涵，使"七情"成为中药配伍理论的重要内容，并沿用至今。以下二点值得深入思考和研究。

（1）单行。《本经》只提到名称，既无内涵的说明，又无应用原则的表述，令人费解。《本草蒙筌》解释为"不与诸药共剂，而独能攻补。"《本草纲目》以"独行"称谓，解释为"单方不用辅"。现代多认为，单行就是用单味药物治病，不属于配伍的内容。如尚志钧说[1]："配伍只能反映七情中六个内容，不包括单行。"随着"七情"研究的不断深入，现代对"单行"又有一些新的认识和进展。如高晓山认为[2]，七情中的单行是指不发生（外观、形质、药性、药效等方面）变化的配伍，是一种配伍效果，而不是（至少，不只是）不配伍。如果只是不配伍，又怎能算是合和的一个类型？这对单行不属于配伍关系的观点提出了质疑。成都中医药大学学者则明确指出[3]："单行指各自独行其是，互不影响临床效应的两味药之间的配伍关系。"是说一出，立即得到了学术界的响应。有学者认为[4, 5]，单行，就是在配伍后的处方中，再针对某些与主治不同的特殊的证候而选加的药物，是广泛存在于方中的一种配伍方法，与相须、相使配伍用药有同等重要地位。目前，以上两种不同的学术观点在全国高等中医药院校规划教材《中药学》和《临床中药学》中都有体现。无疑，这将有助于单行研究的深化和拓展。

（2）相恶、相反。《本经》明确指出"勿用"，提示药物配伍应用后可能产生"减效"和"增毒"的效应，属于配伍禁忌的范畴。然临床运用未必如此。如人参与莱菔子合用，一般作为"相恶"配伍的典型例证。在陈士铎《本草新编》中则有"人参得萝卜子（莱菔子），其功更神"的记载。又如甘草与甘遂属"十八反"配伍禁忌，在尤在泾《金匮要略心典》中则有"甘草与甘遂相反，而同用之者，盖欲其一战而留饮尽去"的效果。陶弘景在《本草经集注》通过"今检旧方"，发现"用药亦有相恶、相反者，服之不乃为忤"。李慧平等[6]对汉以前317首复方的七情配伍情况进行统计分析，结果显示：相须的使用频率最高，达96.0%，相须为35.4%，相畏、相杀为8.9%，相恶为5.2%，相反为1.0%。说明相恶、相反并非绝对的配伍禁忌，或者说是有条件的配伍。决不能一概而论，或以偏概全。

中药临床配伍应用千变万化，错综复杂，但万变不离其宗，总不外乎增强疗

[1] 尚志钧.《神农本草经》七情考[J]. 安徽中医学院学报，1985（3）：53-54，44.

[2] 高晓山. 中药配伍理论研究问题瞻望[J]. 中国实验方剂学杂志，1999（6）：3-9.

[3] 雷载权，张廷模. 中华临床中药学[M]. 2版. 北京：人民卫生出版社，1998：121.

[4] 王绪前. 试论中药配伍之"单行"[J]. 湖北中医药杂志，2003（3）：30-31.

[5] 张志芳. 对七情配伍中"单行"的思考[J]. 辽宁中医药大学学报，2011，13（12）：118-119.

[6] 李慧平，年莉. "七情"配伍理论在汉以前的应用研究[J]. 天津中医药大学学报，2014，33（1）：6-8.

效、减低毒性、减轻疗效、增强毒性四个方面，总体上未能超越七情配伍理论所涵盖的范围。这就是七情配伍理论之所以长盛不衰、千年一贯的魅力所在。

由于《本经》在序例中只论述"七情"及其运用原则，而没有相关药例的记载。以致明、清以来的各家《本经》辑复本均未举七情药例。尚志钧考证认为[1]，《本经》是有七情内容的，见于《证类本草》序例白字。由于后世传抄时托漏了《本经》的标记，所以就不知道《本经》七情药例内容了。

此外，《本经》还提到"药有阴阳配合""君臣佐使"等，都涉及中药配伍的问题。由于《本经》文字简练，往往意存文字之外，需要细心琢磨，深刻领会。

5. 构建了中药应用体系框架

中药是中医防治疾病的主要物质基础，是中医理、法、方、药的最终归属，是临床疗效的具体体现。中药应用于临床，验证于实践，回馈于临床，这是一个不断积累和升华的过程。在这个过程中，如何正确把握和精准使用中药则显得至关重要。

（1）功效主治。功效是指中药防治疾病的基本作用，主治是指与功效相对应的适应病证。二者的有机结合，构成了以"效 - 用"为核心的中药应用体系。

药物功效主治是历代本草关注的重点，《本经》也概莫能外。在序例中，以"功效主治"为重点统领药物和疾病。如以"功效"为主对药物进行归类，从宏观角度整体把控三类药物的功效。如上药"轻身益气"，中药"遏病补虚"，下药"除寒热邪气，破积"等。《本经》首创了药物三品分类法，开药物按功效分类之先河。以"主治"为主对疾病进行归类。列举了 42 种病名作为"大病之主"，强调根据疾病及其变化有针对性地使用药物。

在药物条下，以"功效主治"为主线，落实到具体药物之中。如人参"补五脏"，干地黄"填骨髓"，蒲黄"消瘀血"，干姜"温中"，茺蔚子"明目"，桑上寄生"安胎"，车前子"利水道小便"，夏枯草"破癥散瘿结气"。又如牛膝主"膝痛不可屈伸"，杜仲主"腰脊痛"，细辛主"风湿痹痛"，薏苡仁主"筋急拘挛，不可屈伸"，茵陈主"热结黄疸"，阳起石主"阴阳痿不合"，防风主"风行周身，骨节疼痹"，葛根主"消渴"，龟甲主"小儿囟不合"，射干主"咳逆上气，喉痹咽痛，不得消息"，海藻主"瘿瘤气、颈下核"等。据统计[2, 3]，《本经》共涉及功效术语 1 300 条，除去完全重复计 407 条。病证名 779 种，包括内科、妇科、外科、儿

---

[1] 尚志钧.《神农本草经》七情考 [J]. 安徽中医学院学报，1985（3）: 53-54, 44.

[2] 李绍林，刘更生.《神农本草经》功效术语浅析 [J]. 江苏中医药，2010, 42（6）: 61-64.

[3] 罗琼，顾漫，柳长华，等. "大病之主"源流考究 [J]. 北京中医药，2011, 30（2）: 120-122.

科，以及眼、耳、咽喉等各种疾病。内容丰富，实用性强。

《本经》所载药物大多为临床常用药物，所述药物功效主治是早期临床用药经验的总结，大多朴实有验，至今仍为临床所悉用。如干姜"温中"，即温中散焦。凡中焦寒证，无论外寒内侵的寒实证，抑或阳气不足、寒从内生的虚寒证，无不选用干姜为主药以治之。车前子"利水道小便"，即通利小便，适用于淋证、水肿，小便不利，又能利小水而实大便，主治湿盛之水泻。又如大黄"荡涤肠胃，推陈致新"，现将其概括为"泻下攻积"，广泛用于积滞便秘。麻黄"去咳逆上气"，现将其概括为"止咳平喘"，广泛用于咳嗽气喘。诸如此类，从功效推断主治，从主治凝练功效，反复实践，不断升华，推断发展。在漫长的历史进程中，中药学的传承与创新无不凝聚了古人的聪明智慧。

然而，传承不够始终是本草学术面临的困惑。如桔梗，《本经》将"主胸胁痛如刀刺"列为功用之首。根据中医理论分析，"痛如刀刺"是瘀血证的典型特征。以此推断，桔梗应有"活血止痛"的功效无疑。事实上，早在《普济方》中就有单用桔梗研末冲服，治疗"被打击，瘀血在腹中"的记载。无独有偶，在《医林改错》中有一个治疗胸中瘀血证的名方血府逐瘀汤，方中也用了桔梗。由于现代中药学没有将"活血止痛"纳入桔梗的功效记载，以致在方解时，多以桔梗"载药上行"论之，不免有牵强附会之嫌，难以自圆其说。诚然，"胸胁痛如刀刺"是桔梗的主要适应证。桔梗"活血止痛"功效理应予以肯定。又如当归"主咳逆上气"，历代多有阐发。如《医学衷中参西录》云：当归"能润肺金之燥，故《神农本草经》谓其主咳逆上气"。方剂中也有运用。如《备急千金要方》中治上盛下虚、痰涎喘咳的苏子降气汤，《一盘珠》中治夜咳不愈的金水六君煎，《三因方》中治一切咳嗽的平气饮等。说明当归具有止咳平喘之功。然而，现代中药学教材不予认同和收载，似被淡化或边缘化之嫌，实在可惜。

（2）应用原则。《本经》结合临床用药的实际，提出了一系列的用药原则。①辨证用药原则。《本经》曰："欲治病，先察其源，候其病机。"大凡治病，必须先察患病之缘由，明确疾病之机理，再有针对性地选择用药，体现了辨证用药的思想。又曰："治寒以热药，治热以寒药。"即根据疾病的寒温属性，相机选用寒药或热药，逆病情而治。②分层用药原则。《本经》把365种药物分为上、中、下三类，并根据各类药物的效用和毒性不同制定了用药方案。如上药"多服久服"，中药"斟酌其宜"，下药"不可久服"。③时间用药原则。如"病在胸膈以上者，先服药后食；病在心腹以下者，先食而后服药；病在四肢血脉者，宜空腹而在旦；病在骨髓者，宜饱满而在夜。"《本经》根据疾病的不同部位，对服药时间作出了"食前""食后""在旦""在夜"的明确规定，强调时间用药对治疗的影响。④早治早用药原则。《本经》指出："凡欲治病……五脏未虚，六腑未竭，血脉未乱，精神未散，服药必活。若病已成，可得半愈。病势已过，命将难全。"强调治病应把握疾病的发展趋势，对疾病预后作出正确评判。在此基础上，务必早治疗早用药。体现了防微杜渐，防患于未然的先进治病用药理念，实属难能可贵。

（3）用量用法。剂量是关系到临床安全、有效用药的一个十分严谨和严肃的问题，若剂量设置过小，可能达不到临床预期；剂量设置过大，可能带来不必要的医疗风险。因此，《本经》在药物条下都没有剂量的记载，偶有"少食"之类的表述，这是符合临床用药实际的，大不必强求。对于毒药的运用，《本经》十分谨慎。"若用毒药疗病，先起如黍粟，病去即止，不去倍之，不去十之，取去为度。"这里的"黍粟""倍之""十之"，不是具体的剂量，而是运用毒药的一种理念。《本草经集注》曰："凡此之类，皆须量宜"，可谓入木三分，深得肯綮。关键是要把握一定的"度"，即严格控制剂量，应遵循"小量渐增"与"中病即止"的用药原则，确保临床用药的安全。

使用方法对药效的发挥至关重要，最终是通过所选用的不同剂型形式来实现。《本经》曰："药性有宜丸者，宜散者，宜水煮者，宜酒渍者，宜膏煎者，亦有一物兼宜者，亦有不可入汤、酒者，并随药性，不得违越。"说明药物的应用，尤其是剂型的选用原则，必须根据药性而定。在药物条下，还简要介绍了一些使用方法。如干地黄、牛扁、葱实（茎）可"作汤"，牛黄胆"可丸药"，当归、生大豆"煮饮汁"，消石"炼之如膏"，葡萄"可作酒"；溲疏、茺蔚子（茎）"可作浴汤"，雷丸"作膏摩"等。诚如《本经疏证》所云："古人服药，皆有法律。故为丸为散为汤，当各得其宜而效始者。"否则，就难以保证疗效。

《本经》集东汉以前药学之大成，是我国现存最早的本草学专著，开创和建立了中药学体系框架，奠定了中药学理论和实践的基础，引领了中药学未来发展的方向，是在中医药发展史上起着重要作用，具有里程碑意义的四大经典之一。

不仅如此，《本经》中还积累了一些无机药物化学知识。如丹沙，《本经》记载"能化为汞"。丹砂，即硫化汞（HgS）。HgS加热则发生化学反应，产生二氧化硫（SO_2）和汞（Hg）。又如石胆（即胆矾），《本经》记载"能化铁为铜"。石胆含水硫酸铜（$CuSO_4 \cdot 5H_2O$），如将铁片放到硫酸铜溶液中，铁离子就把铜离子从硫酸铜中取代出来，铁片就镀上了一层黄色的铜。此外，如水银"杀金、银、铜、锡毒"，空青"能化铜、铁、铅、锡作金"，曾青"能化金铜"，石硫黄"能化金、银、铜、铁奇物"等。在当时的历史条件下，能够真实、准确记录药物化学反应的情况，实属难能可贵。

当然，金无足赤，人无完人。若用当下的视野来观察，《本经》中不免存在着一些不足之处。如"序例"部分不够完善，药物部分功用糅杂。有的封建迷信，如大豆黄卷"杀鬼毒"，牛黄"除邪逐鬼"，代赭"杀精物恶鬼"，石长生"辟鬼气不详"等；有的言过其实，如鬼臼"解百毒"，女贞实"除百疾"等；有的虚无缥缈，如太一余粮久服能"轻身，飞行千里"，泽泻久服轻身"能行水上"，玉泉"人临死服五斤、死三年色不变"等。这些均违背了现代科学认知，应该站在辩证唯物主义和历史唯物主义的立场上去看待和评判。

附二：《本经》常见辑本

《本经》原著已于唐末宋初散佚，现行各种辑本《本经》文均系南宋以来的学者根据《太平御览》《证类本草》《本草纲目》诸书所引《本经》原文辑复而成。总的来看，皆出自《证类本草》白文，源于《本草经集注》朱字。由于重辑者的文献来源不同，在内容的取舍和编排的形式也不一样。现择要介绍如下 [1-3]，详见表 1-1。

表 1-1 《神农本草经》常见辑本

作者	书名	卷数	成书年代	药数	基本概况
王炎	《本草正经》	3	约 1217 年	？	佚文辑自《嘉祐本草》，对《本经》内容进行过一些考订
卢复	《神农本草经》	1	1616 年	365	药目依据《本草纲目》所载《本经》目录，佚文辑自《证类本草》
孙星衍、孙冯翼	《神农本草经》	3	1799 年	357	佚文辑自《证类本草》。书写体例同《证类本草》。每药条文之后，又增加《吴普本草》《名医别录》及药物文献考证资料。卷末附有《本经》序例、佚文，《吴普本草》十二条及诸药制使等内容
顾观光	《神农本草经》	4	1844 年	365	药目依据《本草纲目》所载《本经》目录，佚文辑自《证类本草》。对佚文多加考证，对部分条文作一些校勘

[1] 尚志钧. 中国本草要籍考 [M]. 合肥：安徽科学技术出版社，2009：274-277.

[2] 马继兴. 神农本草经辑注 [M]. 北京：人民卫生出版社，2013：589-605.

[3] 周祯祥.《神农本草经》常见辑本研究 [J]. 湖北中医杂志，1998（4）：15-16.

作者	书名	卷数	成书年代	药数	基本概况
黄奭	《神农本草经》	3	1865 年	357	内容基本抄袭二孙合辑本。仅在个别药物条下加了注文（20 条），标以"按"字，以与孙本区别。卷末增加"补遗"22 条，分别辑自《太平御览》《尔雅》《续博物志》
王闿运	《神农本草经》	3	1885 年	360	王氏在序中自称得"明翻刻本"（即王炎《本经》辑本的明翻刻本），并对部分药物作了归并。将序录原文题为"本说"，另列一卷
姜国伊	《神农本经》	3	1892 年	365	药目及排列顺序按《本草纲目》所载《本经》目录。佚文辑自《本草纲目》中所引《本经》经文
森立之	《神农本草经》	5	1854 年	357	药目及佚文均来自《证类本草》，并参考日本保存的《唐本草》残卷及《医心方》《本草和名》等古籍而定。卷末有"考异"一卷，记载森氏对药物条文校勘的内容

以上各辑本为保存《本经》原貌作了大量工作。其中，王炎《本草正经》是《本经》最早的辑本，已佚失，仅有一序留存在王氏《双溪文集》中。卢复本是现存最早的《本经》辑本。在诸辑本中，以孙氏、顾氏、森氏之辑本较好。由于《本经》与《本经》辑本不尽相同，各辑本之间差异较大。因此，在参考引用相关各辑本文献时，必须注明辑本来源，不能直呼《本经》。各辑本的内容都直接或间接来源于《证类本草》，从文献学的角度看，各辑本的真实性和可靠性远不及《证类本草》，因此，在参考引用《本经》文献时，当以《证类本草》的白文为准。

第二章
魏晋南北朝

（220 年—589 年）

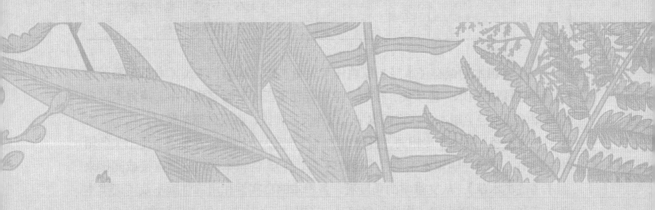

东汉末年的地方割据，渐次出现了曹魏、蜀汉、孙吴三国鼎峙分裂的局面。三国时期（220年—280年），连年斗争，战事频繁，终以司马氏建立西晋而使全国得到短暂的统一。后因"八王之乱"，匈奴起兵反晋，内外斗争非常尖锐，导致西晋灭亡。西晋结束后，北方的各部族统治者互相混战，形成了"五胡十六国"的纷乱局面，至439年，先后被北魏王朝所吞并，开启了北朝的历史。北魏不到百年即分裂为二，被北齐、北周取代。西晋在灭亡的过程中，皇族司马睿逃亡江南，在建康（南京）再建东晋小朝廷，共维持了104年。东晋灭亡之后，便开始了南朝的历史，宋、齐、梁、陈四个朝代相继与北朝形成了南北对峙的局面。581年北周杨坚夺取了政权，建立隋朝，数年后又消灭了南陈，结束了历时约170年南北分裂的局面，重新统一了全国。

从三国到隋灭南陈的370年间，是中国历史上最突出的战乱时期。阶级矛盾、民族矛盾错综复杂，政权频繁更迭，南北对峙旷日持久。但其间不同时期、不同地域，社会仍是相对稳定的。加之各王朝统治者出于强化军事的目的，采取了一些积极政策或改革措施，仍使经济、文化和科学技术得到了较大的发展，同时也促进了本草学的进步。

三国时期，曹魏在中原实行屯田制，使农业获得丰收，经过几年时间，"所在积粟，仓廪皆满"（《三国志·魏志·任峻传》）。江南的吴国，对东南沿海及南方经济发展也作出了一定贡献。西晋的短暂统一使人口有了一定的增长，经济恢复很快。加之造纸工业发达等原因，均对医药的发展和交流起了很大的推动作用。东晋王朝偏安江南，域内社会较为稳定，使得处于频繁战乱的北方汉人大量南迁，随之带去了北方先进的生产工具和生产技术，直接促进了南方农业经济的发展，另一方面也使南、北方医药学得以广泛交流。北魏孝文帝推行汉化政策，进行政治改革，促进文化交流，使社会经济和医药学都有了明显的发展。随着以汉族为主体的大范围、长时期的民族大融合，缩短了一些民族和地区步入封建社会的历史进程，中华民族的整体科学文化水平大为提高。

在思想、文化方面，汉代以来儒家的今文经学和谶纬神学受到黄巾起义和唯物思想的冲击，失去了"独尊"的统治地位，魏晋时玄学得以应运而生。玄学探讨的问题比较虚玄抽象、不切实际，故不乏消极影响。但因玄学注重抽象理论探讨，其思辨性较强，有助于提高思维能力，对医药学的发展亦不无积极意义。魏晋时佛教有很大发展，南北朝时尤为盛行。由于佛教宣扬"灵魂不灭""因果报应"等，给社会和医药学的发展均造成了负面影响，但另一方面也带来了印度医药知识，促进了医药学的发展。两晋以来，道教再度兴起，其追求"长生不老"的教义，其中不少道术和所崇尚的炼丹术，与医药有着密切关系，对本草学的发展有相当大的促进作用。

总的来说，这一历史时期，天道自然观比较普遍，人们比较注重从自然本身去理解客观世界，一些自然现象后面具有神意的思想被否定。加之，长期的分裂割据，封建的思想文化专制较秦汉削弱，相对于神学、经学而言思想有所解放，对医药等科学技术的发展比较有利。因而魏晋南北朝时期各种思想十分活跃，学术辩论之风颇为盛行，许多学科都得到了较大的发展，所以"成为我国古代科学史上科学成果和科学人才都密集出现的时期"（任继愈《中国哲学发展史·魏晋南北朝》）。当时农学、地理、历算、冶炼、机械、绘画、训诂及军事等方面均有突出的成就，不少内容在本草学中均有所反映。

　　和其他学科一样，此期间医药学也有显著的进步。首先，临床医学有较大的发展，出现了许多著名医家和综合性、专科性医籍，同时养生学也有明显发展。其间积累了自张仲景、华佗以来历代医家大量新的用药经验及理论。此外，在医学教育方面，晋以前尚无设置，到了刘宋元嘉二十年（443年）太医令秦承祖"奏置医学，以广教授"，此为我国医学教育的创始。秦氏精于方药，撰有《本草》《药方》《脉经》《明堂图》等作为教学之用，这对医药知识与技能的普及、规范以及本草学的发展，起到了积极的作用。医学的进步对本草提出了更高的要求，而时值"汉献迁徙，晋怀奔进，文籍焚糜，千不遗一"（《本草经集注》序例）之际，有幸存世的本草远远不能满足实际需要。以《神农本草经》为代表的汉代本草，由于自身的局限，加之反复传抄而舛误缺失，激发了人们对本草著作的创作热情。经过吴普、李当之、陶弘景等许多医药学家的不懈努力，不仅使本草学内容丰富多彩，在学术上有所前进，同时也确立了综合本草的雏形，为后世本草学的传承和发展奠定了良好的基础。

第一节
魏晋南北朝本草学概况

一、本草著作形式多样　数量可观

汉末至魏晋南北朝时期，临床用药经验大量积累、药学知识日渐增多，且医药学家们积极投入，因而这一时期的医药学家们编著了数量可观的本草著作。

"附经为说"是这一时期名医们创作本草的一大特色，他们依据不同的《本草经》版本，增补自己的药学新知。据《七录》和《隋书·经籍志》记载，冠有"神农"二字的本草多达十余部，题为"神农本草"或"神农本草经"的书目，亦有五种；陶弘景《本草经集注》序中也列有四种载药数目不一的《神农本草经》。这些本草著作，其中多数属"附经为说"的作品。有的同名《神农本草经》，不仅卷数和载药数目不一，而且相同药物项下的内容差异其大。如类书《太平御览》桑条下，引《神农本草经》曰："桑根傍行，出土上者……治心痛"；而引《神农本草》则曰："（桑根白皮）出见地上名马领，勿取，毒杀人"。这与陶氏《本草经集注》所引《神农本草经》文字："桑根白皮，味甘，寒，无毒。主伤中，五劳六极，羸瘦，崩中脉绝，补虚益气。"内容出入也很大。足见以上文字并非同一《神农本草经》的传本，而是名称雷同的不同药书。

此外，《吴普本草》所转引的黄帝、岐伯、雷公、桐君、扁鹊、医和等关于药物的论述，无法排除有与上述《神农本草经》并行而传世者，推测应该为不同的托名本草。陶弘景将其内容置于《神农本草经》文字之后，可见根据陶氏的判断，吴氏引用的这些托名本草，有一部分可能出自汉末至三国，不过今天已不能逐一判定了。

当时也有许多医家摆脱了托名圣人入说的世俗遗风，自撰新作，直书其名。其中有综合性的，也有专类专科的，可谓五彩纷呈，不拘一格。从现存史料缝隙或从书名含义揣度，偏于综合性的有《李当之本草》《李当之药录》《吴普本草》《王季璞本草经》、徐滔《新集药录》《秦承祖本草》《赵赞本草经》《随费本草》《谈道术本草经》《名医别录》陶弘景《本草经集注》和《药总诀》、李密《药录》、徐之才《药对》等。专类专科本草，其数量更在前者之上，几乎涉及药学领域的各个方面。其中专科性本草，如王末《小儿用药本草》为儿科专病所辑；甘浚之《痈疽耳眼本草药钞》、徐叔向《体疗杂病本草》，可以认定分别为外科、内科而设。采药类本草，有《入林采药法》《太常采药时月》《太常采药及合目录》。药物栽培类本草，有《种植物法》《种神芝》。单味药专著，有陆修静《灵芝瑞草像》《神仙芝草经》《灵芝瑞草经》。图谱类本草，有可辅翼《本草经集注》而署名源平仲的《灵秀本草图》，以及多种有关灵芝的图谱。此外，题名陶弘景的《本草夹注音》，为药名注音的特色本草。《黄帝杂饮食忌》《食经》《四时御食经》《善羞养疗》等，则属于食疗本草。其他如《神农本草属物》《本草经轻行》《药法》《药律》《本草经类用》《依本草录药性》《诸药要性》《本草钞》《药目》《药目要用》等，均难以确定其内容及分类归属。此外，还有后文将要介绍的有关炮制及炼丹、服石方面的书籍。

由于《本草经集注》及后来的《新修本草》等本草要集的产生，无论其卷帙规模或编写质量，自然更胜一筹。相比之下，这些前期古朴粗略的小型本草便黯然失色，逐渐不再受人青睐，随着年代的浸远便销声匿迹了。其中许多内容，或因不实，被扬弃而亡佚，或经转载而隐性流传于世，现已无法知晓和甄别。值得庆幸的是，其中为后人转录的若干具有实用价值的内容，今天仍能窥其端倪。

二、"名医"依附《本经》为说 拓展经典

上述各具特色的本草，从不同角度丰富和发展了秦汉的初期本草学，在药物基源、药材鉴别、图文对照、药用植物种植、本草注音等诸多方面，为后世本草之先河，对本草学发展的历史贡献是不可磨灭的。

《吴普本草》原书虽然大约亡佚于北宋，但其中一部分内容经"弘景合而录之"（《新唐书·于志宁传》），已杂糅于《本草经集注》中，另一部分则散见于后世类书和医药书籍，最早引用该书的为北魏贾思勰的《齐民要术》，北齐祖珽的《修文殿御览》，唐代欧阳询的《艺文类聚》、徐坚的《初学记》、释慧琳的《一切经音义》、李贤主持注释的《后汉书》，北宋李昉等的《太平御览》等诸多文献均有引用。其中以《太平御览》引载最多，日本学者冈西为人的《宋以前医籍考》从中辑得169条，涉及药物164种。尚志钧所辑《吴普本草》从中辑得193条，涉及药物191味。至于本草，《蜀本草》《嘉祐本草》《本草图经》《证类本草》均存其内容。依据《嘉祐本草》提供的数据，吴氏原著收载药物441种，在《神农本草经》基础上新增了至少76种。此二书相距时间不长，其新增药的数量堪称可观。

在现存《吴普本草》的零散资料中，有的言药物别名，有的汇集性味、有毒

无毒，有的专论主治功效，有的分别记录产地、植物形态、采集加工及配伍等，内容十分丰富。该书引证颇为广泛，计有神农、黄帝、岐伯、雷公、桐君、扁鹊、医和、李（季）氏及《一经》等九家之言。从广泛引用的资料中，也可了解到汉魏之际本草学蓬勃发展的局面。该书在《神农本草经》的基础上，使药学有了进一步的发展，对后来综合本草的确立起到了继往开来的作用。由于该书有特殊的学术与文献价值，颇受后人重视。

再如《名医别录》与《本草经集注》中，对于《神农本草经》收载的药物，名医们相继增补了不少实用性很强的功用。如麦门冬，在"主心腹结气，伤中伤饱，胃络脉绝，羸瘦短气"基础上，新增"身重目黄，心下支满，虚劳客热，口干燥渴，止呕吐，愈痿蹶，强阴益精，消谷调中，保神，定肺气，安五脏，令人肥健，美颜色，有子。"使其滋养肺、胃、心阴的药效特点更加鲜明。干地黄原为："主折跌绝筋，伤中，逐血痹，填骨髓，长肌肉。"《名医别录》新增"主男子五劳七伤，女子伤中，胞漏下血，破恶血，溺血，利大小肠，去胃中宿食，饱力断绝，补五脏，内伤不足，通血脉，益气力，利耳目。"尤其是在"生者尤良"的基础上，单列生地黄，并称其"大寒。主妇人崩中血不止，及产后血上薄心、闷绝、伤身、胎动下血、胎不落，堕坠踠折，瘀血留血，衄鼻吐血，皆捣饮之。"总结了鲜地黄汁突出的凉血止血效果。龙胆，原为："主骨间寒热，惊痫，邪气，续绝伤，定五脏，杀蛊毒，久服益智不忘，轻身耐老。"新增"除胃中伏热，时气温热，热泄下痢，去肠中小虫（一作蛊），益肝胆气，止惊惕。"使其清热泻火与清热燥湿的特点显现。蒺藜子，在"主恶血，破癥结积聚，喉痹，乳难"基础上，新增"身体风痒，头痛，咳逆伤肺，肺痿，止烦下气，小儿头疮，痈肿阴癀，可作摩粉。其叶主风痒，可煮以浴。"其祛风止痒的功效，至今仍然常用；依据其"止烦"的作用，现代开发了主治"胸痹"的单味药制剂。茵陈，其主治增加"通身发黄，小便不利，除头热，去伏瘕"，使原有的疗"黄疸"更加准确，应为湿热所致者。杜仲，强调其治"脚中酸疼不欲践地"，确为该药的擅长。

此二书对《神农本草经》的发展及其整体学术成就，后面将在"第三节　魏晋南北朝本草著作钩玄"中重点介绍。

三、主流综合本草问世　确立范例

历代药书，不可胜数。可在本草史这一长河中构成主流的大型综合性本草，却并不多见。这类本草内涵丰富，全面包罗了中药学的有关知识，是一定历史阶段药学成就的集大成者，代表了各成书朝代的最高药学水平，并且往往能够反映当时政治、经济、哲学、科技、文化、对外交流等方面的若干特点。这类本草书籍具有以下三大特征。

第一，在内容上包括本草沿革和药物学知识、理论两大方面：前者，简介本草沿革、历代本草和本草学家等。《本草经集注》序开篇就介绍："昔神农氏之王天下也，画八卦，以通鬼神之情；造耕种，以省杀生之弊；宣药疗疾，以拯夭伤之命。此三道者，历众圣而滋彰。文王象象繇辞，幽赞人天。后稷、伊尹，播厥百谷，惠被群生；岐、黄、彭、扁，振杨辅导，恩流含气。并岁逾三千，民到于今赖之。但轩辕以前，文字未传，如六爻指垂，画象稼穑，即事成迹。至于药性所主，当以识识相因，不尔，何由得闻。至于桐、雷，乃著在于编简，此书应与《素问》同类，但后人多更修饰之尔。秦皇所焚，医方、卜术不预，故犹得全录。而遭汉献迁徒，晋怀奔进，文籍焚靡，千不遗一。今之所存，有此四卷。"继后，又称："春秋已前，及和、缓之书蔑闻，而道经略载扁鹊数法，其用药犹是本草家意。至汉·淳于意及华佗等方，今时有存者，亦皆条理药性。惟张仲景一部，最为众方之祖，又悉依本草。但其善诊脉，明气候，以意消息之尔。至于刳肠、剖臆、刮骨、续筋之法，乃别术所得，非神农家事。自晋代以来，有张苗、宫泰、刘德、史脱、靳邵、赵泉、李子豫等，一代良医。其贵胜阮德如、张茂先、裴逸民、皇甫士安，及江左葛洪、蔡谟、商仲堪诸名人等，并研精药术。宋有羊欣、元徽、胡洽、秦承祖，齐有尚书褚澄、徐文伯、嗣伯群从兄弟，疗病亦十愈其八九。凡此诸人，各有所撰用方，观其指趣，莫非本草者乎？或时用别药，亦循其性度，非相逾越。《范汪方》百余卷，及葛洪《肘后》，其中有细碎单行经用者，或田舍试验之法，或殊域异识之术。如藕皮散血，起自庖人；牵牛逐水，近出野老。饼店蒜齑，乃是下蛇之药；路边地菘，而为金疮所秘。此盖天地间物，莫不为天地间用，触遇则会，非其主封矣。"勾画出了本草知识和《神农本草经》的形成过程。后者，包罗了本草学学科结构的三大板块，即药物本身知识、药物应用知识和药理知识，全面论述了药学理论和药物应用。

第二，在体例安排上，全书有总论（古代多称序例或序录）和各论两大部分。总论集中论述药学理论，包括所用植物、动物和矿物有关的生药学知识，如药材来源（基源）、种植驯养、药材的采收、贮存养护、真伪优劣鉴别、加工炮制、制剂、用法等理论。药效，即药物作用于人体所产生的效应，主要是功效、服用方法及用药禁忌等。药理，即是中药的基本理论，主要是对药效机制进行阐释，包括性能、配伍及宜忌等。各论一般按药物来源的自然属性分类，以便药材的研究和查阅。各论项下介绍具体中药名称（包括正名、别名和释名等）、来源、形态、产地、生长环境、采收、性味、归经、有毒无毒、功效、主治、用法、使用注意等具体内容。

第三，对文献的处理，明确标明其来源出处，使整个本草学和各药应用的历史、源流清晰可见，是非曲直各有所归。《神农本草经》中具体药物的介绍，按照药物正名、性味、主治（包括部分功用）、一名（异名）的顺序逐一进行。基本上没有涉及药物形态、采收及具体产地等生药学的内容，虽然有的药物最后提到生长环境，但非常笼统，如：丹砂"生山谷"，干地黄"生川泽"，大枣"生平泽"等。可见该书属于临床实用性本草，尚未符合综合性本草的基本条件。

关于中药的同物异名，《神农本草经》中用"一名"加以区别，但收集的各地用名并不广泛。《吴普本草》介绍药物，一般按照"正名→异名→性味→产地→生长环境→药物形态→采集时间→加工→主治功用→七情畏恶"等为序。不仅异名，尤其是各药性味，汇集诸家不同观点，能为研习者开阔视野，提供更多思考和评判。

因中药的认识绝大多数来自民间，在文字记载之前，一般都有一个口耳相传的过程，同一药物品种，在不同地域，由不同的人观察应用，并从各自不同的角度进行命名，因而会出现多种名称，再加上产地、商品规格、加工炮制方法诸因素，其名称更加复杂，如麦门冬，在古代就从不同角度而有不少异名。《本草纲目》"释名"项下称："宏景曰：'根似穬麦而谓之麦门冬'。时珍曰'麦须曰虋，此草根似麦，而有须，其叶如韭凌冬不凋，故谓之麦虋冬……俗作门冬，便于字也'"。可见其是因根的形状而得名麦虋冬，为了回避生僻并方便书写又改称麦门冬。《吴普本草》收载十分全面，如：因其耐寒而常绿这一生长特点，有忍冬、忍凌、不死药三种不同名称；又因其叶如韭，而秦名乌韭，楚名马韭，越名羊韭，齐名爱韭、禹韭；因"可以服食断谷"（李时珍语），又名余粮；此外，还有仆垒、随脂诸名。这对于认识药物的"同物异名"，训释药名，确定基源，大有用途。

结合训诂学的知识，搞清药名的含义，称为中药名称的训释。这对研究各药物应用的历史，品种的变迁和药名使用的准确规范，都是必不可少的。从现存本草文献可知，《吴普本草》开始了药名的训释，如认为"乌喙"一药，"形如乌头，有两歧相合，如乌之喙，名曰乌喙也。"此后，《本草经集注》和隋唐两代多种本草音义类专书，都为后世留下了宝贵的药名训释资料，至《本草纲目》发展成为专项栏目。从现存该书的内容分析，其已经向综合性本草迈出了一大步。

《本草经集注》"序例"中，首先回顾了本草形成的历史，展示了本草学的源流。接着对《神农本草经》序例条文逐一加以注释并全面发挥。如《神农本草经》提出："药性有宜丸者，宜散者，宜水煮者，宜酒渍者，宜膏煎者；亦有一物兼宜者；亦有不可入汤酒者。并随药性，不得违越。"只是总结了"药性"，即药物物理性质对于剂型的选择性；而陶弘景增加："疾有宜服丸者，宜服散者，宜服汤者，宜服酒者，宜服膏煎者，亦兼参用，察病之源，以为其制耳。"则是指出疾病对于剂型也有选择性。这二者，迄今仍然是中药方剂确定剂型必须遵循的原则。

现代中药药剂学的教材或相关专著中的剂型选择，也主要遵循这两方面的原则，强调："剂型的选择是中药制剂研究与生产的主要内容之一。通常按下述基本原则选择：一是依据防治疾病的需要选择剂型。同一物因剂型不同、给药方式不同，会出现不同的药理作用。例如，大承气汤在治疗肠梗阻等急腹症中，口服汤剂有效，若制成注射剂应用，则不能呈现促进肠套叠的还纳作用。不同给药途径的药物剂型……总之，以防治疾病角度选择剂型，一般而言，急证用药宜选用发挥疗效迅速的剂型，如注射剂、气雾剂、舌下片、口服液、合剂、保留灌肠剂等；而慢性疾病用药，宜选用作用缓和、持久的剂型，如丸剂、片剂、煎膏剂及长效缓释制剂等。二是依据药物本身及其成分的性质选择剂型。"[1]

在生药学方面，也补充了大量药物采收、鉴别、炮制、制剂及合药取量等方面的理论和操作原则，又创立"诸病通用药""解百药及金石等毒例""服药食忌例""凡药不可入汤酒者""诸药畏恶七情表"（原书无标题，以上题目为后人所习用）等。这些相当于总论的内容，大大丰富了药学理论，增强了对临床用药的指导意义。

各论的药物部分，首创了按自然属性分类的方法，将药物分为玉石、草木、虫兽、果、菜、米食6类及"有名未用者"。在各类中，又结合上中下三品分类安排药物，不但增加其功用，而且增加药物基源形态描述，细化产地。如《神农本草经》收载的"术"，陶弘景在原有"治风寒湿痹、死肌、痉疸，止汗、除热、消食。"的基础上，增加了《名医别录》的"主治大风在身面，风眩头痛，目泪出，消痰水，逐皮间风水、结肿，除心下急满，及霍乱，吐下不止，利腰脐间血，益津液，暖胃，消谷，嗜食。"等功效主治。产地、生境在"生川谷"的基础上，增加了此前名医的"生郑山山谷，汉中南郑。二月、三月、八月、九月采根，曝干。"陶弘景还加以注释："郑山即南郑也，今处处有，以蒋山、白山、茅山者为胜。十一月、十二月、正月、二月采好，多脂膏而甘。《仙经》云：亦能除恶气，弭灾沴。丸散煎饵并有法。其苗又可作饮，甚香美，去水。术乃有两种：白术，叶大有毛而作桠，根甜而少膏，可作丸散用；赤术，叶细无桠，根小苦而多膏，可作煎用。昔刘涓子接取其精而丸之，名守中金丸，可以长生。东境术大而无气烈，不任用。今市人卖者，皆以米粉涂令白，非自然，用时宜刮去之。"其产地、采收时间十分具体，而且首次区分白术与苍术，以及白术作假的识别和处理方法等。

在药材鉴别方面，如硝石（硝酸钾）与芒硝（硫酸钠）外观性状极为相似，容易混淆。陶弘景指出："疗病亦与朴硝相似，《仙经》多用此消化诸石，今无正识别此者。顷来寻访，犹云与朴硝同山，所以朴硝名硝石朴也，如此则非一种物。先时有人得一种物，其色理与朴硝大同小异，朏朏如握盐雪不冰，强烧之，紫青烟起，仍成灰，不停沸如朴硝，云是真硝石也。"采用"强烧之，紫青烟起"，这就是现代

---

[1] 张兆旺. 中药药剂学 [M]. 北京：中国中医药出版社，2003.

化学所称的"焰色反应"。该法不但在当时是鉴别硝石与芒硝的最高水平，而且表明其已经掌握了近代化学家才具有的化学鉴别知识。1762年，德国著名的分析化学家马格拉夫，通过实验发现了碳酸钾和碳酸钠的不同火焰特征。直到今天，我们仍然是利用这种"焰色反应"来鉴别钾盐。而陶弘景成功的钾盐鉴别方法，要早出马格拉夫1 200多年。

由于《本草经集注》一书是在《神农本草经》的基础上补入《名医别录》作为主体的，故各药首列《神农本草经》与《名医别录》的条文，其下的注文则由《雷公药对》和陶氏注释组成。陶注广泛涉及了药物各方面的知识，多记药物的生长、产地、形态及真伪优劣等，但以"区畛物类"为重点。该书在这些方面所取得的成就是相当突出的。

《本草经集注》在编写上，为了尽量保持文献的原貌，创用了朱写《神农本草经》、墨写《名医别录》，用小字写注文的方式。对于药性，又以朱点为热，墨点为冷，无点为平。这在当时印刷术未发明，书册全系手工传抄的时代，既能使前代本草不致湮没，又能反映后来的成果，这种表达方式的确简易明了。

前述几点综合性本草的共同特征，《本草经集注》基本已经具备，该书的问世标志着我国综合性本草模式的初步确立。

第二节
魏晋南北朝本草学术成就

一、汇集药物品种　增补生药知识

人们相沿所称载药 365 种的《神农本草经》，实际上并没有完全反映出秦汉以来的真实药物品种。加之，药学知识的积累不断增加，故随之有《吴普本草》《名医别录》及《本草经集注》等的出现。从《神农本草经》问世到《本草经集注》成书的数百年间，医药学家根据各自的经验和知识，竞相增补品种和理论阐述。如果以陶氏整理撰写的《本草经集注》为准，这一时期医药学家的功劳，除充实药性理论外，就是增补了一倍以上的药物，其对生药学知识的增添尤其引人注目。

1. 广集用药经验　载药成倍增加

经整理的《神农本草经》载药虽达 300 余种，但与秦汉之际的临床实际用药种数尚有很大的差距。即便当时出现的不同版本的《神农本草经》，载药种数也互有出入："或五百九十五，或四百四十一，或三百一十九"（《本草经集注》序例）。至魏晋，名医又增补了大量药物，《本草经集注》选载的"名医副品"药物为 365 种，而《名医别录》的种数并不止于此数，这是因为"'名医副品'是受三百六十五种数限制的缘故。陶弘景所定'名医副品'三百六十五种，是依附《神农本草经》载药三百六十五种数字而定的。陶弘景拘于《本草经》药物三百六十五种数字，就把名医增录多余的药物忽略不计了。"[1]

这一时期实际上补充的药物，至少有 400 种。如"鹜脂"条下，"白鸭屎，名鸭通，主杀石药毒，解结缚蓄热；肉，补虚，除热，和脏腑，利水道。又，鸭肪，主水肿；血，主解诸毒；肉，主小儿惊痫；头，主治水肿，通利小便。"楮实子条下，有"叶，味甘无毒；主治小儿身热，食不生肌，可作浴汤；又治恶疮，生肉。树皮，主逐水，利小便。茎，主隐疹痒，单煮洗浴。其皮间白汁，疗癣"等。其目录中看似一种药物，实际上包含了几种。此期间较《神农本草经》的 365 种多出

---

[1] 陶弘景. 名医别录 [M]. 尚志钧辑校. 北京：人民卫生出版社，1986：319.

一倍有余，其新增药物比例之大，居历代本草之冠。其新增药物的来源大致有三：

其一，增补《神农本草经》之遗。在《诗经》《山海经》等古籍中，记载了很多植物和动物，其中如杜衡、艾、乌喙、芦苇等，都具有较好的药用价值，但其后并不见于《神农本草经》。而这些品种中，有的先于《神农本草经》早已作为药物使用。如杜衡，《山海经》便有"食之已瘿"的说法。西汉·史游《急就篇》的药名录中，则早已列有艾和乌喙。如果说这些非医药专著的内容在当时还不值得为《神农本草经》所取，那么对于《五十二病方》、武威医简《治百病方》等所用到的若干药物，就不免有疏漏之嫌了。据统计，《五十二病方》一书涉及的247种药物中，有艾、蔗、芥、芥熟干实、桑实、藋、小童溺、黄牛胆、豹膏、苦酒等近乎半数不为《神农本草经》所载；《治百病方》所用到的药物近百种，也有豉汁、蚕矢等20余种药物《神农本草经》未予收载。此外，还有《黄帝内经》中的鲍鱼（汁）等也未予收载。甚至以上诸书广泛应用，《神农本草经》序例亦提到的酒，也不在《神农本草经》的365种药物之中。这些与《神农本草经》药物并行，而又失于收录的品种，有不少药用价值并不在《神农本草经》收载的很多药物之下。因此，当时的名医们，相沿使用并陆续将这些药物补入本草中，是很必要又很自然的一件事。

其二，收集名医及民间新用品种。陶弘景《本草经集注》前胡条下注云："《神农本草经》无此，晚来医家乃用之"，即为一例。又如仲景方中之紫苏、香薷、生姜、竹茹、猪胆汁、梓白皮、粳米，华佗所用之蒜齑，葛洪《肘后备急方》所用之荠苨、伏龙肝等，都首载于《名医别录》。由此说明，这一时期医家所用药物并不限于《神农本草经》的品种。至于民间新近发现者，则如陶弘景所谓："藕皮散血，起自庖人，牵牛逐水，近出野老。面店蒜齑，乃是下蛇之药，路边地菘，而为金疮所秘。"由此补入的品种理应为数可观，但绝大多数已无法弄清其由来的详细过程。北魏时，朝廷明令地方官方供医药以疗百姓之疾，据《魏书·显祖纪》谓："是以广集良医，远采名药……民有病者，所在官司，遣医就家诊视；所需药物，任医量给之。"这对于药物新品种的发现不无裨益。

其三，吸收国内外融合、交流的成果。随着南北的交流、民族的融合、对外往来的增进，边远地区、少数民族和国外"异识之术"被介绍给当时的医药人员，其中有的被纳入本草之中，如昆布、藿香、沉香、龙脑、诃子、苏合香、安石榴等。种种源头活水不断注入，所以本草载药种数得以大量增加。如龙脑，《名医别录》最早收载，称其："味辛、苦，微寒，一云温，平，无毒。主心腹邪气，风湿积聚，耳聋，明目，去目赤肤翳。出婆律国。形似白松脂，作杉木气，明净者善。久经风日或如雀屎者不佳。合糯（一作粳）米炭、相思子贮之则不耗。膏主耳聋。"除性能功用外，对原产国"婆律"（今印度尼西亚婆罗门岛北部）、性状（"形似白松脂，作杉木气")、质量鉴别（"明净者善"）以及贮存方法（"久经风日或如雀屎者不佳；合糯（一作粳）米炭、相思子贮之则不耗"）等，均有准确的介绍。又如苏合香，称其："味甘，温，无毒。主辟恶，杀鬼精物，温疟蛊毒，痫痓，去三虫，除邪，令人无梦魇。久服通神明，轻身长年。生中台川谷。"称其温性至今仍无异议，能"辟恶"等功用也大致准确。陶隐居："俗传云是师（狮）子屎，外国说不尔。今皆从西域来，真者虽别，亦不复入药，惟供合好香尔。"澄清了药材来源的误传，也让人了解其传入之初乃用于"供合好香尔"，并很快为中医药消化吸收，为己所用。再如昆布，称其："味咸，寒，无毒。主十二种水肿，瘿瘤聚结气，瘘疮。生东海。"陶隐居云："今惟出高丽，绳把索之如卷麻，作黄黑色，柔韧可食。"《尔雅》云："纶（青丝带做的头巾；又为昆布的异名）似纶，组（较宽的丝带，古代多作佩玉等绶。如《礼·内则》云：'织纴组紃'；《疏》曰：'组紃俱为绦。薄阔为组，似绳者为紃'）似组，东海有之。今青苔、紫菜皆似纶，此昆布亦似组，恐即是也。凡海中菜，皆疗瘿瘤结气。青苔、紫菜辈亦然。干苔性热，柔苔甚冷也。"从中得知该药当时由"高丽"输入，药材特点描述简洁明了，尤其是性能功用，全面准确，一直是后世治疗"瘿瘤结气"的要药。

魏晋南北朝时期，各地与国外的交往较之两汉更加频繁，范围更加广泛。除汉使西域之行建立的北方丝绸之路之外，又在巴蜀与西域间另外开辟了一条与河西走廊并行的要道。"南方丝绸之路"的出现，极大地方便了四川、云南与印度及缅甸一带的交通。佛教北经龟兹（古西域国名，今新疆库车一带）、于阗（古西域国名，今新疆和田一带）大量传入西北地区。南从云南，输入四川，由此加深了人们对天竺（今印度及印度次大陆各国的统称）各国的了解。与海东高丽、百济、新罗再与日本等国进一步建立了经常性的联系。以广州为主的对外港口，利用海上通道，扩大了南海多国航行。与外国的通商、互访出现新的高潮，北魏时，京城洛阳建有八个"四夷馆"，居住"胡商"一万余人。中外文化随之广泛交流，医药学也得以顺利传播。

这一时期，印度医药与佛教一起传入中国，并对中医学产生了明显的影响，如陶弘景增补《肘后百一方》，就源于佛教"一百一病"之说；《隋书·经籍志》中也提到多种印度医药译著。不过，在药学理论中并无由此而引起的变化，那些传入的药物，均被本草学消化吸收，并为中医药理论所用。

当时传入的药物，具有两大特征：一是秦汉引进的药品，继续由海外舶来，其中有的仅出产于彼邦，如《本草经集注》所载芜菁"今唯出高丽"，木香"今皆从外国舶上来"；有的国内虽产，但人们仍然偏爱输入的优质产品，如陶弘景所谓人参"乃重百济者"，石硫黄"今第一出扶南（今柬埔寨）、林邑（今越南中部）"。二是新近传入的药物中，虽有昆布、酥、酪等，但以芳香之品为多。有的"香药"

最初由佛教携入，主要供宗教活动之用，进入中国后，如《本草经集注》沉香、薰陆香、苏合香等条下所说，为"合香家要用，不正入药"。但不久就被医药家认识其行气、止痛、辟秽等方面的功用，成为临床常用的药品。

输入的药物中，来源于朝鲜半岛者，主要有菟丝子、芜荑、款冬花、五味子、人参、昆布。昆布由《名医别录》收载，陶弘景言其"今唯出高丽"，用以"疗瘰疬结气"。来源于越南的有硫黄、薏苡仁、水苏、槟榔、桂、箇桂。据《梁书·扶南传》记载，有沉香、郁金、苏合香。据《南方草木状》记载，有藿香、枫香脂"出九真"（今越南清化、河静一带）。来源于印度的有犀牛角、酥、酪、醍醐。《梁书》中提到"中天竺国出苏合香"；《拾遗记》还记载太始十年（274年）曾引种过印度药用植物（上述未列出处的药物，均引自《本草经集注》有关条文）。

此外，《魏书·西域传》记载：梁武帝天监十七年（518年），波斯始通中国，其国产药材甚多，如薰陆香、郁金、苏木、青木香、胡椒、荜茇一等。这一时期许多国家派遣使者到建康（今南京）：干陀利国（今印度尼西亚苏门答腊岛）在南朝宋孝武帝、梁武帝、陈文帝时有五次到访；丹丹国（今马来西亚吉兰丹）在梁武帝、陈宣帝时有六次到访；婆利国（今印度尼西亚巴厘岛）在宋后废帝、梁武帝时，磐磐国（今马来西亚加里曼丹境内）在宋文帝、宋武帝、梁武帝时，均有多次到访。这些使者所送礼物中，均有沉香、檀香、詹糖香一类的"香药"。

这一时期中医药的对外传播，主要是面向朝鲜半岛和越南等地。如514年，梁武帝受百济之求，派遣毛诗博士医师赴朝，并带有药物。三国时，名医董奉曾到越南旅游，并为刺史杜燮等治病；南齐"苍梧道士"林胜，曾到越南采药等。南北朝时期，中医药已传入日本，早期主要从朝鲜半岛间接传播。南朝陈文帝天嘉二年（562年）吴人知聪曾携带医药书164卷到日本定居，其子亦精通医药，被日皇赐为"和药使主"。这是中医药直接东传日本的最早记载。

2. 增补生药知识　完善本草结构

中药主要为天然物品，其品种来源、产地、采收等生药学知识和性能、应用一样，都是影响临床疗效的因素，也是本草学应该研究的重要内容。《神农本草经》记述药物的项目仅有名称（涉及少量一名）、性味、主治功效与生长（或出产）环境，以及少量的用法和配伍，带有偏重临床效用，而轻视或未注意生药知识的明显倾向，在很大程度上影响了本草学术的完整性。魏晋南北朝时期的本草家，及时地吸收了地学、生物、农学及文字训诂等学科的成果，认真增补了多方面的生药学知识。

（1）"说其花叶形色"，开创性状描述。据《本草经集注》序例云："《桐君采药录》，说其花叶形色。"这算是最早关于药用植物形态的记载。陶氏引用有多处，如：天门冬‘叶有刺，蔓生，五月花白，十月实黑，根连数十枚。’由此可见一斑。吴普、陶弘景对此更为关注，其描述除原植物的生长、形态、药材性状外，更涉及相似品种的鉴别。如《吴普本草》言玄参“三月生，叶如梅毛（一说‘其叶有毛’），四四相值，似芍药，黑茎，茎方，高四五尺，花赤，生枝间”。又载木防己：“如葛茎，蔓延如芄（一说‘芁’），白根，外黄似桔梗，内黑纹，如车辐解。”陶氏的观察也颇为细致，并对若干品种进行了比较和鉴定。如《神农本草经》认为独活一名羌活，致使该二药相混。陶氏指出：“羌活形细而多节，软润，气息极猛烈”“独活色微白，形虚大”。又如当时因落新妇植物与升麻相似，而伪充升麻使用，陶氏指出升麻“形细而黑，极坚实”，而落新妇“形虚大，色黄”，强调二物不可混用。这些描述都抓住了植物或药材的主要特征，为中药鉴定学留下了宝贵资料。

此时之所以如此注意上述药物知识，除受植物诸知识发展的影响外，其直接原因是医药人员逐渐分流后，药材成为一种特殊商品，经营者在利益驱使下质量得不到保证，正如《本草经集注》所说：“众医都不识药，唯听市人。市人又不辨究，皆委采送之家。采送之家传习造作，真伪好恶并皆莫测。”加之南北对峙、战乱不断、交通阻隔，致使各地被迫就近取材应急，甚至以假乱真，结果药材混乱，伪品充斥。如书中还提到的：以川芎（芎䓖）根须作藁本；以历阳所产，色白而气味薄的“草当归”作当归；“河西、上郡不复通市”后，有时也用“紫甘草”；在地黄昂贵时，以牛膝、葳蕤作假；麝香则多掺杂他物，“一子真者，分糅作三、四子，刮取血膜，杂以余物”。药商还弄虚作假，“钟乳醋煮令白，细辛水渍使直，黄耆蜜蒸为甜，当归酒洒取润，螵蛸胶着桑枝，蜈蚣朱足令赤”，以诓骗医患双方，反而“俗用既久，转以成法”，严重影响了临床疗效，使医家“疗病不及往人”。药物上存在的这些严重问题，怎么能不使医药学家深切关注，而加以研究和总结呢？

类似上述药物形态的描述，在当时虽未覆盖全部品种，有的十分粗略，但仍使许多药物的识别有了一定依据。这在保证药物来源及应用的正确性方面，起到了积极作用；对后世药学的发展也具有深远的影响，唐代全国范围的药物普查和考订，就是在此基础上开始的。同时，由于生药学有关知识日渐丰富，其后逐渐形成了专门的学科。

（2）落实具体地名，细化产地生境。在《神农本草经》序例中提到药物有“土地所出”之别，但对具体药物产地的介绍，只有“生山谷”“生川谷”或“生池泽”“生川泽”等内容，基本上是生态环境的总体说明，不是一般所指的具体产地。并且《神农本草经》也不是对每一药物都有这方面的介绍，说明当时对药物的产地还没有足够的重视，或者这方面的知识还不多。为了弥补《神农本草经》之不备，汉末以来的医药学家通过努力，相继作了补充。至《名医别录》，其言具体产地已成为记述各药必备的项目。

汉末以来的医药学家在补充药物产地的同时，也常常与其生态环境联系起来，融为一体。以《名医别录》为例，如谓白头翁"生嵩山及田野"，恶实"生鲁山平泽"，酸浆"生荆楚及人家田园中"，箘桂"生交趾、桂林山谷岩崖间"，鼠妇"生魏郡及人家地上"，文石"生东郡山泽中水下"等。

关于产地对于药效的重要性，至陶氏已有深刻的认识。正如他在《本草经集注》序文中指出的那样："诸药所生，皆有境界"，同一药物而产地不同，其性能并不相等。如"江东以来，小小杂药多出近道，气力性理不及本邦。假令荆、益不通，则全用历阳当归、钱唐三建，岂得相似，所以疗病不及往人"。许多药物的产地（道地性）最终会影响药物的疗效，由于当时一般人并不注意这一点，"惟尚形饰"，以致南北朝时"上党人参，殆不复售；华阴细辛，弃之如芥。"这种严重错误的现实，也当是激发本草学家重视和补记药物产地的动力。

《名医别录》所记载的药物产地，至今仍是这些优质药材的道地产区。如谓人参"生上党及辽东"，牛膝"生河内"，麻黄"生晋地"，防风"生沙苑及邯郸、琅琊、上蔡"，黄连"生蜀郡"，附子"生广汉"，当归"生陇西"，桂"生桂阳"，阿胶"生东平郡"等。其准确性、可靠性由此可见一斑。这对保证药材品质的优良，促进道地药材的形成，无疑是一大进步。

（3）规范采造时月，符合客观实际。采收时节是确保药物质量的又一因素。《神农本草经》虽然在序例中提到了药物有"采造时月"的问题，但于各种药物项下依然缺乏记载，这对指导药材的合理采收极为不利。事实上魏晋时药物采收经验已很丰富，本草中大量药材的采收季节得以落实。如麻黄，《吴普本草》引李氏（当之）云："立秋采"。经现代化学成分研究证明，该植物此时生物碱含量最高，采得的药材质优效佳。现代有研究表明，麻黄中所含的化学成分生物碱，春季时含量很少，到了夏季突然升高，至8、9月份，含量最高，其后又迅速下降。所以，麻黄的最佳采收时期为8—9月 [1]。又如枳实，始载于《神农本草经》，仲景方中广为使用，但均无从了解其采收时节或药材性状。经考证《神农本草经》及仲景方中之"枳实"，与隋唐以后所用"枳实"，为同名异物。仍据《吴普本草》引李氏云："（枳实）九、十月采"；结合《本草经集注》"去瓤"的炮制要求，当时的"枳实"是已经接近成熟的果实。而"后人用枳之小嫩者为枳实，大者为枳壳"（沈括《梦溪笔谈》），至今如此。弄清其古今名实变异，对于传承仲景的用药经验至关重要。《名医别录》记载茵陈"五月及立秋采"，有别于后世的"三月茵陈四月蒿"，

---

[1] 吴焕. 略谈中草药的疗效问题 [J]. 中草药通讯，1978，（1）：2-9.

究竟何时采收质量最佳，只有通过更深入的研究才能最终认定。

此期的本草，以《名医别录》记载药物采收时节比较普遍，且有一定的规律可循，如对根、根茎和块根类药材，一般规定在二、三月或九、十月采；全草入药者，如泽兰、萹蓄、艾叶、苦菜等，大多要求在春夏之交收集；花类药则各随其所成之时，如"飞廉八月采花""菊花九月采""蒲黄四月采"。此外，还有"春分取麝""鹿茸四、五月解角时取"等。至陶氏《本草经集注》进而将这些经验加以总结、概括，认为："春初津润始萌，未冲枝叶，势力淳浓故也；至秋枝叶干枯，津润归流于下今即事验之，春宁宜早，秋宁宜晚。花实茎叶，乃各随其成熟耳。"这些论述深含科学道理，其所概括的采收原则也一直为人们所遵循。

（4）汇集药物别名，保存珍贵资料。《神农本草经》部分药物原已记有别名，但以一药附一名者居多。而自古以来，同一药物有可能在不同地点、时间，由不同的人口尝身受之后作出不同的命名。随着全国范围内科学文化的大交流，同物异名现象愈来愈突出。为了有利于药物知识的传播，并防止一物数名而产生分歧，医药家更广泛地收集各药别名，并对《神农本草经》的药物别名大量补充。如玄参，《神农本草经》一名重台，而《吴普本草》新增鬼藏、正马、玄台、鹿肠、端等五个别名，《名医别录》又增"一名咸"；对于沙参，《吴普本草》称："白沙参，一名苦心，一名识美，一名虎须，一名白参，一名志取，一名文虎。"增补《神农本草经》的缺失。从这些别名可见，其反映的地域十分广阔，命名的角度多端。别名的大量出现，随之又引起了同名而异物的现象，陶弘景对此又作了必要的补注。如《名医别录》云："飞廉，一名漏芦"，陶氏认为"今既别有漏芦，则非此别名尔。"提醒人们不要误用。

该时期的医药家，还开始对药名进行训释，成为后世本草释名专项的先行。如前述吴普云："乌头……形如乌头，有两歧相合，如乌之喙，名曰乌喙也。"陶弘景云：忍冬"藤生，凌冬不凋，故名忍冬"，龙胆"味甚苦，故以胆为名"。此外，陶氏《本草经集注》中，对药名还进行了大量注音训读，如云射干"多作夜干字，今射亦作夜音"；又如独活，《名医别录》称此草"得风不摇，无风自动"，陶隐居亦云："……此州郡县并是羌活，羌活形细而多节软润，气息极猛烈。出益州北部、西川为独活，色微白，形虚大，为用亦相似而小不如。其一茎直上，不为风摇，故名独活。"至于陶氏对于独活名称的解释是否确切，姑且不论，但其广告的意图是需要注意的。根据最基本的生活常识，在草本植物中，"不为风摇"者是绝对不存在的，这一点名医们和陶弘景当然是知道，为何还要"神"其说呢？只有一种解释，就是为了使读更加关注这一特殊草药。这样的释名虽然不多，但与该时期能出现《本草夹注音》（据《日本国见在书目录》著录《本草夹音注》一卷，梁·陶弘景撰），以及隋唐涌现了大批音义本草，是有密切关系的。

这些保留至今的药物别名及其训释注音，是后人进行药物品种考证的宝贵资料。如《备急千金要方》以榖白皮"治脚气、水肿"，有人失于考究而误其为"榖（谷）白皮"（即米皮糠）。而《吴普本草》明文记载"榖木皮，一名楮"；《名医别录》楮实条亦有"一名榖实……树皮主逐水，利小便"等内容。据此，可知榖白皮应为楮白皮。"榖"字的读音为"构"，《康熙字典》收载于"木部"；而"榖"读音为"谷"，是稻谷中"谷"的繁体字，《康熙字典》收载于"禾部"，此二字岂能相混？又如石韦，后人每多误书为"石苇"，陶弘景谓其"蔓延石上，生叶如皮，故名石韦。"此"韦"字，乃是去毛熟治之皮革，该药因叶片质地特征而为名，故作"苇"者，当是别字。今人依据植物特殊之气确定白鲜皮当以芸香科植物白鲜 *Dictamnus dasycarpus* Turcz. 为正品，亦受益于陶氏"俗呼为白羊鲜，气息正似羊膻"的资料。

对于《神农本草经》别名之错讹者，此时医药家亦能予以订正。如《神农本草经》原谓雁肪"一名鹜肪"，显系将雁与鹜（即鸭）混为一物，《吴普本草》将其分列为两条，各书其性能功用。还有陶弘景对羌活与独活、白术与赤术（即苍术）等的处理，均澄清了《神农本草经》成书时的不完善或错误。

二、药理充实提高　厥功甚伟

本草书籍的多寡、载药品种的繁简、卷帙规模的大小，无疑是一定时期本草学发展的重要标志。但药学理论的变化，才是该学科演进的重要因素，更能反映其学术水平的高下。与《神农本草经》相比较，魏晋南北朝时期的药学理论，得到了前所未有的充实和提高，给后世的医药学以巨大的启示。

1. 补缺正误发明　落实性能

（1）性味补苴罅漏，折中取正。《神农本草经》远未达到全面触及药物性能的高度，对于那些已经提出的性能，其认识的程度也颇有出入。其中以四气五味最受重视，不但序例中有总结性的阐述，而且还将各药性味的标定作为记述中的首要内容。不过这一格式未能遍及所有品种，出现了若干缺漏：如木香、薤、芫荑、石南诸药，只有药味而缺药性；赤小豆、桑耳等，则性味全无。名医们对此一一补苴罅漏，使之完善。

《神农本草经》中还有一些药物，虽然性味兼备，但并不可信，甚至"冷热舛错"，甘苦误书。名医们不视经典为定论，不盲从先世之所传，根据实际情况认真予以修正。现略举数例以资说明：如《神农本草经》记载附子为温性，独活为平性，黄芩为平性，杏仁为甘味；《名医别录》分别改为附子为大热，独活为微温，黄芩为大寒，杏仁为苦味。至今仍然如此。

前文已经提及，早期尚有一些本草与《神农本草经》并行传世，或稍后晚出。其对同一药物性味的认识，颇多分歧。如麦门冬，神农、岐伯：甘，平；李氏：甘，小温。人参，《神农本草经》：甘，微寒；神农：甘，小寒；桐君、雷公：苦。牛膝，《神农本草经》：苦；神农、扁鹊：甘；《一经》雷公：酸；李氏：温。至《名医别录》，仅保留麦门冬甘，微寒；人参甘，微温；牛膝苦、酸，平。均较诸家之言更为恰当。

《神农本草经》药物的具体药性，主要有微寒（人参、薏苡仁、曾青作小寒），寒（如槐实、龙胆），平（如柴胡、蒲黄），微温（如茺蔚子、黄芪），温（如细辛、芎䓖）五种，大热仅在礜石条下出现。至《名医别录》，进而分列了大寒（如大青、石膏、天门冬、葶苈子），大温（如天雄、雄黄、当归、厚朴），热（如羊骨、礜石），而大热之品亦不鲜见，则将蜀椒、乌头、附子、石硫黄、吴茱萸、干姜等皆改为大热。对于药味，《神农本草经》一般是一药一味，仅龙胆草（苦、涩）等四种药定有二味，而《名医别录》中，一物多味者已大量出现，如蔓荆实由苦而为苦、辛，女贞实由苦而为苦、甘，石膏由辛而为辛、甘，当归由甘而为甘、辛；而且还有"酒，味苦、甘、辛"之类一物三种味的品种。此时的性味标定，更加细致入微，也更加符合药性的多层次，以及一药多功用而多味的实际。

由上述可知，这一时期的本草，一方面对药物性味全面增补，使医家得以备见。另一方面，又"苞综诸经，研括烦省"，作了大量的考订，力求使各药性味归于一是。如络石，《神农本草经》原为温性，《名医别录》因其"主风热……痈肿不消"，改为"微寒"；白瓜子，原谓性平，《名医别录》以"久服寒中"为由，另书为"寒性"；薤，原无药性，因能"温中散结"，《名医别录》遂定为温性。对于药味，如陶弘景认为天名精："夏月捣汁服之，以除热病，味至苦，而（《神农本草经》）云甘，恐或非是。"这是将滋味与功用相结合，以决定性能项下药味的思想反映。又如《名医别录》称鲍鱼"味辛、臭；温，无毒。主……女子崩中血不止"，既是对于《黄帝内经》四乌贼骨一蘆茹丸的经验传承，又依据其特别强调气味之"臭"，可知其应为腌鱼。

在药物性味之间，这一时期的本草更为注重药性，除徐之才等人"但据体性冷热"研究"药性主对"外，对药性认识最为精当、最有造诣者，首推陶弘景。陶氏将药性舛错，视为重辑本草的重要原因，并且态度鲜明地指出："甘苦之味可略，有毒无毒易知，唯冷热须明。"又告诫"冷热乖衷"，足以导致"当差反剧，以至殒命"。用药之际，除应把握"疗寒以热药，疗热以寒药"的总原则外，还需注意"药性，一物兼主十余病者，取其偏长为本。"意思是首先要与该药的具体功效结合起来，避免只据寒热而滥施。这一认识，不仅弥补了《神农本草经》之未逮，而且对后世的临床用药，以及药性理论的进步，都具有极其重要的指导意义，难能可贵。

（2）备述有毒无毒，警示安全。从认识药物的轨迹考察，毒性是人类最早发现和掌握的。《神农本草经》成书之时，对此已有足够的认识，书中有关论述毫不亚于其他性能的内容，其序例中将"有毒无毒"作为了解药物的重要方面，而且规定了由小剂量开始的有毒药物服用方法；其三品药物的归属，除该药的治疗、养生和预防作用外，毒性的有无，亦是重要的依据。不过，书中也存在重大的疏漏和错讹：《神农本草经》明言"无毒"的上品药中，丹沙、涅石、消石、石胆、干漆等，都是有毒之物；而认定为"有毒无毒"均有的中品、"多毒"的下品中，孰为有毒，孰为无毒，亦未能逐一指出。由此看来，该书不仅受"方士"的不良影响，妄称有毒金石之辈为"久服不伤人"，甚至言其为"不老延年"的上品；而且对若干除病祛邪的药物亦未真正明示毒性之有无。以此指导临床用药，当然难于确保药物有效而安全。

由于《神农本草经》等本草对毒性药物缺乏应有的记载，用药和服药双方均限于认识所及，因此误用或过量中毒难免时有发生。崇尚服石，滥用毒药，导致严重后果者，更是难免。然而惨痛的教训，对于毒药的了解却提供了更多的机会。魏晋以来的医药家，从切身的体验意识到在本草中标明有毒无毒的必要性，于是纷纷填补了《神农本草经》的此项空白。从《吴普本草》转引神农、扁鹊、岐伯、雷公诸家佚文，各药下已多见毒性有无的内容。至《名医别录》辑成，各药项下的有毒无毒，成为继性味之后的又一必备性能专项。

不过，对药物毒性的认识，是有相当难度的，更何况服石之风在此时盛行不衰，部分医药家亦沉溺其中。因此在此期间，不可能一下使七百余药的有毒无毒正确无误。对于《名医别录》中将丹沙、砒石、粉锡等仍视为无毒，也就事出于必然了。不过，对于金石类药物的溢美之词，其数量已明显减少。当时医药家还对《神农本草经》某些毒药表述中的不实之词，直抒其截然相反的看法。如《神农本草经》认为涅石"炼饵服之，轻身不老，增年"，并入于上品，而《吴普本草》引岐伯"久服伤人骨"之说作为异议。又如麻蕡，《神农本草经》谓其"多食，令人见鬼、狂走"，却又称"久服，通神明轻身"，并列为上品。后一说法明显荒诞不经，前者则是服用过量引起的幻觉和狂躁（中毒现象）。说明《神农本草经》中该药的作者，对本品的治疗作用和毒副作用缺乏应有的识别。此后，岐伯称其有毒；雷公指出"叶上有毒，食之杀人"；《名医别录》也取其有毒之说，不再保留《神农本草经》中"久服，通神明轻身"之类文字。

通过仔细观察、潜心研究，此时的医药家对于某些药物中毒所致的具体表现，也有了更为清晰的了解，所以《名医别录》对毒药中毒反映的记录，不单数量较多，而且十分具体。如谓生半夏"令人吐"，蜀椒"多食令人乏气"，礜石"久服令人筋挛"，雌黄"久服令人脑满"，雷丸"久服令人阴痿"，以及天雄、乌头、附子、蜈蚣、斑蝥、芫青、葛上亭长、水蛭"堕胎"，莽草、樗鸡"不可近目"等。对于一些"无毒"之品，也告诫人们种种不良反应，如梨、白瓜子"多食令人寒中"，麻蕡、葶苈子"久服令人虚"，知母"多食令人泄"，白垩"不可久服，伤五脏，令人羸瘦"。这些关乎药物安全性的记载，更胜《神农本草经》一筹，是不言而喻的。

既然有毒药物的中毒表象已被认识，那么解毒药物的研究自然成为当时医药双方致力于的一大课题。在救治中毒的实践中，名医们逐步发现了一些特殊的解毒药或有效药物的苗头，遂将其附于本草之中。如《名医别录》现存的生大豆"杀乌头毒"，葱根"杀藜芦毒"，葵根"解蜀椒毒"，井中苔及萍"杀野葛、巴豆毒"等。这一时期的方书，如《肘后方》《小品方》《集验方》等，均有大量有关经验记载。如葛洪《肘后方》谓"一药而解众毒者，唯荠苨汁"，与《名医别录》之荠苨"解百药毒"相一致，且不仅此一例。

对此，陶弘景进一步全面予以整理，于《本草经集注》序例中增列"解百药及金石等毒例"，集中载录了解射罔毒、解半夏毒、解石药中毒等四十余类，汇集解毒之药一百三十余种。这些药物，有的可涌吐毒物，如盐汤、温汤、人粪汁；有的可利尿或泻下，以促进毒物排泄，如芦苇根汁、冬瓜汁、大黄汁、朴消汁；有的可吸附毒物或阻止其吸收，如地浆、鸡子汁、鸭血、大豆汁、烧猪骨末等；有的可益气回阳救脱，如人参汁、桂汁、（煮）干姜汁；有的可开窍提神，如麝香、菖蒲汁；其余甘草汁、生姜汁、蓝汁、犀角等更多品种，可能为特效或特殊的解毒之物。尽管对于极严重的以及某些特殊的中毒，这些方法还难以评价其效果，但在当时条件下，仍是十分宝贵的。其中若干方法的科学性，迄今仍熠熠生辉。

（3）关注药物归经，初见端倪。有关归经的思想，可以追溯到《黄帝内经》，如《灵枢·九针论》："酸走筋，辛走气，苦走血，咸走骨，甘走肉，是谓五走也。"《素问·至真要大论》："五味入胃，各归所喜，故酸先入肝，苦先入心，甘先入脾，辛先入肺，咸先入肾。"《素问·宣明五气篇》《灵枢·五味》等也有类似论述。这些文字，明确提出了药食的味与五脏及其所属部位之间存在特殊的对应关系，即有选择性地作用于相关脏腑，这无疑是归经理论的发端。但它明显受到五行学说的影响，与归经理论尚有一定差距。

在《神农本草经》中，认为五色石脂"各随五色补五脏"：赤芝"味苦"，"补心气"；黑芝"味咸"，"补肾气"；青芝"味酸"，"补肝气"；白芝"味辛"，"补肺气"；黄芝"味甘"，"补脾气"。这和《黄帝内经》中五行学说是一脉相承的，与五色芝的真实功用并不完全契合。不过《神农本草经》其他若干药物条文表明，一些温清补泻的功效仅显现于一定的脏腑或部位，如大枣"安心养脾"，地肤子"主膀胱热"，干姜"温中"，大黄"荡涤肠胃"等。虽然其本义仅在于如实地记载有关药物的功效，并不是真正的归经理论，但可以称为对药物归经的潜在意识。

《名医别录》中，类似《神农本草经》的上述内容明显增加，而且开始探讨具体药物对于人体部位的归属，如芥"归鼻"，蓼叶"归舌"，葱实"归目"，薤"归骨"，韭"归心"，葫"归五脏"，蒜"归脾肾"。但所涉品种仍然比较局限，也没有系统性，并非论药体例的必备项目，当然说不上是已经形成了归经理论。不过，它毕竟已朝着全面研究药物的归经及其理论的确立，跨出了一大步。

2. 主治应用功效　去粗存真

汉末魏晋以来医药家对药物主治、功效的认识，集中反映在《名医别录》之中。这些内容，最初是附于《神农本草经》文字之后的。从总的记述方式来看，二者似乎没有明显的差异，都是以各药的主治病证为主，少数较为笼统的功效混列其中，对主治和功效的含义缺乏应有的区别。若进一步将二书具体的主治、功效加以比较，很容易发现《名医别录》的内容，发生了较大的变化。

其一，对《神农本草经》药物的功用作了大量的补遗，使许多临床常用之品的功用更加翔实可信，成为日后总结功效的实践基础。如茅根，《神农本草经》认为："主劳伤虚羸，补中益气，除瘀血血闭寒热，利小便。"而《名医别录》为"主下五淋，除客热在肠胃，止渴，坚筋，妇人崩中。"成为该药清热生津、凉血止血和利尿通淋功效的依据。枳实，《神农本草经》认为："主大风在皮肤中，如麻豆苦痒，除寒热结，止痢，长肌肉，利五脏，益气轻身。"《名医别录》为："主除胸胁痰癖，逐停水，破结实，消胀满，心下急、痞痛，逆气……"，成为该药行气消痞和化痰功效的依据。龙胆，《神农本草经》认为："主骨间寒热，惊痫邪气，续绝伤，定五脏，杀蛊毒，久服益智不忘，轻身耐老。"《名医别录》为："主除胃中伏热，时气温热，热泄下痢，去肠中小虫（一作蛊），益肝胆气，止惊惕。"成为该药清泻肝火、清热燥湿功效的依据。犀角，《神农本草经》认为："主百毒蛊注，邪鬼瘴气，杀钩吻、鸩羽、蛇毒，除邪，不迷惑魇寐，久服轻身。"《名医别录》为："主治伤寒、温疫头痛、寒热，诸毒气"。成为该药清热解毒、清热泻火功效的依据。

对于如上药物功用的表述，《名医别录》绝大多数不再含混地称"利五脏""安五脏""除邪"等，相应落实到"胸胁""心下""胃中""肝胆"等部位，以及"治伤寒、温疫"等病证，因此比较具体、准确。迄今对这些药物的认识，仍与《名医别录》所记相一致，而与《神农本草经》相去较远。

《名医别录》对《神农本草经》药物新增功效或主治中，有很多确属该药功用的最主要部分。如桔梗"治咽喉痛"；葛根"主治伤寒中风头痛，解肌发表出汗"；麦冬主"口干、燥渴"；酸枣"主治烦心不得眠"；泽泻"逐膀胱三焦停水"；厚朴"主温中，消痰，下气"等。还有一些药物，《名医别录》在《神农本草经》功效的基础上，虽然仅作个别文字修改，但匠心独运，非遣使药物驾轻就熟者，难于为之。如黄芪，原云"补虚"，后改言"益气"；楝实，原为"杀三虫"，后仅称"治蛔虫"。事实上，黄芪为补气药，长于气虚之证，于阴虚内热者不尽相宜；楝实只可驱蛔虫，于其他肠道寄生虫，作用并不可靠。概言其补虚或杀三虫，自然是失之于空泛。

其二，《名医别录》新增药品对主治功效的叙述多数简洁实用，较少虚泛不实之词。如枇杷叶"主卒啘不止，下气"；白前"主胸胁逆气，咳嗽上气"；百部根"主咳嗽上气"；高良姜"主暴冷、胃中冷逆，霍乱腹痛"；槟榔"主消谷，逐水，除痰癖，杀三虫"；艾叶"主灸百病；可作煎，止下痢，吐血，下部蛋疮，妇人漏血"等。文字精练，且所论功用至今可信。但其中也有松叶"不饥，延年"；松根白皮"主辟谷，不饥"之类不实之词，说明道家"方士"的不良影响依然存在。

其三，这一时期对特效药的寻找和应用也比较重视。如陶弘景《本草经集注》认为"诸药一种虽主数病，而性理亦有偏著"。掌握了这种"偏著"的特殊效用，便能知"病源所主病名，便可于此处疗"。其汇列"诸病通用药"，就是从这一思想出发的。基于这种认识与观察，其结果使得一批药物的特殊效用在此间得到确认，如槟榔、雷丸、牙子除寸白虫，楝根治蛔虫，海藻、昆布消瘿疾，常山、蜀漆、青蒿治疟，曲、蘖、槟榔消宿食，茵陈治黄疸，半夏、生姜止吐，大黄、芒硝泻下通便等。这些发现，使临床在辨证用药的同时，也为注意选择特效药提供了可靠的依据。

现代青蒿素的研发和应用于临床，誉满全球，是中医药学对人类的巨大贡献，并获得了2015年诺贝尔生理学或医学奖。这一辉煌成果的获得，葛洪的《肘后备急方》功不可没。该书记载治疗"寒热疟疾""青蒿一握，以水二升渍，绞取汁，尽服之。"书中强调需要采集鲜品药材，且不能高温煎煮，必须直接服用汁液，方可获得治愈疟疾之奇效。这对于采用沸点只有35℃的乙醚成功萃取青蒿素给予了重要的启示。青蒿主治疟疾的可靠疗效，使我们对当时特效药的记载，肃然起敬。

至于药物主治与功效的关系，陶弘景独具慧眼。面对当时本草多言主治病证、多数相对应的功效缺如、临床准确选择使用药物十分不便的情况，如陶氏指出："今药之所主，止说病之一名，假今中风，乃有数十种；伤寒证候，亦有二十余条……病之变状不可一概言之，所以医方千卷，犹未尽其理。"此"未尽之理"，当然是如何确定该药对于伤寒、中风之类疾病有何功效，应当施于哪种证候了。否则难于领悟其中精义，欲据此用药，就无异于按图索骥。但这一真知灼见，却未能引起唐宋本草家的关注，直到明末清初，主治与功效的畛域才得到廓清，这在本草发展史上不无遗憾。

3. 诠释"七情"本义　弥足珍贵

《神农本草经》只是总结出了七情的内容，以及"合和"之时应当遵循的配伍原则。由于原书无注文，对于每一"情"的含义，后人只能臆度其旨趣，不免产生分歧。陶弘景对此作了一系列很有意义的工作，成为今天探讨"七情"及其每一情含义的重要参考，详述如下。

（1）纠正"单行"误解，可资旁证。历版中医药高等教育教材《中药学》一直将"单行"排斥在配伍之外，都认为"单行"是单味药应用。何谓"单行"？《神农本草经》没有说明。直到明代陈嘉谟《本草蒙筌》才提出："有单行者，不与诸药共剂，而独能攻补也。如方书所载独参汤、独桔汤之类是尔。"这段文字成为"单行"的最早释义，其核心意思是"不与诸药共剂"的单味药使用。其后，李时珍《本草纲目》基本认同陈氏之说，称："独行者，单方不用辅也。"陈、李二氏以上对"单行"的解释，被明以来历代医药界普遍接受，以致形成了现代版《中药学》教材的类似观点。

将"单行"排斥于配伍关系之外，实与《神农本草经》本义不符。《神农本草经》序录云："（药）有单行者……凡此七情，合和视之"。"合和"一词，仅从字义看，"合"就有"配合"之意；"和"则有"调和"之意。"合和"无疑是指配合调和，明显可见这里的中药"七情"中每一"情"皆为配伍关系。仔细分析这段文字，便可知其前提都是讨论配伍关系，完全没有触及单味药使用的意思。又如原文中的"凡此七情，合和视之"，更是明白强调在配合应用药物时，应特别重视药物之间的"七情"关系。孙思邈《备急千金要方》引用《神农本草经》这段文字时，将此八个字增改为"凡此七情，合和之时，用意视之。"可能具有让读者更容易明白原书的意图。"凡此七情"显然包括"单行"在内，"单行"如果与其他"六情"一样需要"合和之时，用意视之"，也显然不是用单味药治病。依据这些文字不难理解："单行"是与相须、相使等其余各情一样，属于药物配伍关系的一种特殊情况。

陶弘景《本草经集注·序》中说："大略所用不多，远至二十余物，或单行数种，便致大益，是其服食岁月深积。即本草所云久服之效，不如俗人微觉便止，故能臻其所极，以致遐龄，岂但充体愈疾而已哉。"这里虽然不是直接解释"单行"的含义，但可以肯定"单行数种"不是使用单味药，而是讲的配伍组合。《后汉书·李郃传》记载东汉"和帝即位，分遣使者，皆微服单行，各至州县，观采风谣。"其"微服单行"到各州县的使者，在当时只是一个人单独出行的可能性极小，一般都应该是一组人马。这里的"单行"，只是各组之间互不联系，也有相互不产生影响的意思。《神农本草经》与《后汉书》成书时代接近，二书对"单行"一词的使用，应无二致。

李时珍的"单方不用辅"，将"单行"等同于"单方"。何谓"单方"？《唐大诏令集·四颁广利方》记载："遂阅方书，求其简要，并以曾经试用，累验其功，及取单方，务于速效"。其所谓的"单方"，乃简要、速效之方。《辞源》以此例证，将"单方"解释为"专治某种疾病用药一、二味的简单药方。"[1] 徐大椿认为:"单方者,药不过一二味,治不过一二症,而其效则甚捷。用而不中,亦能害人。即世所谓海上方者是也。"[2]《现代汉语小词典》"单方"条下称为"民间流传的药方"。可见"单方"可以是单味药,也可以由两味或更多药物组成的"简单药方",不可以将其与"单行"划等号。如果将单方解释为单味药治病,不但与《神农本草经》"单行"的原义不符,而且也违背了"单方"的习惯认知。

按照常理,两种药物合用后,彼此在治疗效应和毒害效应方面,不外乎出现相互影响及互不影响两种情况。众所周知,"七情"中的相须、相使、相恶、相畏、相杀、相反,二药配伍后都会彼此相互影响,剩下的单行,则属于二药配伍后,各自针对一定的病情发挥其原有作用,在治疗效应和毒害效应方面,互不影响(或无明显影响)。因此,单行是指各自独行其是,互不影响临床效应的两味药之间的一种配伍关系。在复方中,属于单行药对的两种药物,可能其中一味(或两味)与其他药之间会相互影响,但这两味药之间在治疗作用或毒副作用方面,并无影响。陈嘉谟说单行是"独能攻补",李时珍又称为"独行",其与《神农本草经》"单行"的原义还是一致的,只是并非"不与诸药共剂",也不是"单方不用辅"而已。

事实上,临床选药组方的时候,很可能两味药都为病人的病情所需,而此两药之间却不一定增减治疗效应或毒害效应。如,越鞠丸中,平性的香附,可能不会影响针对热郁的栀子,栀子也可能不会明显影响香附的行气解郁。又如保和丸中,消食药神曲与清热药连翘,或健脾药茯苓与清热药连翘,同为饮食积滞而夹热并有脾虚的病情所需,然而两药之间却无明显增减治疗效应或毒害效应的特殊关系。因此,以上方中的香附与栀子、神曲与连翘、茯苓与连翘之间的配伍关系,都是七情中的单行。其实,单行也是一种常见的配伍关系。凡是二药同用后,彼此之间没有增减治疗效应或毒害效应,其配伍关系都属七情中的单行。

(2)界定"相须""相使",最早凭据。《神农本草经》也没有对相须、相使的概念及其区别予以解释,只是在序录中称:"当用相须、相使者良"。之所以"当用"的配伍,不外乎增强治疗效应或降低毒害效应两种情况。由于该书下文另有"若有毒宜制,可用相畏、相杀者",可知相须、相使只能是配伍后治疗效应增强,这一点,古今的认识是一致的。

但在相须与相使配伍的药对中,在二药是否同类或存在主辅关系上仍有不同观点。配伍的二药是否同类,自从李时珍《本草纲目》提出:"相须者,同类不可离

[1] 商务印书馆编辑部. 辞源 [M]. 北京:商务印书馆,1979:535.

[2] 徐大椿. 徐大椿医书全集 [M]. 北京市卫生干部进修学院中医部编校. 北京:人民卫生出版社,1988:181.

也"以来，尤其是现代普遍宗其说而广其例，如大多数中医药高等教育教材《中药学》认为："相须即性能功效相类似的药物配合应用，可以增强原有疗效。""相使是以一种药物为主，另一种药物为辅，能提高主药的疗效。"

从理论方面探讨，认为相须的二药必须同类，值得商榷。首先，由于一种中药具有多种功效，按功效归"类"的划分是人为的，具有相对性和随意性。因此，同一药对，往往既是同类，又可以不是同类。《本草纲目》所举相须药对为黄柏与知母，说明李时珍认为黄柏与知母是同类药物。从黄柏、知母都是清热药这一点来说，可以说两者同为一大类。但再细分，黄柏可以是清热燥湿药或泻火解毒药；而知母则是清热泻火药或滋阴润燥药，也可以说两者并非同类。至于目前业内公认而熟知的相须药对麻黄与桂枝，是因为《中药学》教材将二者均归类在解表药，假如将麻黄归类为止咳平喘药，将桂枝归类为温里散寒药，又何尝不可？再如，厚朴与苍术，目前教材的确均归类在化湿药，其原因是二者在平胃散等方中同用，更主要的是化湿药品种偏少，编排者为平衡教材章节间药物数量，才将厚朴调节到化湿药中。须知厚朴的第一功效是行气除胀，而非化湿，其最准确的归类应该是行气药。可见以性能功效是否同类作为认定相须的依据，是很不严谨的。

从《神农本草经》依据的实践来看，陶弘景《本草经集注》序录云："其相须、相使者，不必同类。"可见他研究过《神农本草经》原文的相须药对，而且有意告诉后学，不能单凭是否同类判定相须。陶氏所列七情药例中，并无"相须"二字，恐怕只能将其中"得……良"视为相须药例。除去原书中"得火良""得水良"与"得酒良"外，共涉及15对药物：六芝"得发良"，远志"得茯苓、冬葵良"，菥蓂子"得荆实良"，石韦"得菖蒲良"，龙骨"得人参、牛黄良"，牡蛎"得甘草、牛膝、远志、蛇床良"，大豆黄卷"得前胡、乌喙、杏仁、牡蛎良"，考察这些药对二药的性能功效，很难将其归为同类。恰恰相反，《本草经集注》序录所列七情药例中，有不少相使药对却是同类药。如滑石，"石韦为之使"（同为利尿通淋药）；甘草，"术为之使"（同为补气药）；黄连，"黄芩为之使"（同为清热燥湿药）；紫菀，"款冬为之使"以及款冬，"杏仁为之使"（同为止咳平喘药）；巴豆，"芫花为之使"（同为峻下逐水药）等，均属同类药相使。

至于以配伍二药之间有无主辅关系区别相须与相使，既没有可操作性，也与实际情况不相符合。《本草蒙筌》称："有相须者，二药相宜，可兼用之也。有相使者，能为使卒，引达诸经也。"意即相须配伍，二药处于平等地位；相使配伍，两者则有主辅之分。《本草纲目》亦称："相使者，我之佐使也。"以致现代《中药学》教材界定相须、相使时，亦只强调相使二药有主辅之分。

脱离复方，仅将相须、相使药对孤立来看，似乎相须二药的地位相当，而相使二药主辅关系比较分明。如果在一个多味药的复方中分析相须、相使的药对，就不是这么一回事了。复方中的君药一般只有一种，不仅相使二药之间存在主辅关系，相须二药之间同样存在明显的主辅关系。如公认的相须药对麻黄与桂枝、大黄与芒硝、附子与干姜，在麻黄汤中，麻黄为主，桂枝为辅；大承气汤中，大黄为主，芒硝为辅；四逆汤中，附子为主，干姜为辅等。方剂学的认识都是如此，绝不会出现争议。

仔细推敲，相须与相使，二者同中有异，却存在本质区别。相同的是，这两种配伍关系都是指二药配伍后治疗效应增强，二药之间都存在主辅关系。不同的是，相须二药之间存在特殊的协同增效关系。"须"有"要求""寻求"等含义，也作"需"。"相须"主要强调二药在协同增效方面彼此相需。有学者提出[1]："相须指在某方面具有特殊协同作用，常相互需求以增进（或产生）某种治疗效应的两味药之间的配伍关系。相须二药配伍后的疗效超过二药单味应用的疗效累加之和。一般来说，只有甲、乙二药配伍才能产生这种特殊的协同效应，若以其他药替换甲药或乙药都不会产生这种特殊的协同效应。""相使二药配伍，其疗效增强，仅是较单味应用时有所增强，不存在特殊的协同作用，因而并非不可替换。""使"有"支使""支配"等含义。以"相使"为名，主要强调二药在配合取效时的主辅地位。具有相使配伍关系的药对较多，据《蜀本草》统计，"相使者九十种"。据《本草经集注》序录七情药例统计，相使涉及118条。一般来说，具有类似功效的药物合用后，药效都可能有所增强（少数反而会削弱）。除去具有特殊协同作用者外，其配伍关系都应看作相使。"

（3）认识配伍关系，莫忘相对。陶弘景《本草经集注》认为："相恶者，谓彼虽恶我，我无忿心，犹如牛黄恶龙骨，而龙骨得牛黄更良。"陶氏没有说明牛黄为什么"恶龙骨"，龙骨又为什么"得牛黄良"。但清楚告诉了相恶的两种药物，具有相对性。其所治病证不同，二药可能是相恶配伍关系，也可能不一定相恶。即使是相恶，也不一定都是两败俱伤，或二药的所有功效都全部降低或消失。除可能相恶之外，此二药还有其他配伍关系，故有其临床实用价值。这与仲景生姜、半夏、黄连诸"泻心汤"及小柴胡汤等，干姜、生姜与黄连、黄芩共剂，有同工之妙。

以上例子还阐明了对待配伍七情的正确态度。文献罗列的相恶药对，只是在特定条件下属于配伍禁忌，没有必要，不应"强以相憎，苟令共事"。但此二药，对于别的病证，可能不会相恶，则又不属于配伍禁忌。对于前人所记配伍，如茱萸、门冬之"无以辨山、吴，天、麦之异"；以及海蛤与鲵甲，紫芝与薯蓣等药畏恶相使的疑似，"当更广验正之"。陶氏对待七情合和，既有原则性，又不乏灵活性，强

---

[1] 张廷模，彭成. 中华临床中药学 [M]. 2版. 北京：人民卫生出版社，2015：201.

调要通过实践验证。其对待本草文献既要继承，又不盲从，这是值得称颂的。

《本草经集注》还指出："今检旧方用药，亦有相恶、相反者，服之乃不为害。或能有制持之者，犹如寇、贾辅汉，程、周佐吴，大体既正，不得以私情为害。虽尔，恐不如不用。今仙方甘草丸，有防己、细辛，俗方玉石散，用栝楼、干姜，略举大体如此。其余复有数十条，别注在后。"不仅是陶弘景所见"旧方用药"，就是其后历代医家，有意使用"相恶、相反者，服之乃不为害"者，并不鲜见。究其原因，主要在于相反、相恶药对并不是绝对的，其配伍关系的认定，都必须与所治病证相联系，离开了所治疗的具体病证，是不可以妄言其配伍关系的。

对于药对中固定的二药合用时，对于此病证来说，可能因削弱的是治疗效应，它们具有相恶关系；但对于彼病证来说，则可能因所削弱的是毒害效应，其配伍关系就不再是相恶，而应属于相畏、相杀。所以，有目的利用的不是相恶，而是相畏、相杀。如一般人认为人参恶莱菔子，如用人参治元气虚脱或脾肺纯虚无邪之证，其配伍莱菔子，不但补气效果会降低，而且会使正气受到损伤，故素有"人参恶莱菔子"之说，人所皆知。但对于脾虚食积气滞之证，如单用人参益气，则于积滞胀满之证不利，单用莱菔子消积导滞，又会加重气虚，二药合用则彼此相畏、相杀，相制而相成，有利无弊。故《本草新编》在人参项下称："人参恶莱菔子"；而在莱菔子项下却说："人参得莱菔子，其功更神。"此乃作者陈世铎宝贵的临床心得。陶弘景所说的牛黄与龙骨的既相恶，又可能不相恶的相对关系，可能也是如此。可见任何药对配伍关系的认定，都必须与所治病证相联系，否则没有实际意义。这种辩证对待配伍关系的思维，对于目前研究"十八反""十九畏"是不可缺少的，如果将其视为绝对的禁忌，便失去了研究意义。

配伍用药，是中医药的一大特色和优势。其正确与否，"尤能递为利害"。配伍合理，可以在很大程度上增强药物的治疗作用，降低以至消除不良反应；反之，则贻害于人。总结出"七情"配伍关系，是《神农本草经》的卓越贡献之一，其有关"七情"所说的七种配伍关系，迄今仍是不刊之论。至于各药之下，是否涉及这一内容，素无定说。陶弘景在《本草经集注》序例曾明确提到：《神农本经》相使正各一种，兼以《药对》参之，乃有两三；又在《名医别录》前胡条下注有："前胡，似柴胡而柔软，为疗殆欲同，而《本经》上品有柴胡而无此，晚来医乃用之。亦有畏恶，明畏恶非尽出《本经》也。"由此可以肯定，陶氏所见《神农本草经》各药之下是有畏恶等有关配伍内容的。这些内容到底是原书正文，抑或陶氏以前何人所补，尚无确证。

魏晋时期，医药家对药物"七情"的研究高度重视，多有增益。《雷公药对》所谓"主对"，就是讨论药物相互间的畏恶反忌，以及"相得共疗某病"诸配伍关系，北齐徐之才又有所补。陶弘景亦将其所见《神农本经》及《雷公药对》这一内容，集中汇列于序例之中，以解"今按方处治，必恐卒难寻究"之苦。当时讨论配伍，亦不止于《神农本草经》之药，如《名医别录》中前胡，就有"半夏为之使，恶皂荚，畏藜芦"等记载。现存《证类本草》序例下，列有今人所谓"七情表"，汇集"二百三十一种有相制使"的药物，其中近 200 种是这一时期的研究成果。

上述资料中，如款冬花，杏仁为使、得紫菀良；人参，茯苓为使，龙骨得人参良；鹿角，杜仲为使；厚朴，干姜为使；干地黄，得麦冬良；大黄，黄芩为使等相须相使的药对，多为后世经用不替。干姜杀半夏毒、大豆杀乌头毒、巴豆畏黄连、半夏畏生姜、附子畏甘草等制约毒性的相杀相畏关系，仍为今人时常选用。赤石脂恶大黄，干姜恶黄连，牡蛎恶麻黄，白薇恶干姜，玄参恶干姜等属相恶者，其二药功用往往相左（或一温一清，或一敛一收），在一般情况下无疑应该避免合用。因此，不难看出其坚实的实践基础。

另一方面，通过这些资料，可了解到这一时期在配伍研究中的若干局限。首先，配伍内容偏重于畏恶相反，轻视相须的研究，肯定是其不足。张仲景等名医的方剂中有大量相须药对，如疗"伤寒"麻黄与桂枝，攻下的大黄与芒硝，行气的枳实与厚朴，清热的黄连与黄芩、石膏与知母，除湿退黄的茵陈与栀子、大黄，化饮止咳的干姜与细辛、五味子等，都没有在本草中留下只言片语，这恐怕不能完全归咎于亡佚。其次，《神农本草经》指出"有毒宜制，可用相畏相杀者"，已清楚告知相畏是有毒之药相对于解毒药品而言的。试观上述内容中：麦冬畏苦参、泽泻畏海蛤、文蛤，黄芩畏牡丹皮，当归畏菖蒲、海藻，知母畏秦艽，瓜蒌畏牛膝，远志畏珍珠等，双方均无解毒可言。这显然已与《神农本草经》的"相畏"相连，其究竟当为何种配伍关系，使人莫衷一是。由此带来了长期的混乱，使历代本草中的"某药畏某药"成为难解之谜，至今仍无法廓清。此外，在当时所列配伍中，像龟甲恶沙参、玄参恶贝母、杏仁恶黄芩、牛黄恶龙胆等，是基于何种认识而提出的，现已不易捉摸。其中出于偶然或误传者，应当不是个别，所以这些记载今天已多数不被人们所器重。

此外，《名医别录》还引用了在药物功用论述中附以的方剂或制剂，对于临床用药颇有价值。如桂，"得人参、甘草、麦门冬、大黄、黄芩，调中益气；得柴胡、紫石英、干地黄，治吐逆"；柴胡，"得茯苓、桔梗、大黄、石膏、麻子仁、甘草、桂，以水一斗煮，取四升，如消石三方寸匕，治伤寒寒热，头痛，心下烦满"；牡荆实，"得术、柏实、青葙，共治头风"；"露蜂房、乱发、蛇皮三味合烧灰，酒服方寸匕，日二，主诸恶疽、附骨痈"；"鸡子白皮主久咳结气，得麻黄、紫菀和服之立已"；牛黄，"得牡丹、菖蒲，利耳目"；人乳汁，"解独肝、牛肉毒，合浓豉汁服之神效"；紫草，"以合膏，治小儿疮及面齇"等。应用复方是中药治疗疾病的显著特色，因此今日《中药学》往往通过方例阐述药物性能，以突出并论证各种药物的个性特长。《名医别录》尚不能与现代《中药学》相提并论，但它毕竟为后世提供了范例。

三、炮制理法总结　学科新枝

药物加工处理的方法及其理论，统称为"炮制"。合理的炮制可提高临床用药的疗效，确保用药安全。相反，不合理的加工会降低临床用药的疗效与安全。《太平圣惠方》称："炮制失其体性……虽有疗疾之名，永无必愈之效，是以医者，必须殷切注意。"《本草蒙筌》则称："凡药制造，贵在适中，不及则功效难求，太过则气味反失。"这些论述都说明炮制与医疗的关系十分密切。炮制是否得当直接关系到临床疗效。少数毒烈性药的合理炮制，更是确保用药安全的重要措施。

炮制，古代称"炮炙"。从字义来看，"炮，毛炙肉也""炙，炮肉也"（《说文解字》）。早期的炮制主要是用火加工处理药物，随着药物品种的增多，用药经验的丰富，对药物加工方法也逐渐丰富和完善起来，炮制方法已不限于用火处理药物，故将名称由从"炮炙"转变为"炮制"。炮制是为了适应中药应用的实际，在中医理论指导下形成的一门独特的制药技术。药物通过炮制，可以增强治疗作用，或降低毒副作用，或改变其性能，从而扩大应用范围，或便于贮藏和制剂等。

炮制伴随药物的应用而产生，历史悠久，内容丰富。《左传》中提到的麦曲，已是一种加工技术颇为复杂的炮制品。《黄帝内经》论述药物不多，但也有"治半夏""燔治左角发"等记载。《五十二病方》中涉及的炮制已较为复杂及多样化，主要有㕮咀、燔、熬、煅、淬、酒渍、蒸、煮等。张仲景《伤寒杂病论》对炮制的贡献尤为突出，除以上外，尚有炮、炙、碎、切、水渍、酒洗、去腥、去咸、去节、去心、去滑涎、去皮尖、去芦、去皮、烧存性等。

魏晋以来，在指出药物炮制方法的同时，还注意阐明该炮制的目的，这是中药炮制学的巨大进步。如《名医别录》谓辛夷"用之去中心及外毛，毛射人肺，令人咳。"石韦"用之去黄毛，毛射人肺，令人咳。"桑螵蛸"当火炙，不尔令人泄"等。陶弘景《本草经集注》进一步对若干炮制的操作方法加以解释，如乔木植物树干皮类药材之"去皮"，实为削去皮上"虚软甲错处"，就是最表面的粗皮，或今天所谓的"栓皮"。由此可知，如仲景诸方之桂枝、厚朴去皮，当是只去其外表"甲错"，并非将整个皮部弃而不用。炮附子、乌头"皆塘灰中炮令微坼"；煅矾石"于瓦上若铁物中熬令沸汁尽即止"。这不但在当时使制药有法可依，而且仍是今天研究古方药物炮制的珍贵材料。

至刘宋时，出现了我国第一部炮制专书——《雷公炮炙论》。该书在充分总结上述炮制经验的基础上吸收道家炼丹术的部分制药方法，加工整理而成。如果说《本草经集注》是当时本草学的一次全面综合，那么《雷公炮炙论》则是专门对药物学的一个方面进行总结，它标志着成熟本草分支学科的诞生。该书收载了约300

种药物的炮制经验，新增伏、飞、煨、燀等新方法，后人在此基础上总结为炮制十七法（炮、燀、煿、炙、煨、炒、煅、炼、制、度、飞、伏、镑、擦、晒、曝、露）。对于前人已有的炮制法，《雷公炮炙论》则对辅料更为考究，如浸分为水浸、盐水浸、蜜水浸、浆水浸、药汁浸、酒浸、醋浸、米泔汁浸；炙分为蜜炙、酥炙、猪脂炙、姜汁炙等。虽然书中有大量药物的炮制方法较烦琐，不切实用（如磁石水飞前用辅料煮），或本不正确（如雷丸用甘草汤浸一宿后、蒸），不为后人所沿袭；但亦有不少品种的记载是合理的，如淫羊藿用羊脂炙、厚朴姜汁炙、茜根勿犯铁等。尤其是先辨真伪，然后再着手炮制，以及若干关于制药时间、辅料用量力求具体的做法，是十分可贵的。

关于《雷公炮炙论》的作者和成书年代，历来诸家说法不一，如北宋苏颂认为作者（雷敩）是隋朝人；南宋赵希弁《郡斋读书后志》则云："雷公炮炙三卷，古宋雷敩撰，胡洽重定"。明嘉靖徐春甫《古今医统》认为《雷公炮炙论》一书的作者为"雷公为黄帝臣"。实际上该书最初是由南朝刘宋雷敩所辑，后人不断有所增益，则为现在所见到的《雷公炮炙论》。经统计，《证类本草》收载有"雷公云"的药物计277种，但其中有69种为《新修本草》及其以后出现的药物，显然是后人补充的，由此说明赵氏之说是可信的。

四、炼丹服石风气　有增无减

1. 痴迷"神仙不老"　愚昧徒劳

继秦汉之后，"'神仙不老'是可以追求得到的"这一观点仍然为一些人所深信，因此炼丹术和寻求"仙药"之风有增无减。据《史记·封禅书》记载，通过"祠灶、谷道、却老方"可以"长生不老"。"祠灶"是指通过炼丹术制备"金丹"服用，能使人如炼丹一般"百炼不消，埋之毕天不朽"；"谷道"则是辟谷之道，主张"不食五谷，吸风饮露"（《庄子·逍遥游》）益寿延年；"却老方"即是"仙药"之方。

炼丹术继战国而秦汉之后，鼎盛于魏晋南北朝之间。这一时期的炼丹家，以东晋的葛洪（283年—363年）最为著名。葛洪是江南有名的医药家，更是道教的思想家、外丹学和道家神学的奠基人，对哲学和其他自然科学也有一定的贡献。葛洪的祖父、父亲均居东吴要职。他的祖父葛玄擅长神仙、炼丹之术，其秘术通过郑隐传与葛洪。葛氏13岁时父亡，家境由此日衰，他除躬身稼穑外，还刻苦自学经史百家之书，自谓"考览养性之书，鸠集久视之方，曾所披涉篇卷，以千计矣"（《抱朴子·内篇·金丹》），为其后著书立说打下了坚实的基础。他一生著述甚多，其中以《抱朴子》和《肘后救卒方》（又名《肘后备急方》，简称《肘后方》）对道教、炼丹和医药影响最大。前者分内篇和外篇，内篇"言神仙方药、鬼怪变化，养身延年，禳邪祛祸之事"，外篇"言人间得失，世事臧否"（《抱朴子》序例）。内篇有金丹、仙药、黄白三卷："金丹"着重研究无机物的化学变化，以炼制"仙丹"；"黄白"主要介绍人造黄金、白银的方法；"仙药"则讨论五芝、胡麻、菟丝等植物药延年不老的服用方法等。葛洪在书中根据远古的传说、典籍的记载，认为神仙的存在乃"非虚言"；根据竹柏常青、龟鹤长寿，认为包括神仙在内的少数物类是可以长存的；根据泥壤"陶之为瓦"、柞楢"燔之为炭"等，证明可由易消速朽而长久不损，认为人体通过调理补救，也能长生久视；通过医术能愈病治人。其认为："仙人以药物养身，以术数延命"，就可排除一切死亡之因而令其不死。通过朱砂（丹）在炼丹过程的变化而推论："凡草木烧之即烬，而丹砂烧之成水银，积变又还成丹砂。其去凡草木亦远矣，故能令人长生"。又通过金丹"烧之愈久，变化愈妙；黄金入火，百炼不消，埋之，毕天不朽"，认为服此一物，即可"令人不老不死。此盖假求于外物以自坚固"。总之，葛洪认定成仙是可能的，仙术、仙药是可求的。这些"方士"和道教的观点和教义给了他积极探索的决心和勇气，以致花费大量的精力去追求虚幻的目标。

当时对于炼丹以及服食仙药以寻求不老之风，也受到持反对意见之人的批评，认为人体"有始者必有卒，有存者必有亡""未闻有享于万年之寿"。这种观点触动了追求神仙者的根基，葛洪立即进行辩护，其在《抱朴子·内篇·论仙》中，指责持这种意见的人为"浅识之徒"，并坚持认为"仙人以药物养身，以术数延命。使内疾不生，外患不入"。并列举许多传说作为确有神仙的证据。并将丹砂、黄金、白银、诸芝、五玉、云母、明珠、雄黄、太乙余粮、石中黄子、石桂、石英、石脑、石硫黄、石饴、曾青、松脂、柏脂、茯苓、地黄、麦门冬、术、巨胜、重楼、黄连、石韦、楮实、枸杞、天门冬、黄精、千岁蝙蝠、千岁灵龟等，列为神仙服食的"仙药"。当然，这些违反基本科学常识的可笑行为，不可能取得任何成效，也必然受到后人的批判。

2. 炼丹化学原理　制药获益

尽管炼丹术发轫于道家，其科学贡献只是副产品，但其对化学和医药学的功绩却是巨大的。葛洪将炼丹理论系统化，将操作技术具体化，在《抱朴子》中为后人展示了许多化学实验的成果：从"丹砂烧之成水银，积变又还成丹砂"、"铅性白也，而赤之以为丹，丹性赤也，而白之以为铅"，可以看到汞和硫化汞、铅和氧化铅之间分解和化合的可逆性；从"曾青涂铁，铁赤色为铜？"中，可以看到铁与铜离子的置换反应；从"雄黄、雌黄烧下……器皆生赤乳"中，可以看到砷的硫化物的升华反应：从"三十六水法"中，还可以看到当时不仅进行无水化学反应，而对水溶液及无机酸也有所认识和研究；据"黄白"卷中的介绍，葛洪还以铜、铅、汞等为原料，制得几种比例不同且外表像金或银的合金。通过炼丹实践，实际上已对硫、铅、铜、雄黄、丹砂、消石、胆矾等几十种金属、非金属、化合物或合金的化学性质，作了认真的观察和研究。其操作技术已采用了烧灼、升华、结晶、蒸馏、蒸发、浸取、水浴、沙浴等。这对后世化学的建立和发展，无论是对于基本知识和实验技术，都奠定了基础；炼丹家在建屋、立坛、安炉、置鼎中的经验和用具制备，对化学仪器设备的制作，也颇多启迪。

炼丹术的一些新发现，还扩大了金石药物的来源和应用范围。如《名医别录》称硫黄为"矾石液"，大抵为烧矾石使之氧化为皂矾和硫黄之故。又如陶氏《本草经集注》谓铅丹"即今熬铅所作黄丹……"，粉锡"即今化铅所作胡粉也"，这些制药方法与炼丹恐怕不无关系。这一时期炼丹家和医药家已用铅丹和植物油炼制成功了铅膏药（见《肘后方》）；以水银、食盐、消石等为原科制取了白降丹（见《崔氏方》）；又以棉裹膏或丹药制作药紝（见《鬼遗方》）。这些药物或方法，至今仍在中医外科治疗中广为使用。

陶弘景亦是善于炼丹的医药学家，有《合丹法式》《集金丹黄白要方》《服云母诸石药消化三十六水法》等炼丹书。他在炼丹中也观察到很多可贵的化学现象，如消石"以火烧之，青紫烟起"便为一例。能产生这一焰色反应的硝酸钾是比较纯净的，可见陶弘景的炼制技术具有很高的水平。陶氏还将此用以鉴别当时严重混乱的消石和芒硝，这大概也是化学方法鉴定药材的嚆矢。称中国古代的炼丹术为现代化学和制药化学的先躯，是完全符合历史事实的，该时期炼丹术的巨大功绩早为国内外所公认。

3. "服石""寒食"兴起　教训惨痛

炼丹术基本上是从"方士"求仙思想出发的，因此由对炼丹术盲目崇拜所炼制的丹类药物，自然也难于达到预期的不老目的。与此相反，却带来了因滥服金石药物而中毒的严重后果，魏晋时期出现并很快风行的"服石"，又一次留下了惨痛的教训。

所谓"服石"，也就是服用金石药物，可以包括服用矿物的丹类。但"服石"与"服丹"也有明显区别。"服丹"是由于"方士"的鼓吹，将其视为"仙药"，可以让人长生不老。"服石"犹如今日一些人吸毒一样，主要是为了获得欣快感，追求一时的刺激。

有关"服石"的前因后果，郑金生先生《药林外史》讨论颇为详尽。该书指出：近代学者余嘉锡先生（1884年—1955年），在其专著《寒食散考》（《余嘉锡论学杂著·寒食散考》，中华书局，1963年，P181）考证："服石"的始作俑者是三国魏时的何晏（？年—249年）。何晏于魏正始初（240年）任吏部尚书，此人耽声好色，权倾一时（《三国志·魏书》）。据西晋皇甫谧（215年—282年）的《论寒食散方》介绍：何晏最早开始服用五石散，并不是为了治病，而是觉得服药后神明开朗，体力转强（见于《诸病源候论》）。可见何氏服药，是出于骄奢淫逸的需要。但从何晏渲染五石之功以后，京师轰动，互相传授此方。据说有些人患有困扰多年的疾病，服石后很快就被治愈。当时的人们急功近利，贪图此药的一时之效，并没有考虑会引起后患。后来何晏被司马懿所杀，服石的人却越来越多，并没有因何晏之死而停止。何晏是当时的名人，他的个人爱好很容易引起社会的关注。用现在的话来说，就是容易产生"名人效应"，从而使他服用的药物传播开来。

当时最流行服五石散，即将石钟乳、硫黄、白石英、紫石英、赤石脂作成散剂内服。该方在汉代已用于治疗疾病，但因其具毒烈之性，临床医生应用时十分谨慎。《史记·扁鹊仓公列传》即有"中热不溲者，不可服五石"的记载。但魏晋以来，一些封建统治者和士大夫受炼丹"方士"的影响，幻想通过服石性药来延年不老，甚至"羽化登仙"，故服石之风大兴。正如《世说新语》引秦承祖《寒食散论》所说："寒食散之方，虽出汉代，而用之者寡，靡有传焉。魏尚书何晏，首获神效，由是大行于世，服者相寻也。"何晏服用的五石散，又称寒食散。五石散以组成药物主要为五种石而得名。以此方为基础添加其他药物，还可以有五石肾气丸、五石乌头丸、五石更生散等系列方。又称寒食散，则是指服用五石散时必须冷服，还要用冷水洗浴，休息的环境也要冷，否则就会引起疾病，所以为名。否则，热性的药气和外界的热气互相结合，就会塞血脉，使药力无法启动运行，从而引起许多疾病。此外，服石之人应该尽量多活动（所谓"宜劳"），即便体虚卧床也要让人扶起来行走，这就是所谓"行散"，即帮助散药运行。

服石者往往有种种中毒反应，首先是服药后身体烦热，故要求服石时必须"寒衣、寒饮、寒食、寒卧，极寒益善"。服石也称"服散"，服药后有的毒性发作，出现疮痈、全身溃烂、神志狂乱等，称为"石发"或"散发"。受服石中毒之害者，轻则致残，重即丧命。如晋代名医皇甫谧服石成废疾，追悔莫及[1]，魏主明元帝、晋哀帝等更因此而殒命，其他受此荼苦者，不计其数。这一风气一直延续到唐代才渐渐衰弱，最终被世人所抛弃。

由于服石，引发了许多特殊的内外科疾病，医药家也为此寻找治疗的药方：甘草、荠苨、豆汁、蓝汁、鸭血、鸡子汁等许多药物开始用于解金石药毒。此类方书如皇甫谧的《论寒石散方》、释道洪的《寒食散对疗》等也大量出现。由此也推动了以外科治疗学为主的医药学的进步。当时以身受试者所付出的代价是无以估量的，这虽早已成为历史陈迹，但其惨痛的教训，至今仍然值得深思。

---

[1] 房玄龄等. 晋书[M]. 北京：中华书局，1974：1415.

魏晋南北朝本草著作钩玄

一、《吴普本草》

【概述】

作者吴普，广陵人（今江苏江都县东北），名医华佗弟子，字号及生卒年不详。据《华佗别传》曰："吴普从佗学，微得其方。魏明帝呼之，使为禽戏，普以年老，手足不能相及，粗以其法语诸医。普今年将九十，耳不聋，目不冥，牙齿完坚，饮食无损。"由于吴普被接见时近 90 岁，而魏明帝在位时间是 226 年—239 年，故推测其约生于 136 年—149 年之间。又如葛洪《抱朴子·内篇·至理》言"有吴普者从华佗受五禽之戏，以代导引，犹得百余岁"，则知其卒于 250 年左右。

本书撰于 208 年—239 年，原书六卷，已佚，现只能从辑本中略窥原貌。据现存佚文，可知本书述药按照一定次序，即药名—别名—性能—产地与生长环境—形态—采集时间—加工—主治—配伍禁忌等，后世本草典籍基本遵循了这种编撰体例。与《本经》相比，《吴普本草》在别名收集上更为丰富，每药均收录一至数个别名不等。产地大量引用了具体的地名。对药物形态有了简洁的描述，并记有一些采造时月及加工方法。《吴普本草》所记功效主治较简略，但类似"神仙不老"之语却很难见到，这些差别似乎表明，作为一名医药家的吴普，更注重药物的实际效果，而较少被神仙"方士"之说所束缚。《吴普本草》是了解魏以前药物性能、理论、概貌的重要参考资料，备受后世重视。该书集有《神农》《黄帝》《岐伯》《雷公》《桐君》《扁鹊》《李（季）氏》《医和》《一经》等所载的药物，同一药物各家药性常互有出入。其中引用《神农》性能者有 120 余种药物，有的性味与《证类本草》白文不同，且多记有毒、无毒，亦为白文所缺，或《证类本草》白文有寒热药性，而本书《神农》引文则无，提示《吴普本草》所引《神农》另有所本，对校读《本经》有参考价值[1]。

---

[1] 尚志钧，林乾良，郑金生. 历代中药文献精华 [M]. 北京：科学技术文献出版社，1989：156-159.

《吴普本草》原书在唐宋时佚失，其内容散见于《太平御览》等数十种古代农书、类书和本草著作中。清代焦循于乾隆五十八年癸丑（1793年）辑《吴氏本草》，藏上海市图书馆。清代孙星衍等辑的《神农本草经》题"吴普等述"，书中附有《吴普本草》药文。当代，皖南医学院尚志钧教授、中国中医科学院王淑民和马继兴研究员均对该书进行了辑复，现文献参考使用最多为尚氏辑《吴普本草》，于1962年由芜湖医专（皖南医学院前身）油印内部交流，1987年经修订，载药231味，由人民卫生出版社出版。

【钩玄】

1. 详收药物别名，辅今正本清源

《吴普本草》对所载药物的别名收集较为丰富，每药均收录一至数个别名。所谓别名是与正名相对而言，一般认为中药的别名包括中药的"文献用名、地区用名、商品名称、处方用名"等。由于中药源远流长，各时各地用药习惯、风土人情以及历代文献记载的不同，使得一味中药常常有多种名称，一药多名和多药一名现象普遍存在。

吴普注意到这种现象，将所载药物的别名尽可能收集并记载于正名之后，这些别名对我们后人研究中药品种、植物形态、产地、功效都有很大帮助。例如《吴普本草》麦门冬项下曰："（麦门冬）一名羊韭。秦，一名乌韭；楚，一名马韭。越，一名羊韭；齐，一名爱韭，一名禹韭，一名釁火冬，一名忍冬，一名忍凌，一名不死药，一名禹余粮，一名仆垒，一名随脂。"从以上别名中可以分析得出，麦冬为常绿植物，冬日不凋零，所以叫忍冬、忍凌、不死药；麦冬在全国各地均有生长，叶片像韭菜的叶子，所以在秦地，把它叫作"乌韭"，楚地叫作"马韭"，浙江一带叫作"羊韭"，齐地叫"爱韭"，或者叫"禹韭"；麦冬可以充饥，又叫禹余粮[1]。马王堆汉墓帛书《五十二病方》中，治痂第三方："冶仆累，以攻（釭）脂膳而傅。"文中之"仆累"为何药？帛书整理小组也是根据此记载，释为："仆累，即仆垒，据《吴普本草》，系麦门冬别名。"《吴普本草》通过对当时中药别名的丰富记载，有助于对现代中药品种正本清源。

2. 关注药物形态，建立著述体例

《吴普本草》对其中部分植物药和矿物药的形态和属性进行了描述，虽然不及稍后的《本草经集注》详细和全面，但对植物形态、矿物学属性进行描述这种体例

---

[1] 张廷模. 张廷模临床中药学讲稿[M]. 北京：人民卫生出版社，2010：60-61.

首创于该书，即在介绍每味药物体例次序上形成了一般规律，即药名—别名—性能—产地与生长环境—形态—采集时间—加工—主治—配伍禁忌等，后世本草典籍基本遵循了这种编撰体例。

《吴普本草》记载植物形态的内容主要集中在草木类和菜类药物中，所载植物形态的药物有48种，主要有人参、牛膝、委萎、房葵、麦门冬等。相关描述生动详细，如芫华，"叶青，加厚则黑，华有紫、赤、白者"，既描写了芫花叶由青到黑的动态变化，又记载了花的不同颜色；如山茱萸，"叶如梅，有刺毛。二月华，如杏，四月实，如酸枣赤"，不仅注意到了叶子上有刺毛，而且观察到了花的形状如杏花，以及果实像酸枣一样色红；如大黄，"生黄赤叶，四四相当，黄茎，高三尺许，三月华黄，五月实黑，三月采根，根有黄汁"，不仅有叶子刚发芽时的颜色"黄赤"，还有叶子分布的特征"四四相当"，另有茎的颜色"黄"和高度"三尺许"，以及花和果实的颜色分别为"黄"和"黑"，根则有"黄汁"；如芎藭"根有节，似如马衔状"。《吴普本草》既有植物整体形态的描绘，如茵芋"状如莽草而细软"，又有根、茎、叶、花、实的描写，如败酱"其根似桔梗"、贯众"茎黑毛聚生"、假苏"叶似落藜而细"、玄参"华赤""实黑"等，还有植物内部组分的描述，如木防己"内黑文，如车辐解"、蜀黄环"纵理，如车辐解"，甚至还有植物器官分泌物的记述，如大黄"根有黄汁"。很明显，《吴普本草》关注了植物形态的多个部位，统计该著作所记植物形态，叶39项，根20项，茎20项，花20项，果实17项，反映了吴普对植物形态的认识较为深入[1]。

《吴普本草》在记述矿物药时，重视对其矿物学特性的描述，包括颜色、形态、分类、鉴定和产地。据统计，现存《吴普本草》中有14种矿物药有颜色的描述，另有丹砂、白石英、黑石英、白符、青符、黑符、白青、白矾石、白垩和石流赤10种矿物药是以颜色命名的；10种有关于形态的描述；对矿物药的其他物理属性也有记述，如收载了4种矿物药的光泽，明确提出赤符的光滑度为"滑如脂"。《吴普本草》是目前已知最早正确指出石钟乳成因的著作。书中云：钟乳"岸下聚溜汁所成，如乳汁，黄白色，空中相通"。在"流黄"条中提出其鉴定方法是"烧令有紫炎者"，这是中国古代关于以焰色法鉴定硫矿物的最早记载。现存《吴普本草》所载33种矿物药中有20种记载了产地，占所载矿物药总数的60%，其中10种矿物药记载的产地为2处以上，矾石则记载了河西、陇西、武门和石门4处产地[2]。

《吴普本草》对植物形态、矿物属性价值颇高。一方面，它有利于医家、药师

[1] 胡安徽.《吴普本草》的植物形态价值 [J]. 陕西中医药大学学报，2016，39（3）：83-85.

[2] 艾素珍.《吴普本草》中的矿物学知识 [C]// 中国地质学会地质学史研究会，中国地质大学地质学史研究所. 地质学史论丛（4）. 北京：中国地质学会地质学史研究会，2002：5.

和民众识别药物，故作为著述体例被后世本草学著作（如《本草经集注》和《本草纲目》等）所沿用和发展；另一方面，它为后人确定这些植物药和矿物药的品种、成分和今名以及研究中国古代植物学、矿物学的发展都提供了重要的史料。

3. 引载各家性能，协助校读《本经》

李时珍曰："吴氏本草，其书分记神农、黄帝、岐伯、桐君、雷公、扁鹊、华佗弟子李氏，所说性味，甚详。"该书介绍性能，不像《本经》《别录》等书，只有一家之言，而《吴普本草》所记性能，一共引证了九家的意见。据尚氏辑版本统计，吴普在编撰本草时，曾引用前人性能资料共计 467 条，其中引《神农》118 条、引《岐伯》57 条、引《黄帝》53 条、引《扁鹊》50 条、引《雷公》83 条、引《桐君》42 条、引《李氏》52 条、引《医和》4 条、引《一经》8 条。因此《证类本草》云："吴氏本草……其说性能寒温五味，最为详悉。[1]"

从现存佚文可知，《吴普本草》所载药性四气有"寒温平"，寒又分大寒、小寒；温又分大温、小温。因生熟不同，同一味药寒、温又有区别，如巴豆"生温熟寒"，生熟药性有别；五味有甘、苦、酸、辛、咸。在配伍方面，有十几种药分别列相须、相使、相畏、相恶、相杀五类，对比可知为《本草经集注》序录七情部分内容的来源。其中《吴普本草》引《神农》118 条，是吴普援引诸家性能资料最多的一类。但有趣的是，将《吴普本草》所引《神农》性能校以《证类本草》白字《本经》的性能，两者并不相同。例如：牛膝，《证类本草》白字作味苦酸，吴普引作味甘；泽兰，《证类本草》白字作苦微温，吴普引作酸无毒。此外，《证类本草》白字《本经》序录云："药有酸、咸、甘、苦、辛五味，又有寒、热、温、凉四气及有毒、无毒。"《本经》序录讲上、中、下三品类别，均提到"有毒、无毒"内容。但在各个药物中，除四气、五味作白字《本经》外，其有毒、无毒俱作墨字《名医别录》。而《吴普本草》残存药物，所载"神农性能"，既有四气、五味的内容，又不缺少"有毒、无毒"内容。而且在"有毒、无毒"文字前，均冠有"神农曰"，证明《吴普本草》药物所载"有毒、无毒"，是出于《本经》。这就说明"本经药"原先是有此等内容的，所以这些辑本《本经》所载的性能，是不全的性能，因此怀疑《证类本草》白字"本经药"缺"有毒、无毒"内容，可能是历代翻刻时脱漏《本经》标记所致[2]。

由上可见，《吴普本草》所引《神农》药物性能不同于现传世本《证类本草》

---

[1] 尚志钧，刘晓东. 《吴普本草》引神农、黄帝等药性资料的考察 [J]. 江西中医学院学报，1994（4）：35-36.

[2] 尚志钧. 吴普所引神农药性与《证类》"本经药"所引神农药性同异考 [J]. 中华医史杂志，1998（3）：35-38.

白字《本经》药物性能。也就是说，《吴普本草》所引的《神农》药物性能，疑是另一种《神农本草》或《神农本草经》。

总之，《吴普本草》广采先贤诸家之言，结合自己的实践，论述精辟，堪称魏以前之本草学之大成，对于考察我国本草学的发展，具有重要的史料价值。而正由于本书具有实用价值，故曾被历代医家所推崇，在后世本草著述中，如南朝梁代《本草经集注》、唐代《新修本草》、五代《蜀本草》、宋代《证类本草》直接或间接引用。同时在一些大型的农书和书类，如魏朝《齐民要术》、唐朝《艺文类聚》、宋朝《太平御览》等亦多采撷，从而可见本书在本草学的地位和作用。然《吴普本草》也有一定不足，所记功效主治较简略，所记植物形态还有一些缺陷，如假苏"叶似落藜而细"，落藜是什么形态？又如茵芋"状如莽草而细软"，莽草又是什么形态？该书并未记载，自然不甚清楚。对矿物药属性的认识仍停留在经验阶段，描述也较为零散等，在阅读此书时要加以注意。

二、《本草经集注》

【概述】

作者陶弘景，字通明，号华阳隐居。丹阳秣陵（今江苏南京江宁区）人，生于456年，卒于536年，谥号贞白先生。陶氏生活于南朝，历经宋、齐、梁三朝，为著名的医药学家。

陶弘景自幼好读书，"一事不知，深以为耻"，因而博学多才，19岁即为诸王侍读。他41岁辞官隐居茅山，自号华阳隐居，人称陶隐居。其居茅山后仍不时参与国事，时人又称他为"山中宰相"。陶弘景崇奉道家思想，又能融合儒教、佛教之说，力主三教合流。平生广览群书，并注重实践，精天文历算、地理山川、医术本草。《太平御览》记载"先生性好医方，专以拯济，欲利益群品，故修撰《神农本经》三卷为七卷，撰《真诰》十卷，集验方五卷，广《肘后》为《百一》之制"。可见陶弘景存世著作较多，除《本草经集注》外，还有《药总诀》《效验方》《补阙肘后百一方》《合丹法式》以及《养生延命录》《养生经》等。

《本草经集注》是陶氏以《神农本草经》为基础，补入《名医别录》副品，加上陶弘景本人的注释而成。全书分为序例（序录）和正文两部分。序例部分对《本经》药物总论文字予以解释和补充，详细地记述了采药、制药方法，以及新增诸病通用药例、凡药不宜入汤酒者、药有相制使者等内容。正文部分共收药物730种，分别辑自《本经》和《名医别录》（各365种）。全书药物分玉石类、草类、木类、虫兽类、果菜类、米食类，6类之下，分列上、中、下三品；此外尚有"有名无实"或"有名未用"类，为陶氏当时已经不能识别的药物，总计7类。

原书到北宋末时已失传。但该书的内容，通过《新修本草》《开宝本草》《嘉祐本草》等的传抄而被保存在《证类本草》中。从《证类本草》中所引"陶隐居云"内容，仍可见原本之大略。本书在隋唐时期的写本，现存两种残卷。其一出土于敦煌，只存卷一"序例"部分，藏于日本龙铭大学图书馆。其二出土于吐鲁番，只存残片一块，仅有燕屎、天鼠矢、鼹鼠、豚卵等4种药物的残文，藏德国普鲁士学院。辑本有二：一为日本小岛尚真、森立之等所辑《重辑神农本草经集注》七卷，日本横田书店出版。二为尚志钧辑成《本草经集注》，1994年由人民卫生出版社出版发行，本篇以此为蓝本[1]。

【钩玄】

1. 确立综合性本草编写体例

（1）朱墨分书，体例严谨。陶弘景创用"朱墨分书"与"大小结合"的原则进行书写。即以红字书写《神农本草经》、黑字书写《名医别录》；以大字书写药条正文，用小字书写注释内容。注文中除有参考文献及有关药物调查的各种资料外，陶氏还提出本人见解，全书编撰体例十分严谨。这一区别文献出处的方法，在当时印刷术未发明、药物资料不多的情况下，能保存文献原意，使文献出处一目了然。

以人参为例介绍《本草经集注》各论条目的撰写体例。

人参 味甘，微寒、微温，无毒。主补五脏，安精神，定魂魄，止惊悸，除邪气，明目，开心益智。疗肠胃中冷，心腹鼓痛，胸胁逆满，霍乱吐逆，调中，止消渴，通血脉，破坚积，令人不忘。**久服轻身延年。一名人衔，一名鬼盖**，一名神草，一名人微，一名土精，一名血参。如人形者有神。**生上党山谷**及辽东。二月、四月、八月上旬采根，竹刀刮，曝干，无令见风。茯苓为之使，恶溲疏，反黎芦。

上党郡在冀州西南，今魏国所献即是。形长而黄，状如防风，多润实而甘，俗用不入服，乃重百济者。形细而坚白，气味薄于上党。次用高丽，高丽即是辽东，形大而虚软，不及百济。百济今臣属高丽，高丽所献，兼有两种，止应择取之尔，实用并不及上党者。其为药切要，亦与甘草同功而易蛀蚛，唯内器中密封头，可经年不坏。人参生一茎直上，四五叶相对生，花紫色。高丽人作《人参赞》曰：三桠五叶，背阳向阴，欲来求我，椵树相寻。椵树叶似桐甚大，阴广则多生阴地。采作甚有法，今近山亦有，但作之不好。

---

[1] 陶弘景. 本草经集注 [M]. 尚志钧，尚元胜辑校. 北京：人民卫生出版社，1994.

上段条文之黑体字在《本草经集注》写本中为朱书，代表《神农本草经》文；宋体大字为墨书，系《名医别录》文；宋体小字为陶弘景之注释。《本经》《名医别录》与陶弘景注释之间的层次非常清晰。

（2）开自然属性分类法之先河。《神农本草经》序例中简要说明了三品分类法的分类原则和三品药性，主要依据药物功效和毒性强弱进行划分。在此基础上，陶弘景对三品分类原则进行了进一步阐释，云："上品药性，亦皆能遗疾，但其势力和厚，不为仓卒之效，然而岁月常服，必获大益；中品药性，祛患当速，而延龄为缓；下品药性，专主攻击毒烈之气，倾损中和，不可常服，疾愈即止。"《本经》三品的划分是深受当时天人学的影响而产生的。对"应天""应人""应地"的三品药性，陶弘景进行了进一步解释：上品药性如"天道仁育，故云应天"；中品药性如"人怀性情，故云应人"；下品药性如"地体收杀，故云应地"。三品分类法是深受道家思想影响而产生的。

陶弘景在《本草经集注》的序例中总结了当时本草分类存在的问题，"草石不分、虫兽无辨"，批评一些本草著作对药物三品的划分不够准确，对药性的认识有误，对药物自然属性认识不清。因此，为弥补前人分类方法的不足，他提出了新的分类原则，"苞综诸经，研括烦省""分别科条，区畛物类"，创造性地按照药物的自然属性进行了分类。首先依据自然属性和形态等将药物划分为玉石、草木、虫兽、果、菜、米谷六类（陶氏当时已不识者划分为"有名无实"类），又在每一类药物（除"有名无实"类外）中进行上、中、下三品的分类。这种以自然属性为一级分类、以三品为二级分类的药物分类法，既是对《本草经》分类法的继承，又是对传统三品分类法的突破，是中药分类法的重大进步，开创了中国古代以药物基源为重点的药物分类标准，对其后历代具有影响力的综合性本草著作（如《唐本草》《证类本草》《本草纲目》等）的药物分类产生了巨大影响[1]。

（3）丰富各论药物条文内容。《本草经集注》不仅将《神农本草经》的药物数量由365味增加到730味，在每一味药物项下，补充了诸多功效及应用，而且以"附经为说"的方式，将药物的名称、来源、产地、性状、鉴别、炮制、制剂等内容列入注文中。

如麻黄首载于《神农本草经》，只载其"主中风，伤寒头痛，温疟，发表出汗，去邪热气，止咳逆上气，除寒热，破癥坚积聚。"陶氏补充若干内容，功效方面，强调"麻黄疗伤寒，为解肌第一药。"并对其产地、加工及质量提出了要求，谓其"今出青州、彭城、荣阳、中牟者为胜，色青而多沫。蜀中亦有，不好。用之折除节，节止汗故也。先煮一、两沸，去上沫，沫令人烦。其根亦止汗，夏月杂粉用之。"又

[1] 尚志钧. 梁·陶弘景《本草经集注》对本草学的贡献 [J]. 北京中医药大学学报，1999（3）：8-9.

第二章 魏晋南北朝

如黄芪，首先补充其功效及应用有"妇人子脏风邪气，逐五脏间恶血，补丈夫虚损，五劳羸瘦，止渴，腹痛，泄痢，益气，利阴气。"又在注文中记载了药材质量、产地、品种等内容，"第一出陇西叨阳，色黄白，甜美，今亦难得；次用黑水宕昌者，色白，肌肤粗，新者亦甘，温补；又有蚕陵白水者，色理胜蜀中者而冷补。"

再如对药名的阐释，地榆，"叶似榆而长，初生布地"；羊踯躅，"羊误食其叶，踯躅而死，故以为名"；白头翁，"有白茸，状似人白头，故以为名"。对于产地的记录比《本草经》更为具体，先说某药出某地，并记第一出产为何地，其次为何地，如蔄茹条云："今第一出高丽，色黄，初断时汁出凝黑如漆，故云漆头；次出近道，名草蔄茹，色白，皆烧铁烁头令黑以当漆头，非真也。"陶氏重视药材鉴别，对造假掺伪之事深恶痛绝。如琥珀条云"亦有煮鳖鸡子及青鱼枕作者，并非真。"如厚朴条，言其"极厚、肉紫色为好，壳薄而白者不如。"

陶氏特别注重对药物生态学的记录，如首次将术分为苍术和白术两种，并对其植物形态进行详细描述。"术乃有两种：白术，叶大有毛而作桠，根甜而少膏，可作丸散用；赤术，叶细无桠，根小苦而多膏，可作煎用。"自此之后，赤术（苍术）、白术才广泛地存在于各朝医学典籍之中。如羌活与独活，陶氏所述性状特征十分准确，将二者明确区分，谓"羌活形细而多节，软润，气息极猛烈……独活色微白，形虚大"。菊花条曰："菊有两种；一种茎紫，气香而味甘，叶可作羹食者，为真；一种青茎而大，作蒿艾气，味苦不堪食者名苦薏，非真。其华正相似，唯以甘、苦别之尔。"

2. 进一步完善中药学理论

在《本草经》的基础之上，陶弘景进一步完善了中药的药性、毒性及配伍等理论[1]。

（1）修订药性。序录中对《本草经》原文注释道："若冷热乖衷，真假非类，分两违舛，汤丸失度，当差反剧，以至陨命。"在《本草经》原有的"大热、温、微温、平、微寒、寒"六种药性基础上，又细分出"大温""大寒"两性。还根据实际经验修订了《本草经》中某些药物的药性。如丹参条言"时人服多眼赤，故应性热；今云微寒，恐为谬矣"，将其药性由"微寒"勘正为"热"。关于药性的应用，《本草经》仅言"治寒以热药，治热以寒药"，陶弘景提出除按药性寒热外，还要注意药性偏长和病人性别、年龄、情志状态、乡土风俗等。即陶序注云："按药性一物兼主十余病，取其偏长为本，复应观人之虚实、补泻、男女、老少、苦乐荣悴、乡土风俗、并各不同。"

（2）阐释配伍理论。《本草经》最早将中药的配伍关系概括为单行、相须、相

---

[1] 孙鑫，钱会南.《本草经集注》对《神农本草经》中药学理论体系的发展[J]. 环球中医药，2016，9（12）：1484-1486.

使、相畏、相恶、相反、相杀七种情况，并未解释"七情"之内涵。陶弘景从临床实践角度对《本草经》的"七情"理论进行说明，认为相须、相使的含义是"各有所宜，共相宣发"；相畏、相杀是"取其所畏，以相制耳"；相恶、相反是"性理不和，更以成患"。陶弘景不但用形象类比的方法说明了什么是"七情"，并主要针对相恶、相反的配伍进行了实事求是的总结和分析，指出"旧方用药，亦有相恶相反者，服之不乃为忤……虽尔，恐不如不用"，主张以不用相恶、相反为妥。此外，陶氏还将药物畏恶相反的配伍关系集中在一起，此部分通常称作"畏恶七情表"，共计 201 条药例抄出列于序录中。其中，列出相反药物 22 条，著名的配伍禁忌"十八反"便出自此。后世历代本草相继沿用，并有所发展。

（3）厘清药物重量单位。关于药物用法和用量，《本草经》并未提及。陶氏在序例中指出，"古秤唯有铢两而无分名，今则以十黍为一铢，六铢为一分，四分成一两，十六两为一斤。虽有子谷秬黍之制，从来均之已久，正尔依此用之。"陶弘景在铢与两之间增加了"分"，即"六铢为一分，四分成一两"，并认为"古秤唯有铢两而无分名"厘定了重量单位量值。陶弘景提出了"刀圭""方寸匕""梧子""钱五匕""撮""勺""合""药升"等量药器具。又确定了度量衡的折算，"凡散药有云刀圭者，十分方寸匕之一，准如梧子大也。方寸匕者，作匕正方一寸，抄散取不落为度。钱五匕者，今五铢钱边五字者以抄之，亦令不落为度。一撮者，四刀圭也。十撮为一勺，十勺为一合。以药升分之者，谓药有虚实轻重，不得用斤两，则以升平之。药升合方寸作，上径一寸，下径六分，深八分。内散勿案抑，正尔微动令平调耳。而今人分药，多不复用此。"并对部分以容量为单位计重的药物提出具体的重量，其曰："凡方云半夏一升者，洗毕，秤五两为正。云某子一升者，其子各有虚实轻重，不可通以秤准。皆取平升为正。椒一升，三两为正。吴茱萸一升，五两为正。菟丝子一升，九两为正。菴䕡子一升，四两为正。蛇床子一升，三两半为正。地肤子一升，四两为正。此其不同也。"《本草经集注》是记载古代中药剂量及当时社会度量衡状况的重要资料，对于研究古代药物剂量、经方药物剂量与当时社会度量衡状况具有十分重要的意义[1]。

（4）创立"诸病通用药"。以病名立条，下列诸多疾病的治疗药物。原书朱书《神农本草经》所载药物，墨书《名医别录》所载药物，并以"朱点为热，墨点为冷，无点是平"的形式标明药性，是本草中较为贴近临床应用的内容。原篇无标题，列在"合药分剂料治法"篇后，日本学者渡边幸三研究《本草经集注》残卷时，给此篇加上标题："诸病通用药"。在继承《本草经》"大病之主"病证与药

[1] 程磐基，叶进.《本草经集注》药物剂量探讨 [J]. 中医杂志，2012，53（9）：725-728.

物相结合的思想基础上，进一步细化了病证名称，将其原有的 42 个病证增至 83 个，并以病证为纲，总结典型药物列于其所主病证之下，从而"以本性为根宗，然后配合诸证，以命药耳"。这种依据"抄病源所主药名"的方法，使医者临床用药时"便可于此处疗"，从而"按病索药"。"诸病通用药"为唐代《新修本草》、宋代《证类本草》、明代《本草纲目》所沿用。

除此之外，《本草经集注》序例中还有诸药采制、合药分剂料治法、诸病主治例、解百药毒例、服药食忌例、药不宜入汤酒例、七情畏恶例、药对岁物药品例等内容。如在服药食忌例中，陶弘景首次明确阐释服药食忌理论，将十多条服药食忌的示例整理列于序例中。如"药不宜入汤酒"，此项列出不宜入汤酒的植物、动物及矿物类药物共计 94 种。

3. 初步形成炮制理论

陶弘景在序录中设立"合药分剂料治法"，首次将当时的炮制方法进行了总结，增补了许多修治、炮制技术，并举例论述了每种方法的作用。该法则主要涉及以下炮制方法：①净制，如杏仁去皮、麦门冬去心、石韦去毛、枳实去瓤，椒去实，辛夷去毛及心，鬼箭削取羽皮等；②切制，如将"㕮咀"改为"细切"、"剉、薄切、镑、捣等方法；③炙，如"诸虫先微炙""凡丸散用阿胶，皆先炙，使通体沸起，燥，乃可捣"。如关于树皮类中药"去皮"的讨论，陶氏在序录中指出："凡用桂心、厚朴、杜仲、秦皮、木兰之辈，皆削去上虚软甲错处，取里有味者秤之。"可见其所去之"皮"，又称之为"粗皮""上皮""皮上甲错"等，即刮除外表之栓皮，以保证用药的洁净和称量的准确。该法则还介绍了炮制所用的酒、醋、蜜等辅料，曝干、烘干等干燥工艺。更具有研究价值的是，陶弘景在各论药物的注释中，增添了大量翔实的炮制方法，十分具体且具有针对性。如厚朴条："用之削去上甲错皮"，附子条："热灰微炮令坼勿过焦"，干地黄条："干者黏湿，作丸散用，须烈日曝之"，菟丝子条："其实，先须酒渍之一宿"。"合药分剂料治法"是医药文献中首次对中药炮制技术的原则和规律进行总结归纳，标志着全面而系统的中药炮制理论初步形成，丰富了中药理论体系，对保障药效、用药安全、便于制剂和调剂都有十分重要的意义。

4. 重视实践，纠正前代谬误

陶弘景治学态度认真严谨，在研究学问上实事求是，能根据实际观察，指出前人谬误。如澄清了关于古代对蠮螉和螟蛉的认识错误，《诗经》云"螟蛉有子，蜾蠃负之"，注曰"言细腰物无雌，皆取青虫，教祝便变成己子"。经过观察，陶氏发现螟蛉幼虫并非用来变蠃的，而是蜾蠃衔来放在巢里作为幼虫的食物，因此在蠮螉条下记录此事，言"斯为谬矣"。又纠正了数条药物品种问题，如菖蒲，"东间溪侧又有名溪荪者，根形气色极似石上菖蒲，而叶正如蒲，无脊。俗人多呼此为石上菖蒲者，谬矣"。丹砂，陶云："化为汞及名真朱者，即是今朱砂也。俗医皆别取武都、仇池雄黄夹雌黄者，名为丹砂。方家亦往往俱用，此为谬矣。"他还对部分药物功效提出质疑，如矾石，《本草经》记载能"坚骨齿"，而陶氏说："以疗齿痛，多即坏齿，是伤骨之证，而云坚骨齿，诚为疑也"。陶弘景通过注释的方式，纠正前人的错误，这在当时是非常难能可贵的。

5. 融入炼丹术，保存古代科技史料

陶弘景作为道教上清派的实际创始人，对服饵炼丹非常重视。史载，陶弘景从梁天监四年（505年）开始，进行了长达20年的炼丹实践，在梁天监年间（502年—519年）曾献丹于武帝。在获得丰富炼丹经验的基础上，他撰写了《太清诸丹集要》《合丹药诸法式节度》《服饵方》《服云母诸石药消化三十六水法》《炼化杂术》《集金丹黄白方》等炼丹服饵著作。炼丹是希望得到黄金之类的性质稳定、不易朽坏之物，企图通过服食之而长生不朽。在此探索过程中发现了一些性质不稳而比较容易发生变化的物质（如水银和铅粉等），却不能真正认识这些物质在一定条件下所呈现的化学反应，而是以为一种物质在特定条件下变化为另一种物质，象征着它从宇宙生化程序的一个阶段返回了另一个阶段，并以为其经过多次"还炼"之后即可恢复至"道"的状态，而人若服用了这种经过"还炼"的丹药（如"九转还丹"）之后，即可随之恢复至"道"的境界，永存不灭。因此《本草经集注》中记载了不少有关各种化学变化的资料。例如水银条注云："水银，甚能消化金银使成泥。"水银和某些金属能形成汞齐，具有可塑性，即"成泥"。硝石与朴硝是两种形态相似的药物，两者均为白色晶体，易溶于水，难以识别。在硝石条，陶氏曰："先时有人得一种物，其色理与朴硝大同小异，朏朏如握盐雪不冰，强烧之，紫青烟起，仍成灰，不停沸如朴硝，云是真硝石也。"硝石含有硝酸钾，强热后分解，放出氧，钾元素显示紫色火焰，因此"紫青烟起"。而朴硝主要成分为硫酸钠，无此反应，此为焰色反应的最早记载。据西方化学史记载，德国的化学家马格拉夫（1709年—1782年）首次发现"焰色反应"，而陶弘景发现硝石（硝酸钾）存在"焰色反应"比马格拉夫早了1 200多年。黄丹为"熬铅而作"，胡粉为"化铅所作"。黄丹即四氧化三铅，胡粉为碱式碳酸铅，这里指出铅及其化合物能相互转换。又如矾石，"其黄黑者名鸡屎矾，不入药，惟堪镀作以合熟铜，投苦酒中，涂铁皆作铜色。外虽铜色，内质不变。"鸡屎矾可能是碱式碳酸铜，苦酒是酒作酸后变成的醋酸，能加快铁对铜盐的置换反应 [1]。这些记载，都是宝贵的化学史料。

---

[1] 唐慎微撰.中医古籍名家点评丛书——证类本草 [M].王家葵，蒋淼点校.北京：中国医药科技出版社，2021.

6. 道家用药，与医有别

陶弘景在《本草经集注》序录中说道："道经仙方，服食断谷，延年却老，乃至飞丹转石之奇，云腾羽化之妙，莫不以药道为先。"仙道与医道的异同在于"用药之理，又一同《本草》，但制御之途，小异世法。"陶弘景原为道家兼综医术，其医为道家医，因此，《本草经集注》记录了"仙经道术所须"之药物。仙经一般包括服食与炼丹两类内容。《本草经集注》中共载录矿物药 96 种，其中玉石部 70 种，如玉屑、芒消、青石脂、赤石脂、黄石脂、白石脂、黑石脂、金屑、银屑等[1]。《本草经集注》在多条药物的注解中引"仙经"内容，或与医家比较，或补医家之不足。如丹砂"轻身神仙""仙经亦用"。云母，"按仙经云母乃有八种：向日视之，色青白多黑者，名云母；色黄白多青，名云英；色青黄多赤，名云珠；如冰露，乍黄、乍白，名云砂；黄白晶晶，名云液；皎然纯白明澈，名磷石。此六种并好服，而各有时月。其黯黯纯黑、有文斑斑如铁者，名云胆；色杂黑而强肥者，名地涿。"玉屑，"仙经服穀玉，有捣如米粒，乃以苦酒辈，消令如泥，亦有合为浆者。"黄精，"俗方无用此，而为仙经所贵"。术，"仙经云：亦能除恶气，弭灾疹。丸散煎饵并有法。"菟丝子，"仙经、俗方并以为补药"。泽泻，"仙经服食断谷皆用之。亦云身轻，能步行水上。"陶弘景不仅主张服食真正的金屑和银屑以达到长生的目的，而且也很重视服食药金、药银。《本草经集注》中有以雄黄点铜为砷黄铜的记载：雄黄"炼服之法皆在仙经中，以铜为金亦出黄白术中。"又有空青"又以合丹，成则化铅为金矣"，曾青"化金之法，事同空青"，石硫黄"仙经颇用之，所化奇物并是黄白术及合丹法"，礜石"丹方及黄白术多用之"，磁石"仙经丹方，黄白术中多用之"，雌黄"仙经无单服法，惟以合丹砂，雄黄共飞炼为丹尔。金精是雌黄，铜精是空青，而服空青反胜于雌黄，其义难了"。陶弘景认为雌黄可以与丹砂、雄黄一起飞炼为丹来服饵。此外，"雌黄"是金精，也可以直接服饵。陶弘景深入研究过水法炼丹问题，撰写成《服云母诸石消化三十六水法》[2]。

总之，陶弘景撰著《本草经集注》一书，对梁代以前尤其是对《本草经》《名医别录》等本草传抄本进行了一次全面、系统的整理，并以注解的形式阐述了作者的意见，体现了本草著作的继承性和延续性，在本草学历史上起着承前启后的作用。由于陶弘景所处时代的历史背景及受道家思想的限制，故书中录有"方

---

[1] 孙鑫，钱会南.《本草经集注》对《神农本草经》中药学理论体系的发展[J]. 环球中医药，2016，9（12）：1484-1486.

[2] 郑金生，杨梅香，白华. 陶弘景对道家、医家用药的区分[J]. 现代中药研究与实践，2005（19）：8-9.

士""神仙"之言，讲究服食、辟谷，但仍是瑕不掩瑜，《本草经集注》在我国本草史上占有极其重要的地位。

三、《雷公炮炙论》

【概述】

一般认为作者是南北朝刘宋时人雷敩。雷氏生平里居未详，其名最早见于《隋书·经籍志》。赵燏黄先生曾作"雷敩传略"云："雷敩生于南朝刘宋时代，又称雷公，但非黄帝时的雷公。苏颂说雷敩是隋人，恐有疑问。因为当时有胡洽其人者和雷敩同是道家者流，鐕攻煅炼金石草木等药品以备服用，达到长生不老的目的。胡洽即胡道洽，因避齐帝萧道成讳故减去道字。可证敩与洽同为南北朝时代人。"敩在宋武帝、宋文帝时（420年—453年）称他"内究守国安正公"，这是当时的官名。按赵希弁说："雷公炮炙论，雷敩撰，胡洽重定，述百药性味炮熬煮炙之方，其论多本乾宁晏先生。"李时珍也说"雷公炮炙论，药凡三百种为上中下三卷。其性味炮炙熬煮修事之法多古奥，文亦古质，别是一家，多本乾事晏先生。其首序论物理亦甚玄幽……乾宁晏先生名晏封著制伏草石论六卷。盖丹石家书云。"后世本草关于炮制制剂一项都依据他流传下来的法则演变而成今日的丸散膏丹酒的剂型，所以我们公认雷敩为发明制剂法的始祖。他的著作就是《雷公炮炙论》三卷。

但关于该书作者及著作年代历来争论很大，至今仍是悬案。尚志钧先生1961年曾撰文考证[1]，以敦煌出土《五脏论》"雷公妙典，咸述炮炙之宜"为依据，结合宋代晁公武《郡斋读书志》著录，认为该书是初成于南北朝刘宋。但尚先生又于1982年撰文[2]认为：雷公同名异人很多。《素问》《灵枢》均记有黄帝与雷公论医学，汉代张仲景《伤寒杂病论》序例云："上古有神农黄帝……雷公"，晋皇甫谧《甲乙经》序例云："上古神农始尝草木而知百药，黄帝咨访岐伯……雷公受业传之于后"。梁陶弘景《本草经集注》序例云："药性所主，当以识识相因。至于桐雷，乃著在于编简。"《隋书·经籍志》载有雷公集注《神农本草》四卷。这些雷公与《雷公炮炙论》的雷公都是同名异人。《雷公炮炙论》所称的雷公一般认为是雷敩。雷敩生卒年不详，《雷公炮炙论》何时著述争论很大。关于《雷公炮炙论》成

[1] 尚志钧. 雷公炮炙论著作年代新探 [J]. 哈尔滨中医，1961（5）：54.

[2] 尚志钧.《雷公炮炙论》成书年代的讨论 [J]. 中成药研究，1982（4）：47-48.

书时间有四说：一说成于刘宋，二说成于隋，三说成于五代后梁，四说成于赵宋。宋代苏颂是当时有名的大学者，苏颂说雷敩是隋人当可遵信。尚氏倾向于苏颂的说法，认为雷敩是隋代人，其书亦当成于隋。总之此书非成于一时一人之手。最初创于雷敩，后人多有增删修饰，正如苏颂《本草图经》滑石条云："又按《雷敩炮炙方》……然雷敩，虽名隋人，观其书乃有言唐以后药名者，或是后人增损之欤。"也有学者认为是隋末唐初之辅宋雷敩撰，唐末五代之胡洽重定 [1]。

原书早佚，其内容散见于《证类本草》《雷公炮炙药性赋解》《本草纲目》等书中。1932 年张骥根据上述各书重予补辑，得药 180 余种，分原叙及上、中、下三卷予以论述，并加入其他古本草书中有关炮制经验，末有附卷，另记 70 余种药物的炮制方法。现存 1932 年成都益生堂刻本，1949 年后有排印本 [2]。张骥所辑《雷公炮炙论》为此书最早辑佚本，收录佚文 180 余条。此外尚有其他辑本。现代中医文献学家尚志钧所辑校的《雷公炮炙论》，共计收载原书药物 288 种，校注详尽，书后附研究论文数篇，代表了当代《雷公炮炙论》辑佚、研究的最高水平 [3]。本篇即以此为蓝本。

【钩玄】

《雷公炮炙论》序例云"直录炮熬煮炙，列药制方分，为上中下三卷，有三百件"（见《证类本草》卷一序例上）。据此可知本书是论炮、熬、煮、炙等制药方法的。原书已佚，部分内容散存于《证类本草》。全书以炮制为主，与一般本草以治疗功用为主不同。书中所述多系实验数据和操作程序的记录，所以尚志钧先生称该书是我国早期一部极具价值的炮制实验记录文献。据其所辑《雷公炮炙论》主要内容如下。

1. 有关药料洁净和挑选等操作

（1）挑拣：如去杂质，如蝉花去甲上土，吴茱萸去叶核及杂物，当归先去尘并头尖硬处一分已来。如去其非药用部分，植物药有去根、须、芦头、茎、节、挺、蒂、叶、皮、膜、子、核、心、瓤等。去根，如蜀漆、茵陈蒿、营实、白花苣、香薷、蛇含等；去须，如白薇、白前、芦根、栀子等；去头，如桔梗、藜芦、女萎；去茎，如甘遂、刘寄奴等，去节。如苏木、麻黄（"去节并沫，若不尽服之令人闷"）；去挺，如荜茇；去蒂，如豆蔻、丁香、旋覆花等；去叶，如马兜铃、

[1] 张世臣，关怀.《雷公炮炙论》成书年代新探 [J]. 中国中药杂志，2000（3）：179-183.

[2] 吴枫. 简明中国古籍辞典 [M]. 长春：吉林文史出版社，1987：883.

[3] 雷敩. 雷公炮炙论 [M]. 尚志钧辑校. 合肥：安徽科技出版社，1991：10.

淫羊藿等；去皮，如桃仁、郁李仁、蓖麻子等，百部"去心皮"，辛夷、厚朴、桦树皮、橡实、石决明"去粗皮"，杏仁、蕤核、酸枣去皮及尖，黄芪、荜澄茄去"皱皮"；去膜，如橘柚"去白膜"，蔓荆子去蒂下白膜，马兜铃"去隔膜"，栝蒌去壳皮革膜；去子，如槐实"去单子"；去核，如山茱萸"去内核"、楝实去核、桑螵蛸"去核子"；去心，如苍耳、枸杞子"去心"；去瓤，如枳壳"去瓤"。再如动物药去其非药用部分，伏翼、虾蟆"去爪肠"，蜘蛛去头足，蛇"去胆并上皮"。

（2）刷：刷去药物表面尘土。如肉苁蓉。

（3）刮：用金属工具除去药物表面非药用部分。如荜茇"以刀刮去皮粟子令净方用，免伤人肺，令人上气"，商陆、白杨、白蘘荷用"铜刀刮去上粗皮"，骨碎补"去上黄毛"。

（4）削：用刀除去药物表面非药用部分。如杜仲"削去粗皮"，木瓜"削去硬皮"，白芷"削去上皮"。

（5）揩、拭：是以粗布擦去药物表面的非药物部分。如络石藤"用粗布揩去叶上茎蔓上毛"，枳壳"拭去焦黑"。

2. 有关药物破碎及研粉等操作

（1）劈：用手或刀把质软的整块药物分成小块。如附子、牛黄、麝香"劈破"，杏仁、蕤核"劈作两片"，牡丹皮"铜刀劈破"，黄芪"手劈令细"。

（2）剥：将质软整块的药物剥开。如牛黄"剥之"。

（3）刮：用金属工具把质松易碎的药物刮成粉。如滑石"用刀刮之"。

（4）切：用刀将药物切成段或切成小块或切碎。如仙茅"铜刀切"，商陆、续断、皂荚要"细切"。

（5）剉：原是对质地坚硬的药物用金属锉锉成细粉，但对一些软的药物就不好锉了。要把质软的药物弄成细碎，只有把药物放在木砧上用刀细剁也会细碎的。古人称此法为剉。

（6）搥：用铜锤猛击药物使之破碎。如槐实"用铜锤搥之"，磁石、皂荚"搥令细"。

（7）舂：系用木或石制的臼和杵以粉碎药物为舂。如牵牛子"临用舂去黑皮"，蒺藜子"木臼中舂令皮上刺尽"。

（8）捣：系用石、铁或铜制的臼和捣杵用以捣碎或去皮。如苏木、莎草"于石臼中捣"，丹砂"碎捣之"，犀角、白垩、密陀僧、茯苓、海蛤、琥珀、栝蒌、真珠"于臼中捣令细"，雄黄、枳壳、恶实、虎骨、芦荟等"捣如粉"，鹿茸"捣作末"，桔梗"捣作膏"。

（9）捣筛：如栀子、茛菪、白僵蚕、皂荚、雌黄"于臼中捣筛"。

（10）碾：系用石制成碾槽及碾轮来回滚动以挤压粉碎药物。如胡椒、蛴螬"于石槽中碾碎成粉"于石中碾碎成粉，阿胶、蝉花"碾细用之"。

（11）研：将药物放在研钵内用研杵旋转研磨，使药粉碎成极细的粉末。如芒硝"入乳钵中研如粉用"、磁石"入乳钵中研细如尘"，又云犀角"研万匝……免刮人肠也。"其他如石决明、龙骨、石钟乳、砒霜、丹砂、郁李仁、胡葱"研如膏"，钩吻"研绞取自然汁"等。

（12）磨：如蓬莪术"于砂盆中用醋磨令尽"。

（13）飞：系将药料与水（或药汁）共细研搅拌，将含有药粉的水倾出静放使其沉淀，分出干燥，制成极细粉末为度。如石钟乳、雄黄"水飞澄去黑者"，生甘草"水飞"，伏龙肝"以滑石水飞"，白垩"盐汤飞"等。

3. 有关淘洗及干燥等操作

（1）淘洗操作：淘，用水清洗颗粒的药物，如牵牛子"入水中淘"。其他有桑螵蛸、丹砂、滑石、紫菀等"淘令净"。洗，用清水或药水除去药物表面附着的泥土或其他不洁之物。如仙茅"用清水洗"。吴茱萸"用盐水洗"，枇杷叶、石硫黄"以甘草汤洗、雄黄醋洗"。浴，是用温热药水洗。如龙骨"先以香草煎汤浴过两度"。

（2）干燥操作：如拭干，即用干粗布擦去药物表面的水湿。如丹砂、石钟乳、雄黄、砒霜、石决明"拭干"。阴干，系将药物放在室内通风处任其自然干燥。如郁李仁、苏木、莎草、续断、桑寄生、五加皮、蛴螬、虾蟆、白花蛇、茵陈蒿"阴干用"。悬令风干，系将药物悬挂在屋檐下任其风吹干燥。如百部"于檐下悬令风吹干"。其他有瓜蒂、白杨、马兜铃、蝉花、椿木、泽兰等。晒干，将药物放在日光下暴晒称为晒干或称曝干。如吴茱萸、海藻、常山、秦艽"日干"，云母、滑石、石钟乳、前胡、白芷、芍药、麻黄、大黄、狗脊"晒干"，香薷、仙茅、刘寄奴、商陆"曝干"。焙干，系将药物以火烘焙使干。如紫菀、王不留行"火上焙干"。还有黄连、鹿茸等。炙令干，系将药物放在火旁炙烤令干。如鳖甲、矾石"火畔炙之令干"，蓬莪术"醋磨……火畔吸令干"。蒸干，系将药物放在容器内置水浴锅上加热使干。如药酱用生姜汁蒸干。

4. 有关药物炮制操作

（1）浸：系将药物加清水或其他液体（如酒、醋、米泔、童便等）浸泡，使其柔润便于切制，兼有减低毒性、改变药性的作用。如酒浸，雷公云"当归、补骨脂、密蒙花、常山、百部，酒浸一宿"。苦酒浸，苦酒即是醋。《雷公》曰："白花蛇苦酒浸"。水浸，褚实"用水浸醋三日"，王不留行、石榴、黄连、桑螵蛸"用浆水浸"等。甘草水浸，如款冬"甘草水浸"，枸杞子"熟甘草汤浸一宿"等。汤浸，雷公曰：郁李仁"先汤浸"后蜜浸一宿，苦杏仁"沸汤浸少时去皮膜"。米泔浸，如射干，蚯蚓"米泔水浸一宿"，还有白僵蚕、白薇等。蜜浸，紫菀蜜浸一夜""，其他有五味子、黄柏等。牛乳浸，《雷公》曰：槐实"用乌牛乳浸"，莨菪"黄牛乳浸"。生羊血浸，如虎睛生羊血浸。猪脂浸，《雷公》曰：阿胶"猪脂内浸一宿"。童溺浸，《雷公》曰：草蒿"七岁儿童七个溺浸七日七夜"。药汁浸，如蛇床子"以浓蓝汁并百部草根自然汁二味同浸三伏时"，辛夷"芭蕉水浸一宿"，仙茅"乌豆水浸"。

（2）蒸：将药材置木或竹制的蒸笼内于开水锅上加热蒸之。蒸法有单蒸、酒拌蒸、浆水蒸、腊水蒸、蜜蒸、生羊血蒸、加辅料蒸。单蒸：海藻、诃梨勒"蒸一伏时"，白杨、蒲黄、酸枣、王不留行、黄芪"蒸半日"。酒拌蒸：如恶实"酒拌蒸"，还有柏实"酒拌蒸一伏时"。浆水蒸：营实"用浆水拌令湿，蒸一宿"，大黄"酒脂水蒸从未至亥"。蜜蒸：徐长卿"拌少蜜令遍，用瓷器盛，蒸三伏时"，还有密蒙花"拌蜜令润蒸"。生羊血蒸：白马茎"生羊血拌蒸半日"。加辅料蒸：莽草、甘草、水蓼"同蒸"，漏芦"拌生甘草相对蒸，从巳至申"，还有败酱"入甘草叶相拌对蒸"，白芷以黄精蒸一伏时，防己"剉车前草根相对同蒸半日"，女萎"拌豆淋酒蒸"，蒟酱"用生姜自然汁拌之，蒸一日了出，日干"。

（3）煮：将药材与清水或液体辅料（如酒、醋、药汁等）同煮。水煮：蕤核"水煮一伏时"，辛夷、蝉花、楝实、真珠"用浆水煮"，还有石钟乳"五香水煮"，乌贼鱼骨血卤水煮。酒煮：鹿茸"以无灰酒煮，其胶阴干"。白花蛇"一切蛇……干湿须酒煮过用"。醋煮：如莨菪"头醋一镒煮尽醋为度"。加辅料煮：蓖麻子"盐汤煮半日"，巴豆"以麻油并酒等煮"，水银"以紫背天葵并夜交藤自然汁二味同煮一伏时，其毒自退。"

（4）煎：原含有熬的意思，凡有汁加热使干渭之煎。后来把药材加水缓煮亦称煎，如栝蒌"作煎，搅取汁，冷饮佳"，荫翘"用作煎……接取自然汁，缓缓于锅子中煎如稀饧"，云母"以天池水煎"，鳖甲"与头醋下火煎"。

（5）炼：是煎炼。石蜜"炼蜜一斤只得十二两半"，熊脂"炼过就器中安生椒……炼了去脂革并椒入瓶中"。

（6）炒：将药材置锅中加热并不停地翻搅。贝母"拌糯米于碴上同炒，待米黄熟然后去米"。另外还记有药材与液体辅料共炒，如淫羊藿羊脂炒，卫矛"酥缓炒"，今日则称为炙。

（7）熬：即干煎。《方言》曰："熬，火干也"，实同炒相似。蚯蚓山茱萸熬，桑螵蛸"于瓷锅中熬令干"，甘遂"熬令脆用之"，蒺藜子"缓火熬焦熟"。

（8）炙：是用火直接烤炙。单纯炙：阿胶"于柳木火上炙，待泡了"，腽肭脐"温微火上炙令香"，蛇蜕、伏翼"炙令干"。加辅料炙：黄蘗"蜜涂文武火炙"，鹿茸"以好羊脂拌天灵盖末涂于鹿茸上，慢火炙之令内外黄脆"。

（9）焙：意同烘，用微火缓缓地烘焙。如石钟乳、天麻"缓火焙之"，蒲黄

"隔三重纸焙令色黄"，葶苈子"以糯米相合焙"。

（10）炮：将药物置塘灰中烧至爆裂为度。贝母"柳木灰中炮令黄"，附子"炮令皱"，肉豆蔻"以糯米作粉，使热汤搜裹豆蔻于熄灰中炮，待米团子焦黄熟"。

（11）煅：用高温处理药物的方法。直火煅：是将药材直接放在火上烧至通红。真牡蛎火煅"入火中烧令通赤"，石灰"下火煅，令腥秽气出"。闷火煅：将药材置密闭器中煅之，一般多用于植物或部分动物药。头发"入瓶子以火煅之，令通赤"，矾石、消石"瓷瓶盛于火中煅令内外通赤"。

本书对于药物炮制改变药性、炮制时注意事项、炮制时药料的选择等，都有论述。炮制改变药性如白垩"水飞过白垩，免结涩入肠"，半夏"上有鄚涎，若洗不净令人气逆，肝气怒满"等。炮制时注意事项如桂勿令犯风，茵陈蒿"勿令犯火"，犀角"修治一切角大忌盐"，木瓜"勿令犯铁"，玄参"勿令犯铜"。炮制时对药料的选择如芦根"用逆水芦根"，头发"要用男子年可廿已来，无疾患，颜貌红白，于顶心剪切者发是。"

根据上述资料来看《雷公炮炙论》有下列几个特点：

本书专论制药，是我国最早的炮制专著。像陶弘景对炮制虽有系统的总结，但未成专著。本书总结了古代炮制的经验，后世炮制书常以"雷公"或"炮炙"来命名。直到现在制药业中仍尊雷公为炮制的始祖。

本书保存了古代很多炮制史料，是研究我国中药炮制重要的参考资料，同时也反映了中药炮制的概念是在衍变的。

研究本书可揭示后人托古之风。有些制药方法并非出于雷公，但著书者硬挂雷公之名。明代李中梓《雷公炮制药性解》所引雷敩《雷公炮炙论》资料很少，亦署名雷公。又如明代缪希雍《炮炙大法》开头即有按雷公炮炙法有十七种：炮、烻、炙、煿、煨、炒、煅、炼、制、度、飞、伏、镑、摋、晒、曝、露。其中烻、煿、煨、度、伏、镑、摋、露等法皆不见于《雷公炮炙论》条文中。例如煨法，在宋代才提到用面裹肉豆蔻煨，但《雷公炮炙论》中对肉豆蔻称"以糯米作粉，使热汤搜裹豆蔻于熄灰中炮，待米团子焦黄熟"，此法称为"炮"，可见煨、烻、煿……等法不一定都是雷公创造的。但是著书人找不出创造者是谁，即统统托名雷公创造，称为雷公十七法。

本书是一部极有价值的实验记录文献，对于疑似药物的鉴别和制药时所用辅料的数据，都是宝贵的记录。例如自然铜"若修事五两，以醋两镒为度"，紫草"每修事紫草一斤，用蜡三两"。对于疑似药鉴别有：石膏"凡使勿用方解石，方解石虽白不透明，其性燥"，菟丝子"勿用天碧草子，其样真相似，只是天碧草子味酸涩并粘，不入药用。"

由于受历史条件的限制，书中也有些迷信东西。如龙骨"妇人采得者不用"，"夫修事朱砂，先于一静室内焚香斋沐，然后取砂，以香水溶过，拭干，碎捣之。"类似此例尚多，不宜遵信。

第三章
隋唐五代时期

（581 年—960 年）

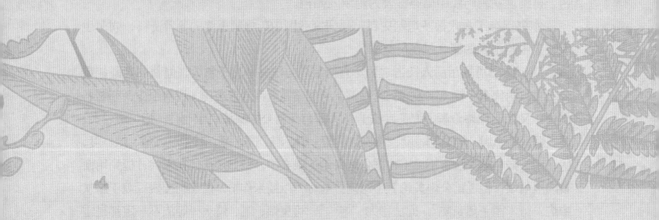

581 年，杨坚建立了隋朝，取代了北周政权，结束了南北朝百余年的对峙争斗局面，定都长安（今陕西西安），自立为文帝。隋朝恢复了国家的统一，加强了南北经济联系，增进了各民族的融合与文化交流。隋朝初期发布了一系列改良政策，一定程度上缓解了社会阶级矛盾，人民生活安定，社会经济得到了较快地恢复和发展。同时也促进了科学文化与医药的进步，巢元方的《诸病源候论》就是这一时期突出的代表。隋朝一大批医药学家的生活时间都是跨朝代的，尤其是著名医药学家孙思邈，历经南北朝、隋朝和唐朝三个阶段，其医药学成就自然也包含隋朝的结晶。604 年，隋炀帝杨广继位后，横征暴敛，骄奢淫逸，强征民工修筑运河，营建东都洛阳，频繁发动战争征讨高句丽和吐谷浑等地，多地农民不堪暴政欺压而纷纷起义，地方势力也随之反叛参与讨伐暴君，杨广死于兵变，致使隋朝只维持了短短的 37 年就覆灭了。

617 年，隋朝太原留守李渊领兵反隋，建立唐朝，号称高祖，于 628 年再次统一全国。唐朝初期的统治者亲历了隋朝灭亡，感受到了官逼民反的势不可当，从中认识到统治者和民众"舟与水"的辩证关系，以及保障农民生存权利对于维持封建统治的重要性。

为了缓和阶级矛盾、稳定社会、恢复生产、发展经济。唐太宗确定并实施了一系列安抚百姓、重视人才、强化政治的措施。如调整赋税，缓和了社会阶级矛盾；鼓励群臣建言献策，且唐太宗能兼听纳谏、知人善任，凝聚了人心等。这些措施颇有实效，因而出现了"贞观之治"的局面。唐朝在统治管理方面，中央设立三省六部二十四司，注重官员的监督、考察和弹劾，地方州官"刺史"，每年要巡查各县，考核政绩，并举荐人才。在经济方面，实行"均田制"和"租庸调制"，农民得到了可以出卖的"永业田"，也可以用"绢"作为"庸"，代替服役，有利于农民从事农业生产。文化方面，在隋朝基础上进一步完善科举制度，并出于为统治阶级服务的目的统一思想，着手协调儒、佛、道之间的关系。隋朝试图以儒教为主，包容释、道二教。唐朝初期以道、儒、佛为序，排列三教的地位，但到武则天时期则主张尊佛抑道。这些举措，均促进了社会的进步。盛唐时期（史学上将唐高宗到唐宪宗的 650 年至 755 年，称为"盛唐"），吏政的进步，使生产发展、经济繁荣、国势日强、边疆稳定，可谓国泰民安。随着海陆交通开拓，中外文化交流和经济贸易来往增多，国都长安是当时世界上最大的都市，国外使者、来客络绎不绝，商贾云集，长安成为世界科学技术文化交流的重要中心。

唐朝同时也加强了与少数民族间的文化联系，如贞观十五年（641 年），唐太宗与吐蕃联姻，将宗室女文成公主出嫁给吐蕃第三十二世赞普——松赞干布，文成公主带去了许多手工艺器皿、药物、丝绸、谷种、工匠及书籍等。唐景云元年（710 年），唐中宗再次应允请求，将养女金城公主出嫁给吐蕃赞普——弃隶缩赞，也带去了大批医药书籍。她们均为汉藏间的文化交流作出了重要贡献，医药学家在藏族传统医药学基础上，吸收中医药学等外来医药学的知识，在8世纪，被誉为藏医药百科全书的巨著《四部医典》问世，《四部医典》极大地丰富了中国的医药学宝库。由于边远地区与内地的关系密切，边疆各民族的特产药物也不断进入中原地区，保证了临床用药的可持续性。

唐朝经历了唐太宗的"贞观之治"、唐高宗的"永徽之治"，到唐玄宗的"开元盛世"达到了鼎盛时期。但封建社会有其不可避免的历史局限，随着经济发展，土地兼并日趋严重，"均田制"遭到破坏，大量农民失去土地沦为流民，统治者和人民的矛盾激化，统治集团挥霍腐化，高层内部、中央与地方割据势力之间的矛盾日益恶化，加之民族矛盾突出，从西晋"五胡乱华"开始，大量"胡人"进入中原，并建立与汉人政权对立的政权，当时河北就是汉人、契丹人、奚人、突厥人等杂居，陈寅恪先生《唐代政治史述论稿》称之为"河北胡化"。终于在唐玄宗末年至唐代宗初年（755年—763年），爆发了"安史之乱"，这场为了争夺统治权的战争，成为唐朝由盛而衰的转折点。战争的浩劫导致社会混乱，藩镇割据，经济重心南移，边疆失去稳定。907年至960年间，中原地区相继出现后梁、后唐、后晋、后汉、后周五个朝代；同一时期，在南方出现了南吴、南唐、前蜀、后蜀、吴越、闽国、南楚、南汉、南平等九个割据政权，北方出现一个为北汉，史书称为"五代十国"时期。此时期地域割据分裂、政权频繁更迭，但社会对于医药的需求不仅没有缺失，且需求更多，本草学仍有明显进步。

隋唐时期，科学技术也有不少突破，在天文历算、造船、开渠、建筑等方面皆有闻名于世的成就。例如隋朝大业年间，杰出工匠李春监造的"赵州桥"，至今仍被誉为桥梁史上的杰作。唐朝雕版印刷术的发明，为大部头书籍的刊行提供了技术条件。随着思想文化的繁荣，儒家的伦理道德观、道家的养生学及炼丹术、佛教的"医方明"理论等，对当时医药学产生了巨大的影响。如孙思邈的《大医精诚》，深深打上了儒家仁、义、礼、智、信和"中庸"的烙印，其提倡"善养性""消未患"和"食治"的养生主张，尤其是信奉"辟谷""服水"，这又与道家的"道法自然"一脉相承。《旧唐书》提及孙思邈"兼好释典"，其《备急千金要方》称"杀生求生，去生更远"，以及《大医精诚》中"发大慈恻隐之心，誓愿普救含灵之苦"，又明显带有佛家理念。唐代进步的"元气论""天人交相胜"的思想，不但丰富了医学理论，而且指导了医学实践的发展。

与其他科学技术一样，隋唐时期的医药也受到高度重视。隋朝首设"尚药局"，设典御2人，侍御医、直长各4人，医师40人；同时沿置"药藏局"，设药藏郎，下有监、丞各2人，侍药4人。唐朝顺承其建制亦设"尚药局"，置奉御2人（正五品以下），直长4人（正七品上），此外有主药12人、药童30人、司药4人等；"药藏局"设药藏郎 2 人（正六品上）、丞 2 人（正八品上），侍医典药 9 人，药童 18 人等。上述设置虽专司御内供奉而不对外开放，但由此可见上层对医药的重视，特别是医学教育在隋唐时期有了显著发展。隋朝建立了我国最早的医学教育机构——太医署，虽然其本意是为朝廷统治者服务，但是开创了我国官办医学教育的先例。唐朝太医署较隋朝规模更加庞大，设置也更加合理，专业已分为医、药两大门类，并各具一套教学体制。其药学部分虽远小于医学各科，但仍包括有府、史等行政管理人员及主药、药童、药园师、药园生等专业人员。京师还设有药园，约有五十亩土地，每年招收 16～20 岁农家子弟为药园生，管理药园。并且要求药园生必须通晓药物的产地、性状、种类、栽培、采集、贮存、制造及配伍禁忌等专业知识，学成后可充任药园师，药园师的职责为按时种植和采收适合栽培的各种药物。其目的一方面是医药教育的需要，另一方面是为了满足宫廷医疗对某些新鲜药材的需求。

第一节
隋唐五代时期本草学概况

隋唐五代时期本草发展的特征是研究内容的日趋广泛、细致、深入。这一时期的本草学，在总结前人的基础上，开始步入分析研究阶段，这标志着《神农本草经》开创的药性理论研究领域不断拓宽，本草学全面发展的时代已经到来。国家的统一、各民族和中外交流的频繁、入药品种的增多、用药经验的积累为本草学注入了新鲜血液；丰富多彩的文化艺术，启迪了本草著作格式和种类的创新；国家的重视，文化素质较高的文人和士大夫积极参与，促进了本草著作质量的提升。这一时期，除了国家组织全国范围的药物调查，组织众多医药学家对前代本草资料进行收集整理，进而集体编写官修本草外，尚有民间对本草药性、功用、用药禁忌等的探讨，药名音义、异名的考订，临床实用性节要本草，本草药图以及食禁、食忌类，药物收采种植类专题本草的总结等，蔚为大观，为日后宋朝本草的全面发展，铺平了道路。

一、首次药物普查　官修本草诞生

唐朝进行全国药物普查，并开创性地完成我国第一部官修综合性本草，是当时医药行业的客观需要，也是历史发展的必然。其原因是多方面的。

首先，药品来源的混乱现象亟待解决。众所周知，药物使用的基本原则是安全而有效。要达到所用药物安全有效的目的，各种药物的来源必须准确无误。这一用药常识性的基本要求，是医药人员所十分重视的。因此，《神农本草经》序例就强调了药物的"土地所出，真伪陈新"。这区区八个字，包含了中药的道地性、基源的正确性和区分药材的干鲜、贮存久暂的重要性。其中关于强调基源的问题，是由于中药主要来自天然的植物、动物和矿物，入药之初往往在不同的时间或地点口尝身受，并且从不同的角度命名，导致了比较严重的"同物异名"和"同名异物"现象。例如前述麦门冬，在《吴普本草》就收录了 10 余个别名，其中的禹余粮，又与《神农本草经》上品中一种矿物药的正名同名，另外《本草经集注》的土茯苓也有此别名，而张华《博物志》的禹余粮则是《海药本草》的薢实。

魏晋南北朝的长期分裂战乱，加重了药物品种的混乱，医生不得已就地取材，只能选择代用品，临床疗效难以保证。如当归，在该时期就出现了不同来源。陶弘景《本草经集注》在该药项下记载《名医别录》曰："当归生陇西川谷，二月、八月采根，阴干。"陶氏指出："今陇西四阳、黑水当归，多肉，少枝，气香，名马尾当归。西川北部当归，多根枝而细。历阳所出者，色白，而气味薄，不相似，呼为草当归，缺少时亦用之。"其来自陇西"多肉，少枝，气香"者，当为优质正品；来自西川"多根枝而细"者，很可能是异地引种，质量较次的当归；来自历阳"色白，而气味薄"者，将其称为"马尾当归"，为代用品，依据也不充分。稍微严格一点而论，"马尾当归"则属于当时出现的伪品。面对药物来源复杂，品种混乱，陶弘景又在《本草经集注》序例中指出："江东以来，小小杂药，多出近道，气力性理不及本邦，假令荆益不通，则全用历阳当归、钱塘三建，岂得相似，所以疗病不往及人。"

其次，是陶弘景《本草经集注》的局限需要弥补。陶弘景编著该书时，虽精研本草之书，已经尽力"兴言撰辑，勒成一家"，终因个人所为，条件所限，且因地处南北对峙时代，北方及边远地方许多药物无法亲眼见到，难免造成药物遗漏、品种混乱及功效、主治和用法上的表述失误。正如《新修本草》序例所言："时钟鼎峙，闻见阙于殊方；事非金议，诠释拘于独学，至如重建平之防己，弃槐里之半夏。秋采榆仁，冬收云实。谬粱米之黄白，混荆子之牡蔓，异繁蒌于鸡肠，合由跋于鸢尾。防葵、狼毒，妄日同根；钩吻、黄精，引为连类。铅锡莫辨，橙柚不分。凡此比例，盖亦多矣""乃复采杜衡于及己，求忍冬于络石，舍陟厘而取别藤，退飞廉而用马蓟"。不但《本草经集注》本身存在以上舛错，而且在成书以后的一百多年传抄过程中又产生了新的差误。直至唐朝这些遗留问题仍未能得到纠正，致使采药、市药和临床医家用药品种混乱。

再者，南北朝以来，外域及少数民族文化与中原文化的碰撞融合，尤其是隋唐时期统一全国后，经济迅速恢复和发展；盛唐时期中外及中原内地与边疆交通的发达，不但医学中吸收了维医、藏医乃至西域、阿拉伯、印度医学等理论精华，"外来药"也不断传入，为本草学输入了新鲜血液，殊方异域的药物品种及用药经验，需要消化吸收，及时整理介绍，才能为临床所用。

国家的统一，经济技术的进步，统治者的需要和支持为完成本草学的上述任务，提供了可能。唐显庆二年（657年），右监门府长史苏敬（宋朝时因避宋太祖赵匡胤祖父赵敬名讳又称苏恭），向朝廷上书，提出编修本草的建议（见《新修本草》孔志约序："朝议郎右监门府长史骑都尉臣苏敬，摭陶氏之乖违，辨俗用之纰紊，遂表请修定"）。唐朝统治者采纳其建议后，"诏令检校中书令许敬宗，太常寺丞吕才，太史令李淳风，礼部郎中孔志约，尚药奉御许孝崇并诸名医二十二人（孔志约序称 22 人，实际为 23 人），增损旧本，征天下郡县所出药物，并书图之。仍令司空李勣总监定之，并图合成五十四卷。至四年（659 年）正月十七日撰成。"（《唐会要》卷八十二）该书编纂之初，任命皇后之兄的"赵国公"长孙无忌领衔，后又改命"英国公"李勣领衔，实际上这二人均是皇帝委派的行政负责人，具体完成编纂者是一批儒臣和名医。

该书编写启动是由皇帝钦准，班子的人员结构由皇帝任命，领衔者为皇亲国戚，资料由皇帝诏令郡县收集提供，书成之后也由国家颁布刊行，足以说明该书的编纂完全是国家行为。因此，学术界常将《新修本草》定义为"药典"，如《中国医学史》[1] 认为："《新修本草》不仅是我国政府颁行的第一部药典，而且也是世界上最早的药典，它比纽伦堡政府于 1542 年颁布的《纽伦堡药典》（为欧洲最早药典）早 833 年，而英美各国开始颁行药典的年代就更晚了。"有的人认为其仅具有药典雏形，称其为"药典滥觞"。对于"药典"的概念，《辞海》称为："记载药品标准的典籍，一般由政府主持编纂，颁布实施。"[2]

概括地讲，"药典"应当具有以下三个本质属性：一是由国家组织编纂，体现一个国家当时的药学水平；二是规定药品的质量标准，保证药物安全有效；三是属于"法典"范畴，由国家颁布，具有法律约束力，所规定的药品质量标准必须遵照执行。《新修本草》由皇帝诏令编撰和颁行，全国各道州参与，能够代表当时国家的药学水平，已经具有"药典"第一点的全部属性；其中的基源考订、性能功用的规范，具有提供药材质量和药品标准的意图。从宋朝初期的《嘉祐本草》和《本草图经》可以清楚看到，当时的一药多基源现象十分普遍，药物的性能、功效，诸家观点并存，也不鲜见。表明这应该是《新修本草》的延续，其作为标准的实际指导价值有限，至多只能是具有"药典"第二点的极少部分属性。《新修本草》尽管由国家刊印颁行，影响遍及海内，但不具有法律约束力，与"药典"的法典性质尚有本质上的差距。将其称为"药典"虽然有一定道理，为了更具有科学性和准确性，将其改称"官修本草"可能更为允当。

《新修本草》是我国历史上第一部官修本草，是唐朝在本草学发展过程中的一大创举，为后世留下了成功的范例。本书收载的药学理论和药物资料，一方面是对前代文献的全面收集考订，如其序例所说："《本经》虽阙，有验必书，《别录》虽存，无稽必正。"仅陶弘景《本草经集注》一书，就对其中 400 余条重新做了校订。所采用的体例是对《神农本草经》与《名医别录》原文朱、墨分书，唐朝新增

[1] 甄志亚. 中国医学史 [M]. 北京：人民卫生出版社，1991：142.

[2] 《辞海》编辑委员会. 辞海·医药卫生分册 [Z]. 上海：上海辞书出版社，1981：309.

的药物标明"新附"字样，新增的注文一律冠以"谨案"二字，这样处理，对本草文献的源流了解和保存起到了重要作用。另一方面是广泛调查当时新出现的药物和药用经验。由皇帝"普颁天下，营求药物。羽、毛、鳞、介，无远不臻，根、茎、花、实，有名咸萃"（《新修本草》序例）；"征天下郡县所出药物，并书图之"（《唐会要》）。通过《新修本草》的内容研究，其资料来自当时的13道133州。可见这次修订本草，利用国家的权威优势，首次对全国范围药物进行了大普查，取得了丰硕的成果。分布在我国的植物、动物和矿物，数以万计，这次普查仅限于当时的药用品种，全国范围没有出现盲目无序的现象，说明其目的明确、计划缜密。该书在集众家之长、聚全国力量的基础上，发挥集体智慧优势，由苏敬等22人（实际为23人），于659年编纂完成，避免了个人著述的种种不足，在我国药学史上也是一大壮举，在世界上也史无前例。

《新修本草》在国内流传近三百年之久，在宋代《开宝本草》《本草图经》《证类本草》中都贯穿着它的内容。惜该书逐渐失传，至今只从敦煌发现了该书的3种古抄本残卷，幸有尚志钧的《唐·新修本草》和日本学者冈西为人的《重辑新修本草》两种重辑本，使这一重要本草文献复现于世，使今人可重睹唐朝国家第一部官修本草之风范。

唐朝全国性的资源普查加深了人们对于道地药材的重视。"道地药材"之称谓，据称首见于元·汤显祖《牡丹亭·砭药》，其中有"好道地药材"的唱词。"道地"一词，沿用已久，其本意为"代人事先疏通，以留余地"[1]。如《汉书·田延年传》称："霍将军召问延年，欲为道地。"颜师古注解其中的"道地"说："为之开通道路，使有安全之地也。"中药学借用该词汇后，由于"道地药材"一语的广泛使用，"道地"便成为"真实""真资格""正宗"等词的近义词。

"道地药材"一词形成的过程有待考证，但一般认为与唐政府编《新修本草》时，命各"道"（唐初的行政区划将全国分为十个道，开元年间又因山河之势，增为十五道）普查上报药物有关。此后，习惯上将那些具有明显地域性，因其生长环境适宜，品种优良，栽种（或养殖）加工合理，质量优于其他产地的药材，叫作"道地药材"，即真资格的优质药材。时下或将其称为"地道药材"，则有失规范。

道地药材所产之地，相应叫作"道地产区"。对于药材的产地，历代医药家有很多论述。唐·孙思邈《备急千金要方》谓："古之医者……用药必依土地，所以治十得九。"说明只有采用道地药材，才能取得良好的医疗效果。明·刘文泰《本草品汇精要》在论述药物产地时最早专设"道地"一项，说明早在明代，对药材

[1]《辞海》编辑委员会. 辞海·语词分册 [Z]. 上海：上海辞书出版社，1979：1124.

的道地产区就有明确记载。陈嘉谟《本草蒙筌》亦谓:"地产南北相殊,药力大小悬隔。"现代中药研究成果也证实古人上述认识的正确性。据报道,各地中药青蒿(黄花蒿)药材中青蒿素含量高低不等,生长在北方的青蒿,其青蒿素含量远较生长在南方四川、广东等地的偏低。

因此,中药材的质量与产地的生态条件有密切关系,只有在特定的地区才能生产某些优质药材。一般而言,道地药材往往在药名前冠以地名,以示其道地产区。如四川的川黄连、川芎、川附子、川贝母;河南的怀地黄、怀山药、怀牛膝、怀菊花;浙江的杭白芍、杭菊花、杭白芷;西宁大黄,宁夏枸杞,甘肃当归(秦归),山东阿胶,山西的党参(潞党)。但有少数情况例外,如广木香,并非是广州所产,而是从广东进口集散;藏红花,亦非西藏所产,而是以前经西藏进口再转销各地。

道地药材是在长期的生产和用药实践中形成的,其认定与药材产地、品种、种植(养殖)等多种因素有关,而临床疗效是其最关键的因素。道地药材产区,因自然地理条件的改变和人为因素的影响,有时会发生一定的变迁。如因环境条件的变化使上党人参绝灭,人们遂贵东北人参;三七原产广西,称为广三七、田七,云南产者后来居上,称为滇三七,云南成为三七新的道地产区。以上事实说明千百年来,道地药材始终是以药材"质优效佳"为标志,"择优而立"为准则,因此道地药材在任何时期都会有强大的生命力。长期的临床医疗实践证明,重视中药产地与质量的关系,强调道地药材的开发和应用,对于保证中药疗效,起着十分重要的作用。

二、巧用药图图经　提升本草学术

前文已经提到,药物来源的正确与否直接关系到临床用药的安全有效。《神农本草经》将药物的"真伪"上升到理论高度,在序例中与性味、毒性及炮制等并列,予以特别强调。其后《吴普本草》除介绍药物的性味、功用、产地之外,也注意形态描述,虽然还不是必备项目,但也颇有特色。如细辛项下称:"如葵,叶赤色,一根一叶相连。"根据《证类本草》卷一转录的陶弘景《本草经集注》序例,提到《桐君采药录》"说其花叶形色",可见形态描述不仅成为该书必备内容,而且还是基源识别类的专题本草著作。《本草经集注》中的药物形态描述,也有丰富内容。如"通草"项下称:"绕树藤生,汁白,茎有细孔,两头皆通,含一头吹之,则气从彼头出者良。"以此可以肯定当时的"通草"为藤本植物,与后世来源于直立灌木通脱木茎髓的"通草",为同名异物,完全有别。

有相当多的中药命名,结合自身的颜色、气味、形状、质地,如红花、丹参、白芷、豨莶草、牛膝、木蝴蝶等,其可以为药物的形态鉴别提供重要依据。本草著作中意在鉴别药材的形态概括，虽然能抓住主要特征，但仅仅使用文字表述，实践证明具有很大的局限性。这样的文字表述，无异于一篇短小精干的说明文，文笔再好，也很难收到区分相似植物的预期效果。比如要求只用寥寥数语交代清楚小白菜、芥菜与油菜幼苗的差异性特征，并让读者明白，绝非易事。人们自然想到了辅以附图，可以收到直观而形象的效果。

药图的出现，同样由来久远。汉字中的象形文字，如日、月之类，就是以形象让人快捷认识事物的鼻祖。《五十二病方》之"癃病"中就有"毒堇"的原植物形态描述，可能还包括形态鉴别，称"堇叶异小，赤，茎叶纵■者；■[注]叶，实味苦，前日至可六七日秀……"药图服务于本草的真伪鉴别，最晚在魏晋时期已经出现。芝类植物，在秦、汉、魏、晋之间，被道家追捧为"仙草"，《神农本草经》反映了这种思潮，称其："轻身不老，延年神仙。"因此，绘制的芝类图，也在此期间流传。据《本草经集注》"紫芝"项下保留的陶弘景注文："（六芝）形色瑰异，并在《芝草图》中。"可以肯定《芝草图》是早于《本草经集注》的。

作为图谱性质的专门类本草著作，在正史中最早见于《隋书·经籍志》，其中有《芝草图》一卷，《灵秀本草图》六卷。可惜这些本草药图的具体情况，我们已经无从知晓。《新修本草》继承和发扬了本草药图的优良传统。按照"征天下郡县所出药物，并书图之"的编辑宗旨，根据全国 13 道 133 州的药材实物标本，纠正和补充了前代本草的不足。对于收载的药物，由专门画师绘制药图。所绘药图，《新修本草》孔志约序中赞美其"丹青绮焕，备庶物之形容。"可见既是彩色的，又十分精美，形象逼真。

仅有药图还不完善，《新修本草》的作者，又针对药图，进行文字说明。即苏颂《本草图经》序中指出该书："图以载其形色，经以释其异同。"这样图文对照，各自扬其长又避其短，相得益彰，对于认识药材正品，避免错误，起到非常好的效果。目前关于威灵仙的性能与功用舛错，就是从唐宋留存的药图中发现的，对此，下文将有详细的讨论。

《新修本草》共计五十四卷，其中介绍药物性能、功用等临床药学知识的正文只有二十卷，不到一半的篇幅，而药图则有二十五卷，图经七卷，接近全书篇幅的三分之二。如此设计，可见考订基源是其主要目的。全书三个部分，为不可分割的整体，增强了本草的学术价值，较之此前的本草著作，更具有实用性和可读性。令人遗憾的是人工彩绘之图，无法复制，难以久藏，流传不易，至北宋初期已无法觅见，正如苏颂《本草图经》序例中所说："失传且久，散落殆尽，虽鸿都秘府，亦无其本。"

注：■表示原书缺字。

唐朝见诸文献记载的本草药图还有王定的《本草诚图》、徐仪的《药图》、苏敬的《新修本草·药图》《孙思邈芝草图》《天宝单方药图》等。

三、食治本草成熟　释情遣疾可资

隋唐时期以前，已经出现了为数不少的食物类本草，例如见于《汉书·艺文志》的《神农黄帝食禁》，见于《七录》的《食经》《黄帝杂饮食忌》《太官食经》《太官食法》《食图》，见于《医心方》的《神农食经》《本草食禁》，见于《宋史·艺文志》的《神农食忌》，见于《太平御览》的《华佗食经》，见于《隋书·经籍志》的《崔氏食经》《老子禁食经》《食馔次第法》《四时御食经》《膳羞养疗》，以及《金匮要略》中的食物禁忌等。这些食物类本草，仅《神农黄帝食禁》等极少数著作，可以在《备急千金要方》中寻觅到少量转引的文字，其余的内容皆不得而知。但依据以上书名，揣测其内容，应该主要是介绍食物制作、饮食禁忌的，大概除《膳羞养疗》外，尚不能归类为食治类本草。

食治，因避讳唐高宗李治又改称食疗。是在用食物充饥的同时，又在中医药理论指导下，利用食物的特性来扶助人体正气、调节机体功能，或祛除邪气，达到保持健康或防病愈疾的目的。我国古代劳动人民，很早就认识到了饮食与疾病和健康的关系，把食物作为药用，由来已久，故相沿就有"药食同源"之说。

直至唐朝以饮食物用于防治健体的经验，才得以系统总结。唐代著名医药学家孙思邈的《备急千金要方·食治》，为现存最早的食治专篇。孙氏在该篇中的若干精辟论述，是对前人，如黄帝、扁鹊、张仲景、华佗等饮食法以及自己经验的总结。如云："安身之本，必资于食，救疾之速，必凭于药。不知食宜者，不足以存生也……是故食能排邪而安脏腑，悦神爽志，以资血气。若能用食平疴，释情遣疾者，可谓良工。"又说："夫为医者，当须先洞晓病源，知其所犯，以食治之，食疗不愈，然后命药。"《备急千金要方》卷二十六《食治》篇还列出食药兼用的果实、菜蔬、谷米、鸟兽（附虫鱼）共162种，具体论述其名物产地、性味、良毒、功效主治，乃至别名、采收时月等，这些食物大多具有补虚作用。

孙思邈书中的若干食疗方法，用现代营养学来评判，也是很科学的，至今仍有实用价值。如《备急千金要方》卷七记载："凡脚气之病……惟得食粳、粱、粟米。"没有精制的粳米和高粱、小米，富含维生素 B_1，现在我们才知道这种"脚气"是食物中缺乏维生素 B_1 引起的，因此可以获效。他还用动物脏器治疗某些营养代谢性疾病，如羊靥、鹿靥疗瘿（相当于地方性甲状腺肿一类疾病）；以牛肝、羊肝治夜盲等。又如，孙思邈在张仲景当归生姜羊肉汤的基础上，细化为羊肉当归汤、羊肉杜仲汤、羊肉地黄汤、羊肉黄芪汤等七个不同的滋补汤品，更能体现因人施膳的中医食疗优势。

其后，其弟子孟诜（621年—713年），汝州梁（今河南临汝）人，幼好医药，精于方术，曾任台州司马、同州刺使加银青光禄大夫等官职。后辞官，隐居家乡，于上元元年（674年）拜孙思邈为师，从事医药及补养法研究，著有《必效方》《补养方》等书。孟诜继承其师孙思邈的学术思想和经验，在开元年间，收集食治类物品138条，编著食疗本草类专著。据《嘉祐本草》所引书传记载，孟诜原著名为《补养方》，后经孟氏之徒张鼎补充89种药物，合为227条，辑为三卷，易名《食疗本草》。

《食疗本草》为唐朝最有影响的一部食治专著，内容丰富，大都切合实用。该书收载范围包括瓜果、蔬菜、米谷、鸟兽、虫鱼及其加工制品。收载的众多食品，至今仍是人们熟知而喜欢的养生保健之物，如鱼类：鳜鱼（桂鱼）、鲈鱼、石首鱼（黄花鱼）等；蔬菜类：蕹菜（空心菜）、菠棱（菠菜）、莙荙（甜菜）、白苣（莴苣）、胡荽；米谷类：绿豆、白豆、荞麦等。该书还特别介绍了多种动物脏器的食疗方法和藻菌类食品的医疗作用。对于某些食药的禁忌，该书也有不少符合实际的记载。如安石榴"多食损齿令黑"；砂糖"损牙齿，发疳䘌"；河豚"有毒，不可食之，其肝毒杀人"等。对于不同地域所产食品，该书也广收博采。如波斯（今伊朗一带）石蜜，高昌（今新疆吐鲁番高昌区东南一带）榆荚等。另外，在醋、覆盆子、杨梅等十几味药物下，还比较了我国南北方不同的饮食习惯和食用同一物的不同效果，充分注意到食疗法的地区性差异，完全符合中医"因地制宜"的观念。书中还提到孕产妇宜忌、小儿食品要求及食品卫生防护等问题。由于历史条件和作者思想所限，其中也有一些缺乏科学性的内容，甚至还有封建迷信的糟粕。

此外，唐代蜀中人昝殷于853年编著完成的《食医心鉴》三卷，则是食疗处方，载方二百余首，既有以药物与食物组成者，又有粥类、菜类、配制酒类的处方；五代南唐陈士良著有《食性本草》十卷，汇集《神农本草经》《名医别录》《本草经集注》《新修本草》《食疗本草》《本草拾遗》等书中的食用药物，附以陈氏个人见解及食疗处方等，是以摘引资料为主的方药合编食疗专著。

四、盛唐开放促交往　外来药本草面世

盛唐时期，中原与边疆地区关系密切，中国与外国交往频繁，中国与日本、朝鲜、南洋、波斯、阿拉伯等国家和地区的商贸发达，周边及海外物产不断输入。《旧唐书》就载有西域、南海、波斯、泥婆罗国（今尼泊尔）、拂林（东罗马帝国

及其所属西亚地中海一带）等国产的沉香、玳瑁、琥珀、诃黎勒、石蜜、胡椒等药材引入我国的情况。《新修本草》新增 20 余种外来药，如安息香、阿魏、龙脑香、胡椒、诃黎勒、萝摩子、紫铆等，丰富了我国药物学宝库。中医药以其与生俱来的包容性和纳新性，通过实践，将外来之物为我国所用，丰富了中医药宝库。及时收集总结这些外来药，以便更好地加以利用，成为唐代中后期本草学发展的需要。

唐天宝（742 年—756 年）初，郑州荥阳（今河南荥阳）人郑虔，爱好医药，学识广博，"长于地理之学，通晓山川地域，方隅物产"（《新唐书·郑虔传》）。他收集"胡地"所产药物，编成《胡本草》七卷。该书是我国最早记载外域及西北各民族药材的本草专著。该书已佚，《唐书·艺文志》有著录。

晚唐至五代人李珣（约 855 年—930 年），字德润，其祖先为波斯人，随僖宗入蜀（《茅亭客话》卷二）。他生于梓州（今四川三台县），五代时曾以词闻名，属"花间派"词人。家庭世代以贩香为业，因此李珣对海外传来的香药等接触较多。又因李珣晚年过着隐居生活，曾游历岭南一带，对我国南方乡土风物也很熟悉，对南方药用动植物了解颇多，所以，这为他晚年著成《海药本草》创造了条件。《海药本草》约成书于 907 至 925 年，原书六卷，亡于宋末，其药物散见于《证类本草》《本草纲目》等书中。范行准先生据上述书中辑录出药物 124 种。包括玉石 8 种、草部 38 种、木部 48 种、兽部 3 种、虫鱼 16 种、果部 9 种、米谷 1 种、器用 1 种。其中新增药品 16 种，计有：砗磲、金线矾、波斯白矾、瓶香、宜男草、藤黄、师草子、莎木面、反魂香、海红豆、落雁木、奴会木、无名木、海蚕、郎君子等。该书除参考《新修本草》《本草拾遗》等书籍外，还参考了五十余种山经地志等书。各药项下，先述产地、形态、真伪优劣，次述其性味主治、附方、服法、制药、禁忌畏恶。同时也有对陶弘景、苏敬及陈藏器的补充和正误，如迷迭香项下，针对陈藏器"性温"，纠正为"性平不温"。

该书以记述有关海药的文献为主旨，重点介绍海药的产地、形态、真伪鉴别及药用功效，持论有据，补充了本草对海药认识的不足。所记药物产地，除多为我国南方地区外，还涉及广泛的海外国家。如西域（今玉门关以西地区）的摩厨子，西国的砗磲等 6 种，西海（今地中海沿岸）的兜纳香等 4 种，波斯（今伊朗一带）的金线矾等 13 种，大食（今阿拉伯地区）的金屑，大秦（古罗马帝国）的波斯白矾等 5 种，昆仑（今东南亚一带）的石硫黄等 2 种，新罗（今朝鲜）人参等 3 种，东海的青木香等 7 种，岭南的草犀根等 9 种，南海的草拔等 30 种，广南的零陵香等 10 种，安南的榈木等 2 种，奚（即古代居住于滦河上游的奚族，又称东胡族）的延胡索，骠（骠）国（今缅甸境内）的艾纳香，（勃）律国（今克什米尔）的龙脑香等。此外，本书还收载了 50 余种香药，如青木香（青木香之名首见于《本草经集注》，古代系指菊科植物木香 *Aucklandia lappa* Decne. 的根，被列为上品；目前的青木香，出自《本草蒙筌》，为马兜铃科植物马兜铃 *Aristolochia debilis* Sieb.et Zucc. 的干燥根，本品在唐代称为土青木香或马兜铃根，二者不能相混）、兜纳香、阿魏、荜茇、肉豆蔻、零陵香、缩砂蜜、荜澄茄、降真香、龙脑、安息香、毗梨勒、甲香等。其中绝大多数属于芳香性中药，这类药物往往含有较强的活性物质，具有行气、散寒、活血、开窍、止痛、化湿、辟秽、解毒等功效，也是用于保健按摩、美容和调味等的重要原料，与人们生活息息相关，至今越来越受到重视。该书集中反映了隋唐五代时期对外来药物的认识水平，补充并修正了综合性本草内容。该书现有尚志钧的辑校本（1983 年皖南医学院油印）流行。

五、编纂工具本草　提供查阅方便

隋唐本草工具书的出现，是当时本草学家聪明才智的成果，也是我国本草史上的重大事件。由于复杂的中药同物异名和同名异物现象，既给查阅文献造成极大的不便，也容易造成临床用药的混乱。隋朝初期，姚最（535 年—602 年）作《本草音义》（三卷），沙门行矩辑《诸药异名》（十卷）；唐朝甄立言（约 627 年）、孔志约（约 659 年）、李含光（约 769 年）、殷子年（时间不详）又先后辑《本草音义》，杨玄操辑《本草注音》，萧炳辑《四声本草》，后唐侯宁极辑《药名谱》。这些本草专著，已经佚散，但根据其命名，其著书的用意均在于方便本草文献查阅，其功绩不会因完成历史使命而消失。唐·梅彪的《石药尔雅》收集唐以前道家炼丹术中所用药物、丹方的各种隐名，对辨识金石类药物，也起到了辞书样作用。

此外，杨损之的《删繁本草》，"以本草诸书所载药类颇繁，难于看检，删去其不急并有名未用之类为五卷。"（《嘉祐本草·补注所引书传》）其虽然不属于工具书类，但为方便临床之心则是一致的，可谓这一时期临床实用性本草的代表。

六、假借"本草"　抒发己见

唐玄宗时期重臣，当时著名政治家、军事家和文学家张说，有感于社会积弊、自身官途沉浮，借用本草论药形式，作《钱本草》一篇。全文 200 余字，称："钱，味甘，大热，有毒。偏能驻颜，采泽流润，善疗饥寒，解困厄之患立验。能利邦国，污贤达，畏清廉。贪者服之，以均平为良；如不均平，则冷热相激，令人霍乱。其药采无时，采之非礼，则伤神。此既流行，能召神灵，通鬼气。如积而不散，则有水火盗贼之灾生；如散而不积，则有饥寒困厄之患至。一积一散谓之道，不以为珍谓之德，取与合宜谓之义，无求非分谓之礼，博施济众谓之仁，出不失期谓之信，入不妨己谓之智。以此七术精练，方可久而服之，令人长寿。若服之非理，则弱志伤神，切须忌之。"该篇虽以本草为名，实与药物没有关系。但告诫人们对于金钱的正确态度，颇有长久的现实意义。其文不仅文笔精练，富有哲理，寓意深刻。而且成为后世文人借本草或药物之名，明志、抒怀、咏物、针砭时弊或娱乐游戏的先导。其后唐朝人侯味虚有《百官本草》，贾言忠有《御史本草》，前者将"御史"同样称为"大热，有毒"，值得为官者一读。尤其是唐德宗时进士、名臣李翱的《何首乌传》，其内容梗概可见于宋代唐慎微《证类本草》，称"何首乌者，顺州南河县人。祖名能嗣，父名延秀。能嗣本名田儿，生而阉弱，年五十八无妻子，常慕道术，随师在山，一日醉卧山野，忽见有藤二株，相去三尺余，苗蔓相交，久而方解，解而又交。田儿惊讶其异，至旦掘其根归。问于诸人，无有识者。后有山老忽来，示之。山老答曰：'子既无嗣，其藤乃异，此恐是神仙之药，何不服之？'遂杵为末，空心酒服一钱。七日而思人道，数月似强健，因此常服，又加二钱。服之经年，旧疾皆愈，发乌容少。数年之内，即有子，名延秀。秀生首乌，首乌之名，因此而得。生数子，年百余岁，发黑。有李安期者，与首乌乡里亲善，窃得方服，其寿至长，遂叙其事。"所言助生殖、疗不育、乌发延年之事，完全不是真实的药物疗效记载，而是与其崇儒排佛，醉心重建儒家的心性理论追求，不无关系。由此导致的中药"何首乌"的诸多近乎神奇的误传，至今仍难以消除。关注这些"另类本草"和故事，了解本草发展史中的趣味插曲，对于全面正确认识和传承中医药文化，也是不可缺少的。

第二节

隋唐五代时期本草学术成就

一、药物品种增加　药材贸易兴旺

1. 收罗民间所用　吸纳舶来之物

唐代本草收载的药物品种，从魏晋南北朝时期的七百余种，快速增加到一千有余。《新修本草》原序称全书共载药 844 种。据《历代中药文献精华》实际统计《新修本草》收载 850 种药，或计作 884 种，是将《本草经集注》原称 730 种药，加上《新修本草》新增的 114 种。其实苏敬等编修该书时，曾将陶氏原书的某些药合并或分条，因而实际药数达 736 种，加上 114 种新增，成 850 之数。尚志钧辑复该书时，又辑入《千金翼方》所载北荇华、领灰二物；因"石蜜"（蜂蜜）与另用牛乳加蔗糖熬成石蜜系同名异物，故尚志钧辑本存药 853 种。所增新药，如郁金、薄荷、鹤虱、蒲公英、刘寄奴等药确有实效，并且记载比较准确，现代仍然常用。新增的 20 余种外来药，如安息香、阿魏、龙脑香、胡椒、诃黎勒、萝摩子、紫铆等，丰富了药物学宝库。

《本草拾遗》收载《新修本草》遗逸的药物达 692 种，可见《本草拾遗》继《新修本草》之后，继续总结了唐朝药物学的成就。如京三棱、青黛、天麻、玛瑙、砺石、瓶香、奴会子、肉豆蔻、零陵香、甘松香、骨碎补、谷精草、五倍子等，都是首次载入本草书的药物。本书收罗的很多药，如马齿苋、白芥子、丁香、枳壳等，至今仍为临床常用药物。明代李时珍评价该书说："其所著述博极群书，精核物类，订绳谬误，搜罗幽隐，自本草以来，一人而已。肤谫之士，不察其该详，惟诮其僻怪，宋人亦多删削，岂知天地品物无穷，古今隐显亦异，用舍有时，名称或变，岂可以一隅之见而遽讥多闻哉。如辟虺雷、海马、胡豆之类，皆隐于昔而用于今，仰天皮、灯花、败扇之类，皆万家所用者，若非此书收载，何从稽考。此本草之书，所以不厌详悉也。"（《本草纲目》卷一"历代诸家本草"）

《海药本草》新增药品 16 种，计有：车渠（即砗磲）、金线矾、波斯白矾、瓶香、宜男草、钗子股、藤黄、反魂香、海红豆、落雁木、莎木、栅木皮、无名木皮、奴会子、郎君子、海蚕等。《蜀本草》新增了锴墨、续随子、威灵仙、金樱子、丁香、蝎、马齿苋、鞠、辟虺雷、地不容、胡黄连、留军待、独用将军、山胡椒、灯笼草等。

综合以上数据，唐代本草收载的药物总数已达到1 500余种。其中威灵仙的收载值得深入讨论。

威灵仙是临床比较常用的药物，在本草文献中分条收载始见于宋代《开宝本草》，实际是唐朝新增药物。经考证，《开宝本草》是根据唐朝传说中的《威灵仙传》而来的，《新修本草》于显庆四年（659年）正月十七日撰成，《威灵仙传》见于唐朝贞元年间（785年—805年），书中所载威灵仙的内容，不可能为苏敬等人收入《新修本草》，所以出自《开宝本草》则是正常的。

唐朝《威灵仙传》等资料经苏颂整理，成为唐慎微所著的《经史证类备急本草》（简称《证类本草》）中的"图经曰"："威灵仙，出商州上洛山及华山并平泽，今陕西州军等及河东、河北、京东、江湖州郡或有之。初生比众草最先，茎梗如钗股，四棱。叶似柳叶，作层，每层六、七叶，如车轮，有六层至七层者。七月内生花，浅紫或碧白色。作穗似莆台子，亦有似菊花头者。实青，根稠密多须似谷，每年亦朽败，九月采根，阴干。仍以丙丁戊己日采，以不闻水声者佳。唐正元中，嵩阳子周君巢作《威灵仙传》云：先时，商州有人重病，足不履地者数十年，良医殚技莫能疗，所亲置之道傍，以求救者，遇一新罗僧见之，告曰：此疾一药可活，但不知此土有否？因为之入山求索，果得，乃威灵仙也。使服之，数日能步履。其后山人邓思齐知之，遂传其事。崔元亮《海上方》著其法云：采得，阴干月余，捣筛。温清酒和二钱匕，空腹服之。如人本性杀药，可加及六钱匕。利过两行则减之，病除乃停服。其性甚善，不触诸药，但恶茶及面汤，以甘草、栀子代饮可也。"但是，查阅《证类本草》，却引证了《新修本草》中有关威灵仙的内容："腰肾脚膝积聚、肠内诸冷病，积年不瘥者服之，无不立效。出商州洛阳县，九月末至十二月采，阴干。余月并不堪采，每年旁引，年深转茂，根苗渐多，经数年亦折败。"

《新修本草》原书至迟在宋朝初期已经佚失，其中是否收录威灵仙，也就无法确认。但是尚志钧先生和日本学者冈西为人所辑录的《新修本草》，皆无威灵仙的条文。《新修本草》有没有可能收载威灵仙呢？答案应该是可以肯定的。主要依据《新修本草》之前的方书，已经有使用威灵仙治病的记录。如成书于永徽三年（652年）的孙思邈的《备急千金要方》称："治腰脚痛。威灵仙为末，空心温酒调下钱匕，逐日以微利为度。"甚至有人认为《证类本草》中《集验方》关于威灵仙"治脏风壅积，腰膝沉重，威灵仙末蜜和丸，桐子大，初服温酒下"系南朝梁代（502年—557年）的文献，"这说明了威灵仙实际用药的历史，在6世纪时已经开始应用了"。这样的内容，是可能会被《新修本草》收录的。"据有学者推测，恐系已亡佚的唐《新修本草》中之本草图经中所叙。"[1] 李时珍《本草纲目》，也将《证类本草》威灵仙项下的"唐本曰"称为"恭曰"，赞同出自苏敬。

在《本草图经》威灵仙条下，保留有并州（今山西太原）威灵仙、晋州（今山西临汾）威灵仙、宁化军（今山西宁武县）威灵仙和石州（今山西吕梁离石区）威灵仙四幅植物药。虽然药图称不上精美，甚至还显得有些粗糙，而且四图存在不小差异。但有不少地方具有共性：四图都是直立的草本植物，须根较多，叶片都是轮生叶，叶形为披针状长圆形，长穗状花序顶生。在《本草图经》中描述为："初生比众草最先，茎梗如钗股，四棱，叶似柳叶，作层，每层六七叶如车轮，有六层至七层者，七月内生花，淡紫或碧白色，作实如前莆台子。"由此生药学家认为威灵仙的原植物应是玄参科 Scrophulariaceae 植物草本威灵仙 *Veronicastrum sibiricum*（L.）Pennell.。

宋代袁褧、袁颐所著《枫窗小牍·子瞻手墨》说："威灵仙，难得真者，俗医所用多藁本之细者尔。"虽不知其所言当为何物，则可以肯定，在宋朝威灵仙已经出现混乱现象。明代《救荒本草》的描述，威灵仙仍是直立草本植物，但图中的花序不是《本草图经》附图的穗状，而是头状花，日本学者难波恒雄等曾考证其应为菊科泽兰属 *Eupatorium* L. 的植物。李时珍《本草纲目》"集解"中对威灵仙的描述，没有超越《本草图经》，只是文字有些出入，但误将其与黄药子、土茯苓、葛等相混，列入蔓草类中。

清代吴其濬《植物名实图考》所绘威灵仙图，为一种藤本植物，由于所绘的药图十分精美，今人考证为毛茛科植物 *Clematis chinensis* Osbeck。清代书商张绍棠在重刊《本草纲目》时，因原书绘图不精，为了增加销售，以《植物名实图考》中的威灵仙图代替《本草纲目》中的威灵仙图，移花接木，造成混乱，贻误了后人。在《植物名实图考》一书中吴氏曾说："威灵仙有数种，《本草纲目》铁脚者堪用，余者不入药，今俚医都无分别；《救荒本草》所述形状亦别一种，今但以铁脚者属本草。"可见他所绘威灵仙，是当时他在云南等地为官时，见到这些地区使用的一种地方性"威灵仙"，当为同名。张绍棠刻印的《本草纲目》，移植或改绘了 400 多幅原图，因而装帧较为精美，流行颇广，以致现今威灵仙的来源不再是玄参科植物，改变为毛茛科植物。

对于威灵仙名称的意义，元代朱丹溪《本草衍义补遗》中说："威灵仙属木，治痛风之要药也，在上、下者皆宜，服之尤效，其性好走，亦可横行，故崔元亮言其去众风，通十二经脉，朝服暮效。"意思是说威灵仙是善走窜的"痛风之要药"。

---

[1] 黄胜白，陈重明. 本草学 [M]. 南京：南京工学院出版社，1988：159.

李时珍在《本草纲目》威灵仙"释名"中所说"威言其性猛也,灵仙言其功神也。"至于药性,历来皆言其"辛温"。

现代各种中药学教材威灵仙项下的植物来源,沿袭《植物名实图考》的毛茛科植物,称其为毛茛科植物威灵仙 *Clematis chinensis* Osbeck、棉团铁线莲 *Clematis hexapetala* Pall. 或东北铁线莲 *Clematis manshurica* Rupr. 的干燥根及根茎。同属植物毛柱铁线莲 *Clematis meyeniana* Walp.、铁线莲 *Clematis florida* Thunb.、柱果铁线莲 *Clematis uncinata* Champ ex Benth.、圆锥铁线莲 *Clematis terniflora* DC.、毛蕊铁线莲 *Clematis lasiandra* Maxim.、山木通 *Clematis finetiana* Lévl.et Vant. 的根茎亦作威灵仙药用。而对于性味、功效和应用的表述,仍然是清代以前玄参科威灵仙的内容。药性:辛、咸,温。归膀胱经。功效:祛风湿,通络止痛,消骨鲠。应用:风湿痹证。本品辛散温通,性猛善走,通行十二经,既能祛风湿,又能通经络而止痛,为治风湿痛要药。凡风湿痹痛,肢体麻木,筋脉拘挛,屈伸不利,无论上下皆可应用,尤宜于风邪偏盛,拘挛掣痛者。可单用为末服,如威灵仙散(《太平圣惠方》),与当归、肉桂同用,可治风寒腰背疼痛,如神应丸(《证治准绳》)。

而临床研究似乎不能支持毛茛科威灵仙具有温性:用威灵仙、甘草各 15g,水服,治疗病毒性咽炎 35 例,总有效率为 91%(《福建药物志》,1979 年)。用鲜威灵仙根 63g,水煎服,重者次日再服,治疗急性乳腺炎 30 例,全部治愈(新医药学杂志,1977 年);或威灵仙研末,以米醋调成糊状,贴敷患乳,治疗多例,一般 1 ~ 3 日即愈(新江中医杂志,1984 年)。此外,内服威灵仙可治疗慢性支气管炎、百日咳、食管炎、急性扁桃体炎、呃逆、泌尿系统结石、月内风、慢性盆腔炎、丝虫病,外用治疗咽喉炎、腮腺炎、颈部淋巴结结核、小儿龟头炎、小儿鞘膜积液、静脉输液所致的静脉炎、睑腺炎、眼翳、结合膜炎、角膜溃疡等。以上临床报道所治的西医病名,按照中医认识应该多为热证或湿热证,毛茛科威灵仙单味使用会有如此之效,按照中药四性的确定原则,其恐非温性药物,应当是寒凉之品。其用量可高至 63g,而无不良反应,则表明其药性平和,绝非峻猛之品。以上有关毛茛科威灵仙的药性、功效及应用,显然是冒名顶替,急需根据临床经验重新确定,不能再将错就错让其继续讹传。

2. 药材交易兴旺 专业药市形成

隋唐时期,尤其是盛唐之际,药物需求增加,交易十分兴旺。本土产地药材主要在"药市"交易,药物零售主要在城镇药行、药肆进行。唐朝城市中工商业的行业种类很多,如西京长安中的东西二市,各有二百二十行;东京洛阳有一百二十行,三千余肆。见于记载的有肉行、衣行、麸行、鬏髻行、秤行、绢行、金银、鱼行、药行等。药市、药行与药店,已由此前间歇性的药品交换、贩运和销售,发展成为固定的城市商业网点。

唐朝中前期未见聚集各地药商交易的专业"药市"，药材主要在"药行"出售。唐朝的药行贸易，较"土贡"制度对经济发展有更大的促进作用，但仍未脱离相沿已久的古代型商业"日中为市"的习俗。加之国家对市场的管理很严格，药材也不例外，除两京外，非州县不得设药市（《唐会要》卷八十六）。因此没能形成足以影响行业的大型药行。不过由于唐朝水陆交通十分发达。有陆驿1 291所，其往往成为各地商贸聚集的地点，药行的药材贸易依然十分活跃。

二、药材基源考订　主流本草着力

前文已经提到，不少植物和动物作为中药使用之前，就在不同地方，或不同时间出现了不同的名称。作为药物被收载后，从本草发轫至隋唐时期以来，随着人们用药经验的丰富，各种本草书籍大量涌现，仅《隋书·经籍志》就载有60余种各类本草书籍。且由于历史变迁、方言差异、文字演变、用药习惯、外来药译音等种种原因，致使药物称谓各殊。有些药物的正名近时已少用，有的同名异物不被熟悉，有的异名或出于炼丹家隐语，甚至有一药数十异名者，使临证检索之际，茫然不识。仅《本草经集注》730种药中，有名未用者就有175种之多。陶弘景已经注意到了解决这些问题的必要性，并着手进行。于是，"分别科条，区畛物类，兼注铭时用土地所出"，成为他编辑《本草经集注》的一大原则。

至唐朝时又有20种药已不再为医家所用，总计达195药，约占《新修本草》总数的1/4。尽管陶氏在这方面取得了比较明显的成效，但"一家撰制"，留下了大量需要解决的问题。药物品种考订，药名、音义的训释，药品基源的鉴别等，历史性地落到了隋唐时期本草学家的肩上，成为当时本草学必须解决的首要问题。

阐明药物名称的由来，是考订其基源的第一步，所以训释药名受到了本草学家的关注。继《吴普本草》等首开本草药名音义训释以来，隋唐时期《本草音义》类专题本草更颇受重视，其对辨识药物起到了辞书样作用。唐朝的主流本草，如《新修本草》《本草拾遗》《蜀本草》等，其主要着力点皆在于考订药物基源，力求澄清品种混乱。然而本草介绍对药物基源鉴别的最佳方法，则是以文字叙述配合药物图谱。或许受六朝以来兴起的谱牒之学的影响，本草学开始突破魏晋以来偏重意象的玄学局限，以逼真的图像描述药物的外形。该时期最负盛名者，当属《新修本草·药图》二十五卷。这些药图是在全国规模的药物普查之后，依据各道地药材实物绘制而成的五彩药图。药图与药论、图经相辅相成，对于所收载药物来源的考订，起到了难以取代的效果，具有较高的学术水平和科学价值。这种文图并行的药物学表述模式，成为日后历代综合性本草之定式，如宋代的《本草图经》，明代的《本草品汇精要》《本草纲目》等，都为今天留下了宝贵的植物药图。《新修本草》一书的编纂，采用实事求是的态度，重实地考察，并集思广益，重点解决药物的名实问题。通过鉴定品种基源，考察药物的产地、采收时节与疗效的关系等，改变了以往著书辗转抄袭的陋习。该书基本保持了《本草经集注》体例，在各论中除纠正陶氏谬误外，在大多数药条下补充了药物的形态、产地、功效、异名等，具有很强的学术性。

由于唐朝药学教育与药材贸易的发展，提高了药学人员的专业水平，并刺激了广大农民、药农的商品意识，促进了药材生产。一方面，国家培养药园师，掌管种植与采收，并派往各州采办药材；另一方面，民间的种药知识和技术、药材真伪鉴别和质量评判也随着药材贸易的兴旺和农书的传播而不断提高。

为了基源考订的需要，唐朝本草对于药材原植物的形态描述，也有颇多精准入微者。如《蜀本草》描述丹参："叶似紫苏，有细毛，花紫亦似苏花，根赤，大者如指，长尺余，一苗数根。"作者选择人们熟知的紫苏与丹参比较，容易使人产生联想，二者属于唇形科近缘植物，其叶、花相似，足见是经过精心思考的，其对丹参根部的描述，也十分准确。又如秦皮，前人本草仅有："二月、八月采皮，阴干"等简单内容，没有原植物形态的描述。《新修本草》"谨按"指出："此树似檀，叶细，皮有白点而不粗错。取皮水渍便碧色，书纸者皆青色者是。"表明当时已经掌握了该药材的鉴别特征。现代对于本品性状鉴别的最重要特征就是："热水浸出液呈黄绿色，日光下显碧蓝色荧光。"这种荧光显色的药物鉴别方法，唐朝的本草学家就已经开始使用。

三、注重种养收藏 "道地药材"滥觞

唐朝时对于各地名优特产的需求，实行"土贡制度"，各地上贡之品都是当地特产，国家对药材的供求，也主要来自全国各地的进献。开成元年（836年）户部侍郎李石建议："诸道除药物、口味、茶果外，不得进献。"（《旧唐书·李石传》）唐朝所辖13道133州都有"道地药材"出产，仅据《新唐书》地理志统计，每年各地土贡的"道地药材"，除去重复的还有142种之多。而且"凡课药之州，置采药师一人……凡药辨其所出，择其良者进焉"，并要求"凡陵寝庙皆储以药……宫人患坊有药库"（《新唐书·百官志》），以保证京师的医疗用药。虽然目前尚未发现唐代出现"道地药材"的说法，但这样的"土贡制度"和《新修本草》的资料收集方式，无疑是其日后出现的先声。

我国中药栽培的历史悠久，自从有了农业生产技术，就已开始了药物的栽培实践。从汉代《氾胜之书》《四民月令》、北魏贾思勰《齐民要术》等农书中都可见到药物栽培的实例。隋唐时期为发展种药业，国家设有药园，培养药园生，从事药物栽培，积累了非常丰富的经验。唐朝王旻的《山居要术》、韩鄂的《四时纂要》等书，分四季节令，按月列举动植物药的收采种植、制作之法，已把成熟的农桑畜养经验与药物栽培结合起来。《千金翼方》卷十四"造药"一节，就节选农书中枸杞、生地黄、百合、牛膝等数十种中药，从造地、翻土、作畦、开垄，以及选种、下种、施肥、灌溉、除草等环节，详述了它们的栽培、田间管理方法。唐朝药物种植技术与理论的逐步发展，对当时的药学教育、药物鉴别、新鲜药材的供给均起到了很大作用，也为后世药物栽培学的发展奠定了基础。

各种中药，虽有来自人工种植或养殖者，但在古代大多源于采集与渔猎，自古以来人们就积累了丰富的采集植物药的知识。对于这方面的经验，《神农本草经》序例首先予以理论化，强调药物"阴干、暴干、采造时月，生熟土地所出，真伪陈新，并各有法。"其中包含了要注意采收和贮存。

隋唐时期，对药物的采集时间有了更深刻的认识。如孙思邈在《备急千金要方》卷一序例中曾强调适时采药的重要性，云："古之善为医者，皆自采药，审其体性所主，取其时节早晚。早则药势未成，晚则盛势已歇。今之为医，不自采药，且不委节气早晚，只共采取，用以为药，又不知冷热消息，分两多少，徒有疗病之心，永无必愈之效。"这些文字，还提醒为医者，医药分家，危害很大，只知医而不知药，根本成为不了优秀的临床医生。

在《千金翼方》中，孙思邈也专列"采药时节"的篇章，强调"采取不知时节，不以阴干暴干，虽有药名，终无药实。故不依时采取，与朽木不殊，虚费人功，卒无裨益"。凭借其对药用植物生长规律的深刻认识，孙思邈率先在《千金翼方》中总结了238种植物药的采集时节，并注明其处理方法。如菊花"正月采根，三月采叶，五月采茎，九月采花，十一月采实，皆阴干"。综合书中的记载，大致可总结出以下规律：即药用植物的地下部分，一般应在其上部枯萎时采集，花宜在含苞初放时采集，果实宜在初熟时采集，茎叶部分宜在其生长旺盛期采集。

药物贮藏之法，唐朝以前很少提及。孙思邈在《备急千金要方》中反复强调"存不忘亡，安不忘危……贮药藏用，以备不虞"之理，并详细指明生药饮片及成药的不同保藏方法。如云："凡药皆不欲数数晒暴，多见风日，气力即薄歇，宜熟知之。诸药未即用者，候天大晴时，于烈日中暴之，令大干，以新瓦器贮之，泥头密封。须用开取，即急封之，勿令中风湿之气，虽经年亦如新也。其丸散以瓷器贮，蜜蜡封之，勿令泄气，则三十年不坏。诸杏仁及子等药，瓦器贮之，则鼠不能得之也。凡贮药法，皆须去地三四尺，则土湿之气不中也。"这一系列避潮、防鼠、防腐以及延长保质期的措施，不仅能有效防止药物霉变、鼠嚼、走气等损失，更重要的是避免在应急情况下陷入"忽逢瘴疠，素不资贮，无以救疗，遂拱手待毙"的危险境地。

四、功用增补发挥　展现临床新知

临床医生对于综合性本草著作，最为关注药物的功效主治，临床实用性的节要类本草著作，从来都不缺少需求的人群。在隋唐时期，这类本草著作一直持续出版。如甄权的《药性论》、陈藏器的《本草拾遗》、韩保昇的《蜀本草》、未著姓氏的《日华子本草》，以及杨损之的《删繁本草》（《嘉祐本草》言该书"以本草诸书所载药类颇繁，难于看检，删去其不急并有名未用之类为五卷"）等。

这些本草，对前代本草所收载的药物，增加了不少实用的功用。如：《药性论》首次提出白术"主胃气虚"，人参"主五脏气不足"，山茱萸"补肾气，兴阳道"，龙骨"安心神"，菟丝子"添精益髓……又治消渴"，桔梗"消积聚痰涎，主肺气气促嗽逆"，半夏"有大毒，汤淋十遍去涎方尽，其毒以生姜等分制而用之。能消痰涎……止呕吐……新生者摩涂痈肿不消，能除瘤瘿气"，白及"治面上皯疱，令人肌滑"。《本草拾遗》首次提出羚羊角主"惊悸烦闷"，海藻"主结气瘿瘤"，杏仁"取仁去皮，熬令赤和桂末研如泥，绵裹如指大含之，利喉咽，去喉痹痰唾咳嗽，喉中热结生疮"，葛根"生者破血"（现代广泛用于心脑血管瘀阻病证），荆芥"主丁肿，出汗，除风冷，煮汁服之。杵和酢傅丁肿。新注云：产后中风，身强直，取末酒和服差"，槐角"折取阴干，煮服，味一如茶：明目，除热泪，头脑心胃间热风，烦闷，风眩欲倒，心头吐涎如醉，洋洋如船车上者"。《日华子本草》首次提出白术"治水气，利小便"，黄芪"补血……（治）消渴"，丹参"破宿血，补新生血"，白芷"排脓"，龙骨"止汗"，朱砂"治疮疥，痂息肉，服并涂用"，僵蚕"治中风失音，并一切风疾，小儿客忤"，白前主"肺气烦闷，及上气"，款冬花"消痰，止嗽"，大枣"牙齿有病人切忌啖之"等。

隋唐时期本草新增的药物，对于功用的记述，更加符合临床应用实际，不再有"轻身延年""神仙不老"之类不经之谈，表明这一时期的本草开始脱离"方士"的影响。如郁金首见于《药性论》，谓其"治妇人血气心痛，冷气结聚"。只有很客观的临床主治归纳，全无浮夸不实之词。稍后《新修本草》增补为"主血积，下气，生肌，止血，破恶血，血淋、尿血，金疮"。不仅主治病证更多，而且还概括了下气、生肌、止血、破恶血等功效。《食性本草》首载的鹅不食草，在同时期的《四声本草》中只有"通鼻气，利九窍，吐风痰"九个字，简洁而准确。

出自《新修本草》的薄荷，书中谓其"主贼风伤寒，发汗。治恶气腹胀满，霍乱，宿食不消，下气"。至今本品仍沿用发汗解表、疏肝理气（如《和剂局方》逍遥散之用薄荷）、化湿和中（如《痧胀玉衡》薄荷汤：薄荷、香薷、连翘各一钱，厚朴、金银花、木通各七分。水煎冷服，治痧之因于暑者）的功效。张锡纯《医学衷中参西录》"薄荷解"称："亦善调和内伤，治肝气胆火郁结作疼……又善消毒菌，逐除恶气，一切霍乱痧证，亦为要药。"基本没有超越唐人的认识。《新修本草》谓鹤虱"主蛔、蛲虫，用之为散"寥寥数语，其准确性令人称奇。据考证[1-2]，《新修本草》所载"鹤虱"为菊科蛔蒿属植物蛔蒿 *Seriphidium cinum*（Berg.ex Poljak.）Poljak. 的花蕾（山道年蒿）。山道年在 20 世纪早中期，是首选的驱蛔虫特效西药，该药就是从山道年蒿花序中萃取的萜类化合物，其不溶于水，可溶于三氯甲烷、苯和乙醇。《新修本草》首选肯定鹤虱"主蛔"，而没有像槟榔等药那样称其"杀三虫"，可见当时已经了解其对于绦虫没有明确作用。唐代孙思邈《备急千金要方》提到"单用本品十两，捣筛为蜜丸，梧桐子大，以蜜汤空腹吞四十丸，日增至五十丸，治蛔虫腹痛"。孙氏不是要求使用汤剂，而且要求"空腹"时服用，至今仍然是驱虫药的服用法度。令人遗憾的是，由于其后《太平惠民和剂局方》化虫丸，以鹤虱与槟榔、苦楝根皮等广谱驱虫中药配伍同用，遂将单味鹤虱与复方的作用混为一谈，至今称鹤虱"可用于蛔虫、绦虫、蛲虫等多种肠道寄生虫"之说，不乏其书。其次，书中同时强调"用之为散"，也具有了该药驱蛔虫活性物质不溶于水的潜意识。其余，如谓蒲公英"主妇人乳痈肿"；谓胡椒"主下气，温中，去痰，除脏腑中风冷"等，无不如此。

唐朝对于特效药的使用，颇具特色。如：粳米治疗脚气。如前述孙思邈《备急千金要方》："凡脚气之病……惟得食粳、粱、粟米。"现代医学研究才知道"脚气"是食物中缺乏维生素 B_1 引起的，没有精制的粳米和高粱、小米，富含维生素 B_1，因此可以获效。如含碘及甲状腺素药物治疗瘿疾，唐人除采用含碘的海藻、昆布治疗瘿疾以外，还发现用羊靥、鹿靥疗此病，开创了"脏器替代"疗法。瘿疾主要是单纯性甲状腺肿或地方性甲状腺肿，发病原因与食物缺碘或甲状腺素分泌不足有关。海藻、昆布为含碘药物，羊靥、鹿靥是动物的甲状腺，含有比较丰富的甲状腺素，因此对由缺碘引起的甲状腺肿大，或甲状腺功能衰退者有很好的疗效。我国医药学家早在 7 世纪时，就从实践中发现了有效药物，而且创用脏器疗法，这在世界医学发展史上也是罕见的。现代医药学的激素治疗，是从"脏器替代"疗法基础

[1] 赵燏黄，马世华. 驱虫生药古今鹤虱的研究 [J]. 药学学报，1957（1）：59-71，87-102.

[2] 李家实，魏璐雪，陈玉婷. 鹤虱的本草考证 [J]. 中药材，1993（9）：41-42.

上发展起来的，只是已经被生物激素的组织提取物或人工合成的激素制剂取代，当时的这些实践，也是现代内分泌治疗的先声。

再如，动物肝脏治疗夜盲症。在《备急千金要方》和《外台秘要》中，有不少用动物肝脏（如羊肝、猪肝、兔肝、牛肝等）治疗"雀目"的记载。"雀目"因黄昏（昏暗环境下）时视物不清而得名，即是现代医学中的"夜盲症"，也是近代才知道这种疾病主要是由于食物中缺乏维生素 A 所引起，因为动物肝脏中富含维生素 A，因此以动物肝脏治疗可以获效，现代对此也采取鱼肝油一类药物治疗。其有关记载普遍说明已经完全肯定了对此的确切疗效，这不但在当时有很大的现实意义，而且至今也有很高的科学价值。

胎盘治疗虚劳。虚劳又称虚损，是因先天不足、后天失养或罹患疾病引起的发育不良，功能低下且日久难愈的一类证候。陈藏器《本草拾遗》首先将胎盘（俗称胞衣，人类的胎盘，又称紫河车）收录入药；《备急千金要方》《外台秘要》等认为其功效有补气血、益肾精，可以治疗虚劳、月经不调、产后乳少等。现代研究证明，胎盘不仅富含蛋白质、维生素等营养物质，尤其含有性激素，因此有促进人体发育（如子宫、乳房、睾丸发育、乳汁分泌）及调经、滋补强壮、治疗虚喘等作用。

砷制剂治疗齿疾。砷制剂的应用很早，如中药中的礜石、信石、砒黄、砒霜、雄黄、雌黄等，都是含砷的化合物。《外台秘要》引录"必效杀齿虫方"，用雄黄末（三硫化二砷）以枣和为丸，塞牙孔中。"齿虫"即龋齿，又称"虫牙""蛀牙"，是由于口腔不洁，长期细菌侵蚀引起牙齿出现空洞，容易继发牙髓炎、根尖周炎而引起剧烈疼痛，砷制剂放置龋洞中，可以灭活牙髓神经而收止痛之效。这一记载说明我国用砷剂治疗齿病是很早的，而且是非常有效而科学的。

还值得一提的是莨菪和草乌的应用。莨菪是一味有毒药物，《神农本草经》称其："使人健行，见鬼，多食令人狂走。"此后临床罕有使用，但唐朝利用其麻醉性和毒性，用于政治和军事。据《旧唐书·安禄山传》记载："前后十余度欺诱契丹，宴设酒，中着莨菪子。预掘一坑，待其昏醉，斩首埋之，皆不觉死，每度数十人。"安禄山用莨菪酒诱杀对手，可以说是宋代蒙汗药的先导。唐代医药学家对于莨菪的认识，相比近现代用阿托品等成分用于解痉、镇痛，早出了一千多年。乌头，《神农本草经》仅记载其煎汁制成的射罔，可"杀禽兽"，历来是古代重要的毒箭涂抹原料。该书谓其"生山谷"者，应是现代的草乌。唐末伤科专著《仙授理伤续断秘方》记载的"整骨药"称"用大草乌，刮去皮为细末，每服半钱，温酒调下。如未觉，再添二分药，酒下"。利用其比较强烈的麻醉镇痛作用，进行整合骨折和复位，从此开启了麻醉方中草乌、川乌的频繁使用。

五、性能理论发微　迄今不失价值

1. 提出药分“三性”　科学合理实用

中药性能中的四气之说，始于《神农本草经》，深入人心，且被视为不刊之论。该书首次提出药“有寒、热、温、凉四气”，然而，该书收载的365味药中并无凉性之品，却出现了寒、微寒、温、微温、平、大热（仅见于礜石一药）、小寒（仅见于曾青一药）七种药性。凉性的具体使用，始于唐代《本草拾遗》,《日华子本草》继有发展，但至今仍然罕用。由于大热与小寒只各有一味药，今人马继兴先生辑《神农本草经辑注》时，称其为“五气说”。

《神农本草经》的365味药中，平性药达124种，三分有余。计有：云母、玉泉、太乙余食、白青、扁青、鞠华、天门冬、甘草、菟丝子、女萎、柴胡、麦门冬、独活、石斛、白蒿、蓍实、赤芝、青芝、白芝、黄芝、蒲黄、香蒲、决明子、飞廉、兰草、蛇床子、景天、茵陈、白兔藿、薇衔、王不留行、升麻、淮木、柏实、茯苓、榆皮、酸枣、桑上寄生、杜仲、女贞实、龙骨、牛黄、白胶、阿胶、雁脂、石蜜、蜂子、牡蛎、龟甲、桑螵蛸、海蛤、藕实茎、大枣、葡萄、蓬虆、鸡头实、胡麻、麻蕡、瓜子、雄黄、雌黄、铁精、肤青、葛根、通草、芍药、蠡实、秦艽、百合、贝母、黄芩、狗脊、石龙芮、败酱、酸酱、石韦、萆薢、白薇、防己、马先蒿、王孙、竹叶、山茱萸、猪苓、龙眼、松罗、合欢、白马茎、牡狗阴茎、燕屎、猬皮、露蜂房、樗鸡、木虻、伏翼、梅实、大黄豆卷、青琅玕、半夏、鸢尾、射干、蜀漆、白蔹、雚菌、白及、荛花、商陆、萹蓄、狼毒、女青、连翘、鹿藿、荩草、郁李仁、黄环、六畜毛蹄甲、蛇蜕、蠮螉、水蛭、贝子、雀瓮、桃核仁、腐婢、水蕲等。

如上所述，从《神农本草经》开始，平性药就受到足够的重视，以后诸家本草标为平性的药物也为数众多，是不容忽视的一种药性。陶弘景《本草经集注》对药性的区分，“以朱点为热，墨点为冷，无点是平”，一方面是为了方便，减少篇幅，更是落实陶氏认识药物“唯冷热须明”的观点，实际上是只重寒、温、平三性。其后，元代李东垣《珍珠囊补遗药性赋》，将收载的250味药物分为寒、温、热、平四类，其中收录平性药68种，寒性药68种，热性药60种，温性药54种，平性药超过热性药和温性药数量。现代《中华人民共和国药典》一部（2005年版）载药551种，其中平性药117种，占21.2%；《中华人民共和国药典》一部（2010年版）载药588种，其中平性药127种，占21.6%；21世纪中医药高等教育教材

《中药学》载药 466 种，其中平性药 100 种，占 21.5%，皆超过总数的 1/5[1]。

　　既然如此，平性是否应该作为独立的药性，平性的真正涵义及平性药的药性本质是什么？仁智互见，迄今仍存在"平不入性"与"平应入性"两种截然不同的观点。有人认为：真正的平性药是不存在的，无论从哪个方面去理解和认识，总还有偏微凉、偏微温的不同，所谓平性，无非是其偏性不甚显著而比较平和，故此平性之"平"，只能作平和之平来理解，不能作不偏不倚而平正之平来理解。所以药物虽有平性之名而不能独成为一气，另立平性的意义，在于区别药性的强弱，故一般都用四气来概括药性。从临床实践来看，此类药物寒、热之性不甚显著，作用相对和缓，应用范围广泛，药后多无副作用。同时，炮制可以使平性药变为偏温或偏凉。所以，绝对的平性是没有的，真正的平性药是不存在的，平性不能作为独立的药性[2]。

　　有人对王浴生先生主编的《中药药理与应用》中所载的 38 味平性药的药理作用进行统计分析，结果表明：平性药有广泛的药理作用，主要有降血压、抗菌、抗肿瘤、抗炎、镇静催眠等；尚有镇痛、增强免疫、利尿、扩张冠状血管、强心、抗动脉粥样硬化、降血脂、解热、祛痰、降血糖等。从这些药理作用可以看出，平性药兼有温热药和寒凉药的部分药理作用，反映了平性药具有偏性的特点，因此，倾向于"真正的平性药不存在"的观点[3]。

　　有人通过对 92 种主要有效成分清楚、分子量准确、传统药性界限清晰的中药，按其所含主要有效成分的分子量与四性的关系进行统计分析，发现中药药性与其有效成分的分子量有关。如中药主要有效成分分子量在 250 以下者多表现为温热药性，而主要有效成分分子量在 250 以上者多表现为寒凉药性，而平性药性则没有明显的界限，其主要有效成分分子量散于寒热药性之内，说明平性有偏寒、偏温之异，不足为独立一性[4]。

　　平性药应有偏温或偏凉差异的观点，古已有之。张元素《医学启源·用药备旨》认为"湿化成，戊土，其本气平，其兼气温凉寒热"，即有平居四气之中的意思。一年四时之气候，不是温热，便为寒凉，若以药性与此四时之气相匹配，则不偏不倚的平性是不能存在的。在以"四时为喻"形成的"四气说"的影响下，大多认为平性药"实际上也有偏温偏凉的不同，称其性平是相对而言的，仍未超出四性

[1] 邓家刚，秦华珍，郭宏伟. 平性药药性定位及其作用特点的理论探讨 [J]. 广西中医药，2007（2）：32-33.

[2] 孙龙川. 真正的平性药并不存在 [J]. 江西中医药，1986（2）：36-37.

[3] 赵军宁，王晓东. 平性药的药理作用分析 [J]. 重庆中医药杂志，1989（1）：28.

[4] 胡振华. 中药四性与其所含主要成分分子量关系的探讨 [J]. 湖南中医药导报，1996（S1）：49-51.

的范围"[1]。

以上主张"平不入性"的观点，原因可能有三：①《黄帝内经》所奠基的中医学基础理论，因阴阳学说是以"两分法"认识事物，"寒热二性说"在中医学中占有主导地位，对疾病分阴阳两性，而无"非阴非阳"之病，最初的中药寒热温凉四性中蕴含着四季阴阳的含义，并提出了"寒者热之，热者寒之""治寒以热，治热以寒"的治则治法。②囿于遵古世风，虽然《神农本草经》所载诸药条下，属于平性的药物不少，但在其"序例"的四气论述中，并未将平性概括进去，这可能也是后世有人否认平性药独立存在的原因之一。③另一方面，有医家认为"平"虽是公正不偏之义，但药物并无绝对的无所偏倚，如周慎斋在《慎斋遗书》中说："药气俱偏，而用之得当，以治人病之偏，偏者方自全也。"所以，认为凡药均具偏凉或偏温的不同偏性，绝对的平性药物是不存在的，这也为"平不入性"的观点提供了理论基础。

"四气"说的形成，有其深刻的历史根源。在中医药的认识方法中，立足阴阳，将各种观察对象和概念，完全用二分法来处理。药性亦如此，使之寒热两分，以与八纲辨证之寒热、治则之"寒者热之，热者寒之"相合拍。四性之中，温与热为同一性质，温次于热；寒与凉又为同一性质，凉次于寒。为了进一步区分各种具体药物的寒热程度差异，人们还往往对一些药物标以大热、微温、微寒、大寒以及大温、冷等。但其实质仍然是寒热二性的划分。

虽然如此，疾病却常有非表非里、非虚非实、非寒非热之证，超出了表里、虚实和寒热的辨证纲领，治疗时宜选用平性药或以寒热药性组合。例如张景岳《景岳全书》的"散剂"中就以"平散"诸方，与"温散""凉散"相并列，针对寒热具不明显的外感，成为"辛平解表"理法方剂的代表。

同样，亦有药物对寒热病性皆无明显影响，或对两者影响相当者，此乃平性产生的实践基础。平性药不但客观存在，而且数最多，涉及面广，应用价值大。平性药不仅一直见于本草各药项下，平性是独立药性的主张，历来也有之。隋唐时期本草著作，除了个别药物增补或修订性味，或出现归经内容外，在性能理论方面，基本上没有变化，最值得一提的是这一时期出现对药物"四气"的不同观点。加之温与热、凉与寒，只是程度差异，不是独立之性，而且很难严格判定，"三性"之说便自然产生。该说首见于唐朝《唐六典·尚药奉御》，其要求用药时"必辨其五味、三性、七情，然后为和合剂之节"。其文后又自注曰："三性，谓寒、温、平"。此三性说并非出现于本草，也不是医学文献，不容易为医药人员了解，就更谈不上引

---

[1] 凌一揆. 中药学 [M]. 上海：上海科学技术出版社，1984.

起重视了，但其科学性和学术价值也必须充分肯定。

再从分类学的逻辑性来看，药分四气，也值得反思。众所周知，在四气之中，温为热之渐，则温自然已在热中；同样，凉为寒之渐，则凉自然也在寒中。温与热、凉与寒之间，仅有程度差异，并无本质属性区别。由此不难发现，中药寒热温凉的分类方法，违背了科学分类的"子项不相容"原则，导致了热与温、寒与凉的相互包容，层次不清。无论从理论上来讲，还是从实际中考察，将药性三分，较之"四气"说之二分法，实胜一筹，更能与科学分类的逻辑性相符合。如按一、二两级层次来分列药性，其一级分类为寒、热、平三性，其二级分类为大寒、寒、微寒、大热、热、温、微温等，则更为合理。

按照阴阳学说的寒热两分药性，本为定性而设，"四性说"则需要进一步区别其程度差异，定出其大热、热、大温、温、微温、微寒、寒、冷、大寒等众多等级，不仅不符合分类原则，又超出了定性的原意，成为具有定量性质的区别。由于不可能拟定出定量的客观标准，不同等级间的畛域极难认定，可操作性很差。如石膏一药，素有微寒、寒与大寒三说，公正地讲，要评判其高下，并非易事。不少药物即使强分其等级之细微差异，亦缺乏可比性，较少实用价值。如补气药中的温性药白术、大枣、饴糖，与温里药中的胡椒、丁香等药之温，完全不是一个级别，显然无法相提并论，前者温性和缓，后者温性强烈。正如程钟龄《医学心悟》所说："（药）有温热之温，有温存之温，参芪归术，和平之性，温存之温也，春日煦煦是也。附子姜桂，辛辣之性，温热之温也，夏日烈烈是也。和煦之日，人人可近；燥烈之日，非积雪凝寒，开冰解冻，不可近也。"又如同为辛温解表药的紫苏与生姜，因紫苏梗性为微温，紫苏之偏性过之，理当定为温性；而干姜性热，炮姜次之，多称其性温，生姜再次之，相对于干姜与炮姜而言，只好定为微温了。若取紫苏与生姜相比较，则生姜之温热偏性远甚于紫苏。可见，标定紫苏之温与生姜之微温，并无实际指导意义。再如磁石、牡蛎、穿山甲诸药，多谓其微寒，如果改为平性，恐怕更为恰当。采用"三性说"，一大批无明显清热或散寒作用之药则视为平性，不必刻意考察其微有寒热之偏，既省时省力，又可减少药性记述中人为的分歧。

现代也有人主张"平宜入性"，认为平性药是客观存在的，平性是中药理论组成的重要部分。四气或四性下还有平性，但平性历来不入药性分类之中。最早解释"平不入性"的是1958年出版的《中医学概论》，该书说"此外，又有些药物，偏胜之气不很显著，性质和平，故称为平性，但实质上仍有略偏于温或略偏于凉的不同，故虽有平性之名，而不独成一气，一般以四气来概括药性。"这一解释于概念上有所偏颇，平性应该是不寒不热，而不是"性质和平"。继后，1960年出版的五院统编教材《中药学讲义》称："此外，还有平性药，是指性质比较和平的药物，其中也有微寒或微温的，所以基本上仍属四气之内，另立平性的意义，在于区别药性的强弱，故不称五气，仍作四气而言。"这一解释仍然含混不清，既说："另立平性"，又说"不称五气""仍作四气"，岂非矛盾？此外说"平性在于区别药性的强弱"，也不妥，平性是决定药性的"不寒不热"，不是决定药性的强弱，"寒与凉"或"热与温"才是区分药性强弱的概念。平，不寒不热，非凉非温，无所谓强弱。1984年版的统编教材《中药学》称："平性是指相对的属性，而不是绝对性的概念。"说平性不属于概念，恐怕难以令人信服。概念就是概念，分成绝对的和相对的也是不妥的。试问，既然平性中亦有"偏凉偏温"者，何以不将这一部分调整出来，"偏凉"者列入"微凉"类，"偏温"者列入"微温"类，而将真正平性者"正本清源"列为平性。李时珍在《本草纲目》草部目录第十二卷的卷前诸论中说"五性焉，寒、热、温、凉、平。"第一个提出中药药性的五性分类法，主张"平应入性"。

平不入性，由来已久，且与《黄帝内经》有关，《素问·六元正纪大论》云"用寒远寒，用凉远凉，用温远温，用热远热。"《素问·至真要大论》云"寒者热之，热者寒之，温者清之，清者温之"皆系以药物之偏性矫治疾病之偏胜，平本属无病，故不说"平者平之"，此大概是"平不入性"的由来。

如《神农本草经》载药365种，平性药为124种，约占总数的1/3；《本草纲目》载药1 892种，平性药为452种，约占总数的1/4；凌一揆先生主编的《中药学》(1984年版) 载药424种，平性药为88种，约占总数的1/5；《中华人民共和国药典）(1977年版) 载药745种，其中平性药有162种，约占总数的1/5，1985年版载药446种，平性药96种，约占总数的1/5；《中药大辞典》载药5 767种，平性药为1 431种，约占总数的1/4。可见，平性和平性药是客观存在的，是中药和中药理论组成的重要部分。

平性的入性，即作为药性分类之一，是不容忽视的现实问题，当今之世，要完善中药药性理论，应该强调，平性不应除外。要面对现实，大胆地改善"平不入性"的现状 [1]。

《中华临床中药学》认为：包括《神农本草经》在内的本草，直至当代中药专书，实际上是赞同"三性说"的，是按照"三性说"处理具体药性的，有力地说明了平性药存在的客观性和值得重视的必要性。在"四气说"的影响下，大多认为平性药"实际上也有偏温偏凉的不同，称其性平是相对而言的，仍未超出四性的范围"。而验之实践，这类药物用于热证，既不致助热，也无助除热；同一药物用于寒证，亦不致助寒，同样无助祛寒。从理论上讲，平性虽然是相对的，但临床使用

[1] 孙启明. 析"平不入性说" [J]. 辽宁中医杂志，1994（4）：162-163.

一般不考虑其偏温偏凉的不同。应当说平性药是没有明显寒热倾向的，也不必醉心于人为地区别其寒热倾向，因为这样做无补于用药实践，只是在为"四气说"圆说而已。

再从字义上看，《广韵》称："平，正也。"本为平正不偏者也。明卢子颐《本草乘雅半偈》谓："（白薇）气平……平则不上不下，敦土德化。"徐灵胎《神农本草经百种录》亦指出："（平性药）凡病皆可用，无所禁忌"（见丹砂条）；又称平性之藕实茎为"中和之性，无偏杂之害"，均有平性药无寒热偏性之意。因此，"三性说"以寒、温、平三分药性的主张，是对"四气说"的发展。认为平性药多无寒温之偏的思想，也更有积极意义，更与用药实际吻合。四性一说，沿用虽久，实难变易，但从理论上讲，宜改称三性，方为允当。

为进一步推进中医药事业的传承与创新，科技部在国家重点基础研究发展计划（"973"计划）中设立了中医理论基础研究专项，并将中药药性理论研究列入中医理论基础研究专项的重点支持方向。广西中医学院邓家刚教授承担了该项目的子课题"中药药性理论相关基础研究——平性药药性本质及其调节机体平衡科学内涵的研究"为揭示平性药药性本质提供了一定基础。由此可见，中药的"三性说"及其平性药仍然受到重视。

邓家刚教授等研究团队，在古代文献及当代医药学家精辟论述的基础上，提出了"平性药体平用偏，双向适用，条件显性"的药性特征假说。认为平性药不仅作为一种独立药性自古以来客观存在，而且其药性特征是不同于寒热药性的一种特殊药性。平性药本身兼具寒、热之性，而无寒热之偏性，即"两极合一性"；两种极性不同（偏寒偏热）的药性共同存在于一种药体中，在没有外部条件（炮制、配伍、"入腹"）作用时，其呈现的是一种中和平衡的状态（本体药性平），而在适当的条件影响下，原来处于中和平衡状态的两种偏性就会依不同的内环境条件显示出不同的药物偏性，从而表达出其治病的效应（效应药性偏）。平性药在不同配伍及不同生理病理状态下，其药物偏性及治病效应是不同的，入腹后会随病人不同的生理病理状态而显示出寒性或热性之偏，即"入腹显性"，适用于寒证、热证、寒热错杂证等。对于揭示平性药药性本质及其调节机体平衡的科学内涵，为中药药性理论现代学术体系的建立，提供了新的理论思考[1]。

2. 拓展性能内容 丰富药性理论

中药的性能，除四气、五味之外，还有很多，如陈藏器《本草拾遗》提出：

[1] 邓家刚. 试论平性药"体平用偏"的药性特征 [J]. 世界中医药，2007（5）：302-303.

"诸药有宣、通、补、泻、轻、重、涩、滑、燥、湿，此十种者，是药之大体。"在这里，陈氏的本义是基于药物的作用进行分类，除《神农本草经》的"三品"分类，《本草经集注》的"自然属性分类"之外，又创造了一种适合临床实用性本草的分类方法。这种分类，没有出现药物的具体功效，尚不属于"功效分类"，仅属于"性能分类"范畴。其历史功绩，不仅影响后世的方剂分类（十剂）和中药分类（十种），更为可贵的是拓展了《神农本草经》的中药性能理论，其"宣、通、补、泻、轻、重、涩、滑、燥、湿，此十种者"，也是药物的十种性能，下面着重介绍其中的补泻和润燥。

（1）领悟"补泻"性能，须明虚实苦欲。对药物的补泻作用及有关补泻的治则治法的认识很早，《黄帝内经》已有大量论述，《神农本草经》的药物"三品"分类亦将补养扶正与祛邪泻实作为依据之一。但首先将补泻与药物性能联系在一起的则是陈藏器。

药物的虚实补泻，是与所治疾病的虚实性质相对应而确定的。疾病的"虚"是指精气不足而产生的衰弱、退化等，而疾病的"实"是指邪气有余而产生的亢厉壮盛等现象。即"邪气盛则实，精气夺则虚"（《素问·通评虚实论》）。治疗上，"实则泻之，虚则补之"（《素问·三部九候论》）。虚实补泻，在于反映药物在影响人体正邪消长、虚实变化方面的作用倾向，为人们普遍熟知。而"苦欲补泻"，则重视不够。

中药之"补泻"理论，除药性的虚实补泻外，在《素问》中尚有五脏苦欲补泻理论，对于临床用药的指导价值同等重要。该理论在金元时期及明代，有较大的发展，如泽泻"补阴不足"（《医经溯洄集》）、黄柏"补水润燥"（李杲语）、知母"润肾燥而滋阴"（《本草纲目》）等均是在这一理论指导下发展而来。因此，了解这一理论，对研究古代药性理论及药物功效不可或缺。

前面一章已经提及，五脏苦欲补泻的理论源于《素问·藏气法时论》"肝欲散，急食辛以散之，用辛补之，酸泻之""心欲软，急食咸以软之，用咸补之，甘泻之""脾欲缓，急食甘以缓之，用苦泻之，甘补之""肺欲收，急食酸以收之，用酸补之，辛泻之""肾欲坚，急食苦以坚之，用苦补之，咸泻之""肝苦急，急食甘以缓之""心苦缓，急食酸以收之""脾苦湿，急食苦以燥之""肺苦气上逆，急食苦以泻之""肾苦燥，急食辛以润之"。后世医家在此基础上阐发了五脏的苦欲补泻，其中，最有成就及影响的当推张元素。他将《素问》中五脏苦欲补泻的理论与具体药物联系在一起，如《医学启源》谓"肝苦急，急食甘以缓之，甘草。心苦缓，急食酸以收之，五味子。脾苦湿，急食苦以燥之，白术。肺苦气上逆，急食苦以泄之，黄芩。肾苦燥，急食辛以润之，黄柏、知母""肝欲散，急食辛以散之，川芎；以辛补之，细辛；以酸泻之，白芍药。心欲软，急食咸以软之，芒硝；以咸补之，泽泻；以甘泻之，黄芪、甘草、人参。脾欲缓，急食甘以缓之，甘草；以甘补之，人参；以苦泻之，黄连。肺欲收，急食酸以收之，白芍药；以酸补之，五味子；以辛泻之，桑白皮。肾欲坚，急食苦以坚之，知母；以苦补之，黄柏；以咸泻之，泽泻"。以上内容可以列表归纳如下，见表3-1。

表 3-1　五脏苦欲补泻表（从五脏所欲言补泻）

五脏	所苦	治疗味	具体药物
肝	急	甘	甘草
心	缓	酸	五味子
脾	湿	苦	白术
肺	气上逆	苦	黄芩
肾	燥	辛	黄柏、知母

五脏	所欲	补味及药物举例	泻味及药物举例
肝	散	辛（川芎、细辛）	酸（白芍药）
心	软	咸（芒硝、泽泻）	甘（黄芪、甘草、人参）
脾	缓	甘（甘草、人参）	苦（黄连）
肺	收	酸（白芍药、五味子）	辛（桑白皮）
肾	坚	苦（知母、黄柏）	咸（泽泻）

　　抛开这些罗列的具体药例，从一个更高的层次来理解五脏苦欲补泻，同是辛散、酸收、苦坚、咸软、甘缓，针对不同的脏器，由于各脏生理、病理特点的不同，可分别发挥完全不同的作用。或为"补"，或为"泻"。即便如人参、甘草之类，在脾为"补"，在心则为"泻"。不同脏器对同一药物具有不同的"苦欲"，因而生物效应"补泻"不会固定不变。

　　继张元素《医学启源》对五脏苦欲补泻提出标准药物后，王好古、李时珍等均将之收入所著本草如《汤液本草》（"五脏苦欲补泻药味"）或《本草纲目》（"五脏五味补泻"）中，故而进一步扩大了该理论的影响。明代张景岳《类经》、缪希雍《神农本草经疏》、李中梓《医宗必读》及清代景日昣《嵩崖尊生书》等，对五脏苦欲的缘由做了许多解释和补充。张景岳《类经》曰："肝为将军之官，其志怒，其气急，急则自伤，反为所苦，故宜食甘以缓之，则急者可平，柔能制刚也……木不宜郁，故欲以辛散之，顺其性者为补，逆其性者为写（同"泻"），肝喜散而恶收，故辛为补，酸为写（同"泻"）。"缪希雍《神农本草经疏》称："苦欲者，犹言好恶也，违其性，故苦；遂其性，故欲。欲者，是本脏之神所好也，即补也。苦者，是本脏之神所恶也，即泻也，补泻系乎苦欲。"其后，李中梓《医宗必读》言："夫五脏者，违其性则苦，遂其性则欲。本脏所恶，即名为泻，本脏所喜，即名为补。"总之，"顺其性者为补，违其性者为泻"成为后世理解、认识和研究五脏苦欲补泻的基础。

尽管金元时期及其以后诸家对五脏苦欲补泻阐释发挥颇多，但仍然没有解决该理论所存在的问题。故丹波元坚《药治通义》评曰："五藏苦欲补泻，见藏气法时论，而王海藏隶以各药（按：实为张元素《医学启源》），殆不免牵执，今缪氏就其意，敷演为说，亦似不确协。"具体地说，该理论存在一些问题需要解决。如五味对五脏的补泻是否具有普遍意义？五味对脏器的补泻可出现何种有利或不利的效果？临床又怎样利用或规避？再以张元素所列具体药物来说，因肾欲坚，以知母、黄柏之苦以坚之、补之；因肾苦燥又以黄柏、知母之辛以润之。那么，黄柏、知母之辛味从何而来？其味的标定与五味理论是否一致？如此等问题。

正是由于以上问题悬而未决，清代以后，五脏苦欲补泻的理论渐渐被医药著作所淡忘。但是抛开前人所列五脏苦欲补泻的具体药物，从总体上来评价这一用药理论，仍然是值得肯定的。该理论的核心是将药物的"补"与"泻"与具体的脏腑联系在一起，灵活看待，并从脏腑当时状态的生理、病理特点出发，制定相适宜的治疗原则，选择人体脏腑在该条件下"所欲"的药物，这种研究问题的方式和用药主张，值得借鉴和采纳。

（2）分清药性润燥，精准用药必需。唐陈藏器《本草拾遗》又提出："诸药有……燥、湿，此十种是药之大体，而《本经》不言，后人未述，凡用药者审而详之，则靡所遗失矣。"李时珍《本草纲目》称："湿剂当作润剂"，则更为准确。也可以肯定，这是中药性能"润燥"的最早概括。

药性的润、燥性能，是对药物祛除燥邪或湿邪，以及治疗燥证或湿证的作用性质的概括，并用以反映药物对人体阴液变化的影响。自古以来，医药家在论述药物时，亦常强调其性润、性燥。药物的润、燥之性，如同寒热一样不可缺少，因此，这一理论亦是中药性能的组成部分，具有重要的应用价值。

湿与燥，分别为六淫之一，在正常情况下是自然界不同的气候特点，其异常的改变，就会成为致病之因。对此，《黄帝内经·素问》论述颇多：如《阴阳应象大论》"天有四时五行，以生长收藏，以生寒暑燥湿风""其在天为湿，在地为土，在体为肉，在脏为脾……其在天为燥，在地为金，在体为皮毛，在脏为肺""燥胜则干……湿胜则濡泻"。指出了湿邪与燥邪致病的基本特点。又如《至真要大论》"湿淫于内……以苦燥之，以淡泄之""燥则濡之"。《六元正纪大论》"土郁夺之""水郁折之"。指出了针对此二邪的治疗原则。

润、燥的思想一直指导着临床用药，但自《神农本草经》至唐朝以前的本草，却只有某药主"燥渴"、某药主"湿痹"、某药"润泽人面"等涉及药性润、燥特点的功用记载，而作为一种性能理论的概括，一直阙如。《本草拾遗》称："燥可去湿，即桑白皮、赤小豆之属是也；湿可去枯，即紫石英、白石英之属是也。"陈氏将药之润性称为湿性，虽有欠准确；其列举的"去湿"与"去枯"药物，也不甚典型，但其对性能理论的发展，是值得充分肯定的。

自此以后，历代医药家对这一性能理论，不断加以阐发和补充，使之为世人熟知和更加重视。《圣济经》进而将此十种"药之大体"用以类方，又开创方书"十剂"分类的先例，并提出："湿气淫胜，重满、脾湿，燥剂所以除之；津耗为枯，五脏痿弱，荣卫涸流，湿剂所以润之。"《儒门事亲》则说："所谓燥剂者，积寒久冷，食已不饥，吐利腥秽，屈伸不便，上、下所出水液澄彻清冷，此为大寒之故，宜用干姜、良姜、附子、胡椒辈以燥之。非积寒之病不可用也……若病湿者，则白术、陈皮、木香、防己、苍术等皆是，能除湿，亦燥之平剂也。若黄连、黄柏、栀子、大黄，其味皆苦，苦属火，能燥湿，此《内经》之本旨也，而世相违久矣！""所谓湿剂者，润湿之谓也，虽与滑相类，其间少有不同。《内经》曰：'辛以润之'，盖辛能走气、能化液故也。若夫硝性虽咸，本属真阴之水，诚濡枯之上药也。人有枯涸皴揭之病，非独金化为然，盖有火以乘之，非湿剂莫能愈也。"其对润、燥类药物的举例，更为准确。

《本草纲目》又说："湿有外感，有内伤。外感之湿，雨露、岚雾、地气、水湿袭于皮肉、筋骨、经络之间；内伤之湿，生于水饮、酒食及脾弱、肾强，固不可一例言也。故风药可以胜湿，燥药可以除湿，淡药可以渗湿，泄小便可以引湿，利大便可以逐湿，吐痰涎可以祛湿。湿而有热，苦寒之剂燥之；湿而有寒，辛热之剂燥之，不独桑皮、小豆为燥剂也。""湿剂当作润剂。枯者，燥也，阳明燥金之化，秋令也。风热怫甚，则血液枯涸而为燥病。上燥则渴，下燥则结，筋燥则强，皮燥则揭，内燥则裂，骨燥则枯，肺燥则痿，肾燥则消。凡麻仁、阿胶膏润之属，皆润剂也。养血当归、地黄之属；生津则麦门冬、栝楼根之属；益精则苁蓉、枸杞之属，若但以石英为润剂则偏矣。"李时珍改湿剂为润剂，又言润可去燥，尤为妥帖。其对燥性药的认定，主要依据"湿去则燥"的原则，大凡除湿之药（如文中的胜湿药、渗湿药、引湿药、逐湿药、祛湿药），皆有燥性；凡养血、生津、益精、润燥之药，皆有润性，不必拘于石英性润之旧论，均十分中肯。至此，药性润燥之理论基本趋于完善。至于《本草纲目》谓"十剂"出自徐之才，则是千虑之一失。

《本草纲目》发展了《黄帝内经·素问》的思想，认为化湿、引湿（利尿）、逐湿（泻下逐水）、祛湿之药，均应性燥，不仅苦燥者如此；而生津、养血、益精之药，则均应性润。同时，还取类于自然现象，提出了"风药可以胜湿"之说，为后人广为引用，故往往将祛风药与性燥相联系。风能胜湿的自然现象是普遍的，多风之处，湿物容易干燥，而谓祛风药性燥能胜湿则不尽然。绝大多数具有祛风功效的药物，如祛风散寒药、祛风止痒药、祛风止痛药、祛风湿药、祛风化痰药、祛风止痉药，一般都有明显的燥性；但辛凉解表药，虽可祛风，其中桑叶、蝉蜕、牛蒡子、菊花、葛根等，却无明显燥性或根本不具有燥性。不过，习惯上只是将羌活、独活、防风、藁本、白芷、川芎、苍耳子等温燥性较强之物，视为风药胜湿的代表，并未包括桑叶、牛蒡子之类。总而言之，"风药可以胜湿"的基本出发点，是以药物功效为依据的，这应当肯定。

此外，明代《医门法律·伤燥门》提出"秋燥"一证，系感受秋季燥气而发的一种热性病，并有凉燥与温燥之别。治此外燥之证，宜以轻宣之法，宣肺达邪；凉燥宜温宣，温燥宜清宣。自此以后，又往往将治"秋燥"的方药谓为"润燥"之物。如何廉臣说："六气之中，唯燥气难明，盖燥有凉燥、温燥、上燥、下燥之分。凉燥者，燥之胜气也，治以温润，杏苏散主之；温燥者，燥之夏气也，治以清润，清燥救肺汤主之；上燥治气，吴氏桑杏汤主之；下燥治血，滋燥养营汤主之"（《重订通俗伤寒论》按语）。当代若干方书，亦将杏苏散（由苏叶、杏仁、半夏、茯苓、前胡、桔梗、枳壳、陈皮、生姜等组成）称为"轻宣润燥"剂，该方轻宣凉燥之邪，宣肺化痰止咳，实无濡润之性。故言本方"治燥""宣燥"则可，以其能"润燥"则不可。又如桑杏汤中之桑叶，系与豆豉同用，意在"宣肺透邪"，其润肺之功，有赖方中之沙参、梨皮；在清肺救燥汤中，是以桑叶与枇杷叶、杏仁同用以"宣肺止咳"，其润燥之药，乃是麦门冬、阿胶等品。仔细推敲，谓此二方有润燥或润肺之功则可，谓方中桑叶、杏仁可润肺则不妥。由上可知，能治秋燥之药，并不尽是性润之药，有的只是其轻宣达邪之功在"秋燥"证中的特殊应用，宜将全方与方中药物的功效区分清楚，不可混为一谈。

六、统计"七情"药对　启迪后学良多

《神农本草经》序例提出的中药"七情"，由于该书未对所涉及的术语概念予以界定，以致后人对"七情"及其每一"情"含义的理解长期出现分歧。因此，韩保昇《蜀本草》对于《神农本草经》七情药对进行了统计，称："凡三百六十五种，有单行者七十一种，相须者十二种，相使者九十种，相畏者七十八种，相恶者六十种，相反者十八种，相杀者三十六种。凡此七情，合和视之。"（《嘉祐本草》）该书阐明了"七情"及其每一"情"的本义，为后世留下了珍贵资料。否则，中药"七情"及其每一"情"的准确含义将难以廓清，临床用药必将会受到难以预测的影响。除前述陶弘景的论述，为廓清"七情"有关认识误区提供了思路和证据外，韩保昇七情药数的统计，还有以下功绩。

1. 再次提供依据　烛照界定"七情"

关于中药"七情"的含义，古人没有涉及，现代全国高等医药院校中医中药专业中药学教材开始表述。第一版教材称："相须、相使、相畏、相杀、相恶、相反、单行，《神农本草经》谓之'七情'。"只是客观罗列，称不上解释该术语的词义。第二版教材称："《神农本草经》将各种药物之间的配伍关系，总括为相须、相使、相反、相杀、相恶、相畏等六种，加上'单行'而不经配伍的，总称为药物的'七情'。"第三版教材称："前人把单味药的应用同药与药之间的配伍关系总结为七个方面，称为药物的'七情'。"此后《中药学》教材的提法与此基本相同。第二版教材以来的解释，文字虽然有所出入，但总体意思一直是将"单行"排除于配伍关系之外。

各种版本中药学教材的以上解释，是受到陈嘉谟《本草蒙筌》"单行者，不与诸药共剂"及李时珍《本草纲目》"独行者，单方不用辅也"的局限，而违背原意。实际上"单行"并不是"不经配伍"或"单味药的应用"，依据《蜀本草》统计《神农本草经》中"单行"的药物数量，不难推定其也是一种配伍关系。因此，药物的"七情"都是用以概括两味药之间相互作用、相互影响的临床效应配伍关系，单行也不例外。因此，高等教育出版社的普通高等教育"十一五"国家级七年制规划教材《中药学》将其定义为："中药的'七情'，是单行、相须、相使、相恶、相畏、相杀、相反七种配伍关系的总称。"这样，才能与"凡此七情，合和视之"的经文意思相符。

2. 单行"七十一种"　当是配伍关系

在前文提到的秦汉时期的本草学学术成就钩玄中，已经论述了"单行"应当与相须、相使等其余六情一样，属于配伍后药物之间相互作用、相互影响的一种类型。对于该结论的支持，韩保升的《蜀本草》又提供了一种证据。该书统计"《神农本草经》）凡三百六十五种，有单行者七十一种"。《蜀本草》原书已佚，单行的 71 种药究竟是哪些，作者又是怎样统计出来的？今天虽然不得而知，但重要的是，按照公认的简单药物知识，似乎还举不出任何一味不能入复方，却只能单味应用的药物。从这段文字说明中，也完全看不出《蜀本草》的作者会认为单行是用单味药治病。如果单行果真是单味药治病，单行的药物如果只有"七十一种"，那么其余 294 味药为什么不能单独使用？这种不符合常理的问题，应该没有办法回答。

3. 相畏存在歧义　相杀含义单一

《神农本草经》序录强调："若有毒宜制，可用相畏、相杀者。"由此可知，相畏、相杀是二药合用，可使毒害效应降低或消除，但未列举相畏、相杀的药对。《本草经集注》序录予以举例说明："半夏有毒，用之必须生姜，此是取其所畏，以相制耳。"《本草纲目》进一步解释其含义，云"相畏者，受彼之制也""相杀者，制彼之毒也"。现代全国高等医药院校中医中药专业统编中药学教材一般均认为"相畏即一种药物的毒性反应或副作用能被另一种药物减轻或消除。如生半夏和生南星的毒性能被生姜减轻或消除，所以说生半夏和生南星畏生姜"，"相杀即一种药物能减轻或消除另一种药物的毒性或副作用。如生姜能减轻或消除生半夏和生南星的毒性或副作用，所以说生姜杀生半夏和生南星的毒"。

以上论述表明，相畏与相杀涉及的是同一药对，只是两者所站的角度有所不同，这在《本草经集注》序录所列七情药例中亦可找到例证："附子畏防风""防风杀附子毒"；"巴豆畏黄连""黄连解巴豆毒"；"半夏畏干姜""干姜杀半夏毒"。既然相畏和相杀是针对同一药对，是有毒药与解毒药相对为文的，那么，二者的药物数量就应该是相等的。但是，韩保昇统计的"相畏者七十八种"，而"相杀者三十六种"，相差一倍有余。对此，有必要探讨其中究竟。

通过文献研究，二者数目悬殊的原因源于药物"毒"与"能"的相对性，以及"畏"与"恶"字义具有的互训性。二药相畏，被减轻或消除的是毒害效应；二药相恶，被削弱或消除的是治疗效应，理论上说，两者含义完全不同，不容混淆，也不可能相混。然而在此文献中称甲药畏乙药，在彼文献中却称甲药恶乙药，较为多见。如《本草经集注》"薯蓣恶甘遂""白及畏杏仁"；而《太平圣惠方》却说"薯蓣畏甘遂""白及恶杏仁"。还有的文献中，在甲药项下称甲药畏乙药；在乙药条下又说乙药恶甲药。如《本草纲目》《本草从新》《得配本草》中，既称"人参畏五灵脂"，又说"五灵脂恶人参"。

为什么会出现上述相畏与相恶互换情况，一是"畏"与"恶"在字义上有相通之处，《说文解字》云："畏，恶也。"恶和畏一样，亦有"畏惧、害怕"之义。因此，有可能导致相畏与相恶互换的混乱现象。但更重要的原因是，毒性具有普遍性，药物的"能"与"毒"是对立统一的两个方面，对于药物的作用，当人体需要时，是为"能"，若人体不需要，就会产生不良反应，于是成为"毒"。如张景岳《类经》卷十四《疾病类·五脏病气法时》云："药以治病，因毒为能，所谓毒者，以气味之有偏也。"现代毒理学亦认为："药物的任何作用对健康人和非适应证的人都是有毒作用的；在这种情况下，药物具有毒物的性质。"[1]

二药合用，某方面或某几方面作用被削弱或消除，究竟降低的是毒害效应，还

[1] ARIËNS E J, SIMOMIS A M, OFFERMEIER J. 普通毒理学导论 [M]. 吕伯钦，刘玉瑛，秦钰慧，等译. 北京：人民卫生出版社，1980：2.

是治疗效应，即二药间的配伍关系应属相畏、相杀还是相恶，仅从药物的角度是无法判断的，必须落实到所治疗病人的具体病证，才能最终认定。如所削弱或消除的作用是病情所需者，则二药的关系是相恶；如不为病情所需，则二药的关系则是相畏、相杀。基于这种观点，称同一药对既相畏，又相恶，并非混淆了相畏、相恶概念，而是使相畏、相恶概念更加准确，使二者更能严格地区别开来。

此外，在上文相畏、相杀的讨论中，通过《蜀本草》统计，相畏与相杀药对数不对等，相畏的药数超过相杀一倍有余，其主要原因是相畏可以和相恶互换使用，从而使我们更深刻地领悟了相畏与相恶的相对性，也知道了配伍关系的复杂性。

相恶也是一种广泛存在的配伍关系。历代所列相恶药物甚多，《蜀本草》云："相恶者六十种"；《本草经集注》序录七情药例中，相恶涉及 117 条。若以中医药理论概括，主要有以下几类情况：其一，药性相反，而作用部位相同的药可能相恶。一般来说，清肺药与温肺药，清胃药与温胃药等，都可能相恶。如干姜恶黄芩、黄连恶吴茱萸等。其二，作用趋向相反的药物可能相恶。一般来说，止汗药与发汗药，涩肠药与泻下药，利尿药与缩尿药，止呕药与涌吐药等，都可能相恶。如牡蛎恶麻黄、赤石脂恶大黄、瞿麦恶桑螵蛸、半夏恶皂荚等。其三，扶正药与祛邪药可能相恶。有的祛邪药在祛邪的同时，可能损伤正气，因而可能与扶正药相恶。如人参恶莱菔子、薯蓣恶甘遂、沙参恶防己等。除药理作用相互拮抗外，有的药相恶与药物的固有特性（如物理特性、化学特性等）有关，难以用现有中医药理论测度。现代研究认为有时可能因二药成分相互发生反应，产生新物质，使原有效成分丧失而使疗效降低。如酶剂的化学本质属蛋白质，蛋白质结构中的酰胺键与鞣质可形成牢固的氢键缔合物，改变其性质和作用。故含大量鞣质的地榆、仙鹤草、侧柏叶、虎杖、石榴皮、五倍子等与主含酶类有效成分的麦芽、谷芽、神曲（此三药主含淀粉酶）、雷丸（主含雷丸素，系一种蛋白酶）合用，会使疗效降低，所以这两类药不宜同煎或同服。

由此可见，七情关系存在相对性。二药配伍后存在什么样的七情关系，只能落实到具体病证才能确定，这是导致二药之间的七情关系存在相对性的主要因素。因为，药物的"能"与"毒"都必须在作用于人体之后才能表现出来。如果不作用于人体，无论药物之间发生了什么反应，起了多大变化，对人体都无疗效或毒性可言。因此，即使二药合用后发生的变化（如化学反应等）是固定不变的，也无法据此确定二药之间的七情关系。二药合用，如某些方面作用增强，这对甲病而言，可增强治疗效应，其配伍七情应为相须（或相使）；但对乙病而言，可能增强毒害效应，其配伍七情则属相反。如大黄与芒硝合用，泻下通便作用大大增强，对于阳明腑实、热结旁流等证候可使泻热通便的治疗效应增强，因而具有相须关系；但如误用于虚寒便秘或虚寒滑泻，则会使损伤正气的毒害效应增强，其配伍关系即属相反。如二药合用后，某方面作用削弱，这对甲病而言，会使治疗效应降低，其配伍七情应为相恶；但对乙病而言，可使毒害效应减弱，其配伍七情则属相畏、相杀。如干姜与黄连合用，干姜的温中散寒作用和黄连的清胃泻火作用相拮抗，对于单纯的中焦寒证或热证而言，可使治疗效应降低，所以具有相恶关系。但对中焦寒热错杂之证，如单用干姜温中散寒，有助热之弊；单用黄连清胃泻热，又于中寒不利；二药合用，互相制约，存利除弊，可使毒害效应降低，其配伍关系应属彼此相畏、相杀。

除病证之外，用药剂量、炮制方法、剂型选择、给药途径及入药部位等，都会影响配伍关系，也是出现相对性的相关因素。虽然药物之间的七情关系存在相对性，文献中也将相畏与相杀互换，但在确定药物间的七情关系时，必须注意其准确性，避免相关术语使用的随意性。如多版本全国高等医药院校中医中药专业统编或规划中药学教材中，总论部分明确提出："相畏即一种药物的毒性反应或副作用，能被另一种药物减轻或消除""在应用毒性药或烈性药时必须考虑选用"。所举药例为"生半夏和生南星畏生姜"之类。总论部分还明确指出"十九畏"属于配伍禁忌。然而在各论中属"十九畏"涉及药物的"禁忌"项下，却称"某药畏某药"，如"巴豆畏牵牛""丁香畏郁金"等，这样的文字表述，与相畏完全混同，使"十九畏"与七情中的"相畏"混淆不清。为了使七情理论能更好地指导临床实践和有利于学术交流，使用七情术语必须规范、准确。

由于中药功效多样、成分复杂，作用于疾病，不仅不同疾病有不同的生理、病理变化，同一疾病也会有多方面的生理、病理变化。同一药对不仅对不同疾病的生理、病理变化的影响可能不同，药物之间的七情关系也可能不同。即使对同一疾病的不同生理、病理变化的影响也可能并不单纯，因而使药物之间存在复杂的七情关系。对甲症状而言，它们之间可能存在增效关系（相须或相使）；但对乙症状而言，它们之间又可能存在减效关系（相恶）；对丙症状而言，可能存在减毒关系（相畏、相杀）；对丁症状而言，又可能存在增毒关系（相反）。当然，对于同一药对而言，不可能七情皆备，但兼有其中几情则是可能的。如附子与干姜在回阳救逆方面相须，但同时附子又畏干姜，干姜又能杀附子毒。

第三节
隋唐五代时期本草著作钩玄

一、《新修本草》

【概述】

据《唐会要》记载，显庆二年（657年），"苏敬上言，陶弘景所撰本草，事多舛谬，请将删补"，此建议得到朝廷的支持。唐高宗令英国公李勣，太尉长孙无忌，兼侍中辛茂将，太子宾客、弘文馆学士许敬宗，礼部侍郎中兼太子洗马、弘文馆学士孔志约，尚药奉御许孝崇、胡子家、蒋季璋，尚药局直长蔺复珪、许弘直，侍御医巢孝俭，太子药藏监蒋季瑜、吴嗣宗，太子药藏丞蒋义方，太医令蒋季琬、许弘，太医丞蒋茂昌，太常丞吕才、贾文通，太史令李淳风，潞王府参军吴师哲，礼部主事颜仁楚及右监门府长史苏敬等二十三位医药家和儒臣重修本草。李勣是当朝一品重臣，领衔并征集了朝廷全部医疗机构的最高级医官等人员，他只是名义上领导这项工作，而实际主持编撰的是苏敬，故历代书志均著录苏敬为《新修本草》撰者代表人。

苏敬（599年—674年），系湖北人氏，宋时隐避宋太祖赵匡胤祖父赵敬之讳，在有关文献中改名为"苏恭"。苏敬本为儒臣，兼通医药，除主纂《新修本草》外，还与徐思恭、唐临合著有《三家脚气论》，该书已佚，《外台秘要》《医心方》中引有苏敬论脚气的条文。

《新修本草》又称《唐本草》《唐·新修本草》。因李勣封为英国公，后世又称该书为《英公本草》《英公唐本草》。成书于唐显庆四年（659年），全书共五十四卷（一说五十三卷）。即新修本草二十卷，目录一卷，其余是正文部分，主要是在《本草经集注》一书的基础上增加114种新药，归并某些药，删除有名无用药4条，并添加注文重新编订而成。共收载药844种（一说850种），分为九类，即玉石、草、木、禽兽、虫鱼、果、菜、米谷，有名未用。在编写体例方面仍沿用朱书、墨书大字分别写《神农本草经》与《名医别录》文字。药物正文新增者，即在末了标注"新附"二字。陶弘景注文不加任何记号，修订时新增的则在小字注文开头冠以"谨案"二字，这对了解古代药物资料的源流具有重要意义。新修本草图二十五卷，目录一卷，是根据实物绘制的药图。本草图经七卷，是上述本草图的文字说明。

《新修本草》是第一次由政府编修并颁布的大型综合性本草著作，其图文并茂的编写方式开创了后世本草编写之先河。该书以其较多的药物基源考证和较丰富的临床用药经验，赢得了中外医药人士的尊崇和借鉴。虽然《新修本草》对陶注批评甚多，但却尽量保持其原貌，绝不擅加改动，只是将不同意见附记于后，以示尊重传统。这种做法为后世本草的编撰树立了典范，故宋代以后大多数本草也继承了《新修本草》的形式，从而对本草文献起到了很好的保存作用。

《新修本草》原书已散佚无存，仅有残卷遗留于世。其残卷发现刊布的起始源流，可参见日本冈西为人《本草概说》。《新修本草》本草部分的后世辑本有四种，完整辑本有两种，各有特色。尚志钧辑本以吐鲁番出土的《本草经集注》残简和敦煌出土的《本草经集注》残卷为底本，此辑本于1962年由芜湖医学专科学校出版油印本，名《补辑新修本草》。1981年，由安徽科学技术出版社排印出版，更名《唐·新修本草》（辑复本）。日本冈西为人辑本，名《重辑新修本草》，首于1964年由台湾"中国医药研究所"出版，1978年日本学术图书刊行会重新影印出版，改用朱墨两色套印，并增补了附录的考察部分内容及索引。另外两种：一是日本小岛宝素辑本二十卷，已亡佚。仅傅氏刊本中尚保存小岛氏所辑卷三1卷；二是清末李梦莹补辑本，由其子李浩于1922年校补本，存放在中国中医研究院图书馆。

【钩玄】

1. 我国首部官修本草

《新修本草》是我国由政府组织编修并颁行的古代第一部官修本草，唐朝政府之所以能取得这一成就，是有着相当的背景条件：首先是时代的要求，《本草经集注》在一百余年的流传中，由于反复传抄，讹误较多，甚至"钩吻黄精引为同类"，且用药经验不断丰富，新的药物不断被发现，这都需要总结提高，特别是唐朝统一后，随着人民生活水平的提高，对医药学也提出了更高的要求；其次，经济的繁荣，文化的发展，使唐朝成为世界上最文明、最富饶的国家，这为《新修本草》的编撰提供了文化基础和物质基础；再次，唐朝统治者十分重视医药学，设立了尚药局、尚药监以及药园等机构，这为《新修本草》的编撰提供了组织上的准备。正是这些有利条件，当苏敬上表请求重修本草时，很快就得到高宗李治的批准，据记载

《新修本草》由李勣主持编修，实际编纂工作由苏敬等二十多人参加。由于当时曾"征天下郡县所出药物，并书图之"，因而实际参加编纂的人数较此数字还要多得多。苏氏等人以《本草经集注》为蓝本，同时在全国范围内利用 13 个道 133 个州开展药物普查，利用药物调查资料，绘制药物图谱，以"考其同异，择其去取"的方法，"下询众议""定群言之得失"，芟旧创新，"《本经》虽阙，有验必录；《别录》虽存，无稽必正"，历时两年完成编撰任务，由朝廷颁布天下，具有国家规模和水平，因此使本书得以具有较高的学术价值。一经问世，立刻四散传播，影响广泛，当时名医孙思邈就在其所著《千金翼方》中，全部抄录了《新修本草》的目录及有关药物论述的正文，我国后代主要本草书籍中，亦都贯穿了《新修本草》的主要内容。该书很快由当时来中国求法的僧徒传去日本，对日本医学界影响很大，不久又传到朝鲜半岛。本书不仅流传地域广泛，而且流传时间也久。自 659 年开始，直至 10 世纪中叶（宋代），这 300 多年里，日本和我国的医家都把它列为必读之课本。正如日本律令《延喜式》所记载："凡医生皆读苏敬《新修本草》。"[1]

因为上述原因，从 20 世纪 40 年代开始，我国部分学者陆续撰文说唐代苏敬等人编纂的《新修本草》是一部"药典"，认为它比欧洲最早的《佛罗伦萨药典》（1498 年出版）早 839 年，比 1546 年颁发的世界医学史上有名的《纽伦堡药典》早 887 年，比俄国第一部国家药典（1778 年颁行）早 1119 年，是世界第一部药典。现今主要的药学杂志、医药著作中都遵此说。但也有人认为[2]"药典"是一个国家的药品规格标准的法典，具有法律的约束力，而《新修本草》收载的 850 种药物，都没有标准的质量要求，甚至包括 193 种有名未用的药物，显然该书不具备法律的约束力。张廷模也认为，《新修本草》虽然由国家编著，代表了当时国家最高药学水平，但是其编修不是为了制定药物标准，而且中国古代是一个封建社会，法律很不完善，要求其具有法律的约束力并不现实[3]。

2. 开创图文并茂编写方式

《新修本草》的历史功绩，非常重要的一点在于首创图文并茂的编写方式，并研究植物形态。对于药图这部分的编纂工作，唐朝政府很重视对药物实际形态的考察，为此曾诏令全国各道州征收当地特产药物的标本，请画工对照实物形态、颜色描绘成图，上报京师汇集成帙。正如孔志约序所言"窃以动植形生，因方舛性；春

---

[1] 甄志亚. 中国医学史 [M]. 上海：上海科学技术出版社，1984：58-59.

[2] 王林生. 唐代《新修本草》是不是一部药典 [J]. 基层中药杂志，1993（4）：4-6.

[3] 张廷模. 张廷模临床中药学讲稿 [M]. 北京：人民卫生出版社，2010：13-15.

秋节变，感气殊功。离其本土，则质同而效异；乖于采摘，乃物是而时非。名实既爽，寒温多谬。用之凡庶，其欺已甚；施之君，逆莫大焉。于是上禀神规，下询众议；普颁天下，营求药物。羽、毛、鳞、介，无远不根、茎、花、实，有名咸萃。遂乃详探秘要，博综方术。《本经》虽阙，有验必书；《别录》虽存，无稽必正。考其同异，择其去取。铅翰昭章，定群言之得失；丹青绮焕，备庶物形容。"这一过程，反映了我国 1 300 余年前，为了明确药物的基源品种，考察产地和采收时节，所完成的全国第一次，也是全世界第一次药源普查。从卷数上看，药图及图经的篇幅远远超过本草正文部分，这在中国本草史中实为空前的创举。

本草图临摹药物的形态，图经则对图的形色特征加以说明，从而为医家、药工或者病人采集药物带来了方便，也标志着本草形态学研究进入了新的历史时期。药图和图经的创制，说明人们更加重视对药物的实地考察和对药物形态学的研究，这不仅有助于识别和鉴别药物，也有利于及时发现和纠正前代本草的错讹，对于解决中药的品种混乱，是事半功倍的一个途径。可惜原本药图系彩绘，流传极其不易，在宋开宝以后，渐次亡佚，唐慎微等也未能见到全书的原有形式。《新修本草图经》因《蜀本草》曾参引，保留部分佚文。据统计，在《嘉祐本草》中，存掌禹锡所引"蜀本云"326 条，其中注明"蜀本图经云"者 186 条。从佚文可见其对植物不同部位的形态特征都加以细致刻画，并结合生长规律等特点加以描述，使读者能准确辨认药物。如"决明子"条云："叶似苜蓿而阔大，夏花秋生子，作角实似马蹄。""络石"条云："生木石间，凌冬不凋。叶似细橘，蔓延木石之阴，茎节着处即生根须，包络石傍，花白子黑。"[1]

此后，历代重要本草著作无不沿用这一体例。例如宋朝人苏颂等人编撰《本草图经》，编撰过程是"欲望下应系产药去处，令识别人仔细详认根、茎、苗、叶、花、实，形色大小，并虫鱼、鸟兽、玉石等，堪入药用者，逐件画图，并一一开说。"编撰方式颇与唐代相似。

3. 丰富我国药物学内容

关于《新修本草》药物总数有两种记载，一种是 850 种，一种是 844 种。对于总数为 844 种这种说法，是将《本草经集注》的 730 种药，加上《新修本草》新增的 114 种。其实苏敬等编修该书时，曾将陶氏书中某些药合并或分条，因而实际药数达 736 种，加上 114 种新增，成 850 之数。尚志钧辑复该书时，又辑入《千金翼方》所载北荇华、领灰二物；因"石蜜"（蜂蜜）与另用牛乳加蔗糖熬

---

[1] 赵国平，钱三旗.《新修本草图经》佚文及其学术价值 [J]. 中国医药学报，1998（1）：9-11，79.

成石蜜系同名异物，又分析出 1 种，故尚氏辑本存药 853 种 [1]。

《新修本草》在编写过程中，遵从实事求是的原则，新增 114 种药品，大多很有价值，例如薄荷、蒲公英等都是具有特效的药物，现在仍然广泛使用。由于当时唐朝经济文化发展迅速，新增药中开始有了不少外来药，都是从域外传入中国，经试用有效，才首次正式收入本草，如龙脑、安息香、茴香、诃子、郁金、胡椒等。

除了药物种类有所新增之外，药食两用的药物记载也引发了现代学者的关注。孙晓生 [2] 研究发现，从养生学的角度看，《新修本草》学术贡献还在于首载许多药食兼用的本草，至今还应用于食养食疗的有雀麦（燕麦）、莱菔（萝卜）、马齿苋、堇（芹菜）、芸苔（油菜）、薄荷、怀香（茴香）、胡椒、蒲公英、山楂、香蕉、桑椹、余甘子、拐枣、茗（茶叶）、柏子仁、蓖麻子、茱萸、砂糖、石蜜、鲫鱼、紫贝、鹧鸪、奶酪、醍醐等。如萝卜《新修本草》称莱菔根，谓："味辛，甘，温。无毒。散服及炮煮服食，大下气，消谷，去痰癖，肥健人。生捣汁服，主消渴，试大有验。"林乾良 [3] 从现存文献分析发现，首载茶的本草著作就是唐代的《新修本草》，列于木部中品。张小卿 [4] 等统计了该书中关于美容的药物共计 141 种，包括对多种多样的损美性疾病治疗药物以及很多美容保健药物，如矾石能够"疗疮"，旋花能够"去面黑，色媚好"，菌桂"久服轻身不老，面生光华，媚好常如童子"等。

此外，该书还介绍了白银、银箔、水银调配成填充剂，用于补牙，这种可塑性合金开汞合金补牙之先河。在炮制方面除收载了煨、煅、炒、蒸、煮等很多方法外，还有作蘖、作曲、作豉、作大豆黄卷、芒硝提净等方法。该书对于玉石、玉屑、丹砂、云母、石钟乳、矾石、硝石等矿物药的炮制方法均有记载。并明确提出辅料用酒，"唯米酒入药用"。这些都丰富了我国药物学的内容。

总之，《新修本草》是政府编修并颁布的药学专著，该书虽没有完全符合现代药典的要求，但学术界大多仍将它视为古代世界最早的药典，比原认为第一的《佛罗伦萨药典》早 839 年。该书开创图文并茂的编写方式，以其较多的药物基源考证和较丰富的临床用药经验，赢得了中外医药者的尊崇。然《新修本草》也有一定不足，首先是对陶弘景包括《神农本草经》某些错误仍未指正，如本书当中的水银

[1] 尚志钧，林乾良，郑金生. 历代中药文献精华 [M]. 北京：科学技术文献出版社，1989：179.

[2] 孙晓生.《新修本草》学术贡献及其养生蔬果 [J]. 新中医，2011，43（7）：145-147.

[3] 林乾良. 中唐《新修本草》首载茶 [J]. 中国茶叶，2013，35（7）：32-33.

[4] 张小卿，吴景东.《新修本草》中医美容药物特色研究 [J]. 中华中医药学刊，2018，36（7）：1660-1663.

条云："久服神仙、不死"，其后的"谨案"未提到水银的毒性，这显然是错误的，此类记载在阅读此书时要加以注意。其次该书一些药条分类欠妥，在其后的《开宝本草》做了修订，记载于其序中，"类例非允，从而革焉。至如笔头灰，兔毫也，而在草部，今移附兔头骨之下，半天河、地浆，皆水也，亦在草部，今移附土石类之间，败鼓皮移附于兽皮，胡桐泪改从于木类；紫矿亦木也，自玉石品而取焉，伏翼实禽也，由虫鱼部而移焉，橘柚附于果实，食盐附于光盐；生姜、干姜，同归一说。至于鸡肠、蘩蒌，陆英、蒴藋，以类相似，从而附之"。但瑕不掩瑜，《新修本草》是唐代本草的代表作，代表了当时的最高水平，值得后人学习。

附：《药性论》

作者甄权，许州扶沟（今河南扶沟县）人。据《新唐书·甄权传》记载，唐朝贞观十七年，"年一百三岁，太宗幸其家，视其饮食，访以药性，因授朝散大夫，赐几杖衣服，其年卒"[1]。据此可知，甄权卒于唐朝贞观十七年（643年），享年103岁。以此向前推算，甄权当生于南朝梁大同七年（541年）。

甄权年幼时，因其母病而与弟甄立言"专医方，得其旨趣"，而"权尤为精妙"[2]。他悉心钻研《黄帝内经》《伤寒杂病论》《神农本草经》《针灸甲乙经》《脉经》等医学典籍，遂成一代名医。隋朝开皇元年（581年），他曾做过秘书省正字，后托病辞归，以行医为业。甄权一生著述颇多，绘有《明堂人形图》一卷，撰有《针经钞》三卷，《针方》《脉诀赋》各一卷，《药性论》四卷。这些著作均已亡佚[3]。

关于《药性论》的作者，其实是有争议的。如宋代掌禹锡在《补注所引书传》中曰："《药性论》不著撰人名氏……一本题曰陶隐居撰。然所记药性、功状，与本草有相戾者，疑非隐居所为。"明代李时珍在《本草纲目·历代诸家本》中曰："《药性论》即《药性本草》，为唐甄权所著也。"范行准在《两汉三国南北朝隋唐医方简录》曰："《药性论》五代后周孟冠著。"掌禹锡未能确定作者，李时珍定为甄权，范行准定为孟冠。因李时珍《本草纲目》流传之广，影响之大，故今多从时珍之说。尚志钧虽赞同范行准的观点[4]，但在辑校《药性论》（辑释本）时，仍注明

[1] 宋祁. 新唐书 [M]. 上海：上海古籍出版社，1988：4745.

[2] 刘昫. 二十五史 [M]. 上海：上海古籍出版社，1988：4088.

[3] 隋唐兄弟名医——甄权与甄立言 [J]. 中国中医药现代远程教育，2013，11（2）：125.

[4] 尚志钧. 对《药性论》作者及成书时间的讨论 [J]. 安徽中医学院学报，1992（2）：57-58.

"唐·甄权撰"。将《药性论》的著者定为唐朝初期甄权，将成书年代附于为唐朝贞观元年（627年）[1]。

《药性论》原书已佚。其内容散存于《证类本草》和《本草纲目》中。掌禹锡《补注所引书传》记载：《药性论》"集众药品类，分其性味、君、臣、主治之效，凡四卷。"尚志钧考诸家本草，并从诸书中辑得佚文403条 [2]。1982年，辑校《药性论》（辑释本），次年由皖南医学院油印行世。2006年与《药性分类趋向论》合刊，由安徽科学技术出版社出版。《药性论》载药403种，分为玉石类、草木类、禽兽虫鱼类、果菜米谷类四卷。药物条下分述君臣使、性味、毒性、功效主治、炮制制剂、附方等内容。

从尚氏辑校《药性论》（辑释本）来看，该书具有以下特色：该书在药名之后，首列君臣使（264味）。据笔者统计：注明君药80味，注明臣药72味，注明使药112味。《素问·至真要大论》云："主病之谓君，佐君之谓臣，应臣之谓使。"将"君臣使"落实到具体药物之中，开本草记载之先河。

书中明确提出可单用的药物53味，如伏龙肝、东壁土、乌吉瓦、忍冬、当归、前胡、紫草、菜耳、淫羊藿、连钱草、牛蒡、大蓟、白药、香附、郁金、芦荟、莪术、红豆蔻、及己、莨菪、苦芙草、马鞭草、鸡肠草、败蒲席、半天河、薰草、覃草、谷木皮、木耳、覃耳、没药、楝实、榈皮、狗胆、狸骨、笔头灰、鹳骨、蜀水花、鲤鱼胆、土蜂房、萤火、虾蟆、蚯蚓、田螺汁、蜗牛、草豆蔻、藕汁、梅核仁、冬瓜练、白■荷、荆芥、蘩蒌、白扁豆。补充和丰富了《神农本草经》"单行"的内容。

关于药物功用记载，简洁明了。宋代寇宗奭《本草衍义》对此有很高的评价。如寇氏在"葶苈"条中说："大概治体皆以行水走泄为用，故曰久服令人虚。盖取苦泄之义，其理甚明。《药性论》所说尽矣。"在"当归"条云："《药性论》云补女子诸不足，此说尽当归之用矣。"

[1] 尚志钧. 中国本草要籍考 [M]. 合肥：安徽科学技术出版社，2009：111.

[2] 尚志钧. "药性论"的考察 [J]. 中成药研究，1985（6）：45-46.

二、《食疗本草》

【概述】

作者孟诜。据《旧唐书·孟诜传》记载:"孟诜,汝州梁人也。"即今河南汝州人。开元初,"寻卒,年九十三"。即孟诜卒于唐玄宗开元元年(713年),享年93岁。据此可知其生于唐高祖武德四年(621年)。

孟诜幼好方术,年长举进士。他十分注重养生,曾对亲友们说:"若能保身养性者,常须善言莫离口,良药莫离手"(《旧唐书·孟诜传》)。唐朝上元元年(674年),师名医孙思邈[1]。范行准研究认为,《食疗本草》原由孟诜《补养方》三卷,经张鼎增改,而易此名[2]。《嘉祐本草》所引书传曰:"《食疗本草》,唐同州刺史孟诜撰。张鼎又补其不足者八十九种,并旧为二百二十七条,凡三卷。"由此可见,孟诜曾任同州刺史等职。《食疗本草》系张鼎在孟诜《补养方》的基础上增补易名而成,药条总数为227条。成书年代不详。据考,唐朝陈藏器在开元二十七年所撰《本草拾遗》中曾引用有"张鼎《食疗》"之文(如桃竹笋条)。以此推算,孟诜《补养方》成书应在开元元年(713年)以前,张鼎补充成书《食疗本草》的时间应在开元二十七年(739年)之前。

《食疗本草》原著早已佚失,其内容可见于敦煌残卷、《医心方》和《证类本草》。1984年,谢海州等辑复此书。收药260种,共三卷。其中,上卷包括矿物、草木、果实,中卷包括鸟兽虫鱼,下卷包括米谷、菜蔬。每味食物下,都注明药性,次载功效、禁忌及单方等,间或有形态、修治、产地等论述。

本篇以谢海州、马继兴、翁维健、郑金生辑《食疗本草》(人民卫生出版社,1984)为蓝本。

【钩玄】

1. 首创"食疗"本草专著

在我国,食物疗法历史悠久。早在远古时期,就已经伴随着原始人的生活、生产实践活动逐渐孕育出来。"民以食为天",人类为了生存,就必须要劳动,从大自

---

[1] 尚志钧,林乾良,郑金生. 历代中药文献精华 [M]. 北京:科学技术文献出版社,1989:187.

[2] 尚志钧.《食疗本草》考 [J]. 皖南医学院学报,1983(1):48-49.

然中获得赖以生存的物质。相传"神农尝百草，一日而遇七十毒"，就是我国古代劳动人民寻找食物，发现药物，并为此付出艰辛劳动，甚至惨痛代价的真实写照。也因此人类才逐步对自然产物有了一定的认识和积累，发现了有的自然产物可以充饥，有的可以治病，有的既能充饥又可治病，从而萌芽了早期食疗。

至周朝，食疗受到高度重视。据《周礼·天官冢宰第一》记载，当时已经建立了医事制度。医师下设食医、疾医、疡医和兽医四个官职，并明确分工，各司其职。其中，"食医"位居诸医之首。主要"掌和王之六食、六饮、六膳、六肴、百羞、八珍之齐"，即分管王室的饮食配膳，是世界上最早的专职营养师。同时对"疾医"（内科医生）也提出了"以五味、五谷、五药养其病"的明确要求。

周朝以后至秦汉时期，随着中医经典著作的相继问世，对食疗的认识不断深化，食疗的运用不断拓展。如《黄帝内经》中对有关食疗的论述较多，首先强调"饮食有节"，在诊治疾病过程中勿忘饮食"凡欲诊病，必先问饮食居处"，治病"药以祛之，食以随之""毒药攻邪，五谷为养，五果为助，五畜为益，五菜为充。气味合而服之，以补精益气"，倡导药治与食疗相结合。《神农本草经》中记载了很多药食两用的药品，如大枣、山药、薏苡仁、生姜、蜂蜜、乌梅等。并赋予药性理论的内涵，指导运用。《伤寒杂病论》中记载了一些食疗的方剂，如猪肤汤、当归生姜羊肉汤等。其中，《金匮要略》中专列"禽兽鱼虫禁忌并治"及"果实菜谷禁忌并治"两篇，重点论述食物宜忌。以上所述，为食疗的形成和发展奠定了坚实的基础。

隋唐时期，最突出的成就是把食疗的内容从本草或医学著作中分离出来，独立成篇，或成为专门的著作。如孙思邈《备急千金要方》中设"食治"专篇，强调"安身之本，必资于食；救疾之速，必凭于药。不知食宜者，不足以存生也。不明药忌者，不能以除病也……是故食能排邪而安脏腑，悦神爽志，以资血气。若能用食平疴，释情遣疾者，可谓良工。长年饵老之奇法，极养生之术也。夫为医者，当须先洞晓病源，知其所犯，以食治之。食疗不愈，然后命药。"这种"食先于药，食药并济"的食疗理念，时至当今，仍不失其现实意义。书中还将154种食物分为果实、蔬菜、谷米、鸟兽（附虫鱼）四大类，并分别对其性能、应用等进行了论述，开启了"食疗"作为一门专门学问的发端。

孟诜在老师孙思邈的影响和启迪下，致力于食疗的研究。他广泛搜集民间及医家有关食疗的经验，结合自身的实践心得，撰写了《食疗本草》。该书集唐朝以前食疗学之大成，是我国现存最早的食疗学专著。

2. 构建"食疗"本草体系

《食疗本草》全书理论阐述不多，重在食疗知识和经验的积累，内容丰富。涉及食材选取、烹饪方法、食治宜忌等，突出实用，初步构建了"食疗"本草著作框架。

（1）**食材**。食材选择至关重要，孟诜对此十分关注。一是因时选材。如野鸭"寒。主补中益气，消食。九月以后即中食，全胜家者"，石燕"在乳穴石洞中者，冬月采之，堪食。余月采者只堪治病，不堪食也"，芜菁"秋天食之尤宜人"，鲫鱼"夏月热痢可食之，多益。冬月则不治也"。二是因地选材。如干枣"第一青州，次蒲州者好，诸处不堪入药"，海藻、昆布南方人经常吃不生病，而"北人食之，病皆生，是水土不宜尔"。三是因人选材。如海藻"瘦人，不可食之"，冬瓜"患冷气人勿食"，栗子"患风水气不宜食"。

（2）**烹饪**。烹饪就是将食材转化为食物的加工过程。《食疗本草》中记载烹饪的方法很多，常用的有以下几种。①烧：如鸡苏"可烧作灰汁及以煮汁洗头，令发香，白屑不生"，鲤鱼鳞"烧，烟绝，研。酒下方寸（匕），破产妇滞血"。②炒：如曲"用之当炒令香"，胡荽"入药炒用"。③炸：如韭"此物炸熟，以盐、醋空心吃一碟，可十顿以上。甚治胸膈咽气，利胸膈，甚验"。④蒸：如葛根"蒸食之，消酒毒"，藕"蒸食甚补益"。⑤煮：如鲤鱼肉"白煮食之，疗水肿脚满"，蕹菜"主解野葛毒，煮食之"。⑥煎：如醋"能治妇人产后血气运。取美清醋，热煎，稍稍含之即愈"，地黄"以少蜜煎"。⑦熬：如蛇蜕皮"熬用之"，饴糖"主打损瘀血，熬令焦，和酒服之，能下恶血"。⑧腌：如鸡肉"可五味腌，经宿，炙食之"。⑨拌：如牛蒡"细切根如小豆大，拌面作饭煮食，（消胀壅）尤良"，乳腐"细切如豆，面拌，醋浆水煮二十余沸，治赤白痢"等。

在具体操作层面，记载更为详尽。如乌雄鸡，书中记载了两种烹饪方法。一是"虚弱人取一只，治如食法"，即家庭常规的制作方法。将佐料和鸡肉放入容器中，封口炖煮，"使骨肉相去即食之，甚补益"。二是"五味腌，经宿，炙食之。"即将鸡肉配上佐料腌制一宿，再炙烤后食用。烹饪方法不同，均有较好的补益作用，适宜不同人群选择食用。又如将恶实根细切"如小豆大，拌面作饭煮食"，对消除脘腹胀满壅塞效果较好；将柿子放入已融化的酥和蜜中煎煮十几沸，然后用不渗水的器具贮藏，每天空腹食用三五个，对脾胃虚弱不消化十分有效。

（3）**食治**。是在中医理论指导下，利用食物的特性来调节机体功能，达到养生保健、愈疾防病的目的。食治是该书的重点内容和精华所在，主要通过不同载体和运用形式得以实现。具体内容如下。

汤剂：如艾叶"产后泻血不止，取干艾叶半两炙熟，老生姜半两，浓煎汤，一服便止，妙"，大豆"若和甘草煮汤饮之，去一切热毒瓦斯"。

散剂：如香薷"干末止鼻衄，以水服之"，白蒿"叶干为末，夏日暴水痢，以米饮和一匙，空腹服之"。

丸剂：如青蒿"治骨蒸，以小便渍一两宿，干，末为丸，甚去热劳"，橘"干皮一斤，捣为末，蜜为丸。每食前酒下三十丸，治下焦冷气"。

膏剂：如胡桃"烧至烟尽，研为泥，和胡粉为膏。拔去白发，敷之即黑毛发生"，牡鼠"取腊月新死者一枚，油一大升，煎之使烂，绞去滓，重煎成膏。涂冻疮及折破疮"。

酒剂：如牛蒡"明耳目，利腰膝。则取其子末之，投酒中浸经三日，每日饮三两盏，随性多少"，秫米"北人往往有种者，代米作酒耳"。孟诜在"酒"条下介绍很多酒。如紫酒"治角弓风"，姜酒"主偏风中恶"，桑椹酒"补五脏，明耳目"，葱豉酒"解烦热，补虚劳"，蜜酒"疗风疹"。并说地黄、牛膝、仙灵脾、通草、大豆、牛蒡、枸杞等"皆可和酿作酒"。

栓剂：如乌梅"大便不通，气奔欲死。以乌梅十颗置汤中，须臾挼去核，杵为丸，如枣大。纳下部，少时即通"，干枣"疗耳聋、鼻塞，不闻音声、香臭者。取大枣十五枚，去皮核；蓖麻子三百颗，去皮。二味和捣，绵裹塞耳鼻。日一度易，三十余日闻声及香臭。先治耳，后治鼻，不可并塞之"。

此外，还有洗剂、搽剂等。如把雁骨烧成灰，和米泔水一起洗头，可促进头发生长。鲤鱼血"主小儿丹毒，涂之即瘥"，甜瓜叶"治人无发，捣汁涂之即生"，胡麻油"涂之生毛发"。

（4）食忌。据统计[1]，《食疗本草》中涉及食忌内容达210条之多。为了引起人们对食忌的重视，孟诜多以"勿食""忌食""不食""不可多食""不可久食""不可食"等醒目的词语加以警示。

有些病证忌食某些食物。如猪肉"发痰，若患疟疾人切忌食，必再发"，荸荠"先有冷气，不可食，令人腹胀气满"，虾"动风发疮疥。（勿作食之）内者甚有毒尔"。

有些食物不宜多食。如紫菜"多食胀人"，荔枝"多食则发热"，干苔多食"令人痿黄，少血色"，醋"多食损人胃"。

有些食物不宜久食。如猕猴桃"久食发冷气，损脾胃"，石榴"久食损齿令黑"，大蒜"久食损眼伤肝"。

有些食物不能混食。如砂糖"不可共笋食之，（使）笋不消，成癥病心腹痛"，黄鱼"不宜和荞麦同食，令人失音也"，鹌鹑肉"不可共猪肉食之，令人多生疮"。

有些食物孕产妇不宜食。如犬肉"女人妊娠勿食"，白苣"产后不可食之，令人寒中，少腹痛"，藕"凡产后诸忌，生冷物不食"。

---

[1] 方晓阳，付邦红.《食疗本草》中食物禁忌之分类研究[J]. 时珍国医国药，2001（9）：835-837.

有些食物小儿不宜食。如荸荠"小儿秋食，脐下当痛""小儿五岁已下，未断乳者，勿与鸡肉食"，越瓜"小儿夏月不可与食，成痢、发虫"。

有些食物有毒不宜食。如河豚"有毒，不可食之，其肝毒杀人"，菌子"有数般，槐树上生者良。野田中者，恐有毒，杀人"。

有些非适时食物不宜食。如野鸡"九月至十二月食之，稍有补。他月即发五痔及诸疮疥"，石燕"冬日采之，堪食。余月采者只堪治病，不堪食也"。

总之，《食疗本草》总结了唐朝以前食治成就，构建了食疗学的体系框架，形成了"三因制宜"的食治思想。在本草史上开创了"食疗研究"的新模式和新领域。然书中食疗理论研究比较薄弱，尚待加强。

三、《本草拾遗》

【概述】

作者陈藏器，生卒年代不详。据宋代钱易《南部新书·辛》记载："开元二十七年，明州人陈藏器撰《本草拾遗》。"《证类本草》引"补注所引书传"云："《本草拾遗》，唐开元中京兆府三原县尉陈藏器撰。"由此可见，陈藏器系明州（今浙江宁波）人，唐玄宗开元年间（713年—741年）曾任京兆府（今陕西咸阳）三原县尉（唐朝县令以下掌管治安的官员），所撰《本草拾遗》成书于开元二十七年（739年）。

陈藏器平时爱好医道，专心攻研药学，喜读"本草"一类书籍。他有感于《神农本草经》虽有陶弘景、苏敬等增注，但遗逸尚多。于是他博览群书，实地考察，广泛收集民间用药知识，潜心研究本草，旨在补遗本草之遗漏，订正古人之差误。《证类本草》引"补注所引书传"云：陈氏"别为序例一卷，拾遗六卷，解纷三卷，总曰《本草拾遗》，共十卷。"全书由三部分内容组成。其中，卷一相当于总论，明确提出了药之大体十种，论述了五方之气致病及用药法。卷二至卷七为"拾遗"，专于拾《唐本草》遗逸，收载药物712种，将其分为玉石、草、木、禽兽、虫鱼、果菜米六部。卷八至卷十为"解纷"，专于解旧本草药物之纷乱，论药265种，多数见于《唐本草》中。《本草拾遗》是继《唐本草》（659年）问世80年之后又一次药学知识的总结，对后世本草学的发展产生了积极影响。

原书早佚。著名本草学家尚志钧先生根据《证类本草》《医心方》诸书中所辑的本书资料加以整理，编辑恢复此书旧貌，名曰《本草拾遗》辑释。2002年7月由安徽科学技术出版社出版发行，本篇以此为蓝本。

【钩玄】

1. 论药物之大体

药之大体，分为宣、通、补、泻、轻、重、涩、滑、燥、湿"十种"。宋代以后称为"十剂"，并沿用至今。至于"十剂"之源，尚待深入研究。

宋代寇宗奭《本草衍义》序例曰："陶隐居云：药有宣、通、补、泻、轻、重、涩、滑、燥、湿。此十种今详之，惟寒、热二种何独见遗？如寒可去热，大黄、朴硝之属是也；如热可去寒，附子、桂之属是也。今特补此二种，以尽厥旨。"寇氏认为，药之大体十种之说出自陶隐居，并在此基础上增加了寒、热两种，变为十二种。实际上，陶隐居只是转录了掌禹锡等"谨按"的内容而已，并非"十剂"出自陶隐居。诚如日本学者丹波元坚《药治通义》所云："寇氏引为陶隐居，误不待辨。"

明代李时珍《本草纲目》序例记载："徐之才曰：药有宣、通、补、泄、轻、重、涩、滑、燥、湿十种，是药之大体，而《本经》不言，后人未述。凡用药者，审而详之，则靡所遗失矣。"时珍明言"十剂"出于徐之才，并在各剂之下注有"之才曰"三字。据考，《本草纲目》所引此段文字出自南朝梁代陶隐居序（见《证类本草》）。在此段文字之前，陶序有"臣禹锡等谨按：徐之才《药对》、孙思邈《备急千金要方》、陈藏器《本草拾遗》序例如后"的说明。由此可知，此段文字是掌禹锡辑录了以上三家资料组合而成，但未明确注明文献的具体出处。由于《药对》《本草拾遗》早已亡佚，无从核对。尚志钧先生[1]把掌氏序例与《备急千金要方》进行对比研究发现，掌氏序例大致可分为三段。其中，《备急千金要方》卷一序例处方第五所引"《药对》曰"的文字和掌氏序例第一段文字相同，说明掌氏序例第一段文字是出于徐之才的《药对》。《备急千金要方》卷一序例"论合和第七"的文字和掌氏序例第二段文字基本相同，说明掌氏序例第二段文字是出于《备急千金要方》。根据掌氏等"谨按"的说明，第三段文字即"药之大体"等文字当出自陈藏器《本草拾遗》。日本学者丹波元坚《药治通义》明确指出，《本草纲目》之误，"其失在不检《千金》。近世诸家，一踵《纲目》之陋，称以徐之才十剂"。著名中医药学家凌一揆先生认为[2]，《本草纲目》复误掌禹锡等所引首节药对原文为陈藏器，反以陈氏原文为药对，以致后之学者，皆谓北齐徐之才首创十剂，张冠李戴，延误至今。由此可见，"十剂"之说源于陈藏器《本草拾遗》，而不是徐之才

---

[1] 尚志钧. "十剂"之说提出者的讨论 [J]. 中成药研究，1984（5）：44-45.

[2] 凌一揆. 方剂概说 [J]. 中医杂志，1956（10）：520-521.

《药对》。

有鉴于斯，尚志钧先生在《本草拾遗》辑释书中，将"药之大体"的内容纳入陈藏器《本草拾遗》序例的文字中，曰："诸药有宣、通、补、泄、轻、重、涩、滑、燥、湿，此十种者，是药之大体，而《本经》都不言之，后人亦所未述，遂令调合汤丸，有昧于此者。至如宣可去壅，即姜、橘之属是也；通可去滞，即通草、防己之属是也；补可去弱，即人参、羊肉之属是也；泄可去闭，即葶苈、大黄之属是也；轻可去实，即麻黄、葛根之属是也；重可去怯，即磁石、铁粉之属是也；涩可去脱，即牡蛎、龙骨之属是也；滑可去着，即冬葵、榆皮之属是也；燥可去湿，即桑白皮、赤小豆之属是也；湿可去枯，即紫石英、白石英之属是也。只如此体，皆有所属。凡用药者，审而详之，则靡所遗失矣。"使药之大体的内容得以回归，长期疑惑的问题得以澄清。

"十剂"之说源于唐朝陈藏器《本草拾遗》药之大体"十种"，开创了中药性能分类的新体系。至宋代以后，"十剂"的地位逐步凸显。如成无己《伤寒明理论·药方论序》曰："制方之体，宣、通、补、泻、轻、重、涩、滑、燥、湿十剂是也。"从"药之大体"到"制方之体"，从"十种"到"十剂"的深刻变化，"十剂"已发展成为方剂分类的重要方法。

2. 拾本草之遗漏

自《唐本草》颁布数十年以来，陈氏深感各类文献中有关药物的内容尚多，而且民间药物不断涌现，亟待整理和提升，由是萌生了拾补《唐本草》的良好意愿。在这种情况下，陈氏以一人之力，广泛收集《唐本草》不载之药，再次总结了唐代的药学成就，增加了许多新的品种，丰富了本草的内容。

（1）信息广博。该书主要源于经史百家书籍和陈氏的观察发现。据统计[1]，在《本草拾遗》药物条文中，引用经史百家书籍如史书、地志、杂记、小学、医方等共127种，删去同书异名品种，实有116种。长期的工作积淀和资料积累为《本草拾遗》的编撰奠定了坚实的基础。陈氏在广积资料的同时，也十分注重实际观察。如《神农本草经》载："柳华（花），一名柳絮。"陈氏观察发现，柳絮与柳花虽同出一物，但药用部位有别。他说："《本经》以絮为花，花即初发时黄蕊，子为飞絮。以絮为花，其误甚矣。"即絮是种子，初发时黄蕊为花，二者不能混为一物。

（2）补遗精审。该书主要体现在增加药物和药物功用内容。《本草拾遗》卷二至卷七收载药物712种，都不见录于《唐本草》，其数目超出《唐本草》新增药物

---

[1] 陈藏器.《本草拾遗》辑释 [M]. 尚志钧辑释. 合肥：安徽科学技术出版社，2002：474-478.

的 6 倍之多（712/114），而且有很多药物为后世本草如《海药本草》《开宝本草》《嘉祐本草》《证类本草》等书所引用。陈氏在拾遗的过程中，对外来药物多兼收并蓄。如无漏子、白茅香、缩砂蜜、阿勃勃等分别来自于波斯国（今伊朗）、安南（今越南）、安东道（今朝鲜平壤）、佛逝国（今印尼苏门答腊岛）等，《本草拾遗》中不仅有明确记载，而且赋予了中药药性的内涵。在药物功用方面，陈氏结合临床实际增加了一些新的内容，多附于"本功外"之后。如杏仁条"本功外，杀虫"，木瓜"本功外，下冷气，强筋骨，消食，止水痢后渴不止，作饮服之"，梅实"本功外，止渴"等，使中药功用的内容不断充实和完善。

（3）真实管用。该书主要体现在陈氏对民间用药经验的高度关注和总结。如"六月河中诸热砂"条治疗"风湿顽痹不仁，筋骨挛缩脚疼，冷风掣瘫缓"等，"取干砂日曝，令极热，伏坐其中，冷则更易之，取热彻通汗。然后随病进药及食，忌风冷劳役"。即用砂浴疗法治疗风湿筋骨病。"草蒿"条云："烧为灰，淋取汁，和石灰，去息肉。"草蒿即青蒿。尚志钧先生[1]按曰："青蒿烧灰，生碳酸钾；同石灰煮，即生成氢氧化钾溶液。该溶液腐蚀性大，能烂息肉、恶疮。"即利用无机碱的腐蚀性治疗息肉。"茗"条云："久食令人瘦，去人脂，使不睡。"说明茶具有去脂与兴奋的双重功能。提示长期饮茶可减肥瘦身，睡眠不佳者不宜长期饮茶。"知母"条云："治妊娠子烦因服药致胎气不安，烦不得卧者。知母一两，洗焙为末，枣肉丸弹子大，每服一丸，人参汤下。医者不识此病，作虚烦治，反损胎气。"李时珍《本草纲目》明确记载："产科郑宗文得此方于陈藏器《本草拾遗》中，用之良验。"并注出《产乳集验方》。说明此用药经验来自于民间验方，彰显了知母的安胎功能。"糯米"条云："久食之，令人身软。黍米及糯，饲小猫犬，令脚屈不能行，缓人筋故也。"提示无论是人或动物，长期食用精制的稻米就可能导致"身软"或"脚屈不能行"。诸如此类，陈氏融民间用药之智慧和精华于书中，具有颇强的实践性和实用性，迄今仍不失其临床指导意义。

3. 解诸家之纠纷

陈氏在《本草拾遗》中，对历代本草，尤其是《唐本草》中的一些疑惑问题，敢于直面，并发表自己的看法和见解，内容涉及方方面面，每多创意。《本草纲目》认为"历代本草惟陈藏器辨物最精审，尤当信之"。

（1）药名。如玉伯，因生于石上如松，一名石松。陈氏认为："'伯'应是'柏'字，传写有误"。即"玉伯"应作"玉柏"，当从木旁。如茜根，陈氏曰："茜

[1] 陈藏器.《本草拾遗》辑释 [M]. 尚志钧辑释. 合肥：安徽科学技术出版社，2002：365-366.

字从西，与苗字相似，人写误为苗，此即茜也。"即"苗根"应作"茜根"。又如菌桂、牡桂、桂心三者同出一物，由于桂树皮有老嫩厚薄之别，故气味有浓淡之异。陈氏指出"嫩既辛香，兼又筒卷；老必味淡，自然板薄"，并以此作为区分，曰："板薄者，即牡桂也，以老大而名焉；筒卷者，即菌桂也，以嫩而易卷；……桂心，即是削除皮上甲错，取其近里。"进而指出，"菌桂"是"筒桂"的误书，曰："古方有筒桂，字似菌字，后人误而书之，习而成俗，至于书传，亦复因循。"

（2）品种。如旋花，陶弘景注为"山姜"。《唐本草》注："旋花……此根味甘，山姜味辛，都非此类。"陈氏赞同后说，认为旋花与山姜是两个不同品种的药物，不能混为一物。故曰"陶注误而唐注是也"。又如三白草，《唐本草》注云其形状特征是"叶如水荭，亦似蓣，又似菝，叶上有三黑点，非白也"。陈氏考察发现，《唐本草》注有误，"若云三黑点，古人秘之，据此即为未识，妄为之注尔。其叶如薯蓣，亦不似水荭"。李时珍在《本草纲目》中对此作出了公正的评判，他认为"苏恭言似水荭，有三黑点者，乃马蓼，非三白也。藏器所说虽是，但叶亦不似薯蓣"。

（3）采集。如辛夷，"今时所用者，是未发花时，如小桃子，有毛，未折时取之。所云用花开者及在二月，此殊误也。此花江南地暖，正月开；北地寒，二月开。初发如笔，北人呼为木笔；其花最早，南人呼为迎春"。陈氏针对"用花开者"的时弊提出了质疑。认为辛夷的正确采集时间应是"未发花时，如小桃子，有毛，未折时取之"，现多宗此说。

（4）药性。如忍冬，陈氏从其"主热毒，血痢，水痢，浓煎服之"的文中分析认定，忍冬的药性应为"小寒"。从而得出《名医别录》"云温，非也"的结论。姜黄，陈氏认为"性热不冷"。并明确指出《本经》云寒，误也"。又如接骨木，《唐本草》注"无毒"。陈氏谓其"有小毒"，并提出"不可多服"的警戒。同时指出"《本经》（系指《唐本草》）云无毒，误也"。

（5）功用。如柿，在《唐本草》中注有"软熟柿解酒热毒"的记载。陈氏观察发现，"饮酒食红柿，令人心痛直至死，亦令易醉"。说明柿子不但不解酒，反而能加重醉酒。故陈氏明确指出，柿"解酒毒，失矣"。生姜，《经》云：久服少志少智"。陈氏考察发现，"今食姜处，亦未闻人愚；无姜处，未闻人智"。并对久服生姜令人愚智的说法提出了严厉的批评，曰："此为浪说尔。"

总之，陈藏器《本草拾遗》集先贤之大成，汇民间之秘验，融个人之心得，创"药之大体十种"，实为"十剂"之先声。补遗发挥本草学说，开启后世本草研究之法门。李时珍在《本草纲目》中给予了高度评价："其所著述，博极群书，精核物类，订绳谬误，搜罗幽隐，自本草以来，一人而已。"然而，由于历史条件的限制，书中也不免有一些封建迷信或糟粕的内容。如"姑获能收人魂魄"，以及"故鞋底下土""寡妇床头尘土""三家洗碗水"等，应弃之。

四、《海药本草》

【概述】

作者李珣，字德润。梓州（今四川三台县）人。生卒年不详。据五代何光远《鉴诫录》记载："李珣，字德润，本蜀中土生波斯也。少小苦心，屡称宾贡，所吟诗句，往往动人。"北宋黄休复《茅亭客话·李四郎》记载："李四郎名玹，字廷仪，其先波斯国人，随僖宗入蜀，授率府率。兄珣，有诗名，预宾贡焉。"清朝吴任臣《十国春秋》卷四十四记载："李珣，字德润，梓州人。昭仪李舜玹之兄也。"《十国春秋》卷三十八记载："昭仪李氏，名舜玹，梓州人。酷有词藻，后主立为昭仪。"从以上史料可知，李珣，字德润，祖籍波斯（今伊朗）。其先辈随唐僖宗（873年—888年）入蜀，并授予"率府率"一职。李珣是波斯人的后裔，生于蜀中，为梓州（今四川三台县）人，颇具诗名，曾被推荐做过"宾贡"。其妹李舜玹为五代时（907年—979年）前蜀后主王衍（918年—925年）的昭仪（妃子）。但无李珣的生卒年记载。

明代李时珍《本草纲目·历代诸家本草》记载："珣，盖肃、代时人。"认为李珣系唐朝肃宗或代宗（756年—779年）时人。近代，陈垣通过查阅《海药本草》引文，提出了新的证据。如《回回教入中国史略》说："吾观《海药本草》所引（"象牙"条）段成式《酉阳杂俎》，则珣必段成式（803年—863年）之后，其为五代时世业香药之李珣无疑。"显然，李珣不可能是"肃、代时人"，也不可能引用晚于近百年的资料。尚志钧等 [1] 考证认为，李珣约生于唐宣宗大中九年（885年）前后，其说可从。

另有一本书叫《南海药谱》。据《证类本草》"补注所引书传"记载："《南海药谱》不著撰人名氏，杂记南方药所产郡县，及疗疾之验，颇无伦次。似唐末人所作，凡二卷。"《本草纲目·历代诸家本草》认为："此即《海药本草》也，凡六卷，唐人李珣所撰。"把《海药本草》和《南海药谱》视为同书异名。日本学者丹波元胤《中国医籍考》则持怀疑态度。他说："按《南海药谱》与《海药本草》，其目各见于《崇文总目》，不知李时珍何据为一，其言殆难信焉。"据考 [2]，《南海药谱》与《海药本草》非为同书异名，不可混为一书。

《海药本草》一书成书确切年代不详，大约是在五代时前蜀（907年—925

---

[1] 尚志钧，林乾良，郑金生. 历代中药文献精华 [M]. 北京：科学技术文献出版社，1989：193-195.

[2] 樊一.《海药本草》与《南海药谱》之异同 [J]. 新中医，1985（3）：56.

年）。原书已佚，其内容多为后世所引，主要保存在《证类本草》《本草纲目》等著作中。尚志钧先生据此辑录了药物 131 条，整理辑校本为《海药本草》，1997 年由人民卫生出版社出版发行，本篇即以此为蓝本。

《海药本草》共 6 卷，全书共分玉石、草、木、兽、虫鱼和果米六部。收载药物 131 种，新增药物 16 种。每药条下主要介绍药物产地、形态特征、功效主治及其他。

【钩玄】

1. 汇聚外来药物

李珣祖籍波斯，以售香药为业。他本人擅长文学，既懂医药，又游历过岭南，所以对南方药物及外来药物都比较熟悉，为《海药本草》的撰写奠定了坚实基础。《海药本草》共 131 条，援引古书达 58 种之多。凡引用前代文献，多冠以"按"或"谨按"标识（《海药本草》序例）。在 131 味药物中，见于《神农本草经》10 种，《名医别录》13 种，《唐本草》40 余种，《本草拾遗》50 余种，新增药物 16 种。从药物产地看，共有 40 多处（《海药本草》后记），主要分布如下。

（1）外来药。系指从海外输入，或从海外移植我国的药物。有些药物是通过朝贡、进奉等形式传入的。如龙脑，"唐太宗时，西海律国贡龙脑香，是知彼处出耳"；人参，"出新罗国，所贡又有手脚，状如人形，长尺余，以杉木夹定，红线缠饰之"。大多数药物则是由各国舶商以贸易的形式输入的。如昆布"舶上来中国"，绿盐"按舶上将来，为之石绿，装色久而不变"。《海药本草》之"海药"与古代称外来药品为"胡"，近代称外来物品为"洋"，其义相同。与现今所说的海洋药物是有区别的。据统计[1]，该书注明外国产地的药物达 96 种。如没药出波斯国（今伊朗），金屑出大食国（古阿拉伯帝国），芜荑出大秦国（古罗马帝国），人参出新罗国（朝鲜半岛上的古国名）等。

（2）岭南药。是指分布于广东、广西、海南等南方各地的外来药物。据统计[2]，《海药本草》131 条中，产自岭南的药物共 67 种。即紫矿、石蟹、麒麟竭、草犀根、无风独摇草、人肝藤、石蓰、越王余筹、通草、风延母、大瓠藤水、荜茇、蒟酱、红豆蔻、零陵香、补骨脂、荜澄茄、茅香、瓶香、钗子股、宜南草、藒车香、冲洞根、沉香、乳头香、降真香、海红豆、落雁木、栅木皮、无名木皮、皋

---

[1] 汪悦. 李珣与《海药本草》[J]. 南京中医药大学学报（社会科学版），2001（1）：30-31.

[2] 李杨伟.《海药本草》对岭南医药的贡献 [D]. 广州：广州中医药大学，2009：12.

芦叶、含水藤中水、鼠藤、蜜香、槟榔、安息香、毗梨勒、海桐皮、天竹桂、都咸子、研药、榈木、黄龙眼、诃黎勒、苏木、千金藤、椰子、桄榔子、柯树皮、栟榈木、牡蛎、石决明、秦龟、鲛鱼皮、鳢鳀、蚺蛇胆、甲香、珂、蛤蚧、郎君子、海蚕沙、真珠、青蚨、荔枝、橄榄、都角子、君迁子。

（3）西域药。是指古时的新疆及葱岭以西广大的中亚、西亚地区传到中原的药物。自汉唐时期以降，西域药物不断传入中原。据考察[1]，《海药本草》131 条中，产自西域的药物共 39 种。即玉屑、硵碜、金线矾、波斯白矾、金屑、银屑、石流黄、绿盐、紫矿、胡桐泪、兜纳香、阿魏、荜茇、蒟酱、缩沙蜜、莳萝、迷迭香、薰陆香、降真香、返魂香、无名子、奴会子、干陀木皮、阿勒勃、芜荑、安息香、龙脑、菴摩勒、毗梨勒、没药、元慈勒、胡椒、无食子、婆罗得、腽肭脐、荔枝、偏桃仁、无漏子、摩厨子。均见于元末明初时期成书的《回回药方》。

（4）香料药。即气味芳香的药物。据统计[2]，《海药本草》收录 50 余种香药，多数是阿拉伯商人贩卖来的。有的药物直接以"香"命名，如木香、兜纳香、零陵香、艾纳香、茅香、甘松香、迷迭香、瓶香、藕车香、沉香、薰陆香、乳头香、丁香、降真香、返魂香、蜜香、安息香、必栗香、甲香、小甲香、龙脑香等。有的药物则根据其香味而得知，如海松子"食之甚香美"，文林郎"是味酸香"，君迁子"实中有乳，汁甜美香好"，大瓠藤水"香美"，没药"状如神香"，腽肭脐"味甘香美"，豆蔻"辛且香"，荔枝"香味三日变"，都咸子"食之香"等。注重香药的收载，可能与李氏家族世业香药有关。

（5）新增药。即前代本草尚未收载的药物，共 16 种[3]。即硵碜、金线矾、波斯白矾、瓶香、钗子股、宜南草、藤黄、返魂香、海红豆、落雁木、莎木、栅木皮、无名木皮、奴会子、郎君子、海蚕。后被《嘉祐本草》收为正品。

2. 丰富本草内容

《海药本草》所载药物，除常规介绍药物的产地、性味、功效、主治外，还涉及诸多药学方面的知识，极大丰富了本草学的内容。

（1）药名释义。如落雁木，"藤萝高丈余，雁过皆缀其中，故曰落雁木。又云雁衔至代州雁门皆放落而生，以此为名"；含水藤中水，"行人乏水处便吃此藤，故以为名"；海桐皮，"似桐皮，黄白色，故以名之"；越王余筹，"昔晋安越王，因

[1] 王兴伊，史红.《海药本草》中所载西域药物初探 [J]. 中国民族民间医药杂志，2003（1）：8-9.

[2] 李红珠. 阿拉伯国家香药输入中国的简史 [J]. 中国民族医药杂志，1999（S1）：165.

[3] 李珣. 海药本草（辑校本）[M]. 北京：人民卫生出版社，1997：97-98.

渡南海，将黑角白骨箕箬，所余弃水中，故生此，遂名"；仙茅，"叶似茅，故名曰仙茅"；返魂香，"凡有疫死者，闻香再活，故曰返魂香也"；鼠藤，"藤蔓而生，鼠爱食此，故曰鼠藤"。

（2）**药物形态。**如草犀根，"独茎，对叶而生，如灯台草，根若细辛"；宜南草，"有荚，长二尺许，内有薄片似纸，大小如蝉翼"；海红豆，"叶圆，有荚"；干陀木皮，"干陀，褐色也。树大皮浓"；䃴碌，"形似蚌蛤，有文理"；波斯白矾，"色白而莹净，内有棘针纹"；鲛鱼皮，"皮上有真珠斑"；仙茅，"粗细有筋，或如笔管，有节文理。其黄色多涎"；海根，"茎赤，叶似马蓼，根似菝而小也"；蛤蚧，"首如虾蟆，背有细鳞，身短尾长。且暮自鸣蛤蚧"。

（3）**药物采集。**如无风独摇草"五月五日采"，安息香"以秋月采之"，荔枝"日中而众采之"，豆蔻"三月采其叶"，腽肭脐"出东海水中。状若鹿形，头似狗，长尾。每遇日出，即浮在水面，昆仑家以弓矢而采之"。

（4）**真伪鉴别。**如血竭，"欲验真伪，但嚼之不烂如蜡者，上也"；琥珀，"凡验真假，于手心热磨，吸得芥为真"；郎君子，"欲验真假，先于口内含，令热，然后放醋中，雄雌相趁，逡巡便合，即下其卵如粟粒状，真也"；蚺蛇胆，"欲认辨真假，但割胆看，内细如粟米，水中浮走者是真也，沉而散者非也"；蛤蚧，"凡用炙令黄熟后捣，口含少许，奔走，令人不喘者是其真也"。

（5）**药品优劣。**如蒟酱，"实状若桑根，紫褐色者为上，黑者是老根不堪"；钗子股，"忠、万州者佳"；乳头香，"紫赤如樱桃者为上"；金线矾，"打破内有金线文者为上"；阿魏，"其色黑者不堪，其状黄散者为上"；荜茇，"本出南海，长一指，赤褐色为上"；乳头香，"红透明者为上"。

（6）**炮制方法。**如仙茅，"用时竹刀切，糯米泔浸"；橄榄，"木高硕难采，以盐擦木身，则其实自落"；石决明，"凡用先以面裹熟煨，然后磨去其外黑处，并粗皮了，烂捣之，细罗，于乳钵中再研如面，方堪用也"；真珠，"须久研如粉面，方堪服饵。研之不细，伤人脏腑"；阿勒勃，"凡用先炙令黄用"；牡蛎，"用之炙令微黄色熟后，研令极细，入丸散中用"；贝子，"烧过入药中用"；榈木，"宜烧灰使用"；腽肭脐，"以好酒浸炙入药用"。

（7）**药物配伍。**如荜茇，"主老冷心痛，水泻，虚痢，呕逆，醋心，产后泄痢，与阿魏和合良"；玉屑，"主消渴，滋养五脏，止烦躁，宜共金银、麦门冬等同煎服之，甚有所益"；芜荑，主"妇人子宫风虚，孩子疳泻。得诃子、豆蔻，良"；零陵香，主齿痛，"得升麻、细辛，善"。

（8）**制剂用法。**如千金藤，"能治野蛊诸毒，痈肿发背，并宜煎服"；瓶香，"于水煮，善洗水肿浮气。与土姜、芥子等煎浴汤，治风疟甚验"；零陵香，"凡是齿痛，煎含良"；牡蛎，"入丸散中用"；沉香，主"诸疮肿，宜入膏用"；槟榔，

"酒煎服之，善治膀胱诸气"；冲洞根，"主一切毒气及蛇伤……磨服之"；无名木皮，"主阴肾痿弱，囊下湿痒，并宜煎取其汁小浴，极妙也"；无食子，"治阴毒痿，烧灰用"；楸木皮，"主消食，涩肠，下气，及上气咳嗽，并宜入面药"；艾香，"烧之辟温疫"；石蟹，"主青盲目淫肤翳及丁翳、漆疮。皆细研水飞过，入诸药相佐，用之点目良"。

（9）使用注意。如胡桐泪，"多服令人吐也"；人参，"去其芦头"，否则亦"令人吐"；荔枝，"多则发热疮"；海松子，"多食发热毒"；零陵香，"不宜多服，令人气喘"；胡椒，"不宜多服，损肺"；莳萝，"不可与阿魏同合，夺其味尔"；补骨脂，"恶甘草"；枰桐木，"其实黄白色，有大毒，不堪服食也"。

《海药本草》是总结唐末五代时期外来药物和南方药物的本草学专著。李珣除了辑录或转引本草文献资料外，新增前代本草尚未记载的药物 16 种，还做了大量的增补或纠错工作。如白附子，《名医别录》记载："主治心痛，血痹，面上百病，引药势。"《海药本草》补充记载："主治疥癣风疮，头面痕，阴囊下湿，腿无力，诸风冷气，入面脂皆好也。"又如藤黄，李珣说："据今所呼铜黄谬矣。盖以铜、藤语讹也。"体现了该书中本草传承与发展的脉络。

五、《蜀本草》

【概述】

本书著者为韩保昇，五代后蜀（今四川）人，任翰林学士，本书是后蜀主孟昶下诏进行编撰，是四川首部官修本草。韩保昇与参编诸家以《唐本草》及《唐本草·图经》为蓝本，并参考了多种本草文献，编成此书[1]。本书以《唐本草》为蓝本进行编撰，《唐本草》是英国公李勣等领衔编撰，因此被称为"英公本草"，故本书原名《蜀重广英公本草》《重广英公本草》，简称《蜀本草》。《嘉祐本草》"补注所引书传"载："伪蜀翰林学士韩保昇等与诸医工取《唐本草》并《图经》相参校，更加删定，稍增注释。孟昶自为序，凡二十卷，今谓之《蜀本草》。"

本书主要内容分为三部分：《唐本草》全文、《唐本草·图经》内容、韩保昇等增广内容。本书二十卷，附《图经》，是一部综合性本草，卷一、卷二为序例，卷

[1] 虞舜. 现存《蜀本草》中《新修本草》佚文考 [J]. 南京中医药大学学报（社会科学版），2004，5（3）：170-172.

三至卷二十是具体药物。其载药数，因其是对《唐本草》的校注，唐本草的药物844种全部收入，其新增的药物数，因其原书早已遗失，其中《蜀本草》新增的注文主要由宋代掌禹锡收入《嘉祐本草》。其新增的药物主要记载在《开宝本草》《嘉祐本草》的新增药物中，但此二书亦亡佚，故其新增的药物散见在《证类本草》中，据不完全统计，《蜀本草》新增药物46种，且新增的药物实用性强，至今仍在临床广泛使用，如三棱、莪术、天麻、胡黄连、使君子、补骨脂、丁香、五灵脂、马齿苋、曲等。韩保昇编撰《蜀本草》主要参照《新修本草》，因此其记载药物的正文及注文的体例形式均与《新修本草》一致，多介绍药物性味、功能、七情畏恶等，以及韩保昇自己的观点。也有补充药物炮制、形态描述和鉴别的内容。药物分类与《新修本草》一样，按玉石、草、木、兽禽、虫鱼、果、菜、米谷、有名无用。卷三至卷五为玉石类，卷六至卷十一为草类，卷十二至卷十四为木类，卷十五为兽禽类，卷十六为虫鱼类，卷十七为果类，卷十八为菜类，卷十九为米谷类，卷二十为有名无用类。

本书未正式刊行出版，以手抄本流传，原书早已佚失，《证类本草》保存其部分内容。本书版本较少，本篇所述以尚志钧辑复《蜀本草》《日华子本草》合辑本（安徽科学技术出版社，2005年7月）为蓝本。

【钩玄】

1. 提出十八反

韩保昇注《神农本草经》序例时，根据"有单行者，有相须者……凡此七情，合和视之，当用相须相使者良，勿用相恶、相反者。若有毒宜制，可用相畏、相杀者；不尔，勿合用也"。韩氏云："凡三百六十五种，有单行者七十一种，相须者十二种，相使者九十种，相畏者七十八种，相恶者六十种，相反者十八种，相杀者三十六种。凡此七情，合和视之。"后世"十八反"说，即源于此，对后世影响巨大。其后在"畏恶七情表"中，韩氏进行了补充，如白及条，云：反乌头。

2. 新增内容丰富

（1）在《蜀本草》序例下卷第二，相当于诸病通用药部分，韩氏进行了补充。如疗风通用，补充了鹿药《蜀本》温；天麻《蜀本》平；海桐皮《蜀本》平；威灵仙《蜀本》平。何首乌《蜀本》微温；暴风瘙痒，补充了乌蛇《蜀本》平。劳复，补充了大黄《蜀本》大寒；葱白《蜀本》平；犀角《蜀本》寒；防己《蜀本》平；虎掌《蜀本》温；牡蛎《蜀本》寒；生姜《蜀本》微温；芒硝《蜀本》大寒等。《蜀本草》补充了这些药物的临床主治，有助于药物的临床使用。

（2）新增药物46种。新增生银、太阴玄精、石蟹、银膏、淋石、自然铜、山胡椒、蓬莪茂、京三棱、胡黄连、天麻、缩砂蜜、肉豆蔻、红豆蔻、白豆蔻、荜茇、荜澄茄、补骨脂、使君子、红蓝花、骨碎补、天南星、威灵仙、何首乌、五味子、金樱子、丁香、天竺黄、五灵脂、乌蛇、马齿苋、曲等46种。

如山胡椒，"味辛，大热，无毒。主心腹痛，中冷，破滞。所在有之。似胡椒，颗粒大如黑豆，其色黑，俗用有效"。京三棱，平，主"积聚癥瘕"。胡黄连，"大寒。主骨蒸劳热，补肝胆，明目，治冷热泄痢，益颜色，厚肠胃，治妇人胎蒸虚惊，三消，五痔，大人五心烦热。出波斯国，生海畔陆地，八月上旬采。恶菊花、玄参、白鲜皮，解巴豆毒。服之忌猪肉，令人漏精。以人乳浸，点目甚良。"天麻，平，主"疗风通用"。缩沙蜜，温，主"惊邪""上气咳嗽"。肉豆蔻，温，主中恶，霍乱，呕哕，心腹冷痛。红豆蔻，温，主心腹冷痛。白豆蔻，大温，主呕吐。荜茇，"今人以调食味"。荜澄茄，温，主腹胀满。补骨脂，大温，主虚劳。红蓝花，主"口噤不语，血结，产后诸疾"，堪染红。威灵仙，温，主治诸风，痰饮，积聚癥瘕，"腰肾脚膝积聚，肠内诸冷病，积年不瘥者，服之无不立效。出商州洛阳县，九月末至十二月采，阴干。余月并不堪采。每年旁引，年深转茂，根苗渐多，经数年亦朽败"。

（3）新增注释。韩氏对一些药物进行了注释，对药物功效、主治以及炮制方法等进行了补充。如芍药，云："芍药，益好血。此有两种：赤者利小便下气，白者止痛散血，其花亦有红、白二色。"如地榆，云："主带下十二病。《孔氏音义》云：一曰多赤，二曰多白，三曰月水不通，四曰阴蚀，五曰子藏坚，六曰子门僻，七曰合阴阳患痛，八曰小腹寒痛，九曰子门闭，十曰子宫冷，十一曰梦与鬼交，十二曰五脏不定。用叶作饮代茶，甚解热。今人止冷热痢及疳痢热极效。"如沉香，云："熏陆香，微温。去恶气，恶疮。出天竺国及邯郸，似松脂，黄白色。天竺者多白，邯郸者夹绿色，香不甚……鸡舌香，微温。疗霍乱，心痛。"如枳，云："字或单作枸，云木名，出蜀。近酒能薄酒味。江南人呼，谓之木蜜也。"如术，云："利小便，及用苦酒渍之，用拭面皯黯极效。"如黄精，云："今人服用，以九蒸九曝为胜，而云阴干者，恐为烂坏。"如白英，云："今江东人夏月取其茎叶煮粥，极解热毒。"

总之，《蜀本草》是对《唐本草》进行校注，因此其绝大部分的内容是源自《唐本草》，韩氏发挥不多。

第四章
宋元时期

（960 年—1368 年）

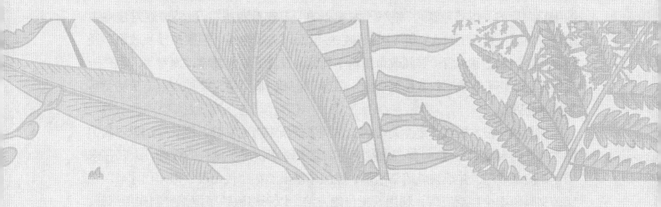

960年，后周殿前都点检、归德军节度使赵匡胤奉命出征北上时，途经陈桥驿时发动"陈桥兵变"，授意将士给他黄袍加身，拥立为皇帝，取代后周政权，号称宋太祖，建立了高度中央集权的宋朝，经过近20年的征战，相继平定了割据的政权，结束了五代十国时期的分裂混乱局面，统一了中国。

宋太祖赵匡胤称帝后，吸取唐朝灭亡的教训，为了巩固宋朝的封建统治，一开始就采取了一系列集中政权、兵权、财权的措施，防止封建割据现象再起。如《宋会要辑稿·职官》记载：实行州郡"直属京师"，分割削减宰相权力，设立枢密使执掌军权，三司使执掌财权，宰相只能执掌行政权。为加强军事控制，通过"杯酒释兵权"，将军事权力集中中央，以致"兵不识将，将不专兵"（《续资治通鉴长编》卷二）。宋朝革除了唐朝的积弊，使社会进步，生产力得到发展。通过兴修水利、激励垦荒、改进种植技术，以实物地租取代劳役地租，使农业产量和人口数量快速增加。

其实北宋时期，没有完全实现疆域的统一，边疆并不稳定。北方的契丹族建立了辽政权，西北的党项人建立了西夏，宋、辽、西夏经常兵戎相见。但宋、辽"檀渊之盟"之后的近百年，得到了相对的和平。国家的统一，为商业交通提供了便利，促进了手工业和都市的繁荣。宋神宗熙宁二年（1069年），以发展生产、富国强兵为目的，以"理财""整军"为中心的"王安石变法"，虽然遭到封建地主阶级的强烈反对，历时17年，因宋神宗去世而以失败告终，但改革涉及政治、经济、社会、文化等方面，其间改革了科举制度，设立武学、律学、医学等，也在一定程度上改变了当时的积贫积弱现象，促进了北宋时期经济文化的发展，带动了科学技术的进步。

宋代科学技术的进步是全方位的，达到了前所未有的高峰。堪称影响世界的中国古代"四大发明"，其中有三大发明均在北宋时期获得了巨大的成就：火药在宋朝初期配制成功，并很快应用于战争；雕版印刷虽然在唐代出现，但宋代才得以在医药文献印刷中广泛应用；利用人工传磁方法，以天然磁铁摩擦钢针制作指南针，并用于航海，也见于此时（《梦溪笔谈·杂志一》）。正如英国科技史学家李约瑟博士所说："每当人们在中国的文献中查找任何一个具体的科技史料时，往往会发现它的主要焦点就在宋代，不管在应用科学方面或在纯粹科学方面都是如此"[1]。

12世纪初，女真族在东北崛起，立国号为金。金兵灭辽之后，不断南进，于1127年迫使宋都南迁，形成了金与南宋对峙的局面，历时100多年。此期间，北方的蒙古族崛起，1206年铁木真（成吉思汗）建立蒙古汗国。继后，蒙古汗国

[1] NEEDHAM J. Science and civilization in China[M]. Cambridge：Cambridge University Press，1954：134.

先后灭西夏、金、南宋，统一中国，于 1271 年改国号为"元"。

金国实行开放政策，善于吸收和引进当时汉族地区的先进文化，以儒学思想作为统治思想的核心，并与佛教、道教、萨满教相结合，强化思想统治手段。尤其到号称"小尧舜"的金世宗时期，"明祸乱之故，知吏治之得失"，实施了一系列改革措施，基本上完成了向封建制的过渡，呈现出"群臣守职，上下相安，家给人足，仓廪有余"（《金史》卷八）社会安定、经济繁荣的景象，为金朝的政治、经济、科学文化的发展奠定了基础。

元朝建立后，也推行了汉法，同样提倡以儒学为主的汉族传统文化，采取鼓励农桑等发展生产的一系列政策，国民经济逐渐恢复。虽然没有达到南宋时期已有的程度，但也造就了一定程度的繁荣景象。《马可波罗行记》在欧洲广泛传播后，中国文明和东方财富，好像神话一样使欧洲商人和封建主十分向往，并称之为"远方契丹的诱惑"。元朝发达的交通和商业贸易，促进了财富的开发和利用。元代的宗教文化也很活跃，这在中国历史上也是少见的，佛教、道教、基督教、伊斯兰教并传，从而增进了我国与印度、阿拉伯乃至欧洲各民族的文化交流。

第一节
宋元时期本草学概况

两宋时期，帝王对医药喜好和重视，建立校正医书局，设立了国家药政管理机构——药局，任命药材检验官员，开办榷场、舶司和药市等，这些措施使本草学在收集药物品种、考订基源、药材鉴定、整理编纂、发挥药理、炮制制剂、商贸流通和药事管理等方面都留下了影响深远的闪光点。宋代是本草书籍由手抄转向版刻的历史转变，北宋时期官修的《开宝本草》《嘉祐本草》《本草图经》等，出色地完成了对前代本草资料的筛选汇辑、整理校订工作，唐慎微的《证类本草》集北宋以前本草之大成，使宋代本草达到了一个前所未有的高度。嘉祐年间的全国药物大普查，使药物基源辨正工作取得了辉煌的成就。南宋时期本草在考订药性、精简本草内容以符合实用方面，也做了大量的工作。药物采收贮存、炮制制剂，在继承发扬古代方法的基础上，又有了新的进展。民间新的用药经验不断积累，临床节要类本草和药理探讨受到重视，为此后金元时期药理发展创造了条件。宋代本草学的发展，表明我国传统药物学在此时已接近于成熟。这一时期本草在多方面取得卓越成就，其在同期世界药学发展史上具有领先地位。

金元时期本草学，在形式和内容上发生了重大变化，其比较注重对古来药性理论和用药知识的创新和发挥。金朝与南宋时期对峙的百余年间，医药学家专注于临床实际需要，重点进行功效及性能理论的阐述，较少触及品种考订和其他药材相关内容。他们从《黄帝内经》《神农本草经》及宋代方药书中撷取精华，加以系统整理总结，从而形成指导临床用药的模式和理论。金元时期，本草学的又一突出特点是营养、食疗本草的重视和发展。如元代宫廷饮膳太医忽思慧的《饮膳正要》，该书超出了固有的食疗范畴，注重日常饮食的营养学、卫生学要求，且许多食疗方法简便，又具民族特色，将医论、方药、药物图谱结合于一体，颇具实用性。元代海宁医学教授吴瑞的《日用本草》，偏重于在日常食物中寻求防治疾病的方法。

两宋、辽、金、元时期，战争频仍，对社会生产造成了极大破坏，人民流离失所。加之该时期疾病流行十分严重，社会对于防病治病的迫切需要、国内外各民族的文化交流推动了医药学的继续发展。金元时期医学的创新，也正是这种需求推动的发展结果。该时期的医学创新思想主要针对新病与传统医疗方法的矛盾，所谓"运气不齐，古今异轨，古方新病不相能也"（《金史·方伎传第六十九》）。金元时期医家从实际经验中，吸取袭用经方、成方以对待已经改变之新病的失败教训，悟出必须创新思维，采用新的理论，才能摆脱僵化的传统模式。金元学派之争，由此产生，其影响远及海外。

金元药理学说没有完全摆脱宋代传统医药文化的经学范式，主要沿用法象药理，以药物法象与人身法象相类比，将药物的形色性味与脏腑证治相联系，尤其是系统化、具体化了归经学说（药物作用对于人体部位的选择性），又普遍将升降浮沉、引经报使（药物作用的趋向性）以及补泻、阴阳等药物的基本性质用于阐释药性，这已明显超出了传统药学理论范畴，造就了本草学精练药效、归纳药理的独特风格。

在两宋、辽、金、元时期的 400 余年间，本草学的成就丰硕，影响最大的是北宋时期本草文献的校订刊印、全国药物普查、品种考订，以及金元时期性能理论的充实。这些进步，与国家统一、高层重视、科技进步、临床发展、药学教育及药事管理改革等紧密相关。

一、资源调查中外交流　品种汇集黄金时期

1. 本用永徽故事　再次资源普查

古代普查全国各地药物品种的捷径，是凭借国家行政权威诏令各地实施，然后将分散的资料集中京都后统一处理，编著成册。而考订药物、澄清品种的最有效方法，就是图文对照，使其相得益彰。经历唐朝末期的战乱，《新修本草》的药图和图经部分丧失殆尽，幸存的诸家本草，药物出现混乱，加之新入药的品种不断增加，亟待重新编纂国家规模的综合性本草著作。唐朝调查药物、考订品种的成功经验，为宋人提供了经验。北宋嘉祐年间，为了编纂新的本草著作，再次进行了全国性的药物大普查。

嘉祐三年（1058 年），掌禹锡、苏颂等人，在编纂《嘉祐本草》过程中，奏请朝廷"本用永徽故事"（永徽是唐高宗李治的第一个年号，意思是仿照《新修本草》普查药物的做法），编撰《本草图经》。据掌氏等人的"补注本草奏敕"记载，这次考查的具体办法是："下诸路州县应系产药去处，并令识别人仔细辨认根、茎、苗、叶、花、实，形色大小，并虫鱼、鸟兽、玉石等堪入药者，逐件画图，并一一开说著花结实、收采时月、所用功效。其番夷所产药，即令询问榷场市舶客商，亦依次供析，并取逐味各一二两，或一二枚，封角，因入京人差赍，送当所投纳，以凭照证，画成本草图。"由此可见，这次的药物调查范围十分广泛，技术路线非常清晰，除征集药图之外，并要求各地提供药材实物标本和解说文字。

掌禹锡等人在总结编写《嘉祐本草》的利弊得失后，深刻认识到："考正群书，资众见则其功易就；论著文字，出异手则其体不一。"所以，这次编写《本草图经》与《嘉祐本草》由多人合作以便"资众见"。但因为苏颂"向尝刻意此书，于是建言奏请，俾专撰述。"于是《本草图经》由苏颂一人执笔，不出异手。历时三年，成书于嘉祐六年（1061 年）10 月，次年 12 月刻版颁行。这次全国性的药物资源普查成果，集中反映于《本草图经》之中，为后世留下了宝贵的药学资料。留存药材或其基源标本，是确保药源不发生失误的最佳办法，可惜这次收集的标本未能发挥更大的作用，尤其是没有留下任何痕迹。

2. 中外商贸往来 丰富中药品种

两宋及金元时期，我国与国外频繁的国事往来和商品贸易，也促进了中外医药交流。北宋之初，就已经开始了药学知识交流，《本草图经》中就有一些通过外国客商调查所得的异域用药情况。如该书"硇砂"条云："出西戎……彼人谓之气砂……西土人用淹肉，炙以当盐，食之无害"等。宋代诸多医方本草都有外国药物的有关记载，这可以充分反映这一时期的中外药物交流十分频繁，而且富有成效。如此时传入我国的咱夫兰（当时西红花英文 saffron 的音译中文名），至今仍然是大众熟知的名贵药品；又如大枫子引进后，一时成为治疗麻风等皮肤病的新鲜品种，但其后的临床表明，该药的疗效并不可靠，而且具有毒性，目前已罕有使用。同时外国制作金银箔丸衣、蔷薇水等方法，促进了我国制药工艺技术的发展。

日本自秦汉以来，一直保持和我国的商业贸易和科技交流。北宋时载入史籍的中日通航就高达 70 余次。宋代校正刻刊的大量医药书籍，陆续传至日本，对日本医学和本草学的发展有很大的影响。中日两国的药材交易也很频繁，日本平安时代主要是从中国采购香药，中国特产的茶树，也于此时被日本僧人荣西引种到日本。镰仓时代，如甘草、川芎、当归、巴豆、大黄、龙眼等多种中国常用药物，广泛传到日本，被称为"唐药"，在当时很受日本人欢迎。此时，日本则向中国运送水银、鹿茸、茯苓、硫黄等药物。

在北宋时期，与朝鲜半岛的高丽也交往频繁。《宋史·外国传》记载：1030年高丽赠献人参、香油和硫黄等药品。其后，其屡次派遣使者来中国求医。如元丰元年（1078 年），高丽文帝患中风，宋使携诏书与贵重物品相赠；次年，宋神宗再派翰林医官邢恺、朱道能、沈绅、邵化等人组成的医疗团队，携带牛黄、龙脑等名贵药物百余种前往诊治。1080 年，高丽派遣户部尚书柳洪入宋答谢，回赠物中有人参、松子、香油等千余斤。1122 年及次年，宋又应对方请求，分别派医官赴高丽。此后，高丽遣礼部员外郎崔惟清等人回访，礼品中人参就有"500 斤"。元代，高丽特产的人参、白附子等也不断从河北榷场和闽中的市舶司输入我国。

宋朝初期，官方于开宝四年（971年）在广州设立市舶司，此后又在闽浙沿海各地设置，鼓励海外商人往来，以增加国库税收。960年—1178年，大食国（古阿拉伯帝国）、三佛齐（今印度尼西亚苏门答腊岛）、婆罗（今印度尼西亚爪哇岛）、占城（今越南中南部）、真腊（今柬埔寨）、天竺（今印度）等地，通过"香料之路"，经扬州、广州、泉州、明州、邕州、钦州等地，不断输入"海药"。

由于民间的需要，北宋于太平兴国七年（982年）取消了对市舶的禁榷，除犀角、乳香等八种物品仍为官方专卖外，木香、槟榔、石脂、硫黄等30余种药物，均列为民间商人可通行之品。《宋史·大食传》云："大食蕃客啰辛贩乳香，值三十万缗。"可见南宋时进口乳香数量之多，香药贸易规模之大。1974年福建泉州出土的宋代海船中载有大量的香料药，包括降真香、乳香、槟榔、胡椒等，成为宋代与海外药物交流的实证。同时期我国向外输出的药物有附子、肉桂、黄芪、甘草、川椒、川芎、姜黄等50多种。大量的香药输入，丰富了这一时期的本草学内容，中外药物交流也得到很大的发展。

金元时期，中外药物交流仍广泛开展。元代时，国家通过市舶制度进行海外药材贸易，购入海外药的同时，也将我国特产的药物输出至欧亚地区。如《元史·世祖纪》记载：至元十年（1273年）"诏遣札术呵押失寒、崔杓持金十万两，命诸王阿不合市药狮子国（今斯里兰卡）。"《元史》中还多次记载了安南（今越南北部）、占城（今越南中南部）、真腊（今柬埔寨）等国家及地区来贡药材的情况。13世纪，集语言、天文、医学于一身的西人尹赛亚，曾在元朝做官，并于1172年在大都开设医院。意大利传教士约翰·孟德维诺，于1294年在大都传教，同时行医济世。13世纪阿拉伯人爱薛，在大都行医，设立京师医药院"广惠司"（《元史·世祖本纪》）。后来回回药物院的设立，以及成书于14世纪的《回回药方》《饮膳正要》中大量收载回回地面出产的马思答吉、回回豆子、咱夫兰、必思答、八担仁以及西天茶饭撒速汤与八儿不汤等，丰富了我国医药学。此外，1297年元代人周达观的《真腊风土记》称：当地人"欲得唐货"，其中提到水银、银朱、硫黄、焰硝、檀香、白芷等，可见当时向南海国家输出中药的繁盛情况。

元代在中西方文化交流史上具有重要地位，对中西方医药的交流起到了巨大地推动作用，它使外来医药的传入，由民间的、小范围的，或部分理论方药的介入，发展到合法的行医、卖药、开办医院，从此拉开了"西学东渐"的序幕。

3. 校勘节要论理　本草增药减速

唐代《新修本草》自称收载药物844种（由于苏敬等人辑书时，将陶弘景《本草经集注》的730种药物分条或合并处理为736条，加上新增的114种，实际为850种），再经陈藏器等人的大量增补，据统计，见于宋代各种本草收录的药物，总计已经达到 1 883 种，较唐代《新修本草》增加了 1 033 种。这些新增药品中，考察其出处，有 734 种在宋朝以前本草已经载录，如陈藏器《本草拾遗》就收集《新修本草》未载之药 692 种，如果不包括见于各种医方书、笔记、地方志等文献所载品种，宋代实际上大约只有 300 种的药物是本草专著实际新增的品种。

其他历史时期，皆有本草学家收罗群书幽隐，关注药物品种拾遗，从民间吸纳新药资源。如魏晋南北朝时期的陶弘景，唐代的陈藏器，明代的李时珍，清代的赵学敏、吴其濬等，因此药物品种增加的比例较大。北宋时期本草学家主要致力于综合本草的校勘汇纂，南宋时期的本草主流是临床实用性节要，金元诸家热心于药理探究，所以从 960 年到元末 1368 年的 400 余年间，本草增药仅有 300 余种。

宋代本草排列药物仍然采用自然属性分类和"三品"分类，同时金元时期还有中药的性能分类。性能分类是中药分类的一种特殊方法，一直很少有人提及。性能分类由来已久，《神农本草经》虽然采用"三品"分类药物，但上品的"无毒"、中品的"一半无毒、一小半有小毒"、下品的"多毒"，则是按照性能中的毒性（有毒无毒）区分的。唐代《本草拾遗》序例中提出的所谓"十剂"，实质上是以性能将药物分为宣、通、补、泄、轻、重、滑、涩、燥、湿等十类；寇宗奭《本草衍义》再增寒、热，扩展为十二类。以上性能分类，只是提供了原则，没有本草著作真正采纳。而张元素的《医学启源》以天地五运之象，按照"升降浮沉"性能将药物分为"风升生""热浮长""湿化成""燥降收""寒沉藏"五类。认为风药气温味薄，其性上升，犹春生之意，凡酸、苦、咸味之薄者、平者皆属之，包括防风、羌活、升麻、柴胡、葛根、威灵仙、细辛、独活、白芷、桔梗、川芎、麻黄、薄荷等；热药气厚上浮，如夏之长养万物，辛、甘、温、热者皆属于此，包括黑附子、干姜、川乌、肉桂、厚朴、丁香、吴茱萸等；湿药兼以生长收藏四化之用，气平兼寒热温凉，味淡兼辛、甘、咸、苦者属之，包括黄芪、人参、甘草、当归、熟地黄、阿胶、白术、苍术、陈皮、槟榔、青皮等；燥药气之薄者，除湿降气，如秋之收敛，辛、甘、淡、平而寒、凉者属之，包括茯苓、泽泻、猪苓、滑石、瞿麦、车前子、木通、灯心草、五味子、白芍、桑白皮、麦门冬、犀角、乌梅、地骨皮、连翘等；寒药味厚下沉，犹冬气闭藏，酸、苦、咸、寒者属之，包括大黄、黄柏、黄芩、黄连、石膏、龙胆草、生地黄、知母、汉防己、茵陈、天花粉、牡蛎、玄参、栀子等。托名张元素或李东垣的《药性赋》，将所选择的 240 味常用药物，按照"四气"分为寒、热、温、平四类。清代姚澜《要药分剂》，则是按照性能中的"归经"分类药物。由此可见，中药以性能分类，也有其一定的实用价值。

4. 制作雕版药图　功在后世考订

药图是辨认药物的重要依据，历来也受到药学家的高度重视。但宋朝以前一直是手绘药图，很不容易复制而难以广为流传，因此造成了宋代以前的药图出现不久就佚失。宋代《本草图经》首次采用雕版印刷术，可以批量刻印，使药图容易留存和传播。这次药物大普查，共征得"绘事千名"，绘制的药图均集中反映于《本草图经》中。《本草图经》原书已佚，经《重修政和经史证类备用本草》等转载而留存后世，依据该书所附药图，共有932幅，这些药图图名前所冠的地名多达150个州县，因此这些资料对反映当时的用药种类和药源情况是十分宝贵的。其后，《履巉岩本草》还存留药图202幅、《备急灸法》留存2幅。这一千余幅药图，大多来自实物写生，其对于考证药物来源具有很重要的参考价值。

苏颂除整理药图外，还广泛搜集前人的药物资料，其最突出的成就还有考订药物的基源。这些成果集中在《本草图经》药物的解说中，该书有大量详细的药物形态描述。如"恶实"（即今之牛蒡子）项下，《新修本草》云："其草叶大如芋，子壳似栗状，实细长如茺蔚子。"而苏颂则云："叶如芋而长，实似葡萄核而褐色，外壳如栗球，小而多刺。鼠过之则缀惹不可脱，故谓之鼠粘子，亦如羊负来之比。根有极大者，作菜茹尤益人。"二者相比较，苏颂对于原植物叶、果、实的描述更加仔细入微，而且更加准确，并且增加了根的形态、功用介绍。

又如《神农本草经》的"通草"（现在的木通），陶弘景仅有："今出近道，绕树藤生，汁白，茎有细孔，两头皆通，含一头吹之，则气从彼头出者良"等文字，从陶注中只能判定它是一种藤蔓植物。在《新修本草》中称："此物大者径三寸，每节有二三枝，枝头有五小叶。其子长三四寸。核黑瓤白，食之甘美，南人谓燕覆或名乌覆。"根据其描写"此物大者径三寸"很难与今日的木通［木通科植物木通 *Akebia quinata* (Thunb.) Decne.］相符，但是其他文字，则是很相似的。在《本草图经》中苏颂的表述是："通草……生作藤蔓，大如指……枝头出五叶，颇类石韦，又似芍药，三叶相对，夏秋开紫花，亦有白花者，结实如小木瓜，核黑瓤白，食之甘美……或以为葡萄苗，非也。"以上文字描述的植物，肯定为藤本，其茎的粗细（大如指）、叶的外形和质地（枝头出五叶，颇类石韦，又似芍药，三叶相对）、花与果实（夏秋开紫花，亦有白花者，结实如小木瓜，核黑瓤白，食之甘美）诸多特征，再结合所附"海州通草图"，基本可以确定书中所说的通草乃是木通科植物木通。苏颂还提供了一个重要信息：宋代的"通草"存在同名异物，其所附图中兴元府通草和解州通草，显然不是木通科植物木通，其应该属于混淆品种；而且当时还可能有以葡萄藤作为通草的伪品。如果关注苏颂的以上记载，20世纪末毫无依据的将关木通伪充木通的沉痛教训就不会发生。

再如人参，《本草图经》曰："生上党山谷及辽东。今河东诸州及泰山皆有之。又有河北榷场及闽中来者，名新罗人参，然俱不及上党者佳。其根形状如防风而润实，春生苗，多于深山中背阴近椴漆下湿润处，初生小者三四寸许，一桠五叶，四五年后生两桠五叶，末有花茎；至十年后生三桠；年深者生四桠各五叶，中心生一茎，俗名百尺杆。三月、四月有花，细小如粟，蕊如丝，紫白色，秋后结子，或七八枚，如大豆，生青熟红，自落。根如人形者神。二月、四月、八月上旬采根，竹刀刮去土曝干，无令见风。泰山出者，叶秆青，根白，殊别。江淮出一种土人参，叶如匙而小，与桔梗相似，苗长一二尺，叶相对生，生五、七节，根亦如桔梗而柔，味极甘美，秋生紫花，又带青色，春秋采根，不入药，本处人或用之。相传欲试上党人参者，当使二人同走，一与人参含之，一不与，度走三、五里许，其不含人参者必大喘，含者气息自如者，其人参乃真也。"以上文字提供了丰富的信息：①"初生小者三、四寸许，一桠五叶，四五年后生两桠五叶，末有花茎；至十年后生三桠；年深者生四桠各五叶，中心生一茎，俗名百尺杆。三月、四月有花，细小如粟，蕊如丝，紫白色，秋后结子，或七八枚，如大豆，生青熟红，自落。根如人形者神"，比较准确地描述了正品人参的原植物及其生长特征。目前认为五加科人参属植物人参 *Panax ginseng* C. A. Mey. 的植物形态为：多年生草本，高 30～70cm。主根肉质，圆柱形或纺锤形，下端常分枝，顶端有根茎。茎单一，直立，无毛。掌状复叶轮生茎端，通常一年生者（指播种第二年）生 1 片三出复叶，两年生者生 1 片五出复叶，三年生者生 2 片五出复叶，以后每年递增一叶，最多可达 6 片复叶。复叶有长柄，小叶片多为 5 枚，偶为 3 枚，椭圆形至长椭圆形，长 8～12cm，宽 3～5cm，先端长渐尖，基部楔形，边缘有锯齿，上面沿脉有稀疏刚毛。伞形花序单个顶生；花小，淡黄绿色；萼边缘有 5 齿；花瓣 5；雄蕊 5 子房下位，花柱上部 2 裂。核果浆果状，扁球形，熟时鲜红色。花期 6～7 月，果期 7～9 月。生于山地的针阔叶混交林或杂木林下[1]。②"生上党山谷及辽东""多于深山中背阴近椴漆下湿润处"，交代了道地产区。让我们知道了当时山西"上党"地区曾经有人参生长，由于不注意资源保护，导致其绝灭，值得反思，具有现实意义；而且所言生态环境，也十分准确。③"河北榷场及闽中来者，名新罗人参"，反映了宋代与朝鲜半岛的交往，及人参贸易情况。④"泰山出者，叶秆青，根白，殊别。江淮出一种土人参，叶如匙而小，与桔梗相似，苗长一二尺，叶相对生，生五、七节，根亦如桔梗而柔，味极甘美，秋生紫花，又带青色，春秋采根，不入药，本处人或用之"，指出了当时人参存在伪品，并简明扼要告诉了伪品的产地和特征。⑤"欲试上党人参者，当使二人同走，一与人参含之，一不与，度走三、五里许，其不含人参者必大喘，含者气息自如者，其人参乃真也"，这是药学史上有目的人体药物功效试验的最早记载。

[1] 任仁安. 中药鉴定学 [M]. 上海：上海科学技术出版社，1986：121.

寇宗奭《本草衍义》也不乏药材考证鉴别的成果。如称沉香:"岭南诸郡悉有之,旁海诸州尤多。交干连枝,岗岭相接,千里不绝。叶如冬青,大者合数人抱。木性虚柔,山民或以构茅庐,或为桥梁,或为饭甑尤佳。有香者百无一二。盖木得水方结,多在折枝枯干中,或为沉,或为煎,或为黄熟。自枯死者,谓之水盘香。今南恩、高、窦等州,惟产生结香。盖山民入山,见香木之曲干斜枝,必以刀斫成坎,经年得雨水所渍,遂结香。复以锯取之,刮去白木,其香结为斑点,遂名鹧鸪斑,燔之极清烈。沉之良者,惟在琼、崖等州,俗谓之角沉。黄沉乃枯木中得者,宜入药用。依木皮而结者,谓之青桂,气尤清。在土中岁久,不待刓剔而成者,谓之龙鳞。亦有削之自卷,咀之柔韧者,谓之黄蜡沉,尤难得也。"此文提供了沉香产地、原植物、结香、取香、药材品类等系统知识。

宋代其他本草及非医药著作,对于药物品种基源的考订,也有一些弥足珍贵的资料。例如:在"秦汉时期本草学学术成就钩玄"中,考证了"桂枝"的古今名实变化。《神农本草经》载有菌桂和牡桂,而《伤寒杂病论》诸方中只有桂枝,历代本草的目录中均无桂枝,仅《新修本草》称菌桂一名桂枝。经考证,仲景方中的桂枝即是菌桂,为现代肉桂药材中的"桂通",最关键依据来源于陈承的《重广补注神农本草并图经》,该书"桂"项下之"别说"中记载:"仲景《伤寒论》发汗用桂枝……取其轻薄而能发散。今又有一种柳桂,乃桂之嫩小枝条也,尤宜人治上焦药用也。"其中"今又有"三字,清楚地表明"以嫩小枝条"入药的"桂枝",当时称为"柳桂",始于陈氏辑书的宋哲宗元祐七年(1092年)前后,而此前没有这一药材。假若没有陈承的记录,几乎不可能解开这个千古谜团。

宋代非医药类著作,也不乏关注药物来源考订的记载。如沈括《梦溪笔谈》云:"六朝以前医方,唯有枳实,无枳壳,故本草亦只有枳实。后人用枳之小嫩者为枳实,大者为枳壳,主疗各有所宜,遂别出枳壳(枳壳一名首见于《新修本草》)一条……古人言枳实者,便是枳壳。《本草》中枳实主疗,便是枳壳主疗。"可见仲景所用之枳实,与桂枝一样,存在同名异物的现象。古今"枳实"名称虽然相同,但药材发生了变化。了解其当时的药材实际情况,对于研究和掌握仲景的用药规律,继承和发扬其用药经验,是十分必要的。为澄清其名实方面的混乱,通过考证,证明沈括的考证非常正确。

北宋的9位皇帝中,就有5位知晓并比较关注医药,上行下效,一批官员随之积极参与。加之当时具有文治主义倾向,不少文人学士对考察药物来源也非常感兴趣。这些人在这方面留下了大量药物考订的资料。例如,在《开宝本草》中,就记载了宋朝初年朝廷已注意收集药物资料。该书景天项下云:"皇朝收复岭表,得广州医官,问其事,曾无慎火成树者,盖陶(弘景)之误尔";金屑项下云:"据皇朝收复岭表,询其事于彼人,殊无蛇屎之事。"还有丁香项下云:"按广州送丁香图，树高丈余……"以上文字记载均表明，北宋初期，开国皇帝在统一全国的过程中，已经十分关注药物及其资源。

宋代部分官员在从宦各地时，以及许多文人学士以其个人的兴趣爱好，利用各自便利的条件，留意医药，访考药品，为本草学的药物考订做出了很大的贡献。例如北宋初年，宰相丁谓被贬到崖州、雷州时，根据海南的特殊环境和物种，撰成《天香传》，这是第一本关于沉香的专著。杨天惠曾任四川彰明县知县，著《彰明附子记》，系统而又科学地叙述了附子全产业链的相关知识。北宋时期伟大的学者沈括，在《梦溪笔谈·药议》中议药55种，每出新见。如"东方、南方所用细辛，皆杜衡也，又谓之马蹄香也：黄白，拳局而脆，干则作团，非细辛也。细辛出华山，极细而直，深紫色，味极辛，嚼之习习如椒，其辛更甚于椒。故《本草》云：'细辛，水渍令直。'是以杜衡伪为之也。襄、汉间又有一种细辛，极细而直，色黄白，乃是鬼督邮，亦非细辛也。"

《梦溪笔谈》又称："古人藏书辟蠹用芸，芸，香草也……叶类豌豆，作小丛生，其叶极芬香，秋后叶间微白如粉污，辟蠹殊验……香草之类，大率多异名，所谓兰荪，荪，即今菖蒲是也；蕙，今零陵香是也；茝，今白芷是也。"传世的《苏沈良方》中，也记有一些药物知识。洪刍也是在谪居海南沙门岛时，根据对当地香药生产和贸易的了解，撰成了《香谱》，该书汇集了数十种香药的知识。

此外，南宋的范成大在广西一带为官时，撰成了《桂海虞衡志》，其中关于药物的许多记载被《本草纲目》转载。书中根据实际调查，对前人本草一些不实之词进行了驳正，如丹砂项下称："《本草图经》乃云宜砂出土石间，非白石床所生，即是未识宜砂也。"《图经》又云融州亦有砂，今融州原无砂，邕、融声相近，盖误云"(《本草纲目》丹砂"集解")。与范氏书相仿的还有周去非《岭外代答》，该书也记载了一些西南边境少数民族医药的情况。郑樵的《通志·昆虫草木略》、赵汝适的《诸蕃志》、韩彦直的《橘谱》、陈翥的《桐谱》、赞宁的《笋谱》、陈仁玉的《菌谱》、蔡襄的《荔枝谱》、傅肱的《蟹谱》、王观的《扬州芍药谱》、王灼的《糖霜谱》等，均从不同角度描述动植物形态，为此后的本草学品种考订积累了有用的材料。

根据药物名称考订其基源也具有重要的作用。为了防止因为药物名称带来的混乱，宋代医药学家还注意梳理药物繁复的异名，以避免名实混淆，便于药物规范使用。初虞世首先在《养生必用方》卷首列有辨名实之例。《圣济总录》则提出"取世俗称呼行用多者"作为统一药名的原则。郑樵《本草成书》将异名同状、同名异状的药物一一纂附。此后《纂类本草》在初虞世的基础上立"名义条例"一篇。陈衍的《宝庆本草折衷》又在此基础上再加损益，集宋朝以前药物名实异同之大成。

北宋灭亡，宋室南渡，本草学风随之改变，主要表现在考订药物基源的任务，已不再占编修本草的主导地位，临床药效提炼和药性理论探讨成为主流。但这不等于本草学已经解决了药物基源问题，所以金元时期也有少数本草著作涉及药物基源考订。例如临床常用的石膏，历来都认为有软、硬之分。从陶弘景开始，以及唐宋时期许多本草，大都以硬者为石膏，软者为寒水石，元代朱丹溪的《本草衍义补遗》认为"有膏"者为石膏。

综上所述，宋元时期在药物资源和种类的实际调查研究方面做了大量的工作，积累了比前代更丰富的辨药经验。

二、古典文献整理急需　校正医药书局设立

隋唐五代时期的 300 多年内，盛唐本草学蓬勃发展，共产生了至少 80 余种的本草文献。当时雕版印刷术虽然出现，但是没有实际用于本草文献的刻印，一律还是手工抄写绘制。手抄本数量十分有限，本来就流传不易，而且大多散失。再经过残唐五代的争斗分裂、兵燹，到了北宋之际，包括其中著名的官修著作《新修本草》（包括药论、药图和图经），以及《药性论》《本草拾遗》《食疗本草》《海药本草》《蜀本草》等诸多各具特色的私家本草，基本难觅踪迹，就是幸存者，经反复传抄，发生舛误也在所难免。如《宋史·艺文志》记载："历代之书籍，莫厄于秦，莫富于隋唐。隋嘉则殿书三十七万卷，而唐之藏书，开元最盛，为卷八万有奇。其间唐人所自为书，几三万卷。"可是到了宋代，"三馆有书仅一万二千卷"（《诚斋挥麈录》卷上）。因此，对古代本草文献及时进行整理辑佚，避免宝贵文化遗产中断的任务，急迫地摆在宋代统治者、本草学家和文人面前，在这种形势下，整理校订古典医籍的工作必须提上日程。

由于宋代在唐人基础上革新了雕版印刷技术，并出现了胶泥活字印刷术，改变了以前医药文献全凭手抄的原始办法，过渡到以版刻为主，宋代成为书籍传播的转折性历史时期。两宋时期，在本草文献和民间药物经验整理方面都取得了巨大的成就，在本草学继承和发扬史上起着承先启后的作用。

1. 诏令校正医书　文献刊印传承

宋代医药文献大量出现的重大措施之一，是设立官办的校正医书局。嘉祐二年（1057 年），枢密使韩琦提出："医书如《灵枢》《太素》《甲乙经》《广济》《千金》《外台秘要》之类，本多讹舛，《神农本草》虽开宝中尝命官校定，然其编载尚有所遗，请择知医书儒臣与太医参定颁行。"于是宋仁宗诏令编修院设置校正医书局（《续资治通鉴长编》卷一百八十六），集中了当时一些著名的学者和医家。以直集

贤院崇文院检讨掌禹锡、光禄卿直秘阁林亿为校理，殿中丞秘阁校理张洞为校勘，太常博士集贤校理苏颂等并为校正。后又命国子博士殿中丞检光禄寺丞高保衡，国子监校正医书官孙奇、孙兆同为校正（《宋史·仁宗纪》）。此外，还有翰林医官秦宗古、朱有章等参加。嘉祐四年（1059年）九月又差太子中舍陈检参予校正医书工作（《宋史·仁宗纪》）。校正医书局从嘉祐二年至熙宁二年（1057年—1069年）先后校勘了《神农本草经》《灵枢》《太素》《甲乙经》《素问》《广济方》《备急千金要方》《外台秘要》，及《脉经》《千金翼方》《伤寒论》《金匮要略》等书。

大观二年（1108年），集贤学士孙觌见到唐慎微编的《证类本草》，认为颇有价值，遂命医官校正，由艾晟作序刊行，并加上大观年号，为《经史证类大观本草》。政和六年（1116年），曹孝忠等人奉诏重新修订，名《政和新修经史证类备用本草》。绍兴二十九年（1159年）又诏王继先等校定，名为《绍兴校定经史证类备急本草》。政和年间（1111年—1117年）又组织编撰《圣济总录》200卷。后由金人在大定年间（1161年—1189年）刊行。重和元年（1118年），再组织医生、儒臣、道家、天文及法律等学者，完成了《黄帝内经》的刊正工作（《宋会要·崇儒类》）。

校正医书局校书的态度十分严谨，仅《素问》一书就"正其谬误者六千余字，增注义者二千余条"。如根据《嘉祐补注本草》《本草图经》对《开宝本草》等进行校勘，经旁征博引而成。北宋《嘉祐本草》引用文献50余种，其中本草书有16种。这16种古本草著作大多数在宋代已很稀见，宋朝初期编《开宝本草》时尚未见引用，可见宋代长期征集医药文献，对于保持本草的延续和进一步发展发挥了巨大的作用。

上述所校刊医药书籍，除《灵枢》《太素》未见刊本外，其余皆在校正后，由国子监雕版刊行。至于后来的司库、诸路、州军、都、府、县的书院刻本，及各处私塾坊刻等，更属多见。校正医书局的出现，标志着宋代校正医书已达高潮，它大大促进了医药学的继承和交流，为医药学的蓬勃发展奠定了基础。

2. 广征民间藏书　整理梓行持续

印刷技术的进步，为医药书的大量刊行提供了重要条件。加之宋朝的帝王喜好医药学，比较重视整理古典医药书籍。据史书载，宋太祖赵匡胤就是喜好医学的皇帝之一，曾为其弟艾灸治背，继位者宋太宗赵光义也时常留意医术，而且"藏名方千余首，皆尝有验者"（《宋史·王怀隐传》）。为了收集整理文献，宋代的太祖、太宗、真宗、仁宗、徽宗等，均采取措施向民间广泛征集藏书，这也是宋代医学书籍大量刊行的重要原因。据《容斋随笔》卷七记载，宋太宗曾下诏献书，数目达到三百卷以上者授以官，不足三百卷者赐钱。《续资治通鉴长编》卷二十二也记载了对于医书的征集：宋太宗太平兴国六年（981年）十二月下诏称"诸州士庶家有藏医书者，许送官，视其卷数多少，优赐钱帛。及二百卷以上者与出身，已仕官者增其秩"。未几，徐州民张成象以献医书补翰林医学，自是诱致来者，所获颇众。这为医药书的汇集整理、校订、印行，提供了必要基础。

在北宋时期，大约150年间，医药书籍的整理、编辑、校订、印行，一直在进行，主要完成以下三部大型医药著述，成为宋朝初期整理编撰医药文献之开端。开宝六年（973年），宋太祖诏尚药奉御刘翰等人，对唐《新修本草》进行整理和校勘，撰成《开宝新详定本草》。次年，再命刘翰等人重新修订，改名为《开宝重定本草》。宋太宗即位之初，即诏各地献方，继后又于各地求购医书（《宋史·太宗纪》），至986年撰成《雍熙神医普救方》一千卷（《续资治通鉴长编》卷二十八）；太平兴国七年（982年），宋太宗又命王怀隐等编撰《太平圣惠方》一百卷（《宋史·王怀隐传》），992年成书。此二书均有御制序，并诏颁行于世。

三、综合本草密集出现　节要读本特色鲜明

宋元时期，综合性本草密集出现，节要类和专科类本草丰富而各具特色，概括如下。

1. 官修综合本草　功盖前朝后代

高度中央集权的北宋，充分发挥了国家统一和相关发明的优势，顺应了本草发展的历史趋势，利用国家的力量，完成了主要药物资料搜集和整理的历史任务。北宋帝王对医药异乎寻常的关注，以及某些儒士对医药的偏好和熟悉，促成了这一时期官修本草的繁盛。宋代立国之初，就发布了"访求医书诏"，这样的征集医书之举在宋代不止一次，直到北宋末年还在继续。《天宝单方药图》就是当时征集到的药书之一。该书对苏颂编写《本草图经》有很大的启发，因此苏颂说："《天宝方书》，但存一卷。类例粗见，本末可寻。宜乎！圣君哲辅留意于搜辑也。"充分肯定了宋代帝王和某些有见地的儒臣对搜集资料所作出的贡献。

在我国漫长的封建社会中，宋朝组织编写的本草书最多，成效最突出，这也成为宋代本草的重要特色。两宋的官修综合性本草有如下几种。

（1）开宝新重两校订，体例新颖利镂版。开宝六年（973年），宋朝建国只有短短13年，在治国理政千头万绪之际，宋太祖赵匡胤就诏令尚药奉御刘翰、道士马志及翰林医官翟煦、张素、王从蕴、吴复珪、王光祐、陈昭遇、安自良等9人，详校唐代《新修本草》，参照陈藏器《本草拾遗》等书，"刊正别名，增损品目，马

志为之注解"，翰林学士扈蒙、卢多逊等为之刊正，编成《开宝新详定本草》二十卷。宋太祖为之序，镂版于国子监。翌年，因前书"所释药类，或有未允"，又由刘翰、马志等再次奉诏重定，翰林学士李昉、王祐、扈蒙等参与刊正，是为《开宝重定本草》二十卷，目录一卷。此二书均不存，难以知其细微差别，仅知重定时"颇有增损"，且正文已有白黑字之分。后世一般统称为《开宝本草》。

虽然整理汇集并编纂本草，是当时需要着手进行的首要问题，但是如何进行，以及用什么样的形式最大限度地保持古代本草的原始面貌，又能在原有基础上继续发展，同样需要深思熟虑。印刷术的利用，为宋代采用新的版刻药书形式传播药学知识，提供了必要的技术条件；同时，如何处理手抄本草书中存在的朱墨分书和彩绘药图等技术细节问题，也有待合理解决。

《开宝本草》的编辑巧妙地处理了以上问题，首次以"白字为神农之说，墨字为名医所传"。即采用雕版印刷中凹陷的阴文，印成书后出现的空白字体，转录《神农本草经》原文；而雕版中凸起的阳文，印成书后出现的黑色字体，转录《名医别录》原文。这样就分别取代了手抄本中朱、墨二色所代表的相应内容。并以"唐附"二字表示《新修本草》新增的药物，以"今附"二字表示这次新增的药物；对于这次修订新加的按语则分别注以"今按"或"今注"，其区别是："详其解释，审其形性，证谬误而辨之者，署为今注；考文记而述之者，又为今按。"

《新修本草》成书到宋朝初期的三百余年以来，因反复传抄，已是"朱字墨字，无本得同；旧注新注，其文互阙。"《开宝本草》"尽考传误，刊为定本"，首先完成了《新修本草》药论内容的校正刊行，为今人留下了我国第一部官修本草的宝贵资料。刘翰、马志等人根据雕板印刷技术出版本草书籍的需要，采用可以保留前代本草原有朱墨分书面貌的新体例，并明确标示资料出处，从而增强了本草书籍的文献价值，使本草学家的功过是非各有所归，为保存古代本草作出了巨大贡献，这一做法一直为此后本草作者所效仿。

由于后来《嘉祐本草》等书的相继出现，两个版本的《开宝本草》原书已不存世，今据《证类本草》"补注所引书传"记载，该书共二十一卷，卷次、分类与《新修本草》相同，而且其原序中说明了对于《新修本草》的校订原则："类例非允，从而革焉。至如笔头灰、兔毫也，而在草部，今移附兔头骨之下；半天河、地浆，皆水也，亦在草部，今移附土石类之间；败鼓皮移附于兽皮；胡桐泪改从于木类；紫矿亦木也，自玉石品而取焉；伏翼实禽也，由虫鱼部而移焉；橘柚附于果实，食盐附于光盐；生姜、干姜，同归一说。至于鸡肠、繁蒌，陆英、蒴藋，以类相似，从而附之"。此外，因《新修本草》诸病通用药诸品所示药性，"以朱点为热，墨点为冷，无点为平，多有差互。今于逐药之下，依《本经》《别录》而注焉"。

《开宝本草》载药984种，其中包括《新修本草》850种，新增134种。而新增药中约有94种是从前朝本草中整理出来的，如丁香、乌药、蛤蚧、天麻、延胡索、没药、五灵脂、马兜铃等。宋代初年新出现的药物不多，仅有使君子、白豆蔻等30余味。根据其后本草所转载内容，其各药项下，主要为性味功用，对药物的形态、鉴别和使用方法等很少涉及。因此，《开宝本草》只是完成了对前代本草的初步整理，基本上没有作者的个人见解。

（2）儒臣医官修《嘉祐》，资众见其功易就。嘉祐二年（1057年），集贤院成立校正医书局，于成立的当年即决定首先编修《嘉祐补注神农本草》（简称《嘉祐本草》）。校修任务以儒臣掌禹锡、林亿、张洞、苏颂为主，辅以医官秦宗古、朱有章，儒臣陈检、高保衡相继协同参与编修。该书"资众见"，由以上儒臣和医官汇集初稿后，再经太子中舍陈检同校定，于嘉祐五年（1060年）成书，次年初刊，当时广为流传。

该书在《开宝本草》基础上，再次收集整理遗散的药物知识，补其漏略，"立例无所刊削"，制定了非常严谨的编写体例。凡新增的引文均冠以"臣禹锡等谨按"，采用白小字以示区别，新添注解则冠以"今据"二字。对于新增补的99种药物，视其来源分别对待，如辑自前代本草文献已有记载者，则注明为"嘉祐新补"（共有82种），如系当时收集"已尝用，而诸书未见，无所辨正者，如胡芦巴、海带之类"，则注明为"新定"（共有17种药）。全书收载药品为1083种。

该书引文广泛，引用文献50余种。体例严谨，引文体例一般先列"唐本""蜀本"，余则大致按时代为序，以作者名称为标识。许多前代本草内容，如《蜀本草》《药性论》《食疗本草》《日华子本草》中大量的药性、配伍、辨药、食疗以及民间用药经验，均通过本书的转载而传留后世。此外，该书序例中设立"补注所引书传"一节，相当于其引用书籍的解题，这对了解本草发展是十分宝贵的。因此，为南宋陈衍《宝庆本草折衷》和明李时珍《本草纲目》等书所效仿。该书类似《开宝本草》，很少有校修者自己对药物的解说，李时珍称："其书虽有校修，无大发明。"尽管如此，但李时珍忽略了一个事实，就是该书与《本草图经》是各有分工的两本配套书，解说药物，辨正基源，并非《嘉祐本草》的任务，而是由《本草图经》分工完成的重点。

（3）苏颂编纂《本草图经》，不出异手其体严谨。启动《嘉祐本草》的次年，即嘉祐三年（1058年），宋王室又着手编纂《本草图经》。这两部书各自独立而又相互关联，是各有侧重的姊妹篇。编纂《本草图经》是掌禹锡、苏颂、张洞等人提出来的。丞相文彦博也曾建言再修《本草图经》。其缘由是唐代《新修本草》的药图和图经丧失殆尽，唐代第一次全国药物调查的成果未完全流传下来。要保证临床用药品种正确，就必须再次进行药物资源普查，并重修《本草图经》。于是校正医书局奏请朝廷,"本用永徽故事",下诏全国"诸路州县",征集药图、标本和文字材料,送交京师。在总结《嘉祐补注神农本草》编修利弊得失之后,为避免"出异手则其体不一",最终由苏颂编辑为《本草图经》二十卷、目录一卷,全书载药780条(有时数药并论于一条),附图933幅。此书始自嘉祐三年,至嘉祐六年(1061年)成书,次年镂板颁行,与《嘉祐本草》相辅并行天下。该书全面反映了我国第二次全国药物普查的成果,为宋代本草的杰出代表,药图的精华,辨药的翔实,其学术地位远远超出了作为辅翼《嘉祐补注神农本草》的初衷。

(4)《经史证类大观本草》,艾氏注说地方刊本。大观二年(1108年),集贤孙公(孙觌)委命杭州仁和县尉艾晟校正刊行唐慎微所编《经史证类备急本草》,艾氏在校正时,增补了一些内容,其中最重要的是补入了陈承的《重广补注神农本草并图经》部分注说(冠以"别说云")。同时艾氏还增入了一些自己的注说和收集的单方。该书虽然以私家著述的本草为基础,但属地方官方刊本,因此将其罗列于官修本草当中。

本书的全称为《经史证类大观本草》,全书三十一卷,目录一卷,书前有艾晟序文。因初刊于大观二年,故简称《大观本草》。其内容虽然没有完全按照唐慎微的《经史证类备急本草》,但因唐氏之书占其主体,故后世仍视为唐氏之作,其与下文的《重修政和经史证类备用本草》都是《证类本草》的不同刊本。

(5)曹氏再校《大观本草》,冠名"新修"其实难符。北宋末年,医官曹孝忠等奉诏校正《经史证类大观本草》,于政和六年(1116年)成书,名为《政和经史证类备用本草》,共计三十卷,简称《政和本草》。据曹氏序称:"删繁辑紊,务底厥理。诸有援引误谬,则断以经传;字画鄙俚,则正以字说。余或讹戾淆互,缮录之不当者,又复随笔刊正,无虑数千,遂完然为成书。"以此书与《大观本草》对照,可知曹氏补齐了《大观本草》所缺的五味《本草图经》之品,说明其校勘时可能参考了内府所藏的嘉祐年间两种官修本草。该书内容仅限于校勘,并无发凡起例、订正增补之举,书名冠以"新修",未免名不符实。

政和年间,曹孝忠还领衔以《大观本草》为底本,参考《嘉祐本草》《图经本草》原文,再次修订本草,于政和六年(1116年)成书,并以年号命名为《政和新修经史证类备用本草》。该书相对于《大观本草》,没有实质性的改变,但在卷目、药味、药图及引文标注等均存在一些差异。

由于书成之时其刻板被金人掠去,遂在北方刊行,故不为南宋医药人员知晓。其后,在金元交替之际(1249年),南宋医家张存惠将金代解人庞氏本《政和新修经史证类备用本草》精心校正后予以翻刻,称为《重修经史证类备用本草》。张氏堂号为"晦明轩",于是坊间称此书为"晦明轩本"。由于张氏的作为,该版本成为《政和本草》存世的祖本,也是最好的刊本。1954年人民卫生出版社出版的

《重修经史证类备用本草》，便是其影印本。

（6）南宋诏令修订《大观》，医官留名《绍兴本草》。宋都南迁以后，《经史证类大观本草》虽有多种坊间刻本存世，但因长期失修，不能完全适合实际需要。绍兴年间，医官王继先，太医局教授高绍功、柴源、张孝直等奉诏校定《大观本草》而成《绍兴校定经史证类备急本草》，简称《绍兴本草》。

原书已佚，今仅有残卷存世。由于史料的矛盾，该书成书年代有绍兴二十七年（1157 年）及绍兴二十九年（1159 年）两种说法，卷帙亦有三十二卷和二十二卷两说。宋代王应麟《玉海》称："绍兴二十七年八月十五日，王继先上《校定大观证类本草》三十二卷，《释音》一卷，诏秘书省修润，付胄监镂版行之。"而南宋陈振孙《直斋书录解题》又云："《绍兴校定本草》二十二卷，医官王继先等奉诏撰。绍兴二十九年（1159 年）上之，刻版修内司。"据现存该书原序，此书当成于 1159 年，原书卷数当是三十一卷（即《大观本草》的卷数），目录一卷。传世者皆为二十二卷节略本，故明代陈第《世善堂藏书目录》和毛晋《汲古阁毛氏藏书目录》等书，皆著录该书为二十二（或二十三）卷，未见三十一卷本存世。对于这些问题，日本学者中尾万三和冈西为人都给出了一些解释。如冈西为人认为 1157 年王继先校定的是《大观本草》（作为该书的一个版本），先由国子监刊行。继而于 1159 年奉诏再校《大观本草》，加上注解，名之为《绍兴校定经史证类备急本草》。原书未刊，由修内司将其新注和药图节略为二十二卷刊行。这些说法仍属推测，还有待进一步考证。

王继先在序例中提到："考名方五百余首，证舛错八千余字。"再结合现在存世的数种残抄本所见，该书系在校勘《大观本草》的基础上，再根据当时的用药实际，对各药的性能、功用进行了校订，这些内容由所冠"绍兴校定"可以区分。陈振孙《直斋书录解题》评曰："每药为数语，辨说浅俚，无高论。"李时珍虽未见过此书，亦附和陈氏之说。虽然这些"绍兴校定"只有寥寥数语，阐发的深度也不够，但其从临床药学的角度对药物功用进行全面考订，是本草史上的第一次，因此具有特殊的学术和文献价值。今所见该书各种残抄本共有药图 801 幅，"绍兴校定"360 余条，另有炉甘石、豌豆、胡萝卜、香菜、银杏、锡蔺脂等六味新增药物。

王继先（？年—1181 年）：开封（今属河南）人。世业医，祖父以制"黑虎丹"出名，因号"黑虎王家"。王继先承家学习医药，治病多效，于建炎年间（1127 年—1130 年），以医术得宠幸，官任昭庆军承宣使。因其在政治立场上与秦桧等主降派沆瀣一气，为南宋时有名的佞臣，从而影响到后人对其学术的正确评价。此书编成后王氏即遭贬谪，故流传不广。王氏主持编修的《绍兴本草》从临床实际用药出发，对本草药物的性味功效进行了全面的考订，对本草学具有一定的贡献[1]。

《绍兴本草》之后，宋代官方再也没有能力和时间编修本草，但这一时期产生的官修本草在本草史上具有相当重要的地位。

2. 民间综合本草　比翼官修齐飞

官修综合性本草的热情，也对民间有志于医药书籍编写的人员产生了积极影响，他们从不同的视角思考，以独特的方法搜集本草资料，在北宋时期，和官修综合性本草一样，《重广补注神农本草并图经》和《经史证类备急本草》也取得了巨大成就。

（1）重广补注《嘉祐》《图经》，陈氏《别说》实践结晶。该书系北宋陈承于元祐七年（1092年）将《嘉祐补注神农本草》与《本草图经》合编为一，并补注而成，故名《重广补注神农本草并图经》。

林希于该书序例中介绍陈承说："少孤，奉其母江淮间。"据考作者陈承为宋初丞相陈尧佐重孙，祖籍四川阆中。陈承为北宋名医，以用凉药著称，时有"陈承箧里一盘冰"的谚语。其医学活动主要在浙江杭州一带，约生活于十一、十二世纪间。陈承考虑到《嘉祐补注神农本草》与《本草图经》分别成书，"传者不博，而学者不兼有"，故合此二书为一，加以自己的注说，纂成《重广补注神农本草并图经》。林希作序于元祐七年（1092年），则该书当亦成于此时。

该书为二十三卷，是在《嘉祐本草》二十卷基础上，加上《本草图经》"外草""外木蔓"二卷及目录一卷而成。原书已佚，其体例可见南宋陈衍所述："（陈承）尝编《神农本草》与《图经》二书，并聚为一。发明余蕴，以古今论说与己所见闻，立为议论一篇，篇端冠以'谨按'两字，间列《图经》之后。"该书的优点在于"书著其说，图见其形，一启帙而两得之"，使《嘉祐本草》的本草正文与《本草图经》的药图合一，为查阅者提供了方便，并开始了本草辑录正文、药图与图经为一体的格式。陈氏所增议论，经艾晟附入《大观本草》摘引者44条，并冠以"别说云"，故李时珍误将陈氏之书简称为《本草别说》。其注说中补充了一些关于药物来源鉴别、采收栽培、贸易交流等方面的内容。例如，陈氏依据当时药用实际，收载了桂树幼嫩枝条的药材"柳桂"，成为考证仲景"桂枝"名实关系的珍贵资料（详见本节"一、资源调查中外交流　品种汇集黄金时期"部分）。艾晟称赞陈承之说"皆可稽据不妄"，但李时珍却评价为"皆浅俚无高论"，失之偏颇。该书元祐七年初刊后，曾迅速传至日本，自艾晟将其注说糅入《大观本草》之后，其原

---

[1] 郑金生，马继兴. 神谷本《绍兴本草》的初步研究 [J]. 中医杂志，1981（2）：59-61.

书遂不再流传。

该书宋元祐七年（1092 年）初刊，并迅速传至日本，日本《香要抄》（1156 年）即引有该书图文。今无传本，所遗 44 条佚文可见于《证类本草》。这些经艾晟摘引附入《大观本草》的条文，尽管不可能是原书的全部新增注文，但从中亦可窥见该书学术和文献价值之一斑[1]。

陈承医药兼通，注重实际调查，敢发前人之未发。如书中斥责当时滥用砒霜之弊云："谨按：今信州玉山有砒井，官中封禁甚严。生不夹石者，色赤甚如雄黄，以冷水磨，解热毒，治痰壅甚效。近火即杀人，《图经》所谓不啻金价者此也。若今市人通货者，即取山中夹砂石者，烧烟飞作白霜，乃碎屑而芒刺，其伤火多者，块大而微黄，则《图经》所谓如鹅子色明澈者此也。古方并不入药，唯见烧炼丹石家用。近人多以治疟，然大意本以生者能解热毒。盖疟本伤暑故用。今俗医乃不究其理，即以所烧霜用，服之必吐下，因此幸有安者，遂为定法，尔后所损极多，不可不慎也。初取飞烧霜时，人在上风十余丈外立，下风所近草木皆死；又多见以和饭毒鼠，若猫、犬食死鼠者亦死，其毒过于射罔远矣，可不察之。又衡山所出一种，力差劣于信州者云。"告诫天灵盖治传尸之谬误云："谨按：天灵盖，《神农本经》人部惟发髲一物外，余皆出后世医家，或禁术之流，奇怪之论，殊非仁人之用心。世称孙思邈有大功于世，以杀命治命，尚有阴责，沉于是也。近数见医家用以治传尸病，未有一效者。信《本经》不用，未为害也。残忍伤神，又不急于取效，苟有可易，仁者宜尽心焉。苟不以是说为然，决为庸人之所惑乱。"纠正了前人用药的一些不实记载，并能进行药学理论的探索。陈承对浙江杭州一带所产所销药物比较熟悉，补充了一些有关药物来源鉴别、采收栽培、贸易交流等方面的内容。如该书"桂"条下说："仲景《伤寒论》发汗用桂枝……取其轻薄而能发散。今又有一种柳桂，乃桂之嫩小枝条也，尤宜人治上焦药用也。"成为今天考证古代桂枝药材的关键证据。艾晟摘引该书条文，均冠以"别说云"（李时珍称为《本草别说》），以作为出处标记，并称赞陈承"其言皆可稽据不妄"，肯定了作者良好的学风和科学态度。

（2）《经史证类备急本草》，传承文献名垂千古。蜀中华阳（当时成都府东南郊，一说蜀州晋原，今成都崇州）名医唐慎微，也和陈承一样，亦将《嘉祐本草》与《本草图经》合编为一书，共三十一卷。其成书年代至今尚有争议，但以大约成书于绍圣四年至大观二年（1098 年—1108 年）之说较为可信。因为该书引有《养生必用方》（此书有绍圣四年序），故推测其初刊之年为大观二年。

[1] 郑金生. 陈承的籍贯生平及其对医药学的贡献 [J]. 浙江中医杂志，1982（12）：529-530.

《证类本草》大体上由三部分组成，每味药的药图和"图经曰"之下的文字取自《本草图经》，墨盖子（一）以下的文字为唐慎微增补，其他药物正文乃《嘉祐本草》原文，并有少量唐氏新增的内容。全书共载药1 748种。其中属唐慎微新增的宋代用药只有8种，而唐氏从其他前人本草中辑入的新药则达524种。从药品数量来说，该书是古代仅次于明代《本草纲目》的一部巨著。其最为突出的贡献是几乎囊括了宋代以前所有的本草文献，成为研究此前本草的宝贵资料。

　　唐慎微除转录《嘉祐本草》和《本草图经》的内容外，又从收录的247种本草、方书、经史、笔记、地志、诗赋，佛书、道藏中搜罗了众多的有关药物的资料。本书引用《雷公炮炙论》《本草拾遗》《食疗本草》《海药本草》《食医心镜》等书的条文最多，另补充了大量的医方。这些书有很多今已佚失，例如《雷公炮炙论》，就是靠唐慎微的摘引而得以传世。在此之前的本草书中，炮制的内容还是一个相当薄弱的部分。唐氏在引用这些医书时，采用了绵密的体例，逐一标明出处，因而成为后世考察宋朝以前本草发展、辑佚古医药书的重要文献来源。

　　北宋时期，在唐慎微以前，已有过开宝、嘉祐两次官修本草，辑录的资料不可谓不广。但唐慎微以他独特的方法广征博引，不仅拾取了官修本草遗余的大量资料，而且还搜集到很多官家所无的医药典籍。虽然他续补的不少药物并非常用有效之品，但这了解古代本草发展仍有重要的价值。李时珍对其功绩给予了高度评价："使诸家本草及各药单方，垂之千古，不致沦没者，皆其功也。"然而由于唐慎微只致力于文献的搜集，未能发表他个人的医药见解，是一大憾事。所以南宋王继先评曰："慎微《证类》，又不过备录诸家异同，亦不能断其是非。"这是该书逊于《本草纲目》的主要之点。

　　《证类本草》成书之后，以唐氏之力，无法刊行，故"其书不传，世罕言焉"。此后，该书于大观二年由艾晟初刊于杭州，是为《大观本草》。政和二年又由曹孝忠校勘而成《政和本草》。南宋绍兴年间王继先等再加校定，是为《绍兴本草》。南宋以后的《新编类要图注本草》及其不同版本，亦均是将《证类本草》与《本草衍义》合编删节而已。明代李时珍《本草纲目》的资料主体，也是该书。因此，《证类本草》在本草史上具有极为重要的承前启后的作用。

3. 临床节要医家手笔　专题本草特色鲜明

　　（1）寇氏《本草衍义》，论医议药双馨。作者寇宗奭（约生活于12世纪中），籍贯不详，政和间为"承直郎澧州司户曹司"。寇氏从宦南北十余年，且留意于医药。他在自己参与医疗实践的基础上，对药物生产和辨别进行了大量的调查研究，从而著《本草衍义》二十卷。该书是针对《嘉祐本草》和《本草图经》而发挥己见，因此其摘取药物的原则是务求实用，对《嘉祐本草》中"有名未用，及意义已尽者，更不编入"，故各论仅十七卷，但总论扩为三卷，其总数仍为二十卷。在各论中，寇氏就掌禹锡、苏颂所未论及，或论而有误的药学内容进行了讨论，各药文字长短不一，但总体内容十分广泛，涉及药物产地、形态、采收、鉴别、炮制、制剂、性味、功效、主治、禁忌及药理分析等。

寇氏认为："疾病所可凭者医也，医可据者方也，方可恃者药也"，强调治病须"达药性之良毒，辨方宜之早晚"。用药不可"真伪相乱，新陈相错"。在此思想主导下，他的《本草衍义》一书具有医药并重、切合临床实用之特色。在治学方面，寇氏注重深入实际，进行细致的调查研究，并做了一些科学的观察和实验，如自然铜项下记载："宗奭曰：有人以自然铜饲折翅胡雁，后遂飞去。"因而其对药材鉴别贡献很大。由于他在医药方面的功绩，政和六年，曾奉旨转官添差充收买药材所辨验药材，成为现知历史上最早的一名药品检验官。

此外，寇氏运用《黄帝内经》中的基础理论来研究方药，对张仲景的医方研究尤深，并能结合他个人的临床实践，对药性理论加以阐发。他提出了药物的"气"和"性"应该加以区别，提倡将传统的"四气"改称"四性"，对"气臭学说"贡献良多。由于寇氏富有实践经验，又注重深入调查研究，因而所论多切中肯綮。书中力斥服食水银、丹砂、雄黄等石药的陋习，还记载了升华法精制砒霜、结晶法精制芒硝等制药方法。该书不同于多数北宋时期本草的地方是，它并不追求前人已有资料的汇辑，而是着力于解决与实际用药紧密相关的各种问题，因此受到后世医家（尤其是临床医家）的高度重视。元代医家朱丹溪曾仿其书，作《本草衍义补遗》。在北宋和金元时期药学的发展进程中，该书发挥着一定的纽带作用。

寇氏在药理方面的大量探索工作，对金元医家产生了很大的影响。所以清人杨守敬评曰："寇氏辨正药品……发明良多。盖翻性味之说，而立气味之论，东垣、丹溪之徒，多尊信之。本草之学，自此一变。"日本冈西为人在《本草概说》中也评价说："寇宗奭的药学理论只是片断的，未经组织化，但是在以《素问》和张仲景医书作为基础这一点上，和金元的药理是相通的。"

（2）陈氏《纂类本草》，分项解说嚆矢。据《历代本草文献精华》考证：原书佚，南宋陈衍《宝庆本草折衷·诸贤著述年辰》有解题："《（缙云）纂类本草》：乾道（1165年—1173年）中有缙云先生，不著姓氏，取《本草》药物削冗举要，混合经注。各条以'名、体、性、用'四字而类之。依嘉祐之本，编排部品。中间以一种药析为二条、为三条者多矣。外各立条例，以记名字之节重，德味之单复，及炮炙反恶、升合分两诸说，冠之卷首。此书约而易守，炳而易见，真得论述之法，鹤溪道人为序。序谓'鹤溪俾犹子编括'。按《三因方》鹤溪乃陈言无择之道号，即其所居地名也，属缙云郡，故题此书曰'缙云'焉"。陈衍称编者为缙云先生，不知姓名。但南宋著名医家陈言为此书作序，并称编者是"鹤溪俾犹子"，那么无论如何理解"俾犹子"三字的含义，至少陈言熟知此书此人是可以肯定的。据陈言著《三因方》的时代（约1131年—1174年）和籍贯，可知陈氏与《纂类本草》的作者同时同里。陈氏作序而不言此书者姓氏，有可能他本人就是作者。"鹤溪俾犹子"也可能是他的道号。

　　[按：经考证，"缙云"为唐代设置的县名，沿用至今，位于今浙江省中部偏南的丽水地区，历来盛产白术、白芍、延胡素等药材。同为丽水地区的景宁县有一溪流，"因汉代巡史浮丘伯携双鹤隐居于此，在溪滨垒石筑台垂钓，沐鹤于溪"，故名"鹤溪"。"景宁"县名，始自明代，在唐代是否统称"缙云"，尚无确证；但当时邻近的"鹤溪"已闻名于世，虽然居于"缙云"而以"鹤溪"为号，也合于情理。陈言的生卒时间应为（1121年—1190年），浙江省青田（今浙江省景宁县鹤溪）人，号"鹤西道人"，其所著《三因方》约成书于1174年。《纂类本草》的作者为"鹤溪俾犹子"，成书于乾道年间（1165年—1173年）。陈言的道号"鹤西道人"，如果寓有"鹤溪"之西的意思，则此二人不是同为一人，至少也是同乡。此二书创作于同一时段，一论药一论方，论药在前，论方在后，出自同一作者，极有可能。基于这些补充，本人完全认同《历代本草文献精华》关于"陈氏作序而不言此书者姓氏，有可能他本人就是作者"的结论]。

　　陈言在《三因方》中表述的学术见解与《纂类本草》的编写方式是一致的。这体现在以"名体性用"四字为目，分项提要解说药物方面。如《三因方·五科凡例》说："凡古书所诠，不出脉、病、证、治四科。而撰述家有不知此，多致显晦，文义重复。要当以四字类明之。四字者，即名、体、性、用也……如治：药'桂'则为名，出处形色为体，德味备缺为性，汗下补吐为用。以此推之，读脉经、看病源、推方证、节本草，皆用此法，无余蕴矣"。可见，以"名体性用"来"节本草"，是陈言的创见。《纂类本草》卷首的"德味""炮炙反恶""升合分两"等内容，亦可见于《三因方》。结合陈言序中"鹤溪（陈言居地）俾犹子"一说，似乎表明他很可能是该书的实际编纂者。

　　《纂类本草》一反北宋主要本草层层加注的传统著书方式，将前人本草"削冗举要，混合经注"，抓住药名、产地形态、性味、用法四项。提纲挈领，是本草编著方式的重大进步。此后明代《本草品汇精要》《本草纲目》等书都采用了分项解说的形式，但《纂类本草》实为其嚆矢。

　　在总论方面，该书废去罗列序例的形式，"各立条例"，在卷首集中介绍药名、性味、炮制、剂量。该书在本草编纂方式上的重大改革，使陈衍推崇备至，赞其"约而易守，炳而易见，真得论述之法"。

　　此外，该书在北宋时期初虞世《养生必用方》基础上，立"名义条例"一篇，罗列名异实同、名同实异的药物，后陈衍又在此基础上予以扩充，由于《纂类本草》"凡经注所记性味……皆集而不遗"，故陈衍以此作为考订药性的重要参考书。

（3）《履巉岩本草》，精品写生图。作者王介（约生活于十二、十三世纪间），字圣与，号默庵，祖籍琅琊（今山东胶南琅琊台西北一带），南宋"庆元（1195年—1201年）间内官太尉，善作人物山水，似马远、夏圭，亦能梅兰。"作者自称"切思产类万殊，风土异化，岂能足历而目周之？况真伪相杂，卒难辨析"。于是对其住地（据考证为今浙江杭州慈云岭一带）周围的药草进行调查。他发现"其间草可药者极多，能辨其名及用者仅二百件"。因而利用其绘画特长，将马远、夏圭的山水画法（取局部以突现全体）应用于绘制本草药图。因其居地"山中有堂，曰履巉岩"，故以之名书。书成于嘉定庚辰（1220年），共三卷，收药206种，每药一图。该书收载了一些新药，如曼陀罗、虎耳草、醉鱼草等，后来被辗转收录于《本草纲目》中。各药文字描述非常简单，但图形精美，合乎比例，又多系写生得来，为古代本草药图之精品，也是我国现存最早的彩绘地方草药图谱，具有较高的学术价值。

（4）《宝庆本草折衷》，繁简得当求实。该书初成于宝庆丁亥（1227年），故以之为名。折衷意即取正，作者"笃志诠评"诸家本草，取其精华，故以名书，简称《宝庆本草》或《本草折衷》。作者陈衍（约1190年—1257年），字万卿，号丹丘隐者，人称陈隐君或冰翁，黄岩（今浙江省台州市黄岩区）人。陈氏"饱经史而能文，尤善乎神圣工巧之道。"陈氏是一位民间医生，其医术精良，医德高尚。该书的成书经过，据陈衍跋中叙述，乃鉴于北宋时期本草"异同杂糅，泛切混淆"，而南宋本草又简而未尽善，因此在临床之余，留意医药，"笃志诠评""考古验今，权是订非，遴选要剂，而为之论说"，编成《宝庆本草折衷》二十卷，书初成于宝庆丁亥（1227年），故以年号名书，因无力刊行，又再加采择，于1248年才将此书定稿。

陈氏的儒学功底和临床造诣很深，在编写此书时，体例及取材繁简等方面颇为得体。作者广泛收集资料，汲取前人本草编写的长处，因而使本书成为一部繁简得当的临床实用药书。全书载药789味，各药正文主要是节取《证类本草》的内容，再益以南宋医方本草的药物资料。在部分药条之后，附以"续说云"，介绍作者自己的见解，并订正了一些药物的性味。

由于该书已无完本存世，只留存十四卷，故无法详知该书各论内容。在残存的523味药物中，有13味系新增品。该书总论三卷，系统列述与临床用药有关的内容，很有特色。例如书中有分别论述本草之传、业医之道、得养之体、辨药之论、制剂之法、服食禀受之土、女人之科、解药食忌之方、服药食忌、名异实同、名同实异等专题。此外在"逢原记略"一节中又列举了24项用药大法，如治病当究原、用药当审虚实、用药当通变等。书中还设有"名医传赞"，相当于中国主要医学人物介绍。另有"群贤著述年辰"，共介绍了宋代12部本草书，其中有五部是南宋本草，这是受《嘉祐本草》影响而撰的本草解题，对研究本草发展具有重要意义。

该书体例严谨，编述得法。其打破了北宋本草堆集诸家序例作为总论的做法，采用按药学专题内容分门别类加以阐发的方式，条理清晰、切合实际地讨论了与临床紧密相关的许多问题。在该书的正文和续说中，作者补充了大量的药物资料，尤其以南宋时期的医方本草及名人为多。这些南宋时期的医方本草许多也已散佚，赖此书存其只鳞片羽。因此，《宝庆本草折衷》是南宋时期一部优秀的临床实用本草。因该书依据的底本是《嘉祐本草》，故今存于《宝庆本草折衷》的众多佚文，可供校勘北宋以前的本草之用。

（5）洁古《珍珠囊》，金元药理第一人。作者张元素（约生活于十二世纪）字洁古，金之易州（今河北易县）人，故被人称为易水先生。他为金代著名医药学家，自成家法，曾提出："运气不齐，古今异轨，古方今病不相能也。"为后世医药理论、遣药组方及临床诊治疾病的创新，以巨大启迪。李时珍称他："辨药性之气味，阴阳厚薄，升降浮沉，补泻六气十二经，及随证用药之法……大扬医理，灵素之下一人而已"（《本草纲目》序例）。他一生著有《医学启源》《脏腑虚实标本用药式》《珍珠囊》《洁古家珍》《洁古注叔和脉诀》等，对金元时期药性理论的研究贡献很大。和其弟子李杲等，世称"易水学派"。

《珍珠囊》共一卷，成书年代不详（宋淳熙十三年，或称金大定二十六年，即1186年，或暂定为1200年）。该书内容是在其《医学启源》下卷基础上，略加删补而成。原书已经散失，《本草纲目》《济生拔萃》可见其内容。李杲的《用药法象》和王好古的《汤液本草》传承其学术思想。该书几乎包揽了张元素的全部药论思想。如首列药象阴阳，即气味厚薄寒热阴阳升降图，集时运、脏腑用药于一图，次为诸品药性阴阳论，参考《素问·阴阳应象大论》阐发药性阴阳之理；药性升降浮沉补泻法，列诸经性味补泻，依次有诸脏五欲、诸脏五苦、五臭凑五脏例、五行五色五味五走五脏主禁例、手足三阴三阳表里引经主治例、诸药泻诸经之火邪、诸药相反例、五脏补泻主治例、用经凡例；以下诸品药性主治指掌，共载药90种，每药简述性味、良毒、升降、阴阳、功效。如防风，"味甘辛，性温，无毒。升也，阳也。其用有二：以气味能泻肺金；以体用通疗诸风"。有些药下还注明归经、引经、走守特性。如柴胡为"手足少阳表里四经之药"，桔梗"一为诸药之舟楫，一为肺部之引经"，大黄"其用，走而不守"等；最末的用药法象，则列天地阴阳与人身相应的关系。

该书所收载的药物，不重药物基源、采造时月论述等，而是结合《黄帝内经》中关于气味阴阳厚薄、脏腑苦欲补泻的理论原则，侧重论述药物的升降、浮沉、补泻、归经、引经特性等，丰富了药性理论。该书将升降浮沉、归经引经理论引入本草，成为该书一大特色，也由此改变了以往论药模式，从而更近于临床实用。该书中的理论被弟子李杲、王好古等人所继承和发扬，李时珍也大加赞许。该书被收入明初《医要集览》丛书中，节要本也见于元代杜思敬的《济生拔萃》，后世还出现与《药性赋》合刊的多种刊本，可见其对后世的影响。

（6）《药类法象》《用药心法》，东垣传承洁古学术。作者李杲（1180年—1251年），字明之，金代著名医学家，世居真定（今河北正定县，汉初为东垣国），故晚号东垣老人。师从于张元素，受其学术影响，倡脾胃内伤学说，为补土派创始人，弟子罗天益、王好古等传其学术。著有《脾胃论》《内外伤辨惑论》《兰室秘藏》《医学发明》《药类法象》《用药心法》等书。《药类法象》与《用药心法》为李杲药论专著，根据其门生王好古的《汤液本草》所载东垣《药类法象》《用药心法》二书，分而述之，可资证明。但其刊本与年代，均不可考。明代李时珍所见"《用药法象》，书凡一卷……祖《洁古珍珠囊》，增以用药凡例，诸经向导，纲要活法，著为此书"（《本草纲目》序例）。《医籍考》据《东垣试效方》砚坚序作《药象论》，可能是该书的不同刊本。

《药类法象》与《用药心法》为李杲师承张元素药学思想之作。《药类法象》分为序例与药论两部分。序例有用药法象、药性要旨、升降者天地之气交、用药升降浮沉补泻法、药类法象、标本阴阳论、五方之正气味等，是在《珍珠囊》基础上，新增"标本论"等内容而成。各论述药物据《汤液本草》引"象云"，计为92味，内容基本同于《珍珠囊》，着重描述药物性味、功效、主治、归经、升降浮沉之性和炮制之法。如升麻，"能解肌肉间热，此手足阳明经伤风之的药也，去黑皮及腐烂者用。若补脾胃，非此为引用不能补，若得葱白、白芷之类，亦能走手足阳明太阴"。

《用药心法》序例各条，融汇张元素《医学启源》若干药论，包括随证治病药品（如"头痛须用川芎，如不愈，各加引经药……"）、用药凡例（言组方规律）、东垣报使（本张元素引经药论，又增药，绘诸经向导图）、制方之法、用药各定分两、用药酒洗曝干、用药根梢身例、用圆散药例、升合分两、君臣佐使法、治法纲要、药味专精（疑为海藏老人药论羼入，因有至元庚辰年号，即1280年，此时李东垣已谢世）、汤液煎造、古人服药活法、古人服药有法、察病轻重等16个方面，皆为李杲用药心得之发挥。各论述药80种（据《汤液本草》引"心云"），主要是对药物功效的提炼，用药注意事项、配伍、炮制等的简述。如葛根"止渴升阳"，威灵仙"去大肠之风"，红蓝花"和血与当归同用"，熟地黄"生则性大寒而凉血，熟则性寒而补肾"，生地黄"苦甘阴中微阳，酒浸上行外行，生血凉血去热，恶贝母，畏芜荑"等。

此二书内容主要存于《汤液本草》中。明代本草著作多有引录。据《本草纲目》所云，明代似有以《用药法象》单行本者存世。

（7）海藏《汤液本草》，再传易水学派。作者王好古，字进之，号海藏，赵州（今河北赵县）人，元代著名医药学家，曾任赵州教授，兼提举管内医学，通经史，精医术，师事于李杲，为易水学派突出代表。其著述甚丰，除《汤液本草》外，尚有《阴证略例》《医垒元戎》《此事难知》《斑论萃英》《伤寒辨惑论》等著述。

《汤液本草》分上中下三卷，上卷总论，汇集金元医家五脏苦欲补泻药味，包括李杲《药类法象》《用药心法》、张元素《珍珠囊》诸论及海藏老人有关药学思想。其论药与李东垣不相伯仲，甚至理论性更胜一筹。如从风气时运推演五味化生、司岁备物、物化专精、气味生成流布，绘制的五行制方生克图，简明扼要，表明其深厚的医药理论修养。

该书各论，除作者自述主要收录《药类法象》（象云）、《用药心法》（心云）、《珍珠囊》（珍云）诸家论述，可窥其学术渊源；此外，还引用了《证类本草》《药性论》《本草拾遗》《日华子本草》《本草图经》《本草衍义》以及成无己等各家论述。各药项下主要介绍药物气味、良毒、归经、功效、主治、畏恶、炮制方法等，其内容与临床密切相关，且引述各家出处详明又简约，《四库全书总目提要》称其所收录："皆从名医试验而来，虽为数无多，而条例分明。"不失为该时期临证实用性本草的佳作。

（8）宫廷《饮膳正要》，民族食养特色。作者忽思慧，元代延祐年间（1314年—1320年）饮膳太医。他从日常管理御膳的调剂、选料、配方以及烹饪记录中，选择营养丰富而又无悖于卫生者，又从历代本草中选日常补益药食，以及蒙古族、西域各民族食物精品若干，编成《饮膳正要》一书，该书为很有价值的营养学专著。

《饮膳正要》三卷，卷一有三皇圣纪、养生避忌、妊娠食忌、乳母食忌、饮酒避忌等篇，为饮食卫生诸论，另还有聚珍异馔篇（常用膳食94种）。卷二的诸般汤煎篇（汤煎茶浆等56种，附诸水3种），述宫中常用御膳的补养性能、配方及调制方法。神仙服饵篇（24种），食疗诸病篇（羹粥汤酒等61种）为诸家本草、食疗、仙经、神仙书中养生法和各种食疗方。四时所宜、五味偏走、服药食忌、食物利害、食物相反、食物中毒、禽兽变异等各篇，均属药食宜忌、注意事项与中毒解救措施的阐述。前二卷总计介绍饮膳方238种，都具补养疗疾的作用，选料也多是寻常易得之物，如聚珍异馔的马思答吉汤、八儿不汤、松黄汤等，多以羊肉、草果、回回豆子、官桂、萝卜等做成。238种饮膳方中十之六七用羊肉和羊的内脏做成，带有浓郁的北方民族饮膳特色。

其卷三，主要从本草和日常食物中选择米、谷、兽、禽、鱼、果菜、料物等230种，简述其性味、良毒、功效、主治、宜忌、产地等，并附多幅动植物图。有些还标出与民族药对照的药名，如阿八儿忽鱼（一名鲟鱼）、哈昔泥（即阿魏）、沙吉木儿（即蔓菁根）。并收载西北民族常用的回回豆子、八担仁、马思答吉，产于南国的荔枝、龙眼、橄榄等。某些食物还远远超出了历代本草的认识，对丰富我国药物学作出了贡献。如北地的天鹅、辽东海河中的乞里麻鱼（即鲟鱼）、哈剌火的葡萄酒、阿剌吉酒（烧酒），以及河西米、海红、香圆、株子、平波等，都是第一次在本草书中出现，并有功效的叙述，可见该书收罗之广。

《饮膳正要》具有的不同于传统药学的价值取向，堪称营养学专著的肇始。该书也有作者欲使君王"圣寿延永"，而收录神仙服饵的局限。但贯穿全书的宗旨则是"取其性味补益"，食之"免于致疾"。书中方药，没有"经曰""帝云"之类的旁征博引，方药之下，直述功效、组成、制作、服法，药名之下，简述功效、良毒、宜忌，广收北南药食，唯务实用。书中各种食疗配方、烹饪方法及饮食习惯，不但对研究我国营养学发展历史有重要参考价值，而且也是研究北方民族医药保健历史的重要参考书。

（9）吴瑞《日用本草》，立足民间膳食。作者吴瑞，元代海宁（今浙江海宁）医士，主要摘取本草中日常所用，切于饮食者540余品，分米、谷、菜、果、禽、兽、鱼、虫等八门，较唐朝《食疗本草》数量大增。李时珍说："《日用本草》书凡八卷。元海宁医士吴瑞，取本草之切于饮食者，分为八门，间增数品而已。瑞字瑞卿，元文宗（1329年—1331年）时人。"又如《经籍访古志》载："《家传日用本草》嘉靖四年刊本，聿修堂藏。元新安医学吴瑞编辑。七世孙镇校补重刻，首有嘉靖四年李汛序，吉氏家藏及称意馆藏书记印。"李时珍《本草纲目》，转录有该书内容。作者吴瑞系外郡基层医学人员，远离宫闱，与《饮膳正要》立意不同，该书主要为民众"欲尽忠爱于日膳者"所著。鉴于"饮食所以养人，不可一日无。然有害人者存，智者察之，众人昧焉。故往往以千金之躯，捐于一箸之顷而不知。"于是慨其"往者不可追"，着眼于"来者犹可救"，参考本草与历代名贤所著，以及道藏方书、古来饮食避忌诸法，著成此书，以免却饮食不当所致之害（《日用本草》李汛序）。

我国民族众多，各民族都有自己饮食保养的优良传统。尽管以上两书填补了宋以来二百余年在营养食疗本草方面的空白，但仍不能曲尽其妙。余如元代《卢不鲁克行记》还载："忽迷思（即马奶酒）为蒙古人民亚洲游牧人习用之饮料……相传其性滋补，且谓其能治瘵疾。"藏北高原的藏族喜食"冬虫夏草炖雪鸡""人参果（蕨麻委陵菜的块根）拌酥油""蘑菇炖羊肉"等，这些"藏北之珍"，都具有较高的营养与医疗价值。

营养学的发展，多在物产丰富生活安定的太平盛世，食不果腹时，人们也不会有此奢望。宋末辽金时期，兵燹连年，生产破坏，大疫流行，灾荒四起，因此，有金朝以来，少有营养学专著出现。医药学家的建树多在流行性热病及营养不良所致内伤脾胃等疾病的治疗。至元代统一，国家暂时安定，朝廷恢复旧制，设饮膳太医，对四方进献的珍味奇品选本草有益的药味，合饮食之宜，监造御膳。这为总结饮馔之法和食物营养价值提供了先决条件。

元代天历年间出现的两部食疗营养专著，忽思慧的《饮膳正要》与吴瑞的《日用本草》，从侧面反映了我国元代营养学发展的水平。《饮膳正要》出自饮膳太医之手，主要反映了宫廷生活特色，"将累朝亲侍进用，奇珍异馔，汤膏煎造，及诸家本草，名医方术，并日所必用。谷肉果菜，取其性味补益者，集成一书"（《饮膳正要》序例）。该书一定程度上展现了作者对食疗的丰富经验。其不仅收录了传统食养经验中养生避忌、神仙服饵、乳母食忌等内容，更可贵的是该书收载的"累朝亲侍进用"的奇珍异馔、汤膏煎造的配方与用法，是不可多得的蒙古族与西北各民族食养方法的宝贵资料。《日用本草》主要为民众"欲尽忠爱于日膳者"所著，二者无论在食疗学还是营养学上都具有很高的价值。

（10）药物专著专篇，各具旨趣功绩。这一时期的本草著作还有许多，下文将一一列举说明。

杨天惠的《彰明附子记》（约1100年）。作者杨天惠（约1048年—1118年），曾任彰明县知县。该书为系统介绍彰明（属今四川江油）附子产地、栽培、形态、鉴别等的专论。其身为地方长官，能如此关注当地中药产业，实属可贵。全书文存南宋《宾退录》卷三。由此可见四川道地药材附子的历史悠久，影响深远。

庞安时的《主对集》（一卷）、《本草补遗》（约1100年）。《宋史·庞安时传》载庞氏："观草木之性与五脏之宜，秩其职任，官其寒热，班其奇偶，以疗百疾，著《主对集》一卷。"又有"药有后出，古所未知，今不能辨。尝试有功，不可遗也，作《本草补遗》"。

郑樵的《本草成书》与《草木外类》。绍兴年间（1131年—1162年），郑氏认为"景祐以来，诸家补注，纷然无纪"，遂"以虫鱼草木之所得者……作《本草成书》，作《草木外类》"。《本草成书》在《神农本草经》《名医别录》的药物基础上，再增加365品，收载药1 095种，此书"集二十家本草及诸方书，所补治之功，及诸物名之所言，异名同状，同名异状之实，乃一一纂附。其经文为之注解，凡草经诸儒异录，备于一家书，故曰《成书》。"其对"经文为之注解"，成为《神农本草经》注解疏证类本草的最早著述。《草木外类》则从《证类本草》中选择药物388种，予以发挥，二书合计收载药物1 483种。郑氏还编著有专门论述药物采收、炮制的《采治录》，专门论述药物配伍的"畏恶录"，以及关于"饮食六要"等的《食鉴》四卷。

许洪的"本草笺要"与《和剂指南总论》。许洪，字可大，福建武夷（今福建武夷山市）人，先后任职敕授太医助教、四川总领所检察惠民局官员、和剂局辨验药材官。据陈衍《宝庆本草折衷》所载，许氏"取本草药性治疗之要，注于《局方》逐药之中。其如粉霜、草乌头之类，皆本草所阙者，许洪则别引性用以注之。

悉可取正，但不言药之味耳。"由此可知，今见的《太平惠民和剂局方》中的药物注释等补充的内容，皆出自许氏。只是陈衍将许氏补注的内容称为"本草笺要"，实际没有单独刻刊成书。《和剂指南总论》又称《太平惠民和剂局方指南总论》《用药总论指南》，系按许氏"增注和剂方叙意""又编次《和剂指南总论》，以冠卷帙首"。其内容可见于现存若干种版本《太平惠民和剂局方》之中。该书卷上论处方、合和、服饵、用药、畏恶反忌、服药食忌、炮制；卷中、卷下为诸证候的病因及处方。

陈日行的《本草经注节文》。陈衍《宝庆本草折衷·诸贤著述年辰》记载："《本草经注节文》，淳熙（1174年—1189年）中浙曹贡士陈日行，字用卿，越之暨阳（今浙江诸暨）人。后为太医学教授。取本草药物，删繁撷颖。凡性味主疗之说，经列于先，注继于次，混作大字，其部品依《证类》之本编列。又掇陶隐君、掌禹锡、寇宗奭三家之序，总为序例，扬之卷首。至嘉定（1208年—1224年）中，会稽石孝溥及绍兴府帅守兼浙东宪汪纲为序。"

张松的《本草节要》。陈衍《宝庆本草折衷·诸贤著述年辰》记载："《本草节要》，嘉定（1208年—1224年）中监饶州商税张松，字茂之，择取本草常用药，抄节性味、主治之要，合经注之文，统以成段。虽立言简甚而亦颇加补辑。如自然铜之治风，香薷之治暑，乃经注所阙，而张松乃补之之类。又如增立炉甘石、草果等条，最为切当。并不著药物所出州土及收采时月，亦未依次排其部品。复为续集小编，尤有助于经注也。初婺州太守孟×（原缺）为序"。现《宝庆本草折衷》存《本草节要》佚文60余条，以介绍用药经验为主，略述药材来源形态。

王梦龙的《本草备要》。陈衍《宝庆本草折衷·诸贤著述年辰》记载："《本草备要》，宝庆（1225年—1227年）中婺州（相当于今浙江武义江、金华江流域各县）太守王梦龙，字庆翔，山阴（今浙江绍兴）人。谓张松《本草节要》，其间编叙无伦。乃增入药物异名、土产之宜、美恶之辨，注于目录之内。其分别部品，并循《证类》原式。凡逐条性味功用，即张松之旧文耳。于中又增药数品，虽欲备张松之阙，然亦不甚切也。王守自为序。"据陈衍以上所言，该书只是张松《本草节要》的增补本。

刘明之的《本草之节》。陈衍《宝庆本草折衷·诸贤著述年辰》记载："（《本草之节》）桃溪居士刘明之，字信甫所述。先纂本草常用药物，别为小佚（帙），冠于卷前。亦有泛者，仍集许洪诸家精语，分而取之，详且当矣。未睹序跋，不审刘明之于何年述此书，难以知也。"

黄伯诜的《本草之节》。陈衍《宝庆本草折衷·诸贤著述年辰》记载："（《本草之节》）宝庆（1225年—1227年）中监建宁府合同场提督惠民局黄伯诜，永嘉（今浙江温州）人所述。亦先纂本草常用药物以冠（《太平惠民和剂局方》）卷前，一如刘明之之旧，更少数药耳。仍撖许洪总论，辅以杂方考。此编述笺注规度悉蹈刘明之之轨辙也。福建路提举天台王梦龙为序。按刘明之书传世已久，而黄伯玏书始行焉。"

佚名的《本草辨疑》。据陈衍《宝庆本草折衷·诸贤著述年辰》记载："此书亦是本草之节，特异其名尔。所编药品，并如张松。混括经、注，并为一段。又纪产药州土，兼略画图像。仍自创灯心草及马勃二图。虽依《证类》之本分排部品，乃以果、米、菜三部移于木部之后，惟人部阙之。亦掇陶隐君、掌禹锡、寇宗奭三家之序总为义例，与诸药异名，叙之于前。"此书配以药图，并有新增药图，这在南宋节要性本草中是比较具有特色的。

王炎的《本草正经》。王炎（1138年—1218年），字晦叔，江西婺源武口人，为"军器大监、金紫光禄大夫"。该书"本草正经序"称其辑书的目的在于"存古""不忘其初"；又称："今考其书，论药性温凉、味甘苦多异"。该辑本是以《嘉祐本草》为辑佚底本，据以上序文可推知，王氏对所据《嘉祐本草》中的《神农本草经》内容，作过考订，现今认为这是《神农本草经》最早的辑复本。

艾原甫的《本草集议》。陈衍《宝庆本草折衷·诸贤著述年辰》记载："（艾氏）遴选近要药物，会集唐谨（慎）微、寇宗奭诸书，复以己意发越，叙括条品，考订精详，议论明整。凡药有种类同而性用切似者，如磁石与玄石，如附子与天雄，此等多总为一条。然其条犹稍亏也。虽从《证类》之本，排其部品，而间亦颇相互。又立'药性杂辨'，以纪畏恶反忌之说，列于帙端。至于论药之异名，制药之方法，并注目录条下。惟禽部不书，乃著'常食论说'七篇，而鸡鸭飞禽皆并论之矣。此篇之文断于终卷之尾。"《宝庆本草折衷》存其佚文数十条，结合陈衍的简介，可知该书是一部临床实用类本草，编写方式有其特色，内容也有所创见。

金朝早期的药学专著，有刘完素的《素问药注》（1185年，已佚）。刘完素（约生活于1132年—1200年），字守真，号通玄处士，金代河间（今属河北）人，故又称"刘河间"。金元四大家之一，倡火热学说。明代熊均《医学源流》载其撰《素问药注》。"本草论"见于《素问病机气宜保命集》第九，引述《内经》气化、制方、君臣佐使、气味厚薄阴阳及治法论说，结合《伤寒论》用药法，以印证《黄帝内经》中的治法理论。此篇还就陈藏器十剂之说、《神农本草经》三品之说、毒药用法等，以及《圣济经》中的药理说阐发。尤其是对七方十剂，作出了较明确的解说，并列举药证。此论杂糅金代以前有关药性治方的理论，为金代较早的本草专论。刘完素《素问病机气宜保命集》卷下之"药略"，列药65种，注出主要功效或归经。刘氏按形、色、性、味、体五种说理体系，阐释药理。其药学思想还可见于他的《素问病机气宜保命集·本草论》。河间刘氏推演五脏气味补泻，多本《素问》及《圣济经》之旨，于"气化"学说多有贡献。他主张药味以五行、五色、五性、五味、五体各随脏腑所宜，并指出其"轻枯、虚薄、缓、浅、假、宜上，厚重、实润、深、真、急宜下，其中平者宜中"。他的思想被"易水学派"张元素等发挥，成为金元医家最有特色的药理学思想之一。

　　此后，张元素《医学启源》的用药备旨篇，为系统研究药性理论的专篇。张元素的药学著作还有《珍珠囊》《脏腑标本虚实寒热用药式》等，均被其弟子李杲、王好古等继承。上述论著中有大量关于气味阴阳厚薄、升降浮沉、归经、引经报使、脏腑标本寒热药式及法象药理的论述。张元素认为药物作用的发挥，取决于其升降浮沉之性，其实质乃取法于天地气味所赋予药物的阴阳厚薄属性，气味相合，而成药性。这样就将自然之象，上升到气味厚薄、升降的阴阳属性上。张氏认为，天赋四气（寒热温凉），地与六味（酸苦甘辛咸淡），"味为阴，味厚为纯阴，味薄为阴中之阳；气为阳，气厚为纯阳，气薄为阳中之阴。然味厚则泄，味薄则通；气厚则发热，气薄则发泄"（《医学启源》卷下）。从而确定了阳气上升，阴味下降最基本的原理。正因为此他认为"茯苓淡，为天之阳，阳也，阳当上行，何谓利水而泄下？经云：气之薄者，阳中之阴。所以茯苓利水而泄下，亦不离乎阳之体，故入手太阳也。麻黄苦，为地之阴，阴也，阴当下行，何谓发汗而升上。经曰：味之薄者，阴中之阳，所以麻黄发汗而升上，亦不离乎阴之体，故入手太阴也。"以药性阴阳法入身之阴阳，进而以药性之升降调人身之升降，即是药物法象的基本原理。当然法象药理也存在着问题，如以"根升梢降"来指导用药，"当知病在中焦用身，上焦用根，下焦用梢。"因为"凡根之在上者，中半已上，气脉上升，以生苗者为根；中半已下，气脉下行，入土者为梢。"这显然是无科学根据的想象而已。

　　元代朱震亨的《本草衍义补遗》。朱震亨，字彦修，婺州义乌（今浙江省义乌市）人，居于丹溪之畔，而被称为丹溪先生。其为江南名医，集河间、易水学派之大成，又深谙理学，长于格物穷理、归类本草与阐释药效，每于五行属性探源而别具一格。该书是针对《本草衍义》的补遗之作。

　　罗天益的《㕮咀药类》。罗天益，字谦父（一作谦甫），真定（今河北正定县）人。其为名医李东垣弟子，后任太医。《㕮咀药类》为《卫生宝鉴》之卷二十一，收载药物100种，重点论述药物的拣择、炮制，其文字多为转录李东垣《药类法象》的内容。卷末所列有关药论，亦多出于李东垣学术观点。

　　许国祯的《至元增修本草》。许国祯，字进之，山西曲沃人，博通经史，尤精医学。明代王圻《续文献通考》记载："（元）世祖至元二十一年（1284年），命翰林承旨撒里蛮，翰林集贤大学士许国祯，集诸路医学教授增修（《至元增修本草》）"，此次编修也组织了地方的医学教授参加。从其编修过程来看，此书可以称为元代唯一的官修本草，原书今佚，并没有在本草学历史上产生明确影响。

　　胡仕可的《本草歌括》。据《医籍考》所存该书自序，有"宜丰可丹胡仕可"等文字，由此可知胡仕可，字可丹，宜丰（今江西宜丰县）人。又据《本草纲目》介绍："元瑞州路医学教授胡仕可，取本草药性、图形作歌，以便童蒙者。"日本冈西为人《本草概说》云："自序于元贞元年（1295年）成书，可见是后世续出的药性歌之端绪。"该书揭开了明清歌括类本草的序幕。

王东野的《本草经》。王东野，名平，永新（今属江西）人，精方脉，大德初（1297年）为永新州官医提领，至大德四年（1311年）后荐为太医。《吉安府志》《庐陵县志》载其尝注《本草经》，今佚。

李云阳的《用药十八辨》。李氏为纠正痘疹治疗中十八种误用之药而撰此文。本篇存于元末人黄石峰《痘疹玉髓》卷二，黄氏在李氏辨药之后，附以评语，用七言诗形式表述。

不著撰人的《诸方辨论药性》。该书系《秘传眼科龙木论》卷九、卷十的"诸方辨论药性"，分玉石、草、木、人兽、禽、虫、鱼、果、米谷、菜诸部，简单叙述可治眼病之164种药物的应用、制药方法等。

尚从善的《本草元命苞》。据中国中医科学院黄丕烈旧抄本，所署作者为"御诊太医宣授成全郎上都惠民司提点尚从蕭（善）撰"。有至顺二年（1331年）序文，称："读书之暇，撮其切于日用者468品，取其义理精详，治法该博，纂而成章。"该书部类依照《大观本草》，仅药品排列次序有所调整。各卷药物均编有序号，并次第简述君臣佐使、性味功效、主治、产地、采收、形态等。

两宋时期的本草还有陈雷的《炮炙论》、文彦博的《节要本草图》和《药准》、崔源的《本草辨误》、李中的《本草辨正》、庄绰的《本草节要》、梁嘉庆的《本草要诀》、黄宣的《药书》、练谦的《本草释义》、颜直之的《疡医本草》、尹氏的《彩画本草》等；金元时期的本草，还有李浩的《诸药论》、钱曾的《药谱》、詹瑞方的《本草类要》、何士信的《补注本草歌括》、滑寿的《本草发挥》等。大多因为编写质量平平，学术价值不高，影响有限，而很快便不再流传。

四、官办国家药局创建　商品药材交易兴盛

北宋时期国家官办药局的设立，标志着我国药政管理的进步，也表明医、药分业进入了一个新的阶段，是我国药学史上的一件大事。北宋药局包括和剂局和惠民局，其既是国家经营面向社会的经济实体，又兼有政府药政管理部门的职能。该机构的前身为熙宁九年（1076年）成立的隶属于太医局的熟药所。熙宁年间，正值国家赋税收入严重不足，为了国家在商业中获利，王安石于熙宁五年（1072年）推行"市易法"，其中对药物购销实行国家垄断制度，统一管理药品市场价格，打击投机倒把行为，其初衷是作为国家理财的一个措施。熙宁九年（1076年），政府在京城开封创立了一所太医局卖药所（又名熟药所），专门出售成药和中药饮片，

由于成药比饮片方便携带，更便于医生和病人掌握使用，因此迎合了不少人的特殊需求，这也是制药和药品商业化的一大进步。

熟药所的成立，马上就显现成效，在第一年就获得"计倍息"的赢利，因此得到宋神宗给予"减磨勘三年"的嘉奖。熟药所最初只是太医局的附设机构，据《清波杂志》卷十二记载：崇宁二年（1103年）增为五所，"第以都城东西南北壁卖药所为名。"并将修合熟药的业务从熟药所分离出，创修合药所二所，为"和剂二局"。又相继在各州、县设卖药所多处。政和四年（1114年），"尚书省言修合卖药所本周官医师救民之意，今只以都城四壁并商税院东出卖熟药"每年获得利息钱四十万，以助户部经赏，因"非创置惠民之意，矧今局事不隶太医"（《宋会要辑稿·职官》），故将京城五处卖药所改为"医药惠民局"，两处修合药所改为"医药和剂局"，从属太府寺。药局由原隶属行业主管部门太医局，划归执掌国家财货政令的太府寺，这一变更，意味着药局地位的提升，机构的性质由服务转变成以商业为主。自此，我国官方医、药机构正式分立门户，至今仍医政、药政分属不同部门。这是我国历史上，也是世界医药学史上官办药局之首例。

受其影响，当时的官营、私有药铺，或出售"生药"（药材、饮片），或出售"熟药"（中成药），或是"香药铺"，遍及国都开封城内（《东京梦华录》）。南宋绍兴六年（1136年），又在杭州成立药局五处；绍兴十八年（1148年）改熟药所为太平惠民局（《玉海》卷六十三），绍兴二十一年（1151年）又诏诸州，置惠民局（《宋史·高宗纪》）。此时京城及各地的官办惠民局已达七十余局。

当时的国家药局，还制定了比较先进的作息制度、责任制度、质量制度、资金使用制度和专利产品保护制度（凡药局出卖的熟药，均使用有"印记"的药帖，以防有冒充官药者）。药局的兴起，在协定国家处方、实行医药统一、进行救济施药等方面，均起到一定的积极作用。药局创办之初，其宣称的"惠民"宗旨有所体现。如"药价比之时值，损三分之一"；平时对贫病者，给药施治；疫疾流行时，组织太医局和药局进行救治和赈济（《宋会要辑稿·食货》）。当疫疾流行时，"太医局熟药所即其家诊视，给散汤药""和剂局取拨合用汤药……医人巡门俵散"。据记载，边疆地区的"瘴药"、军队暑季的"夏药"，均归药局准备和发放，"和剂局逐年所支三衙官兵夏药二十余万贴"，其数量也是十分可观。由此可见，药局的出现，承担了一些属于国家责任的医疗保健事业，在大规模救治传染病等工作中，一度发挥了积极的作用。另外，由太医局、和剂局编写的《太平惠民和剂局方》，对医学和药学也产生了很大影响。朱丹溪曾评价曰："《太平惠民和剂局方》之为书也，可以据证验方，即方用药，不必求医，不必修制，寻赎见成丸散，病痛便可安痊……自宋迄今，官府守之以为法，医门传之以为业，病者持之以立命，世人习之以成俗。"由此可知，该书既是国家制药工场的工艺和标准依据，又是医生临床行之有效的方剂来源，至今不少疗效可靠的中成药和临床常用验方，皆沿自该书，如藿香正气水、牛黄清心丸、川芎茶调散、人参败毒散等。

国家的统一、交通的便利、各种交往的频繁，促进了宋代商品经济的进一步发展，以都市为中心的商贸，呈现出一派兴旺景象。宋代以农耕为主的农民群体，采用自给自足的生活方式，商品门类有限，药材与药品自然成为一种十分重要的商品，在国家经济中占具比较重要的地位。因此，官方为了增加税收，官员为了聚敛钱财，就通过药局参与药材交易。官办药局半垄断主导下的药材市场，加剧了药材贸易的竞争，客观上也促进了宋代药材交流和贸易的发展，对医药学产生了相当大的影响。

药市在唐代已经形成，至宋代其数量和规模更加可观。如历史悠久的四川梓州药市，在唐代仅重九这一天进行交易，到宋朝时交易时间延长到三天。民国《三台县志》引《舆地纪胜》记载："天圣六年（1028 年），燕肃知梓州作莲花漏"；又如《事物纪原》记载，燕肃在梓州任，鉴于梓州药市，豪商巨贾云集，四海顾客蜂至，极为兴盛，乃因势利导，发出文告，晓谕市民，"展市三日"。从此，梓州药市，从此前于农历九月初至九日止，扩展至十一日，"乃罢"[1]。其客观需求和交易盛况由此可见。当时成都药市也极负盛名，开市时间一直延续五天。这样的药市在宋代不止见于四川，又如南宋都城临安（今浙江杭州）有炭桥药市，其中还有"川广生药市"，集中交易区域性道地药材，其专业特征更加明显。这些药市，起到了便于全国药物流通的作用。

属于零售药品性质的"药行""药肆"，在宋代也是影响比较大的一类商店。当时"卖药卖卦，皆具冠带"，即穿着现代所谓专用的工作服，说明其已经具备明显的行业特征，而且经营比较规范。当时除了官办药局之外，民间"药行""药肆"的交易活动也形式多样、地区广泛。宋钦宗靖康二年（1127 年）孟元老的《东京梦华录》，是追述北宋京都风俗民情之作。书中记载，仅北宋国都汴梁城（今河南开封）有名的药肆就有 20 余家。从"马行南北几十里，夹道药肆，盖多国医，咸巨富"的描述中，不仅可见其药肆林立，还有名医坐堂执业，而且效益丰厚。此时药铺实行坐堂行医的办法，在张择端《清明上河图》中赵太丞家药铺，就有坐堂医生正在为小儿诊病。其后，在南宋钱塘人吴自牧"缅怀往事"而作的《梦粱录》卷十二中，也记述京城临安有名的药铺有 20 余家。从所列举的"两行金紫医官药铺""仇防御药铺""楼太丞药铺""张家生药铺""讷菴丹砂熟药铺""杨将领药铺"等铺名推测，这些药业经营者，乃当时官员、名士或医官。其中不乏实力雄厚者，如北宋时期"苏州卖药朱家（上元）灯烛之盛，号为天下第一"。当时药业

[1] 曾璞. 中国药市祖师传奇 [M]. 北京：中国文化出版社，2019：226.

经营的品种繁多，分化日趋细致，药店门类齐全，除药市经营批量的药材，药肆经营饮片和成药之外，出现了许多经营专科、专病用药，或单一药物品种者。宋代笔记中记载的专科药肆，有小儿药、口齿咽喉药、妇产药、眼药，专病药肆有痔药、风药、疝气药等。专营"香药"者，在宋代最为多见。另如"保和太师乌梅药铺"，可能就只经营乌梅一味药了。《苏沈良方》中记载："润州傅医，专卖此药（小黑膏），累千金。"又如"楚州小儿医王鉴，卖此药（黑神丸），致浓产。鉴神之，未尝传人"。许叔微《普济本事方》记一药家，专卖"睡惊圆""日得数千钱，已百余年矣！"则是一条龙生产并销售单一成药的成功者。

宋代商业的竞争，也促使药业经营品种繁多，分化日趋细致。如四川彰明的附子，有色白、色黄、顺片、横片诸多品规，是出自不同作坊，基本上不是为了药用目的，而是出于特色化商品的市场需要。为了生存，个体私有的作坊式产业，滋生了严守商业秘密的自我保护意识，如王鉴的黑神丸"鉴神之，未尝传人"，导致了一些宝贵用药经验的失传。宋代药品的商业化，还催生了药品店招、商标和广告的出现。官办药局所售熟药的"印记"，既是防伪，也是一种商标。《普济本事方》记载："有人货疝气药，肩上担'人''我'二字，以为招目。日货数千"，所谓"招目"，则兼有目前广告和商标的双重功能。每逢岁末，药商竞相给顾客馈赠祛邪防病之品，借机扩大其商业影响力。寺庙也参与其中，为施主布施药物。这些年终所赠之药称为"腊药"，年深月久，渐成风俗，这些习俗传承了中医药"治未病"的宝贵思想，对预防疾病具有一定的作用。

宋代对外的药材交流，主要通过缘边的榷场和沿海的市舶司进行。榷场是宋朝设立在边境的陆路国际互市市场，《金史·食货志五》称"榷场，与敌国互市之所也"。宋朝初期在汉阳、郢口等地设置榷署，同南唐通市；宋太宗太平兴国二年（977年）在镇、易、雄、霸等州设榷务同辽贸易，辽也在南疆设榷场同宋贸易。南宋时期与金在边境设立榷场，贸易比较发达。通过榷场，中原及江南地区向北方输出农产品、手工业制品以及海外香药。辽、金、夏向宋朝输入牲畜、皮货、药材、珠玉等。北宋与辽、金交易药材多在河北榷场，人参是其中主要的交易品。

榷场由官吏管理，官府有贸易优先权，民间商人须纳税、交牙钱（中介费）并领得"关子、标子、关引"等证明文件后，方能交易。榷场贸易受官方严格控制，如苏轼《论高丽买书利害札子》所言："臣闻河北榷场，禁出文书，其法甚严，徒以契丹故也"。榷场商税是官府一笔不小的财政收入，国家从进口药材中抽取一部分实物作为税收，据记载仅广州每年抽取槟榔税就达数万缗。交易过程中，双方须由官牙人（即古代商业活动中的中介经纪人）从中斡旋，不得直接接触；并由官牙人评定货色等级，收取牙税。榷场交易的商品种类也有严格规定，如北方的战马，南方的铜铁、硫黄、焰硝、箭筹之类军用物资，一般都严禁出境。虽然民间走私贸易十分活跃，但榷场贸易仍是当时不同政权或地区之间经济交流的重要途径。

市舶司是宋朝在各海港设立的外贸管理机构，负责海上对外贸易之事，相当于现代海关的前身。从唐代对外开放，外商来货贸易，广州等城市就成了重要的海陆通商口岸，唐玄宗开元年间（713年—741年），就在广州设置市舶使，掌管海上对外贸易事务。宋代进一步重视海外贸易，改市舶使为市舶司。开宝四年（971年）在广州设市舶使，以后随着海外贸易的发展，陆续于杭州、明州（今浙江宁波）、泉州、密州（今山东诸城）设立市舶司，执掌海上贸易事务。徽宗崇宁元年（1102年）七月又在杭州、明州、温州、密州、秀州（今上海淞江区）等地设市舶司。宋朝并对招徕商舶的有功人员给予奖励，对营私舞弊的行为三令五申加以禁止。市舶司的主要职责是：根据舶商的申请，发给出海贸易的证明（公验、公凭）；对准许出海的船舶进行检查，察看有无挟带金、银、铜钱、军器、马匹等违禁之物和不法人员；船舶回港之际，派人上船封存货物，押送回港；抵岸后，差官将全部货物监搬入库，并对全体船员进行搜检，以防私自夹带舶货；将舶货抽分，细色（贵重商品）十取一，粗色（一般商品）十五取一。后改为细货十取二，粗货十五取二。另征收舶税，三十取一。完成以上查验和征收税费之后，发还货物由舶商自行出售。对于来中国贸易的外国商船，市舶司也采取类似的管理办法。先后与宋朝有海上贸易者达五十国以上，进出口货物超过四百种，进口货物主要为香料、宝物、药材及纺织品等，出口货物主要是丝绸、农产品、陶瓷、金属制品等。市舶收入是宋朝财政收入的一项重要来源，北宋中期，市舶收入达四十二万缗左右。南宋前期，岁入不过一千万缗，市舶收入则达一百五十万缗。

元代因袭宋制，世祖（1215年—1294年）时于广东置市舶提举司，直至武宗至大（1308年—1310年）年间。仁宗（1311年—1320年）改立泉州、广州、庆元（今浙江宁波）三市舶提举司，掌发放船舶出海公检、公凭，检查出海船舶及管理所辖口岸船只事宜。见于记载的与元朝建立海道贸易关系的国家和地区在一百个以上，东起日本、高丽，西至东北非和西南亚。进口的舶货，种类繁多。据庆元市舶司的资料，细色一百三十余种，粗色约九十种，共两百二十余种，主要是香料、药材、布匹、宝物等。经市舶司允许出口的货物有纺织品、陶瓷器、日常生活用品等。市舶司的收入甚丰，仅至元二十六年（1289年），就向元政府上交珠四百斤，金三千四百两。当时人说市舶收入是"军国之所资"，可见它在元政府财政开支中的重要地位。海外贸易的开展，有助于中外经济、文化和医药的交流。

以上所述，可知宋金元时期的药业状况，尤其可见宋代都市药商活动之一斑。表面上看来，当时药业十分繁荣，有"香山药海"之誉，但其发展很不平衡，香药的畸形发展，造成某些药物的短缺和价格昂贵，人为的囤积居奇也为之推波助澜。如北宋名医庞安时所言："白术自来每两十数文，今增至四五百。""天行灾多，用药极费"。南宋名医许叔微曾说："近世少得曾青、磁石，为难合尔！"闻人耆年亦云："数年以来，人参与银同价，当归又数倍之。非富贵之家，安得入口？"药材的大量消耗，药价的不断上涨，又连锁性地引起药源破坏，伪劣药品充斥其间。为了解决药材短缺，宋代人们推行煮散并积极发展人工引种，使药物栽培得到了发展。

金代的药材来源，除所辖五京十九路土贡的七十余种道地药材外，其余主要来自南京路开封府所设的四个药市和榷场贸易（《金史·地理志》）。尽管其他各路榷场贸易因宋金战争时开时闭，但有的榷场，如大定年间（1161年—1189年）的泗州榷场，每年仅药材苏木就供进千斤，生姜六百斤，栀子九十称（约1 350斤），还有荔枝、龙眼、橄榄、柑橘等水果一万五千余斤，这也是药材来源的重要渠道。但是由于金代禁榷制度甚严，榷场设场官及提控所管理，由提刑司举查。尤其限定只许与北宋易货贸易，否则判刑五年乃至死刑（《金史·食货志五》卷五十）。这些举措也一定程度地限制了药材的交易，加上战争的影响，金代的药源已无法与唐宋时期相比，这或许是金代的药方药味不多，用量较轻的原因之一。

元代疆域"北逾阴山，西极流沙，东尽辽左，南越海表"（《元史·地理志》），药材来源较金朝丰富，除每年各路岁贡，药材贸易也十分活跃。两宋时期的药业已发展到有史以来的顶峰阶段，元蒙的军事征服，使其遭到了严重破坏。待战争停止，社会秩序恢复后，各地药市以及沿海的市舶贸易又逐渐恢复。马可·波罗口述，鲁斯梯谦记录的《马可·波罗行记》中曾记述到："我敢言，亚历山大或他港运胡椒之船赴诸基督教国，乃至刺桐港（即泉州）者，则有船舶百余。"足见中外海舶贸易之盛。他在书中还记述有中国药材外运的情况，在马拉巴看到大批中国船只，装载着大宗中国产的药材，同其他货物一起，被阿拉伯人运往亚丁港，再转运到亚历山大等地（同上书马拉巴条）。书中还具体记载了姜、茶、大黄、麝香、肉桂等中国药材传入阿拉伯诸国的同时，也吸收了阿拉伯医药知识。元代药材贸易兴旺，尤其是大量输入海外药材，为明代本草学的繁荣提供了条件。

宋元时期本草学术成就

一、药材供需矛盾突出 驱动生药学科发展

1. 中药种养 长足进步

宋代药物的大量消耗，不可避免又连锁性地引起药源破坏，药品伪劣。为了克服药材短缺的困难，宋朝时人们一方面通过推行煮散，节省药材；同时又增加药物栽培或发掘利用民间草药等办法来加以弥补。如北宋时期《彰明附子记》中记载，彰明一县四乡，年产附子十六万斤。《本草图经》云：薯蓣"近都（今河南开封）人种之，极有息"。《本草衍义》云：牛膝"今西京（今河南洛阳）作畦种，有长三尺者"。宋代浙江栽培的芍药、白术、白芷也已有盛名。值得一提的是，北宋庞元英《文昌杂录》中第一次记载了人工淡水养殖采取真珠法，宋末遗民周密在《癸辛杂识》中记载浙江一带已能成功人工栽培菌类植物茯苓。由此可知，在商品规律的指挥下，宋代的药物栽培得到了长足的发展。

2. 药材采集 再增规范

宋代本草著作，同样注意药物的采收，但相对来讲内容单薄，如《本草衍义》辛夷项下要求"须未开时收取，入药当去毛苞"之类，不过多论述。

值得一提的是沈括《梦溪笔谈》对于植物药的采收原则，颇有见地，至今仍有指导价值。其认为："古法采草药多用二月、八月，此殊未当。但二月草已芽，八月苗未枯，采掇者易辨识耳，在药则未为良时。大率用根者，若有宿根，须取无茎叶时采，则津泽皆归其根。欲验之，但取芦蓈、地黄辈观，无苗时采，则实而沉；有苗时采，则虚而浮。其无宿根者，即候苗成而未有花时采，则根生已足而又未衰。如今之紫草，未花时采，则根色鲜泽；花过而采，则根色黯恶，此其效也。用叶者取叶初长足时，用芽者自从本说，用花者取花初敷时，用实者成实时采。皆不可限以时月。缘土气有早晚，天时有愆伏。如平地三月花者，深山中则四月花。白乐天《游大林寺》诗云：'人间四月芳菲尽，山寺桃花始盛开。'盖常理也。此地势

高下之不同也，如筜竹笋，有二月生者，有三四月生者，有五月方生者谓之'晚筜'；稻有七月熟者，有八九月熟者，有十月熟者谓之'晚稻'。一物同一畦之间，自有早晚，此物性之不同也。岭峤微草，凌冬不凋；并汾乔木，望秋先陨；诸越则桃李冬实，朔漠则桃李夏荣。此地气之不同也。一亩之稼，则粪溉者先芽；一丘之禾，则后种者晚实。此人力之不同也。岂可一切拘以定月哉？"沈氏总结的以上采收经验，既有原则性，又不乏因地制宜的灵活性，具有较高的指导意义。

3. 药材鉴定　专职辨验

药材作为一种商品，自古以来就有不法之徒以假充真、以次充优。如陶弘景《本草经集注》琥珀项下就指出其有用"煮𪃹鸡子（"𪃹"本为孵化不出幼鸟的蛋，这里可能是指皮蛋，因为皮蛋煮后其蛋白部分才有可能形似琥珀）及青鱼魷（鱼脑骨）"充伪者。宋代则发现"如用米面诸色包裹诈充药物"之类的制假贩假现象。宋朝时，因皇帝及以下各级官员、文人学士对于药物的关注，使药材的鉴别得到了一定的发展。《本草图经》等本草中记载了许多民间的药材经验鉴别法，如谓羚羊角"有节，如人手指握痕"等。

宋代医药行业的分化，药材商业化色彩的浓厚，使药材鉴定和药品质量与用药安全受到重视。如 1268 年 12 月，中书省刑部奉圣旨颁布法令，严禁药铺随便出售乌头、附子、巴豆、砒霜之类。1272 年再次明令禁卖砒霜、巴豆、乌头、附子、大戟（京大戟）、元（芫）花、黎娄（藜芦）、甘遂等，违者"杖六十七"，并追罚银两赏给原告人。即使商家制造酒曲时，也不得用上述药物。1311 年又增禁侧子、天雄、乌喙、莨菪至十二种，为禁治之毒药（《元典章·刑部》）。1272 年 7 月，又奉旨出谕示：禁止街上出卖假药，如用米面诸色包裹诈充药物之类。1312 年 4 月中书省奉旨，严加禁治江湖之徒贩卖假药。以上毒药极易引起安全事故，官方加以严管，毋庸置疑。但这些药物本具有特殊的药效作用，只要合理使用，是利大于弊的。客观需要的是严格而又科学的监管，一刀切式的禁止未免失之简单，这也是当时有令不止的原因之一。

1107 年—1110 年，名医裴宗元、陈师文、陈承等人奉诏编辑的《太平惠民和剂局方》，明确规定了所收载方剂的制剂规范，附录的《用药指南》，对于药物的炮制要求，亦有详细说明。宋代京城药局内部是有分工的，和剂局的职责是"制药以给惠民局，与暑、腊药之备宣赐者"。和剂局下设"杂买务药材所"，药材所又设"辨验药"一职，负责"革伪滥之弊"，是为我国早期药检机构。

北宋末年的寇宗奭，长于辨验药材，因此被钦命为药材所辨验药材官，供职官药局药材所"辨验药材"，此时的"药材所"，可谓是我国药检机关的最初形式。官方开创的药品责任制度，是这一时期独有的历史功绩。

寇宗奭，本来的职务为"承直郎澧州司户曹事"，只是一个管理户籍、赋税的小小地方官员，却非常酷爱医药。他的医药学造诣，非一般专业人员可比。如《本草衍义》序例中，寇氏将养生概括为养神、惜气与堤疾三个方面，并主张首重养神，"忘情去智，恬淡虚无，离事全真，内外无寄。如是则神不内耗，境不外惑，真一不杂，则神自宁矣"。可谓养生真谛。该序例中提到的"治病八要"：虚、实、冷、热、邪、正、内、外，则是中医八纲辨证的发端，约早于张三锡《医学六要》程钟龄《医学心悟》500年。又如《本草衍义》序例所列验案中，"有妇人病吐逆，大小便不通，烦乱，四肢冷，渐无脉息，凡一日半，与大承气汤两剂，至夜半渐得大便通，脉渐生，翌日乃安"。堪称重症急腹症治疗的精彩案例，由此可见其医术精湛。他在政务之余，经常为乡间百姓诊疗疾患，并于所到之处实地考察药物，并将考察所得，对照《嘉祐本草》的有关记载，采用随笔文体，医药兼顾，撰成《本草衍义》二十卷（1116年）。

寇氏不盲从旧有书本记载，注重实际考察，并亲身实践，敢于发挥。如陈仓米项下，指出："今《经》与诸家注说皆不言是粳米，为复是粟米。然粳、粟二米，陈者性皆冷，频食之，令人自利，与《经》所说稍戾，煎煮亦无膏腻。入药者，今人多用新粟米。至如春杵头细糠，又复不言新、陈、粳、粟，然皆不及新稻粟。二糠陈则气味多已腐败。"这样的开拓性思维，颇有参考价值。又如，鸬鹚项下记载："陶隐居云：此鸟不卵生，口吐其雏……怀妊者不敢食，为其口吐其雏。陈藏器复云：使易产，临时令产妇执之，与陶相戾。尝官于澧州，公宇后有大木一株，其上有三四十巢，日夕观之，既能交合，兼有卵壳布地，其色碧。岂得雏吐口中？是全未考寻，可见当日听人之误言也。"陶氏所记，虽然怪诞，但其说颇为流行，以至有民间怀孕的妇女不敢吃鸬鹚，寇氏通过实际观察，得出了科学的结论，其求实的精神由此可见。又如斑鷦（即斑鸠），《嘉祐本草》说此鸟春分就化为"黄褐侯"，秋分则化为"斑鷦"。寇宗奭为了验证此说，亲自养斑鸠数年，并没有发现有春秋分化的现象，而是此鸟"有有斑者，有无斑者，有灰色者，有小者，有大者。久病虚损人食之补气。虽有此数，其用即一也"。《本草衍义》中记载了很多类似的观察或者实验结果，因此有人认为《本草衍义》具备一种以实验为主的独特风格"[1]。这个结论是中肯的，该书自然铜项下提及："有人以自然铜饲折翅胡雁，后遂飞去。"较之前文提及的《本草拾遗》用自然铜治疗家畜骨折，这才是有意识利用模型动物验证药效作用的首次记载。

寇宗奭以其尊重事实的态度、严谨的学风，受到后人的称赞。《本草衍义》刻

[1] 周萝白，冉小峰. 介绍十二世纪伟大的科学家寇宗奭及其"本草衍义"[J]. 上海中医药杂志，1957（8）：10-15.

刊之后，广为流行，因其在药物基源考订、药材鉴别及医理、临床研究等方面的真知灼见，立刻引起世人的高度重视。政和六年（1116年），荆州北路提举刘亚夫以此书送呈尚后书省，太医学博士李康鉴定后认为此书"委是用心研究，意义可采"，遂申报于皇帝。同年十二月奉圣旨，"特转一官，依条施行，添差充收买药材所辨验药材"。就这样，寇宗奭就从一名行政官员，晋升为药物检验专职技术官员。所以台湾本草学家那琦慨叹："此盖为本草学者（生药鉴定学者）以其专门之工作领域出任政府官吏之空前史实。"

二、医药分业药品商业化　炮制制剂发展新机遇

1. 遵古炮制　时尚标榜

宋代医药的进一步分业，加之商业和手工业的发展，促进了中药炮制和制剂的发展。据北宋初期《崇文总目辑释》记载，有陈雷《炮炙论》三卷，虽然无法得知其内容，但可以肯定为当时的炮制专书。前面提到的一批临床节要性本草，均有不少炮制的内容。如《本草衍义》序例中既有"杏仁、桃仁、葶苈、胡麻，亦不须熬至黑，但慢火炒令赤黄色，斯可矣"等炒制的原则；又强调"犀角、羚羊角、鹿角，一概末如粉，临服纳汤中"。这些角类药物，符合《神农本草经》"宜散者"的要求，将其炮制为直接服用的"粉末饮片"，迄今也应该遵循。《纂类本草》卷首列有"炮制反恶"，集中论述药物炮制。

这一时期出现了许多规模较大的炮制与制药工场。官方创办的和剂局提供了制药规范《太平惠民和剂局方》，使各地药局乃至民间药坊有了一定的制药准则。南宋许洪的《和剂指南总论》集中讨论了处方、合和、配伍、禁忌及炮制等一系列问题，对炮制制剂的工序、辅料要求、剂量规格也都有比较明确的规定。

由于《雷公炮炙论》转载于《证类本草》之中，故当时药家大多标榜遵古炮制。如张世南《游宦纪闻》云："今医家修制药品，往往一遵古法。如本草炮炙及许学士方前所载。"但将《雷公炮炙论》与宋代各本草方书所列制法相比较，可以发现此时本草著作中，凡与服食有关系的烦琐旧法多被废弃，代之以简易实用的炮制方法。如《小儿药证直诀》中的巴豆取霜、牛胆南星、半夏曲、米泔水浸黄连。以及《本草衍义》地黄项下"蒸曝之法"，首次记载熟地黄炮制工艺，并指出了鲜地黄、干地黄与熟地黄"功治殊别"等，这些方法对后世影响较大，且经不断改进，均沿用至今。

2. 制药话题　秋石煮散

宋代在制药的工艺和理论方面，均有不少新的进展，但最值得讨论的是"煮散"、"秋石"和其后所述"香药"所涉及的话题。

（1）"秋石"兴盛，有待解惑。秋石，在古代医药书中多有记载，清代之后人们渐渐将其淡忘。其作为药用，始于东汉，兴于北宋，盛于明代，衰于清朝。但在20世纪60年代，再次引起人们关注。原因是专门从事中国科学史研究的英国科学史家李约瑟先生，在阅读《本草纲目》秋石的记载后，凭着生化学家的敏锐直觉，提出："在10—16世纪之间，中国的医药化学家以中国传统理论（而不是以近代科学的理论）作指导，从大量的尿中，成功地制备了较为纯净的（in relatively purified form）雄性激素和雌性激素混合制剂，并用它们治疗性功能衰弱者。"[1]；其后，美国芝加哥大学生殖内分泌学家威廉·阿什曼和雷狄·阿克逊说："中国人在好几百年以前就已经勾划出20世纪杰出的甾体化学家在二三十年代所取得的成就之轮廓。"[2]

由于在现代医学临床应用中，性激素制剂对于治疗男性阳痿等性功能失调疾病具有提升性功能的作用，所以，人们很自然地把性激素与壮阳药联系起来，把秋石看成是一种以性激素为主要成分的壮阳药。对于这个结论，无论是从感情出发，还是基于理性，中医药界和其他科技界人士，似乎都比较容易接受，随之国内一些学者分别撰文持肯定的态度。不过，当时也有学者不予认同，如台湾大学刘广定教授于1981年陆续发表了三篇有关秋石的论文，从理论上分析了秋石的性质和作用，否定秋石为性激素制剂[3-5]。

秋石的出现，可以追溯到东汉末，炼丹家魏伯阳的《周易参同契》上已有"淮南炼秋石"的记载。《本草纲目》上也提到"淮南子丹成，号曰秋石，言其色白质坚也"。炼丹盛行的唐代，提炼秋石在《道藏》和唐诗中都有反映，《道藏》的"大丹记"云："淮南王炼秋石，八月之节，金元正位也，缘其色白，故曰秋石。"著名诗人白居易曾作"思旧"诗一首，其中有"微之炼秋石，未老身溘然"之句，以

[1] LU G D, NEEDHAM J. Medieval preparations of urinary steroid hormones[J]. Nature, 1963（200）：1047-1048.

[2] WILLIAMS-ASHMAN H G, REDDE A H. Actions of vertebrate sex hormones[J]. Annual Review of Physiology, 1971, 33（1）：31-82.

[3] 刘广定. 人尿中所得秋石为性激素说之检讨[J]. 科学月刊, 1981（5）：387.

[4] 刘广定. 补谈秋石与人尿[J]. 科学月刊, 1981（6）：465.

[5] 刘广定. 三谈秋石[J]. 科学月刊, 1981（8）：623.

怀念诗友元微之（即元稹）。以上记载都没有交代炼秋石的原料和方法，但顾名思义，其可能是一种矿物药。另据唐代炼丹书《许真君石涵记·日月雌雄论》的记载："不受傍门并小术，不言咽唾成金液，不炼小便为秋石……"可见至迟于唐代，已经有人用人尿作原料提炼秋石了。

到了宋代，流行的提炼方法有火煅法、阳炼法、阴炼法等，当时杰出的科学家沈括在任宣城知府时，就亲手提炼过秋石，据他本人回忆，"先大夫（父亲）曾得瘦疾，且，凡九年，万方不效，服此（秋石）而愈……时予守宣城，亦大病愈年，依法服此秋石，又验，予方合炼"。沈括将提炼秋石的阴、阳二法收录于《苏沈良方》一书中，这是现存最早有关秋石提炼方法的记载。

阴炼法："小便三五石。夏月虽腐败亦堪用，置大盆中，以新水一半以上相和，旋转搅数百匝，放令澄清。辟去清者留浊脚，又以新水同搅，水多为妙。又澄去清者，直候无臭气，澄下秋石如粉即止。暴干。刮下，如腻粉光白，粲然可爱，都无气臭味为度。再研以乳男子乳，和如膏，烈日中暴干，如此九度。须拣好日色乃和，盖假太阳真气也，第九度即丸之，如梧桐子大，曝干。"

阳炼法："小便不计多少，大约两桶为一担，先以清水，好皂角浓汁，以布绞去滓，每小便一担，入皂角汁一盏，用竹篦急搅，令转百千遭乃止，直候小便澄清，白浊者皆碇底，乃徐徐撇去清者不用，只取浊脚，并作一满桶，又用竹篦子搅百余匝，更候澄清，又撇去清者不用，十数担不过取得浓脚一二斗，其小便，须是先以布滤过，勿令有滓，取得浓汁入净锅中熬干，刮下，捣碎，再入锅，以清汤煮化，布纸筋纸两重，倾入笪箕内，丁淋下清汁。再入锅熬干，又用汤煮化，再依前法丁淋。如熬干色未洁白，更准前丁淋，直候色如霜雪即止，乃入固济砂盒内，歇口火煅成汁，倾出。如药未成窝，更煅一两度，候莹白五色即止。细研，入砂盒内固济，顶火四两，养七昼夜，久养火尤善。"

李约瑟博士首先注意到中国古人在阳炼法中使用了沉淀剂皂角汁，皂角汁富含皂苷，于是认为皂角汁中的皂苷会与人尿中含有的性激素发生化合反应，形成难溶的大分子复合物而沉淀，其后再经过滤、蒸发、溶解、升华、结晶等手段制得的秋石，就是相当纯净的性激素制剂。

为此，有学者专门选择了沈括当年提炼秋石的所在地——安徽宣城作为实验场所，严格按照沈括在书中记载的步骤，对秋石的阳炼法等进行了模拟实验，并借助中国科学技术大学结构成分分析中心的进口设备，采用化学方法和物理方法分别对中间产物和最终产物作了交叉检测。结果表明，阳炼法制取的秋石不含性激素，其成分是以氯化钾、氯化钠、硫酸镁、磷酸钙等为主的无机盐混合物。"世人注目的秋石不是一种相当纯净的性激素制剂，而仅仅是一种以难溶无机盐为主要成分，与人中白具有类似功能的药物"[1]。

研究者认为：为什么此法提炼不出性激素呢？因为皂苷有两种不同的结构，一种是甾体皂苷，另一种是三萜皂苷，一般来说，只有甾体皂苷才具有性激素复合成难溶大分子的性能，三萜皂苷则不能在溶液中与性激素复合。而中国皂角中只含有三萜皂苷，所以在提炼秋石的第一步骤沉淀过程中，皂角汁就不能沉淀人尿中的性激素，那么，以后建立在沉淀物基础之上的过滤、蒸发、升华、结晶等步骤，显然是不可能得到性激素制剂的，理化检测的结果也显示，秋石不是性激素制剂，而仅仅是与人中白具有类似功能的，以难溶无机盐为主要成分的药物。李约瑟博士忽略了不同皂苷的结构差异，得出的结论也就难免失之偏颇了。

为何要在人尿中加入皂角汁呢？研究者以为，这可能是中国古人在提炼秋石时，把皂角汁作为一种去除人尿中污秽的洁净剂。例如《本草纲目》秋石项下中曾有记载："古人惟取人中白，人尿治病，取其散血、滋阴、降火、杀虫、解毒之功也，王公贵人恶其不洁，方士遂以人中白设法煅炼，治为秋石。"[2]

但是，秋石的研究并没有因此结束。最近据王家葵先生《本草文献十八讲》又指出："2001 年左右，中国科学技术大学张秉伦老师的一位硕士也做过秋石的实验，用了五个配方，得出的结论是没有性激素。朱晶在其 2008 年北京大学博士论文《丹药、尿液与激素：秋石的历史研究》中得出的结论是：记载的一百四十余种秋石制作方法中，确实存在获得活性激素的可能性。具体说法如下：'古代操作条件下可能从尿液中提取类固醇激素、蛋白质多肽激素和氨基酸衍生物激素，一百四十二种秋石练法中，多数所得秋石不含活性激素，部分可能得到含活性激素的秋石。模拟实验研究结果显示部分阳练法所得秋石含有性激素。'"

那么，能否以秋石不含性激素就可以完全否定其是一种药物呢？恐怕未必如是。关于秋石的药效，宋代及其以后的医药文献中，在秋石项下缺乏性激素药物"助阳"相关作用的记载。在功用方面，如《本草蒙筌》称："滋肾水，返本还元，养丹田，归根复命，安和五脏，润泽三焦，消咳逆稠痰，退骨蒸邪热，积块软坚堪用，臌胀代盐可尝，明目清心，延年益寿。"《医学入门》称："治色欲过度，羸弱久嗽，眼昏头眩，腹胀喘满，腰膝酸疼，遗精白浊。"《本草纲目》称："治虚劳冷疾，小便遗数，漏精白浊。"《本经逢原》称："能滋阴降火而不伤胃，补益下元真火，散瘀血，助阴精，降邪火，归真阳，止虚热嗽血，骨蒸劳瘵。""秋石以秋命名，专取秋气下降之意。他时制者，功力则殊。火盛者宜生宜淡，阴虚者宜熟宜

[1] 张秉伦，孙毅霖. "秋石方"模拟实验及其研究 [J]. 自然科学史研究，1988，（2）：170-183.

[2] 孙毅霖. 中国古代秋石提炼考 [J]. 广西民族学院学报（自然科学版），2005，（4）：10-14.

咸。""其阴炼淡者，性最下渗，苟非阴分热极，难以轻投。阴虚多火，小便频数，精气不固者误服，令人小便不禁，甚则令人梦泄。其咸者，可代盐蘸物食之，喘咳烦渴不寐者，以半钱匙，冲开水服之，即得安寐，觉时满口生津，亦不作渴，补阴之功可知。"《医林纂要》称："补心软坚，渗血去瘀，利三焦，通水道，澄清肾水，降逆消痰。"秋石滋益真阴，去肾水之秽浊，或谓其能使虚阳狂作，真水愈亏，则一偏之论矣。"

在复方应用方面，如《洪氏集验方》治男子妇人虚劳羸瘦，以"秋石一两，干山药一两。研末，别以酒调山药为糊，丸如梧桐子大，又以干山药为衣。每服二十丸，温酒米饮任下。"《永类钤方》秋石四精丸："治思虑色欲过度，损伤心气，遗精，小便数。秋石、白茯苓各四两，莲肉、芡实各二两，为末，蒸枣肉和丸，梧子大。每空心盐汤下三十丸。"《摘玄方》治赤白带下，以"真秋石研末，蒸枣肉捣丸梧子大。每服六十丸，空心醋汤下"。

《本草纲目》中，载录了几个含有秋石的药方，如"秋石乳粉丸，服之滋肾水、固元阳、降痰火""秋石四精丸，治思虑色欲过度，损伤心气，遗精小便数"等。《本草纲目》引《医方摘要》方，治"噎食反胃，秋石，每用一钱，白汤下，妙"。

根据以上文献，不难看出，在明清医药学家眼中的秋石，不仅没有助阳之意，反而主要是用以"滋阴降火"。试想，如果秋石是壮阳药，那么用于体弱多病的老年人，显然是不合适的，对于思虑色欲过度的人，岂非火上浇油？从以上记载可以看出，沈括让其父亲服用，仅是出于调养身体，本草学家也并没有将秋石视为壮阳之物。鲁迅先生在《中国小说史略》中写道："明代都御史盛端明，布政使参议顾可学，皆以进士起家，而俱借'秋石方'致大位。瞬息显荣，世俗所企羡，侥幸者多竭智力以求奇方，世间乃渐不以纵谈闺帏方药之事为耻。"从这段文字中推测，称其壮阳只是顾可学、盛端明阿谀奉承之徒出于迎合皇帝追求长生不老的心理，"俱借'秋石方'致大位"，是迎合皇帝等人的虚假说辞，故不能因此完全否定秋石的制备经验，其究竟有何药效作用还值得进一步研究。宋代制备的秋石是否真的含有性激素，恐怕仍需确定。

（2）"煮散"推广，利中存弊。煮散是中药饮片加工后过筛除去细粉的粗末，加水煮服，取煎液服用。煮散的起源较早，古代没有现代饮片的加工工具，采用"㕮咀"的办法砍斫破碎药材煎煮，应该是煮散的起源。《辞海》"㕮咀"条下称："㕮咀就是咀嚼。""古代煎药，先把药料切碎为末，好像经过咀嚼似的，叫㕮咀。"《灵枢·寿夭刚柔》记载："凡四种，皆㕮咀，渍酒中"；《政和本草》记载："药有易碎难碎，多末少末，秤两则不复均平，今皆细切之较略如㕮咀者，乃得无末而又片粒调和也。"唐宋时期的煮散可能将药物破碎的粒径更细，且要求筛去细粉，或再置于绢袋中入煎，这种做法能提高药物的利用率，并避免药粉黏附于煎药器皿的底部。如孙思邈《备急千金要方》"丹参煮散方"之下称:"治(即粉碎)下筛,为粗散,以绢袋子盛散二方寸匕,以井花水二升煮,数动袋子。"古代的药物"㕮咀",只是砍碎为不规则小块状,直接入煎。

宋代煮散的推广。宋代药物剂型中应用最广的是煮散,推广这一剂型是从唐末五代时期延续下来的。在当时,节约用药,显得非常紧迫。这个结论可在与沈括大致同时的庞安时所著的《伤寒总病论》里反映出来。在《伤寒总病论》卷六里,所列"辨论"和"辨伤寒论书",都谈到了煮散。而且在书中所附"修治药法"的后面,有庞氏门人魏炳的一段话,主要也是谈煮散,庞氏对汤药改煮散的原因,说得比较清楚,在辨论里说:"唐自安史之乱,藩镇跋扈,至于五代,天下兵戈,道路艰难,四方草石,鲜有交通,故医家省约,以汤为煮散。"在"辨伤寒论书"里,叙述的原因,也大致如前,不过后面的两句,说得更明确些:"故医家少用汤液,多行煮散。"庞氏虽然只是述说前代唐人境遇,其实在北宋期间,北方与西北等地政权更迭割据,交通运输阻隔,药材供应紧缺,仍须想方设法节约资源,同样有必要选择煮散。

"煮散"二字,成为一个专用术语,见于唐代,在《外台秘要》的药方中,其方名正式标明煮散的约有二十余首;如果加上方名中仍然称为"汤",而实际是应用煮散方法的则远超此数。其实,早在张仲景《伤寒杂病论》中就已有这种剂型。如其中人们非常熟悉的桂枝汤:"桂枝三两(去皮),芍药三两,甘草二两(炙),生姜三两(切),大枣十二枚(擘),右五味,㕮咀三味,以水七升,微火煮取三升,去滓。适寒温,服一升。"其中"㕮咀三味,以水七升,微火煮取三升,去滓",全方五味药,为何只是"㕮咀三味"?因为大枣果肉柔软,内核异常坚硬,不必也难以剉碎,临时以手擘破即可;生姜本为鲜药,不能事先制备,一般在入煎时病人自行切片加入。以散为名的四逆散加味用法,则是更典型的煮散,该方由枳实、柴胡、芍药、甘草四味组成。原方的用法是:"上四味,各十分,捣筛,白饮和服方寸匕,日三服。咳者,加五味子、干姜各五分,并主下利;悸者,加桂枝五分;小便不利者,加茯苓五分;腹中痛者,加附子一枚,炮令坼;泄利下重者,先以水五升,煮薤白三升,煮取三升,去滓,以散三方寸匕内汤中,煮取一升半,分温再服。"麻杏苡甘汤:"麻黄(去节)半两(汤泡),甘草一两(炙),薏苡仁半两,杏仁十个(去皮尖,炒)。上剉麻豆大,每服四钱匕,水盏半,煮八分,去滓,温服。有微汗,避风。"以上方剂,都是以粗粉或粗颗粒入煎,如"以散三方寸匕内汤中,煮取一升半",且"捣筛"即粉碎后过筛,大致相当于煮散的粉末饮片制备,煎煮方法也是比较典型的煮散。

宋代,在《太平惠民和剂局方》里,共载 788 个处方,其中不同类型的煮散就占 237 个。如人参败毒散、凉膈散、八正散、导赤散等,是将药物制成粗末,水煎去渣服的这类煮散，一般一次药量在二至三钱；还有碾为细末，煎后连渣服用的，如藿香正气散、平胃散等，则每次用量多是二钱；另外还有些方剂，尽管是用"汤""饮"为名，其实际服用方法，仍属于煮散，如升麻葛根汤、六和汤、苏子降气汤、二陈汤、四七汤、甘露饮、清凉饮子等，一次用量也多为二钱，服用量多的也不过四钱。可见，在当时煮散已成为剂型的主流之一，而且用药量很小。但是，宋代煮散的普遍使用，却被一些人认为是不合乎中医辨证论治传统的。在众多的反对声中，经北宋医家的纠偏，煮散推行之风至南宋渐次衰减。周密《武林旧事》中记载南宋出现作坊生产"生药饮片"，说明一定规格的切片已经取代了舂捣成颗粒的煮散方法。

煮散利弊之争。古代提倡和推行煮散，有其不可磨灭的历史功绩。在今天如果加以合理利用，也不缺少重大的现实意义。

北宋反对煮散者，强调其作用力度不如汤剂。如沈括《梦溪笔谈·药议》称："汤、散、丸各有所宜，古方用汤最多，用丸、散者殊少。煮散古方无用者，惟近世人为之……近世用汤者全少，应汤者皆用煮散。大率汤剂气势完壮，力与丸散倍蓰。煮散者，一啜不过三五钱极矣，比功较力，岂敌汤势？"北宋末年的《圣济总录》也认为："古方汤法㕮咀，谓锉如麻豆；散法治罗，谓治择捣罗。盖卒病贼邪，须汤以荡涤；久病痼疾，须散以渐渍。近世一切为散，遂废汤法。今以锉切㕮咀，或粗捣筛之类为汤，捣罗极细者为散。"沈括系北宋著名学者，《圣济总录》则是名医参与的官修方书，可见当时排斥煮散者人数不少，而且来头不小。不过这些批评言论，理由并不充分。因为煮散的剂型是汤剂，并非沈括及名医们所谓的散剂，仅是以粗末煎汤而已。就是散剂与他们所说的普通"汤剂"，要论"气势"，并"比功较力"，也只有在用量相当的条件下，才有可比性，煮散"一啜不过三五钱"，不及"汤剂"，在用量相等的情况下，结果又如何呢？当然是相反的。就是真正的散剂和汤剂，只有"宜汤者"（活性成分水溶性良好），才是"汤者荡也，丸者缓也"，否则，结论也是相反的。

煮散的优点是：由于药物单位面积小，煎煮时与水的接触面积增大，所以药物的有效成分比较容易溶出，虽然用药量较少，但可以提高药物的利用率，取得与饮片汤剂相同的效果，能够节约药材，有利于保护资源，确保其可持续利用。煮散的日服用剂量约为汤剂的三分之一，可减少病人花费，能发挥中药简便廉的优势。同时，可缩短煎煮时间，节省能耗。而且比起药材来体积要小得多，便于携带，比起蜜丸、膏滋等，容易保存，不容易发霉变质，且制药的操作过程少，加工更方便。基于以上特点，所以在《太平惠民和剂局方》里，煮散方的比重显著增加，而且几乎成为主流，难怪被沈括说成是"近世用汤者少，应汤者皆用煮散"了。

如果用庞安时的论点逆向思维推导，当时宋朝国内的情况有了较长时间的相对稳定，不再"天下兵戈，道路艰难，四方草石，鲜有交通"，医家也不必省约，所以就没有用煮散代替汤剂的必要了。加之当时出现的饮片外形美观，病家容易辨识其配方是否无误，煮散就不再被医家大力提倡。但是直到清代，在《兰台轨范》《温病条辨》等书中，仍有不少方剂是采用煮散的。如《温病条辨》的第一名方——银翘散，即是煮散（原方要求"杵为散，每服六钱，鲜芦根汤煎，香气大出，即取服，勿过煎，肺药取轻清，过煎则味厚而入中焦矣"）。

现代有人[1]比较了煮散和现在通用的汤剂，认为：用普通一剂汤药的三分之一重量，碾为粗末，作煮散，去渣后，其稠黏度，要比一整剂汤药浓得多。用煤火煎煮普通饮片，火急易沸，煎出来往往是清汤，再看看其中的药材，薏苡仁、芡实的中心，还是干的，莲肉还未变软，决明子和黑豆，仅仅外皮泡湿，绝大部分还未开裂。有的茯苓，加工切成方块，如骰子般，煎后外皮仅有一分左右的浸湿，中心仍是干的。又曾有人口尝煎后的黄芪和大枣，仍然是甜的。有关研究单位和临床单位，做了许多实际研究的工作，具有一定的说服力。如原中国中医研究院中药研究所选了不同的处方，对饮片的汤剂和粗末煎药两种方法作了部分有效含量的测定，并进行比较。经测定对比的处方有两个，一个是大黄黄连泻心汤，主要测定复方中大黄所煎出的蒽醌含量；二是四逆汤，测定复方中附子所含乌头碱的含量。把饮片汤剂用原方剂量，粗末的处方与汤剂完全相同，可是按照原方减去三分之二的分量。浸泡时间、煎煮时间、加温、容器完全相同。得出的结果是"粗末减少了用药量，而煎出汤来的质量并没有显著的降低，应用粗末汤剂（煮散）除了减少浪费和节约药材外，与普通汤剂的差别是不大的"。研究者又深入仔细地做了实验研究，选取泻心汤、四逆汤、四物汤、芩芍汤、归脾汤等几个方子，进行对比，得出的结论是所含成分的煎出量，煮散都有提高，"初步看来，煮散用量宜取饮片处方量的 $1/3 \sim 1/2$"[2-3]。

研究认为，《太平惠民和剂局方》等实际使用的煮散，大致是不减药效的，而且能节约药材。今天的药材不但用于治疗疾病，而且也用于预防疾病，所以，需要量不知比从前要大出多少倍，况且，有些药物自然产量不多，因此节约使用和合理使用仍有必要。煮散可以在保质保量的前提下，节约部分药材，值得研究。

提倡煮散，完全不等于就废除了汤剂，煮散本身也是汤剂，只不过传统汤剂煎煮的主要是片状、节段状等直观性比较好的"饮片"，煮散煎煮的是再经破碎的

[1] 耿鉴庭，耿刘从. 漫谈煮散[J]. 陕西新医药，1977（5）：48-50+60.

[2] 佚名. 中药汤剂粗末煎药的初步介绍[J]. 中医杂志，1961（4）：9-11.

[3] 蒙光容，陈玫，林育华. 中药汤剂粗末煎药的实验研究[J]. 中医杂志，1962（5）：14-17.

"粗颗粒"，没有本质上的区别。不可回避，煮散也是有缺点的。首先，根、茎类植物药，其表里因破碎的难易度不一样而有粒径差异，密度也有不同，分装时很难保证其均匀性。其次，种子类药物破碎后不便贮存，会在短时间内氧化（泛油、酸败），且含挥发性活性成分的药物，粒径越小保质期越短。再者，破碎后的煮散，饮片原有的外观性状特点已不存在，随之带给质量监管的难度增加，会给一些不法之徒以可乘之机。尽管如此，也不能因噎废食而一刀切。合理使用煮散也是十分必要的。

宋代煮散的需要促进了加工设备的改变，此时沿袭的制药技术也不断得到改善，其中比较突出的是丸衣的运用。丸剂是我国医药中一种古老的剂型，为了延长它的保存期，在包装防腐方面，宋代又有了一些新的改进。这一时期多用的是油单（涂油的布）、蜡纸封装丸药。但在北宋中后期，引进了金银箔丸衣。很快又发展了朱砂衣、麝香衣、青黛衣、矾红衣等多种丸衣形式。青黛、朱砂一般是方中的组成药物，因其不含水溶性活性成分，不可入汤剂，以其作为丸剂包衣，既可防腐，又美化外观，一举多得，故今人亦有使用。《太平惠民和剂局方》的问世，更加促进了中成药的发展，使这一时期的丸药生产出现了新的兴盛局面。

3. 追捧香药　成为时髦

以"仙药"与"服石"为时髦的世风，经秦汉、魏晋南北朝、隋唐至宋代，基本不再盛行。随着芳香药物的相继传入，其不仅受到临床医家的关注，同时由于帝王的偏爱，上行下效，逐渐成为时尚物品。众所周知，芳香药物具有解表、化湿、行气、活血、开窍等方面的功效。作为外用容易透皮吸收，能较好发挥行气血并缓解疼痛之效，经吸入给药，还有迅速提神醒脑的功效。合理使用无可厚非，但当时宫廷与民间，皆将芳香药物作为奢侈消费品。或作为食品的添加剂，以优化其芳香气味，增进食欲，也略有防腐之效，其更是服务于商业目的。或用于佩戴、洗浴、熏衣，或净化、香化环境、居室，辟秽防疫。或寺庙将其加入焚香、熏香中，用于宗教朝拜与祭祀场合。将使用芳香物品视为时髦，则难免发生种种弊端。

喜欢芳香物品，人之常情，伟大爱国诗人屈原也以之比喻高尚的人品，如《离骚》中的"扈江离与辟芷兮，纫秋兰以为佩"。芳香药物历来是中药的重要组成部分，《神农本草经》收载的此类品种，就有菖蒲、菊花、术、独活、柴胡、木香、细辛、白蒿、卷柏、芎䓖、蘼芜、防风、香蒲、兰草、牡桂、箘桂、松脂、柏实、蔓荆实、辛夷、木兰、橘柚、麝香、干姜、当归、白芷、败酱、藁本、泽兰、牡丹、马先蒿、假苏、吴茱萸、枳实、厚朴、秦椒、草蒿、连翘、蜀椒、莽草、蔓椒、水芹等40余种。

中国原产的香药，不但种类有限，而且除麝香之外，均非珍稀名贵之物，也不具有使人愉悦的清香之气。因此随着对外的交往，香药相继传入我国。香药的输入，至少在南北朝时期就已经开始。如《本草经集注》木香项下之"陶隐居云：此即青木香也。永昌（今云南保山东北一带）不复贡，今皆从外国舶上来，乃云大秦国（古代罗马帝国）。"又据李延寿《南史·列传第六十八·夷貊上》中所载，南朝时（482年—589年）海外诸国多次进献香药或杂香药。唐代通过丝绸之路，输入香药更加频繁和多样。《新修本草》新增加的药物中，如龙脑、安息香、茴香、苏木、姜黄、郁金、胡椒等，都是知名的香药；《海药本草》新增的瓶香、返魂香，以及所载西海的兜纳香、缩砂蜜、龙脑香、肉豆蔻，东海的青木香，昆仑的丁香，也是芳香药品。尤其是龙脑香，《神农本草经疏》称"其香为百药之冠"，影响最大。

宋代海外交通的发达，更加方便阿拉伯、南洋诸国的许多香药涌入中国，据《宋史》记载，宋朝设有专门的"香药库"，"掌出纳外国贡献及市舶香药、宝石之事。"[1] 同时还载有大食（波斯文 Tazi 的音译，唐以来指阿拉伯帝国）蕃客罗辛贩卖的乳香，就价值30万缗，"宋之经费茶、盐、矾之外，惟香之为利博，故以官为市焉。建炎四年（1130年），泉州抽买乳香一十三等，八万六千七百八十斤有奇"。官方垄断经营香药等专卖品，成为国家财政收入的重要来源[2]。1974年，福建泉州打捞出水的宋代沉没海船中，发现载有大量降真香、乳香、龙涎香、胡椒等香药[3]。根据这一年从海上进口香料的实证，可以了解宋朝整个社会对于香药需求的兴旺。由于宋人对香药的关注，便出现了记载沉香的专著。11世纪初（1022年），曾任宰相的丁谓，被贬海南后，撰《天香传》，详细叙述了沉香的品种、形态、产地、采收等。《本草图经》称："然此香之奇异，最多品，故相丁谓在海南作《天香传》言之尽矣。云四香凡四十二状，皆出于一本。木体如白杨，叶如冬青而小。又叙所出之地云：窦、化、高、雷，中国出香之地也，比海南者优劣不侔甚矣。既所禀不同，复售者多而取者速，是以黄熟不待其稍成，栈沉不待似是，盖趋利戕贼之深也。非同琼管黎人，非时不妄剪伐，故木无夭札之患，得必异香，皆其事也。"高官竟能为沉香作传，足见其深入人心之事实。

社会需求是刺激市场发展的根本动力。宋代香药进口的空前兴旺，缘于国内

[1] 脱脱等. 宋史：卷一六十五百 [M]. 北京：中华书局，1977：3908.

[2] 脱脱等. 宋史：卷一八十五百 [M]. 北京：中华书局，1977：4537.

[3] 吴鸿洲. 泉州出土宋海船所载香料药物考 [J]. 浙江中医学院学报，1981（3）：44-47.

消费香药的不断增长。当时朝野跟风香药为时髦的状况，郑金生先生[1]已有详细研究，现摘录如下：宋代朝野皆好香药，宫堂、八方寺庙，无不香烟缭绕。沈括记"三省故事，部官日含鸡舌香（母丁香），欲其奏事对答，其气芬芳"，虽然用鸡舌香治口臭早在汉代已有前例，但像宋代这样纯粹为了在皇帝面前营造芬芳环境而口含香药，还很少见。宋代世风奢靡。据描写北宋京城繁华景象的《东京梦华录》记载："四月八日，佛生日，十大禅院各有浴佛斋会，煎香药糖水相遗，名曰浴佛水。"另外端午节需要的物品中，需要将紫苏、菖蒲、木瓜切细，以香药拌和，用匣子盛裹。香药铺在京城繁华地段是必有的店铺。半壁河山的南宋，京师同样盛行香药，如陆游《老学庵笔记》记载："京师承平时，宗室戚里，岁时入禁中，妇女上袄车，皆用二小鬟持香球在旁，而袖中又自持两小香球。车驰过，香烟如云，数里不绝，尘土皆香。"官僚阶层好香之风非常普遍，据载翰林学士梅询"性喜焚香，其在官所，每晨起将视事，必焚香两炉以公服罩之，撮其袖以出。坐定，撒开两袖，郁然满座浓香"。其时君臣之间，以香药作为赏赐或供奉非常频繁。例如嘉祐七年（1062年），宋仁宗以金盘贮香药赐韩琦，元祐二年（1087年）宋哲宗诏赐御筵于吕公著私第，遣中使赐香药等物，这是一种特殊的恩遇。臣下进奉皇家的贡品中，奇香异药更为常见。

宋代医药书中，含有香药的方剂大行于世。最能反映宋代用药特点的《太平惠民和剂局方》中，香药使用的频率远远高于其他朝代。该书使用的香药种类之多是历代方书所罕见的。木香、沉香、藿香、丁香、冰片、檀香、茴香、乳香、安息香等药物的使用极为普遍。某些香药方的流行也与名人效应有关。例如宋真宗曾经赐予大臣王文正苏合香酒，"自此臣庶之家，皆仿为之，苏合香丸盛行于时"。当香药之方成为时尚之后，跟风化裁的同类方随之兴盛，滥用香药方的现象也就随之生。待到时代变更、风气转化之后，滥用香药的风气自然要受到批评和纠正。元代的朱丹溪在《局方发挥》中就对宋代帝王倡导的苏合香丸之组成和疗效提出批评。他认为古人制方，讲究药物的互相配合、协调，攻补兼施，气味相调，有主有次，井然有序。但苏合香丸用药十五味，"除白术、朱砂、诃子共六两，其余一十二味，共二十两，皆是性急轻窜之剂。往往用之于气病与暴仆昏昧之人，其冲突经络、漂荡气血，若摧枯拉朽然。"朱丹溪是元代滋阴派的领军人物，他在《局方发挥》中痛斥宋代滥用香药方的弊病，指责"彼燥悍香窜之剂，固可以劫滞气，果可以治血而补虚乎？"朱丹溪的批评对扭转宋代香药方堆砌香药，以扩大治疗范围，起了一定的积极作用。

---

[1] 郑金生. 药林外史 [M]. 桂林：广西师范大学出版社，2007：131-138.

宋代世风侈靡的另一处表现在饮食消费方面。（宋人认为时尚的）某种汤，实际上是药汤，材料是气香、味甘甜的药材，药性有温有凉，但其中总少不了甘草调味。待客请喝药汤，已够稀奇。不仅如此，宋人自己也"朝暮饮之"，成为习俗。所以市面上才能见到清晨卖"煎点汤茶药""卖药及饮食者"。这里的"药"可用现代美称成为"保健药物饮料"。宋人为什么把喝药视为乐事呢？这还是和香药的盛行有关。香药不仅波及到医药，引起宋人好用香药方的倾向，同时也波及到饮食，导致了药汤的盛行，这种药汤，或简称为"汤"，或称"熟水"。官修的《太平惠民和剂局方》中专门收录了一系列这种汤方，其中有豆蔻汤、木香汤、桂花汤、破气汤、玉真汤、薄荷汤、紫苏汤、枣汤、二宜汤、厚朴汤、五味汤、仙术汤、杏霜汤、生姜汤、益智汤、茴香汤等。这些汤剂和书中其他药方不同的是，它们没有归属于治哪一类疾病之下，只是以"诸汤"来作标题。它们的共同特点是研成细末，用量一钱，用"沸汤（开水）点服"，或者"如茶点饮"。《东京梦华录》记载（酒肆茶楼）这些人所持的"果子香药""蜜煎香药"，也是用香药调制的零食。例如《太平惠民和剂局方》里的"木香饼子"，就是用多种香药加甘草熬膏，做成小饼子，可以不拘时候服用。四川用榅桲切去顶，剜去心，纳檀香、沉香末、麝香少许，盖上顶盖，用线捆扎蒸烂，候冷研如泥，再加少许冰片和匀，做成小饼子，烧之香味不减龙涎香。至于用香药加工的饮料食品，包括糕点、果品、粥、保健饮料、酒等，其名目之多，用心之良苦，更是令人叹为观止。宋人在香药、熟水方面的时尚，可以说是上自帝王将相，下至平民百姓，无不卷入其中，并由此影响到医药家的用药。拿药当食，本意是希望天天保健，日日太平，但没有想到药物的偏性积累多了，就会引起副作用。元代的李鹏飞对宋代滥服熟水曾提出严厉的批评。他认为："世之所用熟水，品目甚多。贵如沉香则燥脾，木骨草则涩气，蜜香则冷胃，麦门冬则体寒。如此之类，皆有所损！"也就是说每种药都有它的副作用，他特别不满于当时最上品的紫苏汤，认为紫苏"久服则泄人真气，令人不觉"。可是当时的人却早晚服用，毫无益处。他认为"芳草致豪贵之疾者，此有一焉！"也就是说这些芳草香药可以引起豪贵之人群患病，也就是我们今天所说的又一种"富贵病"。

反思宋人滥用芳香物品的历史教训，具有重要的现实意义。随着国家经济的发展，人民生活水平的提高，加之不良舆论的误导，一些人（尤其是所谓的"土豪"）产生了病态的消费心理，以品尝或占有珍稀濒危物种为时尚，不自知其为耻，反以为荣，甚至会触犯法律。如铤而走险非法买卖一类保护动植物者，禁而不止，有人将沉香制成牙签状，嵌入香烟中抽吸，以炫耀其"品味"，实则是暴殄天物。有市场就有杀戮，因此盗猎、盗采濒危动植物而获刑者，不时发生。至于保健食品，其养生作用历来就受到重视，对于亚健康状态的干预，或辅助治疗一些疾病，本无可厚非。但其服用必须在中医药理论指导下，只适用于特定人群，绝不存在人人皆宜之品，而且持续不间断服用必然有害无益。

此外，古人也一直致力于香药的制备。《宝庆本草折衷》一书记载："艾原甫又言有猪胆合为牛黄，其色赤，皆不可用。"尽管这一记载十分简单，无法了解其工艺，且其尚不为当时医家所认可，但由此可以看出当时的药学家已了解牛黄与胆汁之间的关系，并试图用猪胆汁制成牛黄代用品。尤其是选用含胆红素多且易得的猪胆作为原料，这一点与现代人工合成牛黄的思路是一致的。只是现代人工牛黄的配方更科学，组方更复杂，系由牛胆粉、胆酸、猪去氧胆酸、牛磺酸、胆红素、胆固醇、微量元素等精心配制而成。随着科技水平的发展，目前体外培育牛黄和人工牛黄均已获得成功。

宋代本草方书中也还有一些关于用升华法制取龙脑、樟脑的记载。红曲的发明是宋代食品及医药上的重大事件，其用途在《饮膳正要》《日用本草》和《本草衍义补遗》中均有记载，李时珍《本草纲目》称其为"此乃人窥造化之巧者也"，至今仍被广泛用在治疗、食品保护和食物着色等方面。运用蒸馏技术提取某些挥发性物质的方法，也不断被引用到医药中来。在宋代的本草和道藏中，已出现了多种用于抽取水银的蒸馏设备。据考证[1]，我国至少在宋代已有蒸馏酒出现，蒸馏酒乙醇浓度相对更高，不仅利于保存，而且医药作用更加强烈和广泛。后周显德五年（958年），我国首次进口了出于西域的蔷薇水，以后又陆续有玫瑰油传入我国。这些含挥发油的芳香水剂在当时很受人们欢迎，但其制作方法则秘而不宣。至北宋宣和年间，才有"禁中厚赂敌使，遂得其法，煎成赐近臣，色香胜北来者。"[2]至南宋则有多种书籍详载露剂的制法了。

三、性能理论再深入　法象药理系统化

中药的性能理论内容丰富，除了人们熟知的四气、五味、归经、升降浮沉、有毒无毒之外，还有润燥、补泻、走守、猛缓、刚柔等。该理论奠基于秦汉，《神农本草经》序例首先总结了四气、五味和有毒无毒。其快速发展于宋金元时期，进而确立了归经和升降浮沉理论，并使之系统化。

自《本草经集注》以来，至于宋代，主流本草以药物基源考订为主要着力点，在药物的功用积累方面也成效显著，但是性能理论进展很缓慢。宋代屡次校正刊印

---

[1] 曹元宇. 烧酒史料的搜集和分析 [J]. 化学通报，1979（2）：68-70.

[2]（宋）张邦基. 墨庄漫录（卷三）[M]. 涵芬楼影印江安傅氏双鉴楼藏明抄本. 14.

本草医书，为医药理论研究提供了必要的资料和条件。兴办医学教育，当时不论习医习药，考试时均要"并问所出病源，令引医经本草、药之州土、主疗及性味畏恶、修制次第、君臣佐使、轻重奇偶条对之。"在这种行政导向影响下，宋代的药物性能理论得到提升，尤其是药理探讨进入了一个新的境界。

1. 考订药物性味　提出"四性"学说

自《神农本草经》开创药物标注四气五味先例以来，一直沿用至宋代。鉴于宋朝以前本草所载药物的性味，存在不少舛误和混乱现象，因此，订正性味也是这一时期本草学家的工作之一。如南宋的《绍兴本草》，著书的宗旨就有对"物性寒热补泻、有毒无毒，或理之倒置，义之相反者，辨其指归，务从至当"。该书对前人所载药性矛盾者予以订正，缺失者予以补充。陈衍"尤笃于论性"，而作《宝庆本草折衷》，称"参缀云之所集，验隐居之所评，更权衡以仲景之方法，求其与主治相合者，订为定论焉"。例如称："薄荷并前之假苏、水苏、香薷及草部中之石香薷，凡五物也，味皆辛而性皆凉。历观古今医方，例以此五物为理风血，解热毒之用，则性之凉必然矣。旧悉以温称，殆非所宜。""凉"性虽早见于《神农本草经》序例，但各药之下注以性凉，却直到五代末《日华子本草》才出现，南宋时凉性药的记载明显增多。药物性味的正确与否，一定是相对的，对其修订历代都在进行，不会停止，至今仍是如此，故不必在此赘述。

药之寒、热、温、凉，为何被称为"四气"？唐人陈藏器说："小麦秋种，夏熟，受四时之气足，兼有寒、热、温、凉，故麦凉，曲温，麸寒，面热。"（《本草纲目》小麦条下）宋代赵佶《圣济经》于卷六《食颐篇·因时调节章第一》说："春气温，宜食麦以凉之；夏气热，宜食菽以寒之……冬气寒，宜食黍以热之。"于卷十《审剂篇·气味委和章第一》又说："春夏温热，秋冬凉寒，气之常也。法四时之气以为治，则治寒以热，治热以寒。"李东垣亦曰："天有阴阳……温凉寒热四气是也……温热者，天之阳也；凉寒者，天之阴也。"（《汤液本草》）其中都包含四气是基于"法四时之气以为治"的意思。明代李中梓《医宗必读·药性合四时论》进一步予以明确，认为："以四时之气为喻四时者，春温、夏热、秋凉、冬寒而已。故药性之温者，于时为春……药性之热者，于时为夏……药性之凉者，于时为秋……药性之寒者，于时为冬"，其意思是说药性之分寒热温凉，是以春温、夏热、秋凉、冬寒的四时气候特征来作比喻的。

还需要提及的是性味的物质基础是什么？古代朴素唯物主义思想认为，气是构成世界的基本物质，食物和药物亦不例外，也是由气构成。在《黄帝内经·素问》中，常用"气味"对举并提的方式，用以代指食物和药物中的精微物质。如《素问·脏气法时论》曰："气味合而服之，以补精益气。"《素问·阴阳应象大论》曰："形不足者温之以气，精不足者补之以味。"即药食的养生和防治疾病的作用，是由"气味"产生的，"气味"就是其中所含精微物质。由于宋代程朱理学对于"格物致知"的倡导，这一问题受到关注。如沈括在《梦溪笔谈》中指出："凡人饮食及服药，既入肠，为真气所蒸，英精之气味，以至金石之精者，如细研硫黄、朱砂、乳石之类，凡能飞走融结者，皆随真气洞达肌骨……凡所谓某物入肝、某物入肾之类，但气味到彼耳，凡质岂能至彼哉！"这段论述指出了药物进入人体发挥功效的基础是"英精之气味"，相当于今日所称的活性物质、有效成分。

《圣济经》阐明了物质之"气味"与功能之"性味"的因果本末关系，给后世以极大启示。书中指出："物生之初，气基形立，而后性味出焉。审剂之初，专性味而失气体之求，是未尽阴阳之道也。"在这里，将药物中的精英物质称为"气味"，而将代表药物作用特点的性能称为"性味"，以示区别。书中的"形气者，性味之本；性味者，形气之末。工之审剂，齐其末而不知其本，故专性味而失气体之求"等有关文字，不仅指明了"气"与"性"，即物质基础与性能表现的本末关系，并且提出了不能只重表面的药性，而不深究内在的物质要求。这在当时虽无法真正进行，但其积极意义值得肯定。努力阐明各药性的物质基础，迄今仍是中药学的艰巨任务。

此外，"气味"还常为"气臭滋味"的简称。宋徽宗赵佶政和年间，寇宗奭于《本草衍义》中指出："凡称气者，即是香臭之气。其寒、热、温、凉，则是药之性……其序例中气字，恐后世误书，当改为性字，则于义方允。"尽管寇氏的主张，对于明了"性"与"气"的关系与上文所说是有明显差异的，但能避免"气"的含义分歧，十分可贵，又十分重要，今天也值得采纳。但"四气"之说，出自药学经典《神农本草经》，并沿用千年，约定成俗，在当时要将其废置不用，而标新立异，是难以得到诸家认同的。所以，李时珍《本草纲目》既肯定"四性说"，又采取折中态度，认为："寇氏言寒、热、温、凉是性，香、臭、腥、臊是气，其说与《礼记》文合。但自《素问》以来，只以气味言，卒难改易，姑从旧尔。"自此，则"四气"与"四性"并行混用，沿袭至今。

"气"可以指代药物的寒热温凉性质，可以指代四季之冷暖气候，也可以指代药食之精微物质，还可以指代人体嗅觉器官感知的香臭之气。宋人对于"香药"的偏好，加深了"香臭之气"药效作用的认识。《圣济经》指出："世人知药之为真，不知谷畜可以为食治；知性味为本，不知气臭自有致用之异。""观芳草之气美，石药之气悍，兰草治脾痹，鲍鱼（即前面秦汉时期本草学中提及的腌鱼）利肠中，均有气臭专达，岂概以性味论欤？"这些论述，为此后气臭学说的进一步发展起到了推动作用。寇宗奭改气味而为性味之后，又明确地指出四气是"香臭臊腥"，可见气臭学说在北宋有了新的认识。《汤液本草》之羌活"气雄"、独活"气细"等，亦为此类。所以，严格地讲，将"四气"改称"四性"的主张是合理的。

附："一物二气"说

在中药性能中，往往有一药二性者，诸药之味及归经一般皆不止于一种。药物之升降趋向，存在若干"二向性"之现象，药之补泻，亦有两者兼而有之者。药物的"四气"，是否一定只有一气，绝无二气之物呢？据《本草蒙筌》转载，元代王好古曾提出："有一药一气，或二气者。热者多，寒者少，寒不为之寒；寒者多，热者少，热不为之热。或寒热各半而成温，或温多而成热，或凉多而成寒，不可一途而取也。又或寒热各半，昼服之，则从热之属而升；夜服之，则从寒之属而降。至于晴日则从热，阴雨则从寒，所从求类，变化犹不一也"[1]。王氏此说是否成立，后世本草均持回避态度。

对此，历代已有触及，只是阐发不够。在古代本草中，是能够见到一药二气的记载，而且并不鲜见。如《神农本草经》中雄黄"平寒"、翘根"寒平"，《本草经集注》中蔓荆子"平温"，《开宝本草》中胡核"温平"，《日用本草》中绿豆"凉平"，《本草图经》中硼砂"温平"，《汤液本草》中龙骨"平微寒"、黄芪"气温平"等。这些与王氏"一物二气"之说是否吻合，尚难定论。

有人认为[2]，一物二气是指同一基源而部位不同的药物，系指"根、苗异气味"或"生、熟异气味"。的确，因入药部位不同，药性互异者甚多，如生姜性温与生姜皮性凉、麻黄性温与麻黄根性平、枸杞性平与地骨皮性寒。生用熟用，药性改变亦是炮制的重要目的，如生地黄性寒与熟地黄性温、生何首乌偏寒与制何首乌偏温、生豨莶草偏寒与制豨莶草偏温。其实，这些用药部位不同、生熟不同之物，已经成为性能与功效不同的两种药物，不应再视为"一物"，这些例子与王氏之说恐怕不是一回事。

又如清代汪昂《本草备要》，有以药物体用分二气的说法。如谓薄荷"体温而用凉"，可能因其气芳香、味辛辣，质轻，自然属性偏于"阳性"，而称其"体温"；其功效"疏风热""利咽喉"，则又称其"用凉"。

[1] 陈嘉谟. 本草蒙筌 [M]. 北京：人民卫生出版社，1988：8.

[2] 张廷模，彭成. 中华临床中药学 [M]. 2版. 北京：人民卫生出版社，2015：46-48.

其所说的"用凉"，符合药性实际；但"体温"之说，含义难明。薄荷发汗解表作用较为明显，不唯风热，风寒表证亦常选用，如果结合其质地"轻浮"，是否为汪氏"体温"的由来，今人无法知晓。

至于药材采收的老嫩、干品与鲜品、阴干与晒干、是否经火炮制加工等，也是可以导致药性变化或寒热两极差异。关于"老嫩"，藏青果为诃子之幼果，其性寒于诃子（藏青果为寒性，诃子为平性）。关于"干品与鲜品"，嫩姜之温性弱于老姜。若干药物鲜用，大多寒凉之性甚于干品，如鲜地黄与干地黄、鲜石斛与干石斛等；也有温热之性弱于干品者，如鲜生姜与干生姜。关于"阴干与晒干与经火炮制加工"，阴干大黄之寒性甚于用火烘烤干燥者；生晒人参性偏于寒，而经火之红参性偏于温；生地黄、生何首乌不加辅料而久蒸久晒，其药性亦会显现温性。这些则与王好古所谓"温多而成热，或凉多而成寒"及"晴日则从热，阴雨则从寒"之论，具有一定的相似性。其所谓昼服夜服，药性不一，亦值得研究。

目前又有人提出药之二气与剂量相关，一些被主要气味的"偏性"所掩盖的次要气味，随着剂量增加而逐渐达到"有效浓度"，则表现出不同的偏性[1]。如临床柴胡用以升阳举陷、疏肝解郁，剂量一般较小，其寒性并不明显，若剂量增大，则可解表退热，显现出寒性。此乃一物二气的又一新认识。

上述事实为人熟知，亦易于接受，说明一物二性，并非水火不容。不过，一物二气的现象不止于此，且更为复杂。

为数不少的常用药物，如大蒜、冰片、丹参、郁金等，其寒温药性之所以长期分歧争执，是因为这些药具有多种功用，又缺乏对一物二气应有的了解。其中的大蒜，有解毒、消肿、止痢的功效，可以主治热毒疮肿及痢疾，按照常规的药性认定原则，应该具有寒凉性质。但因其气味辛辣，对口腔黏膜具有强烈的刺激作用，将其外敷，会引起皮肤红肿、灼热，甚至起疱，依据这些显而易见的不良反应，则只能标为温性。又如丹参，目前因其"凉血消肿"，标以"微寒"，陶弘景立足于不良反应，称"时人多服眼赤，故应性热。今云微寒，恐为谬矣"。缪希雍《神农本草经疏》则认为："丹参，《本经》味苦，微寒。陶云：性热，无毒。观其主心腹邪气，肠鸣幽幽如走水，寒热积聚，破癥除瘕，则似非寒药；

[1] 高晓山. 中药药性论[M]. 北京：人民卫生出版社，1992：354.

止烦满，益气，及《别录》养血，去心腹癥疾，结气，腰脊强，脚痹，除风邪留热，久服利人，又决非热药，当是味苦平，微温。"《本草便读》因其"能祛瘀以生新"，称其"性平和"。再如郁金，其药性亦素有寒温两说，难以折衷。因其活血化瘀、行气解郁，善治寒凝心脉血气疼痛及产后腹痛，故《本草求真》有"性温不寒……疗寒除冷之谓"之说。其又凉血清心、利胆退黄、利尿通淋，对痰火扰心、湿热黄疸、湿热淋证等颇有效验，故《神农本草经读》又称其"气味苦寒"。益母草既治产后腹痛、冠心病胸痛，又治热毒疮疹、湿热水肿；牛膝既治血瘀、肝肾不足之证，又疗上部血热及实热之证；豨莶草既治风寒湿痹、中风不遂，又治热性疮肿痒疹；远志既治寒痰咳嗽，又治热毒疮痈。上述各药之性，历代本草均存在分歧，有的还长期争论不休。为了给各自的结论找出依据，或取其气臭滋味，或取其直接感受，或取其不良反应，或取其各种阴阳属性之一种，皆有其道理。如果缺乏一物二气的思维方法，以上结果的不一致，不但问题没有解决，反而加剧了药性认识的分歧。如果立足于一物二气说，则诸家诸说皆是正常现象，大可不必争论不休。

药物之所以存在一物二气，主要有以下原因。

（1）给药途径不同，药性可能不一。有的药物因给药途径不同，功用可以迥异，其寒热效应当然不能划一。如冰片外用，对五官和皮肤热证之红肿痒痛，有良好的清热消肿、止痒止痛作用，以此立论，当有寒凉之性；其内服开窍醒神、缓解冠心病及外伤疼痛，偏于温通走窜，绝无除热去火的治疗效应，因此而言，其性当偏温。又如吴茱萸、细辛内服，长于散寒止痛，表现出较强的温热之性；而外敷涌泉，对口舌生疮之实热证及高血压之阳热上亢者，单用即有可靠疗效，与其温热之性毫不相干，现用"引火下行""火郁发之"来解释，实属不得已的自圆其说。目前，随着剂型的多样化，给药途径更加复杂，且这种现象将日趋增加，如枳实内服，用以行气化痰、除痞散结，其寒热效应很不明显，在承气汤诸方之中，或谓其微寒，但改用静脉给药，则强心升压，表现出温热性的治疗效应。

（2）一药具有多种功效。同一种中药，即使给药途径相同，其表现出来的药性也可能不一样。如徐灵胎所说："药之功用不只一端。"其不同的功用，能够纠正不同的病理状态，而呈现出不同的治疗效应，导致药性不只一"气"。如前述之丹参，用于热病邪入营血，治疗疮痈红肿疼痛，因其清热凉血之功而被确定为寒性（至少是微寒），而其活血止痛、化瘀生新之功，对寒凝瘀滞之证亦疗效可靠，且无明显寒凉之偏性。当是《神农本草经疏》所言的"微温"。根据其不同功用相应的寒热治疗效应，该药性可以微寒，可以微温，也可以为平性。该药不仅二气，乃是一物三"气"的例证。

肯定王好古药有"二气"之说，并无主张于各药下标注二性甚至三性之意。传统一药只标一性的做法，不无道理。正如陶弘景《本草经集注》所说："药性一物，兼主十余病者，取其偏长为本。"对于那些不只一性的药物，只标明一性，即取其偏长，突出其最明显的药性倾向，有利于把握重点，以指导临床合理用药。如果既标性温，又标性寒，反使人莫衷一是。与升降浮沉一样，太多的药物标以二性，与其不标药性，并无两样。

前述的冰片，当其内服之后，寒温之性并不明显，用于治疗窍闭神昏及瘀滞疼痛之证，可不计其是温是凉，均有利而无害；而外治疮肿痒疹，则应考虑其为偏寒之性，宜于热证。不知此物是否合于王好古"寒者多，热者少，热不为之热"之理？

2. 全面表述药物归经　依据十二经脉主治

目前认为[1]，中药性能中的归经，是药物作用的定位概念，即用以表示药物作用对人体部位的选择性。"归"是指药物作用的归属，"经"是中医学脏腑经络及其相关组织的概称。药物归经项下标明的部位，是指这种药物主要对这一或这些部位作用明显，而对其他部位作用较小。

"归经"这一术语出现于清代，但药物归经的思想，早在《黄帝内经》中就已经非常明确了。如《灵枢·九针论》的"五走"："酸走筋、辛走气、苦走血、咸走骨、甘走肉，是谓五走。"《素问·宣明五气篇》的"五入"等。在《神农本草经》总结的药物功用中，已有明确的作用部位，其中包含有归经的意思。如言沙参"益肺气"、大黄"荡涤肠胃"、大枣"安心养脾"、地肤子"主膀胱热"之类。《名医别录》中，首次出现了具体药物归经的表述，如称"芥归鼻""韭归心""葱白归目"。唐宋时期的本草，具体药物的归经有所增加，如《食疗本草》中的"绿豆行十二经脉"，《本草图经》中的"（苏）其茎并叶通心经，益脾胃""（瞿麦）古今方通心经利小肠为最要"。南宋以后，药物归经的记载日渐增多，如《普济本事方》云"真珠母入肝经为第一"等。很显然本草学家已经有了归纳药物归经的意图，但涉及的药物并不多，且不系统，尚未成为一种完整的性能理论。

---

[1] 张廷模，彭成. 中华临床中药学 [M]. 2 版. 北京：人民卫生出版社，2015：58-64.

金元时期，易水学派之鼻祖张元素，尤其重视十二经辨证，主张分经用药，以《黄帝内经》理论为依据，对药物归经和升降浮沉理论作了较为全面的阐述。他在所著《医学启源·用药备旨》中述之最详。如同为泻火药，"黄连泻心火，黄芩泻肺火，白芍药泻肝火，知母泻肾火，木通泻小肠火，黄芩泻大肠火，石膏泻胃火。柴胡泻三焦火，须用黄芩佐之；柴胡泻肝火，须用黄连佐之，胆经亦然。黄柏泻膀胱火"。这样就从药物作用部位的差异上区分了同类药的不同作用。正如张元素所强调的："以上诸药，各泻各经之火，不惟止能如此，更有治病，合为君臣，处详其宜而用之，不可执而言也。"《医学启源》中，张氏还总结了不少分经用药的经验，如"去脏腑之火药""各经引用药"等。在《脏腑虚实标本用药式》一书中更集中体现了分经用药的思想。在"用药法象"一节中，有90余种药物记述了"入某经""某经药"。本书首先将药物与人体十二经的关系作为编写体例，在各药项下分别注明所归之经，为基于十二经辨证的归经理论奠定了基础。为此，张元素在他的《珍珠囊》一书中，几乎每味药都标出其归经特性，以便临床医家选用。其后，王好古《汤液本草》中载药242味，涉及"入""走""引"等归经内容的有147味，还以列表的形式将归入各经的药物做了归纳，称为"向导图"。由此，具体归经已成为药物介绍时的必需内容，归经理论也因此初步确立。

　　归经理论的确立，离不开中医理论的指导，由于临床辨证定位理论有所不同，归经的表达也有相应的差异。在金元时期以前，比较重视"十二经"的辨证，早期药物的归经内容，大多以经络名称来归纳，就本质而言，脏腑辨证和经络辨证是一个统一的整体，只是人们以不同的角度去认识它而已，但最终大多都可以用脏腑辨证来归纳。同时，当时的六经辨证对归经理论也有一定的影响。如桂枝，按脏腑辨证而论当"入肺经"，因其在六经辨证时，常常用于太阳病证，故《汤液本草》谓其"入足太阳经"，并云："仲景汤液用桂枝发表……此药能护荣气而实卫气，则在足太阳经也。"又如桔梗，《汤液本草》载"入足少阴、手太阴"，因其有宣肺祛痰之功，入手太阴肺经自不待言，但足少阴肾经，则是从经络而言，"入肺中，循喉咙，挟舌本"。六经辨证虽未成为归经理论的理论基础之主流，但从历史发展来看，它对归经理论的形成和发展也产生了一定的影响，参考这些文献时需要认真领悟。

　　关于确定归经的依据，应该是药物所治病证。但是，金元时期法象药理颇为盛行，所以多以药物的形、色、气、味、体、质等自然属性为依据，来认定药物的归经。张元素等人将《黄帝内经·素问》五味配五脏作为确定药物归经的依据之一。以辛入肺、苦入心、甘入脾、咸入肾、酸入肝来标定药物的归经。有人统计如陈皮、紫苏、麻黄皆味辛而归肺经，黄芪、甘草、党参皆味甘而入脾经，山茱萸、酸枣仁、乌梅皆味酸而入肝经。此种标定药物归经的方法有部分药物符合客观实际，但不具普遍意义，如龙胆草味苦而并不归心经。近年来有人对数百种常见中药做过统计，发现辛味药物归肺经只占35.7%，不归肺经的却占大多数；甘味药归脾胃经只占36%，不归脾胃经的占多数；酸味药归肝经占50%；苦味药归心经的只占22.7%，只有咸味药归肾经符合的情况稍多一点，占66.6%。此外，还有人将归各经的药做了分别统计，从另一角度分析归经与五味的关系。发现归肝经的216味药中，酸味药仅占16味，占7.4%；归心经的107味药中，苦味药只有43味，占40.2%；归肺经的177味药中，辛味药71味，占40.1%；归肾经的123味药中，咸味药仅17味，占13.8%。由此可见，大部分归经的药物不是由相应的药味所决定的，归经与五味之间似乎不存在必然的因果关系。而且，由于历代对五味本身的内涵存在着分歧，确定五味的标准有所不同，以五味配五脏来确定药物归经也有所不同。因此以五味配五脏来标定药物归经，具有很大的局限性。以五色配五脏来确定药物的归经，有许多药物亦并非如此，如麻黄色黄而并不归脾经。以药物的质地、形状等征为依据来确定药物的归经，称质之轻者，上入心肺，质之重者，下入肝肾，胡桃形似脑而补脑等，并不符合药物归经的普遍规律，如白扁豆形似肾却不归肾经。宋金元时期，在重视药物归经的同时，又使"引经"之说风行，迄今仍广为影响。由于在临床用药实践中发现，一些药物对机体的某一部分具有特殊作用，或选择性特别强，并且可以引导同用的其他药物达于病所，而提高疗效，因而将这些药物称为引经药，其所具有的特殊归经作用被称为引经。引经的含义，历来不尽一致，其所用称谓亦有多种。如《珍珠囊》称为"通经以为使"，《医学启源》称为"各经引用"，并记述各经引用的药物分布。如太阳经，羌活，在下者黄柏；少阳经，柴胡，在下者青皮；阳明经，升麻，白芷，在下者石膏；太阴经，白芍；少阴经，知母；厥阴经，青皮，在下者柴胡。认为掌握了这一规律，就可以在组方配伍中应变自如，提高疗效。其后，《本草蒙筌》称为"主治引使"，《本草纲目》称为"引经报使"，《证治准绳》称为"响导"等。

归经，是指药效分布专入的脏腑经络，引经报使是指导引药力达到的病所，这在金元时期以前很少有人论及，经金元时期医家整理，成为了金元时期药理的重要组成。药物具有引经专长的思想萌芽很早，如《神农本草经》称菌桂"为诸药先聘通使"，《名医别录》称桂可"宣导百药"，虽未直接与作用部位相联系，但引导他药以增效的思想已十分明白。但是直到唐宋时期才将药物与作用部位相联系。如南唐陈士良《食性本草》称酒"引药气入四肢"，薄荷"引诸药入营血"（均引自《证类本草》）。宋代《本草衍义》于泽泻下提出"张仲景八味丸用之者，亦不过引接桂、附等归就肾经，别无他意"，又于桑螵蛸条下，提到使用桑螵蛸散时，如果没有"桑上者"，"须以炙桑白皮佐之"，因为"桑白皮行水，意以接螵蛸就肾经"。寇氏以上资料，不但有"引接"的药物，还有最终所"就"之脏腑经络，可谓引经理论的先声。后经张元素、王好古等人的发挥，该学说得以风行。

张元素《珍珠囊》（《本草纲目·引经报使》），首次罗列十二经引经药物如下。手少阴心：黄连、细辛；手太阳小肠：藁本、黄柏；足少阴肾：独活、桂枝、知母、细辛；足太阳膀胱：羌活；手太阴肺：桔梗、升麻、葱白、白芷；手阳明大肠：白芷、升麻、石膏；足太阴脾：升麻、苍术、葛根、白芍；足阳明胃：白芷、升麻、石膏、葛根；手厥阴心包：柴胡、牡丹皮；足少阳胆：柴胡、青皮；足厥阴肝：青皮、吴茱萸、川芎、柴胡；手少阳三焦：连翘、柴胡、上地骨皮、中青皮、下附子。

张元素《医学启源·各经引用》又称："太阳经，羌活；在下者黄柏，小肠、膀胱也。少阳经，柴胡；在下者青皮，胆、三焦也。阳明经，升麻、白芷；在下者石膏，胃、大肠也。太阴经，白芍药，脾、肺也。少阴经，知母也，心、肾也。厥阴经，青皮；在下者柴胡，肝、包络也。"

李东垣对张氏理论加以发挥，其《用药心法·随证治病药品》称："如头痛，须用川芎，如不愈，各加引经药、太阳川芎、阳明白芷、少阳柴胡、太阴苍术、少阴细辛、厥阴吴茱萸""如气刺痛、只用枳壳，看何部分，以引经导使之行则可""如疮痛不可忍者，用苦寒药，如黄柏、黄芩，详上下，用根梢及引经药则可""十二经皆用连翘""自腰以上至头者，加枳壳引至疮所""加肉桂，入心引血化脓""引药入疮用皂角针"。（《汤液本草》）署名李东垣的《珍珠囊补遗药性赋·手足三阳表里引经主治例》称："太阳（足膀胱，手小肠），上羌活，下黄柏。少阴（足肾，手心），上黄连，下知母。少阳（足胆，手三焦），上柴胡，下青皮。厥阴（足肝，手包络），上青皮，下柴胡。阳明（足胃，手大肠），上升麻、白芷，下石膏。太阴（足脾，手肺），上白芍，下桔梗。"只是转引张元素文字，全无新意。以上有关引经的药物，至今对于临床组方遣药，仍是重要的参考。归经是就单味药而言的，而引经是主要立足于配伍之后，一种有特殊归经的药，相对于其他被"引导"之药而言的，这是需要明确的。

此外，"药引"的说法也有广泛的影响。药引又称引药或引子药，药引的提出始自宋代。宋代"和剂局""惠民局"的设立，促进了中成药的推广使用。成药服用方便，但不便随证化裁。为了弥补成药的这种不足，增强其应用的灵活性，习惯于在处方成药之后，开列一些临时添加之药，其多少不一，少则一二，多则等同于另拟一方。可贵可贱，或主或次，由人参、黄芪而至姜、葱、茶叶，并无一定之论。这些所添之物，则被名之曰"药引"。据称宋代有的药肆出卖熟药时，还配套便民措施，事先准备服用成药时因个体需要添加之物，成为"药引"习惯的起始，可谓我国药业历史悠久的优良传统。如陆游称："药贴中皆有煎煮所需，如薄荷、乌梅之类，此等皆客中不可仓促求者。"（宋·陆游《入蜀记》卷二）

对当时所用"药引"予以分析，其用药目的或随证而加，以便适合服药个体的特殊需要，或不必煎煮及不宜入于丸散之药汁等，在临用时添加，或商贾不营，药局不售而又寻常易得之物，嘱病家自备。这些作为"药引"的药物中，有的可能为引经药，而有的则不然，并不受归经和引经理论限制，本不属归经性能研究的范围。正如清代程文囿《医述》所说："古今汤方不尽，药引无穷，灵机取用，各有所宜。"

随着宋代药局的消失，汤剂又成为临床用药的主要方式，不再需要随证加入贵重的主药，方中的"药引"便只有药房不备之物及应当在服用时兑入之药汁之类。于是，后世的"药引"，已与引经药相区别，不宜再纠缠在一起，并不是每方必用。正如吴鞠通《医医病书》云："药之有引经，如人不识路径者用响导，若本人至本家，何用响导哉？如麻黄汤之麻黄，直走太阳气分；桂枝汤之桂枝，直走太阳营分。今人凡药铺中不售，须病家自备者，皆曰引子。甚至所加之引，如痘科中既用芦根，又用香菜，大热赤疹，必用三春柳。每方必云引加何物，不通已极，俗恶难医。"

历代医药学家对引经的理解可以说是仁者见仁，智者见智，毁誉不一。认为引经药即是"引导诸药直达病所"，对此观点，有赞成的。如尤在泾在《医学读书记》中所说："兵无响导则不达贼境，药无引使则不通病所。"陶节庵谓其柴葛解肌汤以"桔梗载药上行三阳"[1]，魏桂岩谓其保元汤"参芪非桂引导，不能独树其功"等。而徐灵胎、丹波元坚等则反对之，徐灵胎就此提出异议："盖人之气血无所不通，而药性之寒热温凉、有毒无毒，其性亦一定不移，入于人身，其功能亦无所不到，岂有其药只入某经之理。"[2]《苏沈良方·论脏腑》中也云："人之饮食药饵，但自咽入肠胃，何尝能至五脏，凡人肌骨、五脏、肠胃虽各别，其入腹之物，英精之气，皆能洞达，但滓秽即入二肠。"

3. 逐药标注升降浮沉　阴阳气味厚薄推演

中药的升降浮沉性能，是用以表示中药对人体作用趋向的一种性能，主要反映药物对于病证病势趋向的影响。升表示上升，降表示下降，浮表示向外发散，沉表示向内闭藏。正如李东垣所说："药有升降浮沉化，生长收藏成，以配四时。"为了与五行学说合拍，于药性趋向的升降浮沉外，加入了"土居中化"以配足五之基数。除去"化成"之外，升降浮沉的核心是与"春升、夏浮、秋收、冬藏"相对应。

我国古代朴素的唯物主义思想认为："气"是构成世界万物的本原，即气化而生万物。"气"是不断运动和变化着的，"气"的基本运动形式是"升降出入"。药

[1] 吴谦等. 医宗金鉴：第二分册 [M]. 北京：人民卫生出版社，1973：772.

[2] 徐大椿. 徐大椿医书全集 [M]. 北京市卫生干部进修学院中医部编校. 北京：人民卫生出版社，1988：166.

有升降浮沉趋向的思想萌芽于《黄帝内经·素问》，书中将"气"的这种运动变化规律称为"升降出入，无器不有"。至于人体整个生命过程及脏腑生理特点和病理改变，则是"非出入，则无以生长壮老已；非升降，则无以生长化收藏"（《素问·六微旨大论》）。针对人体气机运动的紊乱，书中还提出了"高者抑之，下者举之，结者散之，散者收之"的治疗原则。但具体药物的升降浮沉，该书未能涉及，所以说《黄帝内经·素问》初步奠定了升降浮沉的理论基础。结合具体药物，将其作为性能理论并加以系统研究始于金代。

宋朝以来，对医药人员考试录用与开业许可的导向、运气学说和法象药理理论的盛行，带动中药性能理论趋于完善，升降浮沉理论得以真正形成。

金代，张元素根据《素问·阴阳应象大论》气味阴阳厚薄的有关论述，于《珍珠囊》中，对药物气味厚薄、寒热、升降之理予以发挥。书中首列"药象阴阳"，将时、卦、季节、用药集于一图，其"药性升降浮沉补泻法"，依次列诸经性味补泻，"诸品药性主治指掌"介绍所载药物性味、良毒、升降、阴阳、功效主治等，书末"用药法象"，简列天地阴阳与人身相应的关系（见于明代《医要集览》）。其于《医学启源》中绘制"气味厚薄寒热阴阳升降之图"，并以气味厚薄之升降为据，分列为"风升生""热浮长""湿化成""燥降收""寒沉藏"五大类，形成了以升降浮沉为中心的药类法象思想，以期用药时注意"四时之变，五行化生，各顺其道，违则病生"。

其弟子李东垣于《药类法象》和《用药心法》中，进一步发挥用药法象与天地阴阳、气味厚薄清浊、药味与升降的关系，提出"药有升降浮沉化，生长收藏成，以配四时。春升，夏浮，秋收，冬藏，土居中化。是以味薄者升而生，气薄者降而收，气厚者浮而长，味厚者沉而藏，气味平者化而成……用药者循此则生，逆此则死，纵令不死，亦危困矣。"

李时珍对张元素的升降浮沉等理论十分推崇，其评价《珍珠囊》时说："元素字洁古……自成家法，辨药性之气味、阴阳、厚薄、升降浮沉、补泻、六气、十二经及随证用药之法，立为主治秘诀、心法要旨，谓之《珍珠囊》，大扬医理，《灵》《素》之下，一人而已。"（《本草纲目·四时用药例》）

这一时期的升降浮沉理论，认为人体脏腑气机的升降出入，与自然界四时的寒热变化、阴阳消长，息息相应，具有春升、夏浮、秋收、冬藏的固定特点。因此，用药防病治病，尤其是养身保健之时，必须顺应气机生长收藏的节律变化，否则危害极大。立足于中医学的整体观，要求临床用药不仅要了解药物对人体病理状态的影响，还应了解自然界这一大环境与人体生理及药物功用的相互关系，并且要掌握人体生理升降出入的节律变化。对于同一药物的喜恶和利害是相对的、不断改变的，这些认识不乏其科学性。可是，人体的生理功能到底怎样春升、夏浮、秋收、冬藏，众多的药物又怎样顺应人体这些节律变化，违此用药又有怎样的危害，不但当时无法讲清楚，就是今天，仍有待中医药学和其他多学科探索和研究。

张元素等人坚信"药类法象"的认识方法，把各药物的升降浮沉性质，与其气味厚薄、阴阳寒热、采收时月、质地轻重、入药部位及药材生熟等联系起来，本质上是对于法象药理的发挥。在探索药物升降浮沉的确定依据时，采用取类比象的方法来认定，但其难以揭示药物升降浮沉的本质规律，至今仍带来一些负面影响。现代药性理论中的升降浮沉性能主要用以反映药物作用的趋向性，并与疾病的病势趋向相对而言。这种对药物升降浮沉的新认识，产生于明代，经清代的发展而定型。

《珍珠囊》《汤液本草》等金元时期的本草，在记述药物的体例中，均于性味之后，逐一罗列各药的升降浮沉。此举既显得较为烦琐，且实际意义不大。随着功效记述的进步，清代本草开始改变这一做法。如《本草备要·凡例》主张："升降浮沉，已详于药性总义中，故每品之下，不加重注。"《要药分剂》亦说："轻宣则兼有升义，泻滑则兼有降义。"究其原因，除升阳、降逆、发散风寒、收敛固涩等众多功效已表明其作用趋向性外，另有不少药物，如消食药、杀虫药，多无明显的趋向性，若要一一标出，则有牵强之嫌，并容易引起争执。对于一些既可升浮，又能沉降的"二向性"药物，只言其一，则不能全面反映其全部作用特性，如二性俱标，则主次不分，反招致杂乱。故汪昂《本草备要》的上述改进，颇为实用，从此本草药物性能的记述减少了冗赘之感。

还值得肯定的是，张元素《医学启源》中指出了炮制对于升降浮沉的影响，如谓"黄连、黄芩、知母、黄柏，其病在头面及手梢皮肤者，须酒炒之，借酒之力上升也"。明代陈嘉谟《本草蒙筌》概括为"酒制升提"，李时珍《本草纲目》强调"升者引之以咸寒，则沉而直达下焦；沉者引之以酒，则浮而上至巅顶，此非窥天地之奥而达造化之权者，不能至此""升降在物，亦在人也"。

金元时期以来，在"药类法象"自然观的影响下，主观地将药物的气味厚薄、寒热阴阳，以及药材的质地轻重、入药部位等表象，视为药物作用趋向特性的依据。事实上，以此说明药材自然特征的升降，并无不可。然而，药效学理论中的升降浮沉是用以反映药物作用的性质，其与药材的自然属性之间，绝无上述认为的必然一致性。

首先，药物的四气五味、气味厚薄与升降浮沉之间只存在着一定的相关性。若辛甘、温热及气味淡薄之品，其作用趋向表现为升浮；而一些酸涩苦咸、寒凉及气味浓烈之品，其作用趋向表现为沉降。然而，胆矾、大青盐，虽为酸寒、咸寒之品，却善能涌吐，其性多升。石膏辛甘，为清热泻火要药，其性沉降。发散风热之药，性虽偏寒，皆可浮散以解表。巴豆、补骨脂性热，可峻泻和固精止泻，而属沉降之物。并没有"酸咸无升，辛甘无降；寒无浮，热无沉"的规律，至于味薄者升，气薄者降，气厚者浮，味厚者沉的思想，随着医药实践的发展，升降浮沉理论自身的演变，很少再有人提及，已成为药学理论的历史。

其次，采用取类比象的方法，将药材质地轻重及入药部位，作为升降浮沉性质的依据，认为植物的花、叶等质轻的药物，当为升浮之性，而种子、果实、矿物、动物介壳等质重的药物，当为沉降之性。只要稍事考查，其不实之处极易判断。在常用的花类药中，作用趋向于沉降者，实际多于升浮之药，除旋覆花之外，尚有芫花、密蒙花、夏枯花、槐花、款冬花、洋金花、蒲黄等。而在果实、种子类药材中，亦不少药性升浮之物，除蔓荆子外，还有苍耳子、胡荽子、韭子、母丁香、小茴香、胡芦巴等。单从质地轻重来看，药材之轻者，如通草、灯心草、海金沙、青黛、蒲黄，因长于清热、利水、止血等，而表现出沉降之性，就是蝉蜕、桑叶等解表药，亦兼有一定的沉降之性。而前述胆矾为金石之品，其体甚重，但作用趋向主要表现为升浮。就是在法象药理盛行之时，前人也发现上述关系并非绝对，因而有"诸花皆升，旋覆独降；诸子皆降，蔓荆独升"之说。

再者，将植物生长时表现出的向上或向下的自然特点，引入升降浮沉性能之中，提出"根升梢降"，亦无实际意义。至于药材质地轻重，虽然重镇安神、重镇潜阳、轻宣发散之说已经约定俗成，而且对于了解药材来源也有积极意义，但其与性能理论的内容是有区别的。对于古人，不能苛求，但不能停留在该认识水平，满足于这种说理方式，应深入研究，寻求其真实而科学的作用机制。

4."法象药理"盛行 论药影响深远

"药理"系指药物防治人体疾病的原理。其涉及的内容十分广泛，包括功效性能及其产生本源、相互关系，以及此二者与人体生理、病理之间的关系等。"药理"一词，首见于陶弘景《本草经集注》序例："药理既昧，所以不效。""法象药理"在本草药理理论中，有其特殊的地位和影响。该理论自古有之，如《神农本草经》因"合欢"之名而称其"令人欢乐无忧"，葛洪醉心于炼丹，提出"服金者寿如金，服玉者寿如玉"，孙思邈钻研食治，并提出"以脏补脏"等，都深深打上了该思想的烙印。但直到北宋时期，才大行其道。

"法象药理"是依据药物的"法象"（外在自然特征的表象），如形、色、气、味、体、质以及生长环境、习性，乃至传闻附会之说等，无不可以充作解释药效产生的缘由，也是宋代论述方药常用的方法之一，为当时相对于性能、功效之外的一大法门。

北宋年间，署名徽宗皇帝赵佶的《圣济经》，其卷九《药理篇》，首先提出："一物具一妙理，王者能穷理尽性……然后养生治疾之旨，昭然明于天下也。"随之又称："物生而后有象，象而后有滋，物物妙理，可得而推""天之所赋，不离阴阳，形色自然，皆有法象……空青法木，色青而主肝；丹砂法火，色赤而主心；云母法金，色白而主肺；磁石法水，色黑而主肾；黄石脂法土，色黄而主脾。触类长之，莫不有自然之理""腊雪凝至阴之气，可以治温；忍冬禀不凋之操，可以益寿"。该篇中的药理举例，大部分属于"法象药理"说。如："车前生于牛迹，可以利水；苁蓉生于马沥，可以补中""乘风莫如鸢，故以止风眩；川泳莫如鱼，故以治水肿。蜂房成于蜂，故以治蜂蜇；鼠妇生于湿，故以利水道""弩牙速产，以机发而不括也；杵糠下噎，以杵筑而下也""萍不沉于水，可以胜酒；独活不摇于风，可以治风"等。宋代的本草医书中，用法象释药者不乏其人。如《开宝本草》称："甑带久被蒸气，故能散气通气。"《本草衍义》称："（蛇蜕）从口翻退出，眼睛亦退，今合眼药多用，取此义也""（樱桃）此果在三月末四月初间熟，得正阳之气，先诸果熟，性故热"等。南宋理宗时陈郁所撰《藏一话腴》，属于杂文之类，也受其影响，其《内编卷上》称："菱、芡皆水物也，胡为菱寒而芡暖？盖菱花开必背日，芡花开必向日故也。"这种以法象释药的方法在金元时期及其以后仍然广为流行，张元素《医学启源》、李东垣《药类法象》、张志聪《本草崇原》、徐灵胎《神农本草经百种录》、陈修园《神农本草经读》等本草更是醉心于此，对中医药理论及用药影响甚大。

以此阐释药理，既不能真正揭示药理真谛，又容易陷入实用主义的泥淖。这种力图从药物自身的自然特征阐明药效的主张，其本意是应当肯定的，其所言之理也较此前本草直观和细腻，使本草学的总体水平为之改观。但其推崇备至，并津津乐道的药性生成原本，又给本草学带来消极后果。该思想的核心，是将药物的某些自然特征，作为产生药效的本原，并认定这些外观特征与内在药效、药性之间，存在可推知的对应关系。而实际上，此间只有一些或然的偶合。为能自圆其说，只得取象类比，缘名衍义，"或取其味，或取其性，或取其色，或取其形，或取其质，或取其性情，或取其所生之时，或取其所成之地"。（徐灵胎《药性变迁论》）这就很自然地陷入了实用主义的泥淖，不能真正揭示药效之由。

因为法象药理的臆断性强，其局限性显而易见。因而在宋代就有人对此法提出异议。如当时《太医局诸科程文》中的试题答案就有："虽有法象之理，而无治疗之机""以得五行之正者，可以类推；受五气之偏者，难以例举。故石膏、滑石皆白，而不闻专主肺；代赭、铅丹皆赤，而不闻专治心""古人究物，取形色法象者众；良医用药，取形色配合者稀"等内容。目前，除药材滋味、芳香之气，尚与其功效、性能有一定联系外，已不再将药材其他性状作为解释药理的依据。因此，肯定其来源于实践的功用，不拘于其不实的说理，是正确对待"法象药理"的应有态度。

尽管如此，这些人阐释的"法象药理"，往往都是在药物功用确定之后，完全无损于对药物固有功效的认识。如《圣济经》所说的"车前生于牛迹，可以利水。"

其能"利水"本已确定，至于为何能利水，可以继续探讨。又如《神农本草经百种录》言续断"以形为治"，其"有肉有筋，如人筋在肉中之象，而色带紫黑，为肝肾之色，故能补续筋骨；又其性直下，故亦能降气以达下焦也"。其理虽难以苟同，但本品"补续筋骨"之功用，则是毋庸置疑的。

北宋后期盛行的运气学说，对药理研究也产生了很大的影响。政和年间通过诏令向全国发布运历，其中如："（政和八年戊戌岁运）岁半以前，民患寒气，病本于心。平以辛热，佐以甘苦，以咸泻之；岁半以后，民感湿气，病本于肾，治以苦热，佐以酸淡，以苦燥之，以淡泄之"。《太医局诸科程文》所列试题，就有"×× 年五运六气所在所宜，处方为对"等题。由于官方的倡行，侈谈运气一时成为风尚。但也有不以为然者，如北宋名医杨介就说："视其岁而为药石，虽仲景犹病之也。"

此外，用五行说、归经说解释药理也可见于宋代。例如寇宗奭在论药时已多处将五行与法象、性味糅合起来，如"（砂糖）小儿多食则损齿，土制水也；及生蟯虫，裸虫属土，故因甘遂生""（虎骨）风从虎何也？风，木也，虎，金也。木受金制，焉得不从？故呼啸而风生，自然之道也。所以治风挛急，曲伸不得，走注癫疾、惊痫，骨节风毒等，乃此义尔"。综上所述，宋代的药理探讨较之于前代已有很大的发展。但是，这些药理论说多见于各药之下，十分零散，缺乏系统性。宋代药理探讨对金元医家产生了直接的影响，但药理的系统化，却是在金元时期形成的。

金元时期医家的学术争鸣，给中医药学理论发展带来了蓬勃生机，影响至大者，有河间、易水两大学派。河间学派长于外感热病证治，于火热病机阐发颇详；易水学派则于内伤病论述较多，对脏腑病机的认识深刻，两大学派都足以垂法后世。然而在药物学上，于"法象药理"、归经引经学说形成鼎足之势者，当属易水学派脏腑病机理论指导下产生的《脏腑标本虚实寒热用药式》。

脏腑标本药式，是脏腑病机理论对临床用药的指导原则，张元素在《医学启源》中首先强调："夫人有五脏六腑，虚实寒热，生死逆顺，皆见于形证脉气，若非诊察，无由识也。虚则补之，实则泻之，寒则温之，热则凉之，不虚不实，以经调之，此乃良医之大法也。"基于这种认识，张氏从各脏腑生理特点着手，归纳各脏寒热虚实病证、病程和预后情况，结合《素问》《灵枢》脏腑经络病证、五脏苦欲补泻等论述，汇成以脏腑经络为核心的辨证论治体系。

张元素对脏腑病的治疗方案，是从脏腑间生克制化关系着手，借鉴《素问》五脏苦欲补泻原理制定。治分标本、寒热、虚实，既有寒热直折、虚补实泻的对症治法，又充分考虑脏腑苦欲善恶，从相关脏腑的生克关系中把握治疗枢机。如肺，首列其生理，次列本标病证，再分虚实寒热标本治法。气实泻之，分泻子、除湿、泻火、通滞四法：泻子，用泽泻、葶苈、桑白皮、地骨皮；除湿，用半夏、白矾、白茯苓、薏苡仁、木瓜、橘皮；泻火，用粳米、石膏、寒水石、知母、诃子；通滞，用枳壳、薄荷、干生姜、木香、杏仁、厚朴、皂荚、桔梗、紫苏梗。气虚补之，分补母、润燥、敛肺三法：补母，用甘草、人参、升麻、黄芪、山药；润燥，用蛤蚧、阿胶、麦冬、贝母、百合、天花粉、天冬；敛肺，用乌梅、粟壳、五味子、白芍、五倍子。本热清之：清金，用黄芩、知母、麦冬、栀子、沙参、紫菀、天冬。本寒温之：温肺，用丁香、藿香、款冬花、檀香、白豆蔻、益智仁、缩砂、糯米、百部。标寒散之：解表，用麻黄、葱白、紫苏。（《本草纲目》序例）

脏腑标本药式，力图将脏腑证治由博而约，使之条理化、规范化，以便医者可执简驭繁，掌握脏腑证治，并筛选常用药物。金元时期医家多推而广之，如李杲、王好古、罗天益等继承脏腑经络辨证论治的思想体系，创立了脾胃内伤、阴证论等学说。脏腑标本药式，也作为极有特色的脏腑用药模式，被明代李时珍的本草巨著《本草纲目》收载在序例中。该理论具有一定的实用价值，但其机械刻板的不足之处也值得思考。

四、功效应用新进展　节要歌括作贡献

宋金元时期临床医学的发展，丰富了药物应用知识，该时期的本草著作，尤其是临床节要性著作和歌括类读物，比较重视从药物主治之中概括功效。在骨伤治疗方面，《普济本事方》《洗冤录集》用葱白炒热外敷瘀伤疼痛；对于外伤昏厥，以半夏末、皂荚末搐鼻，或生姜汁、韭菜汁灌服，或以酒调服苏合香丸。据张杲《医说》记载，半夏末不仅用于外伤昏厥，对于内科疾病的昏厥也可使用。朱丹溪则将皂角末、细辛末配伍为"通关散"，吹鼻取嚏，急救昏迷不醒的危重病人。《圣济总录》《世医得效方》记载用盐水清创伤口，除去异物，再用桑白皮线缝合，也是外科史上的一大创举。

《经史证类备急本草》卷十七兽部中品"兔"条下曾记载："经验方云，催生丹，兔头二个，腊月取头中髓，涂于净纸上，令风吹干。通明乳香二两，碎入前干兔脑髓，同研。来日是腊（日），今日先研……以猪肉和丸如鸡头大，用纸袋盛贮，透风悬。每服一丸，醋汤下；良久未产，更用冷酒下一丸，即产。"这种以兔脑制作的"催生丹"，是世界上最早应用催产素催产的记载，采用风干而不加热炮制，可以避免有效成分因受热而破坏，腊月采集兔脑而不在夏月，可以防止昆虫携带的微生物导致有效成分分解，表明当时已经在实践经验中认识了该激素的重要性质。在此基础上，《备产济用方》《卫生家宝产科备要》等专科医书中，都收载了"神效催生丹"。宋代对于具体药物功用增补的内容还有很多，暂不赘述，下面重点介绍当时麻药的应用。

"麻药"现代称为麻醉药,"麻醉"一词是日本人在中医麻药基础上归纳出来的。宋元时期对麻醉药的使用有突出进展,如曼陀罗花(洋金花)的使用就是其中的代表。该药在医药文献中首见于南宋《幼幼新书》,书中"夜啼门"睡洪散中"佛花"下注文"一名曼陀罗花"[1]。但是,在此书用于医疗的100多年之前,官员就用其诱杀起义民众。北宋庆历年间(1041年—1048年),湖南转运副使杜杞,在"五溪蛮反"之时,先用金帛、官爵引诱广西的民族起义首领欧希范,当范答应受降条件后,于所设"鸿门宴"中,让范等人"饮以曼陀罗酒",乘其昏醉,全部杀害。

熙宁七年(1074年),官员熊本又在四川泸州再施杜杞故技,"以曼陀罗花醉降者"百余人(宋·孔平仲《谈苑》)。这两件事都发生在我国西南地区,而当时曼陀罗花在西南生长最多。南宋周去非在广西做官时,第一次详细描述曼陀罗花的形态和作用:"广西曼陀罗花,遍生原野。大叶白花,结实如茄子而遍生小刺。乃'药人草'也。盗贼采,干而末之,以置人饮食,使之醉闷,则掣箧而趋。昭州酒,颇能醉人。闻其造酒时,采曼陀罗花置之瓮中,使酒收其毒气。"这一记载表明,其时曼陀罗花可以"药人",已为民间所知。盗贼用来麻人,然后拿起人家的箱子就走。北宋时官家用它麻醉投降者,有可能就是从民间使用本品的经验受到启发。此外,明代魏浚《岭南琐记》中,谈到一个持印的小吏被人用药酒麻翻,盗去印。后来捕得盗贼,才知道用的是风茄(曼陀罗)末。询问风茄从何而来,说是"广西产,市之棋盘街鬻杂药者。士人谓之颠茄。风犹颠也,一名闷陀罗"。可见广西既盛产曼陀罗,也熟知本品麻醉的作用。

在医药书中,北宋末期的《圣济总录》(约1117年)在"红散子"方中用曼陀罗子,治疗"中箭头","于疮口上涂摩之"。这是外用止痛法。到南宋时,医药书中使用曼陀罗就非常普遍了。其中以宋代窦材《扁鹊心书》(1146年)的记载最有价值。该书的"睡圣散"中使用了山茄花(曼陀罗花)、火麻花(大麻花),治人难忍艾火灸痛,服此即昏睡。醒后可以再服再灸,且可以治疗"风狂妄语"等,还能通过控制剂量以求麻醉适度,此后南宋时期许多医书都使用曼陀罗,或治小儿夜啼,或用于止痛麻醉等,明代李时珍对曼陀罗花的功效还曾做过试验,他亲自尝试,发现饮曼陀罗酒到半醉状态时,如果有人在旁或笑、或舞来引导,那么饮此酒者也会或笑、或舞,李时珍采用的麻醉方,取自窦材"睡圣散",并指出"割疮灸火宜先服此,则不觉苦也"。曼陀罗在南宋广为人知的另一个证据是,南宋画家王介在《履巉岩本草》(1220年)中第一次绘制了曼陀罗的彩色图,但没有将它用

[1] 刘昉. 幼幼新书 [M]. 北京:人民卫生出版社,1987:198.

于麻醉，而是用于贴疮口。综上所述，曼陀罗花在宋代兴起，下此以往的明清笔记小说、医药书中的蒙汗药、麻药，少有不用曼陀罗者。《水浒传》的作者把蒙汗药写进北宋发生的故事中，看来有坚实的史料基础。

元代的麻药也比较兴盛，这是因为元代的战伤外科比较发达，整合骨折损伤经常需要麻药。危亦林是元代著名的医家，他写的《世医得效方》（1337 年）中有专门的"正骨兼金镞科"一章，其中就有专门的"麻药"一节。危氏麻药方名叫"草乌散"，其药物有草乌、川乌、坐拏草、木鳖子、紫荆皮、皂角、乌药、当归、川芎、木香、半夏、白芷、茴香共 13 味。该方主要用在损伤脱臼时，"用此麻之，然后用手整顿"。从该方加减，可以得知其产生麻醉力的主药："伤重刺痛，手近不得者，更加坐拏、草乌各五钱，及曼陀罗花五钱入药。"可见坐拏草、草乌、曼陀罗花是其中最重要的药物，加重剂量就可以镇痛麻醉。其方中有坐拏草，可能因为危亦林是江西人，比较熟悉当地所产药物。全方用红酒调下，可以达到"麻倒不识痛处"的效果。这时"或用刀割开，或用剪去骨锋""或箭镞入骨不出，亦可用此麻之，或用铁钳拽出，或用凿凿开取出"，病人就感觉不到痛苦了。需要病人清醒，就用盐水灌服。

此外，危亦林还专门谈到了"用麻药法"，提示凡是因外伤骨肉疼痛，整顿不得的病人，都可以使用麻药。其法"先用麻药服，待其不识痛处，方可下手。或服后麻不倒，可加曼陀罗花及草乌五钱，用好酒调些少与服。若其人如酒醉，即不可加药"。从中可以看出危氏对麻醉的深度、药物及药量的控制都是很到位的。他反复告诫用麻药要看人的老幼、有力无力，注意用药的时间，"已倒便住药，切不可过多"。从这些描述中，可以得知元代在麻醉条件下的骨伤外科手术已经比较成熟。危亦林是南丰（今属江西）人，他的这些外科麻醉术知识在当地影响较大。明代吴文炳是盱江（今江西南城县）人，其乡与危氏故里紧邻，他所撰的《军门秘传》（17 世纪初）一书就转录了危氏的麻药方。可见，宋代积累的麻醉药应用经验，对明清医药也产生了重要影响[1]。

---

[1] 郑金生. 药林外史 [M]. 桂林：广西师范大学出版社，2007：286-292.

宋元时期本草著作钩玄

一、《开宝本草》

【概述】

本书由宋朝政府组织医官、翰林学士集体校修。参与校修者有尚药奉御刘翰，道士马志，翰林医官翟煦、张素、王从蕴、吴复圭、王光祐、陈昭遇、安自良等9人，马志为之作注解。书成由左司员外郎扈蒙、翰林学士卢多逊刊定。

《开宝本草》是《开宝新详定本草》和《开宝重定本草》的统称，侧重指后者。《开宝新详定本草》约成于开宝六年（973年），"御制序，镂板于国子监"，是我国已知的第一部由政府版刻颁行的本草。开宝七年（974年）因《开宝新详定本草》"所释药类，或有未允"，政府又命刘翰、马志重新校定，命翰林学士李昉，知制诰王祐、扈蒙等审校后更名。全书共收载药物983种，其中新增药133种，它对时过三百余年的唐代《新修本草》在编纂和传抄中出现的谬误进行了修订。

该书仅流行于宋代，《崇文总目辑释》《通志·艺文略》《玉海》等皆有著录。原书虽不存，内容可见于《证类本草》中。本篇所述以尚志钧辑校之《开宝本草辑复本》（安徽科学技术出版社，1998年）为蓝本[1]。

【钩玄】

1. 北宋第一部官修本草

宋代特别重视医药文献，政府多次编修本草，年代最早者是宋太祖开宝年间的《开宝本草》。与《新修本草》一样，由儒臣与医官合作，其内容是在《新修本草》的基础上进行校定增补，故卷次分类皆与《新修本草》相同。据《续资治通鉴

---

[1] 卢多逊，李昉等. 开宝本草辑复本 [M]. 尚志钧辑校. 合肥：安徽科学技术出版社，1998.

长编》卷十四，开宝六年（973年）四月"知制诰王祐等上《重定神农本草》二十卷，上制序，摹印以颁天下"。《宋史》记载略同。《嘉祐本草》序例中所记载《开宝本草》的编撰过程似乎有些曲折："国朝开宝中，两诏医工刘翰、道士马志等，相与撰集。又取医家尝用有效者一百三十三种，而附益之，仍命翰林学士卢多逊、李昉、王祐、扈蒙等，重为刊定，乃有详定、重定之目，并镂板摹行。"文中所谓"两诏"，即两次诏敕，在《嘉祐本草》"补注所引书传"中，将《开宝新详定本草》与《开宝重定本草》分列两条，分别注释。《开宝新详定本草》："开宝六年，诏尚药奉御刘翰，道士马志，翰林医官翟煦、张素、王从蕴、吴复圭、王光祐、陈昭遇、安自良等九人，详校诸本，仍取陈藏器拾遗诸书相参，颇有刊正别名及增益品目，马志为之注解，仍命左司员外郎知制诰扈蒙、翰林学士卢多逊等刊定，凡二十卷。御制序，镂板于国子监。"《开宝重定本草》："开宝七年，诏以新定本草所释药类，或有未允。又命刘翰、马志等重详定，颇有增损，仍命翰林学士李昉、知制诰王祐、扈蒙等重看详。凡神农所说，以白字别之；名医所传，即以墨字。并目录，共二十一卷"。

《开宝本草》两次修订，足以证明当时政府对编修工作的重视。

2. 第一部版刻印刷药物学书籍[1]

本书以《新修本草》为蓝本，并采撷陈藏器《本草拾遗》等书相互参证，订正错讹，补充遗漏，再由马志统一作出注解。最后由左司员外郎知制诰扈蒙、翰林学士卢多逊等详加刊定，成书二十卷，命名为《开宝新详定本草》。《开宝本草》编纂者成功地制定了严谨的体例，这一体例为宋代其他官修本草著作所继承。首先是采用黑白字来代替朱墨分书：《本草经》文大字阴刻，取代以前手写本的朱书大字，《名医别录》文大字阳刻，取代以前手写本的墨书大字。印刷出来《本草经》文为黑底白字，《名医别录》文为黑字，一目了然。其次，药物条文后用不同简称标明文字出处，如以"唐附"表示《新修本草》新增药，以"今附"表示《开宝本草》新增药，以"陶隐居"为《本草经集注》注文，以"唐本注"为《新修本草》注。《开宝本草》编纂者，根据文献资料所作的注文，则冠以"今按"，根据当时药物知识作的注文冠以"今注"。所谓"详其解释，审其形性，证谬误而辨之者，署为今注；考文记而述之者，又为今按"。这一体例规定，为保存古本草文献作出了重大贡献，其严谨求实之风足堪称道。本书由宋太祖作序，国子监镂板刊行，是我国乃至世界上第一部版刻印刷的药物学书籍。

---

[1] 尚志钧. 《开宝本草》研探 [J]. 基层中药杂志，1999（1）：50-51.

3. 沿用《新修本草》，修订增收部分内容

《开宝本草》在《新修本草》基础上新增药133种，合计983种。凡新增药条下注"今附"两字，皆出自前代本草。如白豆蔻，在古本草中与草豆蔻相混淆，且记载相当混乱。《名医别录》只曰豆蔻，而不分白豆蔻与草豆蔻，至《开宝本草》才明确分列白豆蔻和草豆蔻两项，曰："白豆蔻出伽古罗国，呼为多骨，其草形如芭蕉，叶似杜若，长八九尺，冬夏不凋，花浅黄色，子作朵如葡萄，其子初出微青，熟则变白，七月采。"

书中首载药物约30余种，部分沿用至今。如对使君子的主要功效有较为准确的记载，言其"主小儿五疳，小便白浊，杀虫，疗泻痢"，为后世应用奠定了基础。又如柽柳，谓其甘、咸而温，能"剥驴马血入肉毒，取木片火炙熨之，并煮汁浸之。"但当时只用其木，未用嫩枝叶，其后五百余年间，诸家本草相互转录。再如谷精草，《开宝本草》首录本品，谓之能"疗喉痹，齿风痛，及诸疮疥"；山豆根，"主解诸药毒，止痛，消疮肿毒，人及马急黄发热，咳嗽，杀小虫"；松子仁，"主骨节风，头眩，去死肌……润五脏，不饥。"

《开宝本草》的目录虽沿用《新修本草》，但修订了一些按自然属性分类归属欠妥的药物。举例如下：如食盐从米部移到玉石部；半天河、地浆从草部移到玉石部；橘柚从木部移到果部；笔头灰、败鼓皮从草部移到兽部；生姜从菜部韭条中移到草部，合并在干姜条下；伏翼从虫鱼部移到兽禽部。如干姜条有注云："陶注生姜，别出菜部韭条下，今并唐本注移在本条。"

同时丰富了药物条目的具体内容。如丹砂条，"今出辰州、锦州者，药用最良，余皆次焉。陶云出西川，非也。蛮夷中或当有之。"补充丹砂产地的相关信息。如芒硝条，"此即出于朴硝，以暖水淋朴硝，取汁炼之，令减半，投于盆中，经宿乃有细芒生，故谓之芒硝也。又有英硝者，其状若白石英，作四五棱，白色，莹澈可爱。主疗与芒硝颇同，亦出于朴硝，其煎炼自别有法，亦呼为马牙硝。唐注以此为硝石同类，深为谬矣。"初步厘清了芒硝类矿物药之间的关系。

总之，《开宝本草》继承了唐朝以前的本草，也为后世本草开创了新的编写体例。在本草典籍由传写转向版刻的变革之际，本书对《本经》《别录》《新修本草》等资料分别加以标记，使后世本草有所依据，为保存古本草作出了重大贡献。《开宝本草》仅流行于宋代，宋代以后书志未见收录。其书问世不到50年，便被掌禹锡等增订为《嘉祐补注神农本草》，因此流传不广。

二、《嘉祐本草》

【概述】

本书为掌禹锡主持编纂。掌禹锡，字唐卿，许州郾城（今属河南）人，生于宋淳化元年（990年），卒于治平三年（1066年），享年76岁[1]。据宋史记载，掌禹锡官至光禄卿直秘阁，好储书，对《易经》、地域、医药诸学皆有研究，除主修《嘉祐补注神农本草》外，曾参与编修《皇祐方域图志》《地理新书》，著有《郡国手鉴》一卷、《周易集解》十卷。

《嘉祐本草》，又称《嘉祐补注神农本草》《补注神农本草》，亦称《嘉祐补注本草》。嘉祐为北宋第四个皇帝仁宗的年号，此书为官修本草，因此常简称为《嘉祐本草》。从原书之序可知，宋嘉祐二年（1057年）八月，集贤院成立校正医书局，奉诏校修本草。主事者有太常少卿直集贤院掌禹锡、职方员外郎秘阁校理林亿、殿中丞秘阁校理张洞、殿中丞馆阁校理苏颂，另有医官秦宗古、朱有章协同编修。从《嘉祐本草》中正文药物条中以"臣禹锡等谨按"起首语注文看，掌禹锡为编校该书的主要负责人。

《嘉祐本草》以《开宝重定本草》为蓝本，参以诸家本草及经史百家所载的药学知识，并搜罗当时医家所常用而未载于本草的药物，补充其内容并作注解。全书二十一卷，载药1082种。体例沿袭《新修本草》《开宝本草》旧例，旨在补前代本草之漏略，尤其注重保持《开宝本草》旧貌，"立例无所刊削"。为此，制定了严谨的凡例15则，标记明确。此外，序例中还保存有徐之才《药对》和陈藏器《本草拾遗》序例，序例（下）对"诸病通用药""药物畏恶制使"等项内容均有增补。

本书初刊于嘉祐六年（1061年），广为流传。绍圣元年（1094年），又刊行小字本，今失传。宋元间的目录书《通志·艺文略》《直斋书录解题》《郡斋读书后志》《玉海》《文献通考》《宋史·艺文志》等皆有著录，其完整内容保存于《证类本草》中。本篇所述以尚志钧整理的《嘉祐本草辑复本》（中医古籍出版社，2009年）为蓝本[2]。

---

[1] 尚志钧.《嘉祐本草》概述[J]. 皖南医学院学报，1983（2）：65-66.

[2] 掌禹锡等. 嘉祐本草辑复本[M]. 尚志钧整理. 北京：中医古籍出版社，2009.

【钩玄】

1. 立凡例以考药物

《嘉祐本草》编著上尤其注重保持《开宝本草》之旧貌，"立例无所刊削"。其《嘉祐补注总叙》最后列有凡例若干条："凡名本草者非一家，今以《开宝重定》本为正，其分布卷类、经注杂糅、间以朱墨，并从旧例，不复厘改。凡补注并据诸书所说，其意义与旧文相参者，则从删削，以避重复；其旧已著见，而意有未完，后书复言，亦具存之，欲详而易晓；仍每条并以朱书其端云'臣等谨按某书云'某事；其别立条者，则解于其末，云'见某书'。凡所引书，以唐、蜀二本草为先，他书则以所著先后为次第。凡书旧名本草者，今所引用，但著其所作人名曰'某人'，惟唐、蜀本则曰'唐本云''蜀本云'。凡字朱、墨之别，所谓《神农本经》者以朱字，名医因《神农》旧条而有增补者，以墨字间于朱字，余所增者，皆别立条，并以墨字。凡陶隐居所进者，谓之《名医别录》，并以其注附于末。凡显庆所增者，亦注其末曰'唐本先附'。凡开宝所增者，亦注其末曰'今附'。凡今所增补，旧经未有者，于逐条后开列云'新补'。凡药旧分上中下三品，今之'新补'，难于详辨，但以类附见。如绿矾次于矾石，山姜花次于豆蔻，扶移次于水杨之类是也。凡药有功用，《本经》未见，而旧注已曾引据，今之所增，但涉相类，更不立条，并附本注之末曰'续注'。如地衣附于垣衣，燕覆附于通草，马藻附于海藻之类是也。凡旧注出于陶氏者曰'陶隐居云'，出于显庆者，曰'唐本注'；出于开宝者，曰'今注'；其开宝考据传记者，别曰'今按''今详''又按'，皆以朱字别于其端。凡药名《本经》已见而功用未备，今有所益者，亦附于本注之末。凡药有今世已尝用，而诸书未见，无所辨证者，如葫芦巴、海带之类，则请从太医众论参议，别立为条，曰'新定'。旧药九百八十三种；新补八十二种，附于注者不预焉；新定一十七种。总新、旧一千八十二条，皆随类粗释。"

凡例第一条明确指出，《嘉祐补注本草》是《开宝重定本草》的修订本。其他条主要规定了文献标注方式，最后说明了载药数目。以凡例对全书 1082 种药物逐一严格考释、规范补注，为后世医家编校古籍开创了范式，对当今中医药文献整理有着重要的学术意义和历史借鉴。

2. 列书目以存古籍

《嘉祐本草》为补充大量药物资料引用文献 50 余种，其中本草文献 16 种。正文之后列有"补注所引书传"，扼要地介绍了 16 种本草的名称、成书年代、作者、卷数、主要内容等。分别是《开宝详定本草》《开宝重定本草》《新修本草》

《蜀重广英公本草》《吴普本草》《药总诀》《药性论》《药对》《食疗本草》《本草拾遗》《四声本草》《删繁本草》《本草性事类》《南海药谱》《食性本草》《日华子本草》。引用文献虽有所删节，但能忠实地保留其旨意，为后世研究古本草发展及辑佚古本草提供了宝贵的资料。这种列书目的方式为南宋陈衍《宝庆本草折衷》和明代李时珍《本草纲目》等书所仿效。

但是，所引内容是从原书转引还是据他书移录，却并不一定。如《吴普本草》条明言"今广内不复有"。"广内"即皇家藏书处。说明掌禹锡等奉诏撰《嘉祐本草》时未见《吴普本草》。可知《嘉祐本草》"补注所引书传"所列书目，并非全为作者亲见书之书目[1]。

《嘉祐补注总叙》指出："自余经史百家，虽非方饵之急，其间或有参说，药验较然可据者，亦兼收载。"这种收载经史百家中药物资料的方式，对其后唐慎微编纂《证类本草》有直接影响。

3. 增新药以修本草

《嘉祐本草》新增药物 99 种，其中 82 种"新补"药，辑自前代本草，"新定"药 17 种，为宋朝时新用而不见书载者。"新补"内容有转引自一家本草的，如菩萨石条末标有小字云"新补。见日华子"。也有转引多家本草糅合而成的，如白油麻条标有"见孟诜及陈藏器、陈士良、日华子"。"新补"药物以出自《本草拾遗》为最多（33 味），其次为《食疗本草》（19 味）、《日华子本草》（11 味）。"新定"药物为：金星石、银星石、礞石、井泉石、花乳石、石脑油、土马鬃、海带、葫芦巴、海金沙、金星草、木贼草、地锦、地椒、槐胶、椿荚、黄蜀葵、蚕蜕。

掌禹锡等的自家注说在《嘉祐本草》中极少，仅见 11 条，多局限于讨论药物分类位置及前代本草编修中的某些问题。如女菀条"有名未用中无白菀者，盖唐修本草时删去尔"。李时珍曾评论"虽有校修，无大发明"，此说法未免偏颇。在《嘉祐本草》编写工作正式开动以后，嘉祐三年（1058 年）掌禹锡等奏请仿唐代《新修本草》的方式，编撰《本草图经》，"所冀与今《本草经》并行"。《嘉祐本草》与《本草图经》同时进行，互相辅翼，各有侧重，互相呼应。《嘉祐本草》对 1082 种药物逐一进行考释校注，以 15 条凡例严格规范补注，对所引录的历代文献明确标记，为后世医家编校古籍开创了范式，对当今中医药文献整理有着重要的学术意义。

---

[1] 虞舜.《嘉祐本草》增引的"唐本"考察 [J]. 中华医史杂志，2004（1）：41-43.

三、《本草图经》

作者苏颂。据《宋史·苏颂传》记载："苏颂，字子容，泉州南安人……建中靖国元年夏至，自草遗表，明日卒，年八十二。"据此可知，苏颂，字子容，泉州南安（今属福建厦门）人，卒于建中靖国元年（1101 年），即宋徽宗赵佶即位之年，享年八十二岁。按此向前推算，苏颂应生于宋真宗天禧四年（1020 年）。

苏颂出生于一个书香仕宦之家。自幼勤奋好学，学识渊博，《宋史·苏颂传》称他"经史、九流百家之说，至于图纬、律吕、兴修、算法、山经、本草，无所不通，尤明典故"。苏颂的一生仕途漫长，官位显赫。宋仁宗庆历二年（1042 年）中进士，从此登上宦途。在长达近六十年的漫长政治生涯中，他从一个初级文官，逐步升迁，几度回翔，最后升至宰相的职位 [1]。历仕仁宗、英宗、神宗、哲宗、徽宗五朝。但他给后世留下的最大财富不是政治方面的成就，而是在科技方面的建树。人们亲切地称他为"宰相科学家"。

宋代开国后不久，政府即下诏整理医书。嘉祐二年（1057 年）八月，成立了校订和刻印医药书籍的机构，即"校正医书局"。由当时著名学者掌禹锡、林亿、苏颂、陈检、高保衡主事，医官秦宗古、朱有章等协助编修。从苏颂"序"和掌禹锡"奏敕"可知，嘉祐三年（1058 年），掌禹锡等在编修《嘉祐本草》时，又奏请朝廷，借鉴唐代《新修本草》的做法。"用永徽（唐高宗年号，650 年—655 年）故事，重命编述。"于是，诏令天下，征集药材。要求各地将所产药材绘制成药图，连同标本及说明文字一并呈上。因苏颂"向尝刻意此书，于是建言奏请，俾专撰述。"最终获奏由苏颂一人执笔完成。"别撰图经（《本草图经》），与今本草经（《嘉祐本草》）并行"，形成姊妹篇。《本草图经》书成于嘉祐六年（1061 年）10 月，次年（1062 年）12 月镂板（雕板印刷）颁行。

《本草图经》，一名《图经本草》。所谓图是指药图，经是指药物的说明文字。全书二十卷，目录一卷。共载药 814 种，药图 933 幅。分类按《嘉祐本草》编排。凡"有今医所用，而旧经不载者，并以类次系于末卷，曰本经外类"（序），故书末专设"本经外草类卷十九"和"本经外木蔓类卷二十"二篇，新增药品 103 种。

---

[1] 颜中其. 苏颂的生平及其主要贡献 [J]. 东北师大学报，1990（6）：58-62.

《本草图经》原书已佚，其内容散在于《证类本草》和《本草纲目》之中。本篇以尚志钧辑校《本草图经》（安徽科学技术出版社，1994年5月）为蓝本。

【钩玄】

1. 辨别药物名实与基源

本书从产地、采收时节和药用部位等方面，详细辨别了药物的名实与基源。如卷四细辛条："其根细，而其味极辛，故名之曰细辛……今人多以杜蘅当之"，卷四杜蘅条："杜蘅春初于宿根上生苗，叶似马蹄形状，高三、二寸……江淮俗呼为马蹄香"。不仅将细辛与杜蘅两种容易混淆的药物鉴别要点清楚描述，而且通过两药的标本图，栩栩如生地展现了其微细之差别。又如石斛条："其江南生者有二种：一种似大麦，累累相连，头生一叶，名麦斛；一种大如雀髀，名雀髀斛，惟生石上者胜。亦有生栎木上者，名木斛，不堪用。"苏氏在形态和生长环境上将石斛分为了可用的麦斛、雀髀斛及不宜用的木斛。薏苡仁条："生真定平泽及田野今所在有之。春生苗，茎高三、四尺；叶如黍；开红白花作穗子；五月、六月结实，青白色，形如珠子而稍长，故呼意珠子。小儿多以线穿如贯珠为戏。八月采实，采根无时。今人通以九月、十月采，用其实中仁。"从产地、采收时节、形态上详细记载。独活条："《本经》云二物（独活与羌活）同一类。今人以紫色而节密者为羌活，黄色而作块者为独活。"在形态上将独活和羌活进行了名实辨别。

卷六通草条："而俗间所谓通草，乃通脱木也……古方所用通草，皆今之木通。"考证了木通和通草两味药物的名实鉴别，涉及内容被中药学教材收录。卷八射干条："射干多生山崖之间，其茎虽细小，亦类木梗。故荀子名木，而苏谓陶说为鸢尾。鸢尾花亦不白，其白者自是射干之类，非鸢尾也。鸢尾布地而生，叶扁阔于射干。"从基源形态上辨别了射干和鸢尾。射干"六月开花，黄红色，瓣上有细文纹秋结实作房，中子黑色；根多须，皮黄黑，肉黄赤"。鸢尾"花紫碧色，根如高良姜者是也"。卷十枸杞条："生常山平泽，及丘陵岸，今处处有之。春生苗，叶如石榴叶而软薄堪食，俗呼为甜菜；其茎干高三、五尺，作丛；六月、七月生小红紫花；随便结红实，形微长如枣核；其根名地骨。春夏采叶，秋采茎实，冬采根。"从叶、茎、根、果实上区别药用部位，"叶为甜菜，根名地骨"。

2. 真实反映药物形态

其序例云："图以载其形色。"图就是所附的药图，《本草图经》所附药图是我国现存最早的版刻本草图谱。从药图名称所冠地名来看，分别来自全国150个州县，是从当时各地所上"绘事千名"中遴选出来的。药图是据各地实物绘，形态描述是由各地送上的原始描述，因此能真实地反映原药物形态。每幅药图均注明产地，给用药者提供了道地药材应用范围。本书附图是今存最早的药物图。尽管各地所上药图风格或异，精粗不一，但绝大多数是有较高水平的实地写生科学绘图。例如其中的植物药图能真实地反映原植物，如虎掌、天南星、合欢、槐实、瞿麦、麦冬、通脱木、茯苓、菖蒲、车前草、生姜、芡实、茄子等药图，都十分逼真。每幅药图皆注明产地，例如防风有四幅药图，每幅图注明的产地分别为：齐州（今山东济南）防风、同州（今陕西大荔县）防风、河中府（今山西永济）防风、解州（今山西运城）防风。漏芦也有四幅药图，每幅药图的产地分别为：海州（今江苏东海县东北）漏芦、单州（今山东单县）漏芦、秦州（今甘肃天水）漏芦、沂州（今山东临沂）漏芦。又如知母有五幅药图，每幅药图的产地名分别为：滁州（今安徽滁州）知母、威胜军（今四川彭州）知母、卫州（今河南卫辉）知母、解州知母、隰州（今山西石楼、隰县等地）知母。

其序例云"经以释其异同"，经指的是药物异同的说明文。其中以药物形态叙述最为详细，不论动物药、植物药、矿物药，在形态上均有较详细的说明。尤其对植物形态描述更细致，一般先言产地，后言何时生。对全植物用约多少寸、尺、丈许，描述出植物大致高低，给人以形象的概念。许多植物的描述基本反映出植物形态特点，以类比的方法，描述苗叶类似于什么植物，花的颜色、形态和果实形态等均用常见的植物加以类比，对植物各部描述亦很详细。

如卷四车前子条对药物形态的描述："生真定平泽丘陵道路中，今江湖、淮甸、近京、北地处处有之。春初生苗，叶布地如匙面，累年者长及尺余，如鼠尾。花甚细，青色微赤。结实如葶苈，赤黑色。"卷十三羚羊角条："其形似羊也，青而大。其角长一、二尺，有节如人手指握痕，又至坚劲，今人药者，皆用此角。"卷一丹砂条："生深山石崖间，土人采之，穴地数十尺，始见其苗乃白石耳，谓之朱砂床。砂生石上，其块大者如鸡子，小者如石榴子，状若芙蓉头、箭镞，连床者紫黯若铁色，而光明莹澈，碎之崭岩作墙壁，又似云母片可析者，真辰砂也，无石者弥佳。"

但也有些药图，不能反映原植物。例如卷四天门冬条中"西京天门冬"图，其显然不是单子叶植物，当然不会是今日百合科的天门冬。卷六通草条中的"解州通草"不知是何种植物，"兴元府通草"很像木通科的三叶木通。

3. 收载民间与外来药物

在该书编撰的前期工作中，北宋朝廷要求全国各州县将药物的实物标本和药图呈献至东京汴梁，做到了全国性的药物普查，从而收集了很多民间药物，经苏颂等审核并收录于本书中。本书除援引文献所载药物外，还增入大量民间习用的药物。这些药物后来都被李时珍收入《本草纲目》中。《本草纲目》采用该书的药物74种。

本书还记载域外各国输入的药物涉及于阗、波斯、新罗、焉耆、高丽、狮子国、佛誓国、河陵国、夏国、百济、朝鲜、婆罗门、昆仑、盘盘国、西竺、大食、弗林、真腊、倭、朝国、安南、婆津、伽古罗、南越等国的外来药物，如木香、槟榔、石脂、大腹皮、龙脑、沉香、檀香、丁香、丁香皮、胡椒、阿魏、莳萝、荜澄茄、河芦荟、荜茇、高良姜、草豆蔻、白豆蔻、没药、煎香、安息香、黄熟油、降真香、琥珀等[1]。在判断优劣之后，配上图文描述，并对比全国药物普查的结果，看国内是否已有，如有则无须进口，如无则尚需进口。如经过普查发现山东菏泽所产之菟丝子，较高丽进口者品质更好。

4. 收录亡佚方药

苏颂在叙述药物主治功用时，收录了很多方剂。其中有古方，也有当时流行的单方、验方。所录古方，大多出自汉、魏、晋、唐著名方书，有的方书早已佚失，后世方书亦少见记载，通过本书的转录，得以保存。所以本书研究宋代以前的方药，亦有很重要的参考价值。

如卷八旋覆花条："张仲景治伤寒汗下后，心下痞坚，噫气不除，有七物旋覆代赭汤。杂治妇人有三物旋覆汤。胡洽有除痰饮在两胁胀满等旋覆花丸，用之尤多。"收录了七物旋覆代赭汤、三物旋覆汤和旋覆花丸。

卷九虎杖条："河东人烧根灰，贴诸恶疮。浙中医工，取根，洗去皱皮，锉焙，捣筛，蜜丸如赤豆。陈米饮下，治肠痔下血甚佳。俗间以甘草同煎为饮，色如琥珀可爱，瓶盛置井中，令冷彻如冰，极解暑毒。"记载了用虎杖烧灰敷贴治疗恶疮，做成蜜丸用陈仓米汤送服，治疗痔疮出血，与甘草一起煎煮，清热解暑。

卷一朴硝条记载了"刘禹锡《传信方》，着石旻山人甘露饮疗热壅凉膈，上欧积滞。蜀朴硝成末，每一大斤，用蜜，冬用十三两，春、夏、秋用十二两，先捣筛朴硝成末后，以白蜜和令匀……每食后或欲卧时含一匙半匙，渐渐咽之。如要通转亦得"。用芒硝、蜂蜜治疗热扰胸膈的积滞。

卷五黄连，提到"古方以黄连为治痢之最"。记载了胡洽方载九盏汤（黄连、附子、干姜、龙骨），主下痢不问冷热赤白，谷滞休息久下，"香连丸"主治下痢，"又治目方，用黄连多矣"。介绍了羊肝丸（黄连末一大两，白羊子肝一具）治目疾翳障，当归、芍药、黄连等分煎浓汁，乘热洗眼治疗风毒、赤目、花翳等眼疾。

---

[1] 闫琪. 从《本草图经》看苏颂对祖国药物学的贡献[J]. 陕西中医学院学报，1997（1）：18-19.

5. 纠正前人错误

苏颂治学严谨，不迷信古人，反对服用金石药物，纠正了前人错误。如黄药根条，苏颂云："又下有药实根条……苏恭云即药子也，用其核仁，《本经》误载根字，疑即黄药之实。"肉苁蓉，陶弘景说是"野马精落地所生，生时似肉"，苏颂在卷五肉苁蓉条下说："旧说是野马遗沥落地所生。今西人云大木间及土堑垣中多生，此非游牝之所，而乃有，则知自有种类耳。"

卷四赤箭条，苏颂云："赤箭，《本经》但云三月、四月、八月采根，不言用苗，而今方家乃并用根、苗，各有收采时月，与《本经》参差不同，难以兼着，故但从今法。"卷一云母条，图经曰："古之服五云之法甚多，陶隐居所撰《太清诸石药变化方》，言之备矣。今道书中有之……诚不可轻饵也。"又如玉屑条，苏颂云："祥符中（1008年—1016年），先帝尝令工人碎玉如米豆粒，制作皆如陶、苏之说，然亦不闻以供膳饵。其云研之乃食，如此恐非益人，诚不可轻服也"等。

综上所述，该书是以本草史上继《新修本草》之后，第二次全国药物普查的资料为基础，又补充了大量的文献资料，因而集中反映了北宋本草发展的实际情况，是为宋代本草的精华。日本学者说："北宋苏颂《本草图经》达到了世界《药学》的最高水平。"《本草图经》已经远远超过了它作为《补注本草》的补充附图的意义。"[1]

四、《证类本草》

【概述】

作者唐慎微，字审元，蜀州晋原（今四川崇州）人。生卒年不详。唐氏正史无传，世人对其生平里籍知之甚少。艾晟在《经史证类大观本草》序例中言"慎微姓唐，不知为何许人？传其书者失其邑里族氏，故不及载云。"金朝宇文虚中《书证类本草后》对唐慎微有些许介绍："唐慎微字审元，成都华阳人。貌寝陋，举措语言朴讷而中，极明敏。其治病，百不失一……不以贵贱，有所召必往，寒暑雨雪不避也……尚书左丞蒲公传正，欲以执正恩例奏与一官，拒而不受，二子五十一、五十四（偶忘其名）及婿张宗说，字岩老，皆传其艺，为成都名医。元祐间，虚中为儿童时，先人感风毒之病，审元疗之如神。"又据赵与时《宾退录》卷三云："唐

[1] 尚志钧，林乾良，郑金生. 历代中药文献精华 [M]. 北京：科学技术文献出版社，1989：213.

慎微蜀州晋原人，世为医，深于经方，一时知名。元祐间师李端伯招之居成都，尝著《经史证类备急本草》三十二卷，盛行于世。而艾晟序其书，谓慎微不知何许人，故为表出。"[1]

本书原名《经史证类备急本草》，简称《证类本草》。全书分总论、各论两部分：卷一、卷二为"序例"，包括前代重要本草著作的序文、各家本草序例及有关药物炮制、药性理论、方剂组成、各种病证的常用药物以及药物的配伍宜忌等，其内容基本沿袭《嘉祐本草》，略有增补。卷三开始为药物各论，分类方法基本遵循《新修本草》，但次序略有调整，分部较细，卷数增多。全书共收载药物1 746种，分为玉石部、草部、木部、人部、兽部、禽部、虫鱼部、果部、米谷部、菜部共10部。除"人部"外，每部分上、中、下三品。根据药物多少进行分卷，如草部药数众多，乃分"草部上品之上""草部上品之下""草部下品之下"共6卷；禽部、果部药少，三品共为一卷。10部之外，另有"本经外类"和"有名未用药类"两类，"本经外类"（包括草类和木蔓类）为原载于《本草图经》的部分药物原文和药图，"有名未用"是原载于《本草经集注》中的"有名未用"的药物。

《证类本草》在流传过程中衍生出多种版本，其中较为重要的有"大观"和"政和"两个系统。"大观"系统的"本经外类"与"有名未用药类"各自一卷，故《大观本草》全书含目录共计三十二卷。"政和"系统的"本经外类"与"有名未用药类"合为一卷，故《政和本草》全书为三十一卷。全书附有来源于《本草图经》的插图，《大观本草》存图922幅，《政和本草》存图933幅，比《大观本草》多出白羊石、黑羊石、石蛇、南烛、野驼、莱菔、红蜀葵、黄蜀葵、凫葵、金灯、天仙藤11幅[2]。

北宋大观二年（1108年）通仕郎行杭州仁和县尉管句学事艾晟将《经史证类备急本草》增入陈承编纂的《重广补注神农本草并图经》中"别说"部分，改名为《大观经史证类备急本草》，简称《大观本草》。现存有南宋嘉定四年（1211年）刘甲刻本，2002年安徽科技出版社出版尚志钧点校本。政和六年（1116年）曹孝忠奉敕取《证类本草》"校正而润色之"，其工作以校勘为主，"诸有援引误谬，则断以经传；字画鄙俚，则正以《字说》。余或讹戾淆互，缮录之不当者，又复随笔刊正，无虑数千"。此本的书名为《重修政和经史证类备用本草》，简称《政和本草》。现存最早的《政和本草》版本，是蒙古定宗（1249年）张存惠晦明轩重刻本，书名《重修政和经史证类备用本草》，较原本增附了《本草衍义》。除《大观本

---

[1] 辛夫，林森荣. 历代蜀医考（二）—唐慎微与《证类本草》[J]. 成都中医学院学报，1980（2）：53-55.

[2] 刘大培，尚志钧.《证类本草》药图的考察 [J]. 浙江中医杂志，1994（1）：46.

草》《政和本草》版本系列外，还有《绍兴本草》和《新编类要图注本草》系列。

本篇所述以张存惠晦明轩刻本《重修政和经史证类备用本草》（影印版）[1] 及尚志钧所点校之《大观本草》[2] 为蓝本。

【钩玄】

1. 合并《嘉祐》《图经》，文献渊薮

《证类本草》以《嘉祐本草》为框架，并入《本草图经》，再增补诸家方书、经史传记、佛书道藏中有关药物资料，参考了大量医药文献及文史古籍编纂而成。全书收载药物 1 746 种，除全部照录《嘉祐本草》和《本草图经》所收药物之外，同时将其他本草已经收载而被前代官方本草所遗漏者六百来种补入书中。此外，唐慎微增补了 8 味新药，为灵砂、井底砂、降真香、人髭、猕猴、缘桑螺、蝉花、醍醐菜。

《证类本草》药物条文是在《嘉祐本草》框架之下，将《本草图经》内容、唐慎微收集的药物资料及医方分别列在《嘉祐本草》相应的药物条文中。大体由以下四部分组成：①《本草图经》药图，置于各药条文之首；②《嘉祐本草》原文；③《本草图经》各药图之说明文字，冠以"图经曰"为标记；④唐慎微新收集的单方和名家本草药物的资料，以（一）为标记。

如药物黄精正文之前有 10 幅黄精药图。药物正文以大字书写，其内容为：正名→性能→主治功能→别名→生境→产地→采收时月。大字中白字为《神农本草经》原文，黑字来源于《名医别录》的记载。大字后为双行小字注文，是掌禹锡等著《嘉祐本草》时，引自从《神农本草经》到《嘉祐本草》间的文献资料，引文前加白小字标识所引文献的出处，按年代顺序排列。最早的是梁代陶弘景《本草经集注》的注文，即把陶氏注文排在正文后面，列为首位，并冠以"陶隐居云"字样。其次是唐代苏敬《新修本草》的注文，排在第二，冠以"唐本注"字样。再次是宋代马志等《开宝本草》的注文，排列第三位，冠以"今附""今注""今详"等字样。最后是宋代掌禹锡《嘉祐本草》注文，排在《开宝本草》注文之后，冠以"臣禹锡等谨按"字样。《嘉祐本草》注文之后，为苏颂《本草图经》的说明文，冠以"图经曰"字样。墨盖子（一）下为唐慎微新增内容。

宋代印刷术的发展，结束了长期以来手写本草的状况，为本草学的发展提供了

[1] 唐慎微. 重修政和经史证类备用本草 [M]. 北京：人民卫生出版社，1982.

[2] 唐慎微原著，艾晟刊订. 大观本草 [M]. 尚志钧点校. 合肥：安徽科学技术出版社，2003.

有利的条件。唐氏继承《嘉祐本草》体例，采用大字、黑、白字标出处，小字定注文，引文出处用缩写，又自创墨盖子作续添内容标记等办法，系统整理本草及有关文献，使全书体例严谨，先后有序，引文层次级别分明，出处明确，展现了历代主要本草发展的脉络。因而成为后世考察古本草发展，辑佚古医方、本草书，丰富和发展中医药学的重要文献来源。

2. 杂缀子史医方，采撷菁华

《证类本草》几乎囊括了我国北宋以前的本草精华，集北宋以前药物学之大成。

（1）保存大量古代文献。通过转录《嘉祐本草》《本草图经》二书的全部内容，保存了《神农本草经》《名医别录》《本草经集注》《雷公炮炙论》《新修本草》《本草拾遗》《重广英公本草》《开宝本草》等重要古代本草的主要或大部分内容，且反映出原书的基本结构。还转引了《吴普本草》《李当之药录》《药对》《药性论》《食疗本草》《食医心鉴》《海药本草》《日华子本草》等本草的部分内容。这些本草大多佚亡，因此，《证类本草》为辑校研究上述古本草提供了重要参考[1]。如现存最早之药学专著《神农本草经》，原书唐朝初期就已失传，正是因为《证类本草》原文引用，并以黑底白色大字印刷，才会有明清卢复、孙星衍与孙冯翼、顾观光、王闿运及日本森立之等各辑本。故李时珍赞誉《证类本草》"使诸家本草及各药单方，垂之千古，不致沦没者，皆其功也"。

（2）汇集子史医方精华。据宇文虚中《书证类本草后》记载，唐慎微"为士人疗病，不取一钱。但以名方秘录为请，以此士人尤喜之。每于经史诸书得一药名，一方论，必录以告，遂集为此书。"唐慎微旁征博引，收辑了"经史外传""佛书道藏"等书中有关医药的资料。据《政和本草》序例中"证类本草所出经史方书"项统计出的书目有247种，包括宋代及以前的本草、方书、经史、笔记、地志、诗赋、佛书、道藏等。如《毛诗注疏》《春秋左传注释》《尔雅注疏》《楚辞》《史记》《说文》《列仙传》《神仙传》《酉阳杂俎》《野人闲话》《太平广记》《北梦琐言》《广韵》等书。此外，尚有"所出经史方书"遗漏者47种，如《甲乙经》及《说文解字》《南方草木状》等[2]。凡有关医药资料，无不加以引用。

（3）开创附方先例。《嘉祐本草》以前各朝代的主流本草，只论述药物的性味主治功效，并不附方。单纯论药，在临床应用时不能应急以需。唐氏有鉴于此，对部分药物系统增附录单方、验方，使得方药统一，以便临床使用。引文出处以大

[1] 郝近大，陈仁寿. 本草学概论 [M]. 北京：中国中医药出版社，2016.

[2] 杨东方.《证类本草所出经史方书》补遗 [J]. 成都中医药大学学报，2010，33（1）：91-94.

字冠在开头，原文作双行小字书写，以墨盖子（【 ）与前文隔开。每药所附医方少则一两个，多则十几方甚至几十方不等。全书共附方 3 000 余首，方论 1 000 余条，涉及药物 500 多种。如引用《备急千金要方》条目 327 条，涵盖 158 味药[1]。又如甘草条，列举《外台秘要》《百一方》《经验方》《梅师方》《孙真人食忌》《广利方》《御药院方》《古今录验》《金匮玉函》等书中近 20 个方。全书引用方书 80 余种，其中不少方书今已佚散，赖本书得以流传。

3. 开启品汇纲目，升华提高

《证类本草》总计 60 余万字，其内容较前代本草更为丰富。第一，药物数目从东汉时的 365 种，增加到 1 746 种。其中部分新增药物为新分条，如卷三玉石部上品，从五色石脂分出青、赤、黄、白、黑石脂 5 条。第二，《证类本草》"通用药"唐慎微依据《太平圣惠方》共增补 46 病，154 药，所增药物均有墨盖子为标记[2]。第三，补入炮制方法。此前综合性本草中炮制方法内容不多，唐氏补入《雷公炮炙论》中药物 288 种，使炮制内容更全面。《证类本草》的编写体例、所载内容、学术思想，均对后世本草的编纂产生了巨大影响。

明代的《本草品汇精要》是在《证类本草》的基础上"删《证类》之繁以就简，去诸家之讹以从正"而编纂。书中所附彩图大多以《政和本草》中的墨线图敷色重绘而成。如前胡条，共有药图 5 幅，通过对所绘 5 种植物的根、茎、叶、花的形态、数量进行对比可见，《本草品汇精要》前胡的图源自于《证类本草》。

李时珍编写《本草纲目》时，在卷一中列举"历代诸家本草""引据古今医家书目"及"引据古今经史百家书目"也是深受"证类本草所出经史方书"之影响，其中提及"自陶弘景以下，唐、宋诸本草引用医书，凡八十四家，而唐慎微居多"。与唐慎微编著《证类本草》不同，李时珍在引录文献时并非全部原文照录，而是多有化裁。《本草纲目》所引《证类本草》的文字多出自"墨盖"后唐慎微所增的引文，据统计，李时珍在《本草纲目》中以标明"慎微曰""慎微""唐慎微""唐慎微方""唐慎微本草""证类""证类本草""政和本草""大观本草"的方式，在 53 种药物下直接引用《证类本草》内容共计 71 次[3]。从《证类本草》到《本草纲目》，历经了几百年的时间，期间产生了大量的医学著作，李氏在继承《证类本草》医方的基础上，亦参考了其他方书，充实了"【附方】"条下的内容。《本草品汇精

[1] 刘海，蒋淼，王家葵，等.《证类本草》征引《千金要方》简析 [J]. 中药与临床，2013，4（6）：37-40.

[2] 高新颜，张冰，吴嘉瑞.《证类本草》"诸病通用药"来源及药性特征 [J]. 中医研究，2008（5）：49-50.

[3] 章桂霞，王育林.《本草纲目》引《证类本草》考 [J]. 中医文献杂志，2018，36（6）：1-4.

要》和《本草纲目》的编写体例和主要内容是在《证类本草》基础之上的深化和提高。

蜀地名医唐慎微所著《证类本草》在《嘉祐本草》和《本草图经》的基础上，系统辑录了自《神农本草经》到北宋的历代医药著作，旁及经传子史、文集杂录、佛书道藏、民间单方，对前代本草资料皆原文转录，使得许多宋朝以前已亡佚的珍贵文献得以保存。该书集宋朝以前本草学之大成，文献价值极高，是完整流传的最早的综合性本草著作，为后世保存了大量药学史料，在本草发展史上起到了承前启后、继往开来的作用。李时珍对此予以极高评价："使诸家本草及各药单方，垂之千古，不致沦没者，皆其功也"(《本草纲目》)。该书是研究古本草的重要文献来源和参考资料。故凡宋朝以前的本草文献资料（因大多已失传），可在该书中查阅并直接引用，无须再用"《证类本草》云"或"唐慎微说"之类的表述。

五、《本草衍义》

【概述】

作者寇宗奭。生卒里籍无考。寇氏在"衍义总叙"中云："时政和六年丙申岁记。"即《本草衍义》成书于宋政和六年（1116年），并送审尚书省。据政和六年十二月二十八日"上劄付寇宗奭"文曰："承直郎澧州（今湖南澧县）司户曹事寇宗奭撰成《本草衍义》二十卷。申尚书省投纳后，批送太医学看详……上件寇宗奭所献《本草衍义》委是用心研究，意义可采，并是诣实申闻事。十二月二十五日，奉圣旨，寇宗奭特与转一官，依条施行，添差充收买药材所辨验药材（相当于今之药品检验机构官员）。"提示《本草衍义》送审获批，并授予寇宗奭相应官职。陆心源《重刊本草衍义》序云："宗奭里贯无考，以劄付及卷六礜石条、菊花水条，卷十三桑寄生条推之，知其曾官杭州、永耀（今陕西耀县）、顺安军（今河北高阳县）等处，由承直郎、澧州（今湖南澧县）司户进书转一官而已。"说明寇氏曾在陕西、河北、湖南等多处任过官职。

又据"上劄付寇宗奭"文可知，《本草衍义》由寇宗奭侄子寇约校勘后，于宋宣和元年（1119年）印造刊行。"宋时与《证类本草》别本单行，自金人张存惠采条附《证类本草》之中，明人因之，而单行本遂微"(《重刊本草衍义》序例）。清光绪三年（1877年），陆心源以所藏"南宋麻沙本完善无缺，因重梓以广其传"。宣统二年（1910年），柯逢时校后记云："《文献通考》《郡斋读书志》均作广义，疑宣和所刊当名广义，迫庆元时，避宁宗讳，乃改广为衍。"认为庆元（1195 年—1200 年）时，因避南宋宁宗赵扩之讳而易名，其说有待考证。

寇氏曰："今则编次成书，谨依二经类例，分门条析，仍衍序例为三卷"（《本草衍义》序例）。所谓"二经"，系指《嘉祐本草》和《本草图经》两部官修本草。全书二十卷。前三卷为"序例"，相当于总论。后十七卷为药物，相当于各论。共列药目 467 条，载药 570 余种。按玉石、草、木、禽兽、虫鱼、果、菜、米谷等分类排列。"宗奭以禹锡所修，慎微所续，尚有差失，因考诸家，参以目验，拾遗纠谬，著为此书。凡名未用而意义已尽者，皆不编入"（《重刊本草衍义》序例）。

本篇以张丽君、丁侃校注《本草衍义》（中国医药科技出版社，2012 年 1 月）为蓝本。

【钩玄】

1. 推衍未备之义

寇氏主要针对《嘉祐本草》和《本草图经》未尽之义或不足之处，进行深入研究。发现"其间注说不尽，或舍理别趣者，往往多矣。是以衍撷余义，期于必当，非足以发明圣贤之意，冀有补于阙疑"（《本草衍义》序例），每多新意。

关于四气。《神农本草经》序例说药"有寒、热、温、凉四气"。寇氏则认为，"凡称气者，即是香臭之气；其寒、热、温、凉，则是药之性"（《本草衍义》衍义总叙）。如"白鹅脂性冷，不可言其气冷也，况自有药性。论其四气，则是香、臭、臊、腥，故不可以寒、热、温、凉配之"。又如"蒜、阿魏、鲍鱼、汗袜，则其气臭；鸡、鱼、鸭、蛇，则其气腥；肾、狐狸、白马茎、裈近隐处、人中白，则其气臊；沉、檀、龙、麝，则其气香。如此则方可以气言之"。基于以上考虑，寇氏提出了自己的观点，认为"序例（《神农本草经》序例）中气字，恐后世误书，当改为性字，则于义方允。"建议将"气"改为"性"，即"四气"称为"四性"，今多从之。

卷十一大黄条，寇氏说："大黄损益，前书已具。"不复追述。然而，"仲景治心气不足、吐血、衄血。泻心汤用大黄、黄芩、黄连。或曰：心气既不足矣，而不用补心汤，更用泻心汤，何也？"寇氏分析说："若心气独不足，则不当须吐衄也。此乃邪热，因不足而客之，故吐衄。"从此方测证分析，此证当为火热上炎所致。所谓泻心即是泻火，泻火即是止血。方用三黄，皆苦寒直折，清泻火势。"以苦泄其热，就以苦补其心，盖两全之。有是证者，用之无不效"。深刻揭示了三黄的奏效机理。寇氏强调，应明确用药指征，"量虚实用药"。若"虚，故不用大黄，有寒毒故也"，实为有得之言。

卷八黄连条。本品苦寒，清热燥湿，为治湿热痢疾之常用药物。然而，"下俚但见肠虚渗泄，微似有血便，即用之，更不知止。又不顾寒热多少，但以尽剂为度，由是多致危困"。寇氏指出："若气实初病，热多血痢，服之便止，仍不必尽剂也。或虚而冷，则不须服。"此条仅就黄连治痢之宜忌推衍，不及其余。语中肯綮，值得借鉴。"又一男子，暑月患血痢，医妄以凉药逆制，专用黄连、阿胶、木香药治之。此药始感便治则可，今病久肠虚，理不可服，逾旬不已，几致委顿"。寇氏强调，黄连之用，有是证则用是药，注意中病即止。"诚在医之通变"，方能万无一失。

卷七柴胡条载："《本经》并无一字治劳，今人治劳方中鲜有不用者"。寇氏深为感叹，"呜呼！凡此误世甚多"。他认为，柴胡之用，重在退热，没有补益之功，切忌作补虚劳药用。"若或无热，得此愈甚，虽至死，人亦不怨，目击甚多"。这是一种悲哀，至于"《日华子》又谓补五劳七伤。《药性论》亦谓治劳乏羸瘦。若此等病，苟无实热，医者执而用之，不死何待"，若"不肯考究，枉致沦没，可不谨哉？可不戒哉！"语重心长，耐人寻味。

2. 匡正本草之疑

寇氏治学严谨，认为，凡"注释本草，一字亦不可忽，盖万世之后，所误无穷耳"（《本草衍义》柴胡条）。因此，他注重实地考察，亲闻目睹，以正视听。

卷四菊花水条。《嘉祐本草》记载："出南阳郦县北潭水，其源悉芳。菊生被崖，水为菊味。"寇氏对这种说法深感奇怪。他说："菊生于浮土上，根深者不过尺，百花之中，此特浅露"。况且，"菊根亦无香"。菊花虽香，但花期较短，仅限于九月、十月间。如果泉水是"因花而香"，那么，无花之月，泉水是否还有菊味？为此，寇氏对其附近的泉水进行了考察，结果发现，泉水清澈，饮而微香。由是得出"泉脉（水质）如此，非缘浮土上所生菊能变泉味"的科学结论。

卷十三桑寄生条。《本草图经》曰："今处处有之。云是乌鸟食物，子落枝节间，感气而生。"寇氏对此提出了不同的看法。他"从宦南北"，感受良多。认为桑寄生并非处处皆有，"实处处难得"。又说："若以为鸟食物子落枝节间，感气而生，则麦当生麦，谷当生谷，不当但生此一物也。又有于柔滑细枝上者，如何得子落枝节间。由是言之，自是感造化之气，别是一物。"正因为如此，故又有"今医家鲜用（桑寄生）"之说。寇氏认为，这是一种误解。"尝得真桑寄生，下咽必验如神"。他对真品桑寄生的疗效给予充分肯定，并指出："今医家非不用也，第以难得真桑上者。"由于桑寄生难得其真，所以"有人伪以他木寄生送之，服之逾月而死"。对这种"以伪药罔人"的做法，寇氏深感悲哀。

卷十七石蜜条。《嘉祐本草》将石蜜收虫鱼部中，又见果部。新书取苏恭说，直将石字不用。寇氏认为，"石蜜既自有本条，煎炼亦自有法。今人谓之乳糖，则虫部石蜜自是差误，不当更言石蜜也"。又说：《本经》以谓白如膏者良，由是知石蜜字，乃白蜜字无疑。去古既远，亦文本传写之误，故今人尚言白沙蜜。"寇氏的观点非常明确。石蜜之"石"乃"白"字之误，"今人"称之"乳糖"或"白沙蜜"，将其列入"虫鱼部"是不对的。李时珍《本草纲目》赞同此说，并诠释说："石蜜非石类，假石之名也。实乃甘蔗汁煎而曝之，则凝如石而体甚轻，故谓之石蜜也。"

卷十三琥珀条，本品因产地不同，则颜色各异。如西北地区产者色淡而透明，南方产者色深而重浊。如果说琥珀为"千年茯苓所化，则其间有沾着蜾蠃蜂蚁，宛然完具者"，是极不正确的。寇氏引用《地理志》语曰："林邑多琥珀，实松脂所化耳。"即琥珀是松脂流入土中，经年久转化而成的化石样物质，并明确指出"此说为胜"，其结论是正确的。

卷十六鸬鹚条，陶隐居云："此鸟不卵生，口吐其雏，独为一异。"寇氏通过实地考察，他说："尝官于澧州，公宇后有大木一株，其上有三四十巢，日夕观之，既能交合，兼有卵壳布地，其色碧。岂得雏吐口中？"认为陶氏之说"全未考寻，可见当日听人之误言也。"

卷十泽兰条。《嘉祐本草》说："叶如兰。"寇氏观察发现，"今兰叶如麦冬，稍阔而长，及一、二尺无枝梗，殊不与泽兰相似"，而"泽兰才出土便分枝梗，叶如菊，但尖长。若取其香嗅，则稍相类"，显然，"如兰之说误矣"。

3. 证诸临床之验

寇氏指出："夫用药如用刑，刑不可误，误即干人命。用药亦然，一误即便隔生死。"因此，寇氏十分关注临床用药。在"序例下"专列临床经验篇，在药物条下也介绍了一些案例，将临证之得失公诸于书。

卷八茵陈蒿条载"张仲景治伤寒热甚发黄者，身面悉黄，用之极效"。寇氏曾治一僧，"因伤寒后发汗不彻，有留热，身面皆黄，多热，期年不愈。医作食黄治之，治不对，病不去。问之，食不减。寻与此药，服五日，病减三分之一，十日减三分之二，二十日病悉去。方用山茵陈、山栀子各三分，秦艽、升麻各四钱，末之。每用三钱，水四合，煎及二合，去滓，食后温服，以知为度"。寇氏强调，"此药以茵陈蒿为本，故书之"。

卷九生姜条载："治暴逆气，嚼三两皂子大，下咽定，屡服屡定。初得寒热痰嗽，烧一块，冷（哈）啮之终日间，嗽自愈。"同时还记载，"暴赤眼无疮者，以古铜钱刮净姜上取汁，于钱唇点目，热泪出，今日点，来日愈。但小儿甚惧，不须疑，已试良验。"前二案，为历代本草所认同，为临床所悉用。后者外用点眼，简单易行，"已试良验"，实为寇氏用药之心得和经验，值得效仿。

卷九苦参条，寇氏介绍了正反两个案例。一是治风疹案。"有人病遍身风热细疹，痒痛不可任，连胸颈脐腹及近隐处皆然，涎痰亦多，夜不得睡。以苦参末一两，皂角二两，水一升，揉滤取汁，银石器熬成膏，和苦参末为丸，如梧桐子大，食后温水服二十至三十丸，次日便愈"。一是致腰重案。"有朝士苦腰重，久坐，旅拒十余步，然后能行。有一将佐谓朝士曰：见公日逐以药揩齿，得无用苦参否？曰：始以病齿，用苦参已数年。此病由苦参入齿，其气味伤肾，故使人腰重。后有太常少卿舒昭亮，用苦参揩齿，岁久亦病腰。自后悉不用，腰疾皆愈，此皆方书旧不载者"。前案说明苦参善治瘙痒性皮肤病，后案提示苦参用之过久可伤肾，尤当注意。

卷七菖蒲条载："有人患遍身生热毒疮，痛而不痒，手足尤甚，然至颈而止，粘着衣被，晓夕不得睡，痛不可忍。有下俚教以菖蒲三斗，锉，日干之，舂罗为末，布席上，使病疮人恣卧其间，仍以被衣覆之。既不粘着衣被，又复得睡，不五七日之间，其疮如失。后自患此疮，亦如此用，应手神验。"这是一个民间的案例，着实有效。

"序例下"载："有人病久嗽，肺虚生寒热，以款冬花焚三两，俟烟出，以笔管吸其烟，满口则咽之，至倦则已。凡数日之间五七作，瘥。"卷四朴硝条载："以人乳汁调半钱，扫一切风热毒瓦斯攻注目睑外，及发于头面、四肢肿痛，应手神验。"总之，《本草衍义》所载案例，来自临床，朴实有验，简单实用。

4. 谨记服食之害

卷五水银条。水银是剧毒药品。寇氏指出："水银入药虽各有法，极须审谨，有毒故也。"唐朝韩愈云："太学博士李干，遇信安人方士柳贲，能烧水银为不死药。以铅满一鼎，按中为空，实以水银，盖封四际，烧为丹砂，服之下血。比四年，病益急，乃死。"寇氏说："不知服食说自何世起，杀人不可计。"至于"文书所记，及耳闻相传者不说"暂且不论。"今直取目见，亲与之游，而以药败者六七公，以为世诫"。

工部尚书归登说："既服水银得病，若有烧铁杖，自颠贯其下，摧而为火，射窍节以出，狂痛号呼，乞绝。其茵席得水银，发且止，唾血，十数年以毙。殿中御史李虚中，疽发其背死。刑部尚书李逊谓余曰：我为药误。遂死。刑部侍郎李建，一旦无病死。工部尚书孟简邀我于万州，屏人曰：我得秘药，不可独不死，今遗子一器，可用枣肉为丸服之。别一年而病。后有人至，讯之。曰：前所服药误，方且下之，下则平矣。病二岁卒。东川节度御史大夫卢坦，溺血，肉痛不可忍，乞死。

金吾将军李道古，以柳贲得罪，食贲药，五十死海上。"

卷四丹砂条，也有类似的记载。如"一医流服伏火者数粒，一旦大热，数夕而毙。李善胜尝炼朱砂为丹，经岁余，沐浴再入鼎，误遗下一块，其徒丸服之，遂发懵冒，一夕而毙。"

以上为寇氏目睹，惨痛之至，悲哀之极。然而，"今有水银烧成丹砂，医人不晓，研为药衣，或入药中，岂不违误，可不谨哉！"示人谨记服食丹药之害，发人深省。李时珍赞同寇氏之说，他在《本草纲目·金部·水银》中指出，"六朝以下贪生者服食，致成废笃而丧厥躯，不知若干人矣。"并强调说："方士固不足道，本草其可妄言哉。"寇氏以真实案例记录于本草，其良苦用心，昭然若揭。

5. 旁及医药之论

《本草衍义》虽是一部本草专著，但对养生学、治疗学、医学伦理学等也有独到见解。这些内容主要集中在本书的序例三卷之中。

寇氏认为，"身以安乐为本，安乐所可致者，以保养为本"。又说："善服药者，不若善保养。"强调"保养"的重要性。保养的方法很多，"其理万计，约而言之，其术有三：一养神，二惜气，三堤疾。"他指出："防患须在闲日，故曰安不忘危，存不忘亡，此圣人之预戒也。"体现了中医养生观和预防学思想。尤其重视情志因素在五脏发病中的重要性。他说："未有不缘六欲七情而起忧患者。"

在疾病诊疗方面，寇氏提出了"审辨八要"。即虚、实、冷、热、邪、正、内、外八个方面，类似于"八纲辨证"。强调"八要不审，病不能去"，并指出了疾病难治的主要原因，寇氏概括为"六失"，即"不可治者有六失：失于不审，失于不信，失于过时，失于不择医，失于不识病，失于不知药。六失之中，有一于此，即为难治"。寇氏指出："凡为医者，须略通古今，粗守仁义，绝驰惊能所之心，专博施救拔之意。"又说："高医识病知脉，药又相当，如此，即应手作效。或庸下之流，孟浪乱投汤剂，逡巡便致困危。如此杀人，何太容易。"对"今医，人才到病家，便以所见用药"的不规范行为提出了严厉的批评。

在临证用药方面，寇氏也有明确的要求。他说："苟知病之虚实，方之可否，若不能达药性之良毒，辨方宜之早晚，真伪相乱，新陈相错，则曷由去道人陈宿之蛊。"他强调，"疾病所可凭者医，医可据者方也，方可恃者药也。"只有辨证识药，药证相对，方能无误。寇氏十分关注道地药材的使用，他说："凡用药必须择州土所宜者，则药力具，用之有据。如上党人参、川蜀当归、齐州半夏、华州细辛"等。凡药治病，必有其理，"若不推究厥理，治病徒费其功，终亦不能活人。圣贤之意不易尽知，然舍理何求哉？"要求医者要明药性，懂药理，方能药中病的，治病活人。

总之，寇宗奭"从宦南北"，阅历丰富。他深感"本草（《嘉祐本草》和《本草图经》）二部，其间撰著之人，或执用己私，失于商校，致使学者检据之间，不得无惑。"十余年来，"考诸家之说，参之实事，有未尽厥理者，衍之以臻其理。隐避不断者，伸之以见其情。文简误脱者，证之以明其义。讳避而易名者，原之以存其名。使是非归一，治疗有源，检用之际，晓然无惑"（《本草衍义》序例）。凡有感即发，有得必录，书写灵活，不拘形式，内容丰富，涉猎广泛，诸如药物产地、形态、采收、鉴别、炮制、制剂、性味、功效、主治、禁忌等，无不概述。但在具体药物条下，仅就其一二论之，不必求全，重在推衍，阐明奥旨。这就是《本草衍义》与其他本草著作最大的不同或主要特色，在本草史上具有重要的地位。李时珍《本草纲目》的评价是："以《补注》及《图经》二书，参考事实，核其情理，援引辨证，发明良多。东垣、丹溪诸公亦尊信之。"

六、《履巉岩本草》

【概述】

　　作者在书中自序云："琅琊默庵书。"琅琊是山东东南部的古地名。据元代夏文彦《图绘宝鉴》记载："王介，号默庵，庆元间内官太尉，善作人物山水，似马远、夏珪，亦能梅兰"[1]。赵燏黄先生跋云："按介字圣与，号默庵，庆元间官内官太尉。工丹青，著有画苑。其人物山水花卉之作，见于著录者，所见不鲜。"由此可得知，《履巉岩本草》的作者默庵，名王介，字圣与，祖籍琅琊（今属山东），身为内官太尉（宦官官职），任职于皇宫之内，同时又是一名画家，擅长人物山水画。生卒年代不详。

　　默庵序云："老夫有山梯慈云之西，扪萝成径，疏土得岩。日砻月磨，辟亩几百数"。据考，杭州在南宋时称临安，是南宋的都城。而凤凰山为皇城郊外之地，也是皇帝大内禁苑之地。慈云即凤凰山慈云岭一带。由此可知，王介晚年退居临安（今浙江杭州）皇城郊外慈云岭西。他"切思产类万殊，风土异化"，真伪很难辨析。因年事已高，自称"老夫"，力不从心，"岂能足历而目周之"，故仅对居地周围方圆数百亩山地所生植物进行了实地考查。研究发现，当地药材资源丰富，"其间草可药者极多，能辨其名与用者仅二百件"。于是，默庵积尽其绘画之能事，以

---

[1] 夏文彦. 图绘宝鉴 [M]. 上海：世界书局印行，1937（中华民国二十六年）：70.

药用植物为写生对象，"因拟图经，编次成集"。因为"山中有堂，曰'履巉岩'"，故该书名曰《履巉岩本草》。

琅琊默庵写《履巉岩本草》序的时间是"嘉定庚辰"（1220年），即成书于南宋（1127年—1279年）。然而，书成之后久未现世。北平文禄堂书商王文进在"题识"自称"系得书者"。1947年（丁亥）中秋之际，王文进从原藏书者张翁化民处得到此书。经考证，"笔法古劲，设色浓厚"，为"宋人杰作""奇书之特"。但"数百年中，嗜古者皆未著载，其名亦不见著录"。于是，他将此书呈给本草学家赵燏黄审定。赵老对此书赞赏有加，并作跋一篇。称此"乃距今七百年前未刊之原稿，诚海内空前之孤本也。"其后，北京图书馆的版本专家根据该书绘图所用颜料、正文字体，判断该书实为明抄绘本。然原作应为宋人王介[1]。原书已佚失，今仅有明抄绘孤本存世，藏于国家图书馆。

《履巉岩本草》全书分为上、中、下三卷。共收录植物药206种。一药一图（彩绘），先图后文，文随图后。卷前有琅琊默庵所作"履巉岩本草序"一篇。卷后有附录"赵燏黄藏陶北溟转绘本附文"及郑金生"校注后记"。

本篇以郑金生整理《南宋珍稀本草三种》履巉岩本草部分（人民卫生出版社，2007年3月）为蓝本。

【钩玄】

1. 文字简练

王氏本着"药不旁求，方以单用，其佐使反恶，采摘时月，故略而不书"的原则，故不求大而全，但求少而精。于每药条下简要介绍其别名、性味、有毒无毒、功能及附方，篇幅不大，文字较少，全书约2万余字[2]。

据统计[3]，首次见于该书的药名（或别名）有134个。其药物命名具有以下特点：一是以方言名药。如天茄儿、猫儿薄荷、醉鱼儿草、笑靥儿草、猫儿眼精草等，这些药名带有"儿"音，是杭州方言的显著特征之一[4]。二是以俗语名药。如鱼腥草、蜜蜂草、眼明草、蜈蚣草、穿心鸭舌、牛鼻冲草、野鸡尾、护花草、蛇

[1] 许玮.《履巉岩本草》与南宋本草图 [J]. 新美术，2015，36（12）：16-22.

[2] 尚志钧. 中国本草要籍考 [M]. 合肥：安徽科学技术出版社，2009：230-231.

[3] 郑金生.《履巉岩本草》初考 [J]. 浙江中医杂志，1980（8）：338-342.

[4] 张水利，熊耀康，高晓洁，等.《履巉岩本草》天茄儿的本草考证 [J]. 浙江中医药大学学报，2008（3）：296-297.

怕草等，具有口语气息，通俗形象，方便交流。无论是方言或是俗名，都具有明显的浙江，尤其是杭州的地方特色。有些药物别名，不仅为后世所认同，而且为临床所悉用。如金银花，在本草著作中首见于《履巉岩本草》，记载于"鹭鸶藤"条下，作为异名列出。据考[1]，本品与忍冬科植物忍冬 Lonicera japonica Thunb. 相符。明代李时珍《本草纲目》释名曰："三四月开花，长寸许，一蒂两花二瓣，一大一小，如半边状，长蕊。花初开者，蕊瓣俱色白；经二三日，则色变黄。新旧相参，黄白相映，故呼金银花。"清代吴其濬《植物名实图考》曰：此药"古方罕用，至宋而大显"。今均以"金银花"为正名收载。

王介在对居住地周边的药用植物进行考察的同时，也发现了一些新的品种。据统计[1]，目前可考的新增药品有人参苗、小金星凤尾草、盆切草、草决明、醉鱼儿草、漆草、虎耳草、天苦荬、鸡肠草、羊蹄草、野鸡尾、千年润、紫背红内消、飘摇豆、水香荬、试剑草、山黄杨、连钱草、山姜花、曼陀罗、鹿蹄草、金粟狼牙草22种，尚有不见于前代本草书中，植物基源待考的有40余种。由此可见，该书新增或待考品种约占全书药味总数1/4，为丰富浙江地方性药用植物作出了积极贡献。

该书对药物性能功用的记载，内容多取于《证类本草》，或来自于民间经验。如草蒿"味苦，寒，无毒。主疥瘙痂痒恶疮，杀虫，留热在骨节间，明目。于三伏内，每遇庚日，日出时采摘一握，挂于宅庭，可以辟邪气"。此段文字源于《神农本草经》。王氏谓草蒿"及青蒿也"，并于青蒿条内增加了"于三伏内，每遇庚日，日出时采摘一握，挂于宅庭，可以辟邪气"，反映了民间"插蒿辟邪"的传统习俗。龙牙草"味辛、涩，温，无毒。春夏采之，洗净，拣择去芦头，焙干，不计分两，捣罗为末，用米饮调服一钱服，治赤白痢疾"。此段文字源于《本草图经》。但默庵将原"一钱匕"改为"一钱"，或是民间的用药经验，或是王氏传抄之误。醉鱼儿草"一名'鱼尾草'，性凉，无毒。治鱼骨鲠，每用少许捣汁，冷水浸。温服时复咽下些子，自然骨化为水。人家池沿边切不可种之，恐误落花叶在水中，鱼误食之，必有伤矣。其气香触之亦损"。此段文字出自本书。

该书收载了大量单方验方，"参单方"。如草血竭"治打扑伤损有血者，用少许捣烂贴之，其血遂止"；穿心鸭舌"治鼻中出血，每用细末一、二钱，冷水调服，立瘥"；蛇头天南星"专治小儿痰喘，更量小儿大小，加减元素服之"；千年润"治咽喉壅塞，发声不出，不以多少，晒干为末，每服一钱，浓煎薄荷调服，不以时，临睡服尤佳"；紫背红内消"治一切疮疖有毒，每用不以多少，烂捣敷贴患

[1] 郑金生.《履巉岩本草》初考 [J]. 浙江中医杂志，1980（8）：338-342.

处"；试剑草"治蛇伤犬咬，一切虫毒，用少许捣烂，敷患处"等。体现了民间运用单方验方的经验，具有一定的实用价值，多为后世转录和引用。据考证[1]，明代胡濙《卫生简易方》与《履巉岩本草》中药名、主治、用量及用法均相同的单方有 106 条。引用时连贯而书，排列次序与《履巉岩本草》的药物排列次序一致。

2. 构图精美

人物画、山水画、花鸟画是中国传统绘画的三大分支。其中，花鸟画始于唐朝，成熟于宋朝。宋代花鸟画面构图由全景式构图开始向折枝式构图发展，并形成一种完美的典范[2]。所谓折枝式构图，即撷取画面元素中最有特点的一部分，用简练的笔触，巧妙的布局，将撷取的这个点体现得淋漓尽致。折枝式构图崇尚精致简约，注重细节描绘，在视觉上把画面的元素减到最少，是最简单、最直接的一种构图方式。折枝式构图的突出特点是只画部分而不画全貌，往往把许多的背景如山、石、水、坡减去，将树的根或大枝干或多余的枝丫略去，使画面在小而简约的构图中，更加生动、细腻、写实地表达描绘物象的结构和特点，达到以小见大、以少胜多、以简驭繁的审美效果。如营实，采取其一枝的顶端描绘；牛蒡，截取部分叶片和叶柄描绘；山姜花，突出描绘其花的形态特征；金刚根，重点描绘其粗大块状根茎等。如此则画面元素少、画幅小，却精雕细刻、线条流畅、形态逼真。看似简约，却蕴藏深刻。从折枝式构图的某一局部便可让人联想到植物全株，从局部的精彩便可知道全株之繁华，具有笔不到而意到的暗示主趣。

由《履巉岩本草·序》中可知，王氏写生的对象仅限于其居住地周围方圆数百亩山地的 200 余种植物。因此，王氏书中药图多是以山地植物为载体，在实景中直接观察，写生描绘，并通过相应的表现形式和笔墨技巧加以表达。尚志钧先生指出[3]，《履巉岩本草》全书的图都是写生图。从目前的明代抄绘本推测，王介采用的技法，仍是典型的宋代院体工笔花鸟的双钩填色法[4]。通过精工勾勒、重彩渲染，在他笔下的物象层次丰富、质感逼真、色彩明净、自然清新。苦益菜为草本，单叶对生，三裂，呈绿色、面深背浅，且边缘有锯齿，花白色，五瓣，聚伞花序，

[1] 郑金生. 《履巉岩本草》初考 [J]. 浙江中医杂志，1980（8）：338-342.

[2] 李理. 论宋代折枝花鸟画构图 [D]. 北京：中国艺术研究院，2018.

[3] 尚志钧. 中国本草要籍考 [M]. 合肥：安徽科学技术出版社，2009：230-231.

[4] 许玮. 《履巉岩本草》与南宋本草图 [J]. 新美术，2015，36（12）：16-22.

着生于茎的顶端[1]。笑靥儿草为草本，茎具棱，叶互生，羽状分裂，边缘具不规则锯齿，无柄。花白色，在分枝上排成穗状圆锥花丛，在茎上端组成略开展的圆锥花序[2]。绘图清晰精美，达到了与实物基本相符的境界。《履巉岩本草》的写实精度毋庸置疑。如山椒、狼牙草等图，就是现代植物绘图也无出其右。郑金生先生在该书的"校注后记"中对此给予了高度评价。

《图绘宝鉴》记载，王介"善作人物山水，似马远、夏珪"。据此可知，王介是南宋一个小小有名气的画家，其绘画风格酷似马远、夏珪。这二位画家的绘画特点是喜作边角小景，构图取景多为半边，即撷取局部物象来表达整体，故分别有"马一角"和"夏半边"之雅誉。马、夏的构图理念和构图方式对王氏产生了积极影响。从《履巉岩本草》植物构图来看，除小草本植物如谷精草、细辛等整体呈现植株的全貌外，大多数木本、藤本和高大草本多撷取植株中最美的一角或一段作为表现内容，体现了马、夏的构图风格和南宋时期盛行的折枝式构图方式。如接骨草，描绘了植物的主干枝叶两个局部。枝干从画面左下方出枝，一枝向上斜出，一枝向右横出。枝干一长一短，枝叶一密一疏。整幅画面简洁，富有层次感和立体感。书中虽无植物形态记载，但不少药图，一见便能辨认，对于考证南宋时期的药物基源具有很高的学术价值。

著名药学家赵燏黄先生说："本图朱砂矿绿，历久如真；铁画银钩，古朴有力。宋以后之本草墨迹，以余所见，惟有明画家赵文淑所绘者，可以并驾……盖吾国古来图画之能传真者，其惟丹青家之善于写生者乎？然则王介所撰《履巉岩本草》一帙，可谓丹青家之本草写真鼻祖矣！"郑金生先生在该书前言中指出："《履巉岩本草》采用小幅画集册的形式绘成药物图谱，开创了彩绘本草的新纪元。"

3. 简短结语

《履巉岩本草》记录的是南宋时期临安慈云岭一带的药用植物，堪称杭州历史上首部地方性本草著作，也是我国本草史上现存最早的彩色本草图谱。该书已入选第二批《国家珍稀古籍目录》（名录号04561），堪称彩绘本草中的代表。

《履巉岩本草》主要由图、文两大板块组成。其中，植物图乃写生图，文字或来源于其他本草，或取自民间，经王氏整理而成。王氏对植物绘图颇有造诣，但对医药知识则略显欠缺。更为遗憾的是，目前所见并非《履巉岩本草》南宋原本，而

---

[1] 张水利，韩召会.《履巉岩本草》中苦益菜的本草学研究 [J]. 浙江中医药大学学报，2012，36（3）：243-246.

[2] 罗晓朦，陶倩，楼柯浪，等.《履巉岩本草》笑靥儿草的本草考证 [J]. 中药材，2017，40（7）：1743-1746.

是明抄绘本。因此，书中不免存在文图不符、名实不符等问题。如杜天麻、地菘和人参苗，三者的正文分别节自《证类本草》中天麻、地菘和人参的条文，而图则分别为益母草、天名精和粉沙参。

此外，书中有些植物的基源尚待进一步考证。如山荷叶，郑金生先生认为其为小檗科植物八角莲 *Dysosma pleiantha*（Hance）Woods.（此拉丁名实为小檗科植物六角莲）。汪氏等 [1] 从山荷叶的植物形态、生境与分布、名称、性味功效等方面论证山荷叶的基源为天南星科植物滴水珠 *Pinellia cordata* N.E.Brown.，而非六角莲或八角莲。又如苦益菜，郑金生先生根据药图所示，得出"原植物待考"的初步结论。张氏等 [2] 考证确定苦益菜的基源为败酱科败酱属植物白花败酱 *Patrinia villosa*（Thunb.）Juss.。总之，《履巉岩本草》采用丹青设色的彩绘药图形象逼真，传递出一种无言的信息，冲破了文字表达的限制，具有极高的学术价值，值得我们深入研究。

七、《汤液本草》

【概述】

作者王好古，字进之，号海藏，赵州（今河北赵县）人，约生于 1200 年，卒于 1264 年。王氏进士出身，博通经史，广览医籍，他在《汤液本草》序例中提到"予受业于东垣老人，故敢以题""洁古老人张元素及子云岐于张璧、东垣李杲明之三老者出，想千百载之下无复有之也。何以知其然？盖当时学人虽多，莫若三老之实绝也"，故知其年轻时曾与李杲一起学医于张元素，因为年幼于李杲，故以师事李杲，尽得李氏所传，是易水学派的一个中坚人物，为金元时期著名医家之一。其平生著述甚丰，现存有《阴证略例》《医垒元戎》《汤液本草》《此事难知》《斑论萃英》等 [3]。

"汤液"者，取《汉书·艺文志》中汤液经方之义，汤液即煎剂的意义。王氏在序例中指出："殷伊尹用《本草》为汤液，汉仲景广《汤液》为大法，此医家之

[1] 汪华锋，韩召会，张水利.《履巉岩本草》山荷叶和仙天莲的本草考证 [J]. 浙江中医药大学学报，2012，36（10），1063-1066.

[2] 张水利，韩召会.《履巉岩本草》中苦益菜的本草学研究 [J]. 浙江中医药大学学报，2012，36（3）：243-246.

[3] 丁光迪. 金元医学评析 [M]. 北京：人民卫生出版社，1999：6.

正学，虽后世之明哲有作，皆不越此。"因此称《汤液本草》。全书分上、中、下三卷，上卷为总论，中、下卷分别载药，共收集药品242味，按草、木、果、菜、米谷、玉石、禽、兽、虫九部分类排列，其中中卷草部载药108种，下卷载其余八部药134种。

该书现存版本有至元元年（1264年）乙亥刊本、梅南书屋刊本、吴勉学校订本、《古今医统正脉全书》本、《东垣十书》本、《四库全书》本等[1]。

本篇以陆拯、郭教礼、薛今俊校点《汤液本草》（中国中医药出版社，2013年1月出版）为蓝本。

【钩玄】

1. 传承易水先贤

王氏师承于易水学派张洁古、李东垣，他根据《黄帝内经》有关药理的论述，深入研究张洁古《珍珠囊》与李东垣《药类法象》《用药心法》等内容。《汤液本草》卷上"制方之法"篇中称："凡同气之物必有诸味，同味之物必有诸气，互相气味，各有厚薄，性用不等。"可见王氏长于论述药性，重视气味阴阳、升降浮沉、君臣佐使、气味合参，并进行了详细的分析，为总结药性功能提供了较全面的理论基础。

总论中首载"五脏苦欲补泻药味""脏腑泻火药"，认为五脏发生病变应按补虚泻实的方法进行治疗，选择适宜的五味对应相应的五脏进行补泻，并以肝为例："肝苦急，急食甘以缓之，甘草；欲散，急食辛以散之，川芎。以辛补之，细辛；以酸泻之，芍药。虚，以生姜陈皮之类补之。"用药物的五味，配合五脏的苦欲喜恶，从而对五脏产生补泻作用，总结出五脏用药的法则。在"脏腑泻火药"的应用上，阐明具有泻火作用的不同药物作用的脏腑经络，如"黄连泻心火""黄芩泻肺火、大肠火""白芍泻脾火""柴胡泻肝火、胆火、三焦火""知母泻肾火""木通泻小肠火""黄柏泻膀胱火""石膏泻胃火"等。

张元素《医学启源》的"药类法象"篇中主张"药有气味厚薄，升降浮沉补泻主治之法，各各不同"，把药物的气味厚薄、升降浮沉与自然界四时生长化收藏的物象相结合，将药物分为"风升生、热浮长、湿化成、燥降收、寒沉藏"五类。王氏在《汤液本草》卷上"药类法象"一节中，按照上述五类分类归纳了102种药物，形成了以"升降浮沉"为中心的"药类法象"理论。

---

[1] 张沁园. 王好古学术特色浅议 [J]. 中国中医药现代远程教育，2014，12（5）：17-19.

该书直接引述了李杲《东垣试效方》中"东垣先生《药类法象》"篇，此部分不仅承袭了《东垣试效方》的"用药法象""药性要旨""用药升降浮沉补泻法""五方之正气味制方用药附"等篇内容。而且以《医学启源》之"气味厚薄寒热阴阳升降图"结合"升降者天地之气交"篇，以茯苓、麻黄、附子等药为例，辨明药物气味阴阳，阐释药物气味与升降理论，阐发了药物法象，如茯苓"味淡……乃阳中之阴，所以茯苓利水而泄下。然而，泄下亦不离乎阳之体，故入手太阳。麻黄苦，为在地之阴也……升上而发汗……升上亦不离乎阴之体，故入手太阴。附子，气之浓者，乃阳中之阳，故《经》云：发热。"

王氏根据药物药性冠以不同归经名称。如"入某经""某经药""某经之剂""本药""的药""引经药""行经药"等不同名称。其中"本药""某经之剂""的药"为治疗该经病证的主药，而"行经药""引经药"为该经的佐使药。如在《汤液本草》卷上"东垣先生用药心法"中列举头痛引经药："头痛，须用川芎。如不愈，各加引经药：太阳，川芎；阳明，白芷；少阳，柴胡；太阴，苍术；少阴，细辛；厥阴，吴茱萸"。还归纳了随证治病药品与用药凡例。在卷上"东垣报使"中指出太阳用羌活，下黄柏；阳明用白芷、升麻，下石膏；少阳用上柴胡，下青皮；太阴用白芍；少阴用知母；厥阴用青皮，上柴胡。归纳了六经辨证和脏腑经络辨证的引经药，为后世医家临证用药作了很好的总结。

王氏认为归经并非一成不变，通过炮制和配伍可以改变其归经性能。在炮制方面，指出"黄芩、黄连、黄柏、知母，病在头面及手梢、皮肤者，须用酒炒之，借酒力以上腾也；咽之下、脐之上，须酒洗之"，说明黄芩、黄连、黄柏、知母用酒炒、酒洗能改变药物的作用部位。《汤液本草》卷中"草部"大黄条下称："入手足阳明经"，结合《珍珠囊药性赋》中的"酒浸入太阳经，酒洗入阳明经"，指出大黄归经随炮制方法而改变。卷下"木部"益智条下称："本是脾药，在集香丸则入肺，在四君子汤则入脾，在大凤髓丹则入肾"，其归经随配伍不同而有所扩大。

2. 阐发药性理论

在全面阐述易水学派老师洁古与东垣药性理论的基础上，王氏指出"其间议论，出新意于法度之中，注奇辞于理趣之外，见闻一得，久弊全更，不特药品之咸精，抑亦疾病之不误"。将本人对于药性理论的学术见解收录于《汤液本草》卷上"海藏老人《汤液本草》"中，分"五宜""五伤""五走""七方""十剂"等数篇论述，作为对易水学派药性理论的补充。

在"五宜"中提到"肝色青，宜食甘，粳米、牛肉、枣、葵皆甘，心色赤，宜食酸……肺色白，宜食苦……脾色黄，宜食咸……肾色黑，宜食辛，黄黍、鸡肉、桃、葱皆辛"，将五味补泻法与五脏相宜的理论融合，使五味适应五脏的需要。如果五味补泻太过，则会出现"五伤"："多食咸，则脉凝泣而变色。多食苦，则皮槁而毛拔。多食辛，则筋急而爪枯。多食酸，则肉胝而唇揭。多食甘，则骨痛而发落。"因为"咸走血，血病毋多食咸。苦走骨，骨病毋多食苦。辛走气，气病毋多食辛。酸走筋，筋病毋多食酸。甘走肉，肉病毋多食甘"。此为"五走"。王氏通过"五宜""五伤"和"五走"来体现五味补泻法与五脏的适宜与禁忌。

在"七方"中提出"君一，臣三，佐九，制之大也""君一，臣二，制之小也"。用药味的多少、用量的大小和作用的强弱来区分"大方"和"小方"。"补上治上制以缓，缓则气味薄""补下治下制以急，急则气味浓"。用气味的浓薄、药力的缓急来区分"缓方"和"急方"。"奇之不去，则偶之。是为重方也"，重方也就是复方。在"十剂"中增加了寒剂、热剂，"寒，可以去热，大黄、朴硝之属是也；热，可以去寒，附子、官桂之属是也"。

3. 抒发本草新意

王氏上启《黄帝内经》《神农本草经》《汤液经》及仲景、孙思邈等古代名医方药，下汇张元素、李东垣之本草成就，其序例云："《医垒元戎》《阴证略例》《论萃英》《钱氏补遗》等书，安乐之法，《汤液本草》统之"，在性味、功效、主治、炮制、配伍、药物品种、基源与辨识等方面极大地丰富了本草内容。

在功效、主治和临床运用方面，王氏颇有心得，发煌新意。《汤液本草》卷中"草部"黄连条载："古方以黄连为治痢之最。"然王氏收载黄连消疮、凉血的作用："海藏祖方，令终身不发斑疮……斑虽发，亦轻。"人参条论述其味微苦而甘，可补阴补阳："今易老取沙参代人参，取其甘也。若微苦则补阴，甘者则补阳。"沙参条论述了补五脏阴之作用："苦，微寒，补五脏之阴也。"半夏条收载了"消心腹、胸膈痰热满结，咳嗽上气，心下急痛坚痞，时气呕逆；消痈肿，堕胎，疗痿黄，悦泽面目"，扩充了半夏消痞散结、化痰行气之效。

《汤液本草》卷下"木部"记载柏子仁"用之则润，肾之药也"，记载了柏子仁润肠入肾；栀子"仲景《伤寒论》及古今诸名医，治发黄皆用栀子……其方极多，不可悉载。用仁，去心胸中热，用皮，去肌表热"，论述了栀子仁、栀子皮分治心胸热与肌表热；槐实中列出槐胶"主一切风，化痰"，又列槐叶"洗小儿惊痫壮热，疥癣疔疮"。卷下"果部"介绍了用陈皮解酒毒，"海藏治酒毒，葛根陈皮茯苓甘草生姜汤。手太阴气逆，上而不下，宜以此顺之"。卷下"菜部"解释干姜"泄脾"，"泄脾中寒湿之邪，故以姜辛热之剂燥之，故曰泄脾也"。生姜条下记载，王氏咨询东垣先生生姜如何入胃口以及为何夜间勿食生姜，东垣先生曰："咽门之下，受有形之物，系胃之，便为胃口。与肺同处，故入肺而开胃口也""生姜辛温，主开发，夜则气本收敛，反食之开发其气，则违天道，是以不宜食"。韭根可"养发"；四逆散加薤白"以泄气滞"；瓜蒂"苦，以治胸中寒""与麝香、细辛为使。治久不闻香臭（失去嗅觉）"；葱白条下："葱根，主伤寒头痛。葱汁，平温，主溺血，解藜芦毒。"卷下"米谷部"粳米条载"色白，味甘寒，入手太阴。又少阴证桃花汤用此，甘以补正气。竹叶石膏汤用此，甘以益不足"；神曲"火炒以助天五之气，入足阳明"。卷下"虫部"水蛭条载："苦走血，咸胜血，仲景抵当汤用虻虫、水蛭，咸苦以泄蓄血。故《经》云：有故无殒也。虽可用之，亦不甚安。莫若四物汤加酒浸大黄各半，下之极妙。"

在炮制、配伍和使用注意方面，王氏结合临床运用，亦有建树。《汤液本草》卷中"草部"半夏条载"生，令人吐；熟，令人下。用之汤洗去滑令尽。用生姜等分制用，能消痰涎，开胃健脾""恶皂荚。畏雄黄、生姜、干姜、秦皮、龟甲。反乌头"；甘遂："恶远志，反甘草"。卷下"木部"乌药条载"乌药叶及根，嫩时采，作茶片炙碾煎服，能补中益气，偏止小便滑数"；胡椒"多服损肺。味辛辣，力大于汉椒"。卷下"果部"乌梅条记载"治一切恶疮肉出，烧为灰，杵末，敷上，恶肉立尽"；大枣"生者多食，令人腹胀注泄。蒸熟食，补肠胃，肥中益气。中满者勿食甘，甘者令人中满"。卷下"菜部"荆芥穗条载"去枝、梗，手搓碎用，治产后血晕如神。动渴疾。多食，熏五脏神。破结气"；薄荷"去枝、梗，搓碎用"。卷下"玉石部"记载朴硝"揉细，生用"。

在药物品种、基源和辨识以及药物别名方面，王氏纠正前人错误，提出自己观点。《汤液本草》卷中"草部"大戟条载"此泽漆根也"；石韦"名远墨子、血见愁、鹿《时习》云：今一种作青苔寻，名蚁子槐，作血见愁。又隰州鼓角楼上一种，名血见愁，俱能破瘀血"。辨别卷下"木部"牡丹花、叶、皮，称"牡丹乃天地之精，群花之首。叶为阳，发生；花为阴，成实；丹为赤，即火。故能泻阴中之火"，同时鉴别牡丹皮与地骨皮治疗骨蒸的区别，"牡丹皮，手厥阴，足少阴，治无汗骨蒸；地骨皮，足少阴，手少阳，治有汗骨蒸也"；紫葳"即凌霄花"；没药"生波斯国，似安息香，其块大小不定，黑色"。卷下"果部"青皮条载"陈皮治高（脾胃），青皮治低（肝）"，指出两者作用部位差异。卷下"玉石部"代赭石条载"一名须丸。出姑幕者，为须丸；出代郡者，名代赭"。

王氏考证桂枝颇为精妙，桂枝"有菌桂、牡桂、木桂、筒桂、肉桂、板桂、桂心、官桂之分""菌桂生交趾山谷，牡桂生南海山谷，木桂生桂阳""菌桂、牡桂、板桂，浓薄不同。大抵细薄者为枝、为嫩，浓脂者为肉、为老，处其身者为中也。"桂，《本经》谓甘辛大热"。仲景所用桂枝，"盖亦取其枝上皮也，其本身粗浓处亦不中用"。桂心，"此诸桂之心""入心，则在手少阴"。筒桂"浓实，气味浓重者，宜入治脏及下焦药。轻薄者，宜入治眼目发散药"。菌桂、牡桂，"《本经》以菌桂养精神，以牡桂利关节。仲景伤寒发汗用桂枝（桂条）"。桂条，"取其轻薄而能发散"。柳桂，"乃小嫩枝条也，尤宜入上焦药"。肉桂，"仲景用桂枝发表，用肉桂补肾"，李东垣用肉桂"补下焦热火不足，治沉寒痼冷，及治表虚自汗。春夏二时为禁药"。《珍珠囊药性赋》云："秋冬治下部腹痛，非桂不能止也。"

《汤液本草》是南宋金蒙时期的一本类集性的综合性本草书籍。作者对药物的性味归经、升降浮沉等有深入的研究。该书系统总结了《神农本草经》至南宋金蒙时期千余年来的中药学精华，继承并发扬了易水学派的药学理论。该书虽载药较少，未能论及某些临床常用之品，对《黄帝内经》有些理论的论述不够翔实，对于《神农本草经》及历代本草中的药性理论和功效主治缺乏系统总结，理论上偏重推崇易水学派及其先贤。但李时珍在《本草纲目》序例"历代诸家本草"中评价此书："取本草及张仲景、成无己、张洁古、李东垣之书，间附己意，集而为此"。《四库全书总目提要》谓《汤液本草》："此书所列，皆从名医试验而来。虽为数无多，而条例分明，简而有要，亦可适于实用之书矣。"总之，对于研究古代本草学，该书仍有较高的参考价值。

八、《饮膳正要》

【概述】

作者忽思慧，也译和斯辉，蒙古族（一说为元代回回人），生卒年月不详，约为13—14世纪人。忽氏在元仁宗延祐年间任宫廷饮膳太医，他兼通蒙汉两种医学，不但精研食疗养生和烹饪技艺，同时还博览诸家本草、名医方术，在御制《饮膳正要》序例中收录的自序中提到："是以日有余闲，与赵国公臣普兰奚，将累朝亲侍进用奇珍异馔、汤膏煎造及诸家本草名医方术，并日所必用谷肉果菜，取其性味补益者，集成一书，名曰《饮膳正要》"，值元文宗天历三年（1330年）著成《饮膳正要》一书。

《饮膳正要》全书共分三卷。卷一载养生避忌、妊娠食忌、乳母食忌、饮酒避忌，还收录聚珍异馔，各种珍奇食品的食谱九十四则，包括累朝所进用山珍海馐所做的羹、粉、汤、面、粥、饼、馒头等，多为平和之品。卷二记载各种医疗、保健饮食，包括诸般汤煎56种、神仙服食24条、食疗方61则，诸般汤煎多为广收精选其他草药制作的医疗食品，食疗方中有主治及制作。其次还有四时所宜、五味偏走、服药食忌、食物利害、食物相反、食物中毒、禽兽变异等内容。卷三为食物本草部分，尤其注重选用"无毒无相反"的本草，共计 232 种。

目前已知的《饮膳正要》版本有元刻本残本、明初刻本、明景泰刻本、明成化刻本等，其中以明景泰刻本最为流行。1928 年我国著名教育家、出版家张元济从日本东京静嘉文库觅得《饮膳正要》的善本，其后"因得借印流传"，这才使我们今天能够见其全璧[1]。

本篇以王国辰主编的《饮膳正要》（中国中医药出版社，2009 年 1 月第 1 版）为蓝本。

<h2 style="text-align:center">【钩玄】</h2>

1. 保养守中，饮食有节

忽氏在《饮膳正要》中首先阐明了养生法则，认为天地人在保健中的关系为"天之所生，地之所养，天地合气，人以禀天地气生。并而为三才。三才者，天地人"，又引用了《黄帝内经》"夫上古之人，其知道者，法于阴阳，和于术数，饮食有节，起居有常，不妄作劳，故而能寿"的思想。并在开篇进书表（前言）中提出"保养之法，莫若守中，守中则无过与不及之病"，从而提出本书的养生核心理论："守中"。"守中"即遵守中正，为不偏不倚之意。"善摄生者，薄滋味，省思虑，节嗜欲，戒喜怒，惜元气，简言语，轻得失，破忧阻，除妄想，远好恶，收视听，勤内固，不劳神，不劳形，神形即安，病患何由而致也"。在论述保健方法时，忽氏认为"调顺四时，节慎饮食，起居不妄，使以五味调和五脏，五脏和平则血气资荣，精神健爽，心志安定……人乃怡安"。在"养生避忌"中也谈到"饮食不知忌避，亦不慎节，多嗜欲，厚滋味，不能守中，不知持满，故半百衰者多矣。夫安乐之道，在乎保养，保养之道，莫若守中，守中则无过与不及之病……故善养性者，先饥而食，食勿令饱，先渴而饮，饮勿令过，食欲数而少，不欲顿而多"。这种保养守中，饮食有节的思想与《黄帝内经》是一脉相承的。

他认为正确的饮食应该是"先饥而食，食勿令饱，先渴而饮，饮勿令过。食欲数而少，不欲顿而多"。因为"虽然五味调和，食饮口嗜，皆不可多也。多者生疾，少者为益，百味珍馔，日有慎节，是为上矣"。反之，饮食"不慎节，多嗜欲，厚滋味，不能守中，不知持满，故半百衰者多矣"。

此外，忽氏认为对饮酒尤其不可过多，如说"饮酒不欲使多……不尔成痰疾，醉勿酩酊大醉，即终身百病不除，酒不可久饮，恐腐烂肠胃"。更告诫人们"少饮

[1] 孙立慧，马思凯. 忽思慧《饮膳正要》版本考 [J]. 东方食疗与保健，2006（6）：4-6.

尤佳，多饮伤神损寿，易人本性，其毒甚也。醉饮过度，丧生之源"。在饮食时间上，忽氏指出"一日之忌，暮勿饱食""若食饱，不得便卧，即生百病"。

2. 饮食养生，宜忌为要

忽氏强调："若贪爽口而忘避忌，则疾病潜生"。忽氏在全书中依次提出了养生避忌、妊娠食忌、乳母食忌、饮酒避忌、四时所宜、服药食忌等一系列避忌方法，说明饮食须斟宜忌，趋利避害。

忽氏提出"凡热食有汗勿当风，发痉头痛""早皆忌空腹""一日之忌，暮勿饱食""食勿言"等很有见地的"养生避忌"，为世人所遵循。

忽氏强调胎教，在"妊娠食忌"云"上古圣人有胎教之法，古者妇人妊子，寝不侧，坐不边，立不跸""故太任生文王，聪明圣哲，闻一而知百，皆胎教之能也。圣人多感生，妊娠故忌见丧孝、破体、生理残障、贫穷之人；宜见贤良、喜庆、美丽之事"。

忽氏云："子有病无病亦在乳母之慎口，如饮食不知避忌，倘不慎行，贪爽口而忘身适性致疾，使子受患，是母令子生病矣。"强调哺乳期母亲饮食宜忌。再如提出"母勿太饱乳之，母勿太饥乳之，母勿太寒乳之，母勿太热乳之""乳母忌食寒凉发病之物"等"乳母食忌"。

忽氏在"饮酒避忌"中认为"酒……少饮尤佳，多饮伤神损寿，易人本性，其毒甚也。醉饮过度，丧生之源"等。科学地认识到要少饮酒，多饮对人体有害，醉酒可导致丧命，与现代临床认识相符合。

书中卷二中指出："春气温，宜食麦，以凉之；夏气热，宜食菽，以寒之；秋气燥，宜食麻，以润其燥；冬气寒，宜食黍，以热性治其寒"的"四时所宜"。提倡基于时令季节气候变化不同，人们应该选择不同的饮食。

卷三中提出了"但服药不可多食生芜荽及蒜、杂生菜、诸滑物、肥猪肉、犬肉、油腻物、鱼脍腥膻等物"的"服药食忌"总则，并列举了服用术、藜芦、巴豆等十余味药物的食忌以及久服药通忌。

3. 谨和五味，防止走偏

五味入五脏，"气味合和而食之，则补精益气"，不宜偏嗜，忽氏强调五味不可偏走。酸，"酸涩以收，多食则膀胱不利，为癃闭""酸走筋，筋病勿多食酸"；苦，"苦燥以坚，多食则三焦闭塞，为呕吐""苦走骨，骨病无多食苦"；辛，"辛味熏蒸，多食则上走于肺，荣卫不时而心洞""辛走气，气病勿多食辛"；咸，"咸味涌泄，多食则外注于脉，胃竭，咽燥而病渴""咸走血，血病勿多食咸"；甘，"甘味弱劣，多食则胃柔缓而虫过，故中满而心闷""甘走肉，肉病勿多食甘"。

在五味不可偏走的理论指导食疗养生上，忽氏强调了饮食物的性能必须根据人们的体质来合理调配，正确选择，从而"气味合和而食之，则补精益气"，达到防治疾病、养生保健的目的。在这一思想指导下，忽氏对于各种食物，以及有关汤、粥等项下，均特别注明其性味、功效以及主治病证，如粳米"味甘苦，平，无毒。主益气，止烦，止泄和胃气，长肌肉"；胡萝卜"味甘平，无毒主下气，调利肠胃"；鹿头汤"补益，止烦渴，治脚膝疼痛"。提倡辨证施食，以达到最佳效果。

4. 药膳治病，食疗养生

忽氏在自序末段引述了孙思邈所说的"医者，先晓病源，知其所犯，先以食疗，不瘥，然后命药……故善养生者，谨先行之"。他认识到，食物是维持人体物质和功能的源泉，同时还具有一定的药用价值，通过日常饮食可以发挥增强体质、防治疾病、养生保健的效能，故而书中各种处方均以禽兽、鱼品、动物或米谷、果菜、植物等食品作为饮膳服用，即使配用药物亦仅是辅佐之用。

书中卷一"聚珍异馔"载各种珍奇食谱九十四则，包括羹、粉、汤、面、粥、饼、馒头等。选方范围很广，内容非常丰富，除了注重收集国内各个民族的食疗和药物之外，还注意引进某些外国食疗方和药物。实际上主要是以羊（羊肉、羊肾、羊肝等）为原料制作的食品。羊肉性温，善补中益气，暖胃益肾，多用于脾胃虚弱之证。如马思答吉汤：取羊肉、草果、官桂一同煮，下回回豆子、粳米、马思答吉、盐熬成汤，具有补益、温中、顺气的功效。西河米汤粥：取羊肉，洗净，切碎，与西河米一起煮粥，放入葱、盐调味，具有补中益气的功效。李东垣曾指出："补可去弱，人参、羊肉之属是也。人参补气，羊肉补形。"可见在古人心中，羊肉的补益作用可与人参相媲美。另外用羊的其他部位的调养方也不少，如以羊肾补益阳气，用于老年肾阳虚弱、腰膝疼痛。以羊肝补肝明目，用于肝虚目暗等证。书中用羊肉之广，方法之多，是先前医书、烹饪书中所没有的。体现了忽氏对羊肉作用的重视，也反映了蒙古族人的饮食习惯，带有明显的地域特征，对后世影响较大，后世的羊肉方多从此衍生。如明代李时珍编《本草纲目》时，书中"羊"条下所引《饮膳正要》食疗方就有治骨蒸久冷方、治腰痛脚气方等五则。忽氏在食疗方的选料方面为后世起到了很好的示范作用。

书中卷二在"诸般汤煎"篇中，共收有56个食疗方，每个食疗方中均标明主治、原料组成、烹饪方法。这些方中选用益气和中、生津止渴之食材，如乌梅、白梅、山药、樱桃、桃等，辅之其他药材而成。比如生津止渴、解化酒毒、去湿的梅子丸，"乌梅、白梅、干木瓜、紫苏叶、甘草、檀香、麝香""每服一丸，嚼化"。或选用温中行气、健脾开胃之品，如生姜、桂、茴香、陈皮、金橘、香橼、良姜、砂仁、蔻仁等，辅之其他药材而成，着重于调理脾胃。如生津止渴、益气和中、去湿逐饮的宜夏天饮用的桂浆，"生姜、熟水、赤茯苓、桂、曲末、杏仁、大麦、白沙蜜。右用前药，蜜水拌和匀，入磁罐内，油纸封口数重，泥固济，冰窖内放三日方熟"。

忽氏运用食疗调治诸病，重视调治脾肾是其主要的学术思想。在"食疗诸病"篇的61方中，脾肾并调有16条，补肾益精有13条，调补脾胃有17条，共46条，占75.4%，所主病证皆为脾肾虚证，如腰背酸痛、阳痿耳鸣、五劳七伤、羸瘦无力、脾胃虚寒、心腹冷痛、久泻久痢、水肿等[1]。其次配以如草果、陈皮、荜茇、胡椒、花椒、砂仁、良姜、生姜、吴茱萸等温中健脾、行气开胃之品，既有药用之功，又有调味作用。

在"食疗诸病"中记载61则食疗方，涉及的病种较多，如肾虚腰痛、虚劳瘦弱、腰膝无力、阳痿、五劳七伤、耳聋、羸瘦、心烦不得眠、脾胃虚弱心腹冷痛、赤白泄痢、湿痹、水肿、消渴、小便不通、脚气、中风、久痔下血不止等临床常见病、多发病。在这些方中，选用羊髓、羊脊骨、羊肾、鹿肾、鹿角、牛髓、熊肉等益精填髓补肾力强的动物作为原料，也选用鸡、乌鸡、鲫鱼、鲤鱼等药性较为平和的家禽、水产品，或可配以一些植物类的食材。如羊肉羹"治肾虚衰弱，腰脚无力。羊肉、萝卜、草果、陈皮、良姜、荜茇、胡椒、葱白，上件，水熬成汁，入盐、酱熬汤，下面子，作羹食之。将汤澄清，作粥食之亦可"；生地黄鸡"治腰背疼痛，骨髓虚损，不能久立，身重气乏，盗汗，少食，时复吐利"；葛粉羹"治中风，心脾风热，言语謇涩，精神昏愦，手足不遂"；鲫鱼羹"治久痔，肠风，大便常有血"等。所用原料一般以食物为主，药物为辅。即使添加药物，也均是性味比较平和之品，如荆芥粥取荆芥穗与薄荷叶各一两、豆豉三合、白粟米三合，煮粥食之，治"中风言语謇涩，精神昏愦，口面歪斜"；又如鲫鱼羹，取大鲫鱼一头、小椒二钱、草果一钱，用三茎葱，煮熟，五味调和，空腹食之，治"久痔，肠风，大便常有血"。

忽氏在书中卷二记载神仙服食24条，多见于修炼养生专著，亦有其自拟，所述方药具有填精补髓、养颜悦泽、乌须黑发、健脑益志、聪耳明目之功。加工成膏、酒、汤、散各种剂型，作为食疗，均为扶正固本之品，所选原料多以平和补益品为主，如人参、茯苓、山药、蜂蜜、莲子、枸杞子、天门冬、生地黄、黄精、何首乌等。如"治腰膝疼痛，一切腹内冷病。令人颜色悦泽，骨髓坚固，行及奔马"的地仙煎（以山药为主药）乃忽氏自拟，此类还有精髓煎、天门冬膏等。又如收录《道书八帝经》《抱朴子》《列仙子》《神仙传》《修真秘旨》等记载的关于天门冬的温里散寒、补益精血、延年益寿作用。

---

[1] 戴龙瑞.《饮膳正要》对食养和食疗的贡献[J]. 国医论坛，2000（3）：38-39.

书中卷三为食物本草，其中米谷品 44 种、兽品 35 种、禽品 18 种、鱼品 22 种、果品 39 种、菜品 46 种、料物性味（即调味品）28 种，每项下详细介绍性味功能、有无毒性、主治病证等方面内容。书中并附有 168 幅本草图谱及 21 幅精美插图，插图为古代线描版画。该书有数十味食疗品，被后世《本草品汇精要》《本草纲目》等书收录。

除上述之外，忽氏将"本草有未收者，今即采摭附写"，如卷二对某些食物的功用作了补充，如"治小便不通，鸡子黄一枚生用"，以前本草就没有记载。

忽氏治学严谨，不仅重视食物养生却疾之效，而且还重视食物安全运用，在书中卷二还设有"食物利害"一节，"盖食物有利害者，可知而避之"。所谈内容大多为饮食卫生问题。如谷类食品："麦有臭气不可食"；肉类食品："诸肉非宰杀者，勿食""诸肉臭败者，不可食""猪羊疫死者，不可食"；海产品："海味糟藏之属，或经湿热变损，日月过久者，勿食"；水果食品："诸果核未成者不可食""诸果虫伤者，不可食"；菌类食品："木耳赤色者，不可食"。上述饮食卫生的论述都已被现代医学所证实是非常科学的，遵守这些措施有利于保证人们的健康。

5. 传承医学，交流文化

由于忽思慧是少数民族医家，故而对于少数民族尤其是统治者蒙古族的饮食、医药十分熟悉。蒙医学理论是在临床实践的基础上产生的，首先是寒热理论，其次是滋补理论。其中滋补理论注重通过饮食调护身体，使病人恢复健康，提高机体活力，增强抵抗力。蒙古族很早就注意到了这个现象，在日常生活中主要以绵羊肉、酸马奶为主要饮食，不仅如此，还积累了用家畜肉、野兽肉的汤汁滋补身体的经验。尤其善用绵羊肉及其肉汤调护身体治疗疾病，并发明了用马奶酿制酒，并发展成为酸马奶饮食疗法 [1]。故而在书中大量可见羊肉、奶制品等家禽野兽的饮食疗法。

本书还首次收载了回回豆子、赤赤哈纳等物品，反映了当时各民族间文化交流的宝贵史料。还收载了天竺的"八儿不汤""撒速汤"，畏兀儿的"哈昔泥""搠罗脱因"，蒙古族的"颇儿必汤"，西番的"咱夫兰"，南国的"乞里麻鱼"等，有些种类在其他医药文献少有所见。

我国金元时期以前文献未见有关蒸馏酒的记载。书中卷三"米谷品"中，记载了烧酒（蒸馏酒）的保健功效："阿剌吉酒味甘辣，大热，有大毒，主消冷坚积，去寒气，用好酒蒸熬，取露成阿剌吉"，阿剌吉酒首次对制造工艺、性味、功效、主治及毒性问题做了比较全面的介绍。

[1] 鄂兰秀，额尔德木图，程立新.《饮膳正要》蒙医学理念探析 [J]. 内蒙古医学院学报，2012，34（4）：331-336.

此外，忽氏坚持不用矿物药和毒性药，书中所载 246 方中，除了"神枕方"用有乌头、藜芦、矾石，和"调色料物"有回回青之外，内服剂基本上不用矿物药和毒性药。这与那些劝告人服用"金丹"以求长寿的道家糟粕形成了鲜明的对比。

近代著名教育家、出版家张元济在给《饮膳正要》写的"跋"中指出："其书详于育婴、妊娠、饮膳卫生、食性宜忌。诸端虽未合于医学真理，然可考见元人之俗尚。"可见，《饮膳正要》集饮食、养生、疾病预防、康复之大成，开创了饮食治疗和预防疾病的先河，虽有较少不符合医学原理的记载，仍不失为民族医药学、营养学和药膳食疗学的重要著作。

九、《本草衍义补遗》

【概述】

作者朱震亨，成书年代不详。朱震亨（1281 年—1358 年），字彦修，号丹溪翁，婺州义乌（今浙江义乌）人。丹溪受业于名医罗知悌，罗知悌是刘河间再传弟子，并旁通张从正、李东垣之学。丹溪"以三家（刘、张、李）之论，去其短而用其长"（戴九灵《九灵山房集·丹溪翁传》），创"阴常不足，阳常有余"学说，开滋阴派之先河，成为"金元四大家"之一。主要著作有《格致余论》《局方发挥》等。《本草衍义补遗》是丹溪传世的唯一药学著作，主要是对《本草衍义》的增补阐释，《本草衍义补遗》一书原题为"金华朱彦修撰，新安方广增补"，故一般认为该书作者为朱丹溪，并经方广增补。《本草衍义补遗》是对宋代寇宗奭的《本草衍义》的修正和补充，全书共一卷，载药 196 味，原收药物 153 种，新增 43 种。

从体例上看，《本草衍义补遗》在行文结构和内容上没有固定的规律可循，像是《本草衍义》的读书心得一般，这点较之其他本草学著作有其独到之处。从内容上看，《本草衍义补遗》对药物的阴阳五行属性、性味归经、升降浮沉、功效主治等方面进行了广泛的阐述，而没有对药物气味厚薄阴阳、五脏苦欲补泻等方面更多阐发。丹溪选择寇氏的《本草衍义》进行"补遗"，主要是重视临床，主张以研究医经医理来结合医疗实践。而《本草衍义》主要针对《嘉祐本草》和《本草图经》未尽之义或不足之处，进行深入研究。发现"其间注说不尽，或舍理别趣者，往往多矣。是以衍撼余义，期于必当，非足以发明圣贤之意，冀有补于阙疑"（《本草衍义》序例），每多新意，《本草衍义》用阴阳五行来归类药物和阐发药性，故而备受丹溪的推崇。

现有关《本草衍义补遗》的成书确切年代无从考证，一般都附于丹溪卒年

（1358 年）之后。从其书现存版本来看，最早见于明成化十七年（1481 年）程充（字用光）所辑之《丹溪心法》。据《丹溪心法附余》凡例云："丹溪《本草衍义补遗》虽另成一书，然陕板、蜀板、闽板《丹溪心法》咸载之。程用光重订《丹溪心法》，而徽板乃削去之，反不为美。今仍取载书首，使人获见丹溪用药之旨也。"该书单行本最早是明嘉靖十五年丙申（1536 年）姚文清刻本。由于戴原礼《本草摘抄》已佚，而戴原礼的《金匮钩玄》通常被视作是《丹溪心法》系列的祖本，可见《本草摘抄》与《本草衍义补遗》两者之间关系密切，前者颇有可能就是后者之早期流传版本 [1]。

本篇以田思胜主编的《朱丹溪医学全书》（中国医药科技出版社，2017 年10 月）为蓝本。

【钩玄】

1. 增《衍义》之未录

丹溪在书中增加了《本草衍义》没有收载的药物防己、升麻、藁本、苏木、前胡、知母、贝母、玄胡、大戟、麦门冬、牡丹皮、槟榔、玄参、芦根、广茂、京三棱、草龙胆、车前子、灯心、竹沥、羚羊角、面、缩砂、黄芩、天南星、锁阳、水萍浮芹、马鞭草、灯笼草、山楂子、漏芦、姜黄、御米壳、乌桕木、卤碱、缫丝汤、麻沸汤、潦水、败龟版、蛤粉、人中白、人中黄等约 43 种。对这些药物的五行属性、气味、归经、产地、炮制、功能、主治、禁忌、鉴别等多方面内容进行论述，但论药无定式。

2. 扩《衍义》之未述

丹溪对《本草衍义》所述药物功效主治进行了扩充，并增加了新的内容。如将苍术条下"白术味亦微辛，苦而不烈"扩充"除湿之功为胜"；威灵仙在"治肠风"之外，扩充"治痛之要药……去众风，通十二经脉"；枣在"益脾"之外，扩充"小儿患秋痢，与虫枣食，良"；在胡桃肉与橘子核微炒，调酒治"酒渣风、鼻上赤"外，补充用胡桃肉煮粥可"下石淋"；梨"在多食则动脾……惟病酒烦渴人，食之甚佳"之外，补充《食疗本草》之产妇、外伤、血虚者不宜；粟米在"利小便，故益脾胃"之外，补充因为咸味而补肾；旋覆花在"行痰水，去头目风。其味甘苦辛，亦走散之药也"之外，补充主治"气胁下满消，胸上痰结，唾如胶漆"；

---

[1] 严余明，竹剑平.《本草衍义补遗》小考[J]. 浙江中医杂志，2017，52（7）：511-513.

草豆蔻在"散冷气""消酒毒"之外，补充"治风寒客邪在胃，痛及呕吐，一切冷气"；连翘在"治心经客热"之外，补充"降脾胃湿热"、治"疮疡痈肿"；麦门冬在"治心肺虚热，并虚劳客热"之外，补充"治肺气伏火……强阴益精，又补肺中元气不足及治血妄行""若与地黄、麻仁、阿胶，润经益血，复脉通心"；天门冬在"治肺热之功为多。其味苦，但专泄而不专收，寒多人禁服"之外，补充《药性》云：主肺热咳逆，喘息促急，保定肺气，除寒热，通肾气，治肺痿，生痈吐脓血，止消渴，利小便"；蛙"解劳热"，易名为"蛤蟆"，"取眉间有白汁，谓之蟾酥"止齿缝出血。

3. 校《衍义》之谬误

丹溪对《本草衍义》中药物的功效、主治、病因等方面多有纠正。如肉豆蔻"不可多服"；对于治心气不足之吐衄，纠正大黄"邪热，因不足而客之"为"泄去亢甚之火，使之平和，则血归经而自安"；纠正桂"治表虚"为"以桂枝发其邪，卫和则表密，汗自止"；纠正马刀"性微冷"，认为其"湿中有火"；在橘柚条中，纠正"以柚为橘"；纠正厚朴"温补脾胃"为"平胃土不使之太过而复其平，以至于和而已，非谓温补脾胃"。

4. 抒发药性心得

丹溪对《本草衍义补遗》之"凡一百五十三种"药物，较多地运用了阴阳五行学说补充和阐发药性，如五味子，《本草衍义》仅有释名、炮制方法和宜忌，而《补遗》则补"属水而有木与金。今谓五味，实所未晓……《尔雅》云：……又五味皮肉甘酸，核中苦，却有咸味，此五味俱也"。

丹溪重视炮制，常根据自己的临床经验，提出一些毒性药物的炮制方法，如附子"予每以童便煮而浸之，以杀其毒，且可助下行之力，入盐尤捷"。丹溪扩展了少数药物药用部位，并明确了药物来源。如将"茺"由茺实扩大为全株；"犬"由"犬胆"加用了"犬肉"，"犬肉……不可炙食……不与蒜同食"；"莱菔"由"根"扩大为根和种子；鸡由"丹雄鸡"扩大为不分雌雄；"饴糖"为"饴"，是一种湿糖（云胶饴），用米面制成。

《本草衍义补遗》虽仅一卷，文字总数不及万余，载药不到 200 味，但却展现了丹溪精熟的中医理论和扎实的临床实践心得，为后世研究本草的方法与途径提供了借鉴。李时珍谓："此书盖因寇氏《衍义》之义而推衍之，近二百种，多所发明，但兰草之为兰花，胡粉之为锡粉，未免泥于旧说，而以诸药分配五行，失之牵去众风强耳。"指出该书在药物辨识上尚存在不足之处，以及对药物的阴阳五行属性没有进行理论上的阐述，因此在临床也就缺乏实用价值，此言尚为中肯。

第五章
明 代

（1368 年—1644 年）

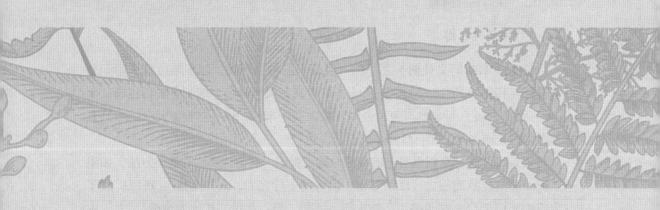

元朝末年，吏治腐败，横征暴敛，搜刮民财，加之中原灾荒连年，黄河泛滥，民不聊生，引发了规模空前的农民起义。朱元璋利用参加郭子兴领导的红巾军起义的有利时机，取代了蒙古贵族统治的元朝，于1368年在应天府（今江苏南京）称帝，号称太祖，立年号洪武，建立了明朝。

明朝时，我国已进入了封建社会的后期。其建立之初，明朝统治者为了巩固封建政权，先后采取了若干缓和元末阶级突出矛盾的措施，在政治上和经济上实行改革。如朱元璋逐渐感觉到沿袭元代旧制，丞相和行中书省职权过大，故于洪武九年（1376年）改设分别主管民政和财政的承宣布政使司，主管刑法的提刑按察使司和主管军队的都指挥使司，废除自秦代开始的宰相制度，强化皇帝权力和对军队的掌控。建立里甲制度，每110户为一里，一里设10甲，安置里长、甲长，加强了基层管理，方便征收赋税，对当初规范地方社会的权力结构，一度起到了积极作用。废除元代的奴隶制，使存在人身依附的农奴、手工业奴隶变成自由民等。这一时期，举国重视农业，推广种植棉花、桑麻，鼓励垦荒，增加了耕地，兴修水利，提高了收成，丰富了农业产品。实行减轻赋税政策，扶持手工业与商业发展，使社会生产力得到迅速恢复。农业、手工业和商业的繁荣程度，都大大超过了元代。

16世纪中叶，欧洲已经进入资本主义社会，传教士来华传教的同时带来了西方的意识形态和科学文化，中国的启蒙思想开始出现，是此时期我国社会出现资本主义萌芽在思想上的反映。思想的开放，刺激了经济和社会的进步。

农业方面：福建、浙江等地的双季稻面积进一步扩大，在岭南地区还出现了三季稻，水稻种植向北方推移。美洲的甘薯、玉米、花生、向日葵、西红柿、烟草等相继传入，其先在我国的南方地区种植，并很快推广到华北、西南各地。

手工业和工业方面：开矿、冶炼、铸铁、制瓷、造船、棉纺、丝纺、造纸等许多行业的生产技术水平也有了很大的发展和提高，并出现了原始状态的资本主义手工工场。如苏州的丝织业就有丝工和染工各数千人，生产的优质丝绸畅销中外。此时制作精美的瓷器等产品，也享誉海内。

由于产品的丰富，各地出现了大量的商人。工商业城镇激增，全国已形成33个大型工商业城镇，尤其是江南地区的一些城镇，呈现空前的繁荣景象。随着社会的进步，视野的开阔，经济、科学、文化也得到了很大的发展。

明代初期，两宋时期理学继续盛行。明代中期，"阳明先生"王守仁（1472年—1528年），提倡"知行合一"，形成了"心学"，其本质上仍然是主观唯心的产物。明代后期，李贽（1527年—1602年）及明清之际的黄宗羲等人，反对封建礼教，开始批判宋明时期客观唯心主义的理学与主观唯心主义的心学，重视"经世致用"的实学，而不屑于空谈性理，使唯物主义的自然观得到了进一步发展。与此同时，天文学、地理学、水利学、农学、工艺学、文学、史学等许多方面，都取得相当多的成就，并产生了不少有贡献的科学家和重要著述。

由于明代造船技术更加先进，为航海的拓展提供了物质条件。明朝出于政治与经济的需求，朝廷派郑和率领庞大的船队七次出使"西洋"，到达南洋、印度洋与亚非三十多国，最远处抵达今之肯尼亚的马林迪。海上丝绸之路，使中国与南洋、西亚、南亚、非洲之间的航路更为畅通，发展了我国与所经亚洲各国的传统友好关系，建立了与一些非洲国家的联系，促进了中外贸易与科学文化的交流。

明朝十分重视医药，并承袭了宋元时期以来的医药制度。洪武初年，开国皇帝朱元璋就说："三皇继天立极，开万世教化之原，泊于药师可乎？"因此，明代在祭祀三皇时都把历代名医作为从祀。嘉靖年间建三皇庙时，都配建东西两庑，列历代名医，各府州县也以此为规矩，这种做法提高了医药人员的社会地位。与此同时，也建立了严格的医药制度。

据《明史·职官志》载："太医院院使一人，正五品，院判二人，正六品。其属，御医四人……生药库、惠民药局，各大使一人，副使一人。"他们的职责是："凡医家子弟，择师而教之……凡药辨其土宜，择其良楛，慎其条制而用之。四方解纳药品，院官收贮生药库，时其燥湿，礼部委官一员稽察之。诊视御脉，使、判、御医参看校同，会内臣就内局选药，连名封记药剂，具本开写药性、证治之法以奏。烹调御药，院官与内臣监视，每二剂合为一，候熟分二器，一御医内臣先尝，一进御。仍置历薄，用内印钤记，细载年月缘由，以凭考察。"王府、文武大臣，外国使节求医，由太医院派人往诊，并写出报告。各府、州、县均置"惠民药局"。边关卫所及人聚处，设医官、医生、医士，均由太医院选派。这种严格的医药制度，对医药发展有一定的积极作用。

明代的刑律中有"凡庸医为人用药针刺，误不用本方因而致死者，责令别医辨验药饵穴道。如无故害之情者，以过失杀人论，不许行医。若故违本方，诈疗疾病而取财物者，计赃准窃盗论；因而致死及因事故用药杀人者斩。"说明当时对医疗事故的处理已有明文规定。

明代的医药学教育，仍以家传师授为主，产生了大批名医。而官方在选拔与培养人才方面则十分严格。凡医药家子弟，选入太医院者，教习医术，每季考试。大小医官必须将《素问》《难经》《本草》和紧要方书熟读详解。如提一等，要"内殿三年，外差六年""术业精通，勤劳显著。"这些严格的要求和训练，对医药人材的培养和成长是十分有利的。但明代的黄册制度规定子承父业，不得改变户籍，客观上对发现人才也是一种局限。

尽管明代的医药制度有了明显的进步，但也并非完美无缺，"惠民药局"一类设施只不过是装饰门面而已，明代多次流行的瘟疫，广大民众仍难免于饥荒瘟疫的侵害。尽管新药不断被发现，藩属入贡不断增加，药材生产也逐步提高，但人民没有得到多少实惠，这都说明封建社会中的医药制度主要是为统治阶级服务的。

明代已进入我国封建社会高度发展的后期，由于生产水平的提高、商品经济的繁荣、国内外市场的开拓、中外贸易与文化交流的扩大，大大促进了科学文化的进步与繁荣。

第一节
明代本草学概况

　　明代的本草学，在金元学派争鸣的基础上，通过实践，既有综合折中加以总结的趋势，又有新的开拓与发展，其进步与繁荣超过了以往的任何时代，人才辈出，著述丰富，成为我国药学的鼎盛时期。无论是在中药基本理论、药理药效与临床应用的研究和总结方面，还是在药物分类、品种基源、栽培、鉴别、炮制、制剂、方剂的研究，以及药品数量的增加等，均有极大的开拓与提高，成就卓著。而反映这些成果的药学典籍，既有鸿篇巨制的综合性本草，也有侧重于某一领域的专题性本草，既有风靡民间的形形色色的药性歌赋，又有专门研究经典的药学专著。总之，其著作之多、水平之高，都达到了空前的境地。尤其是李时珍的《本草纲目》一书，是我国16世纪以前药学的全面总结，树立了中国药学的不朽丰碑。其不仅对于我国以后的药学产生了极为广泛而深远的影响，而且对世界药物学和自然科学的许多领域也作出了卓越贡献。

　　明代在本草学方面的成就包括：首先，载药数量又有所增加，而且对药物功效认识更加清晰；其次，刊行的本草著作数目，超过此前历代的累计总和，尤其是出现了杰出的医药学家李时珍及其本草巨著《本草纲目》，对后世产生了极为深远的影响；再者，本草学学术水平的进步，也超过了以往的认识水平。在明代初、中、晚期，本草学的成就很不平衡，而且风格相差比较悬殊。明代初期，本草著作数量不多，主要出于方便临床的目的，沿袭金元时期风格，集要和发挥宋代综合性本草。至中后期，本草著作的数量迅速增多，且质量高而富有特色的本草书籍不断涌现，呈现出竞相纷呈的繁荣局面。既有综合性的，也有偏重药物的品种、基源、生境、生态、栽培、采收、药材鉴定、炮制制剂和临床实用性的。在药物功效的总结、辨证论治原则的贯彻、药物数量的增加等方面，都有很大的进步与发展，使本草学登上了一个新的高峰，为我国药学谱写了光辉的一页。

一、综合本草　古代顶峰

　　明代的综合性本草，虽然和唐宋两代一样，有皇帝颁诏钦定的官修本草——

《本草品汇精要》，但未在当时产生应有的影响。而以个人著述《本草纲目》，最为出色，将本草学提高到了崭新高度，成为我国本草学发展史中光辉的一页。

1.《品汇精要》久藏内府

明孝宗弘治年间（1488年—1505年），太医院院判刘文泰等上表朝廷，认为传世的宋代本草自刊行以来已经经历了很长时间，对药物的记载存在重复和错误，注释又多局限于个人己见，建议重修本草。于弘治十六年（1503年），朝廷任命司设监太监张瑜为总督，刘文泰和另一位太医院院判王槃、御医高廷和，同任总裁，太医院冠带医士崔鼎仪、唐铉、医士卢志为副总裁，中议大夫施钦、中宪大夫王玉因为提调，另有多位太医院冠带医士、中书院科儒士验药形质的官员、画师、誊录及催纂等人员具体负责修编。其编辑的宗旨是"删《证类》之繁以就简，去诸家之讹以从正""采诸家之确论，条陈于各则之下"（《本草品汇精要》序例），历时一年多，定稿于弘治十八年（1505年）。

全书四十二卷，分为玉石、草、木、人、兽、禽、虫鱼、果、米谷、菜等十部，每部又分上、中、下三品，共收药物1815种，其中新增者仅有22种。每药分为名、苗、地、时、收、用、质、色、味、性、气、臭、主、行、助、反、制、治、合治、禁、代、忌、解、赝等"二十四则"记述。分项述药，拟将选录诸家的同类文字集中在一起，以便于查阅，其编撰方法可谓一种进步，这一体例为该书的明显特征。该书主要选摘历代本草所述，并注明出处，编者添加内容则以"谨按"格式以示区别，脉络清楚。书末附录《解百药及金石等毒例》《服药食忌例》《凡药不宜入汤酒者》《药味畏恶反忌》《妊娠服药禁忌》《旧本地名即今当代郡邑》，虽然大多出自前人，但其中《凡药不宜入汤酒者》，至今仍有实用价值。所列朱砂、雄黄、石硫黄等"一十七种石类"，都没有水溶性的活性成分，不宜水煎自不待言；雀卵、鼠妇、蛰蟆等"三十四种虫兽鱼鳞类"，均富含水不溶和不耐热的活性物质。又如草木类中的雷丸，因其驱虫物质为蛋白酶，在60℃下就容易失去活性等，在当下的中药学教材中也是必须强调的。至于《旧本地名即今当代郡邑》，也别具匠心。书中附有药物及少量制药工艺彩图1538幅，其中大多数系将《证类本草》墨线图改绘彩色，新绘366幅中不乏古本草彩色药图的精品。总体来讲，该书如能及时刊行，仍不失为一部具有较高学术价值和实用价值的综合性本草。

全书资料多取自前代本草，新增内容不多，难觅作者见解，当然徒有官修本草的虚名，反映不了明代中前期本草学的真实水平。又由于"二十四则"分项过于繁复，多数药物并不皆具，含义界限也不够清楚，难免相互交叉，如"六日用，指其材也"与"十三日主，专某病也""十八日治，陈疗效之能也"；"十五日助，佐何药也"与"十九日合治，取相与之功也"；"十六日反，反何味也""二十日禁，戒轻服也"与"二十二日忌，避何物也"等。因此，难免导致各项内容归类欠准确或重复。再者，处理文献来源随意，将《删繁》《拾遗》等本草之论，及华佗、吴普、徐之才、掌禹锡等注释，不须逐一详明，但日《别录》云"(《本草品汇精要》序例)，使人无法苟同。我国这部封建社会最后的大部头综合性本草，书成之后，可惜稿存府内，未予刊行，直到1937年始由商务印书馆出版，因此它不曾在历史上发挥其应有的作用。该书在后文还有更为全面的介绍。

2.《本草纲目》光前裕后

《证类本草》刊行以来，到明代中期已有400多年。其间由于药物种类的不断增加、用药经验的大量积累、中医药理论的发展与变化，对于用药经验有待结合新的理论予以阐述。但这些药学成就，广泛散见于临床节要本草或民间，客观上亟需进一步系统整理总结和提高。然而举国家之力的官修本草《本草品汇精要》，稿成之后深藏内府，没有完成这样的历史任务。这时是重视实践接纳新知，还是仅仅在旧有文献基础上加以整理汇纂，已经成为当时药学发展的重要问题。李时珍的《本草纲目》就是在这一时代背景下产生的一部尊重实践、内容丰富、集成创新、光前裕后的科学巨著。

李时珍潜心钻研，亲身实践，以毕生精力编写而成《本草纲目》。他"渔猎群书，搜罗百氏""书考八百余家"，在文献研究的基础上，对药物进行了长期的实地考察，亲自到野外收集标本，采访药农、野老等掌握药物经验的人群，并种植红花、薄荷、艾叶等药用植物，试服曼陀罗之类毒烈之品，同时进行临床应用，从而积累了大量的科学资料和民间用药、辨药的经验。坚持不懈，呕心沥血，耗用了近30年的时间，终于在万历六年（1578年）完成了这一不朽杰作。

全书共五十二卷，约200万字，采用多学科综合研究的方法，客观地加以分析著录。总论分设专题，全面系统地展示中药学的理论体系，又结合临床，设"百病主治药"专篇，以便于临床选用药物。各论分为水、火、土、金石、草、谷、菜、果、木、服器、虫、鳞、介、禽、兽、人十六部，每部有概论一篇，部下再分为六十类。收载以前各家本草的药物1 518种，新增药物374种，共为1 892种（刘衡如校点统计为1 897种）。附方11 000多首，绘图1 109幅。每药按释名、集解、正误、修治、气味、主治、发明、附方等项目分别叙述，内容极为翔实。该书不局限于前人资料的汇集整理，作者在本草学的各个领域都进行了新的开拓，并取得了丰硕的研究成果，极大地丰富和发展了我国的本草学。它既是药学与医学的著作，又是动物学、植物学、矿物和冶金学的全面总结，为明代本草学的辉煌硕果，其影响远远超出了本草学范围，在世界自然科学史上也谱写了光辉的篇章。因此，《本草纲目》被英国科学家查尔斯·罗伯特·达尔文先生称为"古代中国百科全书"[1]。

《本草纲目》于1593年刊行之后，轰动朝野，得到了医药界的高度评价，社会各阶层把它视为家珍必藏之书。它结束并超越了《证类本草》近500年的学术地位，从此开始了我国药学以《本草纲目》为中心的时代。依托该书删繁节要或补阙扩充，成为明代后期与清代药学发展的主体潮流。明朝末期就有沈长庚《本草纲目注释》（1696年）、徐昇泰《本草正讹补遗》、卢复《纲目博议》等书问世。1609年张三锡的《本草选》（亦名《本草发明切要》）六卷，王肯堂校订，该书就是从《本草纲目》选取600多种药物节要而成，可称是一部很好的《本草纲目》节录本。同时亦有从不同方面节取《本草纲目》的资料而编成的药学书籍，正如谢观所说"即专辑其中一类，亦足拔载自成一队"（《中国医学源流论》）。该书及其后续本草在后文还有更为全面的介绍。

二、药性歌括　大行其道

由于辨证论治的客观需要，明代医药的发展只要掌握药物的基本功效即可，较之死记主治，更能在临床上灵活运用。掌握功效是认识和应用药物执简驭繁的好方法，而以歌括概括药物性效又便于记忆，可收事半功倍之效。药性歌括易于记诵，将药物的性能功效理论通俗化，凝练概括为歌诀，文字简练，且有韵律，朗朗上口，以利初学。虽然这类本草在宋元时期已经产生，但为数很少，也不广泛流行。到了明代，中医药从业人员的需求增加，通俗易懂的药书受到入门学徒的欢迎，对于初学蒙童，更是入门捷径。于是药性歌括在明代风行起来，一直不衰。

据记载，明代中期以前，编撰补订的本草歌括有刘纯的《本草歌括》（见《医经小学》）、焦竑的《本草药性赋》、杨澹庵的《用药珍珠囊诗》、熊宗立的《增补本草歌括》《药性赋补遗》（《中国医书本草考》推测为同一本草）、罗必伟《太医院青囊药性赋》、傅滋的《药性赋》、严萃的《药性赋》、冯鸾的《药性赋》等。为了扩大影响，提高身价，便于推销，明代流行的多种《药性赋》每经书贾托名改编，混乱异常。贾坊把《药性赋》与《珍珠囊》合刊，托名李东垣（或张元素），著《珍珠囊指掌补遗药性赋》（即四性药性赋），成为当时流传最广的中药入门读物。

此外，明代医药大家陈嘉谟，历时七年（1559年—1565年）精心编撰的《本草蒙筌》，是出于"觉悟童蒙"的初心，但因其内容丰富，学术水平远非歌括类本草可比，其中大量对仗为文体裁，诵读时也比较容易上口，因而影响深远，至今

---

[1] 潘吉星.《本草纲目》之东被及西渐 [J]. 中国药学杂志，1983（10）：11-18.

仍广为中医药从业之人所熟悉。

明代后期流传较广的是龚廷贤《药性歌》和《药性歌括》。《药性歌》载于龚氏《万病回春》（1587年）卷一中，共录四言药性歌诀240首，此后，又将其载入1622年邵达参补的《明医指掌》（原著为皇甫中撰）中。《药性歌括》原载于龚氏《寿世保元》的本草门，后有单行本。较之《药性歌》多四言诗160首，共述400种药物。此后，张仁锡又在《药性歌》的基础上扩充而成《药性蒙求》，该书载药439味，分为草、木、果、蔬等13类，各药先为四言诗一首，然后注明其使用要点，以及药材性状、炮制、产地等。这些内容多引自《本草纲目》《本经逢原》《本草从新》等，也有少量作者的见解。该书有1979年上海古籍书店复印本。

《医经小学》成书于明洪武二十一年（1388年），作者刘纯（字宗厚）。该书是综合医药的童蒙初学读本，体例独特，采用韵语，包含了金元时期诸家的医药基本理论。其中卷一为本草，分药本五味、药性指掌、妊娠服禁、引经药报使、六陈、十八反、十九畏、用药法象八节。

此外，嘉靖年间，许希周撰《药性粗评》，共有骈句606联，涉及药物千余种。明朝末期蒋仪的《药镜》，撰344种药性的骈语。沈应旸《药性诗诀》，编成390种药物的歌括（今存沈氏《明医选要》中）。余应奎辑补的《太医院补遗本草歌诀雷公炮制》八卷附《药性诗歌便览》，共载七言诗760余首。但这些药性歌括远不如《珍珠囊补遗药性赋》和龚廷贤《药性歌括》流传广泛。

药性歌诀的流行，有利于初学者启蒙习诵，使其容易掌握药物的功效以供辨证遣药。但不利于全面深入地理解和掌握药物的主治、兼治及药物特性。因此，也导致了颂习者本草学知识面狭窄、思维局限的弊端。诚如皇甫嵩《本草发明》所说："近世方家务求简便，乃舍《本经》，专读《药性赋》等歌括，托为东垣捷径之法"，其结果"未免略而弗详，局而弗备，往多谬误，殊戾经旨。至投剂无效，良由药性不明，制用未当也。"例如，流传较广的《珍珠囊补遗药性赋》中，"犀角解乎心热"，只将该药的功效局限在这一点上；"泽泻利水而补阴不足"，易生歧义，是言该药既利水又补阴，或是只能利水，而不能补阴。所以，万历年间以来医家中的有识之士，都主张扭转这种局面，但收效甚微，且风行于整个清代与民国时期，至今也仍有一定市场，成为师徒传授的入门基础读物之一。

三、节要本草　专注临床

北宋时期以后，停止了广泛汇纂大部头综合性本草的势头，转向于小型临床实用的节要性本草，南宋本草的主流是依托《证类本草》进行摘录改编。金元时期则再将《黄帝内经》中的用药理论与药物相结合，倡导气味厚薄、阴阳、升降浮沉、归经诸说。明代前期与中期，这两股潮流逐渐汇合交融，出现了一批临床实用的节要性本草。

明朝初期，徐彦纯著《本草发挥》（1368年），徐氏生活在元末明初（？年—1384年），为朱丹溪弟子，该书集录金元张洁古、朱丹溪、王好古诸家对药物的论述而成书，实与王好古《汤液本草》等书一脉相承。全书共分四卷，前三卷设金石、草、木、人、兽、禽、虫、鱼、果、米谷、菜部，收录药物270种，卷四为"药性要旨"，阐述升降浮沉、补泻等中药理论及用药方法。该书在明代初期，颇为流行，当时医生多以此书作为用药依据。

弘治九年（1496年），成化年间（1465年—1487年）进士，并集朝廷官员与精通医药于一身的王纶（约1460年—1537年），将常用药物编成《本草集要》十卷，编撰目的为"只取其要者，以便观览"，该书分三部分，上部相当于总论，收《证类本草》序例的内容与金元药理学说予以糅合，中部为各论，基本上沿袭《证类本草》的分类方法，将药物分为草、木、菜、果、谷、石、兽、禽、虫鱼、人等部。各药记载取《证类本草》及金元诸说"参互考订，削其繁芜，节其要略"。书中对药物的基源、药材等不予收录，这依然是金元时期遗风。下部"药性分类"二卷，又将药物分为气、寒、血、热、痰、湿、风、燥、疮、毒、妇人、小儿等十二门，各门各列相应药物，以二三十字简述药性。"以为临病用药制方之便"，为其辑书宗旨。这种糅合病因病机、病证、性能分类药物的思想，发展了陶弘景"诸病通用药"只按病证的分类方法，开启了药物按功效归类的尝试，为临床选药提供便利，为医生所喜爱，流传很广。但本书对药物内容并无新的增补，故后世评价不高。

随后，汪机（1463年—1539年）"惩王氏《本草集要》不收草木形状，乃削去本草上、中、下三品，以类相从"，扩充为二十卷，弥补王氏书"词简不赅"，著成《本草会编》（约1522年），在明代中前期，其堪称为较好的节要类本草。该书"详略相因，工极精密矣，惜又杂采诸家，而讫无的取之论"（《本草蒙筌》），"其书撮约似乎简便，而混同反难检阅……掩去诸家，更觉零碎"（《本草纲目》）。

嘉靖年间，祁门医士陈嘉谟（约1486年—1565年）在分析《大观本草》《本草集要》和《本草会编》三本书的得失之后，于1666年写出了明代中期影响很大的《本草蒙筌》。该书总论分条论述"出产择地土""收采按时月""藏留防耗坏""贸易辨假真""咀片分根梢""制造资水火""治疗用气味""药剂别君臣"，以及"四气""五味""七情""七方""十剂""五用""修合条例""各经主治引使""用药法象"等药学理论。各论载药742种，其中447种详述其气味、产地、采收、加工、贮藏和医疗用途，能很好地帮助临床医生全面掌握药学知识。

该书反映出陈嘉谟十分注意药学知识的完整性，并力图纠正金元时期以来不重视药物基源和生药研究的倾向，他在道地药材生药学研究中作出了卓越的成绩，注重药物产地与药效的关系，并将药物因产地不同加以区别。如白术分为浙术与歙术，芎䓖分为京芎、抚芎、台芎等。他在"贸易辨假真"一节引有谚语："卖药者两只眼，用药者一只眼，服药者全无眼"，告诫人们要注意识别药物的真伪，并列举了众多药品作伪的事例，强调药物真伪鉴别的重要性，并在全书中绘制30余幅药材图。在"制造资水火"一节中，第一次将药物炮制从理论和方法上加以系统总结，有极高的学术价值。并在各论中详述各种药物的炮制方法，其中关于百药煎的制作，开世界有机酸制作的先例。对予药物的贮存亦有独特的见解和宝贵经验，如"人参须和细辛，冰片必同灯草，麝香宜蛇皮裹，硼砂共绿豆收，生姜择老砂藏，山药候干灰窖"等，这都是他实践的总结。各论药物条下的按语，是其丰富的临床经验和心得体会，其中也不乏新的见解。

该书分为十二卷，卷前的总论也是摘录《证类本草》及金元药理诸说，但对于药物的鉴别、贮藏、炮制等设专题论述。所载742种药物，分类按《本草集要》部次。所附药图，多取自《大观本草》。自己绘制的药材图约30幅，补充了不少药物的产地、采收、药材鉴别、贮藏方法与炮制方面的内容。在许多药物项下提出了自己的见解，以避免《大观本草》"意重寡要"和《本草会编》"无的取之论"的弊端。该书主要采用韵语写成，便于记诵。李时珍给予"间附己意于后，颇有发明，便于初学，名曰蒙筌，诚称其实"的良好评价。

明朝末期，精于医术又十分关注药物的钱塘（今浙江杭州市）人倪朱谟，重点汇集当时诸家的有关药物论述，于"天启甲子"（1624年）之前，辑成《本草汇言》二十卷。该书收载常用药物581种，引用《本草纲目》的资料为主，兼取当时医家的言论进行归纳补正、删繁去复，并附以验方，在丰富临床用药经验和药学理论方面，确有成效。书中倪氏个人见解不多，但足以反映其医药造诣。卷首有药图630幅，约有180幅药材图。作者亲访各地医药人士148人，注重当时用药的实际。因此，其资料较为新颖，非一般寻章摘句者可比。

贾所学《药品化义》（约刊于1644年），卷首诸论系李延昰1680年所补，议药物性能与炮制、产地、品种的关系。其卷一为"药母订例"及"辨药八法"，相当于总论。以体、色、气、味、形、性、能、力作为"辨药指南"。贾氏称药物的体、色、气、味为"天地产物生成之法象"，属于药材与生俱来的自然特征。而形、性、能、力则为"医人格物推测之义理"，属于中医药理论概括的范畴。廓清了中药性状与性能的本质区别，对于认识和应用中药，至关重要。其"力"栏目的设定，标志着中药功效项目的成熟，对现代中药学功效专项确立产生了重大影响。各论收药148种，分为气、血、肝、心、脾、肺、肾、痰、火、燥、风、湿、寒

13类，每味药按辨药八法分别说明。药论之后多以小字注出药品特征、简要炮制，以切实用。其药物分类是在气血、五脏和病因三种辨证方法综合的基础上进行的，较王纶的《本草集要》有所进步，论述药物也已突出各药的功效，标志着临床药学中功效核心地位初步确定。

李中梓（1588年—1655年）为明朝末期名医，其弟子甚多，治学平正而不偏，著述颇多，兼及医药。本草专著有《药性解》（1619年）、《本草征要》（1637年）与《本草通玄》（1655年）。《药性解》分部议药323种，简述各药性味、归经、主治。按语中注解用药要点，对金元时期本草药论多有辨析正误。天启二年钱允治为之增补，将雷敩《雷公炮炙论》若干条文，散入有关条文下，更名为《镌补雷公炮制药性解》，厘为六卷。《本草征要》为《医宗必读》之一，述药361种，讲述常用药物的功能主治，简明适用，颇有影响。《本草通玄》为李氏晚年之作，在前两种书的基础上"扼要删繁，洞筋擢髓"而成，述药361种，论理切实，不尚浮词，内多用药经验及纠正前人之谬，有关炮制亦联系实际，每多变易古法，为明朝以来临床实用本草中较好的一种。

明代中期的节要本草还有薛己的《本草约言》（约1520年），其中《药性本草》收录常用药287种，较多引用前人资料，少有个人发挥。周恭的《医说续编·用药药戒》（约1493年），集药论69条。贺岳《药性准绳》（1556年）与《医经大旨·本草略》（1566年），摘金元时期医家论药70种。此外，李暲的《汤液本草》（年份不详）、戴思恭的《类证用药》（1405年）、解延年的《本草集略》（1442年）、徐彪的《本草证治辨明》（1451年）、郑宁的《药性要略大全》（1545年）、程伊的《释药》（1547年）、万全的《本草拾珠》（1549年）、袁仁的《本草正讹》（1550年）等，因影响不大，或学术价值不高，多数已经散佚。从书名和其他零星史料来看，都是为适应临床用药而编撰的节要本草。从著作风格来看，或保持南宋节要本草的余韵，或沿袭金元药理的遗风，但多数是两者融合的临床药学著作。

明代后期，皇甫嵩的《本草发明》（1578年），述药600余种，各药设"发明"一项，分专治与监治两法介绍功效应用。方谷《本草纂要至宝》（约1584年）述药178种，另附"明经法制论""用药权宜论""药性赋"三篇。方有执《伤寒论条辨·本草抄》（1589年），抄录91种药物的资料，以便于学习伤寒论。杜文燮《药鉴》（1598年），卷一为药性总论，载寒、热、温、平四赋，系将龚信纂辑、龚廷贤续编的《古今医鉴》中的药性歌赋修改补充而成，各论扼要分述137种药物的性能功效和应用，其"论升麻柴胡槟榔木香四味同用功效"的论述中，对于"功效"一词的使用，值得称道。杨崇魁《本草真诠》（1602年），集录《证类本草》《本草集要》《本草蒙筌》等书的资料，悉心编辑，别无新见，而对归经引经的记述不厌其烦。张介宾《本草正》（1624年）是其《景岳全书》的一部分，选常用药300种，参考《本草纲目》的分类排列，药名下时有少许常用别名，注明反药，其论药结合临床，辨析用药宜忌，其中不乏精辟的药论。顾逢伯《分部本草妙用》（1630年），强调引经、补泻，前五卷按五脏分部，后五卷按药效类药，述药560余种，其五脏分部仿兵书列阵之法，别具一格，而内容少有新见。萧京《药性微蕴》（约1644年），为《轩岐救正论》的一部分，共有药论43条，涉及百余种常用药物，论药不拘泥于单味药为一单元之常规，四味、五六味不等，时或十多味药同时比较论述，议论纵横，不拘一格。卢之颐的《本草乘雅半偈》（1647年）是在其父所著《本草纲目博义》的基础上编撰而成，述药365种，每药引录古说之后，均注以"核"、"参"及"先人云"等项目，"核"采自《本草纲目》，而个人发挥集中在"参"这一项。作者以儒理、佛理来推演阐发药理，从药物的名称、法象、生态、形态入手推衍，使药理解释变得虚玄。撰于明末的临床药学书籍还有多种，或因亡佚，或因内容没有特色，就不再一一罗列。

明代，不少临床医学著作中，也收录有本草篇章。如袁学渊的《秘传眼科七十二症全书》，本书为眼科专著，全书六卷，卷二为眼科用药专篇，其中有治五脏冷热虚实分经诀、五脏补泻歌、泻五脏六腑之火、温五脏六腑之寒、补五脏之虚、泻五脏之实、引经药歌7节，相当于本草专著的序例。具体眼科常用药物，分心经要药（13味）、肝经要药（14味）、脾胃经要药（10味）、肺经要药（14味）、肾经要药（19味），以及散血要药（22味）、凉血要药（7味）、散风要药（17味）、退肿要药（17味）、止泪要药（14味）、去翳要药（14味）、治盲要药（7味）、去膜要药（2味）、明目要药、退热要药、止痛要药、诸品细料目药性等17小节。前五小节按归经分类，后十二小节按功用分类。该书的编写体例、药物分类方法及内容均很特殊。每药项下分别记述其味、性、修治方法，再述其主治眼科疾病的主要功用。各类药中虽有药物重复出现，但所述内容各不相同。如玄参，在脾胃经要药中称"味苦、咸，性寒；去胃火"，肾经要药中则称"味苦、咸，性寒；滋肾阴，去风消肿，清五脏，补虚明目"，于散风要药又称"味苦，性寒；去风消肿"。卷末有眼科药性相反，称"盐、醋反石菖蒲，猪肉反羊肝，鱼反石决明，鸡肉反菊，面反羚羊角，鸭肉反密蒙花，酒反蝉蜕，葱反蜜，甘草反甘遂"，除"甘草反甘遂"外，均与已经流行的药不同，因其可信度不高，皆不为日后本草引用。此外，书末的"制药品类"，有眼药用炉甘石、黄丹、硇砂、铜绿四种矿物药的制法。

许宏（字宗道）的《金镜内台方议》，书成于明永乐二十年（1422年）。作者以本书为《伤寒论》诸方研究专著，共十二卷，其卷十二"内台用药性品制"收《伤寒论》用药84味，分性大热、热、温、轻而温、轻而凉、凉、温、温味辛、平、寒、烈、啬、重、寒味苦、酸等22类，以主治为纲，继列药名，注用法、修制，附用药加减法。应是论述《伤寒论》药物的本草专篇。

万全（字密斋）的《万氏家传痘疹心法》，本书为万氏家传治疗小儿痘疹的专书。其中卷十、卷十一专门介绍药物性用及修制方法，将收载的 130 味药，分为气类药 25 种、血类药 17 种、解毒类药 68 种，分别较为详细的谈论其性能、功效主治及炮制方法。书中这一部分的内容，属于最早的儿科痘疹用药的专篇。

周子干（字慎斋）的《慎斋遗书》，该书为综合性医药著作，其中包含药学内容。其卷三"二十六字元机"独具一格，以理、固、润、涩、通、塞、清、扬、逆、从、求、责、缓、峻、探、兼、候、夺、寒、热、补、泻、提、越、应、验 26 字，各为一节，分别讨论药物的性能与功用。其卷四"用药权衡"，立足"用药如用兵"，称："医之有方法，如兵之有军法也。医用药而无准绳，犹将之用兵而无纪律也。凡用药须择一味为主帅，其余分佐使而驱用之。"重点论述了药物配伍的有关理论。"炮制心法"部分，讨论了 23 条药性理论和炮制方法。

韩懋（字天爵，号飞霞道人）的《韩氏医通》，该书不但介绍了医药经验，尤其是提出病案应包括"六法兼施"的内容，即望形色、闻声音、问情状，切脉理、论病原、治方术六大部分，具体项目有 30 余项，均制定了较为详细的格式要求。其后，吴崑依据韩懋的格式加以补充，在《脉语》书中，对病案格式规定为：①书某年、某月、某地、某人；②书其人年之高下，形之肥瘦长短，色之黑白枯润，声之清浊长短；③书其人之苦乐病由，始于何日；④书初时病症，服某药，次服某药，再服某药，某药少效，某药不效；⑤书时下昼夜孰甚，寒热孰多，喜恶何物，脉之三部九候如何；⑥引经旨以定病名，某证为标，某证为本，某证为急当先治，某证为后当后治，某脏当补，某脏当泻；⑦书当用某方，加减某药，某药补某脏，某药泻某脏，君臣佐使之理，吐下汗和之意；一一详尽，末书某郡医生，某某撰。其病案记录格式较前更为全面。该书分上、下二卷。"六法兼施"载于上卷之首，其后为脉诀、处方、家庭医案，下卷为悬壶医案、药性裁成、方诀无隐、同药勿药等。其"药性裁成第七"，论及药物的产地、采收、修治、配伍，尤其是谈及个人用药心得，颇为独到。如称："予治沉，先循经络者，即诸古书所载引经报使药，贵识真尔。如心经，以人参益气，石脂补血，朱砂镇火，天竺黄去痰，泽泻泻热，而莲肉、茯神、赤茯苓、远志、益智、酸枣之属，利心窍以安神识。中间制炼，如以苦焦之味达本经，咸引所畏，辛避所胜，酸益其母，而甘泄其子，皆裁成药性之道。"呈现了作者个人分型辨证治疗心神不宁的经验。其余关于参、附与甘草应用，治血分，治气分，治痰分，治火分，引经，五谷治病，五果治疾，诸菜治病，血肉有情诸条，均有参考价值。

李梴（字健斋）的《医学入门》，本书为明代中期的一部大型综合医书。其卷二、卷三为本草专篇。卷二相当于本草总论，李氏首先铺陈本草沿革，称："《本草经》肇炎皇，医之祖也。伊芳尹用《本经》为《汤液》，仲景广《汤液》为方法，后之，陶、唐、李、陈本草虽多，不能及也。日久黑白未免无混，得经意者惟东垣、丹溪，会经要者惟古庵、节斋，是以总法象于前，分五品于后，其先辈歌括，多有修改之者，非好劳也，不敢少违经旨耳。"该书将药物分为七门，收录药物763味，附204味。其中治风药97味、附药4味，治热药96味、附药19味，治湿药75味、附药13味，治燥药90味、附药24味，治寒药77味、附药25味，治疮药125味、附药23味，其余为食治物品。本书采用韵语，论及气味、阴阳、升降、引经报使、君臣佐使、七情配伍、炮制、制剂。各药正文亦为韵语，药下附注其性能、功用有关见解。

孙一奎（字文垣）的《赤水玄珠全集》，该书共三十卷，分76门，分别介绍内外妇儿各科病证，各门分述病因、证候、治法、方剂以及诸家治验，兼及个人心得。书中无本草专卷，但其卷十一"虚怯虚损痨瘵门"，专辨《明医杂著》忌用参芪论、虚损治法；卷十八中，有论伤寒用药法则、阴经用药格法、煎药法、制药法；卷十九"药误伤人"下，有用药寒温合宜论、妊娠伤寒禁忌药等。其中不乏药性理论内容，如"煎药法"实际是论先煎药，"制药法"实则论炮制，"用药寒温合宜论"则系论药物配伍及功用52条。对于本草学有其参考价值。

这一时期收录有本草篇章的医学著作颇多，研究本草时值得关注。

四、专题本草 涉猎广泛

明代的专题本草也有突出的成就，兹分为以下六个方面叙述。

1. 救荒本草 备灾产物

在明代出于实际需要，救荒备急的专用本草应运而生。食物类本草，在前代已经出现，至明代而进一步兴盛。这类本草不以治病为目的，只是介绍可供食用的野生植物，或普通食物的养生保健作用。由于我国自来就有"民以食为天"的古训，加之我国特殊的地理、气候等自然条件，造成历代都有自然灾害。特别是元朝自1324年以来，蝗虫水灾和地震连年不断，给明朝人留下了极为深刻的印象。如1333年，大都等地连年暴雨，有40万饥民逃荒；1344年河南、江淮一带旱灾，赤地千里，颗粒无收；之后又在曹州、汴梁等地黄河三次决口，成千的村镇被大水淹没整整五年。天灾人祸把灾民群众推向死亡边缘，这些惨状在明代尚记忆犹新。因此，从14世纪下半叶开始，寻找食用植物者方兴未艾，一直延续到17世纪中叶，并成就了有深远应用价值的植物学杰作，对丰富我国食用植物作出了很大贡献。军队同样面临寻找代替粮食之物的物品以自救，因此救荒类本草应时而大量产生。

其代表作是朱橚的《救荒本草》（1406年）。朱橚是朱元璋第五子，他为了防备灾荒，派人采访、调查各种植物，并在自己园圃中种植观察，选定可供灾荒时食用的植物414种（其中276种未见载于以往的本草），记述其名称、产地、形态、性味良毒、食用部位和加工烹调方法。内容精练而充实，都是实际观察的记录。为便于辨认，特请画师将植物的枝干、花、叶、果实等精心绘制成图。它既是救荒食物类本草中最杰出的代表，又是我国15世纪初的一部药、食两用的植物学著作，也是一部精美的植物图谱。在农学、药学及植物学上均有较大的价值。

继后，还有王磐的《野菜谱》，其"序"中称："正德（1506年—1521年）间，江淮迭经水旱，饥民枕藉道路。"该书成书稍晚，于正德之后（约1530年）。王磐，江苏高邮人，是著名的散曲家。因其见当时江淮连年水旱，恐饥民误食野菜伤生，乃集可食野菜60种。并仿制散曲体例，一药一曲，并附一图。曲后设"救饥"一栏，以非韵语形式简述采收时日、食法、味道，有的还涉及药性等。如江荠"花时不可食"、兔丝根"味甘，多食令人眩晕"等，大多为以前未记载。所绘之植物图虽粗糙，而诗歌格调较高，情调凄苦，流传甚广。明朝末期姚可成将其更名为《救荒野谱》，又增补60种植物，撰成《救荒野谱补遗》，亦仿王磐每物一诗一图，注有产地或形态。

鲍山《野菜博录》（1622年），作者曾种可食植物于家圃，又向僧道求蔬食，尝滋味，并参考《救荒本草》和《野菜谱》，乃撰成书。该书收载野菜435种，其中有43种未被以前同类本草描述过。绘图记用，各别性味，记其调制方法，内容多实际体验得来。

顾景星《野菜赞》（1662年），因作者的家乡湖北遇到了一次严重的饥荒，他与当地百姓通过采集野菜食用而活下来，于是作者优选了44种最好的救荒植物集于一书，并为每一植物作一赞词，故名为《野菜赞》。

周履靖《茹草编》（1582年），也是一部关于可食野生植物的专著，不限于救荒时用。周氏性情淡泊嗜古，披览之余，作此以供消遣。书中收载见于浙江的野生植物102种，每物一诗一图，辑录有关植物的一些诗文典故，兼注食法。图形较精美，皆写生得来。

2. 饮食营养　继往开来

继元代吴瑞《日用本草》、忽思慧《饮膳正要》之后，明代在饮食营养、烹饪制作和食物疗法等方面，均有较大的发展。加之外来食物如甘薯、玉米、花生、西红柿、向日葵、烟叶的传入和推广种植，野生植物如慈姑、茭笋（菰）等的驯化栽培，大大丰富了我国食物种类，使食用的植物、动物的种类和规模，均名列世界之首，加之中医药的食疗传统文化，使明代饮食营养及食疗类本草继续发扬光大。

薛己《食物本草》（1520年）为《本草约言》的卷三、卷四，作者收载日常食物386种，每一种食物注出性味、功效。引用前人部分资料，并偶记物品形态、产地。首载丝瓜、落花生。书中引述丹溪之言尤多，文字简练，录方甚少。每类有小结，如谷类主张多种有营养的黄谷，菜类小结中记载蔬菜可疏通肠胃，有益于人。该书更近于营养学范畴，书成之后托名重刊者甚多，流传甚广。过去学者多认为是同时代的卢和所撰，被汪颖所得，稍加改编而题为《食物本草》。1566年吴禄所撰的《食品集》，载可食之品342种，是薛己《食物本草》的改编本。又有署名为李东垣编辑、李时珍参订、姚可成补辑的《食物本草》，约成书于明朝末期，是我国现存部头最大、内容丰富的食疗专著。全书58类，2 000余条，实际收载药、食两用物品1 689条，大部分资料摘自于《本草纲目》。分类细致、解说较详，且对全国各地著名的654处泉水进行了较详细的调查介绍。根据书中有当时刊行者姚可成的按语和书中内容涉及的最晚年号为明崇祯十四年（1641年）来看，姚可成或为本书的编撰人，至少也是一名辑补者。

高濂《饮馔服食笺》，作者生卒年代无考，本书也不具明代年月的序跋，成书具体时间也不清楚，推测应该是明代中晚期之作。该书为《遵生八笺》（1591年）之一，应为养生著作，全书三卷，上卷论茶品、泉水、汤品（32种）、熟水类（12种）、粥糜类（38种）、果实粉面类（18种）、脯胙类（50种），中卷论家蔬类（64种）、野菜类（100种）、酿造类（28种），下卷论甜食类（58种）、法制药品类（24种），合计425种。其书名属于食物本草或食疗本草，但其法制半夏、橘皮、杏仁等，又超出了食疗范畴。而诸品性能方面，则以饮食滋味及养生功能为主，并无药性专论，可为食物参考。

徐春甫《古今医统大全》（1556年）卷九十八，记录了各种饮品、调味品及食物，如茶、汤、酒、醋、酱油、蔬菜、肉类、鲜果、酪酥、蜜煎诸果等。宁源《食鉴本草》（1566年），取兽、禽、虫、果、蔬菜、味等食品百余种，简述效用，附前人论说及方剂，记述方法纲目分明。吴文炳《药性全备食物本草》（1593年），收载食物459种。穆世锡《食物辑要》（约1619年），收载430种食物的性能、主治、用法等，汇集前人论述，以记载简明为特点。赵南星《上医本草》（1620年），载食物230余种，资料取自《本草纲目》。此外，明代多种养生类书中也有食疗与饮食专篇，有的可独立成书。如周臣《厚生训纂》（1549年）卷二的《饮食篇》，辑饮食宜忌有关内容184条。韩奕《易牙遗意》，重在膳食制作，而食药类等篇也多与食疗有关。王象晋《群芳谱》在谷谱、蔬谱、果谱等类所载物品下，亦详述烹调技术和食用方法。

李时珍也很重视饮食养生与食疗，其《本草纲目》载药用食用的水43种、谷物73种、菜106种、果品127种。所载444种动物药中，很多可供食用。对豆腐、米糕、蒸饼、酒、醋、茶等食品的制作方法详加叙述，仅养生防病的药粥就载有44种之多。因此该书对营养学与食疗学的发展亦作出了重大贡献，并为后世提供了极为丰富的资料。

3. 地方本草　屈指《滇南》

明代研究地方药物的专著不多，其中兰茂《滇南本草》最有特色。兰茂（1397年—1476年），今云南昆明嵩阳县杨林镇人，祖籍河南武陟县。他有感于滇南地区一些特产植物往往不为人们所识，通过实地调查采访和药用效能研究后，编成《滇南本草》，载药458种并附有药图，较多记载滇南少数民族的药物和用药经验。该书在流传中，又不断有所增益补订。它是我国现存地方本草中较为完备的一部，其突出特点是药物名称多用地方土名，便于当地医生与群众识别。

4. 炮制制剂　传承创新

明代不少本草著作涉及炮制内容，尤其是《本草纲目》集录了前人和当代极为丰富的炮制资料，集中反映在各药的"修治"专项内。搜集之广泛，内容之丰富，论述水平之高，均超过明代任何一部炮制专著。罗周彦《医宗粹言》（1612年）卷四有"制法备录"专篇，内容亦较充实。《本草通玄》的炮制方法与古法不同者甚多。钱允治辑《雷公炮炙论》佚文135条，散入《药性解》各药之下，名为《镌补雷公炮制药性解》。张景岳《本草正》对于炮制也有不少新的见解。万历初期王文洁撰《太乙仙制本草药性大全》，托名"太乙仙人雷公"撰，实际上是王文洁汇辑的一部综合性本草，录药768种，有药图，一部分药物之下有"太乙曰"，即雷敩《雷公炮炙论》佚文，或《宝藏论》的炮制内容。吴武撰《雷公炮制便览》五卷，未见存世。俞汝溪《新刊雷公炮制便览》五卷，从书名看似为炮制专书，但实际上是《证类本草》的节略本，仅间引《雷公炮炙论》佚文而已。上文提到的这些著作都不是炮制专书。

真正的炮制专书有缪希雍《炮炙大法》（1622年），收载439种药物的炮制方法。该书引录了《证类本草》中《雷公炮炙论》佚文172条，补充了一些后世的制药方法，并注意判别药材真伪优劣，备载反恶畏忌。末附用药凡例，系制药服药的一些基本知识。此书为明代有影响的炮制专著，但内容并不丰富。明朝末期，余应奎补遗的《太医院补遗本草歌诀雷公炮制》一书中，下栏述药639种，后附"雷公云"条文232条，是当时辑录《雷公炮炙论》佚文最多的一种书，但编排仍同《证类本草》，亦非炮制专书。另有苏万民、苏绍德合撰的《炮制诸药性解》今佚，不知其详。

综上所述，明代炮制专书很少，水平也不高。真正有价值的炮制内容，多见于综合性本草及一些医书中。

5. 始辑《本经》注疏经典

明代，《神农本草经》原书早已散佚。经梁代陶弘景整理编撰而成的《本草经集注》，保留了《神农本草经》全部内容，称其为历史上第一个辑注本，并无不可。南宋王炎（1138年—1218年）汇集的《本草正经》，则是《神农本草经》的第二个辑佚本，其目的在于"存古"和"不忘其初"，该书以《嘉祐本草》为辑佚的底本。至明代，此两个辑本也已亡佚，卢复于1616年辑成《神农本经》三卷，这是第三个辑本。卢复，字不远，号芷园。钱塘（今浙江杭州）人，为明朝末期浙江名医。他认为古代经典医著"有种子功能"，历时十四年，据《证类本草》和《本草纲目》所引《神农本草经》原文，按《本草纲目》所载《神农本草经》目录，辑成《神农本经》三卷（1616年），使该书在散佚多年后，又初步恢复旧观，也是存世的最早辑佚本。

明朝末期，有的医药家开始对《神农本草经》十分推崇，缪希雍堪称其中的代表人物。缪氏"据经（指神农本草经）以疏义"，编著《神农本草经疏》三十卷（1625年）。该书从《证类本草》中选出490种药，以《神农本草经》药物为主，对选择的药条加以注疏，意在"发神圣千古之奥，以利万世"。缪希雍《神农本草经疏》（初刊于1625年）分别用注疏的形式加以发挥。总论（即续序例）自撰"原本药性气味生成指归""药性主治参互指归""药性简误指归""药性差别论""论治吐血三要"等药学理论及治则、治法的论文33篇，颇有特色和精辟的见解。各药主治取自《神农本草经》《名医别录》，并分"疏""主治参互""简误"三项述药，对药性理论和临床用药均有不少的新意。另一方面，缪氏由于尊经崇古的偏颇，行文释理之中，难免师心自用，牵强附会。这股复古之风，至清代而愈演愈烈，一大批辑复和发挥《神农本草经》的人物和著作，无不为缪氏所影响。

6.《道藏》药物　辅翼本草

明代张宇初（第四十三代道教天师）等人，相继奉命编纂的官修《正统道藏》，也涉及一些与药学相关的知识。如《太古土兑经》，本书为炼丹家专著，书中谓："学道之士，先变（辨）铷石，次审炉火，三明药性，四达制伏。不晓四事，徒劳神思。金、银、铜、铁、锡，谓之五金，雌、雄、硫、砒，名曰四黄，朱、汞、硼、硇、硝、盐、矾、胆，命云八石，或阳药阴伏，或阴药阳制，明达气候，如人呼吸，皆有节度，学道之人先调气，次论药物，二者相扶，是曰道真，宿习积庆，方遇神文。"对于以上原则，该书分节进行了讨论。其卷上黄芽术，涉及 10 种药物、染药术涉及 11 种药物、白药术涉及 8 种药物、铜药涉及 17 种药物。其"论五金伏三黄"称："金得伏砒，变见门西，银得伏砒，有合无睽，铜得伏砒，柔弱自低，锡得伏砒，有眹成畦，铁得伏砒，刚柔自随。"主要介绍"五金"与砒类化合物的化学置换或化合反应的变化情况。"五金相入与不相入"称："金得银而虚，银得铜而疏，铜得铁而缩，铁得锡而舒，铜得锡而殊""铅投于汞即刚，汞投于铅即柔"，主要介绍"五金"之间相互所成合金的性质变化。"金石抄录"章列有明君臣、明飞伏、明阴阳、明刚柔、明浮沉、明相类、明相恶、明性灵、明银汞、明黄芽等 10 节。虽然讲的是炼丹术，但与药学理论有所联系。

《纯阳吕真人药石制》，著者不详，书存《正统道藏》，成书年代不迟于明代中期。本书为丹家本草，主要记述各药物的丹家药性。共载药 66 种，每药一歌，七言四句，述形色、出产、丹家或养生用途，间附医药功能。每药名均称龙芽，附注本草家常用名，如甘露龙芽（甘草）、水浮龙芽（浮萍）、金蕊龙芽（菊花）、无心龙芽（半夏）、耐冻龙芽（夏枯草）之类。其中金丝龙芽、地胆龙芽均指菟丝子，万丈龙芽、仙衣龙芽均指松萝。但书末附有存性歌、辨真、有缘等三歌，有缘歌称："七十二般龙芽草，依时采折为家宝"与实存药数 66 种不符。

《太上灵宝芝草品》，作者佚名，书成年代不详。本书为《道藏》正一部所收，托名广成子、赤松子所传。本书不分细目，以图为主，各图均作菌状，有小人形于菌上下，以示菌形高大，文字简单，描述了形状、颜色、味、生长及效用等，共收载菌类 126 种，均称芝。其中紫芝、重紫芝、科芝、金桂芝、水芝、水精芝重出，而图形、描述有异。此书尚未见深入研究，疑为古代有关菌类（特别是有毒菌类）的记载专书，所述效用，包括图形，很可能反映服用后幻觉、幻视以及迷惘症状，应是一部内容、形式均有特色的真菌本草，待详考[1]。

[1] 高晓山. 中药药性论 [M]. 北京：人民卫生出版社，1992：559-560.

第二节
明代本草学术成就

明代本草收载的药物品种，较宋金元时期有了较大幅度的增加。药物功用记载更加准确和全面，出现了功效专项。

一、收载药物数量　实际超越三千

本草药物数量的统计，习惯上只是依据目录所列品种，实际上目录中有不少属于基源物种，其不同部位就是一种独立的药物，因此药物数量远不止目录之数。

1. 国内发掘新用　三七可见一斑

自宋代《证类本草》之后，药物数量不断增加，大约有40种新药已见于明代以前本草记载。明代，由于中外交往的扩大和用药经验的积累，使明代后期药物的数量激增，仅《本草纲目》记载的药物就达到了1 892种（经刘衡如先生校订实为1 897种），如以今天的习惯，按入药部位进行药物分类，如卷三十六"桑"项下，还有桑根白皮、皮中白汁、桑枝、桑柴灰。以及正名之下出现的不同药物，如"酒"项下列出的"薏苡仁酒""牛膝酒"等近70种"药酒"，就应该分别为新药品种了，故应该远远超过此数。有研究认为 [1]，李时珍在《本草纲目》凡例中写道："但标其纲，而附列其目。如标龙为纲，而齿、角、骨、脑、胎、涎，皆列为目；标粱为纲，而赤、黄粱米皆为目之类。"又说："诸物有相类而无功用宜参考者，或有功用而人卒未识者，俱附录之，无可附者，附于各部之末。"李时珍统计载药数时，只计"纲"数，不计"目"及"附录"中药，而《本草纲目》中多数药物有一纲多目的情况，故"1892"和"1897"都只能视为"纲"数，实际载药数比这要多得多。按照上述原则，作者对其新校注版本进行了统计，该书实际载药3 373种，其中水部63种、火部12种、土部69种、金石部226种、草部857种、谷部169种、菜部202种、果部257种、木部345种、服器部102种、

---

[1] 魏元平，王满恩.《本草纲目》载药数刍议 [J]. 中国中药杂志，2001（4）：33-34.

虫部 146 种、鳞部 183 种、介部 85 种、禽部 207 种、兽部 415 种、人部 35 种。

《本草纲目》卷一"采集诸家本草药品总数"中，作者自己统计："李时珍《本草纲目》新增药物三百七十六种"。系"该书将《证类本草》药物剪繁去复后得药 1 479 种，录诸家本草药 39 种，另时珍新增 374 种"[1]。经统计所谓"新增"药物的来源有 5 类：其一，出自当时用的药物，文献未见记载的有 103 种；其二，出自前代山经地志的药品有 55 种；其三，出自前代方书的药品有 143 种；其四，出自前代本草的药品有 51 种；其五，出自有名无用的药品有 22 种[2]。

明代，来源于民间用药而收入本草者，如三七、朱砂根、紫花地丁、炉甘石、淡竹叶、月季花、凤仙花、玉簪等，约有 200 余种。这些品种大多是流传民间、疗效显著的药物。尤其应当指出，出自《本草纲目》的药用价值极高的著名中药三七，目前年产值已经超过百亿元，其药用具有散瘀、止血、定痛、消肿之功，为金疮与跌打损伤要药；谷芽入药，消食和中，健脾开胃；野菊花、紫花地丁具有清热解毒的良好功效，为外科要药；刀豆止呃逆，九香虫行气止痛、壮元阳等。出自《滇南本草》的仙鹤草入药，治各种出血皆有效验；金银花清热解毒。出自《神农本草经疏》的银柴胡从柴胡中分化独立出来，专治劳热骨蒸等。这些药物均为后世所推崇，至今仍为常用中药。此外，石花菜、龙须菜、睡菜、蘑菇、鸡枞等民间食品，也相继载入明代本草，成为知名的美味佳肴和养生保健之物。

还应重点提到的是《滇南本草》，它总结了云南地区少数民族药物。其中，对前代本草收载的某些药物，也有新的经验补充。如荆芥，谓"夷人用于治跌打损伤，并敷毒疮亦效"。而云连、灯盏花、千针万线草、牛尾参、青羊参、阿那斯（纳西语）、格枝糯（大理白语）、帕安俄（傣语）、马尿花、石筋草、狮子草、黄龙尾（仙鹤草）等众多的药物，均未见于前代本草。因此，对丰富我国药学亦有贡献。

海洋蕴藏丰富的药物资源，历来为中药所利用。西汉的《五十二病方》就已经使用牡蛎，《黄帝内经》使用了乌贼骨，《神农本草经》收载了海蛤、乌贼骨、马刀、贝子等。随着航海技术的进步、对外交往的深入，以及海洋生物种植养殖和捕捞技术的提高，至明代，海洋药物已经发展到一百多种。仅《本草纲目》就有碧海水、盐胆水、越王余算、珊瑚、青琅玕、海石、石芝、石蟹、石蛇、石蚕、石鳖、石莼、水松、船底苔、海藻、海蕴、海带、昆布、石帆、干苔、紫菜、石花菜、鹿角菜、龙须菜、舵菜、海蚕、海蜇、浮石、海虾、蛇婆、龙涎香、石首鱼、鲚鱼、海鳗鱼、鲟鱼、勒鱼、鲳鱼、海鹞鱼、文鳐鱼、鱼虎、鲍鱼、鳠鱼、鳟鱼、鳅鱼、牛鱼、海马、海豚

[1] 尚志钧，林乾良，郑金生. 历代中药文献精华 [M]. 北京：科学技术文献出版社，1989：287.

[2] 尚志钧.《本草纲目》新增药品出处的分析 [J]. 时珍国药研究，1991（2）：49-53.

鱼、比目鱼、鲛鱼、鳢鱼、乌贼、海螵蛸、章鱼、海蛇、鱼师、鲍鱼、鱼脑石、蠵龟、玳瑁、鳄鱼、朱鳖、蟹、鲎鱼、牡蛎、马刀、真珠、石决明、海蛤、文蛤、蛤蜊、蛏、车螯、魁蛤、东渠、海燕、贝子、紫贝、珂、淡菜、石蚘、海螺、甲香、蓼螺、珠螺、鹦鹉螺、梭尾螺、老佃螺、青螺、鳝鱼、鲋鱼、海月、寄居虫、郎君子、海獭、腽肭脐，及其加工品鰿鮧、鱼胿、鲊鱼、鱼脂、鱼鳞、鱼鮸、食（海）盐等。

2. 域外引进异物　药食获益匪浅

明代，由于在宋元的基础上中国航海交通又有较大规模的发展，因而促进了中外药学的进一步交流。三保太监郑和从 1405 年至 1433 年的 28 年中，七次下"西洋"，到达 30 余国，把我国著称于世的特产药材传播到亚、非、欧各地。与此同时，也把外国的珍禽异兽、奇花异草和许多药物带回中国，有的还移植和饲养在南京狮子山下的静海寺内。后来李时珍到南京也曾特地到静海寺作过实地考察，以进行海外药物的研究。其后，虽然一度实行锁关闭国，严海禁等逆历史潮流的措施，但由于历史发展的冲击，明王朝终于在 1567 年开放海禁，中外交流又恢复繁荣。

（1）与朝鲜的医药交流。明代朝鲜王朝不断派留学生到我国学习中医药，并将大量的医药书籍带回朝鲜王朝，广为传播。朝鲜王朝的医家还对中医药进行了广泛深入的探讨和钻研，如金礼蒙对我国 15 世纪以前的 150 多种中医药典籍进行分类编撰，辑录各家的论述和方剂，用中文撰成大型中医药类书《医方类聚》（1445 年），全书二百六十六卷，分为 92 门，收方 6 万多首，约 960 万字。有论有方，内容丰富，其保存了我国不少现已散佚的资料，堪称为 15 世纪中期以前中国医方之大成。1611 年，朝鲜王朝医家许浚用中文分类汇编，撰成《东医宝鉴》，对介绍我国的医药学到朝鲜王朝亦作出了贡献。1617 年，朝鲜王朝派御医崔顺立前来我国太医院学习，互相讨论，以后由傅懋光将答疑与讨论内容整理成 38 则，汇编成《医学疑问》一书刊行。这种国家级的医药学术讨论还进行过多次。

（2）与日本的医药交流。明代时中日两地医药交流也日益频繁，当时我国名医赴日本行医、讲学的很多。如江右人许仪后，曾定居萨摩为医；杭州人陈明德，在日本行医，其医术高超，著有《医录》行世；杭州人戴曼公，万历时曾跟随名医龚廷贤学医，因明乱归隐，后赴日本，定居崎，以"治痘禁方"授日人池田正直，遂名著于世；明朝末期张若水赴日本时，也带去了一大批医药书籍。日本来中国学习医药的人为数众多，如竹田昌庆、吉田宗桂、吉田意等人，都曾先后来中国留学。1487 年，日本田代三喜来华学习中医药，1498 年回国后大力倡导李东垣、朱丹溪的学说，著有《捷术大成印可集》《福药势剪》等书。1606 年，林道春将《本草纲目》带回日本，献给幕府，其后《本草纲目》在日本数次翻刻，有好几种版本，使日本掀起学习和研究《本草纲目》之风，并产生一批后续性本草。

（3）与越南的医药交流。明代中越往来密切，越南很重视学习中医药，《医学入门》《景岳全书》等著作也很快传入越南。越南名医黎有卓在参阅《黄帝内经》等中医古籍的基础上，撰成《海上医宗心领》一书，对中越两国的医药发展作出了贡献。越南所产的大量药材也不断输入我国。

（4）与西方国家的医药交流。明代，有不少西方人致力于中医药的介绍和翻译工作。1557 年西班牙传教士归国时携去了大批中国的医药书籍，对欧洲医药的发展产生了一定的影响。而西方传教士的来华，也传入了西方的医药知识。十六至十七世纪，意大利人范礼安、利玛窦、罗明坚，德国人汤若望等相继来华传教，以后又有庞迪俄、龙华民、熊三拔、邓玉函等来中国。他们在传教的同时，也带来了西洋的天文、数学、地理、医药等。利玛窦的《西国记法》中有关于神经学的内容，且汤若望的《主制群徵》、熊三拔的《药露说》、邓玉函的《人身概说》等，都是与医药有关的书籍。西方制取药露的方法，丰富了我国的制药技术。我国医家王肯堂曾与利玛窦切磋医学，并在其《疡科准绳》中介绍过西方的解剖学知识。但是，由于当时西医学的总体水平远不及我国先进，而解剖学知识尚不能与临床密切结合，所以对我国的医药学没有产生太大的影响。相反，西方人都认真学习中国语文，身着儒装，熟悉并掌握我国各方面知识和情况，很注意我国的医药。如邓玉函研究我国药物学书籍达 80 多种。1643 年波兰传教士卜弥格到中国，他选译了中医理论、脉学与药物知识，后来在欧洲陆续出版。他的第一本译著《中国植物志》（拉丁文）就是《本草纲目》植物药部分的节译。继之，又有一批人将《本草纲目》译成英文、德文、法文、俄文等各种文字的节译本，对西方的医药学与植物学产生过广泛而深远的影响。中药受到各国的重视，当归、大黄、鹿茸、人参等"神州上药"大量出口，成为世界药品市场上的重要商品。而葡萄牙传教士石振铎著《本草补》介绍了西方药物，后被清代赵学敏《本草纲目拾遗》加以引用。

总之，明代药学空前大发展，并通过比以往更为频繁的中外贸易与文化交流，使我国的医药学不断地传入欧、亚、非各国，促进了各国药学的发展。与此同时，我国学者也开始注意到西方医药学的内容与长处，孕育着其在以后的成长与壮大。

明代海外药物的输入，据文献记载主要来自朝鲜、日本、琉球、安南（或称交趾）、真腊、暹罗、占城、瓜哇（一作下港）、彭亨（一作彭坑，今马来西亚东部的一个州）、三佛齐（或作室利佛逝，7～13 世纪印度尼西亚苏门答腊的古国，首都约在今巨港）、渤泥（一作勃尼，加里曼丹岛北部文莱一带的古国）、苏门答腊、苏禄（今菲律宾的苏禄群岛一带）、满剌加（今马来西亚马六甲州一带）、婆罗（印度尼西亚苏门答腊岛东岸一带）、阿鲁（一作哑鲁，印度尼西亚苏门答腊岛北部一带）、葛郎〔今印度尼西亚爪哇省的谏义里〕、榜葛剌（一作鹏茄啰，今孟加拉国和印度西孟加拉邦一带）、锡兰（今斯里兰卡）等。明代主要使用的从国外进口的药物有：硫黄、玛瑙、珊瑚、苏木、降真香、木香、丁香、檀香、沉香、奇南香、金银香、胡椒、片脑、米脑、糠脑、石脑油、脑柴、樟脑、安息香、乳香、没药、蔷薇水（露）、阿魏、藤黄、乌爹泥（孩儿茶）、肉豆蔻、白豆蔻、荜茇、大枫子、血竭、芦荟、番木鳖、荜澄茄、蕃油子、苏合油、栀子花、人参、乌木、犀角、羚羊角、闷虫药、黄腊、龙涎香、象牙、玳瑁、紫胶、番木鳖、乌木、笃褥香、胆八香、懐香（兜娄婆香）、伽南香、阿片（阿芙蓉）等。

有人统计仅《本草纲目》中就收载外国药名 85 个，并一一注明其语源。如称我国沿用的"荜茇"（现今胡椒科胡椒属的拉丁名 *Piper* 也是使用其音译名称）一名原为番语，而拂林国（据《辞海》：隋唐时指东罗马帝国及其所属西亚地中海沿岸一带，《宋史·外国传》中则指小亚细亚一带）称为阿梨诃陀。菠萝蜜为印度语，安南人称为曩伽结，波斯人称为婆那娑等。这为考证外来药的来源提供了证据，也为研究中外医药交流提供了一定的史料。《本草纲目》共录外来药品 200 余种，对前人已经收载的外来药物，李氏并不盲从，而是根据临床及实地考察结果，补充前人的不足，或纠正其错误。如提出犀角具有"凉血止血"之效，可治"吐血、衄血、下血及伤寒蓄血"等因于热者。《本草纲目》中首次收载玉米，并称其气味"甘平，无毒""调中开胃"，根叶主治"小便淋沥沙石，痛不可忍"。再如"葡萄酒"条记："烧者，取葡萄数十斤，同大曲酿酢，取入甑蒸之，以器承其滴露，红色可爱。"这是蒸馏酒（烧酒）自元代由阿拉伯传入中国以来，描述制备过程的早期记载。关于鸦片膏，《本草纲目》称："罂粟结青苞时，午后以大针刺其外面青皮，勿损里面硬皮，或三五处，次早津出，以竹刀刮，收入瓷器，阴干用之。"这是最早关于鸦片膏制取法的记载。其他如红砂糖、阿魏的制取法等，由国外传入，李氏亦能及时载入《本草纲目》中 [1]。

南瓜、丝瓜、苦瓜、甘薯、烟草等外来食物和农作物的传入与广为栽培，也均载入明代本草，为丰富我国的本草内容作出了贡献。

二、汇基源考订成果　聚药材辨识经验

金元时期以来，临床医家著述本草多不研究药物基源与药材。由于不重视这方面的研究，致使药材品种混乱，以伪充真、以劣充优的现象十分普遍，这就引起了明代医药界有识之士的关注。陈嘉谟谓："医药贸易多在市家，辨认未精，差错难免。"加之药商的"欺罔作伪""巧诈百般"。于是，他本人对药物的产地、形态、

---

[1] 田树仁，袁瑞华. 谈《本草纲目》对外来医药文化的吸收 [J]. 时珍国药研究，1997（1）：8-9.

采收、野生与家种、药材鉴别、贮藏保管等作了实地考察与研究，积累了丰富的经验，并著录于《本草蒙筌》中，绘制药材图 30 余幅，为药材来源的考订作出了贡献。如人参，记有"紫团参，紫大稍扁，出潞州紫团山；白条参，白坚且圆，出边外百济国；黄参，生辽东、上党，黄润有须稍纤长；高丽参，近紫体虚；新罗参，亚黄味薄。并堪主治，须别粗良。独黄参功效易臻，人衔走，气息自若。肖人形神具，类鸡腿力洪。轻匏，取春间，因汁升，萌芽抽梗；重实，采秋后，得汁降，结晕成胶。布金井玉阑，入方剂极品。和细辛，留久不蛀"。这是在当时药市上深入观察人参药材的记录，并告知了宝贵的贮存方法。又如，白术记有"浙术，俗呼云头术，种平壤，颇肥大，由粪力滋溉；歙术，俗呼狗头术，产深谷，虽瘦小，得土气充盈。采根秋月俱同，制度烘曝却异。浙者大块旋曝，每润滞油多；歙者薄片顿烘，竟干燥白甚。凡用惟白为胜，仍觅歙者尤优。"这是对不同产地的白术的药材品种、炮制方法及其药用评价的极好描述。

明代医药研究的丰硕成果，比较集中地反映在《本草纲目》一书中。如五倍子，前代各种本草著作均以为是植物的果实，而李时珍指出是虫所造，"蜡虫之作蜡"。又如茺蔚（益母草），自古以来有别名达十一种之多，名实混乱，前代医药书籍记载皆各有所误，而李时珍首先将茺蔚的别名——条陈缕析，谓："此草及子皆充盛密蔚，故名茺蔚。其功宜于妇人及明目益精，故有益母、益明之称。其茎方类麻，故谓之野天麻。俗呼猪麻，猪喜食之也。夏至后即枯，故亦有夏枯之名。《近效方》谓之土质汗。林亿云：'质汗出西番，乃热血合诸药煎成，治金疮折伤。'益母亦可作煎，治折伤，故名土质汗也。"在该药"集解"项内，将茺蔚的植物形态、生长环境、适宜气候、采收时节等详细记载，正前人之舛误，杜后人之偏差。谓："茺蔚近水湿处甚繁，春初生苗如嫩蒿，入夏长三四尺，茎方如黄麻茎。其叶如艾叶而背青，一梗三叶，叶有尖歧。寸许一节，节节生穗，丛簇抱茎。四、五月间，穗内开小花，红紫色，亦有微白者。每萼内有细子四粒，粒大如同蒿子，有三棱，褐色，药肆往往以作巨胜子货之。其草生时有臭气，夏至后即枯，其根白色。"下文则进一步纠正孙思邈《备急千金要方》、苏颂《本草图经》、寇宗奭《本草衍义》等各家所记之误。由此可见李时珍对植物的根、茎、叶、花、萼、实及整个生长过程，观察之细微、辨认之真切、叙述之简洁、剖析之深入、考证之详明，已达到了历史上崭新的水平。

青蒿素能够造福人类，李时珍和葛洪一样，功不可没。"青蒿"主治"疟疾寒热"，虽然出自葛洪，但一直没有受到历代医药学家的应有重视，不为本草转载。直到李时珍才将其作为新增主治补充于青蒿项下。不仅如此，李时珍同时将"黄花蒿"首次作为药物增补。现在我们已经认识到，青蒿素主要存在于植物黄花蒿中，植物青蒿不宜作为提取青蒿素的原料，但也不能忘记李时珍的历史功劳。

在药物鉴定方面，《本草纲目》亦较《本草蒙筌》更为深入，又如人参，《本草纲目》谓："今所用者皆是辽参……秋冬采者坚实，春夏采者虚软，非产地有虚实也。辽参连皮者，黄润如防风；去皮者，坚白如粉。伪者皆以沙参、荠苨、桔梗采根造作乱之。沙参体虚无心而味淡，荠苨体虚无心，桔梗体坚有心而味苦，人参体实有心而味甘，微带苦，自有余味，俗名金井玉阑也。其似人形者，谓之孩儿参，尤多赝伪。宋苏颂《本草图经》所绘潞州者，三桠五叶，真人参也；其滁州者，乃沙参之苗叶；沁州、兖州者，皆荠苨之苗叶；其所云江淮土人参者，亦荠苨也。并失之详审。今潞州者尚不可得，则他处者尤其不足信矣。近又有薄夫，以人参先浸汁自啜，乃晒干复售，谓之汤参，全不任用，不可不察。"足见其对药材真伪鉴别功力深厚，皆非一般泛泛者可比。

明朝末期李中立，基于对药材的深入研究，立意推原药物的本始，编著《本草原始》十二卷，选择药物452种，简介其产地、形态、性味、主治、修治及验方。绘制379幅药材图，其中有的为市售干品药材图，还有断面图，也有因多基源和不同产地而一药多图。作者于药材图旁边示意鉴别要点，简明扼要，特征准确，颇具匠心，如言肉豆蔻"外有皱纹，内有斑缬，纹如槟榔"。李氏还告诫要识别伪品药材，如天麻伪品"羊角天麻"不可用，贝母伪品"土贝母""堪医马而已"。该书"吸取了许多药工的辨药经验及术语，形象地点出了药材真伪优劣、道地药材的鉴别特征"，说明其著作所达到的水平，"是我国一部出色的药材学（或生药学）专著"[1]。

中药学自古以来一直强调道地药材，因为得其最适合的生态环境，则药力淳厚。但由于药用日广，道地药材供不应求，加之古今变迁、品种愈繁、野生驯化、异地引种，都可能引起药性药效的变化。明代后期，医药学家既强调药材道地，但已不拘泥于传统道地，以药效为主要标准，重视合理栽培与养殖，对保障药材供给有积极作用。宋代就已知道黄精、当归都是栽培品优于野生品。明代已知川芎、牛膝、旋覆花也是家种的优于野生品，但也发现北土栽培的地黄，引种到浙江，虽生长良好，药材质地也光润，而药效较差（《本草蒙筌》）。牡丹、芍药经栽培驯化，变成重瓣花后，观赏价值虽提高了，但根部的药效反不如单瓣的原种（《本草纲目》）。这是对栽培驯化和异地引种所涉及的药效问题的深入观察。

我国明代栽培的药用植物如乌头、地黄、当归、牡丹、芍药、牛膝等已达200种左右，栽培的技术也达到了很高的水平。如四川栽培川芎，唐代可能已用无性繁殖的方法，但明代本草才有翔实记载，李时珍称："清明后，宿根生苗，分其枝，横埋之，则节节生根。八月根下始结芎藭，乃可掘取，蒸曝货之。"人工无性繁殖的芎藭，品质稳定，产量高，药效好，外观性状从陶弘景《本草经集

---

[1] 尚志钧，林乾良，郑金生. 历代中药文献精华 [M]. 北京：科学技术文献出版社，1989：298.

注》描述的"状如马衔"（直根状），改变为团块状，因而成为四川省的著名道地药材，而被改称"川芎"，至今也占到全国该药购销量的80%以上。牡丹、芍药，我国主要采用分根繁衍法栽培，而明代《牡丹八书》已指出牡丹种子在八、九月份成熟时就要采下来，而且要严格地控制在中秋节以前下种。如果春天播种，就要等到一年后才发芽。而国外直到20世纪30年代才对此有所认识。原来是"幼芽"（上胚轴）必须在低温下通过休眠期的缘故。所以在立秋时播种，发根而芽不出土，越冬后至明春温度上升时，就发出芽来。芍药的种子也与牡丹一样。

石斛为附生植物，种子为粉末状，没有胚乳，难以繁殖，为了可持续利用，明代已经开始人工繁育，并掌握了非常特殊的抚育技术。四川作为中药石斛最著名的道地产区，已有上千年的历史，苏颂在《嘉祐本草》中记载："今荆、湖、川、广州郡及温、台州亦有之。""川"即指今四川，已将四川列为石斛的道地产区。明代，李时珍则在《本草纲目》中记载："石斛……其茎状如金钗之股，故古有金钗石斛之称，今蜀人栽之，呼为金钗花。"又称"石斛开红花，短而中实……处处有之，以蜀中者为胜"。李时珍进一步强调四川在石斛道地产区中的突出地位。通过该书中所指开红花，短而中实之石斛，再结合所绘药图，即为现今的金钗石斛 Dendrobium nobile Lindl.，同时也肯定了本品的特殊应用价值。李时珍还引《袖珍方》最先肯定了"川石斛"之名，其附方治疗"睫毛倒入，川石斛、川芎等分，为末，口内含水，随左右嗅鼻，日二次。"足以看出当时四川石斛在全国的巨大影响。

明代时在我国东北已栽培人参。"子于十月下种，如种菜法"，这说明当时我国东北人民已掌握了人参的生态条件，并已知道人参种子成熟后，其胚胎需要生理后熟，进一步完成其生理变化，故于秋天收子后即予播种，而切忌将种子干燥放置过冬。这在尚未发明催芽技术的古代，其栽培方法是十分成功的。

泽泻科的慈姑 Sagittaria sagittifolia L.，富含蛋白质、维生素 B、维生素 C、胰蛋白酶等营养物质，我国早在南北朝时就已知可食，至明代已驯化为标准的栽培作物，亩产可达数百公斤。而那时的欧洲人还不知道它可以食用，当地野生的慈姑，其球茎只有豌豆大小，因而将我国的慈姑引种到欧洲栽培。

明代的药学家已能随着时代的变迁，从实际出发来认识"道地药材"。如《本草纲目》指出：黄连，在南北朝时以东阳、新安为胜，唐时以澧州为胜，宋朝以宣城为胜，明人不拘于古时的道地，"今虽吴蜀皆有，惟以雅州、眉州者为良，药物之兴废不同如此"。此即现代十分闻名的雅连，至今仍以四川省眉山市洪雅县等山区为道地。又如地黄，前代本草所载道地产区不一，《本草纲目》也指出："今人惟以怀庆地黄为上，亦各处随时兴废不同。"这就进一步说明，明人已不拘泥于古时的"道地"，而是从实际出发，以药效为标准来看待"道地药材"。这些宝贵的认识，对于我们科学地发展中药材异地生产，具有重要的现实意义。

三、精练药物功用　阐释奏效原理

效用是本草著作论述药物的核心，和其他药学著作一样，《本草纲目》对于药物效用的增补和发挥，也有突出成效。例如：陈藏器《本草拾遗》提出的"十剂"，系将药物功效性能特点，大体划分为宣、通、补、泻、轻、重、滑、涩、燥、湿等十种，使其性能属性更为突出。原文比较简单，概念不够准确，其意欠明，经李时珍《本草纲目》发挥后，更加明确，更加符合实际。如重剂，原文说："重可去怯，磁石、铁粉之属是也。"李时珍补充为："大抵重剂压浮火而坠痰涎，不独治怯也。故诸风掉眩及惊痫痰喘之病，吐逆不止及反胃之病，皆浮火痰涎为害，俱宜重剂以坠之。"提示了重剂包括平肝息风、镇惊安神、镇逆平喘及止呕等多种功效。其燥剂，原文为："燥可去湿，桑白皮、赤小豆之属是也。"时珍指出："风药可以胜湿，燥药可以除湿，淡药可以渗湿……湿而有热，苦寒之剂燥之；湿而有寒，辛热之剂燥之，不独桑皮、小豆为燥剂也。湿去则燥，故谓之燥。"在这里，李氏将燥剂拓展为与除湿相对应的一大类功效，包括祛风除湿、淡渗利湿、清热（苦寒）燥湿、辛（芳）香化湿或辛热（温里）燥湿等，比较全面地概括了除湿药类的功效。李时珍在发挥"十剂"的论述中，还提到升阳、解肌、发汗、化痰、行血、涌吐、泻下、消食等功效，表明李氏对药物的功效认识，较之前的本草学家有了进一步提高，使"十剂"理论更便于指导临床用药。

《本草经集注》创列"诸病通用药"，《本草纲目》改称"百病主治药"，其本质是药物主治病证索引向功效索引的过渡，也是中药学学术发展的一大标志。直到宋代，如代表性的本草著作《证类本草》"序例下"的"疗风通用"药，以病证为主，分为治风通用、风眩、久风湿痹、大热等92类（包括"解百药及金石等毒例"作为一类），每类下仅列举药物若干，没有进一步涉及功效的再分类。而《本草纲目》"百病主治药"，分为112类，除仍以病证列药外，还出现了吐痰、发散、攻里、清暑、泻火、益元、升散、缓火、滋阴、宣吐、荡涤、利气化痰、开结消积、温中开结、和胃、润燥、止涩、开鬼门、洁净府、逐陈莝、补益、排逐、除痹、和解、逐瘀散滞、除热、清补、清镇、生津、降火清金、调气、伏火、解毒等按功效分类药。

按习惯说法为准，《本草纲目》增加了药物374种。这些药物，准确总结了效用，都能有效地指导临床实践。如三七，李时珍谓能"止血、散血、定痛。金刃箭伤，跌扑杖疮，血出不止者，嚼烂涂，或为末掺之，其血即止。亦主吐血、衄血、下血、血痢、崩中经水不止"；土茯苓，谓能"去风湿，利关节……治拘挛骨痛，恶疮痈肿，解汞粉、银朱毒"；阿芙蓉（即鸦片），谓能"主治泻痢脱肛不止，能涩丈夫精气"。可谓是对当时药物经验的高度概括，至今也颇为实用。

对于此前本草已经收载的药物，也首次准确概括了大量功用。如玄参的功用发展,《神农本草经》称:"主治腹中寒热积聚,女子产乳余疾,补肾气,令人目明。"《名医别录》称:"主暴中风、伤寒,身热支满,狂邪、忽忽不知人,温疟洒洒,血瘕,下寒血,除胸中气,下水,止烦渴,散颈下核,痈肿,心腹痛,坚癥,定五藏。久服补虚,明目,强阴,益精。"《药性论》称:"能治暴结热,主热风头痛,伤寒劳复,散瘤瘿瘰疬。"《日华子本草》称:"治头风,热毒,游风,补虚,劳损,心惊,烦躁,劣乏,骨蒸,传尸,邪气,止健忘,消肿毒。"《开宝本草》称:"疗暴中风伤寒,身热支满,狂邪忽忽不知人,温疟洒洒,血瘕,下寒血,除胸中气,不水,止烦渴,散颈下核,痈肿,心腹痛,坚癥,定五脏。久服补虚明目,强阴益精。"《本草衍义补遗》称"乃足少阴肾经之君药也。《本草》云,主腹中寒热积聚,女子产乳余疾,补肾气,令人目明,主暴中风。易老云,玄参乃枢机之剂,管领诸气,上下肃清而不浊。以此论之,治虚中氤氲之气,无根之火,以玄参为圣药也""治心中懊恼,烦而不得眠,心神颠倒欲绝,血滞,小便不利。东垣云,足少阴肾经君药也,治本经须用"。《本草纲目》在前人论述的基础上,将功效概括为"滋阴降火,解斑毒,利咽喉",既准确,又简明扼要。益母草,《神农本草经》称:"主治瘾疹痒,可作浴汤。"《本草拾遗》称:"亦捣苗傅乳痈恶肿痛者。又捣苗绞汁服,主浮肿,下水,兼恶毒肿。"《本草衍义补遗》称:"(主)产前产后诸疾,行血、养血、难产作膏服。此草即益母草也。其苗捣其汁服,主浮肿下水。"《本草纲目》记载:"益母草之根茎花叶实,并皆入药,可同用。若治手、足厥阴血分风热,明目益精,调女人经脉,则单用茺蔚子为良。若治肿毒疮疡,消水行血,妇人胎产诸病,则宜并用为良。盖其根茎、花、叶专于行,而子则行中有补故也。活血破血,调经解毒,治胎漏产难,胎衣不下,血运血风血痛,崩中漏下,尿血泻血,疳痢痔疾,扑打内损瘀血,大小便不通。"首次明确区分了益母草和茺蔚子的功用,且更加翔实准确。野菊花,最早见于唐代《本草拾遗》,称其"破血。妇人腹内宿血宜之。又调中止泄",与其实际功用相去甚远。《本草纲目》新增"治痈肿疔毒"与临床应用的实际情况更相符。这类例子甚多,由以上三药可知其大概。

金元时期及其以前本草著作叙述药物功用比较简略,更缺少作用机理阐述和相似药物比较。《本草纲目》吸取其中所长,特设"发明"一项,充分阐明药物的实际效用,并发挥其机理,利于临床精准选择。比如黄芩,李时珍称:"杨世瀛《直指方》云,柴胡退热,不及黄芩,盖亦不知柴胡之退热,乃苦以发之,散火之标也;黄芩之退热,乃寒能胜热,折火之本也。"又谓:"予年二十时,因感冒咳嗽既久……遂病骨蒸发热,肤如火燎,每日吐痰碗许,暑月烦渴,寝食几废,六脉浮洪,遍服柴胡、麦门冬、荆沥诸药,月余益剧。"其后,用黄芩一两水煎顿服,"次日身热尽退,而痰嗽皆愈"。使柴胡解表透热,黄芩清泻肺热的不同特点,跃然眼前。

延胡索,各家本草对其效用的叙述均不甚确切。《雷公炮炙论》记载:"心疼欲死，速觅延胡。"《本草拾遗》记载："止心痛，酒服。"《海药本草》记载："破产后恶露及儿枕，与三棱、鳖甲、大黄为散，能散气，通经络。"《日华子本草》记载："除风，治气，暖腰膝，破癥癖，扑损瘀血，落胎及暴腰痛。"《开宝本草》记载："主破血，产后诸病因血所为者，妇人月经不调，腹中结块，崩中淋露，产后血晕，暴血冲上，因损下血"。《药类法象》记载："主破血治气，止少腹痛、产后诸疾。妇人月水不调，小腹痛，温暖腰膝，破散癥癖。"《药性赋》记载："其用有二，活精血，疗产后之疾；调月水，治胎前之症。"《汤液本草》记载："入手足太阴经。《象》云，破血治气，月水不调，小腹痛，暖腰膝，破癥瘕。碎用。《液》云，治心气痛、小腹痛，有神。主破血，产后诸疾，因血为病者。妇人月水不调，腹中结块，崩漏淋露，暴血上行，因损下血。"《本草衍义补遗》记载："因血为痛，皆可疗之。"《本草纲目》认为："延胡索，味苦微辛，气温，入手足太阴，厥阴四经，能行血中气滞，气中血滞，故专治一身上下诸痛，用之中的，妙不可言，荆穆王妃胡氏，因食荞麦面着怒，遂病胃脘当心痛，不可忍。医用吐下行气化滞诸药，皆入口即吐，不能奏功，大便三日不通。因思《雷公》云：'心痛欲死，速觅延胡。'乃以延胡索末三钱，温酒调下，即纳入，少顷大便行而痛遂止。又华圭年五十年余，病下痢腹痛垂死，已备棺木。予用此药三钱，米饮服之，痛即减十之五，调理而安。《方勺泊宅编》：'一人病遍体作痛，殆不可忍。都下医或云中风，或云中湿，或云脚气，药悉不效。周离亨言，是气血凝滞所致。用延胡索、当归、桂心等分，为末，温酒服三四钱，随量频进，以止为度，遂痛止。'盖延胡索能活血化气，第一品药也。其后赵侍制霆因导引失节，肢体拘挛，亦用此数服而愈。活血利气，止痛，通小便。"李时珍充分肯定了本品的活血、行气、止痛作用。

忍冬，李时珍说："茎叶同花，功用皆同，昔人称其治风除胀，解痢逐尸为要药，而后世不复知用。后世称其消肿散寒治疮为要药，而昔人并未言及，乃知古今之理，万变不同，未可一辙论也。"可见他十分重视药物的实际效用，重视人们对药物效用在认识上的发展。他又以陈自明、洪迈、沈括、疡医丹阳僧、江西僧鉴清等多人治痈疽的经验加以论证，进一步肯定了本品清热解毒，主治疮、消肿的显著疗效。

香薷，长期被视为祛暑药，因暑证有阴暑与阳暑之分，常引起错误的理解和应用。李时珍说："世医治暑病，以香薷饮为首药。然暑有乘凉饮冷，致阳气为阴邪所遏，遂病头痛，发热恶寒，烦躁口渴，或吐或泻，或霍乱者，宜用此药，以发越阳气，散水和脾。若饮食不节，劳役作丧之人，伤暑大热大渴，汗泄如雨……乃劳倦内伤之证……若用香薷之药，是重虚其表，而又济之以热矣。"并进一步指出："盖香薷乃夏月解表之药，如冬月之用麻黄……而今人不知暑伤元气，不拘有病无病，概用代茶，谓能辟暑，真痴人说梦也。"表明了本品乃温化暑湿之品，而非清解暑热之药，这无疑是精准选用香薷的指南。

前代本草著作中一些药物，或因基源不实，或疗效不确，或用药经验积累尚不充分，而予以搁置，有的仅罗列药名，性味主治缺如，有的列为"有名未用"。但到了明代不少已经被澄清，能确定其效用，如马蓼，为《神农本草经》收载，陶弘景仅有极其简单的生态环境和形态描述，至于明代概无性味功用的只言片语，《本草纲目》填补空白，称其"辛，温，无毒""去肠中蛭虫"。而散在于古今各种非医药著作和医方等文献中的药物，如木芙蓉叶，已见于元代《世医得效方》，用于"久咳羸弱"之方，未见本草言其效用，《本草纲目》提出木芙蓉叶、花能"清肺凉血，散热解毒，治一切大小痈疽肿毒恶疮，消肿排脓止痛"。天师栗，早在南北朝时期的《益州记》就有记载，而一直没有药用，《本草纲目》首称其"已风挛"。这样的例子，大约有200种，也都收入本草相应的类别。

应当特别指出，《本草纲目》在增补新功效、新用途方面最为突出。如蜈蚣"息风止痉"，山楂"消肉积"，莱菔子"消食除胀"，鸡内金"消食"，香附子"调经止痛""为女科之主帅"，穿山甲"通经脉，下乳汁，消痈肿，排脓血"，远志"治痈疽"，沙参"清肺火，治久咳肺痿"，知母"安胎，止子烦"，锁阳"润燥养筋，治痿弱"，狗脊"强肝肾，健骨"，贯众"治下血崩中，带下，产后血气胀痛，斑疹毒，漆毒"，玄参"滋阴降火，解斑毒，利咽喉"，前胡"清肺热，化痰热，散风邪"，延胡索"活血、利气、止痛"，牡丹皮"活血、生血、凉血，治血中伏火，除烦热"，荆芥"散风热，清头目，利咽喉，消疮肿"及治出血症，薄荷"专于消风散热，故头痛头风，眼目咽喉口齿诸病，小儿惊热及瘰疬疮疥为要药"。凡此等，均极大地丰富了前代本草的功用主治。迄于明朝末期，本草学对常用中药的药效学认识已经接近现代的认识。

对于前代本草已经记载的药物，因为医疗实践的深入发展，使新的经验和新的效用不断被发现，这是中药学学术发展的一个重要方面，明代医药学家对此取得的成就也十分突出。例如，土茯苓，在前代本草中列为"有名未用"，明代薛己《外科心法》、汪机《石山医案》均用于治梅毒，而《本草纲目》收为正品，充分肯定其治梅毒与解汞毒的作用，并视其为治梅毒的特效药。大枫子，虽初见于朱丹溪《本草衍义补遗》，但未肯定其疗效，明代沈之问《解围元薮》和李时珍《本草纲目》才肯定其"治疗麻风"，书中所谓"麻风"实际包括多种皮肤病，该药确有一定效果。鱼腥草，《神农本草经疏》记载了其治肺痈的疗效，并为后世沿用至今。倪朱谟的《本草汇言》，不仅参考了前人本草40余种，而且采访了当时医药学家140余人，其中包括名医12人，也发展了药物功用。如采访的卢不远先生认为香附能"泄金之郁"而"解表"，邵行甫先生认为香薷乃治夏月感寒之药，"温以理其中，辛以散其表"等。

四、完善本草体例　擢升学术水平

明代本草学的蓬勃发展，不仅表现在著作的繁多、用药数量上的增加，更表现为本草编写质量的提高、药物认识和生产的进步，尤其是在药学理论的学术水平发展。兹分别从以下三个方面进行叙述。

1. 完善传统分类　功效分类破茧

中药的来源有植物，也有动物和矿物，随着用药实践的发展，药物的数量不断增加，人们对药物各种特征和性质的认识逐步提高，如何对这些为数众多的药物进行分类，也就成为历代医药学家面临的一大药学难题。合理的分类，对药学的发展和人们对药物的认识，会产生指导作用。从以下中药分类方法的变化，可以看出中药的分类，不仅是本草著作中的重要内容，也是本草学发展水平的重要标志。古今本草的药物分类方法，主要有以下几种。

（1）三品分类。三品分类是春秋战国和秦汉时期广为使用的分类方法。如《周易·巽卦》之"田获三品"，《书·禹贡》之"金三品"，《春秋繁露·实性》之"性三品"等。在这种思想的影响下，《神农本草经》首开中药分类先例，把所载的365种药分为上、中、下三品，每品自成一卷。由于该书被后世推崇为药学经典，三品分类的方法也因此而广为流传。《本草经集注》《新修本草》《证类本草》等历代重要本草，都保留了三品分类的内容，直至清代的一批尊经者仍竭力维护。三品分类，是本草史上第一种药物分类，虽有其不足之处，但确实抓住了临床药物学药物分类的关键——主要功效（扶正与祛邪）和安全性（有毒与无毒），这对后世的功效分类和性能分类，无疑是具有巨大启示的，其历史功绩是应当肯定的。这种分类，明代仍有使用。

（2）自然属性分类。按天然产物的自然属性分类，我国历史源远流长，早在4 000年前的甲骨文中，我们的祖先就产生了这种分类思想。汉字偏旁部首中的木部、金部、石部、土部、水部等，就是这种分类思想的集中表现。《周礼·地官》分植物为皂物、膏物、核物、荚物和丛物，分动物为毛物、鳞物、羽物、介物和裸物，已具有很高的自然属性分类水平。将自然属性分类的方法首先应用于本草专著，是南北朝时期陶弘景的《本草经集注》，书中将所载的730种药物分为玉石、草木、虫兽、果、菜、米食、有名未用7类，是药物学和植物学、动物学及矿物学知识相结合的产物，意在改变《神农本草经》三品分类"草木不分，虫兽无辨"的现象，成为后世综合性本草药物分类的主要方法。继《本草经集注》之后，《新修本草》和《证类本草》等明代以前的综合性本草，其自然属性分类比较笼统，而且均是与三品分类结合进行的。

李时珍在研究此前各种分类法的优缺点之后，以其深厚的自然科学功底，在继承前人分类方法的基础上，创立了一个在当时具有世界先进水平的自然分类系统。因此，《本草纲目》是古代本草按自然属性分类的最高成就，该书不分三品，只从部类。第一级分类将1 892味药物分为水、火、土、金石、草、木、果、菜、谷、服器、虫、鳞、介、禽、兽、人等16部；部下的二级有60类。此即16部为纲，60类为目的多层次的纲目系统。如金石部分金、玉、石、卤4类。金类主要是金属的单体物质、合金和金属矿石，玉类主要是硅酸类化合物，石和卤多是非金属单体及其化合物。每一类中，还大体上将相同元素和化合物集中排列。把自然界分成无机物界、植物界、动物界三大层次，并把人和物区分开来。植物药中的草部，又分芳草、毒草、蔓草、苔草和山草、隰草、水草、石草等10类。前者以性状形态为依据，后者以生长环境来区别，与现代"植物区系"和"植物带"的思想颇为接近。各类药物的排列次序也较为科学，如芳草之中当归、白芷、水芹、芎䓖、蛇床、藁本等依次相随；毒草中蘭茹、大戟、泽漆、甘遂、续随子等列为同类。前者是因为"花实似蛇床"（伞形花序）。后者则是茎叶"折之有白汁……结实一颗三粒相合生"，这正是大戟科大戟属植物的主要特征。其对植物的"析族区类"，已孕育着现代科属分类的萌芽。其动物的排列"由微至巨，由贱至贵"，完全符合生物进化的观点。这样析族区类、振纲分目、有序排列的方法，体现了进化论思想，并成为中古时代最完备的自然分类系统，对世界动物、植物、矿物的分类作出了突出贡献。

　　在各条药物的具体编撰上，为了条理清楚、组织严密，历代学者都煞费苦心，基本上采用以《神农本草经》为核心，层层包裹加注的辑录方法，免不了给人以繁杂冗赘之感。南宋，缙云《纂类本草》的药物表述，按"名、体、性、用"分项述药，可称是一大进步。而李时珍在分析各种编写体例的得失后，彻底突破层层包裹并加注的本草固有编写方法的蕃篱，将药物的各方面内容纳入其自身的纲目体系。采用"每药标正名为纲""首以释名，正名也；次以集解，解出产、形状、采取也；次以辨疑正误，辨其可疑，正其谬误也；次以修治，谨炮炙也；次以气味，明性也；次以主治，录功也；次以发明，疏义也；次以附方，著用也"的全新体例。该书的纲目系统是全方位、多层次的。一种药物有不同的药用部分，则以总体为纲（计1条），部分为目。如标"桑"为纲，桑根白皮、皮中白汁、桑椹、桑叶、桑枝、桑柴灰等俱为目。一条而兼赅数品者，以总类为纲，备品为目，如"蘖米"为纲，分别以粟蘖（粟芽）、稻蘖（谷芽）、麦蘖（麦芽）为目。正品为纲，附录品为目，如"蛴螬"为纲，附录的吉丁虫、金龟子、腆颗虫、叩头虫、媚蝶均为目。药物的每一个项目内，又是以大字为纲，小字为目。如白术（气味）项，"甘、温、无毒"大字为纲，下列《名医别录》等七家之言，以小字注说为目。

　　不仅如此，这种纲目体系也贯穿于总论三卷中。如以"历代诸家本草"为纲，分别以《神农本草经》《名医别录》《桐君采药录》《雷公药对》等42家本草名著为目，一一为之解题。每种本草，又以书名为纲，大字书写；下列前人和自己的解题数家，以小字书写为目，一一标出作者。

又如百病主治（卷三、卷四）总列113个病证，排列有序，以病名为纲，以病机（或证候）为目。如"呕吐"为纲，下设"痰热""虚""积滞"三项病机（或证候）为目，各目下再列各主治药。也有以病名为纲，治法为目者，如以"吐血、衄血"为纲，"逐瘀散滞""滋阴抑阳""理气导血""调中补虚""从治""外迎"等治法为目，目下再列相应主治药物。而列药物也有纲目，药名大字为目中小纲，药名下的小注述功效、特长及用法，以小字书写为目。再以百病主治药与各论药物的关系而言，百病主治药为纲，各论药物的功用为目。百病主治药按病证分门别类编纂，原则上统括了全书药物的治疗内容，是全书各部各类药物功用主治及简易验方内容的综合归纳。它既是按病证检索药物的纲目系统，又是结合辨证论治使用各论用药的纲领。总之，李时珍的纲目系统和严密科学的编写体例，是我国综合性本草药物分类和编写结构最为完备、容量最大的全方位立体式纲目体系，为我国古代本草分类编撰的最高典范。

《本草纲目》的分类，纲目分明，便于查阅，是当时世界上最先进的自然分类方法，对国内外产生了巨大的影响。除《本草纲目拾遗》等本草沿用以外，《群芳谱》《广群芳谱》《植物名实图考》等生药学和植物学著作也广为采用，并且有进一步的完善。

虽然本草学中的自然属性分类方法已达到了很高的水平，但其与中药的临床应用之间仍然存在着一道鸿沟。它只便于生药学的研究，不能满足临床药物学的要求，陶弘景和李时珍等人对此也有清楚的认识，同时又采用按主治病证的分类方法，以作补救。

对于古代的自然属性分类，目前已不被广泛使用，但经过一些改变，将植物药按入药部位分为全草类、花叶类、果实和种子类、根和根茎类、树皮和根皮类、藤本类等，仍是药材学、中药鉴定学及中药商品学的主要方法。

上述自然属性分类，仍然是人为的实用性分类，与现代系统的植（动）物学自然分类，尚有本质上的区别，这种系统的自然分类，虽然具有更为严密的科学性，但与临床中药学之间的差距很大，因此，目前主要为药用植物学采用。不过，20世纪末由国家中医药管理局组织编纂中的《中华本草》，也选择了这种分类方法。

（3）功效分类。中药的功效分类，和药物的功效项目确立一样，经历了漫长的发展过程，这种分类思想的萌芽，可以追溯至《神农本草经》，其所谓上品"益气""延年"，下品"除寒热邪气"等，无疑是以功效为标准的。陈藏器《本草拾遗》分药物为宣、通、补、泻、轻、重、滑、涩、燥、湿"十类"（由于李时珍辑《本草纲目》时，将《嘉祐本草》转录的徐之才"虚证用药"误为陈藏器之言，又再将陈藏器的"十类"误为出自徐之才，因此长时间来不少人宗其说而称徐之才提出"十剂"，现经多方考证，已得以澄清），介于性能分类与功效分类之间。明代随着人们对中药功效认识的提高，以功效分类的本草药物逐渐增多。如前述明代早期，王纶《本草集要》仍宗《证类本草》的自然属性分类，只是将草部移于前面，人部移于最后。但在"药性分类"中列气、寒、血、热、痰、湿、风、燥、疮、毒、妇人、小儿12门，显然是为便于临床检索，是按病因、病机分类药物的新进展。大约出现于明朝初期，托名李东垣的《药性赋》，以及其后众多的药性歌括，则按寒、热、温、平的药性进行归类，本质上是性能分类，但同样明显具有功效分类的意图。明朝末期贾所学《药品化义》按药物的临床使用分类，分为气、血、肝、心、脾、肺、肾、痰、火、燥、风、湿、寒等13类，它较《本草集要》又前进了一步，可视为中药按功效分类的过渡形式。

所以，明代乃至于后来的药学著作，仍有以自然分类法为主的。功效分类，在药物功效理论的提炼与总结尚未完成，对各药的基本功效尚未取得共识之前，是不可能付之于实际的。这一时期，虽然还说不上是真正的功效分类，只能是对于一些药物功效特征的概括，但在功效分类的发展中，仍是迈出了关键的一步。

2. 中药性能发微　药物功用抉隐

临床中药学的基本理论，主要包括性能理论和功效理论两个方面。明代医学的发展，是在宋金元时期医学理论发展的基础上，通过实践加以综合折中，使中医理论的各派逐步统一起来，形成一种比较完整、比较系统的理论体系，并使之和临床实践相结合，能够更好地起到指导临床实践的作用，从而以脏腑、经络、表里、气血确定病位，以虚实寒热、风火湿痰确定病性病机的辨证论治原则得以全面确立与贯彻。如孙一奎《赤水玄珠》、张三锡《医学六要》、楼英《医学纲目》、张介宾《景岳全书》等，都反复论述这一辨证论治的原则。这就在客观上提出了中药性能理论的完善，以及中药功效概括总结的历史需求，促进了中药学基本理论的提升。

《本草纲目》对性能理论的充实提高，代表了明代的总体水平。在"四气"方面，《神农本草经》首先将药物的寒、热、温、凉合称"四气"，宋代寇宗奭《本草衍义》认为："凡称'气'者，即是香臭之气。其寒、热、温、凉，则是药之性……其（指《神农本草经》）序例中'气'字，恐后世误书，当改为'性'字，则于义方允。"尽管寇氏的主张，对于明了"性"与"气"的关系，可以避免"气"的含义分歧。但"四气"之说，出自药学经典，并沿用千年，已经约定成俗，要将其废置不用，而标新立异，在崇古尊经的当时是难以得到诸家认同的。所以，李时珍虽然认同寇氏的独到见地，《本草纲目》却采取折中态度，认为："寇氏言寒、热、温、凉是'性'，香、臭、腥、臊是'气'，其说与《礼记》文合。但自《素问》以来，只以气味言，卒难改易，姑从旧尔。"仍不失为明智之举。

对于"四气"，实际上李时珍并没有"姑从旧尔"，他在《本草纲目》草部目录第十二卷首提出："五性焉，寒、热、温、凉、平。"这里不但没有称为"四气"，而且选用'性'字，主张"五性说"。反观《神农本草经》，收载有平性药物 122 种，超过全书总数的 1/3。直到今天，平性药物仍然占常用药物的四成以上，其应用广泛，必须重视。李时珍的主张，明显促进了"四气"理论发展。药物的具体寒温之性，李时珍的若干"正误"，也非常可贵。如山楂，《新修本草》称其"酸冷"，《本草纲目》改为"酸、甘，微温"，方与实际相符。

在"五味"方面，前述山楂为"化饮食，消肉积"（《本草纲目》）之物，前人标注的"酸"味，只是其真实滋味甚酸，与其功用特点的性能没有相关性，李时珍改为"甘"，才演变为性能范畴。又如艾叶，前代本草多笼统称其"苦，微温"，李时珍结合实际，认为："生则微苦、太辛，熟则微辛、太苦"，更加准确入微。尤其是明朝末期贾九如《药品化义》提出的"药母订例"，为分清药物性状的滋味与性能的药味，给予了清晰的思路，至今仍然是学习中药"五味"必须掌握的关键。

在升降浮沉方面，李时珍针对前人依据药材的入药部位，机械认定其作用趋势的局限，提出"升降在物，亦在人也"，大大提升了该理论的药用指导价值。《本草纲目》中，诸如"升者，引之以咸寒，则沉而直达下焦；沉者，引之以酒，则浮而上至巅顶"，香附"生则上行胸膈，外达皮肤；熟则下走肝肾，外彻腰足"，橘皮"同升药则升，同降药则降"，并不鲜见。

明代医药学家将《证类本草》收载的历代药性理论与金元医家依附《黄帝内经》倡导的气味厚薄、阴阳、升降浮沉、归经引经诸说结合起来，吸收明代盛行的理学中的有用部分加以综合折中，深化传统的药性理论，使其更能与临床结合，并对中药功效的提炼总结具有重要的意义。

功效理论，从《神农本草经》到《证类本草》的历代本草著作，均保持朴实记载主治病证的传统，仅有个别药物零星提到一些功效。这与当时大多数疾病是以病名和症状为依据来进行治疗，而脏腑辨证尚处于初级阶段的情况相符。这种直书药物主治病证的方式，其临床指导价值，无疑是不及有功效密切联系的症状和病名。

由于中药临床实践的不断发展，药物主治病证的不断积累，医方的大量汇集，伴随金元时期医学理论的争鸣与深化，为药物功效的提炼归纳创造了客观条件。及至于明代，对药物功效总结的理论准备已经完成，使用药物的经验积累也极其丰富，故对中药功效进行概括总结，已经是历史发展的必然趋势。众多的药性歌括的出现，以及《本草纲目》《药品化义》《本草集要》对中药功效的概括总结，尤其是中药功效专项的出现，均标志着功效在临床药学的核心地位初步确立。

在《本草纲目》中，对现今常用的几百种药物基本上都做了较为精确的功效总结。在其"发明"项中，通常还进一步阐明药理、作用特点和应用要点，使医生能更好地掌握和运用。因此，该书为以后各种中药书籍功效应用内容的主要依据。

除阐明药物功用外，《本草纲目》在全面总结前代中药理论的基础上，还卓有成效地发展了传统的药性理论。如在发明《神农本草经》序录、阐释《本草拾遗》十剂、丰富升降浮沉和归经引经的理论、辨析药性疑误、补正药物气味等，均有新的开拓和创新。例如归经，李时珍在某药归某经的基础上，又有"本病""经病""窍病"之分，"气分与血分"之别。称乌贼骨："厥阴血分药也，其味咸而走血也。故血枯血痕、经闭崩带、下痢疳疾，厥阴本病也；寒热疟疾，聋、瘿、少腹痛、阴痛，厥阳经病也；目翳流泪，厥阴窍病也。厥阴属肝，肝主血。故诸血病皆治之。"而同归于厥阴经的天麻、钩藤，则为气分药，故其主治与归厥阴血分的乌贼骨不相同。这种在归经基础上进一步分出"本病""经病""窍病"及区别属气药、属血药的理论与方法，对进一步认识药物、统摄药物的主治病证、指导临床用药，均有很大的理论意义和实用价值，也使金元开创的药学理论进一步深化，并演变为真正可以实用的理论工具。

联系中医生理病理阐发药物功用，从而获得药理认识，是《本草纲目》的重要特色。缪希雍《神农本草经疏》的不少药论和对药物功用的阐发，张景岳《本草正》对药物功效的总结和辨证用药的论述，《药品化义》的辨药八法对传统药学理论的概括均有特色。这一切都说明在明代，传统药学理论和功效的概括已经达到了相对成熟的地步。

但也应当指出，明末有的医家，以儒理、佛理，渗以道学对中药药理的探讨和阐发，已背离实践，走上了唯心主义的道路，而无补于中药药理的发展。

3. 推广制药技术　总结制药理论

制药技术与制药理论，主要包括炮制和制剂两个方面。

（1）备述炮制工艺，奠基炮制理论。明朝初期，仍基本上沿用《太平圣惠方》与《太平惠民和剂局方》的药物炮制方法。随着中药应用的发展、炮制加工方法的进步，古时有些炮制方法已不能完全适应于当代的需要，新的炮制方法和加工经验同时需要加以总结推广。炮制理论也在金元时期已经开始阐发的基础上，继续深入研究。为此，明代医药学家进行了如下大量卓有成效的工作，使炮制工艺更加规范，理论更加系统实用。

朱橚《普济方》（1406年）卷五有"论和药"一篇，其中对炮制凡例分条论述，并强调一些药物入汤剂与丸剂应采取不同的炮制方法。如"牛膝、石斛等入汤酒，拍碎用之；石斛入丸散者，先以砧槌极打令碎，乃入臼，不尔捣不熟，入酒亦然"。其卷六"药性"篇中，对炮制理论亦有不少发挥。该书所载方剂皆不厌其烦地脚注炮制，真实记录了明代初期药物炮制的实际情况和工艺水平。

陈嘉谟《本草蒙筌》（1565 年）可称是历史上第一次系统地对炮制理论和方法加以总结。该书在各论中，详述各种药物的炮制方法，其中关于百药煎的制作方法，堪称首创世界有机酸制备的先例。《本草蒙筌》卷四五倍子项下，较全面记有百药煎的制备方法："新鲜五倍子十斤，捣烂，细磁缸盛，稻草盖盦七昼夜，取出复捣，加桔梗、甘草末各二两，又盦一七，仍捣仍盦，务过七次，捏成饼，晒干任用。如无新鲜，用干倍子水渍为之。"稍后，李梴《医学入门》（1575 年）中记载更加详细："用五倍子十斤，乌梅、白矾各一斤，酒曲四两，将水红蓼三斤，煎水去渣，入乌梅煎，不可多水，要得其所。却入五倍子粗末，并矾、曲和匀，如作酒曲样，入磁器内，遮不见风，候生白，取出晒干听用。染须者，加绿矾一斤。"至李时珍《本草纲目》除录取陈嘉谟制法外，又记载了三种方法。其中之一是："用五倍子为粗末，每一斤以真茶一两煎浓汁，入酵糟四两，擂烂拌和，器盛，置糠缸中罯之，待发起如发面状即成矣。捏作饼丸，晒干用。"另一种方法中说："五倍子一斤，研末；酒曲半斤、细茶一把，研末；右用小蓼汁调匀，入钵中按紧……过一七后，看药上长起长霜，药则已成矣。"再一种方法："五倍子一斤，生糯米一两，滚水浸过，细茶一两，同炒，共研末，入罐内封固，六月，要一七取开，配合用。"百药煎的成分主要是没食子酸，为一种有机酸。所谓"候白""长起长霜"，就是纯度较高的没食子酸。这几种百药煎的没食子酸制备，较之瑞典药学家舍勒氏制备没食子酸早出 200 多年。《本草纲目》还说："皮工造为百药煎，以染皂色，大为时用。"可见，在明代百药煎已能广为制取，不仅用于医药，还广泛用于皮革制作，又在一定程度上反映了明代柔革与染色的工艺水平。

陈嘉谟在《本草蒙筌》"制造资水火"一节中，开创性地对于中药的炮制理论和方法加以系统总结，具有极高的学术价值和实用价值。他指出："凡药制造，贵在适中。不及则功效难求，太过则气味反失。火制四，有煅、有炮、有炙、有炒之不同；水制三，或渍、或泡、或洗之弗等；水火共制，若蒸，若煮而有二焉。余外制虽多端，总不离此二者。匪故巧弄，各有意存。酒制升提，姜制发散，入盐走肾脏，仍使软坚；用醋注肝经，且资住痛。童便制，除劣性降下；米泔制，去燥性和中。乳制滋润回枯，助生阴血；蜜制甘缓难化，增益元阳。陈壁土制，窃真气骤补中焦；麦麸皮制，抑酷性勿伤上膈，乌豆汤、甘草汤渍曝，并解毒致令平和；羊酥酒、猪脂油涂烧，咸渗骨容易脆断。有剜去瓤免胀，有抽心除烦。大概具陈，初学熟玩。"这篇炮制专论，时至今日，仍是中药炮制学的专业理论基础，有其特殊重要的价值。

《本草纲目》在炮制方面搜罗最广，各药项下的"修治"一项，不仅尽收前人的炮制记载，而且大量介绍当代的炮制方法和新的经验，尤为可贵的是能提出自己的见解，对错误者纠正、失宜者改进、不足者发挥、遗缺者添补，记载翔实，内容丰富，其水平超过以往的本草和各种炮制专书，是明代中后期我国炮制水平的集中反映，直到今天仍有其理论和实用价值。据统计[1]书中提到的炮制方法有修制、火制、水火共制、其他制法。

修制：包括①净制（去芦、去须根、去毛、去木心、去干皮、去根皮、去果皮、去种皮、去白、去角皮、去枝叶、去核、去瓤、去丝、去刺以及动物去头、足、爪、翅、皮、鳞、骨、刺、内脏）；清洗（水洗、水淘、水澄、水漂，药汤洗、酒洗、盐汤洗、米泔漂洗、甘草汤洗、浆水洗、皂荚水洗、硫黄水洗）；纯制（熔化滤净、提纯重结晶、热过滤重结晶、炼、提取、升华）。②切制与粉碎（切片、切段、锉、镑、粉碎、水飞、捣杵、过筛制粉）。

火制：清炒（微炒、炒黄、炒焦、炒炭）；辅料炒（酒炒、醋炒、盐水炒、姜汁炒、蜜炒、米泔水炒、胆汁炒、黄精汁炒、童便炒、鳖血炒、饧炒以及酥、油脂、豆、石灰、黄土、砂、砂糖、麦麸、米糠、曲、糯米、面粉、蛤粉等拌炒）；焙烘；煨（面煨、糯米粉煨、湿纸煨、黄泥煨以及米醋面粉煨肉豆蔻、姜汁面粉煨半夏、生姜渣黄泥煨天南星、半夏末煨丁香、萝卜内煨硫黄）；煅（明煅、焖火煅）；煅淬（水淬、酒淬、醋淬、童便淬）；炮（炮附子）；干馏（竹沥）。

水火共制：蒸（清蒸、九蒸九晒、饭内蒸）；辅料、药物拌蒸（辅料、药物有酒、醋、蜜、盐水、姜汁、酥、黑豆、豆腐、胆汁、甘草、童便、乳汁、黄精、黄土、萝卜、羊血、枸杞汁、天麻叶）；煮（清水煮、药汁煮：用料有酒、醋、蜜、盐汤、姜汁、米泔、马豆、豆腐、甘草水、童便、浆水、乳汁、白矾水、黄泥水、萝卜汁、血卤等）；燀（如燀杏仁）；炖（如醋炖大黄）；发酵（如半夏曲、百药煎）；发芽（如大豆黄卷）；制绒（如艾叶绒）；炼丹（如水银粉、铅霜）；制胶（如阿胶、鹿角胶）。

其他制法：制霜（如去油制霜的巴豆霜、提取制霜的鹿角霜、透析制霜的黄瓜霜）。

书中对于炮制目的也十分明确。如苦参米泔浸"去腥秽气"，桑螵蛸"蒸过火炙用，不尔令人泄"，甘遂"面裹煨熟用，以去其毒"，枇杷叶"治胃病以姜汁涂炙，治肺病以蜜水涂炙"等。

另有统计[2]，《本草纲目》出现"敩曰"的药物达到262种，"占《雷公炮炙论》载药数300种的87.3%。"计有：洗净15种、研捣11种、切制17种、炒制10种、火灰炮制3种、辅料炙106种、炼制3种、煅制5种、伏（源于炼丹术的"伏火"，将硝石研粉，火中煅赤后装入瓶中）1种、蒸26种、煮21种、焙2种、煨1种、制霜4种、水飞6种、复制12种，另外还有不便归类的19种。

[1] 关怀，张世臣.《本草纲目》炮制学成就初探[J]. 中国中药杂志，1990（1）：26-29.

[2] 宋华相.《本草纲目》保存《雷公炮炙论》佚文的概述[J]. 中药材，1994（11）：45-46.

缪希雍《炮炙大法》是明朝末期的炮制专著。卷前列"雷公炮制十七法"，各药条文简要，主要介绍性状鉴别、炮制方法、佐使畏恶等，书末"用药凡例"对煎药方法辨析亦详（内容主要采自孙一奎《赤水玄珠》）。因其简明实用，流传较广。

此外，李梴编著的《医学入门》（1575 年）对药物的炮制经验和理论又有一定的补充。罗周彦《医宗粹言》（1612 年）的"制法备录"，首次归纳"炮制十七法"（缪希雍《炮炙大法》将其误为"雷公炮制十七法"），对 127 味常用药物的炮制加以记载，并录 60 余种药物制剂，内容充实，其中还有从罂粟壳制取鸦片的方法。龚廷贤《寿世保元》的本草篇有："炒以缓其性，泡以剖其毒，浸能滋阴，炼可助阳"的理论补充。陈实功《外科正宗》（1617 年）和邓苑《一草亭目科全书·异授眼科》（1644 年），对矿物药的炮制与制作有新的改进。李中梓《本草通玄》（1655 年）对于药物炮制的火候作了具体的描述："煅则通红，炮则烟起，炒则黄而不焦，烘则燥而不黄。"这是对火制法提出了质量标准。方贤、杨文翰补充、修订而成的《奇效良方》（1487 年）、楼英《医学纲目》（1565 年）、王肯堂《证治准绳》（1602 年）、张介宾《景岳全书》（1624 年）、武之望《济阴纲目》（1620 年）、李中梓《医宗必读》（1637 年）、傅仁宇《审视瑶函》（1644 年）等医籍，不仅在所收方剂内对各药物炮制加以注明，而且有不少专篇加以论述，内容丰富，其中不乏精辟的见解。总之，迄于明代，中药炮制的理论渐趋成熟，各药的炮制方法已诸法并见。

（2）丰富成药剂型，创新工艺技术。明代的制剂理论和技术水平集中反映在《本草纲目》中。李时珍在继承前人制剂理论的基础上，并对如"君、臣、佐、使""七情合和""七方十剂"等理论作了新的发挥，还对制剂工具、汤剂、酒剂、丸剂、膏剂、用水用火及古今度量考证等方面，结合新的经验作出了理论性阐述，充实了大量的新鲜内容。

从《本草纲目》一书所包括的剂型来看，除传统的汤、丸、散、膏、丹、酒等常用剂型外，尚有栓剂、粥剂、茶剂、糖浆剂、浴剂、洗剂、油剂、油调剂、软膏剂、熏蒸剂、锭剂、曲剂、烟熏剂、罨包剂、喷雾剂、点蚀剂等，共 40 余种剂型。丸剂中，又有蜜丸、水丸、面糊丸、浓缩丸之分。散剂中，有粗末、细末、水飞末及捣末、研末、磨粉之不同。栓剂中，有耳栓、鼻栓、阴道栓、肛门栓等，采用的基质有猪脂、羊脂、蜂脂、松脂、蜂蜜等，多种多样。我国明代已充分掌握了蒸馏技术以制取烧酒（高浓度酒），并制取药露。在《本草纲目》中，酒剂的内容十分丰富。酒的类型有自古沿袭的酿制酒，也有宋元时期开始用蒸馏法制备的"烧酒"，还有域外传入的葡萄酒。仅药物酿造的药酒剂就有 69 种之多。这些药酒方，有用药物加入酒中浸渍者（即现代制剂的"冷浸法"），有以药煮汁和饭或以酒煮药物之法制备者（即现代酒剂的"热浸法"），更多的则是选择地黄、黄精、薏苡仁、女贞子、天门冬、牛膝、百部、当归、茯苓等富含淀粉和多糖的药食两用物品，与酒曲一起发酵，制备含有有效物质的"药酒"，这些均值得发掘利用。至于药露，如《本草纲目》中就记载了以蔷薇花制成蔷薇水，茉莉花制成茉莉花露的方法。露剂的制作及于清代而大盛。

　　随着临床学科的进步，为了特殊用药的需要，附列了不少实用的制药新方法、新技术，推动了药物的炮制制剂进程。如《外科正宗》的炼玄明粉法："冬至后，用洁净朴硝十斤，用水一斗五升，白萝卜五斤打碎，同硝入锅内煮化，候汤滚足，捞去萝卜；将竹丝箕以绵纸二层摊铺箕内，架在新缸上，以硝汤徐入箕内，候折再添以汤，滤尽为度。将缸搭在天井露三日，其硝结在缸边，倾去余水，沥干为止。将硝取下，再用砂锅顿炭炉上，将硝一碗化开煎滚，以铜匙铲搅，将成凝结时，铲入小鱼酢罐内，上空寸许，再下硝炼；如此已毕，每一罐下用三丁品字样钉入土地，上留寸半在外，将罐浮顿钉头上，用瓦片盖口，周遭用段砖砌百眼垆围绕，离罐寸半许，将着炭火入垆内，四围底火顶火，一概相护，候罐硝红为度。次日取出硝来，预用大绵纸摊在洁净阴土地上，将硝碾细，用绢筛筛在纸上一钱浓，再不许多，将门榻俱已关闭，不许与人见之；三日后，其硝自然复活，色白如粉，轻虚成片，将钵盛收、纸盖之，上再用乱纸寸许以收潮气，庶不凝结。此品最能降火化痰，清利脏腑，怪症服之可蠲，狂躁用之即愈；搜除百病，安敛心神。况此服之，不伤元气，惟久病泻痢者不宜。大人每服三四钱，小儿五分至一钱皆可，俱用白滚汤或葱汤空心化服。候行二三次，随饮稀粥，自然爽健，精神调和，脏腑津液顿生，百病如失。又过硝石六两，加朱砂三钱，青黛一钱，冰片一钱五分，共碾细末，照前筛纸上，再用纸盖一层，四边以戒尺压紧，勿令走气，候三日外取起密收，又名阳春紫雪。最治失心忘志，癫痫健忘，小儿急惊，大人异症，每服五分至一钱，俱用淡竹叶、灯心汤化服，屡有奇效，不可尽述。玄明粉乃神仙保命，服食每一斤加生熟甘草末一两，葱汤化服二三钱，令人悦泽容颜，轻身耐老矣。"炼金顶砒法："用铅一斤，小罐内炭火煨化，投白砒二两于化烊铅上炼，烟尽为度；取起冷定，打开，金顶砒结在铅面上，取下听用。"其余炼消石法、取蟾酥法、制附子法、升白灵药法等，以及枯痔疗法、挂线疗法中的枯痔散、枯痔钉，及各种药线的制作等，均是重要的发明创造。邓苑《一草亭目科全书》对珍珠、琥珀、玛瑙、珊瑚等作为外用眼药制作，提出了合理的粉碎方法。

　　用砷、汞剂治疗梅毒，是明代应用矿物药的又一创举。明朝弘治十年（1502年），梅毒由荷兰人传入我国台湾地区，再蔓延至大陆。明代俞弁在《续医说》（1522年）"萆薢"条云："弘治末年，民间患恶疮，自广东人始。吴人不识，呼为广疮。又以其形似，谓之杨梅疮。"由于它具有很强的传染性，到了我国就快速蔓延，震惊了病家与医家。正德年间（1506年—1521年），即有名医韩懋著《杨梅疮论治方》。嘉靖元年（1622年）汪机《石山医案》中也提到它的传染途径，有直接与间接的区别，并说是由两性接触与不洁的厕所传染而来。薛己的医案更提到与遗传（先天梅毒）的关系。因该病广为流行，故还有许多综合性医药书籍中提到这种传染病。陈司成的梅毒专著《霉疮秘录》（1632年）对梅毒的病因、传染特点和辨证论治描述最为详尽。

在用砷、汞剂对梅毒的治疗方面，《杨诚经验方》以轻粉（氯化亚汞 Hg_2Cl_2）、胡桃仁、槐花、红枣作为丸内服（见《本草纲目》"轻粉"下）。龚廷贤《万病回春》（1587年）以雄黄败毒丸内服，包括雄黄（二硫化二砷 As_2S_2）、朱砂（硫化汞 HgS）、轻粉、孩儿茶、苦参。陈司成《霉疮秘录》用拔毒丸（含金顶砒，1617年《外科正宗》即已载制金顶砒法）、化毒乙字丸、化毒戊字丸、生生乳（亦含水银、砒石）等药剂治疗梅毒。叶文龄《医学统旨》（1534年）中用雄黄、轻粉、丹砂（即朱砂）、槐花、龟板等制为丸服。以上均是我国用砷、汞剂治疗梅毒的较早记载，开创了世界上用化学制剂治疗梅毒的先例，较之德国人欧希氏的砷凡纳明即"606"治疗梅毒早出二三百年。

世界第一种生物碱的制备。明代末期流传的《白猿经》记载了用草乌制取"射罔"的方法："用新鲜草乌一二斗，洗去土，用箩盛，将脚蹾去黑皮，以肉白为度。捣碎，用布滤去，榨出汁，以干为度。去渣，将磁盆盛汁，盆下有粉，去粉不用，总要澄出清汁，如有十碗，用四碗入锅内，煎一滚起沫，用篾片刮去沫，倾入磁碗内，再得余六碗生汁入前熟汁内，一顺搅匀，露一宿。明早取澄清汁，散分于碗内，澄去滓，量汁多少，以碗大小盛之，放日中晒至午时，又割去滓脚，再晒至晚，取澄清汁，用薄棉纸铺罩内，滤去滓。第二日、第三日如前晒法，每日晒时用竹片从碗底顺搅，晒用此法，不致上热下生。至第四日晚，滤稠药存留弗去，另用碗盛，露一宿，取澄清汁，底下存硬稠者不用。第五日，入前汁一总晒，晒至六七日，各碗渐少，以汁多寡减去余碗，再分各碗。晒时观看碗口上起黑沙点子，面如结冰，有五色云象，其色红黑如香油样，总归磁盆内，放静处阴四五日。再用砖砌一炉，高二尺，周围大可容药盆，内放炉中心，离地一尺五寸，用木物架炉于上，炉上空五寸，用布物盖于药盆之上，不致烟透走炉旁，取一火门如鹅卵，火从地起，高三寸，外用炭火十数块，并视槭柴，俗呼楝漆。又用皂角、花椒同烧烟，令烟入火门内熏药盆熟，药面上结成冰，是火候到矣。药熏一时之候，其结冰要厚。再看冰厚，则除火取药出，令冷，收入磁瓶内封固听用。"这里的"冰"即是结晶，也就是从草乌中提得的乌头碱结晶。此项成果，比欧洲人在19世纪初从鸦片提取的号称世界上第一个生物碱吗啡早了100多年。凡此等，足以说明我国制药技术在明代已有长足的进步。

第三节
明代本草著作钩玄

一、《本草发挥》

【概述】

作者徐彦纯，字用诚，会稽（今浙江绍兴）人，生卒年代不详。据刘纯在《玉机微义》序例中说："先生讳彦纯，字用诚……今没十有二年。"作序时间是"洪武丙子三月朔旦"，即明洪武二十九年（1396年）。据此上推十二年，则徐彦纯当卒于洪武十七年（1384年）。

徐彦纯生活于元末明初，早年习儒，后业医，私淑朱丹溪之学。《本草发挥》顾梦圭序云："元至正间，山阴徐用诚复集丹溪朱氏、聊摄成氏之言，订说补缺，汇粹成编，命曰《本草发挥》。吾郡赠南京太医院判薛君良武尝校定之。其子辛甫，视纂南院，梓之以传，间以叙属余。"据此可知，《本草发挥》初稿于元代至正年间（1341年—1370年）。明太医院判薛良武曾经校定，南京吏部验封郎中顾梦圭作序，辛甫（薛己）刊行流传，故可推断该书成书于元末明初。徐彦纯另著有《医学折中》一书，后经刘纯增补，易名为《玉机微义》。

《本草发挥》共四卷。卷一至卷三相当于各论，将药物分为金石、草、木、人、兽、畜、虫鱼、果、米谷和菜10部，载药274种。各药下记载药物性味、功效和主治，引录金元诸家论说。卷四相当于总论，主要辑录金元诸家有关药性理论等内容38篇。

本篇以宋咏梅、李军伟校注《本草发挥》（中国中医药出版社，2015年1月）为蓝本。

【钩玄】

1. 整体辑录，偶作微调

本书卷四38篇，主要是辑录汇编金元诸家学术著作的内容。略举二则以示说明。

如，"去脏腑之火"篇。《本草发挥》记载："黄连泻心火，栀子、黄芩泻肺火，白芍药泻肝火，知母泻肾火，木通泻小肠火，黄芩泻大肠火，石膏泻胃经火。柴胡泻三焦火，黄芩佐之；柴胡泻肝胆火，黄连佐之，胆经亦同。黄柏泻膀胱火，又曰龙火；膀胱乃水府之火，故曰龙火也。以上诸药，泻各经之火，不惟只能如此，更有治病，合为君臣处，详其宜而用之，不可执而言也。"

此段文字源自张元素《医学启源》"去腑脏之火"篇。原文："黄连泻心火，黄芩泻肺火，白芍药泻肝火，知母泻肾火，木通泻小肠火，黄芩泻大肠火，石膏泻胃火。柴胡泻三焦火，须用黄芩佐之；柴胡泻肝胆火，须用黄连佐之，胆经亦然。黄柏泻膀胱火，又曰龙火；膀胱乃水府之火，故曰龙火也。以上诸药，各泻各经之火，不惟只能如此，更有治病，合为君臣处，详其宜而用之，不可执而言也。"

又如，"用药升降浮沉补泻法"篇。《本草发挥》记载："肝胆，味辛补酸泻，气温补凉泻。注云，肝胆之经，前后寒热不同，逆顺互换，入求责法。心小肠，味咸补甘泻，气热补寒泻。三焦命门补泻同。脾胃，味甘补苦泻，气温热补，寒凉泻。注云，温凉寒热，各从其逆顺互换，入求责法。肺大肠，味酸补辛泻，气凉补温泻。肾膀胱，味苦补咸泻，气寒补热泻。五脏更相平也。一脏不平，所胜平之，此之谓也。故云，安谷则昌，绝谷则亡。水去则荣散，谷消则卫亡。荣散卫亡，神无所居。又仲景云，水入于经，其血乃成。谷入于胃，脉道乃行。故血不可不养，卫不可不温。血温卫和，荣卫将行，常有天命。"

以下文字源自朱丹溪《汤液本草》"用药升降浮沉补泻法"篇。原文："肝胆，味辛补酸泻，气温补凉泻（肝胆之经，前后寒热不同，逆顺互换，入求责法）。心小肠，味咸补甘泻，气热补寒泻（三焦命门补泻同）。脾胃，味甘补苦泻，气温凉寒热补泻各从其宜（逆从互换，入求责法）。肺大肠，味酸补辛泻，气凉补温泻。肾膀胱，味苦补咸泻，气寒补热泻。五脏更相平也。一脏不平，所胜平之，此之谓也。故云，安谷则昌，绝谷则亡。水去则荣散，谷消则卫亡。荣散卫亡，神无所居。又仲景云，水入于经，其血乃成。谷入于胃，脉道乃行。故血不可不养，卫不可不温。血温卫和，荣卫将行，常有天命矣。"

从以上两篇文献对比所见，《本草发挥》对文献的处理原则是：一般不作大的改动，仅对个别字词进行微调，以保持文献原貌为主。任应秋先生在点校《医学启源》时常参照《本草发挥》内容。如"膀胱乃水府之火"，其中，"乃"字原夺，据《本草发挥》补。又如"故曰龙火也"，原作"火故"二字，从《本草发挥》改[1]，提示《本草发挥》具有重要的文献价值。

2. 罗列文献，略有发挥

关于药物部分，《本草发挥》主要有以下两种表述形式。一种表述形式是在药名

---

[1] 张元素. 医学启源 [M]. 任应秋点校. 北京：人民军医出版社，2009：126-127

之下，先述药物的性味、功效、主治，继而罗列诸家之说。以木香为例。原文如下。"木香。味辛，温。无毒。治九种心疼，积年冷气，疝癖癥块胀痛。治霍乱吐泻，心腹疼痛。治心腹一切气，止痢疾，安胎，健脾消食，及膀胱冷痛，呕逆翻胃。洁古云：除肺中滞气。若疗中下焦气结滞，须用槟榔为使。《主治秘诀》云：气热，味辛、苦。气味俱厚，沉而降，阴也。其用调气而已。又云：辛，纯阳以和胃气。东垣云：木香味苦辛，纯阳，治腹中气不转运，助脾。又云：辛温，升降滞气。海藏云：木香治血气刺心痛，冷积气，疝癖癥瘕，腹胀，通行一切气，安胎健脾，膀胱冷痛，呕逆反胃，霍乱，吐泻，九种心疼，痢疾。《本经》云：主气劣，气不足，补也。《衍义》云：专泄决胸腹间滞寒冷气，破也。安胎健脾，补也。除疝癖块，破也。与本条言补不同，何也？易老以为调气之剂，不言补也。丹溪云：木香行肝经气。火煨用，可实大肠。"

在木香条下，首载其药性及功用，多辑录于宋代唐慎微《证类本草》。然后辑录张元素（字洁古）、李杲（晚号东垣老人）、王好古（号海藏）、朱震亨（名丹溪）诸家之说。

另一种表述形式是在药名之下，直接辑录诸家之说。以茵陈蒿为例，原文如下。"茵陈蒿。成聊摄云：小热之气，凉以和之；大热之气，寒以取之。茵陈、栀子之苦寒，以逐胃燥。海藏云：入足阳明经。仲景茵陈栀子大黄汤，治湿黄也；栀子檗皮汤，治燥黄也。如苗涝则湿黄，苗旱则燥黄。湿则泻之，燥则润之可也，此二药治阳黄也。韩祗和、李思训治阴黄茵陈附子汤，大抵以茵陈为君主，佐以大黄、附子，各随寒、热也。东垣云：茵陈味甘，阴中微阳，治伤寒发黄。"

在茵陈蒿条下，徐氏直接辑录成无己、王好古、李东垣三家之论。通过文献来阐明茵陈蒿治疗黄疸的性能特点及临床运用。

据统计[1]，《本草发挥》引用《证类本草》文献42处、朱丹溪文献140处（主要来自《本草衍义补遗》）、张元素文献119处（主要来自《医学启源》）、成无己文献62处（主要来自《注解伤寒论》《伤寒明理论》）、李东垣文献125处、王好古文献118处（李东垣文献、王好古文献均来自朱丹溪《汤液本草》）。徐彦纯辑录诸家之论，重在传承金元医家学术。诚如李时珍《本草纲目》说："取张洁古、李东垣、王海藏、朱丹溪、成无己数家之说，合成一书尔，别无增益。"该书对保留金元时期本草文献有一定意义。

总之，《本草发挥》以辑录文献为主，少有发挥，主要是对文献内容作适当调整。如栝蒌实，《本草发挥》将《伤寒明理论》中"泄热必以苦，加栝蒌实以通胸中郁热"调整为"苦以泄之。栝蒌实味苦寒，通胸中郁热，苦寒以泄热"。其说理

[1] 李军伟.《本草发挥》的文献研究 [D]. 济南：山东中医药大学，2012：24.

性则更加翔实。又如滑石，《本草发挥》将《医学启源》中"白者佳，捣细用"改为"色白者佳，水飞细用"。如此调整后，滑石的炮制方法则更加确切，起到了很好的画龙点睛作用。

二、《救荒本草》

【概述】

作者朱橚，为明太祖朱元璋第五子，生于元朝至正二十一年（1361年）。洪武三年封吴王，洪武十一年改封周王，洪武十四年就藩开封，建文元年废徙云南，永乐初年复爵，卒于明仁宗洪熙元年（1425年），享年64岁。谥号"定"，故又称周定王[1]。

朱橚喜爱医药，对方药造诣颇深。据《明史·列传第四·诸王一》记载："橚好学、能词赋，尝作《元宫词》百章。以国土夷旷，庶草蕃庑，考核其可佐饥馑者四百余种，绘图疏之，名《救荒本草》。"组织编著《救荒本草》《保生余录》《袖珍方》和《普济方》等作品。

《救荒本草》全书共两卷，其翻刻版有分为四卷、八卷、十四卷者。初刊本全书总目详载有分类统计植物数，"草木野菜等共四百一十四种。出本草一百三十八种，新增二百七十六种"。每种植物按名称、产地、形态、性味、加工烹调法等次第论述。该书植物之分类除按草、木、米、谷、果、菜区分为6大部分外，还依据植物之可食部分区分为15小类。所收载植物绝大部分是人们日常不食用者，包括若干不见于一般本草著作的野生草木。每种植物除记述一般项目外，另辟"救饥"一项，说明其可供采集的部分及食用方法。朱橚广泛搜集当地草木野菜种苗，400余种，种植在自己的园圃里，亲自观察记录、鉴别性味，凡可充饥者详细记载植物名称、别名、产地、分布、特征、性味、可食部分及食用方法等，并命画工依照植物形态绘制写生图谱附于文左。该书既是一部食药两用的植物学著作，也是一部植物学图谱，丰富和发展了我国的植物学、医药学和农学，具有较高的文献价值。

《救荒本草》版本较多，本篇所述以王家葵、张瑞贤、李敏校注之《救荒本草校释与研究》（中医古籍出版社，2007年1月）为蓝本[2]。

---

[1] 尚志钧. 中国本草要籍考 [M]. 合肥：安徽科学技术出版社，2009：274-277.

[2] 朱橚. 救荒本草校释与研究 [M]. 王家葵，张瑞贤，李敏校注. 北京：中医古籍出版社，2007.

【钩玄】

1. 求食于本草，以济民众之饥

《救荒本草》虽冠"本草"之名，但重在"救荒"二字，主旨不在指导临床遣方用药，而是为黎民百姓饥年度荒之用。全书分五部，草部245种、木部80种、米谷部20种、果部23种、菜部46种，总计收载草木野菜414种。从总目可见，按照食用部位的不同，又分为"叶可食"（237种）、"实可食"（61种）、"叶及实皆可食"（43种）、"根可食"（28种）、"根叶可食"（16种）、"根及实皆可食"（5种）、"根笋可食"（3种）、"根及花可食"（2种）、"花可食"（5种）、"花叶可食"（5种）、"花、叶及实皆可食"（2种）、"叶、皮及实皆可食"（2种）、"茎可食"（3种）、"笋可食"（1种）、"笋及实皆可食"（1种）。采其果、摘其叶、剥其皮、挖其根，以求生存。对于每种植物都重点指出其可食用的部位及其加工、食用方法。书中所载救饥法归纳举例如下[1]。

（1）直接食用者：酸浆草"采嫩苗叶生食"，野胡萝卜、山蔓菁"生食亦可"，泼盘"颗粒红熟时采食之"，地角儿苗"采嫩角生食"，锦荔枝"采荔枝黄熟者，食瓤"，芦笋"其根甘甜，亦可生咽食之"，山豆儿、无花果"采果食之"。

（2）晒干食用者：菖子根"晒干杵碎"，苘子"子坚实时收取子，浸去苦味，晒干磨面食"，胡枝子"采嫩叶蒸晒为茶，煮饮亦可"。

（3）腌制食用者：水豆儿、山葱、背韭、柴韭、野韭、甘露儿、地瓜儿苗"生腌食亦可"，荆芥"初生香辛可啖，人取作生菜腌食"。

（4）加热食用者：刺蓟菜、大蓟"采嫩苗叶煤熟""油盐调食"，泽漆"采嫩叶蒸过晒干"，白屈菜"采叶和净土煮熟"，毛女儿菜"或拌米面蒸食亦可"，葳蕤"采根，换水煮极熟"，天门冬"去心煮食，或晒干煮熟，入蜜食尤佳"，回回米（即薏苡仁）"采实，舂取其中仁煮粥食"，野黍"或捣或磨面，蒸糕食"，蚕豆"采豆煮食，炒食亦可"。

（5）制粉食用者：百合"或为粉，尤佳"，菖子根"磨作面，作烧饼蒸食皆可"，砖子苗"晒干磨为面食亦可"，鸡头实"捣仁为粉，蒸煤作饼"。

（6）特殊处理者：黄精、地黄"九蒸九暴"，葛根"水中揉出粉，澄滤成块，蒸煮皆可食"，瓜楼根"澄滤令极细如粉"，酸枣树"亦可酿酒，熬作烧酒饮"，桑椹树"取椹子清汁置瓶中，封三二日即成酒"。

以上这种以"食"为中心的编书框架，充分体现了序例中所言"殿下区别草木，欲济斯民之饥"的撰书目的。

---

[1] 周启基.《救荒本草》的通俗性实用性和科学性 [J]. 中国农史，1988（1）：99-110.

2. 说以著其用，植物描述通俗易懂

《救荒本草》的读者对象多是城乡老百姓，文化程度普遍较低。所以，书中语言应尽量简练、通俗明白。

（1）语言描述简单易懂。《救荒本草》以白描的手法对植株形态进行形象准确的描述，善于抓住植物花、叶、子的一些主要特征，如花基数、叶脉、花序等，并与民众熟悉的其他植物进行比较，让普通老百姓获得感性的认识，而便于识别各种植物。所载植物414种，每种皆有"救饥"一项记录食用方法。现列举书中几个例子，可见其描述的生动形象、简洁通俗。

大蓟，"苗高三四尺，茎五棱，叶似大花苦苣菜叶，茎叶俱多刺，其叶多皱，叶中心开淡紫花。味苦，性平，无毒，根有毒。救饥：采嫩苗叶煠熟，水淘去苦味，油盐调食"。

榆钱树，"其木高大，春时未生叶，其枝条间先生榆荚，形状似钱而薄小，色白，俗呼为榆钱，后方生叶，似山茱萸叶而长尖润泽。榆皮味甘，性平，无毒。救饥：采肥嫩榆叶煠熟，水浸淘净，油盐调食。其榆钱煮糜羹食佳，但令人多睡，或焯过，晒干备用。或为酱，皆可食。榆皮刮去其上干燥皱涩者，取中间软嫩皮锉碎，晒干，炒焙极干，捣磨为面，拌糠粃（粗糠）草末蒸食，取其滑泽易食，又云，榆皮与檀皮为末，服之令人不饥。根皮亦可捣磨为面食"。

无花果，"叶形如葡萄叶，颇长硬而厚，梢作三叉，枝叶间生果，初则青小，熟大，状如李子，色似紫茄色，味甜。救饥：采果食之"。

（2）给生僻字注音。植物的名称、古名、地名以及植物特征的描述文字中都有一些难读、难写的字，均注音说明，方便民众认读。举例如下。

鼠菊，"本草名鼠尾草，一名葝（音勍），一名陵翘。"连翘，"一名轵（音纸）""一名连苕（音条）。"马兜铃，"生关中及信州、滁州、河东、河北、江淮、夔（音馗）、浙州郡皆有，今高阜（音负）去处亦有之。"独扫苗，"叶似竹形而柔弱细小，㧏（音布）茎而生，茎叶稍间结小青子，小如粟粒，科茎老时可为扫帚。"金盏儿花，"苗高四五寸，叶似初生莴苣叶，比莴苣叶狭窄而厚，㧏（音布）茎生叶，茎端开金黄色盏子样花。"

当有些字在书中多处出现，作者不厌其烦，不厌其详，一一注音。诸如此类，全书注音字在数百个以上[1]。

3. 图以肖其形，写生图谱全面准确

《救荒本草》的突出特点是图文并茂，每种植物都配以精确美观的版画插图。

---

[1] 周启基.《救荒本草》的通俗性实用性和科学性 [J]. 中国农史，1988（1）：99-110.

第三节　明代本草著作钩玄

朱橚"非特旨不得出城"，没有野外考察的自由。因此建立了专门的植物园用于种植野生植物，令画工观察记录，绘制植物药图，开创了实验生物园的先河，也开创了科学绘画历史。《救荒本草》中绘制的植物药图对植物特征的描述十分细致，根、茎、叶、花、果实等植物器官的形态、着生方式、大小比例都非常客观。

明代徐光启刻印了《救荒本草》的全部插图，清吴其浚的《植物名实图考》中也转录有《救荒本草》的插图。

4. 翻刻版本多，国内外影响深远

由于《救荒本草》的知识面涵盖医药、农业两个领域，受到医学家和农学家的共同关注。不同时期、不同地域、不同领域的人们，根据自身的需求刊刻传播此书，从不同角度汲取书中的知识并加以增删，使得传承保留至今的版本多种多样，书籍卷次、收药种数等也有较大的变化，形成了较为复杂的版本传变递嬗系统。

《救荒本草》原书两卷，永乐四年（1406年）刊行于开封，该版本已亡佚。现存《救荒本草》刻本及影印本近30种[1]。嘉靖四年（1525年）山西太原第二次刊刻，即今流行最古刻本，传刻时分为四卷。嘉靖三十四年（1555年）开封人陆柬又根据第二次刻本重刻。徐光启曾把本书合文收入《农政全书》荒政部分。在本书影响下，明清两代先后有十部救荒著作问世，如王西楼《野菜谱》、周履靖《茹草编》、鲍山《野菜博录》等，同时《救荒本草》的内容被大量摘引。本书对今天野生植物的开发利用也有一定的参考价值。1959年中华书局据嘉靖四年刻本影印出版。

《救荒本草》在国内外多次翻印刊刻及翻译。日本享保三年（1716年）和宽正十一年（1799年）两次重刻，还有多种手抄本问世[2]。据日本冈西为人研究，《救荒本草》在日本德川幕府时代（1603年—1867年）曾很受重视，当时有关的研究文献达15种。英国药物学家伊博恩将本书译成英文。通过比较，指出《救荒本草》的原版木刻图比《本草纲目》的高明。美国植物学家李德在他著的《植物学简史》中赞誉《救荒本草》的插图描绘精确，超过当时欧洲的水平，可见其编纂成就之高，影响之大。

三、《滇南本草》

【概述】

作者兰茂，字廷秀，号止庵，别号玄壶子、和光道人、洞天风月子，祖籍河南

[1] 尚志钧. 中国本草要籍考[M]. 合肥：安徽科学技术出版社，2009：274-277.

[2] 何慧玲，肖永芝.《救荒本草》在日本的传承[J]. 中华医史杂志，2014（6）:5.

洛阳（一作武陟），后迁至云南嵩明县杨林千户所石羊山。兰氏生于明洪武三十年（1397年），卒于明成化六年（1470年），享年73岁[1]。

　　兰氏13岁时，才华初露。清康熙年间《嵩明州志》说他"性聪颖……年十三通经史"，明正德年间《云南志》说他"年十六时，凡诗史过目辄成诵"。在青年时代，他除经史外，涉猎广泛。《嵩明州志》记云："长益嗜学，于濂、洛、关、闽之学焕如也。"兰茂是为母亲治病而立志学医，从永乐丁酉年（1417年）至正德丙辰年（1436年）20年的时间里，他四处觅方采药，几乎踏遍了云南全境，东至滇黔川边界，南达中老边境，西临中缅边界，北至金沙江两岸，巅峰绝壁，深涧险壑，到处都有兰茂的足迹[2]。明正统元年（1436年），兰茂"审辨数品仙草，和滇中蔬菜草木种种性情"，著《滇南本草》三卷。除本书外，还著有《医门览要》，清光绪十三年（1887年）附于《滇南本草》之后出版问世。

　　《滇南本草》为地方性本草，书中所载药物主要为云南嵩明杨林镇和滇池流域的草药和民族药。该书问世之后，经明、清两代医药家的传抄增补，今存版本较多，各版本收药数目26～458种不等，内容亦有差别。其中以昆明务本堂刻本载药最多，计458种。该本卷上分"卷上"及"卷上之下"两部分。"卷上"载药68种，均附图，"卷上之下"系分类记载，无图。卷中载药134种，卷下载药174种，均无图，也没有分类排列[3]。各药之下次第叙述药名、性味、功效、主治、附方。个别药物还记述生态、形态的内容，描述简明扼要。《滇南本草》是我国现存最早的反映云南地区用药经验的地方本草专著，为研究云南地区民间医药提供了丰富的资料。

　　陆拯、包来发、陈明显以清初云南刊本作底本点校《滇南本草》（载药数280种），于2013年由中国中医药出版社出版发行，本篇所述以此为蓝本。

【钩玄】

1. 辨药性之精微

　　《滇南本草》的编写继承了《神农本草经》以来传统的本草学理论体系和论述方法，十分重视药物药性的描述。其编写体例为：每味药正名之下先述其别名，再论及性味归经、功效、主治和用法，以及附大量的单方、复方，部分记载产地等其

[1] 王宏凯. 明代药物学家和音韵学家兰茂及其著述考 [J]. 文献，1987（4）：227-239.

[2] 苏石. 兰茂评传 [M]. 昆明：云南人民出版社，1997.

[3] 尚志钧. 中国本草要籍考 [M]. 合肥：安徽科学技术出版社，2009：274-277.

他信息，个别药物阐述形态特征以供鉴别。现摘录记述比较完整的"平尔参"条文为例。

"平尔参，味甘、平，性温。无毒。治脾气弱，中气不足，饮食无味，五劳七伤，肢体酸软，虚热畏寒，面黄消瘦。此药调治精神，养荣气血，补中气。但脾胃中如有积痰，或有寒湿者服之，令人发水肿。若服后周身肿满，即煎苦菜汤食之，令小便利数次，其肿自消。（附方）治脾胃虚弱，中气不足，劳伤虚损。

平尔参三钱，笋鸡一只。（将参入鸡腹，煨服）。凡补虚用鸡，男用雌，女用雄。

（附案）昔史明九用平尔参治石羊厂炉烟瘴气。治午后怕冷作寒抖战，夜晚发热，天明出汗方凉。治烟瘴用平尔参末三钱，引水酒服三次，后用平尔参煨母鸡一只食之。（注补）平儿草、平尔参有辨别。平尔参枝梗矮，秆是方秆，花开一样，但背无毛格，蒂叶同一样，根小，秆红色。平儿草梗高硕，秆是圆秆，开花一样，但花后有毛格，蒂叶同一样，根大，秆红色。"

该书 280 味药物中，标有性味者 240 味，未标性味者如桑白皮、神曲、山楂、萹蓄、荆芥、独活等，大多为旧本草所载，新增云南地方药物均载有性味。有归经者 103 味，功效主治均有记载者 202 味，功效主治均未有记载者 22 味，仅记载主治者 38 味，仅记载功效者 18 味，附方 245 个，少数药物附有医案。附方有单方也有复方，剂型包括汤剂、酒剂、膏剂、散剂、丹剂等多种剂型。《滇南本草》中收载的药物性味归经及功效为临床应用提供了理论依据，其主治应用、附方及医案则反映了药物的实践效果，与主流中医药理论体系一脉相承。

2. 论药物之独特

《滇南本草》系统地整理和总结了明代以前云南地区防治疾病的用药经验，为我国现存第一部完整的区域性本草。据考证，我国地方性本草仅有四种，即唐代的《海药本草》和《胡本草》，明代的《滇南本草》及清代的《质问本草》[1]。唐代的两部本草均已亡佚，《质问本草》仅存抄本，唯《滇南本草》有多种抄本和刊本，其内容反映云南地区药物资源和用药经验的特点。

书中记载了部分云南道地药材，如云黄连、滇龙胆、云茋、滇黄芩、滇丹参等。云茋条言"滇中作菜食，肚腹有积滞，食之令人发病"，体现了地域特色。除常用药物采用历代本草名称外，其余多采用地方土名，突出了云南少数民族地区的用药经验。如平尔参、牛尾参、羊肚参、千针万线草、土千年剑、鸡肠野狼毒、金铁锁、大皮莲、金丝接骨草、鱼眼草、鹅肠菜、灯盏花等。

其临床用药也具有鲜明的地方特色。如：金铁锁，《滇南本草》载其"专治面寒

[1] 杨国祥，马培洲. 浅论《滇南本草》的学术特点及其影响 [J]. 云南中医杂志，1983（5）：52-55.

疼、胃气心气疼。攻疮痈，排脓。为末，每服五分，烧酒服"。金铁锁主要分布于云南的丽江、香格里拉，以根入药，具有活血化瘀、止血止痛等作用，临床常用于治疗胃痛、跌打损伤以及风湿痹证等[1]。臭灵丹，言其"味苦、辛，性寒，有毒。阴中之阳也，治风热积毒，脏腑不和"，主要用于治疗感冒、咽喉炎、支气管炎等疾病[2]。《滇南本草》所载紫金皮为植物昆明山海棠的全株或根皮，"治筋骨疼痛，风湿寒痹，麻木不仁，瘫痪痿软"，现代研究表明其有明显的镇痛作用[3]，临床除治疗类风湿性关节炎外，对红斑狼疮、慢性肾炎及银屑病等均有良好疗效。

3. 善用药酒与药膳[4]

《滇南本草》中用酒之处多达 150 次，有以酒"为引""为使""煎服""点服""泡服""送服"，服用时有"热酒""滚酒""酒炒""酒炒热敷""浸酒"等。其中以"引点水酒服"的方式使用最多，如接骨草、平儿草、虎掌草、石楠藤。杏叶防风条有"用热烧酒服""合水酒煎服""泡药酒""引点水酒服"等多种用酒方式。此外还有泡酒法，如"紫参"条下的舒筋活络酒方：以紫参、秦归、川芎、威灵仙、桑寄生、秦艽、川牛膝、老鹳草、桂枝、木瓜、防风、薏苡仁、陈皮、胆南星，"好酒六斤布袋贮药浸酒内，重汤煎三炷香时，冷去火毒，每饮三杯"。全书共计泡酒方 13 个，大多为舒筋活络之用。酒的广泛运用是本书的一大特色。

《滇南本草》也十分重视药膳食疗[5]，常使用的食材有牛肉、鸡、鸡蛋、猪肉、猪肚、羊肝、羊蹄等。禽类肉具有补虚作用，配伍不同的药物发挥补气、补血、补肾等效用，使用频率最高。如沙参"专治诸虚之证。沙参一两，嫩鸡一只（去肠），入沙参在鸡腹内，用砂锅水煎煮烂食之"；鸡肾参"治虚损劳伤，煮鸡肉食"；甜远志"治产后蓐劳……笋鸡将药入鸡腹内煮烂"。菊花参，"煮鸡食补血，煮猪肉食补肾，煮羊肉食补气"；虎须草，"专补气……用羊蹄煨之"。以药作菜，或炒、或煮、或炖、或蒸，如大蓟条下"结核于项，左右红肿溃烂后成栗子疮，溃烂出脓，久不收口者用独根大蓟，不拘多少，或煮水牛肉，或猪

[1] 胡成刚，邱德文，赵俊华，等. 苗药金铁锁的本草考证 [J]. 贵阳中医学院学报，2002（3）：1-2.

[2] 胡晓，肖林，张秋云.《滇南本草》对现代云南医药的研究和利用价值 [J]. 中国民族民间医药，2012，21（6）：2.

[3] 卢珑，沈丽，王雪妮，等. 紫荆皮、紫金皮、昆明山海棠镇痛作用比较研究 [J]. 天津中医药大学学报，2012，31（3）：163-165.

[4] 蔡永敏，崔晓飞，刘永业.《滇南本草》研究述要 [J]. 中国民族医药杂志，1997（S1）：90-91.

[5] 夏丽，赵洁. 浅论《滇南本草》养生思想的特点 [J]. 云南中医学院学报，2012，35（4）：11-13.

肉，或单用，煨点水酒服，半月收口全愈"。地骨皮条下"枸杞尖作菜食，合鸡蛋炒吃，治少年妇人白带"。丰富的以药作食方法，反映了云南地区民族医药的特色。

作者兰茂在序例中写道："后有学者以诚求之，切不可心矢大利，而泯救病之心。若能刻存善念，利吾救人，自有神天默佑，获福非浅。"《滇南本草》作为一部云南地方本草专著，是云南人民长期与疾病斗争的经验总结，其收载的药物、附方疗效可靠、效果显著。

四、《本草集要》

【概述】

作者王纶（1453年—1510年），字汝言，号节斋，慈溪（今浙江宁波）人。成化年二十年（1484）进士，曾任广东参政、湖广右布政使、广西左布政使，后擢都御史，巡抚湖广。

王纶青年时因父病习医，以《黄帝内经》为必读基础，博采张仲景及金元诸家之长，尤尚朱丹溪。为官期间仍不断钻研医道，"朝听民诉，暮疗民疾，历著奇验"，对医道颇有心得。《明史·方伎传》载："士大夫以医名者，有王纶，王肯堂……精于医，所在治疾，无不立效。"薛己称其"及登第，任历中外，皆得人心，至于人之疾，治无不验。古人所谓良相良医，盖兼体之矣"。王氏有感于历代本草繁杂重复，"尚遗后来洁古、东垣、丹溪诸说"，不利于初学者学习旁通。遂"取本草及东垣、丹溪诸书参互考订，削其繁芜，节其要略"，"故止取其要者，以便群观览，非有所可否于其间也。又本草集合群书，故多重复，使观者厌倦焉。今重复者皆去之"。据王纶自序中"初作于明·弘治壬子（1492）年，凡三易稿，历四寒暑而书成"可知，《本草集要》成书于明弘治九年（1496年）。

《本草集要》共三部八卷，载药545种。上部为总论，集《证类本草》序例、金元医家药性理论及己见于一体。中、下部为各论，中部取《证类本草》及东垣、丹溪诸书参互考订，删其繁芜，节其要略，删成五卷，仿《证类本草》，将各药分草、木、菜、果、谷、石、兽、禽、虫鱼、人10部。下部"取药性所治，分为十二门"，即气、血、寒、热、痰、湿、风、燥、疮、毒、妇科、小儿。且于各门下又分细目，各类列相应药物，简述药性，便于临床用药之际检索使用。

本篇所述以张瑞贤校注《本草集要》（学苑出版社，2011年9月）为蓝本。

【钩玄】

1. 去繁从简，精练扼要

王氏在自序中针对历代本草"繁杂重复"的弊端，明确提出了"削其繁芜，节其要略""取其要，以便旁通"的观点。更"以集要为名，故止取其要者，以便群观览，非有所可否于其间也。"王氏更在后两卷中对常用中药主治功效进行了总结性的概括，极大地方便了初学者对本草的学习与掌握。王氏把"集要"视作为论述的重点，贯穿于全书的始终，成为本书的鲜明特色。

如人参，《证类本草》对人参描述"繁杂重复"，广纳百家，集《新修本草》《本草经集注》《本草图经》等十余本草所载，将人参来源、性状、主治功效、配伍、炮制、贮存、方用等一应收载，共计 2 200 余字。王氏经考核诸本草及自身用药经验将其总结精练为"茯苓为之使，反藜芦（《新修本草》《证类本草》），恶卤咸。生上党者良，如人形有神（《肘后备急方》）。凡使去芦头（《海药本草》），和细辛密封固，十年不坏（《四声本草》）"。言简意赅，简明扼要，总结归纳人参的性状、引经、贮存，方便初学者学习使用。虽受制于植物鉴定学的发展，其对人参的性状描述存在严重缺陷，但较于《证类本草》中所述之良莠不齐、易于混淆，书中对人参的描述对于初学者及其他读者来说已足矣。该书下部第七卷中将人参功效进行了总结性的概括"调中益气，治劳倦虚损，肺脾阳气不足，短气，少气"，虽与现代人参之功效有所差异，但也将人参的大部分功效进行了总结性的概括，对中药功效认知的发展起到极大的推动作用，也对"中药功效分类法"的出现奠定了基础。

又如附子，作为中医临床上毒性较大的常用温里急救药，无论古今均对附子的使用尤为重视。《证类本草》中对附子的描述依旧过于繁杂零散，不利于初学者的学习阅览。其主治功效在《证类本草》中除开篇"主风寒咳逆，邪气，温中，金疮，破癥坚积聚血瘕，寒湿，挛膝痛，脚疼冷弱，不能行步，腰脊风寒，心腹冷痛，霍乱转筋，下利赤白，坚肌骨，强阴。又堕胎，为百药长。"的描述外，还有零散的描述，如"《圣惠方》：治疗疮肿甚者"《外台秘要》：疗偏风半身不遂，冷癖痃"《千金翼》：治大风，冷痰癖，胀满诸痹等病"等。王氏在此基础上，综合"经验后方；治大人久患口疮……治热病，吐下水及下利，身冷脉微，发躁不止""阴盛格阳伤寒，其人必躁热，而不欲饮水者是也"此两条描述附子回阳救逆功效，是对治疗真热假寒、阴盛格阳证及"孙用和治大泻霍乱不止"（对治疗霍乱泄泻的描述）进行总结。除去性状描述，整合其他本草中附子的功效主治。新增了"伤寒烦躁，迷闷不省，四肢厥逆""霍乱转筋骨"，进一步完善了附子的主治病证。

并在介绍附子之后，结合各本草及实际对附子、乌头、乌喙、天雄、侧子五种来源相似、用药部位不同的中药进行了简单明确的说明。在当时植物鉴定学发展不完善、各本草著作各抒己见、鉴定不明的时代，王纶对五种药材的鉴定为初学者提供了极大的便利。

又如王氏在第七卷中集合之前本草著作及结合自身经验，系统且较为完善地将黄芪功效总结为"补肺气，实皮毛，敛虚劳自汗，退虚热，补脾胃虚弱，五劳诸虚不足，又补肾，三焦，命门元气。"将石菖蒲的功效归纳为"通九窍，明耳目，下气，除烦，止心腹痛。"将桑白皮的主要功效归纳为"补虚益气，泻肺气有余，去肺中水气"。

王氏书以"集要"名，"故止取其要者，以便群观览，非有所可否于其间也"。所以该书对各味中药的主治功效、引经药均做了较为完善的总结说明，极大地方便了读者对本草的学习，是一部颇有价值的综合性本草著作，对明代中后期药物学发展有着一定的影响。

2. 创新分类，功在千秋

从中药分类理论的发展历史来看，《本草集要》首创"功效分类法"，是第一部使用中药功效分类体系的临床中药学专著。纵观中药分类史的发展，从东汉时期《神农本草经》的上、中、下三品分类，开分类之先河，架起本草著述与临床运用的桥梁，并对后世分类有所启发。其后南朝齐梁时期，梁代陶弘景首创的以病名为纲，按所治疗疾病分类的诸病通用药系统，再到唐代陈藏器的《本草拾遗》按药物功用提出了著名的十剂分类法 [1]，具有功效分类的属性，但本质上只是性能分类。由于三品分类、诸病通用药分类、十剂分类失之笼统，不能与复杂的临床治法及组方配伍有机地结合，未能有效发挥功效分类的作用。直到王氏的《本草集要》首创功效分类，本草著作开始与复杂的临床治法有机结合，再到第一部中药功效分类体系比较完善的本草专著——清代黄宫绣的《本草求真》趋于成熟，为现代临床中药学以功效分类药物的编写形式，首开体例之先。

中药"功效"一词最早见于《汉书》。古代医药文献中偶尔将其作为方药治疗作用的代名词 [2]。但在很长的历史时期中，本草专著鲜有将功效列专项提出，针对各药也常常是功效与主治并述。王纶在《本草集要》下部两卷，即第七卷、第八卷中，采用"功效分类"的方式，将卷七中诸药按其功效划分为治气、治寒、治血、治热、治痰、治湿6门，同法将卷八分为治风、治燥、治疮、治毒、妇人、小儿6门，两卷共分为12门。又以各门下，将中药按功能细分为补、行、温、破气

---

[1] 赵建一. 论传统本草学对中药功能的分类 [J]. 中医研究，2007（6）：31-32.

[2] 张廷模. 临床中药学 [M]. 北京：中国中医药出版社，2004：29.

四类，便于临床用药之际检索。虽然《本草集要》为已知本草中最早采用功效分类的著作，却只是对《本草经集注》"诸病通用药"的一种改进形式，而非全书的主体内容。《本草集要》的主体仍是以草部为首，依药物自然属性载录，将其分为草、木、菜、果、谷、石、兽、禽、虫鱼、人等 10 部。

按药物主要功效分类，是临床实用性本草的最佳分类方法。纵观中药功能分类发展，可以明显看出其由简略到繁细、由一级到多级、由附属到独立的发展过程。之所以中药功能分类的发展迟于中药的自然属性分类，直到清代才基本成熟，是因为对功能的认识属于对中药内部特性的深层次认识，不像自然属性那样直观、一望而知。而且长期以来，中药功能的概念未能明确地从主治中脱离出来，概念既然不能确立，按此概念的分类当然无从谈起。《本草集要》下部两卷是王纶对"功效分类"的局部尝试。

3. 多层结合，别具一格

为了方便初学者查阅学习，王氏在本书的内容编排上十分考究，特意采用多层次结合的编排方式撰写。上部的总论，中、下两部各论各有不同，层次分明，别具一格。

总论中王氏将《证类本草》序例内容与金元医药学家的药性理论融为一体综述，并附个人见解；以"中医药基础理论"的主干方式编排上部内容。上部共分为五大部分，依次按历代本草的大致分类，对中药剂型、炮制、剂量、中药四性五味、脏腑经络学说、阴阳五行学说、治法治则进行了总结，尤其对中药四性五味、脏腑经络学说、阴阳五行学说、治法治则进行了详细阐述，极大地方便了初学者对中药药性、脏腑经络阴阳五行的学习，也对掌握临床治法治则及中药配伍使用有着极大的益处。

中部则依循历代本草著作的常用分类方式，按药物的自然属性"草、木、菜、果、谷、石、兽、禽、虫鱼、人"进行分类，以"现代药材学"的方法编排中部五卷的中药内容，顺应当时读者阅读本草的习惯，更好地方便读者用熟悉的方式认识了解掌握各种中药。

下部"取药性所治，分为十二门"，即气、血、寒、热、痰、湿、风、燥、疮、毒、妇科、小儿，且于各门下又分细目，如治气门分"补气清气温凉药，行气散气降气药，温气快气辛热药，破气消积气药"四类。以"功效分类"的方式编排下部两卷内容，"以为临病用药制方之便"。

该书内容的编排可谓层次目的分明，多层结合，别具一格，在前代本草中是绝无仅有的。不但极大地方便了初学者对中医理论的学习认识，更与临床用药紧密结合，使医药有机融于一体。

《本草集要》是一部注重总结，内容简明扼要，重在"集要"，实用性强的本草专著。内容上虽较历代本草较为精练简洁，无法做到广集各家之言，但也避免了先前本草中内容良莠不齐的缺点，极大地方便了知识及经验不足、对内容缺乏判断力的初学者对中药的认识与使用。尤其是"功效类药"的创新，丰富了中药分类方法，对中药功效分类方法的发展与完善起到极大的促进作用，对近现代临床中药学功效理论的形成、成熟和完善以及编写体例的确定作出了积极贡献。

五、《本草品汇精要》

【概述】

《本草品汇精要》由明代太医院刘文泰奉孝宗敕命领衔修撰，参加编修的有太医院院判、御医、医士、儒士、画士、官员及太监等49人。

刘文泰，生卒年月不详，江西上饶人，宪宗时任右通政、太医院院使。弘治年间（1488年—1505年）任太医院判。弘治十八年夏（1505年），孝宗患热疾，因文泰药不对证，治死孝宗。武宗朱厚照即位后，法司会奏斩之，后定免死遣戍之罪。

《本草品汇精要》是明孝宗于弘治十六年（1503年）下诏编纂的。据《明良记》载，"弘治十六年八月，司礼监太监萧敬传旨，本草旧本，繁简不同，翰林院其遣官二员会同太医院官，删繁补缺，纂辑成书，以便观览。于是大学士刘健等奏，委编修沈焘、陈霁往司纂辑。已而太医院奏，拟本院官生刘文泰等纂修誊录，送内阁校正撰序，上表进呈"。可见，本书编纂原本由翰林院和太医院共同主持，但最后让太医院院使刘文泰组织编写。书首所列"奉命纂修官员职名"，计有总督1人、提调2人、总裁3人、副总裁3人、纂修10人、誊录14人、催纂3人、验药形质5人、绘图8人等9种职位共49人，组成编写班底，由刘文泰率领。自弘治十六年（1503年）孝宗下诏，到弘治十八年（1505年）三月初三完稿进呈，历时近两年。孝宗皇帝为其亲自撰写序言，赐书名为《御制本草品汇精要》。

《本草品汇精要》的编辑宗旨为"删证类之繁以就简，去诸家之讹以从正，天产地产、煎成煅成，一按图而形色尽知，载考经而功效立见"。全书正文四十二卷，另有序例、凡例、目录一卷。书首分别以"神农本经例""采用斤两制度例""雷公炮炙论序""雷敩论合药分剂料理法则"引述古代有关中药学基础理论、药物炮制方法、剂型种类、配伍与宜忌等内容。收载药物1815种，先分为玉石、草、木、人、兽、禽、虫鱼、果、米谷、菜共10部，每部再分上、中、下三品。书末附录包括"不入汤酒药味""药味畏恶反忌""妊娠服禁""地名考正""诸药异名"等内容。附有彩色插图1371幅，有不少图是据实物写生，采用手工彩色描绘。然而撰写完毕后仅两个月，明孝宗意外驾崩，并立刻成为震惊一时的历史疑案，参加编撰49人中就有 12 人牵涉此案。本书因此受到牵连而成为禁书，束之高阁，秘藏内宫，不为人知。直到清康熙三十九年（1700 年），人们才在秘库里发现了弘治原本，康熙诏命武英殿监造赫士亨、张常住依照原书模式重新抄摹了一部，世称"康熙重绘本"。而弘治原本几经转手，大约在 20 世纪 60 年代流入日本，藏于大阪杏雨书屋。

曹晖选用日本杏雨书屋藏弘治原本（仿真影印本）为底本进行校勘，于 2019 年 10 月由北京科学技术出版社出版发行了《本草品汇精要》校注本，本篇以此为蓝本。

【钩玄】

1. 新增药物，创新分类

本书所收载的药物，据目录最后统计，新旧药共计 1 815 种（实际为 1 809 种），其中新增有 46 种，今分条的 21 种，今移的 31 种。在新增药物中，沥青、大枫子、秋石、一枝箭、隔山消、九仙子、石瓜、苦只剌把都儿、孩儿茶、锦地罗 10 种，仅见于目录而无条文。今分条者，如将术分为苍术、白术，芍药分为赤芍、白芍，符合现代用药情况。今移者，根据来源、植物形态调整了分类，如将牡丹从草部移至木部，益智从木部移入草部。

本书药物大体沿袭《证类本草》分类方式，先分为玉石、草、木、人、兽、禽、虫鱼、果、米谷、菜等 10 类，每类分为上、中、下三品。又仿宋代邵雍《皇极经世书》道家之说，将玉石类又分成石、水、火、土、木、金 6 类。植物药中的草、木、米、谷、菜、果各分为"草、木、飞、走"4 类，如草有"草之草、草之木、草之飞、草之走"，木有"木之草、木之木、木之飞、木之走"等。禽、兽、虫鱼则仿《周礼》动物分类，分为"羽、毛、鳞、介、甲、蠃"6 类，概称为"羽虫、毛虫、鳞虫、介虫、甲虫、蠃虫"。另外，又在各药下，以加注的方式，说明其生成方式或自然形态，如玉石有"石生、土生、炼成、煅成"等若干种，草、木、谷、菜、果有"特生、散生、丛生"等数种，禽、兽、虫鱼有"胎生、卵生、湿生、化生"4 种。这样形成了四级分类法。其中根据植物生态，区分"特然而起者为特生，散乱而生者为散生，植立而生者为植生，牵藤而缘者为蔓生，寄附他木者为寄生，依丽墙壁者为丽生，自泥淖中出者为泥生"的方法，在分类法上具有一定的创新性。

2. 二十四则，分项解说

本书改革了具体药物条目的编写体例。每药下分二十四分项记述，分别为：名（药物名称与异名）、苗（药物生长状况）、地（产处）、时（采集时节）、收（储藏）、用（药用部分）、质（形态）、色（色泽）、味（酸、辛、甘、苦、咸）、性（寒、热、温、凉、收、散、缓、坚、软）、气（厚、薄、阴、阳、升、降）、臭（腥、膻、香、臭、朽）、主（主治）、行（所行经络）、助（相使之药物）、反（相畏、相恶之药物）、制（炮制）、治（治疗功效）、合治（合治取相与之功）、禁（戒轻服）、代（代用品）、忌（避何物）、解（解毒）、赝（辨真伪）。这种编排体例改变了旧本草堆砌罗列及繁冗重复地引据文献的状况，使得每味药的内容排列有序、眉目清晰，为后世学习了解本草提供了方便。现以草部上品之上第一味药"黄精"为例说明其编写体例。

草之草

无毒，植生。

黄精主补中益气，除风湿，安五脏。久服轻身，延年不饥。（名医所录）

【名】重楼、菟竹、鸡格、救穷、鹿竹、葳蕤、垂珠、马箭、白芨、黄芝、仙人余粮、太阳之草。

【苗】（图经曰）苗高一二尺，叶如竹叶而短，两两相对。茎梗柔脆，颇似桃枝，本黄，末赤。四月开细青白花，如小豆花。子白如黍，亦有无子者。根如嫩生姜，黄色。肥地生者大如拳，薄地生者如拇指。山人蒸曝作果，食之甚甘美。

【地】（图经曰）生山谷，今处处有之。（永嘉记云）出嵩阳永宁县。（道地）嵩山、茅山。

【时】（生）三月生苗。（采）二月取根。

【收】曝干。

【用】根肥而脂润者佳。

【质】类嫩生姜。

【色】生黄，熟黑。

【味】甘。

【性】平，缓。

【气】气之薄者，阳中之阴。

【臭】腥。

【主】补中益气。

【制】（日华子云）九蒸九曝。（雷公云）以溪水洗净后，蒸从巳至子。薄切，曝干。

【治】（补）（日华子云）五劳七伤，助筋骨，止饥耐寒暑益脾胃，润心肺，驻颜。

【赝】钩吻为伪。

对具体药物之介绍，先引《神农本草经》《名医别录》《本草拾遗》以及唐、宋医家对本草的记载，均用大字列举其功能主治，朱书《神农本草经》文，墨书《名医别录》文。历代诸家本草注文用小字，分列于"二十四则"子项目下，并注明出处。这二十四项并非每项必载，而是有则举、无则空。如为新增内容，则以"谨按"两字标明。

3. 去讹从正，注重实用

本书在《政和本草》基础上，总结了宋代和金元诸家本草的成就，选本草之精要，简化了旧本引文的重复累赘，使内容精简赅要，检阅方便。在精选前人所作的药物解释时，作者不是迷信盲从，而是以"删证类之繁以就简，去诸家之讹以从正"为宗旨，取实事求是的态度，"必择考其当者录之，其重言叠论者皆不复烦屑"，对那些唯心的神仙怪异之说、不切实际的浮夸之言以及带有个人偏见的见解作了一定的删剔。

在内容方面注重医家临床实用，若"药有近代用效而众论佥同，旧本欠发挥者"，则用"谨按"的方式，加以发挥。"谨按"一项，据查共约164条，其论述精辟且大多不见经传，均为作者详细调查或亲身实践所得。如"白术"条，"二术，《图经》云：春月采根，盖值春生之际，元气发于苗则根不实而力薄，固非其时矣。秋冬采之，则元气归于根而力全也"。纠正了《本草图经》所说的春季采收。关于小蓟、大蓟的混淆，"谨按"一条说道，《本经》大小蓟混名同条，然大蓟生山谷，而小蓟生平泽，二蓟茎叶相似，比小蓟但肥大耳。以功力言之则有殊也。二物皆能破血，大蓟破血之外，亦疗痈肿，而小蓟专主血疾，不能消痈肿也"，从植物形态和功效两个方面进行了区别。再如"蘑菇"条，书中补充道："蘑菇乃蕈之属也……五、六月多生湿处，今入诸汤中食之甚鲜美，但不可多食，由其动气而发病故也。""谨按"的论述，有的是对药物主治、功效的补充，有的是对药物形态、采集时间的描述，进一步丰富了本草学内容[1]。

4. 精美彩图，细辨真伪

由于明孝宗喜好书画，《本草品汇精要》正文由14位工匠手工以朱、墨两色抄写文字，正文前有8位宫廷画师绘制的工笔重彩植物写生图，共1371幅，堪称中国第一部大型彩绘图书。原书注明为新增药图的有435幅，不少为实物写生而得，非常精美。编写完毕以《永乐大典》开本规格，使用竹木纤维的特制纸张，用朱砂套红的双线板框，插图绘画使用砂物颜料，所有药图题图均用蓝底金框，药名以金漆誊写，甚为精美。这些彩图为后世研究明代的用药情况留下了极其宝贵的资料。

《本草品汇精要》也有许多不足之处。如有些药物的引文有误，失于考证；个别药图因未见实物，乃据前人描述想象为之，难免错误；分类方面，子目过繁，界限不明，较为烦琐。由于历史原因，该书未能刊行，从而未在本草史上产生重大影响。但这是一部宗旨明确、体例完备的官修本草，是一部反映明代药学状态和临床应用综合水平的著作。英国著名中国科技史专家李约瑟在《中国科学技术史》中

---

[1] 曹晖，谢宗万，章国镇. 本草品汇精要内容特色考察 [J]. 基层中药杂志，1993（4）：1-4.

说:"16 世纪中国有两大天然药物学著作,一是世纪初的《本草品汇精要》,一是世纪末的《本草纲目》,两者都非常伟大。"

六、《本草约言》

【概述】

作者薛己(1487 年—1559 年),字新甫,号立斋,吴郡(今江苏苏州)人。生于成化二十三年(1487 年),卒于嘉靖三十八年(1559 年),享年 72 岁。薛氏出生世医之家,其父薛铠乃一代名医,明朝弘治年间征为太医院医士,著有《保婴撮要》八卷问世。薛氏幼承家训,精研医术,兼通内、外、妇、儿各科,名著一时。正德元年(1506 年)补为太医院院士,正德九年(1514 年)擢升为御医,正德十四年(1519 年)授南京太医院院判,嘉靖九年(1530 年)以奉政大夫南京太医院院史致仕归里。薛己学术思想受张元素、李杲、钱乙等影响较大,在前人经验及个人研究基础上,自立一家之言,融脾胃学说与肾命水火学说于一炉,重视先后二天的辨证,临床用药倡导温补,治疗尤以外科见长。著述甚丰,自著《内科摘要》《外科枢要》《女科撮要》《疬疡机要》等 10 余种,校注、校勘《妇人良方大全》《小儿药证直诀》《十四经发挥》等 10 余种。

《本草约言》成书于正德十五年(1520 年,一说成书年代不详)。共四卷,分为《药性本草》与《食物本草》,各二卷。其中《药性本草》分草、木、果、菜、米果、金石、人、禽兽、虫鱼 9 部,共载药 285 种。《食物本草》分水、谷、菜、果、禽、兽、鱼、味 8 部,共载食物 391 种。本书论药多引用元代与明初医家及本草的论述,少有发挥。药后多加按语,重点讨论药性及用法,对配伍理论尤多精辟论述。

本篇所述以臧守虎、杨天真、杜凤娟校注薛己辑《本草约言》(中国中医药出版社,2015 年 1 月)为蓝本。

【钩玄】

1. 论药切合临床

该书无明显的功效项与主治栏,而是将药物功效与应用一并论述,采用简短的语句,言简意赅,但十分切合临床实际,对指导药物的临床应用大有裨益。如"黄芪"条下论本品的功效与应用如下:"温肉分而实腠理,益元气而补三焦,内托阴证之疮疡，外固表虚而汗出。补阴气内损之脉虚，治阳气下陷之热炽。"论生甘草与炙甘草之功用区别及甘草的使用注意："生用性寒，能泻胃火，解热毒。诸痈疽疮疡，红肿未溃者，宜生用。其已溃与不红肿者，宜蜜炙用。炙用性大缓，能和诸药性，能解百药毒，宜少不宜多，多则泥膈不思饮食，抑恐缓药力而少效。脾虚者宜此补之。若脾胃气有余，与心下满及肿胀，痢疾初作，皆不可用。下焦药中亦宜少用，恐太缓不能自达也。"

又如"苍术"条下曰："散风寒湿气，辟山岚瘴气，无分表里；疗重痛于身首，散结肿于皮肤，最能发汗；消积滞而除腹胀，快脾胃而进饮食，尤能宽中。其性本燥，长于治湿。然气味辛烈，除上焦湿气之功尤切，米水浸炒，佐以黄柏，健行下焦，治股足湿热之妙剂也。"精确论述本品功用重在治湿。"川芎"条下言："助清阳而开郁气，活滞血而养新血。散肝经风邪外侵，止少阳首痛如裂。上行头目，下行血海，血中之气药也。""牛膝"条下论本品善治腰以下病证曰："治淋症结肿于阴茎，疗痿痹拘挛于股节，诸药性能下行，治腰腿不宜缺用。""麻黄"条下论麻黄解表及与麻黄根的鉴别曰："通玄府，治伤寒血涩之身疼痛。开腠理，疗伤寒阳郁之表热。故能散荣中之寒，泄卫中之实，疗足太阳经无汗之表药也。根节又有止汗之功。一物之性，有不同如此。"

再如"葛根"条下论本品解肌等功用，表述曰："发阳明之风寒，解肌表之壮热，疗头颅之苦痛，止胃虚之消渴，解酒中之苛热，治往来之瘟疟……然太阳初病，未入阳明而头痛者，未可便服葛根以发之，恐引贼入家也。""白芷"条下曰："头风目疾能攻，皮肤燥痒可疗，阳明头痛非此不除，通治本经风邪之药。排脓生肌，疗疮疡邪气之需。活血胜湿，主带下赤白之妙。阳明气血之海，故主女子崩漏赤白。血闭阴肿，多属阳明，此能止之。"明确论述了白芷止阳明头痛、消肿排脓、止带等功效及临床应用，切中肯綮。"柴胡"条下曰："入手足少阳、厥阴经。左右两傍胁下痛，日晡潮热往来生，在脏调经内主血，在肌主气上行经，散胸腹之结热，引清气之上腾，本经头痛宜用，寒热邪气宜增。"此论充分表述了柴胡的应用及用于退热时剂量应加大的临床经验。"茵陈蒿"条下言："通腠理，主黄疸怫热于肌表。利小便，主黄疸结热于腹中。因其上下分消之妙，故有专治湿热之功。惟入足太阳经，专利水道治黄。遍身风痒，疮疥不计多少，煎浓汁洗之立瘥。此虽主风湿寒热，然除湿清热之用多。"说明本品利湿清热，广泛用于多种湿热证，尤以黄疸与皮肤病多用，非常切合临床。

2. 配伍论述精辟

自《证类本草》开始，本草书籍中就会出现方剂，自此已降，亦不乏论述药物配伍的本草著作。本书论述配伍的内容较少，但多比较精辟。如"大黄"条下论泻心汤（大黄配伍黄芩、黄连）治疗心气不足之吐血衄血，谓："仲景治心气不足，吐血衄血，泻心用大黄、黄芩、黄连。夫心气既虚，不用补而用泻，何也？此因少阴经阴气不足，而本脏之阳气尤甚，热邪乘虚而客之，致阴血不宁，妄行吐衄。今以苦泄其热，使之和平，即以苦补其心，则血归经而自安矣，一举两得。有是症者，用之辄效，在量其人之虚实可也。"此为热盛吐衄，需清热宁络止血，而大黄、黄芩与黄连均能清热泻火，其中大黄与黄芩还能凉血止血，甚为合拍。且大黄还具活血之功，正如陈修园《十药神书》谓："余治吐血，诸药不止者，用金匮泻心汤百试百效，其效在生大黄之多，以行瘀也。"故有是证，即用是药。

又如论黄芩的配伍应用如下："细实者名子芩，入大肠，除腹痛后重，而治下痢脓血，与芍药、甘草同用。又主安胎圣药，以清热降火故也。又得厚朴、黄连，止腹痛。得五味子、牡蒙、牡蛎，令人有子。得黄芪、白蔹、赤小豆，疗鼠瘘。缩砂安胎，治痛行气；黄芩安胎，降火下行。若血虚而胎不安者，阿胶主之。"

3. 按语言之有理

按语为本书的一大特色，按语中有直言药物功用并加以诠释的，如"白术"条下按语论本品生津："白术既燥，《本草》又言生津，何也？盖脾恶湿，脾湿既胜，则气不得施化，津何由生？故膀胱津液之府，气化出焉。今用白术以燥其湿，则气得周流，津液亦随气化而出矣。《日华子》谓白术利小水，正以此也。如茯苓亦系渗淡之药，谓之能生津液，义与此同。"说明白术能燥湿以生津，使湿去气行而津液畅。又如"当归"条下按语论当归"主咳逆上气，议者以当归血药，如何治胸中气也？不知当归非独主血，味兼辛散，乃为血中气药。况咳逆上气非此一端，亦有阴虚阳无所附以致然者。今用血药补阴，与阳齐等，则血和而气降矣。《本经》所谓，义或由斯。"再如"滑石"条下论滑石治渴，谓之曰："滑石治渴，非实能止渴也。资其利窍，渗去湿热，则脾气中和，而渴自止耳。假如天令湿淫大过，人患小便不利而渴，正宜用此以渗泄之，渴自不生。若或无湿，小便不利而渴者，则知内有燥热，燥宜滋润，苟误服用，是愈亡其津液，而渴反盛矣，宁不为犯禁乎？"显然，滑石所治之渴，是因湿邪阻滞所致，滑石能利小便以祛湿，故能治。

按语中亦有言药物功用鉴别的，如人参与黄芪俱能补气，而同中有异，"黄芪"条下按语论述二者区别时曰："参、芪甘温，俱能补益，但参惟益元气补中，芪兼补卫实表，所以补既略异，共剂岂无分？如内伤，脾胃衰弱，饮食怕进，怠惰嗜卧，发热恶寒，呕吐泄泻，及腹胀痞塞，力乏形瘦，脉微，神短等证，宜补中益气，当以人参加重为君，黄芪减轻为臣。若表虚腠理不密，自汗盗汗，渐至亡阳，并诸溃疡，多耗脓血；婴儿痘疹，未灌全浆；一切阴毒不起之症，又宜实卫固荣，须让黄芪倍用为主，人参少用为辅。"又如"麦门冬"条下鉴别麦冬与天冬之功用异同如下："天、麦门冬并入手太阴经，而能祛烦解渴，止咳消痰，功用略同。然麦冬兼行手少阴，每每清心降火，使肺不犯于贼邪，故止咳立效。天门复走足少阴，屡屡滋阴助元，令肺得全其母气，故消痰殊功。盖痰系津液凝成，肾司津液者也，燥盛则凝，润多则化。天门润剂，且复走肾，津液纵凝，亦能化解。麦冬滋润虽同，经络兼行则异。故上而止咳，麦门少胜；下而消痰，天门为尚。"

七、《本草蒙筌》

【概述】

作者陈嘉谟，字廷采，自号月朋，世人称之陈月朋。陈氏，明代医家，西乡石墅（今安徽祁门县小路口镇二都村）人，生于明成化二十二年（1486年），逝于1565年，享年80岁[1]。

陈氏年幼习举子业，后因体弱多病，遂弃举子业改习医，他在本书自序中写道："予少业举子，寻以体弱多病，遂留意轩岐玄之术于凡三代以下诸名家，有裨卫生者罔不遍阅精择之。"陈氏在本书的"图像本草蒙筌序"中写道"无以发《素》《难》治病之玄机，是故《本草》也者，方药之根柢，医学之指南也"，可以看出，陈氏认为本草在医药学中有至关重要的地位。同时作者认为，"然《本草》旧多有刻，如《大观》，则意重而寡要；如《集要》，则词简不赅，至于《会编》，喜其详略相因，工极精密也矣，惜又杂采诸家而讫无的取之论，均未足以语完书也"。又如作者在"重刻本草蒙筌序"中对于李时珍将唐慎微的《图经》500余种集验补遗时写道"然品类既凡，瑕疵不少，学者究其穷年，如入海算沙，徒益其苦耳"。因此，作者乃取诸本折中之，博而约之，撰其章句。使初始学者便于读懂而精学之，编成《本草蒙筌》一书。作者在本书凡例中述"书名蒙筌，为童蒙作也。筌者，取鱼具也。"和"是书虽述旧章，悉创新句，韵叶易诵，词达即明，俾童蒙习熟，济人却病，立方随机应变，亦必由此得尔，故谓蒙之筌云"，可见，陈氏之书初衷是给初学者提供方便的入门读物。

《本草蒙筌》又名《撮要便览本草蒙筌》《撮要本草蒙筌》，共分十二卷，共收载药物448种，附录388种，后有应验诸方和本草实图，可谓图文并茂。书首页先写校点说明，继写内容提要，后之目录。目录依次分撮要本草蒙筌序、图像本草蒙筌序、重刻本草蒙筌序、本草蒙筌凡例、历代名医图姓氏、总论，总论又详分出

---

[1] 陈湘萍. 陈嘉谟及其《本草蒙筌》[J]. 中医杂志，1986（6）：62-63.

363

产择地土、收采按时月、藏留防耗坏、贸易辨假真、咀片分根梢、制造资水火、治疗用气味、药剂别君臣、四气、五味、七情、七方、十剂、五用、修合条例、服饵先后、各经主治引使、用药法象，后按草部上、草部中、草部下、木部、谷部、菜部、果部、石部、兽部、禽部、虫鱼部、人部。文末附有作者按语即谟语，精详论述每味药物的特征并抒己见，为本书之精华。

本次对此书的介绍，是以崇祯元年刘孔敦增补版为底本，中医古籍出版社于2008年排版撰写的《本草蒙筌》为蓝本。

【钩玄】

1. 真伪优劣，考究精详

陈氏在总论"贸易辨假真"中说，"卖药者两只眼，用药者一只眼，服药者全无眼"，概括性地阐明了作者对于医者和病家对市场上药材辨认不足的普遍现状。并揭露出"钟乳令白醋煎，细辛使直水渍，当归酒洒取润，枸杞蜜伴为甜，螵蛸胶于桑枝，蜈蚣朱其足赤"典型造假手段。

尽管历代本草著作已经在诸药的真假辨别方面做出许多详细的阐述，但药材使用以假乱真的现象仍然存在。例如肉苁蓉，他在详述肉苁蓉在市场上以假乱真的现象时讲到"又草苁蓉，岩石多产。根类初生莲藕，《本经》一名列当。温补略同，功力殊劣，或压扁假充前药（肉苁蓉罕得真者，市多以此压扁假充。又以金莲草根盐润充卖，误服之反有损也。），凡用者务审精详"，市场上常将外观相似之品用来冒充真品，组其方中，不但使原方失之成效，甚者会加重病人病情，后果不堪设想。因此，对于市场上药物的使用，陈氏认为详辨其真假至关重要。

再如巴戟天，陈氏主要针对巴戟天在当时方剂中的应用，对巴戟天的真伪优劣进行了详细的论述，原文中有"即今方家，惟以中间紫色者为良（据蜀人云：都无紫色，咸系染成。）。或用黑豆，煮汁沃之（亦或同煮过）。"古人只知道巴戟天中间紫色为良，但是如通过染色煎煮而假充之，在此过程中，对巴戟天的本身功效已有影响，即后文所言"紫虽做成，气味殊失"，进一步说明药物以假乱真不可取的观点。"或又采山根，染紫假充（蜀中一种山根，形亦相类，但色白，用醋煮之乃紫，多采充卖，莫能辨认。），俱不可不细察也。"因真药之昂，古人将形似之品制造后冒充其真品。在此，作者提出辨认真假之法——"击破视之，其中紫而鲜洁者为真，真者中虽紫，又有微白掺如粉色，理小暗也"。药材真假优劣在治病成效中起着至关重要的作用，凡需用其治病，还需多加几分辨别，优劣当分。

再如广藿香，陈氏在论述藿香的正文中指出，"市家多挽棉花叶、茄叶假充，不可不细择尔"。病家本欲治病，药力不及反致病重，病家误以医家用药之错，或以医家医术不正，而未查实其药物真假优劣之性是其源头。因此，陈氏在《本草蒙筌》一书中就其药物真假优劣鉴别给予颇多举例，为后世医家在用药方面的真伪鉴别作出了重要的贡献。

2. 炮制有别，功亦所殊

陈氏在总论的"制造资水火"中指出了"凡药制造，贵在适中，不及则功效难求，太过则气味反失"。药物的炮制方法多样，入不同脏腑、针对不同的病证性质，炮制方法亦有所殊。陈氏讲到"酒制升提，姜制发散。入盐走肾脏，仍使软坚；用醋注肝经，且资住痛。童便制，除劣性降下；米泔制，去燥性和中"。为了在治疗疾病过程中使方中每味药发挥到最佳的作用，在选药入方时应该做到选药精准，重视同一药材炮制有别、功效有异。

例如草蒿，治病种类诸多，其入方治病制法亦有所殊，陈氏讲到"入童便熬膏，退骨蒸劳热。生捣烂绞汁，却心痛热黄。息肉肿痛，烧灰淋浓汤点；泄痢鬼气，研末调米饮吞。秋冬用之，取根与实。实须炒过，根乃咀成"。表明除却人体不同部位之热，其炮制方法截然不同，以便发挥其治此病之所长。综上所述，药物炮制的合理与否与药物治病疗效有着直接的关系，因此必须引起对药物炮制方法的注意。

再如五倍子，"煎汤洗眼目，消赤肿止疼。研末染髭须，变皓白成黑"。后文称"百药煎者，亦此造成。新鲜五倍子十斤，春捣烂细，磁缸盛，稻草盖合，七昼夜，取出复捣，加桔梗、甘草末各二两，又合一七，仍捣仍合，务过七次，捏成饼锭，晒干任用。如无新鲜，用五倍子水渍为之"。《本草蒙筌》首次在五倍子的正文里提出了这种独特的炮制方法，前人论述本药的炮制方法很多，但对此炮制之法没有提到，因此，陈嘉谟在本草学领域药物炮制方面的贡献是巨大的。

如丹砂，陈氏对丹砂的炮制论述居多，正文中提到两种炮制方法，一是"依法煅，以磁罐取汞，又名水银。用磁罐二个，掘地成坎，深阔量可容二罐，先埋一罐于坎，四周围用土筑稳实，内盛水满，仍一罐，入朱砂半满，上加敲碎瓦粒，剪铁线髻如月圆样一块，闭塞罐口，倒覆下罐之上，务令两口相对，弦缝盐泥封固。以熟炭火先文、后武，煅炼一炷香久，其砂尽出，水银流于下罐水内。复起下罐，检出皮壳，入新朱砂，固脐再煅。每好砂一两，常煅出七八钱。低者仅五六钱而已。"陈氏在本书详细而全面地介绍了其炮制方法，使读者在学习过程中能更方便，了解的更全面。二是"倘修炼得法，可点铜成银，轻粉系汞再升，加盐皂矾二物。质轻色白，故此为名。其法水银一两，皂矾七钱。白盐五钱同研，微见星为度，放炊饼盆中按扁，以鸡翅扫圆如饼样，覆以乌盆。用炉灰罗过，水调封盆缝。盆底离火三寸许，用熟炭火煅之。火慢则渐加，至半斤为度，以点线香三炷为度。提出候冷，用刀轻轻挑起乌盆仰放，拨去炉灰，勿令香落。鸡翅轻轻扫下盆底粉脚，任意扫净另放。又加皂矾、水银、白盐同研，复炼铁盆内饼上。或有升不起者，扫上面好者，亦和前再炼，以干湿得所为宜。干则入少水润之，又不可太湿。其盆底粗者去之，或留擦疥疗疥癣亦可。"虽然历代本草都对丹砂的炮制有论述，但《本草蒙筌》是第一本详细论述的本草学著作。

3. 产地不正，质有悬殊

陈氏在"出产择地土"中说，"凡诸草本、昆虫，各有相宜地产"，所谓"道地药材"即产地适宜、具有地域性特点的优质药材。后文称"一方风土养万民，是亦一方地土出方药也"。药物有其最适宜的产地，用药时也应以道地药材为宜。

如连翘，陈氏在正文中指出，"凡用采收，须择地土。生川蜀者，实类椿实，壳小坚（似椿实未开者），外完而无跗萼，剖则中解，气甚芬香，才干便脱茎间，不击自然落下；生江南者，实若菡萏，壳柔软，外有跗萼抱之，解脉绝无，香气自少，干久尚着茎上，任击亦不脱离。以此为殊，惟蜀最胜。去梗旋研，入剂方灵。余剩密藏，气味免失。"连翘产地有别，其外形、质地、气味亦有差别。因此，在选药入方时，应据其治病对象的体质、环境等个人情况选用更合适的"道地药材"，并非无理无据任其运用。

例如人参，陈氏讲到"种类略殊，形色弗一。紫团参紫大稍扁，出潞州紫团山（属山西）。白条参（俗呼羊角参），白坚且圆，出边外百济国（今臣属高丽）。黄参生辽东（边戍地名）。上党（古郡名，在冀州西南），黄润有须梢纤长。高丽参（俗呼鞑参），近紫体虚，新罗（国名）参亚黄味薄"。因其产地不同，其命名、性味都有差异，用药时要选其产地适宜的药材。

他如石斛，陈氏在"出产择地土"中说："摄生之士，宁几求真，多惮远路艰难，惟采近产充代，殊不知一种之药，远者，亦有不可代用者。可代者，以功力缓紧略殊，倘倍加犹足去病。不可代者，因气味纯驳大异，若妄饵反致损人。"陈氏在述石斛的产地时称，"其种有二，细认略殊。生溪石上者名石斛，折之似有肉中实；生栎木上者名木斛，折之如麦秆中虚。石斛有效难寻，木斛无功易得，卖家多采易者代充，不可不预防尔"。为了让后世医家辨其真伪，作者将石斛与木斛的产地及形态分开详细论述，这对后世药学鉴定和医家用药有着突出的贡献。

4. 明辨药性，功效有殊

陈氏在《本草蒙筌》一书多味药后附有谟按语，集后论述。除保留有前贤之见第外，亦多有本身之观点发挥，在应用辨别方面详述其功效所殊，试举以下几味药体现之。

例如书中提到的桂，陈氏在后面谟按语中写到桂枝在治疗伤寒有汗和无汗均有效，"然《本经》谓：桂止烦出汗。仲景治伤寒乃云：无汗不得服桂枝。又云：汗过多者，桂枝甘草汤。是又用其闭汗，何特反其经义耶？"上述看似矛盾，实有其机理所在，"抑一药而二用耶？噫！此正所谓殊途而合辙也。盖桂善通血脉。《本经》言：桂止烦出汗者，非桂能开腠理而发出汗也，以之调其荣血，则卫气自和，邪无容地，遂自汗出而解矣。仲景言：汗多用桂枝者，亦非桂枝能闭腠理而止住汗也，以之调和营卫，则邪从汗出，邪去而汗自止矣。"虽其能治出汗和闭汗，只是殊途而合辙，调和营卫，邪出而汗出，汗出而邪自解。无知者遇其伤寒病者，不辨出汗和止汗实际意义，则误用桂枝汤，害处不少。警示众多医药学者，明其缘由，再下药入方。

又如蓖麻子，后附谨按语"病分血气，药别阴阳。丹溪云：蓖麻子属阴，主吸出有形质之滞物，故取胎产胞衣、剩骨、脓血者用之。荔枝肉属阳，主散无形之滞气，故消瘤赘赤肿者用之。苟不明此理而错用，治则不应也。"陈氏将丹溪观点放文后，简明说到药物治疗疾病时，应按其阴阳属性互相对应治疗，虽蓖麻子和荔枝肉都有主散、主通滞之效，但因其阴阳属性相反，其治疗范围亦不同。众人不知此性之差而误用，药则无效。

另如牵牛子，陈氏讲到"《续注》谓味苦、寒，果安在哉？牵牛但能泄气中湿热，不能泻血中湿热……张仲景治七种湿证小便不利，无一药犯牵牛者，非不知牵牛能泻湿利小便也。为湿病之根在下焦，是血分中气病，而不可用辛辣气药，反泻上焦太阴之气故也。"虽然牵牛子有泄湿利小便之功，但需从气分、血分分开论述，而世医遇湿病不分血分、气分误用治之，殊不知其害。

《本草蒙筌》是一本集药材真伪优劣、产地、炮制、应用等多方面的本草学专著，全书去繁从简，词达即明，易于背诵，尤适合初学者。陈氏在书中凡例慨之"尝悲世之医者，凡遇某病，不察虚实三因，则曰古方以某药治效，吾智不逮古人，而敢不遵耶！殊不知病有标本久新，治有逆从缓急。医贵通变，药在合宜"。说明了作者对临床辨病和精准用药的高度重视。

八、《本草纲目》

【概述】

作者李时珍，字东璧，号濒湖，世称李濒湖，湖广黄州府蕲州（今湖北蕲春县）人，生于正德十三年（1518年），卒于万历二十一年（1593年）[1]，享年75岁。

---

[1] 王剑，梅全喜，赵中振，等. 李时珍的生卒时间存疑再考——写于纪念李时珍诞辰500周年之前 [J]. 时珍国医国药，2017，28（1）：220-223.

李氏出生世医之家，其父李言闻为蕲州名医，李时珍受其父亲的影响，从小就对医药有着浓厚的兴趣。李时珍十四岁时考取秀才，其后三次乡试落第，遂立志随父学医。他刻苦攻读古人医药著作，博览群书，勇于实践和创新，很快成为享誉蕲州的名医。对于一些疑难杂症和沉疴痼疾，凡经他治疗，多显奇效。据《康熙蕲州志》载，他"愈病多不取值，远或千里就药于门"[1]。嘉靖年间，李时珍被楚王府聘为奉祠正，兼掌良医所事，后被楚王推荐到朝廷太医院。在太医院，李时珍曾多次向嘉靖皇帝提出重修本草之事未果，便主动请辞回乡，着手重修本草，遂著成《本草纲目》[2]。李时珍是我国明代伟大的医药学家，还著有《奇经八脉考》和《濒湖脉学》等书。

《本草纲目》共五十二卷，收载药物1 892种（新增374种），绘图1 109幅，附方11 000余首。本书以《证类本草》为蓝本，序例部分对本草史、《本经》序例、《集注》合药分剂法则及历代对气味阴阳、升降浮沉、归经、用药禁忌等中药基本理论的论述，进行了全面、系统、深入的总结和发挥。其"百病主治药"共载有113个病证的主治药物，以病名为纲，以辨证用药为目。各论分水、火、土、金石、草、谷、菜、果、木、服器、虫、鳞、介、禽、兽、人16部（纲），以下再分60类（目）（如木部有：香木、乔木、灌木、寓木、苞木、杂木6类）。各药之下，分正名、释名、集解、正误、修治、气味、主治、发明、附方诸项，逐一介绍，其析族区类，纲振目张。

李时珍"奋编摩之志，僭纂述之权"，竭尽毕生精力，渔猎群书，收罗百氏，在《证类本草》的基础之上，通考800多部医药著作，对古代本草进行了系统而全面的整理总结，并进行了长期的实地考察、采访与临床应用，采取多学科综合研究的方法，"剪繁去复，绳缪补遗，析族区类，振纲分目"，历时27年（1552年—1578年），稿凡三易，于1578年完成了200多万字的本草巨著《本草纲目》。本书最早的版本是在1590年王世贞作序以后，由南京胡承龙约在1593年刻成的"金陵本"，于1596年由李建元进疏之后，问世发行，后国内外辗转翻刻60余次，是我国16世纪以前药学成就之大成。此外，该书还流传海外，先后被部分或全部译成多种外国文字，对世界药物学、植物学、矿物学、化学等学科的发展，产生了较大的影响，成为世界文化之瑰宝。

正如著名中国科技史研究专家李约瑟博士的评价："李时珍作为科学家，达到了同伽利略、维萨里的科学活动隔绝的任何人所不能达到的最高水平。""毫无疑问，明

[1] 王宗尧，卢纮.《蕲州志》：第10卷［M］. 北京：北京线装书局，2001.

[2] 王剑，梅全喜. 论李时珍《本草纲目》的伟大贡献及学术价值——纪念李时珍诞辰500周年［J］. 中国现代中药，2018，20（5）：495-501，509.

代最伟大的科学成就，是他那部在本草书中登峰造极的著作《本草纲目》""至今，这部伟大的医学著作仍然是研究中国文化史的化学史和其他各门科学史的一个取之不尽的知识源泉"[1]。1956年，郭沫若为李时珍墓题词："医中之圣，集中国药学之大成，本草纲目乃一八九二种药物说明，广罗博采，曾费三十年殚精。造福生民，使多少人延年活命！伟哉夫子，将随民族生命永存。"2011年，《本草纲目》作为世界物质文化遗产，与《黄帝内经》同时入选《世界记忆名录》，标志着国际社会对我国中医药文化价值的广泛认同，对推动我国优秀传统文化走向世界具有重要意义。

该书的版本较多，本篇所述以刘衡如点校《本草纲目》（人民卫生出版社，2004年9月）为蓝本。

【钩玄】

1. 版本之多，前所未有

《本草纲目》是祖国医药学宝库中极为珍贵的资料遗产，本书自明代刊行后，400余年以来，在国内已重版了数十次。本书的版本通过近年许多学者认为可分"一祖三系"，祖本（初刻）即金陵本，下分江西本、钱（蔚起）本、张（绍棠）本，最大的差异是图版。

最早的版本是在1590年王世贞作序以后，至1596年由李建元进疏以前，由南京胡承龙刻的"金陵本"，胡承龙对这部伟大巨著的问世，建有不可磨灭的功绩，然而"初刻未工，行之不广"。疏中说"甫及刻成，忽值数尽"，可见是书的刻成，约在著者去世的1593年前后。

1603年由夏良心、张鼎思序刊的江西本，刻印精良，此本改正了金陵本的一些错误，同时也有金陵本没错而改错了的。1606年杨道会、董其昌序刊的湖北本，它和以后如石渠阁等各种明清刻本，大都是以江西本为底本翻刻的，一般改动不大。

1640年由六有堂出版的钱蔚起本，是对江西版本经过比较仔细的校勘，精心刻印而成。它改正了不少原本的错误，同样也发生了一些新的错误。它第一次对《本草纲目》附图进行全面改绘，并请当时最有名望的画工、刻工完成，但有的药图失真。1655年太和堂出版的《吴氏重刻本草纲目》，实际是钱蔚起本的原版，但经过吴毓昌认真校勘，又剜改了约200处错误，而新出的错误不多，著名的四库全书本即是以此本作底本。

---

[1] 温长路.《本草纲目》的成功与成就——纪念《本草纲目》金陵版问世410周年[J]. 亚太传统医药，2006（9）：9-11.

直到 1885 年，由合肥张绍棠味古斋重校刊本，又称光绪张版，它刻印最为精良，因直接吸收了钱蔚起本、太和堂本等的校勘成果，订正了很多错误，可是它在大量增改中所发生的错误也很突出，并抽换了几百幅图，又造成很多混乱。尽管它有严重的缺点，但也有明显的优点，因而以后各种石印、排印本，以至 1957 年人民卫生出版社的影印本，大多是以它为底本了。总的说来，历代由于抄写、刻版、校订所发生的错误，数以万计，严重地影响了本书的质量 [1]。

1975 年至 1981 年人民卫生出版社出版由刘衡如校勘（刘山永协助）的《本草纲目》校点本，是以次刻江西本为底本，经过仔细校勘，写出校记 12 600 多条，改正了原书大量讹误，受到广大读者的好评。本书共四册，前三册以江西本为底本，第四册参照了金陵本，是目前质量最高的版本，该书荣获全国首届古籍整理图书一等奖和第一届国家图书奖提名奖。迄今大小印本已发行 30 多万部，成为流传最广的一种版本，后于 2004 年本书发行了第二版 [2]。由于无首刻金陵本可据，只好以江西本作底本（直到校点后期才得见金陵本），书中不少问题未能解决。同时，排印中也出现了一些新的错误。因此全书出版后，刘衡如立即重新校勘（后刘衡如病逝，由其子刘山永继续未竟之业），经过父子两代人 10 多年的努力，1998 年 10 月，终于由华夏出版社出版了以金陵版作底本的《本草纲目》新校注本 [1]。

近些年来，《本草纲目》又有好几种版本面世，同时，还有白话、通释、导读等本，如雨后春笋般地呈现在读者面前。自《本草纲目》问世以来，已有 80 多个版本，即平均 6—7 年便出现一个新本。如此长盛不衰，充分表明了它的实用价值和对人类社会的深远影响 [3]。

2. 体例之新，光前裕后

《本草纲目》是 16 世纪以前我国医药工作者用药经验的一次全面系统的总结。在编撰体例上，它虽以《证类本草》为蓝本，但确有新的改进和发展，为一个全新的体例，其卓越成就如下。

在"序例"中，它引录了自《黄帝内经》《神农本草经》以来历代 42 种本草书或医药文献中的用药理论和方药组合原则，诸如七方、十剂、气味阴阳、五味宜忌、五味偏胜、标本阴阳、升降沉浮、四时用药、药物归经和引经报使等，集我国方药理论之大成，特别是辑录了《证类本草》以后宋、金、元诸家的方药理论，意义重大。

[1] 刘山永.《本草纲目》版本源流概况——兼论首刻金陵版本特点 [J]. 中医文献杂志，2000（1）：1-2.

[2] 李时珍. 本草纲目 [M]. 2 版. 刘衡如点校. 北京：人民卫生出版社，2004：1.

[3] 吴云波.《本草纲目》在编撰体例上的成就 [J]. 杏苑中医文献杂志，1994（1）：3-4.

在对每药的论述上分列条目，系统全面，纲目清楚。每药列"正名"、"释名"（各种别名）、"正误"（药物辨别）、"集解"（形态、品种、采收、产地等）、"修治"（炮制等）、"气味"、"主治"、"发明"、"附方"等。其中"集解""发明"两项，为李氏首创，意义非凡。

改进分类，使其层次清楚，纲目分明。《本草纲目》将药物分为水、火、土、金石、草、谷、菜、果、木、服器、虫、鳞、介、禽、兽、人16部。其中前四部为无机类，次六部为植物类，最后六部为动物类。据李氏自述，植物类排列是"由微至巨"，即形态由小到大，动物类排列为"由贱至贵"，即由低级到高级。这样分部排类，思考至为精密。部以下分类，如木部分为灌木、乔木、香木、寓木、苞木、杂木六类。类以下分纲目，如标"龙"为纲，则其药用部分如"角""骨""脑""胎""涎"皆为目。所以对该书"纲"与"目"之理解，应该说不是单一的，而是包含了三个层次，即以部为纲，则类为目；以类为纲，则类以下药物为目；以药物总称为纲，则以其药用部分为目。这样的分类体例，可说是层次清楚、纲目分明，便于研究和查考。

"集解"项中列入了考据学内容。李氏对多种药物的源起（或传入）、传播和现状，作了考证，如茶叶原产于益州，西瓜由契丹传入，金鱼饲养盛于宋代以后等，不仅有药物学上的意义，而且也引起了生物学和博物学界的重视，国内科普宣传中很多引述其材料，国外学者也颇重视，如达尔文在1859年著《物种起源》以阐述进化论时，曾引述过《本草纲目》中关于金鱼、乌骨鸡的材料，来说明物种的人工变异。

在"发明"项中，李氏扼要地引述了历代对该药性能和功效的论述，然后加以评论，肯綮地提出自己的见解，必要时附以自己的验案。如在"延胡索"条下，除论述外，附列了其治愈荆穆王妃胃痛和华姓叟之久痢肠痛案例，明确提示了延胡索的止痛作用。这是本草书编撰中的一项重要进展，它不仅使医者能更正确地掌握药物的性能功效，而且体现了药学与医学的结合，后代医药家沿着这一趋向，撰写了多种专著和专篇[1]。

3. 分类齐全，涵盖百科

《神农本草经》以三品分类，《本草经集注》《新修本草》《证类本草》以药物自然属性分类，每类之下，继续分上中下三品，呈现出按部分类与三品分类并存的格局。针对以上药物分类，李时珍指出："或一药而分数条，或二物而同一处；或木居草部，或虫入木部；水、土共居，虫、鱼杂处……名已难寻，实何由觅？"也就

---

[1] 吴云波.《本草纲目》在编撰体例上的成就 [J]. 杏苑中医文献杂志，1994（1）：3-4.

是说，以往那种分类方法，不但药物的名称在书中难以寻觅，而且容易造成对药物性味、主治的错误判断。

《本草纲目》在废除三品分类法、改变部类的基础上，创立了16部60类的分类法，使全书结构井然有序，面貌焕然一新。将1892种药物，归入16部之60类中。16部分别为：水部、火部、土部、金石部、草部、谷部、菜部、果部、木部、服器部、虫部、鳞部、介部、禽部、兽部和人部。如此将药物分为16部，其意义与价值何在呢？首先，它采用了三大部类的分类原则。先分无机物和有机物，有机物中又分植物与动物，始终遵循"从贱至贵"的原则，基本上符合进化论的观点。无机界包括水、火、土、金石4部，植物界有草、谷、菜、果、木、服器（植物制品）6部，动物界为虫、鳞、介、禽、兽、人6部。其次，这种分类具有一定的哲学思想作指导。在无机物中，先列水、火，因其对维持生命极为重要，符合金元时期以来医学界的基本观点。然后是万物生长离不开的土，金石出于土中，故列于其后。在植物中，草、谷、菜属草本，果、木属木本，表明先有低级植物，后有高级植物。服器属于草木制品，归属其后，亦合乎情理。在动物中，由虫到兽，从无脊椎到有脊椎，由低级动物到高级动物，依次排列，而人居最后。人为万物之灵长，从生物学上看是最高等的动物，这种先后次序排列，实质上和生物进化论是不谋而合的。

但是，部的分类法只是一个大纲，若仅按16部分类，每一类仍过于庞杂，仅草部就有439种药物，还是不易全面掌握。于是，李时珍进而创立了60类分类法，也就是在每部之下再细分若干类，如草部就细分了10类。这样纲目就更加清晰了。60类的名称和它所属的部分别为：水部有天水、地水两类；火部有火类；土部有土类；金石部有金、玉、石、卤石4类；草部有山草、芳草、隰草、毒草、蔓草、水草、石草、苔草、杂草、有名未用10类；谷部有麻麦稻、稷粟、菽豆、造酿4类；菜部有荤辛、柔滑、蓏菜、水菜、芝栭5类；果部有五果、山果、夷果、味类、蓏类、水果6类；木部有香木、乔木、灌木、寓木、苞木、杂木6类；服器部有服帛、器物2类；虫部有卵生、化生、湿生3类；鳞部有龙、蛇、鱼、无鳞鱼4类；介部有龟鳖、蚌蛤两类；禽部有水禽、原禽、林禽、山禽4类；兽部有畜、兽、鼠、寓、怪5类；人部有人类[1]。

将1892种药分为16部60类，是一项十分复杂、艰巨而细致的工作，在分类学上是一个伟大的科学创举，是当时世界上最先进的分类法，它比植物学分类创始人林奈的《自然系统》一书要早170多年，正如李时珍所言《本草纲目》："虽命医书，实赅物理"，被誉为"16世纪中国的百科全书"。

[1] 黄斌.《本草纲目》药物分类方法 [J]. 中国中医药现代远程教育，2005，3（4）：35-36.

4. 发古论今，旁征博引，明辨医理

取象比类是中国古代传统思维模式的重要组成部分，是人们认识事物及其原理的重要方法，也是传统中医学重要的方法论，在中医药形成和发展中起到极其重要的作用。此方法常以药物的"气、味、形、质"，来总结归纳或阐释药物的性能功效特点。这一思想的核心，是将药物的若干自然特征，作为药效产生的本原，并认定这些外观特征，与内在的药性、药效之间，存在严格的对应关系。而实际上，此间只有一些或然的偶合，并不具有那种思辨中理想的因果对应。以此，为能自圆其说，便绞尽脑汁去取象类比、缘名衍义，很自然地落入了实用主义的泥淖，"或取其味，或取其性，或取其色，或取其形，或取其质，或取其性情，或取其所生之时，或取其所成之地"（徐灵胎《药性变迁论》）。这既导致了严重的主观随意性，又不能真正揭示药性之理。在李时珍《本草纲目》"发明"项论述药物时就广泛运用了这种思维方法，不再赘述。

《本草纲目》的"发明"一项，涉及药物916种，包括李时珍本人及历代医家之论述，内容宏富，且经多方考证，对药物功效、主治、配伍、辨证应用等方面见解独到，对临床用药具有重要指导作用 [1]。

如在"发明"项中对甘草的论述可谓淋漓尽致，"生用则气平，补脾胃不足而大泻心火；炙之则气温，补三焦元气而散表寒，除邪热，去咽痛，缓正气，养阴血……其性能缓急，而又协和诸药，使之不争。故热药得之缓其热；寒药得之缓其寒；寒热相杂者用之得其平"。考其机制，因甘味主中，"有升降浮沉，可上可下，可外可内，有和有缓，有补有泄，居中之道尽矣"。所以，仲景云："附子理中汤中用甘草，恐其僭上也；调胃承气汤用甘草，恐其速下也，皆缓之之意；小柴胡汤有柴胡、黄芩之寒，人参、半夏之温，而用甘草者，则有调和之意。"可见，甘草之甘，其功大矣。不仅如此，对于"甘者令人中满；中满者勿食甘，甘缓而壅气，非中满所宜"之说，也有新的见解，对于中满之病，可用生甘草为之泻，因其"能引诸药直至满所，甘味入脾，归其所喜，此升降、浮沉之理也"。这也正是"以甘补之""以甘泻之""以甘缓之"之义。时珍进一步阐释："甘草外赤中黄，色兼坤离；味浓气薄，资全土德。协和群品，有元老之功；善治百邪，得王道之化。"其认识药物之深若此。

又如，"发明"项中论滑石，滑石利窍，不独利小便。其上能利毛腠之窍，下能利精溺之窍，主治病证很多。因其"甘淡之味，先入于胃渗走经络，游溢津气，上输于肺，下通膀胱。肺主皮毛，为水之上源。膀胱司津液，气化则能出。故滑石

---

[1] 杨军，王振国.《本草纲目》"发明"项药物作用机制阐发 [J]. 山东中医药大学学报，2011，35（2）：157-158.

上能发表，下利水道，为荡热燥湿之剂"。发表是荡上中之热，利水道是荡中下之热；发表是燥上中之湿，利水道是燥中下之湿。因此，热散则三焦宁而表里和，湿去则阑门通而阴阳利。此乃滑石利窍之机制。

再如，对于秫米治病之理，李时珍认为：此乃肺之谷，能去寒热，利大肠。他引《灵枢经》岐伯半夏汤治阳盛阴虚，目不得瞑之案以明其理，认为是取其益阴气而利大肠。大肠利则阳不盛，自然阴阳和谐，睡眠如常。

李氏在著书立说时始终结合临床实践，每有一己之得，辄著之于笔。如在"牡丹"条下说："后人乃专以黄柏治相火，不知牡丹之功更胜也，此乃千载秘奥，人所不知，今为拈出。"在"谷精草"条下说："凡治目中诸病，加而用之甚良，明目退翳之功，似在菊花之上也。"现临床常用谷精草清肝明目，疗效确切。

5. 医药并举，临床贡献卓著

李时珍既是一名药学大家，又精于临床，诊治病人疗效显著。《本草纲目》既是记载药物的鸿篇巨著，也收录了大量的临床资料，为祖国医药发展作出了卓越贡献。《本草纲目》第三、第四卷论述的"百病主治药"，其篇幅约占全书的十分之一左右。共载有113个病证的主治药物，以病名为纲，以辨证用药为目。第三卷主要包括内科杂病和外科的主治药，共有70种病证。第四卷主要有五官、外科、妇科、儿科诸病的主治药，共有43种病证[1]。

《本草纲目》第三卷"百病主治药"中列内科病，如诸风、伤寒热病、瘟疫等共计65种，对疾病的认识从病因、病机、临床治疗到药物疗效全面进行论述。例如"血证"，分为吐血、衄血、小便血、咳血、下血等。在病因病机上，李氏认为病因为"火"与"虚"，"火"包括阳明风热、湿热郁火及虚火，"虚"包含阴虚、血虚和肾虚。在病机上，以《黄帝内经》有关脏腑理论为基础，强调以经统脏、以脏类证。治疗上，强调内治与外治相结合、局部用药与整体用药相结合、内病治外、上病治下等。注意气与血的关系，在具体用药时，不单用止血药，而且配以理气、化气、补气等药。关于止血药物，李氏广泛收集前人止血药物和方剂，共收载内科治疗血证的方剂470余首，其中自拟止血方剂50余首，具有止血功效的药物有180多种，涉及止血药物600余味，其中有些药物是《本草纲目》首载的，如三七、栀子、荷叶、槐花、阿胶、人参、贯众、荆芥等。有的药物疗效确切，对后世影响极大，如川大黄治吐血，遵循《本草纲目》中"大黄"条附方使用获良效。

将外科疾病归为胡臭、丹毒、瘿瘤、疣、痣等约23种，有内治法和外治法

---

[1] 徐冬英.《本草纲目》对临床医学的贡献[J]. 中医药学报，1997（3）：3-5.

两种。李氏善用草药，如《本草纲目》卷十六论紫花地丁："主治一切痈疽，发背，疗肿，瘰疬，无名肿毒，恶疮。"《本草纲目》卷十七论蚤休："俗谚云：七叶一枝花，深山是我家，痈疽如遇着，一似手拈拿。"从《本草纲目》治疗外科病的内服药物来看，体现了消、托、补三大法。如《本草纲目》卷四痈疽"肿疡"条下论连翘："消肿止痛，十二经疮药，不可无此。"而对于正气不足、邪毒内陷的痈疽，则用人参、黄芪等扶正托毒外出，如《本草纲目》卷四溃疡论黄芪："痈疽久败，排脓止痛，生肌内补，为疮家圣药。"此为"托法"。三七始载于《本草纲目》，如《本草纲目》卷十二论三七："止血散血定痛，金刀箭伤跌扑疮血出不止者，嚼烂涂，或为末掺之，其血即止。亦主吐血衄血，下血血痢，崩中经水不止，产后恶血不下，血运血痛，赤目痈肿，虎咬蛇伤诸病……南人军中用为金疮要药，云有奇功"，现如今，三七作为活血止血药，临床应用广泛，被誉为"止血第一要药"。

6. 开创中药名物训诂之先河

《本草纲目》所载药物1892种，每种药物正名之下列有"释名"一栏，罗列典籍中药物的异名，并解说诸名的由来。通过对药名的训诂，揭示药物的形态、气味、色泽、特性、功用、产地等。所释名物范围超越经典的樊篱，训诂方法的别具一格，"裨尔雅诗疏之缺"，自成一体，立一家之言。充分运用了各种训诂方法，尤其是它对于语源的探求，具有很高的造诣与研究价值[1]。如《本草纲目》卷十五草部释茺蔚："此草及子皆充盛密蔚，故名茺蔚。"《本草纲目》卷十二草部释黄耆："耆，长也。黄耆色黄，为补药之长。故名。"此处以"长"释"耆"是义训，《尔雅·释诂下》云："耆，长也"。《本草纲目》卷四十九禽部释麝"麝之香气远射"；《本草纲目》卷十三草部释白茅"茅叶如矛，故谓之茅"；《本草纲目》卷二十草部释石韦"柔皮曰韦"等。

本书是李时珍竭尽毕生之精力，渔猎群书，搜罗百氏，在通考800余种文献的基础上，经长期的实地考察、采访和临床运用，采取多学科综合研究的方法，历时近30载，稿凡三易，完成的不朽巨著。全书52卷，收药1892种，分为16部，60类，绘图1109种，附方11000余首，其析族区类，纲振目张，集我国16世纪以前药学成就之大成，在文献整理、品种考辨、药性理论、功效应用、医学理论和临床等方面，都取得了巨大的成功。其规模之大，内容之广，体例之新，见地之高，无一不是光前裕后的，自此开创了我国本草以该书为中心的历史时期。在训诂、历史、地理、植物、动物、矿物、冶金、物理、化学、地质等方

---

[1] 黄潇潇.《本草纲目》释名训诂论 [J]. 汉字文化，2007（5）：48-50.

面，也有突出的成就，成为"16世纪中国的百科全书"，对世界自然科学也有举世公认的卓越贡献。

九、《本草发明》

【概述】

作者皇甫嵩、皇甫相，系父子二人，皇甫相为皇甫嵩之子。皇甫嵩，号灵石山人，生卒年代不详，武林（今浙江杭州）人。

关于皇甫氏的史料不详。据《本草发明》序例记载："嵩承祖父业。"可知其祖、父皆业医，嵩秉承家学。根据"于事儒之暇，究心于医"，可知其为儒医。皇甫氏"搜集方书，推本《内经》，爰及诸本草、东垣《汤液》、丹溪《药性》等书，参阅考订，求其旨要，著为《本草发明》。"从皇甫氏写序时间"万历戊寅"推算，《本草发明》成书于明朝万历六年（1578年），与李时珍《本草纲目》成书时间同年。

全书共分为六卷。其中卷一相当于总论，分列专题40余篇，论述药性及制方之义。卷二至卷五相当于各论，分为草部、木部、果部、谷部、菜部、玉石部、金石部、人部、兽部、禽部、虫部等，载药600余种。主要参考金元时期以来各家之说，并结合作者心得加以阐述，多有发挥，切合临床实用[1]。"其间如某药专治某病，某药监其药，以某药为君，其药佐之为引，用分专治、监治之法各有攸宜。于常用、要用药品，列在上部，更加详著。其稀用奇品，列于下部者，亦发明之，以备参用。"

本篇以李玉清、向楠校注《本草发明》（中国中医药出版社，2015年1月）为蓝本。

【钩玄】

1. 识药性，明治病之理

皇甫氏指出："医之为道，莫要于识药性。"只有"药性明，斯能处方用药以印病。如尺度权衡以应物，而毫末不爽焉，医道可明矣"。《神农本草经》最早提出"药性"一词，且以药性统领药物的功用。然而，"诸家辑集，各附见闻。其中治病之说，类多繁衍，每一品药该疗诸病，多者十数症，少者三四症，漫无专治、监制

---

[1] 周祯祥. 本草药征 [M]. 北京：人民卫生出版社，2018：21.

之法"。以致临床用药者，莫衷一是。皇甫氏对当时医生"务求简便"，舍《神农本草经》而不顾，专读《药性赋》等歌括，拘泥于常用之药又不深究的现状深感忧虑。他说："执此以疗病，未免略而弗详，局而弗备，往多谬误，殊戾经旨，至投剂无效。"这些都是"药性不明，制用未当"所导致的结果。

皇甫氏十分重视药性对临床用药的指导意义。他博览群书，参阅考订，详加发明。每在药物条下先述药性，再论药物治病与奏效的机理。冀望"临症用药处方者，庶知旨要，不致泛泛无从矣"。

如大黄："气大寒，味苦。无毒。味厚，阴也，降也。入手阳明胃经，酒浸入太阳经，酒洗入阳明，余经不用酒。"明确记载了大黄的性味、有毒无毒、升降浮沉、归经等药性，又注明了大黄的阴阳属性及炮制。然后发明其性能特点，大黄："沉寒走下，泻诸实热、结滞不通，尽其用矣。"再结合本草记载和个人心得进行深入研究，如"本草谓肠间结热，心腹胀痛，积聚癥瘕，留饮宿食，痰实便闭瘀血，女子血闭，小腹痛，诸老血留结。又泻壅滞水气，调血脉，利关节等。"皇甫氏认为，"皆火热淫结滞于肠胃而然，用此苦寒荡涤之。"使胃气平而脏腑安和，则诸恙自除。又以仲景泻心汤为示范说明之。"仲景治心气虚吐血、衄血，泻心汤用之。夫心气既虚，不用补而用泻，何也？"皇甫氏认为："此因少阴经阴气不足，而本脏之阳气亢甚，热邪乘客致阴血不宁，妄行吐衄。今以苦泻其热，使之和平，即以苦补其心，则血归经而自安矣。一举两得，有是症者用之辄效。"

马兜铃"气寒，味苦。无毒。阴中微阳"。其性能特点是："兜铃苦寒清肺、安肺之要药。"即清肺为其所长。"故本草主肺热咳嗽，痰结喘促，肺气上急，坐息不得，咳嗽连连，皆肺气不清，火乘肺虚故也"。书中记载："又兼治血痔瘘疮，盖由肺邪遗热于大肠所致，故清肺之功专。"因肺与大肠相表里，清肺热则肠热亦清，其理自明。由此可见，马兜铃用于肺热咳喘和痔血瘘疮，都得益于"苦寒清肺"之性能，体现了"异病同治"的法则。后世在此基础上，又衍生出"清肠消痔"的新功效，皆由其药性使然。

2. 重发明，务临床之实

皇甫氏以"发明"名书，重在发明药性，阐述药理，已于前述。全书侧重临床，务求简洁，突出常用、习用和实用。

注重对药物性能特点的概括和提炼。一是体现药有"专攻"的特性。如黄芪"益气，托里固表为专"，款冬花"温肺，止咳嗽之用为专"，巴戟天"补肾家虚冷，相火不足者为专"，五味子"以酸苦之味，专收敛肺气而滋肾水"，黄连"泻心火，又除脾家湿热，非有二也"等。二是彰显药物卓越的疗效。如紫菀"清肺、润肺之要药"，生地黄"性寒，凉血为最"，熟地黄"此补肾之圣药"，香附"疏气散郁，女人之圣药"，木香"调诸气之要药"，山豆根"苦寒，解热毒，止咽喉肿痛之要药"等。三是揭示药物广泛的适用性。如防风"治风通用"，当归"随经主诸血通用"等。四是说明药物作用的力度。如人参"补人元气，有参赞之功"，升麻"升散之功最大"，草豆蔻"辛热，经行脾胃而调散冷气，其力甚速"等。五是概括药物性用的简洁性。如甘草"缓、和、补三字尽其用矣"，苍术"辛温散邪，苦以燥湿，尽之矣"，半夏"总主诸痰"等。

该书作者善于对临床配伍用药经验的总结。如白术"佐以黄芩能安胎，佐以枳实能消痞，配二陈汤能健脾消食、化痰除湿。与归、芍、生地之类同用，能补脾家之血，再加枳实、姜炒黄连，除脾中湿热"。黄连"与木香用，消心下痞，肠中积滞；同吴茱萸炒，治肝火兼胁与小腹边痛"。栀子"兼生姜、橘皮止呕哕；兼枳实、厚朴除腹满而烦；加茵陈治湿热发黄，加甘草治少腹虚满，加香豉去烦躁、心中懊憹"。生姜"同大枣用，益脾气，和荣卫；同芍药用，温经散寒。"茵陈为治黄疸要药，"佐药分阳热阴寒。阳黄有湿有燥，湿黄加栀子、大黄；燥黄加栀子、柏皮……阴黄寒多，用茵陈、附子"。升麻"引葱白，散手阳明风邪及手太阴；引石膏，止足阳明齿痛；引地黄诸药同入阳明经，故治吐衄血"。通过配伍，可拓展药物的临床运用，增强或提高治疗效果。

该书发明的内容较广，涉及临床的方方面面。仅以大黄为例示之。除了发明药性和配伍用药外，还包括以下内容。一是辨证用药。强调大黄之用，"在量其人之虚实"，实证可用，虚证不宜。二是炮制用药。如大黄"生用速通肠胃壅塞结热，熟用性缓润肠，酒浸引之上至巅顶，入太阳经，以舟楫载之可浮胸中。若用于下，不用酒浸洗"。三是鉴别用药。如"大黄极寒，硫磺极热，气味悬绝，何得并称将军？盖硫磺至阳之精，能破邪归正，扶出阳精。大黄至阴之精，能推陈致新，勘定祸乱。故均得称将军之号也。然极寒极热之药，用之者戒之，慎之"。

3. 调分类，供实用之便

《神农本草经》首创药物三品分类，广为历代本草所传承。皇甫氏认为，"三品内亦各有美恶不同"，分类不甚合理，对临床指导作用有限。如防风、川芎、赤箭、茵陈之类，"虽云无毒，非直养命药也，乃列之上品。是果可久服、常服而益人者欤？"仙茅、何首乌、胡芦巴之属，皆无毒，俱列之下品，"是岂专攻击而不可久服者乎？"他说："苟善用之，虽乌、附下品，可收回天之功；用之弗当，则上品如参、芪，亦能伤人。"说明有毒无毒固然与药物有关，但是否致毒则关键在于运用是否得宜。

皇甫氏认为，分类的目的在于方便实用。有鉴于此，该书在药物分类和目次安排上作了较大的调整和变化。首先，以药物自然属性分类为纲，将药物分为草、木、果等若干大类。在有些大类之下，又将药物分为上、下两部，如草部上、草部下，木部上、木部下等。对药物目次调整如下：一是把"常用、要用药品，列在上部，更加详著；其稀用奇品，列于下部。"二是"以便用、习用药兼之，补助多而攻击少者列在上部，不必皆上品、中品药也；慎用、稀用之药，攻击多而补益少者列在下部，不必皆中品、下品药也。"三是在药物条下"仍著三品，以明善恶之性。善用者，以意得之可也。"如甘草列为"草部上"，注明"上品"；芫藋列为"木部下"，注明"中品"；白花蛇列为"虫部鳞介类"，注明"下品"等。

由此可见，《本草发明》在药物的筛选和目次安排上，主要把握"常用"和"实用"两个基本要素。在"草木、金石、禽兽、昆虫部内，非治疗良药且难识难得者，俱削之不载"。至于"人部"药物，宜审慎使用，若"非良药，又且难得，或他物可代，不用可也"。

十、《药鉴》

【概述】

作者杜文燮，字汝和，号理所，宛陵仙源（今安徽黄山）人，生卒年代不详。

据杜氏"序"可知，《药鉴》成书于"万历戊戌季夏"，即明朝万历二十六年（1598年）。全书共两卷。卷一相当于总论，首列寒、热、温、平4门，并以赋文体裁简要阐明244味药物的功用特点。再列述用药分根梢、制药资水火、用药丸散例、解药毒法、用药生熟法、药性阴阳论、病证标本论、取方之法、各经补泻及专主泻火药、用药之法、引经药性、十八反药性、十九畏药性、孕妇禁忌药性、六陈药性、五郁主病、六气主病、病机赋、脉病机要、运气诀要、论升麻柴胡、论升麻柴胡槟榔木香四味同用功效、论十全大补汤等24篇。卷二相当于各论，载药137种。每药分述药性、功用、配伍、禁忌等内容。由于药味不多，故不再分类，以次第序之。

该书存世不多、流传不广。本篇以陈仁寿、王明强、苏文文校注《药鉴》（中国中医药出版社，2016年11月）为蓝本。

【钩玄】

《药鉴》序例记载："是编也者，首察病原，以补东垣之缺，次辨药力，以佐仲景之偏；论证则由标本以及经络，审性则由阴阳以及反畏；至运气方脉，靡不精研，而常用药味，又次第序之，以便检阅，诚古今之明鉴也。"

1. 简验实用，要而不繁

《药鉴》卷一首列"寒热温平四赋"，以赋文体裁论述药物功用，旨在提纲挈领，彰显优势，切合临床，突出实用。读来朗朗上口，简明易诵。如："桃仁通经破血，润大肠之难通。"即桃仁能破血通经、润肠通便。"龙胆草去肝经之客热，除下焦之湿肿。"即龙胆草善泻肝胆之实火，清下焦之湿热。"青皮破凝气，厥阴之经可通。削坚积，饮食郁滞可解。"即青皮能破气疏肝、消积化滞。"细辛止本经头痛如神，治诸风湿痹立效。"即细辛祛风止痛，善治少阴头痛及风湿痹痛。"益母草去死胎、安生胎，行瘀血，生新血，总调胎产诸证。"即益母草活血调经，为妇科经产要药。"三棱专破血中滞气，立消癥瘕积聚。虚人慎用，恐损真气。"即三棱能破血行气消癥，因力量峻猛，虚人不用。

卷二精选临床常用药物 137 种。药味不多，内容简练，多在歌赋的基础上，紧扣临床，进一步拓展其药性及功用。如附子，卷一歌赋曰："附子去脏腑之沉寒，浮而不降。治三阴之厥逆，走而无踪。反本固阳，童便煮用。"卷二"附子"条下则增加了药性、阴阳属性等内容，即"味辛性热，有大毒，气味俱浓，浮也，阳中之阴也。其性浮而不沉，其用走而不守"。并以仲景八味丸为例证，说明其功用特点。最后指出附子的使用注意及禁忌，即"非大虚寒之症，不可轻用。孕妇勿用"。又如泽泻，卷一歌赋曰："泽泻利水道，而实大便。退阴汗，庶免淋沥。但补阴则为不足"。卷二"泽泻"条下中增加了药性、阴阳属性等内容，即"气寒，味甘咸，无毒，气味俱浓，降也，阳中阴也"。并阐述泽泻的功用特点及配伍，即"主分利小水之捷药也。又能除湿，通淋止渴。又治水肿，止泻痢，佐以猪苓。"最后指出了泽泻的使用注意及其缘由，即"真有此症者用之，否则令人目病，盖以眼中真水下通于肾，若过于分利，则肾水涸而火生矣，故下虚之人，宜禁服之"。如此前后呼应，详略得当，张弛有度，相得益彰。首冠药性，次论功用，符合中药的传统表述惯例。

杜氏在论述药物功用时，常融入个人用药经验，突出实用性。如"葛根"条记载："痘疮不起者，予用之立起，何哉？盖因肌肉实，腠理密，不得通畅，故痘出不快耳，今得葛根一疗解，一疏通，此肌肉畅而腠理开，其痘立起矣。"说明葛根解肌透疹疗效显著。"天冬"条记载："予尝用天冬四两、生地六两，将醇酒煮汁熬胶，入炼蜜四两，滚水调服，大补阴虚。入柿霜四两，大能止嗽。入枸杞四两，治肾嗽神验。如阿胶一两，疗血痰甚妙。"说明天冬补阴、止咳确有效验。

2. 趋利避害，安全用药

《药鉴》根据有毒无毒将药物分为三类。其中，无毒药物 93 味，有毒药物 10 味，未标注有毒无毒者 34 味。又将有毒药物根据其毒性大小分为三类。即大毒 1 味（附子），有毒 4 味（桂皮、南星、全蝎、蟾酥），小毒 5 味（芍药、杏仁、半夏、皂荚刺、马鞭草）。

在"解药毒法"篇中，重点介绍了附子过量服用中毒及其解毒方法。附子是临床常用的有毒药物，书中记载为"大毒"。"服附子后，身目红者，乃附毒之过"，这是过量使用附子中毒的表现。"如解之迟，必然血从七孔中出，决死何待"，后果不堪设想。当"急用萝卜捣汁一大碗，入黄连、甘草各五钱，犀角（现已不用）二钱。煎至八分饮之，其毒即解"。

在同篇中，又有大黄、麻黄使用不当出现不良反应的记载。如"服大黄后泻痢不止""服麻黄后汗出不止"。并介绍了相应的解药毒方法。须知，大黄、麻黄为无毒之品，杜氏何以在"解药毒法"篇中与附子一并论述？从"论十全大补汤"篇可以找到答案，"药性各有能毒，中病者借其能以付安，不中病者，徒惹毒以增病耳。"说明药物有毒无毒宜相对而论，可见其良苦用心。大凡药物皆毒，无药物无毒。用之中的则为药，用之不当则为毒。关键在于医者知能善用、趋利避害，方为临证之首务。

在具体药物条下，有许多因使用不当所致毒副反应的记载。如三棱、莪术"以损真元"，川芎"单用恐成内燥"，肉苁蓉"骤用反致动大便"，细辛"重用，恐成气闭之患"等。为了确保用药的安全，杜氏常以"勿用""禁用""戒用""忌用""不可用"之类加以表述，明示用药警戒。如当归"便泄者勿用"，甘草"中满禁用"，桂皮"妊妇戒用"，地骨皮"表寒忌用"等。对汉防己的运用，杜氏明确提出了四个"不可用"的告诫，即"遇饮食劳倦，元气已亏，阴虚内热，而以防己泄大便，则重亡其血，此不可用一也。如大渴引饮，此热在上焦肺经气分，宜渗泄之，若防己，乃下焦血药，如之何用之，此不可用二也。如外伤风寒，邪传肺经，气分湿热，而小便黄赤，乃至不通，此不可用三也。如人久病，津液不行，上焦虚渴，用此苦寒之剂，则速危，此不可用四也"。这种安全用药的理念是值得推崇的。

不仅知其然，更要知其所以然。如麻黄，辛温发汗力强，主治风寒表实无汗证，素有"发表第一药"之称。杜氏指出："若表无真寒邪，或寒邪在里，或表虚之人，或阴虚发热，或伤风有汗，或伤食等症，虽有发热恶寒，其不头疼身痛而拘急，六脉不浮紧甚者，皆不可汗。虽有可汗之症，亦不可过。"进而分析说："盖汗乃心之液也，不可汗而汗，与可汗而过之，则心家之液涸，而心血亦为之动矣，或致亡阳，或致衄血不止，而成大患也。"

3. 讲究炮制，增效减毒

《药鉴》在卷一中专列"制药资水火"篇，曰："大都制药要在适中，过与不及，其失则一。火制四：有炮有炙有炒之不同。水制三：有渍有泡有洗之弗等。水火合制者二：有蒸有煮之不同。余外制法虽多，总不离此二端，匪故巧为异法，然皆各有意在。酒制升提。姜制发散。盐制走肾，仍仗软坚。用醋注肝经，且资住痛。童便制、除劣性降下。米泔制、去燥性和中。乳制助生阴血，蜜制增益元阳，土制补益中焦，麸制勿伤上膈。黑豆汤甘草汤渍曝，并能解毒。羊酥油猪脂油涂烧，容易脆研。剜去瓤者免胀，抽去心者除烦。"细核其内容，与陈嘉谟《本草蒙筌·制造资水火》所记载大同小异，一脉相承。体现了中医药学术的传承性，彰显了炮制对中药临床应用的重要性。

杜氏将炮制理论运用于临床实践中，得到了进一步的丰富和发展。尤其是善用辅料制药，颇有心得。常用的辅料有酒、姜、盐、醋、蜜、土、麸、童便、胆汁、米泔水、乳、杏仁、麻黄根、桔梗、甘草、茜草、升麻、糯米、黄连、砂仁等20余种，体现了"以药制药"的基本原则。

药物通过炮制，可以达到不同的治疗目的。一是引导药势，改变药物作用的趋向或部位。如栀子"酒炒上行，盐浸下降"，升麻"盐水浸炒，则提肾气。甘草汁制，则提脾胃之气"。二是增强药物功效，提高治疗效果。如红花"通经药中宜用之，必须酒煮"，可增强其活血通经的作用。莪术"磨脾家之积聚，醋炒最佳"，可增强其破血消癥之功。三是减轻或消除药物的毒副反应，确保临床用药的安全。如生姜"制半夏，有解毒之功"，可缓解半夏的毒副反应。地黄"其性寒泥滞，故用醇酒洗过"，可减轻其滋腻之性。侧柏叶"性多燥，须用蜜水浸之"，以减轻其燥性。四是缓解或改变药性，以满足临床用药之需。如香附"酒炒则热，便煮则凉"，生地黄"大寒恐倒脾气也，或用姜汁炒，或用醇酒洗，或用砂仁酒浸，皆制其寒性，免泥滞也"。

在药物条下，杜氏不厌其烦地介绍炮制运用的内容。如"黄连"条记载："黄连得姜汁制，则和其寒而性轻折，且少变其性，以引至热处，而使之驯化，正经所谓热因寒用是也……欲上清头目口疮之类，酒炒为佳。欲泻肝胆之火，猪胆蒸之为妙，取其入下部而泻之也。欲解痘疮之毒，桔梗麻黄汁炒之，取其达表而解之也。实火同朴硝，虚火用醯醋，痰火用姜汁，伏火用盐汤。米食积泻者，壁土炒之。赤眼暴发者，人乳浸之。"即根据临床治疗的需要，可有针对性地选用不同的炮制品。

4. 重视配伍，拓展应用

配伍是中药运用的基本形式。杜氏在卷一中专列"论升麻柴胡槟榔木香四味同用功效"篇。以二组常用药对为例，阐明其配伍机理。指出："用升麻柴胡，自能升清气而上行，槟榔木香，自能逐浊气而下降，能使脱肛举而后重除，自可同剂而成功矣。何疑之有。"在卷二中，广泛涉及中药配伍运用的内容，也是该书的一大特色。据统计[1]，《药鉴》书中记载药物配伍运用有230处之多，足见杜氏对配伍用药之重视。

药物通过配伍，可协同增效。如葛根，"入柴胡疗肌表，功为第一；同升麻通毛窍，效实无双"。人参"与蜜炙黄芪同用，则助其补表；与土炒白术同用，则助其补中"。陈皮"与白术、半夏同用，则渗湿而健胃。与甘草、白术同用，则补脾而益胃……补中汤用之以益气，平胃散用之以消谷，二陈汤用之以除痰，干葛汤用之以醒酒。半夏"火痰黑、老痰胶，须加芩连栝蒌海粉。寒痰清、湿痰白，要入姜附苍术陈皮。风痰卒中昏迷，加皂荚天南星。痰核延生肿突，入竹沥白芥子"等。

药物通过配伍，可拓展运用。如当归"从桂附则热，从硝黄则寒。入和血药则血和，入敛血药则血敛。入凉血药则血凉，入行血药则血行，入败血药则血败，入生血药则血生，各有所归也，故名当归"。干姜"与五味子同用，能治咳嗽"。当归"与川芎同用，则能上行头角，治血虚头疼"。浓朴"与枳实大黄同用，则泄实满。与陈皮苍术同用，则除湿满"。黄连"与木香同用，为腹痛下痢要药。与吴茱萸同用，乃吞吐酸水神方。同枳壳治血痔，同当归治眼疾。佐桂蜜，使心肾交于顷刻。入姜辛，疗心肺妙于须臾"。滑石"与木通同用，则利小便。与大黄同用，则利大便"。莪术"若用于破气药中，必须用补气药为主。用于破血药中，必须用补血药为主。用于消食药中，必须用补脾药为主。此其大法也"。

此外，有些药物不宜配伍使用，属于配伍禁忌的范畴。《药鉴》卷一专列"十八反药性"和"十九畏药性"二篇，对配伍禁忌作出了明确规定。如"十八反药性"记载："人参芍药与沙参，细辛玄参及紫参，苦参丹参并前药，一见藜芦便杀人。白及白蔹并半夏，栝蒌贝母五般真，莫见乌头与乌喙，逢之一反疾如神。大戟芫花并海藻，甘遂以上反甘草。蜜蜡莫与葱根睹，云母休见石决明。""十九畏药性"记载："硫黄元是火之精，朴硝一见便相争。水银莫与砒霜见，野狼毒最怕密陀僧。巴豆性烈最为上，却与牵牛不顺情。丁香莫与郁金见，牙硝难合京三棱。川乌草乌不顺犀，人参又忌五灵脂。官桂善能调冷气，石脂相见便跷蹊。"实际上，杜氏只是沿用了传统"十八反""十九畏"的内容而已。仅在"十八反药性"中增加了紫参、乌喙、蜜蜡、葱根、云母、石决明等药物，并不为后世所传颂。

总之，《药鉴》主要汇集了上自《黄帝内经》，下迄金元诸家的文献资料，兼及个人的用药经验和心得，有一定的实用价值。杜氏"序"说："考古寻方之士，得是书而存之，则疗病不必《指掌》，审药不必《大观》，无《素问》而达生，无叔和而知脉，他如《心法》如《辨疑》，诸家方术，悉注脚耳，当令随叩随应随效，而斯人之不病于夭札者，信有赖也。"愿望固然很好，但未免言过其实，难达预期。

[1] 苏文文，陈仁寿.《药鉴》述评[J]. 四川中医，2013，31（1）：23-24.

十一、《本草原始》

【概述】

作者李中立（生卒不详），字正宇，雍丘（今河南杞县）人。李氏自幼聪明，多才多艺，少从罗文英业儒，青年时博及秦汉诸书，精通医药，慧眼独具，尤精本草，因感于当时医家"谬执臆见，误投药饵，本始之不原而懵懵"（《本草原始》罗文英序），医药分家，医不知药的现状，于是"核其名实，考其性味，辨其形容，定其施治，运新意于法度之中，标奇趣于寻常之外，皆手自书而手自图之"（《本草原始》马应龙序），著成图文并茂的《本草原始》一书，旨在讲述药物本原（即药材的正确来源、形状、炮制方法等），故立此书名，还亲自绘制了 379 幅药材图。

《本草原始》成书于明万历四十年（1612 年），共十二卷，载药 452 种，药图 379 幅，复方 369 首。分为草、木、谷、菜、果、石、兽、禽、虫鱼、人 10 部。各药简述其产地、基源形态、气味、主治等，附以修治及附方，内容多摘自《本草纲目》，在顺序上稍作调整，叙述简明扼要。尤其值得一提的是，书中药图为李氏据实物亲临写生所绘，形象逼真，并附有描述药图特征的文字说明，方便临床医生辨认药物，开启了古代药材图谱之先河，深受临床医家欢迎，对药材鉴定和炮制也作出了新的贡献。

后人对本书评价较高，认为对生药有特殊贡献的当推《本草原始》，其为药业最实用之书。《本草原始》对药用部分注意描写并特绘形状，以辨别它的真伪优劣，可谓暗合近代生药学 [1]。该书是继《本草图经》后一部优秀的本草图谱 [2]。郑金生认为《本草原始》之长在于它专门介绍药材有关知识，总结了明代以前的药材鉴别经验，是我国古代重要的药材学（或生药学）专著 [3]。

该书的版本较多，本篇所述以明代李中立撰绘，郑金生等整理的《本草原始》（人民卫生出版社，2007 年 7 月）为蓝本。

【钩玄】

1. 讲述药物本原，启迪后学

中医药发展的早期，医药往往不分家，医者自采药用以疗病，卖药人能治病。

---

[1] 王孝涛. 古代本草的简介 [J]. 中药通报，1956（1）：4-5.

[2] 北京中医学院一九五七年班. 中药简史 [M]，北京：北京科学技术出版社，1960：106.

[3] 郑金生. 中药书籍资料的查找与利用（一）[J]. 中药材科技，1983（2）：40-41.

但随着药物的日益增多，药材作为特殊的商品，形成了专门的行业，于是导致了医与药逐渐分开。医药分家的结果引起了医不知药的弊端，正如明代本草学家陈嘉谟提到的一句俗谚："医家一只眼，药家两只眼，病家全无眼。"说明医者只知开方用药，不明药物的本始来源，就像人只有一只眼一样，其医药知识是不完整的。

李氏注意到，当时的医生经常由于不知药物本原而误投药饵，造成事故，因此他考证药物的来源，又根据市面上的药材，亲自绘制药材图，撰成《本草原始》。其书名"原始"，"原"就是推求、察究的意思；"始"就是本始，就是药物的一些基本问题，涉及药物的来源、形状、炮制方法等相关内容。李氏撰写该书的目的就是要解决当时医家对药物"本始之不原而憒憒"的现状，故其书名为《本草原始》。本书将医家用药、药家辨药结合起来的做法，深受无法上山采药但却能接触到药房药材的医生们欢迎，成为临床医家认识药材的一个好门径。此书之后，许多旨在临床用药的本草著作，也纷纷附加药材图。如明代倪朱谟《本草汇言》、清代郭佩兰《本草汇》、清代何梜《本草纲目类篡必读》以及清代黄宫绣《本草求真》的某些版本等，都仿照《本草原始》，增加药材图。

2. 开古代药材图谱之先河

在《本草原始》之前的本草书籍，据记载最早绘有中药图谱的是《新修本草》，自此已降的后世本草中亦有不少附有插图，但均以表现药物的原植物形态为主。一株植物，或用根、或用叶、或用花、或用果，但对无法亲临野外辨认植物的临床医生来说，这些原植物图对结合临床用药来辨识药物的实际作用不大。李氏慧眼独具，察觉到这一点，于是选取药房里可见到的药材，甚至是最后的加工品，将其作为绘图对象，绘制成药材图。在这些图形中，李氏又在其相应的位置用文字指示其鉴别特征所在，因此特别有利于临床医家认药，使医生做到心中有数，于临床大有裨益。

不仅如此，李氏对药材市场上以假充真、以劣充优的现象予以揭露。对如何认识道地药材，以及哪些道地药材会对临床用药产生影响，都有记载。这些药物鉴别的基本知识，对临床医家选择正确而优质的药物、提高疗效，有十分重要的意义。例如白术有云头术、狗头术、鸡腿术的不同。本书在绘出图形之后指出："云头术种平壤，虽肥大，由粪力也，易生油；狗头术、鸡腿术虽瘦小，得土气充也，甚燥白。凡用不拘州土，惟白为胜。"

李氏对市场用药错误（或不当），还力辨是非。如书中卷一"石斛"条下记载："石斛入药佳，木斛不堪用。今人见木斛形匾如钗，多用木斛，医家亦不能明辨。予并写其象，令用者知，茎圆中实者为石斛，实者有力；茎匾中虚者为木斛，虚者无能。不特此也，凡药皆然。"不仅有此文字论述，李氏还将石斛与木斛的药材图并列绘在一起，示人以石斛与木斛之异同与优劣，指导医家辨药用药，实为难得。

因此，范行准指出《本草原始》最大特点是打破了《大观本草》以下各家本草所附本草图的承袭，为我国一部现存最早的生药形态书[1]。

3. 倡本草之"原始"，新本草之体例

《本草原始》最具创新性的就是其"原始"部分，除上述"开古代药材图谱之先河"属原创之外，本书的编写体例亦实属创新。古代本草书编写时一般在药名之下，多将产地、形态、采收加工、命名等内容用小字双行的模式刻板，而将药物的功效主治刻成单行大字，以彰显功效应用的重要性。而本书则反其道而行之，将涉及药物本原（也就是药材的正确来源、形状、炮制方法等）的内容刻成大字，放在药名之下，气味主治等内容之前，借以突出其辨药原始之主旨。因此，每一药名下的大字，就是该书"原始"的主要内容。

如本书记述茵陈蒿，大字书写内容如下："始生太山及丘陵坡岸上，今近道有之。似蓬蒿而有叶紧细，无花实。茎干经冬不死，至春更因旧茎而生新叶，故谓之茵陈蒿。"详细描写了该药的生长环境、形态及药名来历。小字部分内容曰："气味：苦平，微寒，无毒。主治：风湿寒热邪气，热结黄疸；久服轻身……"将本品气味、功效、应用等内容以小字书写于后，其义自明。

再如该书记录合欢，以大字书写如下："人家多植于庭除间。木似梧桐，枝甚柔弱，叶似皂角，极细而繁密，互相交接，每一风来，辄自相解了，不相牵缀……五月花发，红白色，上有丝茸。至秋而实作荚子，极薄细。崔豹《古今注》云：欲蠲人之忿，则赠以青裳。青裳，合欢也。植之庭除，使人不忿，故嵇康《养生论》云：合欢蠲忿，萱草忘忧。其叶至暮即合，故《唐本草》名合昏。《日华子本草》名夜合。"短短百十余字将合欢的植物形态与特性诠释得淋漓尽致。

4. 纠正补充炮制之未备

炮制于药物的临床应用非常重要，炮制可以使药物增效、减毒，也可改变药物的性状，甚至性能特点等，炮制方法得当与否，直接影响药物的临床疗效。如该书论述天门冬"去心"的炮制法："但以温水渍漉使周，润渗入肌，俟软，缓缓擘取。不可浸出脂液。不知者，乃以汤浸多时，柔则柔矣，然气味都尽，用之不效。"李氏还指出，不仅天门冬如此，其他类似的药物，如麦门冬也是一样，汤浸均不能过度，否则"气味"都丧失殆尽，疗效当然就降低了，甚至没有了疗效。

---

[1] 范行准. 中国医学史略 [M]. 北京：中医古籍出版社，1986：210.

又如山药，本书描述其修治如下："择山产条直坚白者，生干之，故古方皆用干山药。盖生则性滑，熟则滞气。只宜用竹刀刮去皮，竹筛盛，置檐风处，或置焙笼中微火烘干亦佳。若晒干，凡药晒干极多，则古人何必加'干'于山药之上？"再如"黄连"条下述其修治曰："黄连去芦及须，治本脏之火生用；治肝胆之实火以猪胆汁浸炒；治肝胆之虚火，以醋浸炒；治上焦之火，以酒炒；治中焦之火，以姜汁炒；治下焦之火，以盐水或朴硝炒；治气分湿热之火，以茱萸汤浸炒；治食积之火，以黄土炒。不独为之引导，盖辛热能制其苦寒，咸寒能制其燥性，在用者详酌之。"如此则将具体药物的炮制方法论述详细，以指导临床用药。

5. 详释药名，利于记诵

如本书释远志药名："昔陵阳仲子服此二十年，开书所视，永记而不忘。功能强志，故有远志之称。"释山药名："其山药正名薯蓣，因唐代宗名预，避讳改为薯药；又因宋英宗讳署，改为山药，盖言山中之药也。"释芎䓖名："唯川为胜，故方中用芎，惟曰川芎。或曰人头芎窿穷（穹）高，天之象也。此药上行，专治头脑诸病，故有芎穷（穹）之名。"

又如释人参名："根如人形者神，乃年深浸渐长成者，故《说文》曰人薓（shēn，古同'参'），薓字从浸，浸渐之义，后世因字文繁，遂以参之字代之，从简便尔。然承误日久，亦不能变矣，惟仲景《伤寒论》尚作薓字，其成有阶级，故《本经》名人衔（xián，同'衔'）……《医学入门》解'参'字曰：参，糁（cān、shēn，古同'参'）也。久服补元气，有糁赞之功，故名参。"

6. 依据经验，鉴别药物，别具匠心

本书中还载有许多关于药物鉴别的知识，大多来自经验，可为研究药物品种提供重要参考。古今所用鹤虱的来源有两种，一种是菊科天名精的果实，一种是伞形科植物野胡萝卜的果实。本书所载鹤虱的鉴别方法："撮数百粒置掌中，势如动者真。"其实指的是后者。其果实比米粒略小，果瓣外面的棱上有很多小钩刺，当数百粒这样的鹤虱小颗粒放在手掌，其重力使鹤虱之间的钩刺支撑不住，于是轻微变更位置（所谓"势如动"），看起来就像虱子在动，这一宏观鉴别此类鹤虱的方法，至今还在药业使用。

又如蒲黄，其实就是香蒲的花粉，本书记载："世多以姜黄末揿麦面充之，每称为罗过蒲黄，其色嫩黄可爱，其面细如黄粉。用是治病，安得获效？人当择色淡黄，有蕊屑者入药方真。"可见，伪品颜色虽好，但却不能获效，要选择有"蕊屑者"，也就是药材中带有香蒲花蕊残余的才是真品，才能获效。再如，如书中卷一"石斛"条下记载："有二种，一种生水旁石上，茎似小竹，节节间出碎叶，折之有

肉，中实，名石斛；一种生栎木上，茎似麦秆而扁大，叶在茎头，折之无肉，中虚，名木斛。因茎如金钗之股，故获金钗石斛之称。"

7. 少许错漏，应当甄别

由于受地区和知识面所限，本书中也有少数地方存在错误，应加以甄别。如五加皮分南北，最晚在明代已经形成。本书认为南五加皮柔韧而无味，另一种"清脆芳香者为真"，实为误认。其实南五加皮的原植物才是真正五加科植物五加的根皮，而具有浓烈香味的是北五加皮，是萝藦科植物杠柳的根皮，当代称之为香加皮，用以区别于五加科的五加。且香加皮有毒，使用时应注意。又如石莲子，本书所绘药图，及"心内空无青芽，嚼之味极苦"的描述，均与今苦石莲相符，此物非水生植物，乃豆科植物南蛇簕的种子，具有利水消肿、清热解毒之功，但与本书所记载的沉水年久的石莲子不同。另外，本书经常将与医药无关的戏术（即魔术）也摘录其中，这些内容与临床毫无关系。

十二、《炮炙大法》

【概述】

作者缪希雍，其相关介绍见《神农本草经疏》。《炮炙大法》是缪希雍应庄继光之请而口述，又经庄氏整理而成的炮制专书。最早刊于 1622 年，为《先醒斋医学广笔记》卷之四，后有单印本。是继《雷公炮炙论》之后的又一部炮制专著。全书按药物类别分为水部、火部、土部、金部、石部、草部、木部、果部、米谷部、菜部、人部、兽部、禽部、虫鱼部等 14 部，共 439 种中药。书中以简明的手法叙述了各药的炮制方法，也包括各药的出处、采集、优劣鉴别、炮制辅料、炮制过程、炮制后的贮藏方法。对某些药物还阐述了炮制前后性质的变化和不同的治疗效果。在书末附有用药凡例，对药物的炮制原则及煎药服药等都进行了较为详细的说明。

本篇以明缪希雍著，成莉校注《炮炙大法》（中国医药科技出版社，2012 年1 月）为蓝本。

【钩玄】

1. 首彰分类，汇宗各法

在长期实践过程中，中药炮制的方法不断充实、经验不断积累，到了明代中药炮制已步入兴盛阶段。缪氏在前人基础之上又补充了当时对药物加工的经验，对炮制方法进行了第一次分类。《炮炙大法》首列"按雷公炮炙法有十七：曰炮、曰爁、曰煿、曰炙、曰煨、曰炒、曰煅、曰炼、曰制、曰度、曰飞、曰伏、曰镑、曰擟、曰晒、曰曝、曰露是也。用者宜如法各尽其宜。"其中的"爁、煿、煨、度、伏、镑、擟、晒、曝、露"等方法在《雷公炮炙论》中未见记载。有人认为十七法取自于罗周彦《医学粹言》[1]。

2. 完善工艺，革旧布新

在《炮炙大法》中最主要的内容就是炮制工艺。缪希雍将《雷公炮炙论》中"去其迂阔难遵者"，增添了当时的炮制方法，如白芍药"今人多以酒浸蒸切片，或用煨亦良"，砂仁"略炒，吹去衣"。所以在工艺方面已达到较完善的水平。《炮炙大法》中非常注重入药部位的选择，多余的部分一概弃之。如百部根"去心皮"，款冬花"去梗蒂"，三棱"去毛"，远志"去心，若不去心服之令人闷"，青黛"水飞去脚绿，中有石灰"，丹砂"研须万遍，要若轻尘，以磁石吸去铁气"。药物在去除杂质和非药用部分后，更有利于发挥疗效，减少毒副作用。

《炮炙大法》中还根据药物入药部位及性质的不同，以及药物在不同组方中的具体应用，采用了不同的切制方法并加以说明。如茵陈蒿"须用叶有八角者，采得阴干，去根，细剉用，勿令犯火"，现代研究表明，茵陈蒿中含有挥发性有效成分，如果加热处理会减少药物中挥发性成分的含量，所以缪氏的切制法是恰当的。又如黄连"去须切片，分开粗细，各置姜汁拌透，用绵纸衬，先用山黄土炒干研细，再炒至将红，以连片隔纸放上炒干，再加姜汁，切不可用水"，现今仍采用这种润法或不用水处理的方法，黄连中有效成分小檗碱为水溶性生物碱，因此在切制过程中黄连不宜加水浸泡的炮制方法是合理的。

《炮炙大法》是从实践中总结出来的一套可行的炮制经验，其中一部分方法至今仍在沿用，其对植物药、动物药和矿物药的炮制均有详细记载。《炮炙大法》中提倡药物炮制要适度，如大小蓟根"止血烧灰存性"，芦火竹火项下"火候失度，则药亦无功"。并采用了多种辅料进行炮制，如酒、醋、蜜、盐、油及各种药汁等，如杜仲"用酒炒，断丝以渐取屑，方不焦"，何首乌"米泔浸经宿，同豆九蒸九晒"。同种药物采用不同的辅料炮制会产生不同的疗效。在《炮炙大法》中亦有精辟的论述，如黄芩"入肺经用枯芩去腐，酒浸切炒，大肠或安胎等俱用子芩酒浸切炒"；黄连"赤痢用湿槐花拌炒……治上焦之火，则以酒炒，治中焦之火，则以姜

---

[1] 尚志钧，林乾良，郑金生. 历代中药文献精华 [M]. 北京：科学技术文献出版社，1989：299.

汁炒；治下焦之火，则以盐水或朴硝炒，治气分湿热之火，则以茱萸汤浸炒，治血分块中伏火，则以干漆水炒。诸法不独为之导引，盖辛热能制其苦寒，咸寒能制其燥性，在用者详酌之"；黄芪"补气药中蜜炙用，疮疡药中盐水炒用"。对一些有毒的药物也有一定的认识，如丹砂"用丹砂入药，只宜生用，慎勿升炼，一经火炼，饵之杀人"。书中对439种中药的炮制方法做了较全的记载。

3. 重视临床，按需炮制

缪希雍精通医术，故其在《炮炙大法》中对炮制与临床应用的关系相当重视。如干姜"若治产后血虚发热及止血俱炒黑，温中炮用，散寒邪、理肺气、止呕生用"，矾石"生用解毒，煅用生肌"，槐花"止血炒黑"，蒲黄"行血生用，止血炒用"，这些都指出了药物在不同的临床应用应采用不同的炮制方法。药物通过炮制，引药归经，从而治疗相应的疾病。通过炮制后，药物往往会发生药性的改变，产生新的疗效。《炮炙大法》中已对相当一部分药物做了论述。除上述几点，《炮炙大法》对药物的优劣鉴别也非常重视，多在每味药之首列有优劣鉴别方法。在附于书后的"用药凡例"中，详细讲述了中药汤剂煎煮细则，并指出"药剂丸散汤膏各有所宜，不得违制"，要求掌握正确的火候、时间以及不同的药物煎煮法，如胶类、石药、种子、果实等应采用不同的炮制方法。书中对服药方法也做了说明，并列出了禁忌药。古之炮制，实为中药炮制和散、汤、膏等制法的合称，故《炮炙大法》中均有论述，而以炮制为重点。《炮炙大法》是在继承前人的基础上，又充实了作者的实践经验，对中药炮制、制剂、鉴定、贮藏等各方面作了较全面的论述，为中药炮制史写下了新的一章。虽然书中一些炮制工序欠妥，并且其炮炙十七法对炮制方法的总结也不尽完整，且在书中也未全面表达出来，但就整部书的历史价值而言仍是瑕不掩瑜[1]。

十三、《神农本草经疏》

【概述】

作者缪希雍，字仲淳，号慕台，海虞（今江苏常熟）人，寓居浙江长兴，后迁居江苏金坛，生于明嘉靖二十五年（1546年），卒于天启七年（1627年），医学家，享年81岁。

---

[1] 张清华，刘成基.《炮炙大法》评述 [J]. 中药材，1992（3）：46-47.

缪氏八岁丧父，亲朋走散，儿时孤苦，勤奋好学。曾参加科考，未能如愿，故而不再考学，后习武学文无所长，而试学医[1]。其外祖父李思塘，曾师从吴兴名家朱远斋学过医药。缪氏 17 岁患疟疾，自阅医书《素问》，遍检方书而自己治疗，遂至痊愈。遂立志从医，搜求医方，苦心研究药道，博涉各种医书，尤精本草之学，认为"神农本经，臂之六经，名医增补别录，譬之注疏，本经为经，别录为纬"，于是钻研其理。其生平有两大特点，一是好游，壮年以后游医各地，寻师访友切磋医术。曾到过浙江、福建、山东、河北、山西、湖北、湖南、江西等地；二是深入民间，结交甚广，朋友中有和尚、道士、樵夫，农民等[2]。缪氏从民间搜集散在的医疗经验。《先醒斋医学广笔记》与《神农本草经疏》是缪氏的传世之作。前者为门人丁元荐搜集的缪氏常用方及部分治验，后缪氏又补充了伤寒热病的治疗经验及常用药物的炮制方法。其他还撰有《方药宜忌考》（《千顷堂书目》）十二卷、《医学传心》四卷等[2]。

　　《神农本草经疏》，刊行于天启五年（1625 年），是缪氏"检讨《图经》，求其本意"，以《神农本草经》为经，《名医别录》为纬，仿照北宋《证类本草》，"合众药之所长，而又善护其所短"，并"于会心处，辄札记之"，历 30 年积累，撰成《神农本草经疏》。书成后曾由"门人李季虬氏，几经参录，悉以付新安吴康虞氏，刻之金陵，未竟而遗"。缪氏遂命顾澄先"检其存稿若干卷，按部选类，汇得全帙"，早夜孜孜，细复检阅，以为定本，于明天启五年（1625 年），付梓（即海虞毛氏绿君亭刊本），至清光绪十七年（1891 年）周学海将此书收入《周氏医学丛书》。1980 年江苏广陵古籍刻印社据周氏本而重印之。全书三十卷，卷一、二为"续序例"上、下，论述药物的性味主治等内容，载有医论 30 余篇，将药物与辨证结合论述，分列诸病应忌药七门（阴阳表里虚实、五脏六腑虚实、六淫、杂证、妇人、小儿、外科）。卷三至卷二十九，依《证类本草》编次，将部分《证类本草》中药物分别用注疏的形式加以发挥。各药主治多遵《本经》《名医别录》，若两书不详，再参以诸家论治。每药之后又附有"主治参互"和"简误"两项，来考证药效及处方、宜忌等。其末卷收载《证类本草》未载或未详之药。全书共载有药物 1 400 余种，经缪氏诠释者约 490 种，总题之曰"《神农本草经疏》"。

　　今存有明天启五年（1625 年）初刻本（海虞毛氏绿君亭刊本）和周氏医学丛书本等多种刻本。该书刊行之后，流传甚广，馆藏甚多。

　　本篇所述以吴少祯校《神农本草经疏》（中国医药科技出版社，2011 年 8 月）为蓝本。

---

[1] 缪希雍. 神农本草经疏 [M]. 李玉清等校注. 北京：中国医药科技出版社，2011：8.

[2] 任春荣. 缪希雍医学全书 [M]. 北京：中国中医药出版社，1999：5.

【钩玄】

缪氏在《神农本草经疏》自序曰："据经以疏义，缘义以致用；参互以尽其长，简误以防其失。而复详列病忌药忌，以别其微；条析诸药，应病分门，以究其用；刊定七方十剂，以定其法；阐发五脏苦欲补泻，以畅其神；著论三十余首，以通古今之变，始悉一经旨趣。"该书校正过去本草流传文字的讹谬，逐条参订，并将意义难通者，加以厘正，使其能通俗理解。分析药物的性质，研究数药同用的"附加作用"及"副作用"，而对不宜同用之药物，更详细指出，条述其害等。

1. 阐发药性，疏注药物

缪氏在"梓行《本草疏》题辞"中曰："药性之道，具在本草。"认为药物的四气五味来自大自然，物之生成，禀于天，资于地。"天布令，主发生，寒热温凉，四时之气行焉，阳也；地凝质，主成物，酸苦辛咸甘淡，五行之味滋焉，阴也"，故"物有味，必有气，有气斯有性，自然之道也"。明确阐述了药物气、味、性的区别和联系，颇具新意。缪氏亦提出"五脏苦欲补泻，乃用药第一义"，分列每脏的苦欲补泻，其后进行解释说明。"欲者，是本脏之神所好也，即补也。苦者，是本脏之神所恶也，即泻也。补泻系乎苦欲，苦欲因乎脏性……明乎此，斯可以言药道矣"。揭示了用药应顺应脏腑喜恶及升降特性，施治补泻。缪氏还进一步指出："药有五味，中涵四气，因气味而成其性，合气与味及性而论，其为差别，本自多途"，可见药性之差别，关键是因其气味有"厚薄多少，单用互兼"之异，故"同一咸也，泽泻则泻，苁蓉则补，海藻、昆布则消而软坚，马茎、鹿茸则补而生齿"。足见缪希雍对药性的论述朴实详尽，提纲挈领。

本书对药物的疏解详尽而实用，每疏注一药，均先引录《本经》等书对该药性味功效的论述，继之根据经文所载予以发挥解说。所疏注的药物，多为临床常用药，使本草药物的论述更切于实用。注疏时不拘一格，形式多样，意在"发明经旨，适当于用"。疏注药物时，从药物的气、味、性出发，联系中医理论和经典著作，对《本经》所述药物的功用，与阴阳五行、气血津液、藏象生理病理及临床运用有机结合。如疏"石膏"时，除了收录《本经》《名医别录》的记载外，还记载了《日华子本草》以及甄权、李杲、王好古对石膏作用的论述。又如疏"山楂"时云："观其能消食积，行瘀血，则其气非冷矣。"纠正了前人关于山楂"味酸气冷"的说法。

2. 主治参互，设立"简误"

缪氏善于临证用药，指出"须合众药之所长，而又善护其所短，乃能苏凋瘵而起沉疴"，故作药物之"主治参互"，博采众家众长，参以心得，论述尤为详细。如生地黄之"主治参互"："生地黄同大小蓟各半，俱捣取自然汁，合童便饮，治一切血热妄行""同苎麻根捣以碗许、加炒砂仁末三钱，治胎动下血""同麦门冬治产后烦闷""同砂仁，治胎动下血腰痛""同当归、赤芍药、乳香、没药……治一切跌打折伤""同人参、枸杞、五味子……多服令人有子""得青蒿子、鳖甲……治骨蒸劳热""得黄芪、黄连、黄柏……治盗汗久不止"，以上记载表明了生地黄清热凉血、养阴生津的功效。

缪氏认为："夫药石禀天地偏至之气者也。虽醇和浓懿，号称上药，然所禀既偏，所至必独脱也。用违其性之宜，则偏重之害，势必所至……故作简误，以防其失。"缪氏在"简误"一项中较好地描述了药物的使用注意和配伍禁忌，具有十分重要的意义。

如"柴胡性升而发散"，故而"虚而气升者忌之，呕吐及阴虚火炽炎上者，法所同忌。疟非少阳经者勿入……不可久服，亦无益精明目之理"。又如"黄芪"不可用于有表邪、气实、肠胃有积滞、阳盛阴虚、上焦热盛、下焦虚寒、多怒、肝气不和、痘疮血分热盛者。再如"泽泻"，《本经》《药性论》《日华子本草》中均指出其"补虚损五劳""久服耳目聪明，不饥延年"，《仙经》云"补女人血海，令人有子"，缪氏指出为"悖谬之谈"，并提到："人无湿无饮而阴虚……肾气不固，精滑目痛，虚寒作泄等"禁用。一方面纠正了前人对泽泻功效的错误认识，又列举了泽泻的禁忌证。

3. 临证因时，因地制宜

在"伤寒古今时地不同，因之六经治法宜异"中提到"汉末去古未远，风气犹厚，形多壮伟，气尚敦庞，其药大都为感邪即病而设"。缪氏认识到随着历史的发展，不仅天气变异、水土有殊，古人和当时人们的体质也有差异，"循至今时，千有余年，风气浇矣，人物脆矣"。故古方不能套用以治今病，用药应因时制宜、因地制宜，变通用药。正如其在"伤寒时地议"中曰"况南北地殊，厚薄不侔，故其意可师也，其法不可改也""况在荆扬交广梁益之地，与北土全别，故其药则有时而可改，非违仲景也。实师其意，变而通之，以从时也。如是则法不终穷矣"。因此缪氏论治伤寒病，颇多独开门户化裁仲景成法。

太阳病之治，缪氏因江南之域，"从无刚劲之风，多有湿热之患"。主张药用羌活汤以羌活、前胡、甘草、葛根、生姜、大枣、杏仁等，而弃用过于温热之麻黄、桂枝。同时，在加减法中提出，随着时季转换，药应灵活变通。病值秋深冬月加紫苏、葱白，冬月严寒，感邪即病，可加麻黄、生姜，得汗勿再服。病人自觉烦躁，喜就清凉，不喜就热，兼口渴，即欲传入阳明，羌活汤中宜加石膏、知母、麦冬，大剂与之，得汗即解。阳明病之治，缪氏常以清补之竹叶石膏汤易大寒之白虎汤，他说："上古之人……身形长大，常过七尺。今则世鲜六尺之躯矣"。故阳明大热宜清补之大剂竹叶石膏汤解其在经之表邪，不宜大寒之白虎汤，时地使也。缪氏在外感热病的治疗上重视阳明，善用清法，保护津液，慎用汗法，喜用石膏，并重用之。也体现了其随时地变异，疗伤寒变而通之。

4. 治气、治血、吐血三法

缪氏在"十剂补遗"中说："今当增入升、降二剂。升降者治法之大机也……是以病升者用降剂，病降者用升剂。"同时他还认为气的升降出入运动失调，可致人体各种功能的紊乱及病理变化。缪氏临证处方用药之法宗东垣之旨，将气分病分为气虚、气逆、气实三类，立治气三法，即补气、降气、调气和破气，并列所主之药。如用人参、黄芪等补气，苏子、陈皮、麦冬等降气，木香、沉香、蔻仁等调气，枳实、青皮等破气。

立治血三法：将血证分为血虚、血热、血瘀三类。指出血虚者，宜补之，治疗宜用甘寒、甘平、酸寒、酸温之品，如熟地黄、白芍等来益营血；血热则宜清之、凉之，治疗时选酸寒、苦寒、咸寒、辛凉之品，如童便、丹皮、赤芍、生地黄等以除实热；血瘀宜通之，药宜选辛温、辛热、辛平、辛寒、甘温之品，如当归、红花、桃仁、苏木等以入血通行，佐牡蛎、芒硝等咸寒以软坚。

针对时医多以寒凉之黄芩、黄连等药或重用人参之法治血证之弊，提出了见血休治血的"吐血三要法"："宜降气不宜降火""宜行血不宜止血""宜补肝不宜伐肝"。缪氏治气血之法对后世影响深远。

5. 提出"内虚暗风"说

缪氏在"论似中风与真中风治法迥别误则杀人"中，明确指出东南之地虽常有猝然僵仆等证的发生，但并非真中风，是真阴既亏，内热弥甚，煎熬津液，凝结为痰，壅塞气道，不得通利，热极生风所导致的类中风。此即"内虚暗风"，内虚即阴虚，系阴阳两虚，而以阴虚者为多，暗风即内风，与外来风邪不同。治疗时先用天冬、麦冬等清热，苏子、枇杷叶等顺气，贝母、白芥子等开痰以救其标。次当治本，阴虚则用天冬、菊花、生地黄等补阴益血，阳虚则用人参、黄芪、鹿茸等补气壮阳，气血两虚则气血兼补。

而西北土地高寒，病多外风所致，多真中，缪氏指出"西北土地高寒，风气刚猛，真气空虚之人，猝为所中，中脏者死，中腑者成废人，中经络者可调理而瘥。治之之道，先以解散风邪为急，次则补养气血。此治真中外来风邪之法也。其药以小续命汤，桂枝、麻黄、生熟附子、羌独活、防风、白芷、南星、甘草之属为本"。其与外来风邪迥别。"内虚暗风"说实乃据南方地域之特点，并受金元诸家之说的影响，特别吸取刘完素、朱丹溪二人学说，从实际出发提出。"内虚暗风"之说，脱出前人温散外风和温补培元的窠臼，后世有关中风理论也大多不出此论的范围。

清代名医赵学敏在其《本草纲目拾遗》中赞道"缪氏《经疏》一编，知简误实为李氏（指李时珍）之功臣"。明代喻嘉言《寓意草》提道："兼论药性之过劣，则莫不悬之肘后。"周学海《新刻本草经疏》序例谓："缪氏之书本于《神农》，参以《别录》以后诸家，取之不可谓不广，择之不可谓不慎。其为疏也，字梳句栉，贯穿透彻，朴实详尽，不涉玄渺，不为肤浮。而又考之成方，以尽其变，附之简误，以知其忌。持论允而条理明，后来注《本草》者，盖莫能逾其范围矣。"我国现代已故医学家任应秋教授在其所撰《中医各家学说》[1]中称此书："从讨论药理言，此实空前巨著，若与李氏《纲目》相较，彼以品种的齐备，部类的系属，采治的鉴定，功用的综述胜；此则以述功录验，明所以然，条分缕析，发其隐微胜。"《明史·方伎传》将仲淳与李时珍并列，后人称誉《神农本草经疏》可与李时珍的《本草纲目》相媲美[2]。《神农本草经疏》对于后世的医药起了一定的启发作用，清代名医叶天士、吴世铠等的著作均基于缪氏之作。

附:《本草经疏辑要》

作者吴世铠，字怀祖，清代海虞（今江苏常熟）人。吴氏以明代缪仲淳《神农本草经疏》为本，成书于清嘉庆己巳年（1809 年）。全书十卷，卷一为"治病序例"，分为阴阳表里虚实门、五脏六腑虚实门、六淫门、杂证门、妇人门、小儿门，共"六门"。卷二至卷八为药物部分，分为石金土水部、草部、木部、人兽畜部、禽虫介鱼部、果壳叶部，六部共收载药物 427 种。每药先述性味功效，继之根据《神农本草经》经文加以注释，引录诸家之说交互参证。末附有《朱紫垣痘疹秘要》和《集效方》各一卷，非本草内容。

此书较《神农本草经疏》简明，但发明甚少。本篇以田思胜等校注《本草经疏辑要》（中国中医药出版社，2015 年 12 月）为蓝本。

十四、《本草正》

【概述】

作者张景岳（1563 年—1640 年），本名介宾，字会卿，号景岳，别号通一

[1] 任应秋. 中医各家学说 [M]. 上海：上海科学技术出版社，1980：258.

[2] 缪廷杰. 明代医家缪仲淳及其本草经疏 [J]. 上海中医药杂志，1957（8）：17.

子，浙江绍兴府山阴（今浙江绍兴）人。生于嘉靖四十二年（1563年），卒于崇祯十三年（1640年），享年七十七岁。明代著名医家，因其善用熟地，又被称为"张熟地"，其为古代中医温补学派的代表人物，被称为"医术中杰士""仲景之后，千古一人"。张氏14岁时跟随其父张寿峰游于京师，从京师名医金英（梦石）学医，尽得其传。张氏广览群书，于天文、地理、兵法、象数、堪舆、音律等无不通晓。黄宗羲《张景岳传》称："是以为人治病，沉思病原，单方重剂，莫不应手霍然。一时谒病者辐辏其门，沿边大帅，皆遣金币至之。"张氏58岁时回故里定居，专心著述，几乎是在他生命的最后时刻，著成大型综合性中医著作《景岳全书》，全书共六十四卷，100余万字，分为传忠录、脉神章、伤寒典、杂证谟、妇人规、小儿则、痘疹诠、外科钤、本草正、八阵方（新方八阵、古方八阵、妇人规古方、小儿则古方、痘疹诠古方、外科钤古方等部分）共10个分册，其中卷四十八至四十九为《本草正》。另外，张氏还著有《类经》《类经附翼》《质疑录》等书。

《本草正》成书于明天启四年（1624年），二卷，载常用中药300种。仿《本草纲目》编述，分山草、隰草、芳草、蔓草、毒草、水石草、竹木、谷、果、蓏、金石、禽兽、虫鱼、人14部。各药分别介绍别名、性味厚薄、阴阳、功效及机制、临床应用、注意事项等。论药条理清晰，语言简洁，客观准确，表达得当，向来为后世所重视。

本篇所述以张景岳著《本草正》（中国医药科技出版社，2017年9月）为蓝本。

【钩玄】

1. 药物功用论述详备

功效为该书论述的重点，张氏在表述中药功效时可谓详细完备，多切合当时现行教材，以下举例加以说明。如"白术"条下论本品功效："益气和中，补阳生血，暖胃消谷，益津液，长肌肉，助精神，实脾胃，止呕逆，补劳倦，进饮食，利小水，除湿运痰，消浮去胀。"又如论"黄精"功效："补中益气，安五脏，疗五劳七伤，助筋骨，益脾胃，润心肺，填精髓，耐寒暑，下三虫，久服延年不饥，发白更黑，齿落更生。""地黄"条下论熟地黄功效："大补血衰，滋培肾水，填骨髓，益真阴，专补肾中元气，兼疗藏血之经。"再如论当归功效："其味甘而重，故专能补血；其气轻而辛，故又能行血。补中有动，行中有补，诚血中之气药，亦血中之圣药也。"论川芎功效："其性善散，又走肝经，气中之血药也。芎归俱属血药，而芎之散动尤甚于归，故能散风寒，治头痛，破瘀蓄，通血脉，解结气，逐疼痛，排脓消肿，逐血通经。"

临床应用为本书论述的又一重点内容，略举两例如下。如"人参"条下论本品的适应证："凡虚而发热，虚而自汗，虚而眩晕，虚而困倦，虚而惊惧，虚而短气，虚而遗泄，虚而泻利，虚而头疼，虚而腹痛，虚而欲食不运，虚而痰涎壅滞，虚而咳血吐血，虚而淋沥便闭，虚而呕逆躁烦，虚而下血失气等证，是皆必不可缺也。"此段论述人参治疗虚证可谓详备。又如论柴胡的应用："其性凉，故解寒热往来，肌表潮热，肝胆火炎，胸胁痛结，兼治疮疡，血室受热；其性散，故主伤寒邪热未解，温疟热盛，少阳头痛，肝经郁证。"

张氏尚未将中药功效与主治完全分开论述，多数药物为功效与应用混论。如"丹参"条下论本品功效与应用曰："能养血活血，生新血，行宿血，故能安生胎，落死胎；血崩带下可止，经脉不匀可调。此心脾肝肾血分之药，所以亦能养阴定志，益气解烦，疗眼疼脚痹，通利关节，及恶疮疥癣，赤眼丹毒，排脓止痛，长肉生肌。"论玄参功用如下："退无根浮游之火，散周身痰结热痈。逐颈项咽喉痹毒、瘰疬结核，驱男女传尸，烦躁骨蒸，解温疟寒热往来，治伤寒热斑支满，亦疗女人产乳余疾，或肠中血瘕热癥，并疗劳伤痰嗽热烦，补肾滋阴，明目解渴。"

又如论淫羊藿功用："主阳虚阳痿，茎中作痛。化小水，益精气，强志意，坚筋骨，暖下部一切冷风劳气，筋骨拘挛。补腰膝、壮真阴，及年老昏耄，中年健忘。凡男子阳衰，女子阴衰，艰于子嗣者，皆宜服之。"论三七功用："善止血散血定痛。凡金刃刀箭所伤，及跌扑杖疮血出不止，嚼烂涂之，或为末掺之，其血即止。亦治吐血衄血、下血血痢、崩漏、经水不止、产后恶血不下。"论紫苏功用："解肌发汗，祛风寒甚捷；开胃下食，治胀满亦佳。顺气宜用，口臭亦辟，除霍乱转筋，祛脚气。通大小肠，消痰利肺，止痛温中，安胎定喘，解鱼蟹毒，治蛇犬伤。"论三棱功用："能行血中之气。善破积气，逐瘀血，消饮食胀满，气滞腹痛，除痃癖癥瘕，积聚结块，通月水，亦堕胎及产后恶血，扑损瘀血，并治疮肿坚硬。制宜醋浸炒熟入药。此与蓬术稍同，但蓬术峻而此则差缓耳。"

再如论白芷功用："其性温散败毒，逐阳明经风寒邪热，止头痛头风头眩，目痛目痒泪出，散肺经风寒，皮肤斑疹燥痒，治鼻衄鼻渊，齿痛眉棱骨痛，大肠风秘，肠风尿血。其气辛香达表，故治疮疡排脓止痒定痛，托痈疽、肺痈、瘰疬、痔瘘，长肉生肌。炒黑用之，提女人血崩，漏下赤白，血闭阴肿。欲去野斑，宜以生用，可作面脂。亦治蛇伤砒毒，金疮伤损。"论附子功用："除表里沉寒，厥逆寒噤，温中强阴，暖五脏，回阳气，除呕哕霍乱，反胃噎膈，心腹疼痛，胀满泻痢，肢体拘挛，寒邪湿气，胃寒蛔虫，寒痰寒疝，风湿麻痹，阴疽痈毒，久漏冷疮，格阳喉痹，阳虚二便不通，及妇人经寒不调，小儿慢惊等证。大能引火归源，制伏虚热。善助参芪成功，尤赞术地建效。无论表证里证，但脉细无神，气虚无热者，所当急用。"

2. 药物炮制论述实用

如论述仙茅炮制法如下："凡制用之法，于八九月采得，用竹刀刮去黑皮，切如豆粒，糯米泔浸两宿，去赤汁，用酒拌蒸之，从巳至亥，制之极熟，自无毒矣。然后曝干捣筛，熟蜜丸桐子大，每空心酒饮任下二三十丸。忌食牛乳及黑牛肉，恐减药力也。若随群补药中为丸服之，无所不可。"论黄连炮制曰："专治诸火，火在上，炒以酒；火在下，炒以童便。火而呕者炒以姜汁；火而伏者炒以盐汤。同吴茱萸炒，可以止火痛；同陈壁土炒，可止热泻。"

又如"附子"条下论述以甘草炮制本品之制法曰："甘草煎极浓甜汤，先浸（附子）数日，剥去皮脐，切为四块，又添浓甘草汤再浸二三日，捻之软透，乃咀为片，入锅文火炒至将干，庶得生熟匀等，口嚼尚有辣味，是其度也。若炒太干，则太熟而全无辣味，并其热性全失矣。故制之太过，则但用附子之名耳，效与不效无从验也。"进一步诠释用甘草炮制本品之由，谓："其所以必用甘草者，盖以附子之性急，得甘草而后缓；附子之性毒，得甘草而后解；附子之性走，得甘草而益心脾；附子之性散，得甘草而后调营卫，此无他，亦不过济之以仁而后成其勇耳。"

3. 偶论药物鉴别与配伍

该书论述药物鉴别与配伍内容较少。如"贝母"条下鉴别贝母与半夏："半夏、贝母，俱治痰嗽，但半夏兼治脾肺，贝母独善清金；半夏用其辛，贝母用其苦；半夏用其温，贝母用其凉；半夏性速，贝母性缓；半夏散寒，贝母清热。性味阴阳，大有不同，俗有代用者，其谬孰甚！"论黄连配伍曰："同枳实用，可消火胀；同天花粉用，能解烦渴。同木香丸，和火滞下痢腹痛；同吴茱萸丸，治胃热吐吞酸水。"又如论枳实配伍："佐白术亦可健脾，佐大黄大能推荡。"论栀子配伍："若用佐使，治有不同：加茵陈，除湿热黄疸；加豆豉，除心火烦躁；加厚朴、枳实，可除烦满；加生姜、陈皮，可除呕哕；同元胡，破热滞瘀血腹痛。"

4. 药物使用注意论述在理

懂得药物的使用注意对于合理应用药物至关重要，否则会致误用。如论述川芎的使用注意："惟风寒之头痛，极宜用之，若三阳火壅于上而痛者，得升反甚。今人不明升降，而但知川芎治头痛，谬亦甚矣。多服久服，令人走散真气，能致暴亡，用者识之。"又如论柴胡之使用注意："邪实者可用，真虚者当酌其宜。虽引清气上升，然升中有散，中虚者不可散，虚热者不可寒，岂容误哉！兼之性滑，善通大便，凡溏泄脾薄者，当慎用之……柴胡之性，善泄善散。所以大能走汗，大能泄气，断非滋补之物，凡病阴虚水亏而孤阳劳热者……尚堪再损其阴否……即在王海藏亦曰：苟无实热而用柴胡，不死何待？凡此所见略同，用者不可不察。”

5. 明辨医理，去伪存真

中医医理至奥至深，须加以明辨。如张氏于该书中论黄连“厚肠胃”，称“独因陶弘景《别录》中有调胃厚肠之一言，而刘河间复证之曰：诸苦寒药多泄，惟黄连、黄柏性冷而燥。因致后世视为奇见，无不谓黄连性燥而厚肠胃，凡治泻痢者，开手便是黄连，不知黄连、黄柏之燥，于何见之？”于是感叹曰：“呜呼！一言之谬，流染若此，难洗若此，悖理惑人，莫此为甚。”进一步解释曰：“虽曰黄连治痢亦有效者，然必其素禀阳脏，或多纵口腹，湿热为痢者，乃其所宜。且凡以纵肆不节而血气正强者，即或误用，未必杀人，久之邪去亦必渐愈，而归功黄连，何不可也？此外则凡以元气素弱伤脾患痢，或本无火邪而寒湿动脾者，其病极多，若妄用黄连，则脾肾日败，百无一生。凡患痢而死者，率由此类，可不寒心？余为此言。而人有未必信者，多以苦燥二字有未明耳，故余于《传忠录》辨河间条中，复详言苦味之理，以俟卫生仁者再为赞正，庶是非得明，而民生有攸赖矣。”

十五、《本草汇言》

【概述】

作者倪朱谟，字纯宇，钱塘（今浙江杭州）人，其生卒年无考。从倪氏列出的“师资”人名及书中涉及的年代信息，大致可以推断其生活于明代万历后期至明末（1573—1644年）之间[1]。据倪元璐序及《仁和县志》记载，倪氏少年专攻儒业，热衷科举，但至中年仍一无所成。业儒之余，旁涉医药，遂精通医学，为当时一方名医，治病多有奇效，病家奔走延致，以得一诊为幸[2]。

倪氏通医学，尤精本草，认为李时珍《本草纲目》“博倍于前人，第书中兼收并列，已尽辨别之功”“后贤证验确论，每多重载”，因而倪氏主张“甄罗补

[1] 吴昌国. 明代本草名著《本草汇言》研究 [J]. 中医文献杂志，2011（5）：5-7.

[2] 陈仁寿. 浅议《本草汇言》的学术成就与不足 [J]. 南京中医药大学学报（社会科学版），2003（3）：169-171.

订，删繁去冗"（《本草汇言》凡例）。于是收集历代本草诸书，并广为拜访、咨询当时名医大家，汇集历代本草及与作者同时代众多学者有关医药言论之精要，编纂成书，名曰《本草汇言》。正如本书序所述："侄孙纯寓，缝掖英年，埋头场屋，独能兼通物性，索揽轩岐，参综条蠻，不漏不紊，而且繁者芟之，阙者补之，纰者正之，微者阐之。编成，名之曰《汇言》。""是书先尊《神农本经》，次录陶弘景《别录》，次《唐本草》，唐新定本草，次甄权《药性本草》，次孙思邈《千金·食治》，次陈藏器《本草拾遗》，次蜀昶《本草》，次宋《开宝本草》，次宋《嘉祐本草》，次《日华本草》，次东垣《用药法象》，次丹溪《衍义补遗》，以至《会编》《蒙筌》，并元明旧本不下四十余种，最后李氏濒湖《本草纲目》"（《本草汇言》凡例）。在编著过程中，倪氏"搜辑往代名言，庶无渗漏，复自周游省直，于都邑市廛，幽岩隐谷之间，遍访耆宿，登堂请益，采其昔所未详，今所屡验者，一一核载"（《本草汇言》凡例）。书中所收方剂，"必见诸古本有据，时贤有验者，方敢信从。每论每方，必注姓氏、出处，公诸天下。犹恐字有讹脱贻误于人，复再三考订而存之，缔观旁注略见苦心，至于芟繁汰复，尤不待言"（《本草汇言》凡例）。该书由泰昌元年（1620年）汤国华绘入药图，作者叔祖倪元璐于天启甲子（即明天启四年，1624年）作序，故一般以此年为该书成书时间。

本书共二十卷，载药581种（有说608种）。分草、木、服器、金石、石、土、谷、果、菜、虫、禽、兽、鳞、介、人15部，各卷前附图530幅。每药先介绍其性味、阴阳归经、产地与形态等，次为荟萃诸家药论，推求药物实效，末为集方，收集与各药相关的方剂。卷二十为总论，列气味阴阳、升降浮沉等23项，内容多采用《本草纲目》序例。本书收载了明代以前40余种医药著作中的文献资料，汇集了与作者同时代148位学者的药论，摘引了大量的明代医方资料，内容均有出处，言而有据，其中有一些医方书从未刊行（或已刊今佚），而在该书中得以保留，从而丰富了临床用药和药性理论的内容，具有重要的文献价值。

此书一出，便受到广泛推崇，"医家无不奉为蓍蔡"。时人以《本草汇言》与《本草纲目》《本草蒙筌》《神农本草经疏》，并称四大本草名著。《浙江通志》赞之曰："倪朱谟……集历代本草书，穷搜博询，辨疑证误，考订极其详核……世谓李之《本草纲目》得其详，此得其要，可并埒云。"[1]

该书刊本较多，本篇所述以戴慎、陈仁寿、虞舜点校，倪朱谟编著的《本草汇言》（上海科学技术出版社，2005年6月）为蓝本。

[1] 吴昌国. 明代本草名著《本草汇言》研究[J]. 中医文献杂志，2011（5）：5-7.

【钩玄】

1. 汇诸家之言，存明代大量医方资料，广《纲目》之未备

本书名"汇言"，乃本书最大之特色。古往今来，诸家本草编写之方法不外乎参引前人之书，详加考证，并结合己见而成书。本书论述药物的性味、归经、升降浮沉、毒性、产地、采集、形态、修治，乃至临床药论，虽然大量摘引《本草纲目》。但倪氏却又独辟蹊径，与众不同，"遍访耆宿，登堂请益"，亲自采访当时的医药人士至少148人，因地域及交通的限制，绝大多数受采访者都是作者家乡（钱塘）附近的医家，主要分布在今浙江、江苏、安徽一带，汇录收集各家药学言论与医方。这些来自各家的药学言论，多是一方名医宝贵的用药经验，或是独特的药学理论见解，读来让人感受到一种鲜活的生命气息，这成为本书最有特色的部分。本书对药物的功效、主治、配伍及用药宜忌进行全面论述，这些论述均总结了前人的用药经验，真确"有据"，有些是《本草纲目》没有记载的 [1]，对临床用药具有重要的指导意义，其学术价值超越了本草学的范畴。如卷一草部（山草类）"黄耆"条下"集方"论黄耆："（出方龙潭《本草切要》）治阳虚腠理不密，自汗频来。用黄耆一两，白术五钱，桂枝二钱，白芍药一钱，干姜一钱五分，大枣十枚，水煎服。"其丰富的临床药论为本书的一大亮点，其不像一般药学著作那样直接表示"主治"某病，而是应用中医药学理论深入地阐述该药的应用要点、作用机理、注意事项等，如卷一"白术"条论白术生津，"陈廷采先生曰：白术性燥，仲景又言生津何也？盖脾恶湿，湿胜则元气不得施化，津液何由而生？况膀胱为津液之府，气化而后能出，白术以燥其湿，则气得周流运用，而津液亦随气化而生矣。他如茯苓，系淡渗之药，谓之能生津者，义与此同。"又如缪仲淳论甘草禁忌证："甘能缓中，中满者忌之。呕家忌甘，酒家亦忌甘，诸湿肿满及黄疸、膈胀、郁结诸证禁用。"甚至，在论述同一药物不同作用部位时，其功效应用论述也非常详细，如卷二草部（芳草类）"紫苏"条论苏叶、苏梗与苏子，"一物有三用焉：如伤风伤寒，头疼骨痛，恶寒发热，肢节不利，或脚气疝气，邪郁在表者，苏叶可以散邪而解表；气郁结而中满痞塞、胸膈不利，或胎气上逼，腹胁胀痛者，苏梗可以顺气而宽中；设或上气喘逆，苏子可以定喘而下气；痰火奔迫，苏子可以降火而清痰。三者所用不同，法当详之。"

事实上，明清以来，华东地区中医非常发达，医学大家、名医流派也主要集中

---

[1] 陈仁寿. 浅议《本草汇言》的学术成就与不足 [J]. 南京中医药大学学报（社会科学版），2003（3）：169-171.

在这一地区，如"吴门医派""孟河医派""新安医派"等。本书成书于明清之际，所采访收集的民间医方，不但有其天然的民间医学土壤，更是当时中医药学繁荣盛况的缩影。值得一提的是，本书采访并收录的药论和医方的医人之中，有一批特殊身份的人士。如女医生有谈贞士《妇科》、徐姐姐传、徐阿妈方、韦氏方、红媳妇《家宝方》等；僧人医生有释医玄生、台僧明徵、金台和尚、释医临水等；军医有黄杏功等；少数民族医有回回医马少川、东医（朝鲜医）魏雅宜等。由此可见，历代从医者往往有多种身份，只是这些民间医生多数未能留下著作，也未能进入史册，因而在医史上很难见到他们的信息。通过本书的记载，让我们有幸看到了医学史大幕后隐藏着的那一部分[1]。

《本草汇言》以汇集他人对药物的认识为主，包括生药学知识、药性理论、用药经验等，作者个人意见不多。但从本书的编纂体例、对资料的取舍以及一些注文来看，作者具有自己的学术思想和见解。如将药学理论部分放在全书的最后一卷，列气味阴阳、升降浮沉等药学专题23项。倪氏还认为"日本草，意必先以草为正嗣，后果、木、金、石、禽、鱼等，故集中先列草部"。这是与《本草纲目》的又一不同之处，《本草纲目》先列火、土、金石部，再列草部。且本书分类上又比《本草纲目》更细，如草部又分为山草、芳草、隰草、毒草、蔓草、水草、藤草、石草、苔草等[2]。

2. "遍访耆宿，登堂请益"，创列采访对象之先河

该书"集方"部分，是对药物性效理论的验证，也为读者提供了实用的处方指南，"集方"大多来源于他人的医药方书和用药经验，收录了大量前代方书，如《肘后方》《三因方》《南阳活人书》《方脉证治》《普济方》等中的实用方剂。更可贵的是，作者还收集了大量时贤的验方，这些验方大多是其亲自采访所得。为得到这些宝贵资料，倪氏"遍游遐方，登堂请教"，为了确保资料的可靠与真实，做到有理有据，"每论每方，必注姓氏、出处，公诸天下。犹恐字有讹脱，贻误于人，复再三考订而存之"，其精神难能可贵。如卷十"木部（灌木）"五加皮"集方"条下八方均出缪氏方："治湿热痿痹，腰以下不能行动者，用五加皮、牛膝、木瓜、黄柏、麦门冬、生地黄、薏苡仁、虎胫骨、石斛、山药，各等分。治肾虚寒湿客之，作腰痛者，用五加皮、川续断、山茱萸、巴戟天、补骨脂、牛膝、杜仲、肉桂，各等分。治风寒湿痹及脚气肿痛，用五加皮、白鲜皮、石菖蒲、薏苡仁、白

---

[1] 吴昌国. 明代本草名著《本草汇言》研究 [J]. 中医文献杂志，2011（5）：5-7.

[2] 陈仁寿. 浅议《本草汇言》的学术成就与不足 [J]. 南京中医药大学学报（社会科学版），2003（3）：169-171.

蒺藜、川羌、独活、白术、苍术、萆薢、牛膝、木瓜，各等分。治小腹寒疝，睾丸挺胀，用五加皮、小茴香、胡卢巴、白术、青皮、肉桂、荔枝核、当归、乌药，各等分。治男子阴痿，小便余沥，囊湿作痒，或溃烂者，用五加皮、益智子、赤石脂、车前子、小茴香、茯苓、巴戟天，各等分。治妇人血室不调，瘀留胀痛，用五加皮、当归、川芎、玄胡索、白芍药、红花、牡丹皮、桃仁泥，各等分。治下部湿疮久不愈，兼治周身脓窠疮，用五加皮、薏苡仁、金银花、石菖蒲、胡麻子、土茯苓、连翘、苍术、黄柏、黄耆、木瓜，各等分。治妇女阴中一切诸病，或疮、疽、肿、痛、痒、胀、脂、挺八种，只用五加皮一味，煎汁饮，并熏之洗之。"

从书中记载来看，倪氏采访同时期的医家共 148 人，其中"师资姓氏"12 人，均为当时江浙一带名医，如马瑞云、缪仲醇、卢复、方龙潭等，"同社姓氏"136 人，大多为地方名医，如林山公、陈象先、马继高、缪仲平等。书中篇前专门有章节将其姓名、籍贯一一开列，表明了倪氏对同行的尊重，其学风之严谨值得后人学习。由于当时医家的用药经验大多以手稿留存而未公开刊行，而世人不知，本书使之保存了下来，因此倪氏对保存这些史料作出了很大的贡献，为后人研究江浙医家的用药经验提供了翔实的资料[1]。

3. 列药治病之所宜，详陈其所忌

俗话说用药如用兵，要用好一味药除了要掌握其性能、功效与主治特点之外，还应知道其禁忌证，方能做到融会贯通，有的放矢。如卷五草部（毒草类）论草乌头之功效应用与禁忌："其气锋锐且急，能通经络，利关节，寻蹊达径，而直抵病所，宜其入风寒湿痹之证，或骨内冷痛及积邪入骨，年久痛发，并一切阴疽毒疡诸疾。遇冷毒即消，热毒即溃，自非顽风急疾，不可轻投入也。观其煎汁敷箭镞，能杀禽兽，闻气即堕仆，非性之锋锐捷利，酷劣有毒，能如是乎？即有风湿痹疾，痈疡急证之人，平素禀赋衰薄，或向有阴虚内热吐血之疾，并老人、虚人、新产人，切宜禁用。"此段虽未直言草乌的辛热大毒之性，但从其适应证与禁忌证的论述上分析，可谓一目了然、淋漓尽致，为后人应用本品指明了方向。

如卷一草部（山草类）"人参"条下论人参"可用与不可用"："（李时珍按）凡人面白、面黄、面青臒悴者，皆脾肺肾气不足，可用也。面赤、面黑者，气壮神强者，不可用也。脉之浮而芤、虚、涩、大、迟、缓、无力，沉而迟、涩、细、弱、结、代无力者，皆虚而不足，可用也。若弦、长、紧、实、滑、数有力者，皆火郁内实，不可用也。洁古谓喘嗽勿用者，痰实气壅之喘也。若肾虚气短喘促者，

---

[1] 陈仁寿. 浅议《本草汇言》的学术成就与不足 [J]. 南京中医药大学学报（社会科学版），2003（3）：169-171.

必用也。仲景谓肺寒而咳勿用者，寒裹热邪，痰壅在肺之咳也。若自汗恶寒而咳者，必用也。东垣谓久病郁热在肺勿用者，乃火郁于内，宜发不宜补也。若肺虚火旺，气短自汗者，必用也。丹溪言诸痛不可骤用者，乃邪气方锐，宜散不宜补也。若里虚吐利，及久病胃弱，虚痛喜按者，必用也。如此推详，则人参之可用、不可用，思过半矣！"又有缪仲淳论曰："论人参功能之广，不可尽述。第其性亦有所不宜用者。世之录其长者，或遗其短；摘其瑕者，并弃其瑜。是以或当用而后时，或非宜而妄投。不蒙其利，徒见其害。二者之误，其失则一。遂使良药不见信于世，粗工互腾其口说，惜哉！岂知人参本补五藏真阳之气者也，若夫虚羸尩怯，劳役饥饱所伤，努力失血，以致阳气短乏，陷入阴分，发热倦怠，四肢无力；或中热伤暑，暑伤气，无气以动，或呕吐泄泻，胃弱不能食，脾虚不磨食；或真阳衰少，肾气乏绝，阳道不举，完谷不化，下利清水，中风失音，产后血崩，小儿慢惊，吐泻不止，痘后气虚，溃疡长肉等证，投之靡不立效。惟不利于肺家有热咳嗽，吐痰吐血，衄血齿衄，内热骨蒸，劳瘵阴虚火动之候。"引用诸名家诠释人参之特点的文字，将人参的适应证与禁忌证论述完备，以启迪后学。

再如卷二草部（芳草类）"芎䓖"条论芎䓖的适应证与禁忌证："（御医门吉士稿）凡散寒湿，去风气，明目疾，解头风，除胁痛，养胎前，益产后，又癥痕结聚，血闭不行，痛痒疮疡，痛疽寒热，脚弱痿痹，肿痛却步，并能治之。""凡病人上盛下虚，虚火炎上，咳嗽痰喘，自汗盗汗，咽干口燥，发热作渴，内热生烦，阴极发躁，中气短怯，并禁用之。"

4．于医药研究深入，正医术，辟邪说

本草书籍多以记载本草（药物）的形态产地、性能功效为主，自《证类本草》载有方剂以来，后世多有效仿，但大多仅简单地给出药物组成与剂量（有时还没有剂量），未详加论述。倪氏深知本草为临床服务的重要性，十分重视本书的实用价值，尤其在"集方"的编录中，对药物的产地、炮制方法、制剂程序，甚至服用方法等论述详细，对每味药的具体要求应有尽有，可谓滴水不漏。为病人急用之时，按书索方，提供便利。如卷二草部（芳草类）"牡丹皮"条下"集方"论："治便毒生于两腿合缝之间。用牡丹皮、归尾、金银花、天花粉、白芷、赤芍药各一钱，僵蚕、芒硝各二钱，穿山甲三大片、火烧，大黄三钱，木鳖子五个，上剉一剂，好酒二碗煎滚，空心服。渣再煎，随服，厚被盖出汗，利一二次即消。"又如卷二草部（芳草类）"蛇床子"条下"集方"论："（王自明手集）治男子阳道不起。用蛇床子、五味子、菟丝子、枸杞子、冬青子，各等分和匀，用黑豆煮浓汁，拌五子，日晒干，再拌再晒，以五次为度。微炒燥，磨为末，炼蜜丸梧桐子大。每早服三钱，酒送下。"再如卷七草部（藤草类）"忍冬藤"条下"集方"论：《外科精要》，治

痈疽发背，不问发在何处，发眉发颐，或头或项，或背或腰，或胁或乳，或手足上下，两腕之间，皆有奇功。如乡落僻陋之处，或贫乏失业之人，药食难得者，但虔心服之，其效甚妙。用忍冬藤，生取一握，捣烂，用生酒少许，调稀稠得所，涂于毒四围，中留一孔令泄气；再用藤五两捣烂，用大甘草一两，同入砂瓶内，以水二大碗，文武火慢煎至一碗，入无灰酒一碗，再煎十数沸，去渣，分为三服，一日一夜吃尽。病势重者，一日二剂，服至大小便通利，则药力到矣。"

此外，《本草汇言》还致力于"辨疑正讹"，就药物鉴别、栽培、功效辨析等，倪氏阐述了自己的独特见解。对《神农本草经》等书记载不实的内容，加以辨析，去伪存真；对后世用药的流行时尚，也进行了适当的质疑，有的则加以抨击。如云母，诸书言"炼服益精明目、轻身延年"，倪氏斥为"此后世妄诞之士，假神农之言，附会其说，以欺世愚俗，不可依从"。又如何首乌，诸书言其能"生子延寿"，倪氏则疑其"似属荒唐"。他还反对服食丹药，认为 [1] 丹砂"非良善之物"，并谓"砒石可化热痰，生漆可补脑髓，一切荒诞之谈误听之，而横夭者多矣。"[2]

十六、《药品化义》

【概述】

明代贾所学原撰，清代李延昰补订。贾所学，生卒不详。据康熙二十四年编《嘉兴县志》卷七《人物志·艺术》载："贾所学，号九如。研究方书，深明理趣。有《脉学指归》《药品化义》等刻，远近称之。"又据该志卷九《艺文志》下《书籍·补遗》载，除上述两种外，尚有《医源接引》和《脏腑性鉴》两种。《脉学指归》和《医源接引》尚待考证，《脏腑性鉴》有尤乘增订本传世。《药品化义》卷一"药力所主"中提到"药品亦须分门派类，自方古庵微立其义，继而盛后湖始列其门。"方盛二人皆明末人，《药品化义》成书不会早于此。另查钱雷，字豫章，四明（今浙江宁波）人，曾在《脏腑证治图说人镜经》八卷基础上另补撰《人镜经附录》二卷，于万历三十四年（1606 年）刊行。据尤乘序，贾九如另一著作《脏腑性鉴》即源于此，亦必晚于此。李延昰在甲申（1644 年）见到《药品化义》，尤乘在康熙己巳年

[1] 陈仁寿. 浅议《本草汇言》的学术成就与不足 [J]. 南京中医药大学学报（社会科学版），2003（3）：169-171.

[2] 吴昌国. 明代本草名著《本草汇言》研究 [J]. 中医文献杂志，2011（5）：5-7.

（1689年）增补《脏腑性鉴》，此二书至少早于这两个时间。而《嘉兴县志》为康熙二十四年（1685年）修，已将贾氏列入，说明贾氏卒年必早于1685年。至于李延昰"甲申游禾中""问其里人，有不闻其姓名者"，是否可以说明贾氏已不在人世还待证明。

李延昰（1628—1697年），字辰山，又字期叔，号寒村，原名彦贞，华亭（今属上海市）人。为著名医家李中梓之侄，得中梓所传，精于医理。因参与反清活动，事败后遁迹平湖佑圣宫为道士，以医自给。撰《脉诀汇辨》（1662年）等书。又补订贾九如《药品化义》（1680年），后世易名《辨药指南》。贾九如《药品化义》问世并未引起注意，直到1644年名医李延昰在"禾中"（嘉兴古地名。三国时吴曾置禾兴县，治所在浙江嘉兴南）才偶然得之，惊其"区别发明，诚一世之指南"。其后清初另一位名医尤乘亦把该书"珍为异宝"，称其"尽善尽美""远绍神农开物之业（指《神农本草经》），近接蕲阳集成之统（指《本草纲目》）""诚生人之要旨，济世之真诠也"。通过他们二人的大力宣扬和具体的校正增补刊行工作，才使这一奇书流传开来。本文以明贾所学撰，清李延昰补订，陆拯、王咪咪、陈明显校订本《药品化义》（中国中医药出版社，2013年1月）为蓝本。

《药品化义》全书十三卷，卷首有4篇关于药物学的论文"本草论""君臣佐使论""药有真伪论""药论"。赵燏黄、尚志钧等皆认为是李氏后增，当是[1]。卷一为全书宗旨"药母订例"，卷二至卷十三将药物分为气、血、肝、心、脾、肺、肾、痰、火、燥、风、湿、寒等13类162种（有个别重复）进行论述[2]。

【钩玄】

1. 首订"药母"，绍前贤而不尚虚玄

《药品化义》卷一以后公认为基本是贾九如著作原貌。其核心就是关于"药母"的药理概念。"书有字母，诗有等韵，乐有音律，圣人之虑其终，必先严其始，至于药理渊微，司命所系，若无根据，何以详悉其义？"可见作者是试图寻找出一个能统领众多纷杂药物的理论，于是他考察了历代本草著作，终于订为规范"药母"。"为辨药指南，药品化生之义"的源泉。根据"药母"理论，作者把辨识分为体、色、气、味、形、性、能、力八个项目。他认为前四项"乃天地产物生产之法象，必先辨明，以备参订"，当"验其体，观其色，臭其气，嚼其味"。而后四者，需"借医人格物推测之义理而后区别，以印生成""推其形，察其性，原其能，定

[1] 尚志钧，林乾良，郑金生. 历代中药文献精华 [M]. 北京：科学技术文献出版社，1989：309-311.

[2] 张瑞贤.《药品化义》及其它 [J]. 天津中药学院学报，1993（2）：23-27.

其力，则凡厚薄清浊缓急躁静平和酷锐之性及走经主治之义，无余蕴矣"。作者又在每一项目之下具体分成七类：

【体】燥、润、轻、重、滑、腻、干

【色】青、黄、红、白、黑、紫、苍

【气】膻、臊、香、腥、臭、雄、和

【味】酸、苦、甘、平、咸、淡、涩

【形】阴、阳、木、火、土、金、水

【性】寒、热、温、凉、清、浊、平

【能】升、降、浮、沉、定、走、破

【力】宣、通、补、泻、渗、敛、散

从上述不难看出，贾九如药母理论直接来源于张元素、李东垣等药理学说，但他更加深化，且层次明晰，绝少玄虚，易于理解掌握。在具体论述药物时，贾氏总是先以药母理论对药物"格式化"，再具体分析论述。例如藿香"属纯阳【体】干枯（鲜润），【色】干苍（鲜青），【气】青香，【味】甘辛（云苦，非），【性】温，【能】升【能】降，【力】行胃气，【性气】厚而味薄，【入】脾肺胃三经。藿香甘温入脾，兼辛入肺。其气芳香，善行胃气，以此调中，治呕吐霍乱，以此快气，除秽恶痞闷。且香能和合五脏，若脾胃不和，用之助胃而进饮食，有醒脾开胃之功。辛能通利九窍，如岚瘴时疫，用之不使外邪内侵，有主持正气之力。凡诸气药，独此体轻性温，大能卫气，专养肺胃。但叶属阳，为发生之物，其性锐而香散，不宜多服。将药母理论深入具体药物中，避免了说理枯燥，论治零散无纲的弊病。先能辨此，"则药之义理思过半矣"。

2. 药议四篇，杂论方药及真伪

该书卷首四篇议论之文，并非总论性概述，而是有感而发的杂论。其"本草论"简述历代本草产生过程。对神农尝百草，一日遇七十毒提出质疑。"君臣佐使论"指出了中医学中的两个"君臣佐使"系统，一是《本经》立论，以陶弘景加以论述："大抵欲求益气轻身、延命不老，养命之药，则多君；取其气味冲和而无偏胜；欲求以寒胜热、以热胜寒，渐能除病，养性之药，则臣；取其气味稍偏而易入，欲求功成倾刻，仅掌握成事，疗病之药，则多佐使；取其专主攻击而足恃也。犹依本性所主，而复斟酌酌之"。另一是以岐伯为代表，"方制君臣者，主病之谓君，佐君之谓臣，应臣之谓使，所以明善恶之殊贯"。李东垣赞述之曰："凡药之所用，皆以气味为主，补泻在味，随时换气，主病为君。假令治风，防风为君；治寒附子为君；治湿防己为君；治疗上焦热，黄芩为君；中焦热，黄连为君。兼见何证，以佐使药分治之，此制方之要"。首次把本草与制方的"君臣佐使"明确区分开来。在"药有真伪论"中首先提出"草木昆虫，产各有地，失其地则性味异，而优劣判矣"。列举各种优质道地药材，如人参古推上党，今则更推清河；川西之当归，彰明之附子，雅州之黄连，济州之半夏，华州之细辛，杭州之麦冬，怀庆之地黄，苏州之薄荷，甘洲之枸杞，于潜之白术"等。其次又列举市肆中药商以差充好、以假乱真的情况，"螵蛸胶于桑枝，蜈蚣朱足令赤，以蚖床当蘼芜，以荠苨乱人参，松黄和蒲黄，樟脑杂龙脑，古圹灰云死龙骨，苜蓿根为土黄芪"等，感叹"卖药者两眼，用药者一眼，服药者无眼"。其"药论"讨论药物性能和品种、产地、炮制及宜忌等。如"人参，《本经》谓其微寒，《别录》谓其微温……不知人参生用则寒，焙用则温，犹之生地、熟地也。""麻黄，中空体轻，以其入肺，为发汗之要药。然连根用之，又能止汗。丹溪以人参与之同用，谓之一散一补，其中妙用，有如走珠……何以畏之如鸩？""药有宜忌如地黄、何首乌之类，皆忌铁器，人所共知。而人参价重力宏，富贵者旦暮资食，然日生用宜㕮咀，熟用宜隔纸焙之，并忌铁器，乃医者反无一言及之"。

3. 特标"力"项，连性能功效于一体

是否具有较完善的"功效"专项，是现代临床中药学区别于传统本草的重要特征。现今，中药功效早已成为临床中药学的核心和主体，也是该学科发展最活跃的部分。"功效"一词虽首见于《汉书》，但中药功效专项的出现却是明末清初的事了。而其标志性著作，就是《药品化义》。中药的分项解说始于南宋《证类本草》，分名（药名）、体（产地形色）、性（性味）、用（用法）四字归类相关内容。以后明代《本草品汇精要》《本草纲目》等均采用了分项解说的形式，并且前者有"主"（专某病也）与"治"（陈疗疾之能也）二项，后者有"主治"项。但从内容上看，均是将药物功效与主治应用等同看待而参合载录的。所以虽有专项，却非功效专项。真正功效专项的出现，是明末贾所学撰著的《药品化义》。

《药品化义》的精髓在其"药母"理论，亦称辨药八法。其所论药物，均依八法进行论述阐释，此八法即：体、色、气、味、形、性、能、力。前四项"乃天地产物生成之法象"，后四项"借医人格物推测之义理"，从而将中药的形态、药理及临床应用，贯成一体，提纲挈领，结构谨严。其中"力"项，贾氏归纳为"宜通补泻渗敛散"。从其具体药物之"力"来看，实为该药的主要功效。如藿香"力"行胃气，槐花"力"凉血，麦冬"力"润肺，石菖蒲"力"开窍，款冬花"力"宁嗽等。贾氏自己亦明确地视"力"为功效，如其论生地："力清肝凉血。"并在具体阐发时称："肝木旺则克土，此又使肝平而脾去其仇，更有助脾之功效。"贾氏将"力"作为功效专项而独立出来，标志了中药功效专项的确立，从而一改自《神农本草经》以来各家本草将"功效"与"主治"浑言杂书的状况，明确地将功效与

性味、归经、升降、浮沉及药物应用区分开来，并以充分的例释，启迪了后世对功效与应用关系的认识：功效提炼于应用并指导应用，药物应用是药物功效的表现形式。继《药品化义》之后，清代汪昂《本草备要》、吴仪洛《本草从新》、黄宫绣《本草求真》亦将功效单列，并放在突出位置，或置于药名之下，或作为眉批处理。虽未沿袭贾氏体例，但仍是将中药主要功效独立出来的特殊形式，也是中药功效专项。随着中医病因病机学及防治学的逐步完善及对药物功效认识的逐步深入，近现代临床中药学已卓然以功效作为主体与核心内容，并以之区别于古代本草。推溯中药功效理论的发展源流，贾氏《药品化义》实有大功于此。

贾氏论药，按其"药母订例"所述八法进行"交相详辨"。但统观其书，虽于药物名实形态、性味归经等均有论及，而其重点着力处，仍在"力"项。如其论"药力所主"，有宣、通、补、泻、轻、重、滑、涩、燥、实、寒、热、雄、锐、和、缓、平、静共十八端，认为"此古圣用药十八法。深入造化之窟，制方之义，必本于此"。由此可见其对"力"的重视。为方便论述，又将所论药物162品，分为13门。认为"医家用药，如良将用兵……主将练兵，必先分别武艺，区列队伍，知其膂力伎俩……故用药亦须分门派类"。其所分气、血、肝、心、脾、肺、肾、痰、火、燥、风、湿、寒13门，虽不以功效为名归类，但考其实质，仍多以相似或相关功效的药物共为一门。如列入气药的有藿香、香附、乌药、厚朴等17味药，均为行气调气之品；列入血药的有赤芍药、地榆、五灵脂、元胡等12味药，亦均具活血破血之力。其他各门亦是如此。这种分类方式，与第一部以功效分类的本草《本草集要》（明·王纶）的分类方式颇为相似，突出了药物功效联系药物性能与临床应用的长处，"使夫读是编者，通其条贯，上可窥古人立方之意……其下者区别而善用之，亦庶几寡过"（《药品化义》朱序）。在各门下论述具体药物时，贾氏以药"力"为中心，络束药物的体色性能与适应证，详加阐释。如其释丹参，先以"八法"论之："体干、色赤、气和、味微苦、性凉、能升能降、力清心调血、性气与味俱轻清，入心包络二经。"在其后具体解说时，则着重对其"清心调血"之力从多个方面加以阐明，并因此指出多种临床病证如心腹邪热、骨节肿痛、四肢不遂、经水不调、胎气不安、血崩胎漏、丹毒凝聚、暴赤眼痛等，"此皆血热为患"，故均可用具有"清心调血"功效的丹参。这种以药物功效针对病因病理论药择药的模式，较之前人仅言某药治某病某症的"病（症）-药物"模式，无疑是极大的进步。这不仅示人如何用药，且告人以为何用药之理。这种以功效为中心，上联药物性能，下示临床用药的论述方式，即使与现代中药学的论述方式比较，亦不遑多让。故李延昰氏惊其人神，尤乘氏视为至宝，良有以也。

在阐述了各门药物之后，贾氏又于每门之后将该门各药进行归纳比较。其比较的着眼点，仍是每味药物之"力"。从而鉴别同类功效药物群中各药物的同中之异，更有利于临床准确选用。如"肝药"门中，"丹皮主益肝，为清血行气之品；续断主凉肝，为调血续筋之品；生地主清肝，为凉血养心之品；白芍主平肝，为敛血补脾之品"，"心药"门中，"丹参主清心，为宁神调血之品；茯神主补心，为助神生气之品；枣仁主养心，为助神生气之品……竹叶主凉心，为散热除烦之品"。这些比较，均立足于药物的功效，言简意赅，准确精审，而不似此前某些本草或从药物性状法象推理，或列药物主治具体琐屑，散漫无要，颇难适从。由于贾氏《药品化义》在论药方式上，独辟蹊径，不落窠臼；在理论上又以药物功效为说，高人一筹，故该书对临床辨药用药具有极强的指导意义。李延昰评曰："其为区别发明，诚一世之指南"，实非虚誉之辞。从中药功效理论发展的历史来看，《药品化义》实开"功效专项"论药之先河，其论药辨药又立足于功效，并以功效为纽带，有机地将药物性能与临床应用联系在一起，堪称是现代中药学以功效为核心论药用药之先导。因此称该书为中药功效理论发展史上的标志性著作，并不为过。当然该书也受历史条件的限制而有如法象药理、功效不全以及夸大五味功效范围等不当之处，但总体而言，瑕不掩瑜，在本草史上应有一席之地。

十七、《药镜》

【概述】

作者蒋仪，字仪用，又字羽用，嘉善（一作嘉兴，均属浙江）人，生平不详。

蒋仪自幼习举子业，然从未登第，早年体弱多病，曾屡次服药，遂对中药产生浓厚兴趣，他身处明朝末年，又恰逢明清战乱之时，后又遇顺治二年（1645年）的瘟疫，使其家乡处于"民之死于兵、死于瘟疫者，盖踵相望"的危难时期。其决然放弃科举，遂返家乡拜访名医，以便提供乡里医药之需。蒋仪孜孜不倦，发愤图强，潜心研究医药，在此期间，他编辑删订古今药性诸书，其间四易其稿，撰著《药镜》四卷。本书撰写始于顺治元年（1644年）春，终于顺治五年（1648年）夏。《药镜》无单刻本，直附于王肯堂《医镜》后，乃以《医药镜》之名刊印。

本书共四卷，记载药物共344味，根据其药性寒凉程度分为温部、热部、平部、寒部四卷。其中温部载药133味，热部载药22味，平部载药84味，寒部载药105味，以"热者寒之，寒者热之"显示其具体药性，而明其主治病证的病性，并用数句骈文概括其主治。《医药镜》暨《药镜》的最早刻本为康熙三年甲辰（1664年）刻本。《药镜》仅存一个版本系统，即康熙三年甲辰刻本，以中国医学科学院图书馆所藏《药镜》和中国中医科学院图书馆所藏《医药镜》为工作本,以《本草纲目》作为他校本。所见本藏中,中国医科大学图书馆所藏《医药镜》(简称"沈阳本")和天津中医药大学图书馆所藏《医药镜》(简称"天津本")中《药镜》的序、跋是齐全的,故中国中医药出版社据此于2015年整理排版并校注,本篇以此为蓝本[1]。

【钩玄】

1. 据其功效,明其缘由

蒋仪在本书凡例中提到"论药诸书,无虑充栋,但能述其功效,而不究其所以奏功效之故"。一药治多病,一病用多药,中医治病讲究"证候 - 治法 - 方药"的整体性、相关性,而蒋氏在《药镜》一书中正是将本草功效与中医治病原理结合起来,在论述其本草功效主治时,同时注重阐明中药的作用机理,为读者全面掌握每味药物提供了更大的方便。

例如谷精草,《本草纲目》中提到谷精草的主治为喉痹、齿风痛等,李时珍言:"谷精草体轻性浮,能上行阳明分野",然却未提及其治喉痹、齿风痛之缘由。蒋氏在本书中论述该药时提及"散心火相火之交扇,而喉痹宽;和胃,止风火之上冲,而齿痛愈",一目了然地为读者介绍其功效和主治机理。

赤石脂一般具有"涩肠止泻、收敛止血、生肌敛疮"的功效。《证类本草》中将其功效运用在多种病证中,并讲述其治疗效果甚佳,提到赤石脂在不同用法的情况下许多久治不愈的疾病都获得很好的疗效,让众多读者晓之其疗效为佳,却不知其治病机理,而蒋氏在论述赤石脂时却大有不同,将其性味与其所能治之病证紧密结合,并作以简短而明了的论述。蒋氏提到"甘温能通血脉,而痈疽可平。然酸涩,又能固崩漏之虚脱,达下能除湿热,而疮痔易瘳。"明确地将赤石脂的性味与病变部位结合,清楚的说明其治病原理。

附子在《证类本草》中被记载"治阴盛格阳,伤寒……附子一枚,烧为灰存性,为末,蜜水调下,为一服而愈。此逼散寒气,然后热气上行而汗出,乃愈。"《证类本草》述附子治疗阴盛格阳为寒气消则热出而汗自出。然蒋氏在《药镜》指出附子在治疗阴盛格阳时的缘由别于《证类本草》的论述,即"热药冷吞,下吞之后,冷气既消,热性旋发",将热性之药冷服的寒因寒用、反治之法,亦是其根本治疗缘由,利于其药性作用的发挥。

---

[1] 余瀛鳌,李经纬. 中医文献辞典 [M]. 北京:北京科学技术出版社,2000.

2. 炮制之别，临证辨用

蒋仪在《药镜》凡例中提到药物炮制多种之别，"宜丸宜散，宜水煮，宜盐炒，宜面煨，宜生咀，宜火煅，宜酥炙，宜渍酒，宜熬膏，煎制老嫩，亦有一物几制"。炮制方法多种，临床上要根据其寒热温凉、入脏入腑或在表在里之别，选择更恰当的炮制方法，增加药物的功效。

如香附，蒋氏在正文中对香附在临床上治疗不同病证而采用不同的辅料炮制说到，"暖膀胱之冷气，则汁炒宜姜；散胸内之热气，则酸炒宜醋。湿气盘于腰肾则寒，炒宜便；滞气淤于血中则热，炒宜酒。消坚积之痞气者，则咸炒宜盐也。"香附治病，治病不同，其制法大不同，从而使其药性发挥更好的疗效。

他如延胡索，在述延胡索的功效应用时，蒋氏指出了"醋炒血止，酒炒血行。和血用炒，破血用生。蓄血瘀滞，因而小便尿血者，朴硝为佐，水煮晨吞。"上述既提到延胡索止血、行血之功，又提到延胡索和血、破血之功。其治相反之证，正因其炮制方法之别。因此，临床上用同一味药的双向作用，采用不同的炮制方法可达到此种效果。

再如黄芩，其炮制方法不同入脏腑归经亦不同，"猪胆汁炒，能泻肝胆之火；麦冬汁浸，能润肺家之燥。酒炒则清头目，盐炒则利肾邪。"黄芩虽归多经，但入每经需不同的制法，如此详细的炮制方法，直接关系到本药在方中的作用效果。此为后世医家在选药入方时需斟酌其归经提供了指引。

3. 用药严谨，明其禁忌

历代诸多论述本草的书籍中，一般鲜有专门研究本草禁忌的专著。故而蒋氏在《药镜》中对于部分中药在临床运用时的禁忌证加以较详细的论述，以应临床之需。

如茵陈蒿，《本草纲目》如诸多本草专著一样言其治疗黄疸疾病，但蒋氏提到了鉴别之证，由于蓄血而引起的发黄，忌用茵陈蒿，"蓄血发黄，非其所宜"。指出茵陈蒿并非是治疗所有黄疸病的最佳中药，临床上要因证辨别，巧妙为用。

另如防己的功效是祛风止痛、利水消肿，《本草纲目》在附方后提到肺系几个疾病，如喘满、伤寒喘急、肺痿喘嗽以及咯血咯痰等，都采用防己进行治疗，而未提及因什么病因病机引起的肺系疾病可以用防己治疗，面广而欠严谨。然蒋氏专门提出"如热郁肺经，津液有不行者最忌"。临床上肺系疾病有诸多种，且每种有诸多证型，譬如喘证里面不排除有因热郁肺经的证型，《本草纲目》在讲防己治疗多种肺系疾病时，就未说明因热郁肺经而引起津液不得布时，应禁用防己。蒋氏严格根据证候选药这一严谨做法，对临床具有很大的指导作用。

再如茯苓，《本草纲目》中提到茯苓可以治虚滑遗精和浊遗带下等多种类型的病证，但在讲以上几种病证时只是论述茯苓的用法，有一种可以全面治疗的错觉，而《药镜》在关于茯苓的论述时，明确提出了"梦遗白浊，痘浆灌浆者禁用，恐利水而浆不能灌也"。明确指出了茯苓在治疗该病证时的证候禁忌以及禁忌的原因。能明辨适应证与禁忌证，这一点对提高临床医生在使用中药治疗疾病时的效果，或谨慎用药以减少不良反应是最为关键的。

4. 种类非同，辨别用药

蒋氏在凡例中提到同一药用植物因采药时期不同、地理位置不同、采药的部位不同等会形成药性功效不同的中药。

如枳壳与枳实，均来源于同一植物，但因采药时期之别，药名一字之差，功效却大有不同，枳实是未成熟的干燥幼果，枳壳是成熟的果实。《药镜》论曰："枳实小，性酷而速；枳壳大，性宽而缓"，从大小、药性峻烈程度、作用缓急对两种药物作以鉴别。因中医病证中脾病多虚、胃病多实，蒋氏指出"脾病宜实，胃病宜壳"，实证相比虚证就多采用药性强烈的药物。其后清代的《本草害利》中在论述枳实时也谈到"（枳实）破积有雷厉风行之势，泻痰有推墙倒壁之危……若不识病之虚实，一概施用，损人真气，为厉不浅。误投，虽多服参芪补剂，亦难挽其克削之害也"，这几句话明确说明了枳实的药性是非常强烈的，凌奂此说乃是借鉴了《药镜》中的认识。

再如芍药，《证类本草》中记载芍药有两种，"赤者利小便下气，白者止痛散血"，简单论述了两种芍药的功效之不同。蒋氏认为，区分赤芍和白芍的关键在于"白补赤泻"，但也有相同之处"两者具可逐旧以生新"，又将白芍和赤芍按其在五行所属进行鉴别，"白芍属金""赤芍属木"，按所属五脏归经进行分类，"白芍专入脾经血分，赤芍专入肝家血分"。与其在凡例中提出的"药味……及入脏入腑，血分气分"观点相呼应。为中药学的理论发展作出了贡献。

《药镜》内容丰富，结构明了，语言简练。蒋氏博收历代本草之精华，掺己独到之见解，汇聚成集。"数药材之书，亦不缺药材治病之种数，但缺治病之缘由"。《药镜》一书着重指明诸药的治病之理以及其炮制之别、部分药物特殊禁忌等，蒋氏之书独到之处即在此，所谓药效所成之由如有镜鉴明晰也。

十八、《本草乘雅半偈》

【概述】

作者卢之颐，字子繇，一字繇生，少时号晋公，自称芦中人，浙江钱塘（今浙江杭州）人。据赵燏黄先生考证[1]，之颐生于明万历二十七年己亥（1599年），卒于清康熙三年甲辰（1664年），享年65岁。

卢之颐出生于中医世家。其父卢复，字不远，号芷园，为明代名医，精于医理。之颐自幼随父学医，禀承家学，博览群书。其父晚年著《本草纲目博议》，未成而殁。之颐秉父遗愿，"自丙寅至癸未，几历十八春秋，而此书始成"（《本草乘雅半偈》自序）。即该书始作于丙寅（明天启六年，1626年），成书于癸未（明崇祯十六年，1643年）。本书原分参、核、衍、断四项内容。因古代以四数为"乘"，诠释名物曰"雅"，故书名曰《本草乘雅》。书成次年，"明年甲申（1644年）方书剞劂"，即付梓刊刻，不料书未刻成却遭逢战乱。"又明年乙酉（1645年）五月，会有兵变，挈家而逃，流离万状，诸楚备尝"。由于明末战乱，举家逃离，书稿散失殆尽。直到"丙戌（清顺治三年，1646年）之十月，始得生还"。于是，仅凭记忆重补，"勉缉旧业，仅能完参，核之残缺"。至于衍、断两部分内容则无法复原，只能得其原书稿之一半加以诠释，遂又名其书为《本草乘雅半偈》。由此推测，该书约于清顺治四年（1647年）完成。

本书未明确分类，仅分《神农本草经》上、中、下三品，其余诸家本草，按时代先后类列。卷前有"叙（序）"文五篇，另有之颐自序、乘雅半偈采录诸书大意、凡例、义例等内容。正文部分共分十一帙，所载药物以《神农本草经》为主。卢氏"通览本草经四十余种，采其中要药三百六十五品"（《本草乘雅半偈》偈序）。其中，"于《本经》实得二百二十二种"，其他本草"所录者，只一百四十三种"。每药有气味、主治及引录古说之外，均有"核""参"二项。此外，冠有"先人云"字样者，是从《本草纲目博议》中而来。有些药品，还有"评"的内容。

《本草乘雅半偈》现存清初卢氏月枢阁刻本、《四库全书》本及抄本一种[2]。本篇所述以张永鹏校注《本草乘雅半偈》（中国医药科技出版社，2014年4月）为蓝本。

---

[1] 赵燏黄. 清代医药家卢之颐及其著作 [J]. 上海中医药杂志，1957（7）：42-44.

[2] 张承烈. 钱塘医派 [M]. 上海：上海科学技术出版社，2006：7.

【钩玄】

1. 论医讲学，启开先河

卢氏在自序曰："岁在庚午（1630 年），武林（钱塘别称）诸君子大集余舍，举仲景两论及灵素秘奥，期余一人为之阐发"。由此可见，卢氏在家中授课，讲习仲景学说与《黄帝内经》，听者众多，开启医学讲习之先河，为我国中医教育聚众讲学形式的首创者[1]。

清代著名医家张志聪是"钱塘医派"的核心人物和集大成者。卢之颐与张遂辰是张志聪的老师[2]。在诸君子大集期间，志聪也前往聆听教诲，深受启迪。于是效仿老师继之而起，在自家诊所"侣山堂"广招弟子，开坛讲学。据《清史稿·列传·艺术一》记载："明末，杭州卢之颐、繇父子著书，讲明医学，志聪继之。构侣山堂，招同志讲论其中，参考经论，辨其是非。自顺治中至康熙之初，四十年间，谈轩、岐之学者咸归之。"王琦在《侣山堂类辩·跋》中说："盖其时卢君晋公，以禅理参证医理，治奇疾辄效，名动一时。张君隐庵继之而起，名与相垺，构侣山堂，招同学友生及诸门弟子，讲论其中，参考经论之同异，而辨其是非，于是谈轩岐之学人，咸向往于两君之门，称极盛焉。"由此可见，论医讲学，卢氏启开先河，张志聪继之，并将其发扬光大，为培养中医人才作出了积极贡献。

2. 核参衍断，所重在参

本书是一部诠释本草的专著。卢氏在该书"义例"中，对其基本构架作了明确的说明，主要分为四大板块。

一是"核"。"核者，考实之谓也。考其生成处所，形色种族已，不待绘象"（《本草乘雅半偈》叙一）。卢氏有感于"自炎帝尝药，形质始晰，惟德邢异齐，而厥状缘以区分。先贤著为图说，间亦差别。"明确指出："倘按旧图，靡施新效。"于是，他从"先贤序述各类中，加以辩核"，"间取数十种，躬莳斋圃，求其甲孕癸终之候"。核的内容包括药物别名、释名、产地、形态、采收、贮存、炮制、畏恶等，其中不乏卢氏实地考察后的结果。通过翔实考核，"循所以生成之序，以返而探所以生成之原"。

二是"参"。"参，不越名、性、气、味、主治功力"（《本草乘雅半偈》叙一）。卢氏认为，《本经》言简意尽，精义入神，其范围曲成之妙"。然"先贤多得其精，

[1] 竹剑平，张承烈，胡滨，等. 钱塘医派述要 [J]. 中华医史杂志，2004（2）：11-15.

[2] 张承烈. 钱塘医派 [M]. 上海：上海科学技术出版社，2006：7.

引而不发；后世曲士，见外遗内，取粗舍精；或守其一隅，而乖其全体，斯精义裂矣。"卢氏"早岁获聆先人之绪论，捍格鲜解。久之从一品一节中，稍见一斑。因溯求《本经》所以立名之意，与后人随事异称之故，其德性气味功能之殊具，温凉寒热燥湿之异齐，刚柔升降开阖发敛之互用，固君臣佐使之所繇分也"。卢氏指出："药品虽有德性色味体用之不一，然其要，惟在能妙其用"。故本书"惟能参本草之真德用""直参古圣精义入神之奥"，揭示药物应用之真谛。

三是"衍"。所谓衍，是引申、拓展之意。卢氏说：《别录》，盖陶隐居就《本经》而稍广之，所谓衍也。始余因《本经》立名，而稍得所以敷陈治理之义。触类兴思，偶窥一斑，载阅《别录》，业已引而伸之矣。"又说："《别录》既衍《本经》，余复敢为《别录》衍。"于是，"隐居以后之本草，子繇取其既衍者而行衍之也"（《本草乘雅半偈》叙一）。旨在说明"《别录》与《本经》非二说"，是一脉相承的。

四是"断"。所谓断，即判断、断定之意。即通过临床来判断方证是否合宜。卢氏说：古之贤圣，"因病立方，各有深意。顾人之病证虽同，而所以受病或异，倘按方以合病，合，其幸也；不合，且以病试方矣。故于诸方之次，谬为之断。俾察证者，更审证之所从来，庶弗至以人侥幸耳。然微茫变动之介，其轻重缓急，有似是而非，似非而是者。谬在千里，差则毫厘，尤不可不深思而熟讲也。"卢氏强调"方与证合，取效甚捷"。即便是"取效之后，尤宜加谨培养，所谓逆取而顺守也"。务必"精研《本经》之奥，则我可以立方，矧有古方之可循者乎。不则余慎其操方以希合也"。

卢氏原本拟"核之，参之，衍之，断之以告世"（《本草乘雅半偈》李序）。但由于战乱的原因，书中只保留了"核、参"的内容，未列"衍""断"专项，与卢氏的初衷相去甚远。"虽余之始意亦欲中分四种，谓参、核可该衍、断"。即衍、断的内容蕴涵在"参""核"之中。如在"竹叶"条下，搜罗征引了40余部书籍的相关文献以衍之，在"菟丝子"条下收录"茯菟丸""玄菟丹""磁朱丸"诸方以断之。卢氏在凡例中明确指出："是编所重在参""皆就《本草纲目》以为阐扬"。赵燏黄先生认为[1]，《本草乘雅半偈》是《本草纲目》以后的一本好书，足供后学的观摩。

3. 崇象思维，释药明理

所谓象，即客观事物自然显现于外的征象。著名学者王树人教授于2005年首次提出了"象思维"（Xiang thinking）的概念。王永炎院士指出：象思维是中医学

---

[1] 赵燏黄. 清代医药家卢之颐及其著作 [J]. 上海中医药杂志，1957（7）：42-44.

的主要思维方法，往往以形象观察为开端，以尽意悟道为终点，强调心智的作用[1]。

《四库全书总目提要》指出：卢氏"考据该治，辨论亦颇明晰，于诸家药品甄录颇严。虽辞稍枝蔓，而于本草究为有功"。该书的重点在"参"，特色在"以象释药"。书中每多有"象形从治""象形对待"和"假药象以着病形"等不同的表述，集中体现了卢氏研究药物崇尚"象思维"的心得感悟。如木香，卢氏参曰："木香，香草也。名木者，当入肝，故色香气味，各具角木用。亦入脾，故根枝节叶，亦各具宫土数。入脾则夺土郁，入肝则达木郁。经云：木郁则达之，土郁则夺之。夺土即所以达木，达木即所以夺土。土以木为用，木以土为基也……致郁土郁木者，咸可达之夺之。"卢氏认为，"古人命名立言，虽极微一物，亦有至理存焉。"他从木香之名获得"名木气香"的物象。根据中医肝属木，气香入脾的理论，以此推测其归肝、脾经。进而说明木香"入脾则夺土郁，入肝则达木郁"，即能行肝、脾之滞气。再引用经典论述，阐明肝木与脾土的关系，即脾气健运有利于肝的疏泄，肝气条达有利于脾的运化。殿后指出木香的应用，凡各种原因所"致郁土郁木者，咸可达之夺之"。证诸临床，木香善能调气，对于肝脾之郁所致胁腹胀痛者咸宜。

芎，卢氏参曰："芎，谐声。穹，高也，极也；穷，究竟也，言主治作用也。故主风中头脑，或脑痛，或头脑俱痛者，此风气通于肝，亦即春气者病在头也；力能直达肝用，从踵彻巅，正鼓而邪自罢矣。风与寒合，斯成筋痹，或挛，或缓，或急者，此属不直，直之使通也。并治金疮者，仍转动摇以成执持。血闭即血痹，逐而通之，使巳亥相合以结胞胎，寅申交会而成种子，皆究竟高远之义。"卢氏从药名悟出"芎"含"究竟高远"之义，进而推测其通行畅达，从踵彻巅，直达肝用的作用特点，最后阐明其上达巅顶以治头痛，下行血海以治血闭，旁通肢节以治痹痛的作用机理。

石斛，卢氏参曰："顾山之有石，若人之有骨；盘结之状，亦若与筋膜之聚络骨节也。斛，量名，象其能入能出也。故石斛之功力，宛如胃府。"卢氏把石斛"络石而生"，绕石盘结之状比作人的骨节与筋膜的聚络之象。根据中医肾主骨，肝主筋的理论，由此推测石斛能"散精于肾""散精于肝""淫气于骨""淫气于筋膜"，有补肝肾、强筋骨之功。把斛（古量器名）比作"胃府"，以此推测其可使"肠胃厚"，有益胃之功。

又如杜仲"从土从中，其色褐，为土克水象，肾之用药也。腰本肾府，湿土为害，必侵肾水，而腰先受之。据名据色，可以疗也"。黄芪"味甘气温，肉似肌腠，皮折如绵，宛若卫气之卫外而固者也。故能温分肉，充皮肤，肥腠理，司开阖。唯卫气虚弱，不能固护肌肉者宜之"。决明子"夏仲生苗，秋仲结实，独得呼出之机，

[1] 王永炎，于智敏. 象思维的路径[J]. 天津中医药，2011，28（1）：1-4.

俨具合张之相。味咸走血，故治目中诸眚，之因血液凝滞者，罔不有功。观其子角锐利，分揆翳膜，想更特易。"从菖蒲"茎叶抽叶处，看破开心孔。又从茎枝盘结处，配合心主包络，即种种识症法，亦咸从生成中体会来，不惟说破至理，并说破看法"，深得象思维的真谛。

象思维是中国传统思维模式。卢氏利用象思维深入研究中药的自然物象（药象），借以阐扬药物的基本作用及其机理，为中药研究提供了新的思路和方法。然而，象思维模式不免存在着主观臆断等问题，非积学功深，实难把控其要领、透彻其精髓。

4. 论茗有道，堪称茶书

该书第七帙专列"茗"条。篇首引录三家之论，如"神农《食经》：茗，气味苦甘，微寒，无毒。主悦志有力，令人少睡，止渴，利小便，去痰热，治瘘疮。华佗《食论》：苦茗，久食益意思。陆羽《茶传》：茶之为用，味至寒，为饮，最宜精行俭德之人"，介绍茶叶的药用特点。继之以"核曰"来阐明卢氏编辑该篇的真正意图和宗旨。曰："每读治茗诸书，不啻数十种，俱各载稿集，卒难汇考。不揣条录核左，以备博采。"卢氏广泛阅读摘录诸茶文献达数十种之多，并将其相关内容按溯源、得地、乘时、揆制、藏茗、品泉、候火、定汤、点瀹（煮）、辩器、申忌、防滥、戒淆、相宜、衡鉴、玄赏等十六篇条列类编。他说："茗为世所称尚，颐虽未能知味，然亦未能忘情。"故对诸茶书的内容"不妄去取，余则采其隽永者"。在每篇之末，卢氏均作简短点评，发表其真知灼见。无论在内容或形式上都别出心裁，自成一体。略举一二，以是为证。

"茶之性淫，易于染着"（《茶疏》），容易吸着异味和潮湿之气，影响茶叶质量的优劣。卢氏说："茗犹人也，超然物外者，不为习所染。否则习于善则善，习于恶则恶矣。圣人致严于习染者，有以也。墨子悲丝，在所染之。"他把茶性比作人性，并从"墨子悲丝"联想到茶何尝不是如此。以此告诫人们，无论是采茶、制茶和藏茶等多个环节，都要避免异味和潮气的窜入。

"生茶初摘，香气未透，必借火力以发其香"（《茶疏》）。若制作不当，"揆制失节，仍同草芥"，尽失物性。相对而言，藏茗则更加不易。卢氏以"创业"与"守业"来形容治茗与藏茗。他说："治茗如创业，藏茗如守业。创业易，守业难"。进而以"保赤子"来形容用茶。他说："守之难，又不如用之者更难，如保赤子，几微是防。"这些形象的比喻，生动体现了藏茗和用茶的重要性。

茶是一种幽雅的清饮，讲究的是清纯味真香。卢氏说："茗犹目也，一些子尘砂着不得，即掌中珍果，眼底名花，终非族伴，亟宜屏置，敢告司存。"他以人的眼睛容不得半点沙子来比喻茶的清纯无瑕，以示人不能掺杂任何异物异味，恐夺其真。故特以"戒淆"为题，可谓良苦用心。

沏茶水质的好坏，直接影响到茶的色、香、味、形。《芷园日记》说："以茶之妙在水发也"。《茶疏》说："无水不可与论茶也。"好茶配好水，好水才能沏出好茶，如同男女择偶婚配一般。卢氏说："得泉寻茗，得茗寻泉，如选俦觅偶，事主相夫，两家仔细，万一失所，此身已矣！"比喻形象贴切，耐人寻味。又说："好茶好水，固不容易，火候一着，更是烦难。如媒妁一般，谋合二姓，济则皆同其利，败则咸受其害。"他用"媒妁"以示人们在煮茶的过程中，要处理好茶、水、火三者的关系，尤其是把握好火力大小和时间长短是非常重要的。

卢氏论茶，内容丰富，信息量大，不仅仅局限于对茶叶药用价值的阐述，而是涉及茶文化的方方面面，并将"尽茗之性""领此真味"贯穿于始终。诚如卢氏所云："在编凡十有六，而茶事尽矣。"故该篇有"茗谱"和"茶书"[1] 之称。

十九、《本草通玄》

【概述】

作者李中梓，字士材，号念莪，又号尽凡居士，江苏云间（今上海松江）人，生于明万历十六年（1588 年），卒于清顺治十二年（1655 年）。

李氏幼时丧父，天性聪颖，勤奋好学，约 12 岁时就成为当地有名的秀才，然因当时科举录取标准多为"诗文要歌颂者，人物取软滑者"，而他清刚、不驯，参加 9 次考试只中了 2 次副榜，不得不放弃仕途。李氏早年多病，且深深痛感父母、兄长、妻室及两亲子被医药误治而亡，遂转而学医，精研岐黄之术。且其堂兄李中立曾著有《本草原始》，对李氏从医有一定影响。故其究心医学 50 余年，治疗常获奇效。其学以平正不偏见长，著有《内经知要》《医宗必读》《雷公炮制药性解》《删补颐生微论》《伤寒括要》《诊家正眼》《病机沙篆》《本草通玄》《里中医案》等。

李氏在撰写本书之前，已刊行两种本草，但"未遑整阐其幽，悉简其误，用是复奋编摩，重严考订，扼要删繁，洞筋擢髓，成本草二卷，命曰《通玄》。"后避康熙讳，改称《本草通元》（《本草通玄》门人戴序）。据推测，此书可能是李氏晚年之作，约成书于 1655 年。全书共二卷，分草、谷、木、菜、果、寓木、苞木、虫、鳞、介、禽、兽、人、金石 14 部，共计 316 味药。末附用药机要、引经报使等。《本草通玄》《诊家正眼》《病机沙篆》三书，1667 年经尤乘增订汇刊，署曰《士材三书》。

---

[1] 王河，刘美彩，王晓丹. 明代卢之颐与他的《茗谱》[J]. 农业考古，2009（2）：200-204.

《士材三书》自康熙六年（1667年）初刊以来，已翻印20余次。另有康熙十七年（1678年）吴三桂建周于云南时所刻的单行本[1]。云南本中"序""重刻本草通玄序""本草通玄序""本草通玄凡例"等内容保存完整，而其他版本则无相关内容。本篇以付先军、周扬、范磊等校注《本草通玄》（中国中医药出版社，2015年12月）为蓝本。

【钩玄】

1. 言所难言，发所未发

李氏以"通玄"名书，因玄者，"众妙之门，常情所未能通者也"，意即通解玄妙。明代晚期，医学渐趋鼎盛，医家涌现，医药著作"无虑充栋"，然李氏有感于"前贤论议，每多异同，即相反者，亦复不少"，故"缕析而详辨之，令前贤心法并行不悖也"。

如黄芩，洁古言"泻肺火，治脾湿"；东垣言"片芩治肺火，条芩治大肠火"；丹溪言"治上中二焦火"；仲景治少阳症用黄芩。诸家所言所用，有所不同。李氏释曰："盖黄芩苦寒去心脾热，一则金不受刑，一则胃火不流入肺，即所谓救肺也。肺虚不宜者，苦寒伤土，损其母也。少阳症，虽在半表半里，而胸胁痞满，实兼心肺上焦之邪。心烦喜呕，默默不欲饮食，又兼脾胃中焦之症，故用黄芩以治手足少阳相火，黄芩亦少阳本经药也。"再如仲景云："少阳症腹中痛者，去黄芩，加芍药；心下悸，小便不利者，去黄芩，加茯苓。似与《别录》治少腹绞痛、利小肠之文不合。"应如何理解？成氏言："黄芩寒中，苦能坚肾，故去之。"李氏则不赞同此说，认为"至此当以意逆之，辨以脉症可也。若因饮寒受寒腹痛，及饮水心下悸，小便不利而脉不数者，是里无热症，则黄芩不可用也。若热厥腹痛，肺热而小便不利者，黄芩其可不用乎？"更附以自身用药经历，"子因感冒犯戒，蒸热如火，吐痰废食，遍服诸药益剧，偶思东垣治肺热烦渴昼盛，气分热也，宜一味黄芩汤，遂用一两煎服，次日尽愈"。经其一番详细诠释，确有"撷千贤之髓，酿就醍醐"之感。

如秦艽，辛散祛风，苦泄清热，药性平和，偏润不燥，有"风药中润剂"之称，且善走四肢，为治疗风湿痹证之常用药。然"世俗不知其功能本于祛风，凡遇痛症，动辄用之，失其旨矣"。故李氏在该书凡例中即指出，"昧者收为滋阴之剂，竟忘其所自矣。举世承讹，莫可枚举，兹则一一穷源，使投剂者有印泥画沙之确也"。

如斑蝥，性味辛热，有攻毒蚀疮、破血逐瘀、散结消癥之功，李氏不仅引《本

---

[1] 尚志钧，林乾良，郑金生. 历代中药文献精华[M]. 北京：科学技术文献出版社，1989：311-313.

草纲目》之言"攻血积，利水道，治疝瘕，解疔毒、猘犬毒、蛊毒、轻粉毒"，且指出"斑蝥专主走下窍，直至精溺之处，蚀下败物"，且言明病人用药后"痛不可当"，故"虚者大禁"。

如"常山劫痰疗疟，无他药可比，须在发散表邪之后，用之得宜，立建神功。世俗闻雷敩有老人久病之戒，遂视常山为峻剂，殊不知常山发吐，惟生用与多用为然，为甘草同行，则亦必吐。若酒浸炒透，但用钱许，余每用必见奇功，未有见其或吐者也。不一表明，将使良药见疑，沉疴难起，抑何其愚耶！"

如"桔梗之用，惟其上入于肺，肺为主气之脏，故能使诸气下降。世俗泥为上升之剂，不能下行，失其用矣。"

再如豨莶草有祛风通络、化湿活血之功，古有补益之说。其在《雷公炮制药性解》卷四中亦认为"久服大能补益"。后经自身实践，证明此说是错误的。因此在本书中言道："豨莶苦寒之品，且有毒，令人吐，以为生寒熟温，理或有之。以为生泻熟补，未敢尽信，岂有苦寒搜风之剂，一经蒸煮，便有补益之功耶？世俗以慎微《本草》誉之太过，遂误认为风家至宝。余少时亦信之，及恪诚修事，久用无功，始知方书未可尽凭也。"

书中大量药物的论述引用他人的观点和经验，综合采纳了历代医药学家特别是张元素、李东垣、朱丹溪、李时珍等人的思想，同时结合李氏多年的究心体悟，自有创见，因而对药物具有比较全面而深刻的认识。故其门人在"本草通玄序"中言，"一经拈出，久昧忽彰，素所荆榛辟为坦道"。在"重刻本草通玄序"中言，"其去非存是，犹是辑论，而精当浑确，开卷数语而破千古之疑""若乃人详我略，我略人详，言人之所难言，发人之所未发，则信乎通之无不通，斯玄之无不玄矣""药具奇功，而古人所未及发者，是刻乃详记之，则药无遗用，而效有捷收矣。"

2. 约而能该，博而有要

李氏一生勤于笔耕，著述颇丰，其中《雷公炮制药性解》《删补颐生微论》《医宗必读》以及本书属关于药物的著作，本书为其晚年之作。四书相较而言，本书对于具体药物的论述长短详略不等，不拘泥而有所发挥，如未特别标注无毒的药物，也不再严格写明部分药物的归经，甚至人参不载性味而特别记载了它与皂荚、五灵脂、藜芦同用的例子。可见与其早年著作相比，《本草通玄》对具体药物的性味理论、主治功效等论述以及注释说明等虽有共性，但仍有特点。反映出李氏晚年究心本草，理论精进，甚至较之前有所不同，对于药物的认识不断提升和丰富，"其灿然胪列犹是药品也，而简切著明，咫尺片言而具寻丈之势，是他书之药品犹蹊径，而《通玄》则跨海登山矣""其约而能该，博而有要，未若李氏之《本草通玄》者也。"

如阿胶，四部书均采用了大致相同的金元时期以后的经典论药方式，药物性味之后有归经，然后是主治功效及运用论述等。其中，前三部书除了都介绍阿胶珠的炮制方法外，还有其相使、相畏等配伍，有药物真伪优劣辨别，特别是对药性和功用的进一步详细阐述。而《本草通玄》内容更加精简而不拘一格，连无毒也省略。从对阿胶功用的认识来看，四书论述比较一致，而《本草通玄》对于其"正用"和"旁用"的认识更加清晰明确。论述功用，首先详言其"主吐血、衄血、淋血、尿血、肠风下血、女人血枯、崩带、胎产诸病"等正用，而后言其尚治"男女一切风病，水气浮肿，劳症咳嗽喘急，肺痿肺痈"，以统言其旁治。

如麦门冬，在《雷公炮制药性解》《删补颐生微论》《医宗必读》以及本书中均有记载。四部书主要内容高度一致，然论述在理论上不断精进。《雷公炮制药性解》从药性阴阳和五脏生克关系阐释此药；《医宗必读》将其功效概括为"退肺中伏火，止渴益精；清心气惊烦，定血疗咳"；至本书则更玄，将麦冬诸多功用主要概括到清肺上。并借此举析了生脉散的妙用，还说若入丸剂，汤润捣膏；若畏其寒者，好酒浸捣。

再如旋覆花，《雷公炮制药性解》《医宗必读》以及本书均有记载。三部书对于其性味、归经以及功用方面认识有细微差别，惟本书指明其通血脉和开胃止呕之功，并概言"旋覆花之功颇多，然不越乎通血、下气、行水而已"。

纵观李氏之诸多药学著作，本书虽然省略了七情配伍等内容，格式不拘一格，可能与李氏生前未正式刊行此书有关，但此书反映了李氏晚年药学思想的全面研究和系统总结，"第详其正用之故，则旁用者自可类推；不敢繁述者，惧多歧之莫适也"。

3. 阐发药性，有所创新

李氏注重经典，研习《黄帝内经》，著有《内经知要》《医宗必读》《伤寒括要》等书，其思维方式深受经典熏陶，本书亦可见一斑。其重视药物寒热温凉四气对于人体阴阳盛衰的影响[1]，如"凡人元气虚衰，譬如令际严冬，黯然肃杀，必阳春布德，而后万物发生。人参气味温和，合天地春生之德，故能回元气于无何有之乡"，再如"如久服黄连，以为清火神剂，殊不知黄连泻实火，若虚火而误投之，何异于操刀耶！"此外，李氏根据《黄帝内经》有关"气味厚薄阴阳升降"的理论，禀张元素"药物升降外应天地，气味补泻内合脏腑"之说，对于药物的升降浮沉和归经理论有所补充和完善。如麻黄"轻可去实，为发表第一药"，款冬花"虽具辛温，却不燥热，故能轻扬，上达至高之府，赞相傅而奏功勋也"，薏苡仁"性主秋降之令，每多下行。虚而下陷者，非其宜也"，赤小豆"其性善下，久服则降令太过，津血渗泄，令人肌瘦"，再如"气虚下陷而精滑者，得泽泻降之，而精愈滑矣，

[1] 王刚. 李中梓药学思想研究 [D]. 郑州：河南中医药大学，2016.

况滑窍之剂。肾虚失闭藏之职者亦一禁"。

宋代理学的兴起对药性理论的探讨具有重大影响。李氏遥承易水之学，深谙阴阳五行学说以及与之相关的药理思维，如五气、五化、五脏、五体、五味、五臭、五色、五果、五畜、五谷、五菜、五虫及对应的时令、方位、天干、象数、卦象等。其对张元素、李东垣等人的药类法象理论非常重视和肯定，论药有相似且有所发挥的内容。如甘菊花"白者入气，赤者入血"，"乌、附、天雄之尖，皆是向下生者，其气下行"，何首乌"白者入气，赤者入血。赤白合用，气血交培"，"荷叶生于水土之中，其色青，其形仰，其中空，象震卦之体。食与药感此气之化，胃气何由不升乎"，"鹿禀天地纯阳之气，气化振密，其角自生至刚无两月之久，大者至二十余斤。凡物之生无速于此，故能强阳补骨，非他药可比也"。李氏之法象药理思维在一定程度上揭示了中药性能及作用规律，其思想对后世徐大椿、黄元御、张志聪等诸多医家的医药思想也有一定启发和影响，具有承上启下的重要作用。

李氏善于从整体上认识、把握和概括药物的性能特点。如玄参"主用繁多，咸因肾水受伤，真阴失守，孤阳无根，亢而僭逆，法当壮水以镇阳光，常体此意，便得玄参之用矣"，远志"主治虽多，总不出补肾之功"，"紫草之用，专以凉血为功"，"瞿麦之用，惟破血利窍四字"，对于认识药物总体功用特征大有裨益。

李氏论药，还善于对比。如"巴豆、大黄，同为攻下之剂，但大黄性冷，腑病多热者宜之；巴豆性热，脏病多寒者宜之。故仲景治伤寒传里恶热者，多用大黄。东垣治五积属脏者，多用巴豆。世俗未闻此义，往往以大黄为王道之药，以巴豆为劫霸之剂，不亦谬乎"，"大小蓟皆能破血，但大蓟力胜，能消痈；小蓟力微，只可退热，不能消痈"，"柴胡、前胡均为风药，但柴胡主升，前胡主降，为不同耳"，"大戟能泄脏腑之水湿，甘遂能行经隧之水湿，白芥子能散皮里膜外之痰，惟善用者能收奇功也"。便于人们理解和掌握药性特点。

4. 通常达变，灵活应用

李氏精通医理，熟识药性，对于药物配伍畏恶相反，其又能灵活运用[1]。

如"东垣交泰丸用人参、皂荚，是恶而不恶也。古方疗月闭，四物汤加人参、五灵脂，是畏而不畏也。痰在胸膈，以人参、藜芦同用而取涌越，是激其怒性也。是皆精微妙奥，非达权者不能知"。

如"甘草与甘遂、芫花、大戟、海藻四味相反。而胡洽治痰癖，十枣汤加甘草，

---

[1] 王蓓蓓，王兴顺. 李中梓用药心得探讨 [J]. 中医学报，2012，27（7）：921-922.

乃痰在膈上，欲令攻击以拔病根。东垣治结核，甘草与海藻同用。丹溪治瘰疬，芫花与甘草同行。故陶弘景谓古方多有相恶相反，并不为害，非妙达精微者不能也"。

再如"古人香连丸，用黄连、木香；姜连散，用干姜、黄连；左金丸，用黄连、吴茱萸；口疮方，用黄连、细辛。皆是一冷一热，寒因热用，热因寒用，阴阳相济，最得制方之妙，所以功成而无偏胜也"。

5. 重视炮制，造诣深厚

李氏在用药时讲究炮制方法，或佐制药性，或取性存用，或相反相成，以适应复杂病情的需要。如"古人制黄芪多用蜜炙，予易以酒炙，既助其走表，又行滞性"。再如"凡用桔梗，去芦及浮皮并尖，以百合捣烂，同浸一日，锉碎微焙"。可见李氏重视中药炮制，对于中药炮制颇有贡献。

附一：《雷公炮制药性解》

李中梓撰，钱允治补订。

李中梓"自序"曰："余以少孤，不及掺药以进慈父，间为母氏尝之，退而考诸方书，多所不合，斯用痛心，乃于读书之暇，发《本经》《仙经》暨十四家本草、四子等书，靡不悉究。然后辨阴阳之所属，五味之所宜，著《药性解》二卷。"可知，《药性解》二卷为李中梓所著。因李序未注年月，故成书年代不详，也未见刊行。

钱允治"序"曰："本朝万历（1573 年—1620 年）末云间李中梓士材，玄禅之暇，研精此道，出其所蕴为注二卷。"钱氏发现，书中无炮制内容。"余览雷公所论，僭为条附于各药之下。熬煮修事，种种俱悉，俾后学易于简阅讨论"。在凡例中，称李氏之书为"旧本"。钱氏对旧本内容作了修订和调整，见凡例五条。尤其是"备采雷公炮制之法，以附于后，详载无遗"。由"序"和"凡例"可知，《药性解》系李中梓所著，约成书于明万历四十七年（1619 年）。钱氏对原书内容进行了调整，增补了《雷公炮炙论》的内容，易名为《雷公炮制药性解》，又名《镌补雷公炮制药性解》。因"太末翁氏请刻乞序"，八十二岁高龄的钱允治为之撰序。作序时间为"天启壬戌年"，即本书于明天启二年（1622 年）刊刻印行。

《雷公炮制药性解》载药 335 种，共六卷，按金石、果、谷、草、木、菜、人、兽禽、虫鱼分为 9 部。各药不分项。"先味次性，次有毒无毒，次入某经络，次主用，次辨真伪美恶，次制法，次佐使，此畏恶，因而援诸家之说，参管窥之见，解其一二，凡药之性，靡不精详悉备"（《雷公炮制药性解》凡例）。全书注重药性理论的运用、药物宜忌的表述、炮制方法的收集，是一部较为详尽的药性、炮制方法的专著。

本篇以张家玮、赵文慧校注《雷公炮制药性解》（人民军医出版社，2013 年 3 月）为蓝本。

附二:《本草征要》

作者李中梓。

本书为《医宗必读》的第三、四卷，题为《本草征要》。卷前有小引云:"本草太多，令人有望洋之苦；药性太少，令人有遗珠之忧。兹以《纲目》为主，删繁去复，独存精要，采集名论，窃附管窥，详加注释。比之《珍珠囊》极其详备，且字句整严，便于诵读，使学者但熟此帙，已无遗用，不必复事他求矣。"说明本书是在《本草纲目》的基础上，删繁去复，博采众长，参以己见，详加注释而成。成书于崇祯十年（1637 年）。

《本草征要》载药药不分项，分述药性、功用、药理、用法、使用注意等内容，无统一规范，按药物内容而定。诚如《医宗必读》凡例所云:"兹者仍用赋体，有用必详，少则三四句，多至十余言，复加注释，期于详尽，并按禁忌，以戒妄投。"语言精妙，义理详明。如枳实"破积有雷厉风行之势，泻痰有冲墙倒壁之威"。深刻揭示了枳实破积"快"与消痰"猛"的性能特点。甘遂"去水极神，损真极速。大实大水可暂用之，否则禁止"。从正反两个方面阐明了甘遂峻下逐水的作用特点及其运用宜忌。黄柏"昔人谓其补阴者，非其性补，盖热去而阴不受伤。"指明了黄柏补阴，乃泻火存阴之真谛。

《本草征要》是《医宗必读》十卷中的二卷，专论药物。其实，李士材的很多药学理念贯穿于《医宗必读》其他篇章之中。如"古今元气不同论"说:"病伤犹可疗，药伤最难医。"很多病人"是死于医药，非死于疾病"，说明医药关乎生命，药伤尤当警惕。"用药须知《内经》之法论"说:"用药之难，非顺用之难，逆用之难也。非逆用之难，逆用而与病情恰当之难也。"强调辨证施药，要药证契合。"药性合四时论"说:"寒热温凉，一匕之谬，覆水难收。始犹疗病，继则疗药，疗药之不能，而病尚可问哉?"指出治病用药，当识药性。

《本草征要》是李氏"究心三十余年"之结晶。全书叙述简明，详略得当。与李氏《药性解》《本草通玄》有相似之处，但繁简各异，内容不尽相同。如豨莶草，《雷公炮制药性解》按曰:"久服大能补益。"《本草征要》按曰:"长于理风湿，毕竟是祛邪之品，恃之为补，未敢信也。"《本草通玄》曰:"余少时亦信之，及恪诚修事，久用无功，始知方书未可尽凭也。古人所谓补者，亦以邪气去则正气昌，非谓其本性能补耳。"
其认知经历了"肯定 - 质疑 - 否定"不断深化的过程，对豨莶草"补益"
功效的认识更加符合实际，贴近临床。因此，三部书互参学习，有助于
深入了解李士材的药学思想和用药经验。

　　本篇以王卫、张艳军、徐立等点校《医宗必读》（天津科学技术出版
社，1999 年 4 月）为蓝本。

第六章
清　代

（1644 年—1911 年）

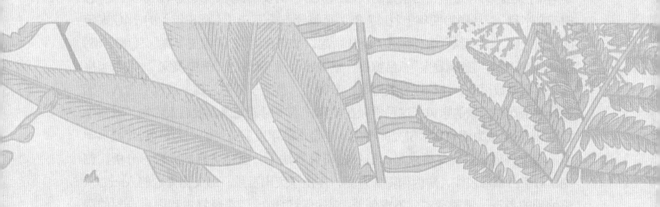

清朝是中国历史进程中最后一个大一统封建王朝，1616年，建州女真部落首领努尔哈赤建立后金；1636年，皇太极改国号为清。1644年，驻守山海关的明将吴三桂降清，大清摄政王多尔衮率清军入关，明朝灭亡，随之顺治帝迁都北京，逐步取代明王朝，统一全国。清初采取鼓励垦荒，分配明代藩王庄田于农民，减免税赋，治理黄河，约束军纪等措施。如康熙时期实行"滋生人丁，永不加赋"；雍正时又提出"地丁合一"等，促使社会生产力得到了恢复，经济获得发展，故出现了"康乾盛世"。

　　在经济方面，明代中期萌芽的资本主义，由于明末清初战乱而难以保持其继续成长的势头，直到清乾隆至嘉庆年间，才又有了缓慢的增长。如苏州、江宁（今江苏南京）等地丝织业和棉织业快速发展，以及多地造纸业、铸铁业、采铜业、陶瓷业、木材业、制糖业、制盐业等作坊的大批出现。但由于清朝重农抑商和闭关自守政策，这些刚形成的资本主义幼芽处境艰难，生长缓慢，仍然缺乏步入资本主义的客观条件。

　　在思想文化方面，清朝早期统治者，采取"恩威并重"的措施。一方面，沿袭明代的科举考试，选拔人才，康熙时还特设"博学鸿词科"，以便笼络汉族文人。其后又组织编修《明史》《古今图书集成》《佩文韵府》《四库全书》等大部头类书和工具书，数百学者参与其中。清代统治者还大力提倡宋明程朱理学，以维护封建纲常伦理。另一方面，为了控制汉族知识分子的反满情绪，又大兴扼杀文人思想的"文字狱"。从顺治四年（1647年）至乾隆五十三年（1788年）的140来年间，重大的"文字狱"事件就多达80余起。如康熙时的《明史》案"《南山集》案"，雍正时的"查嗣庭案""吕留良、曾静案"，乾隆时的"胡中藻案"，残杀当事人及其亲属数百人，还株连有关官吏、参阅人，甚至于刻书、藏书及读书之人。因此导致了专注考据的学风，这种学风在乾隆、嘉庆时期尤盛，被后人称为"乾嘉学派"。这不但成为清代学术研究的特色，也是本草学发展史上的一大特色。"乾嘉学派"治学严谨，讲究实事求是。虽然在研究方法上，通过认真的比较、分析、归纳，对于古籍的校注、辨伪和辑佚方面，作出了突出贡献。却又因为这些人一心从事烦琐的考证，逃避现实，不求创新，不可避免形成了尊经复古和固步自封的局面，严重影响了清代思想文化和科学技术的发展，使我们的国家从盛唐以来的领先地位，沦落为一蹶不振。

　　1840年，清朝在鸦片战争失败以后，被迫与西方列强签订一系列不平等条约，因为丧失主权、割地赔款、开放通商口岸，而沦为资本主义国家推销商品、掠夺原料和提供廉价劳动力的半封建半殖民地社会。在此期间，中国人民进行了英勇的反帝反封建斗争，1851年，爆发了规模巨大的太平天国农民起义；1898年，资产阶级改良派的戊戌变法，功亏一篑；1900年的义和团运动，又再次给清朝以沉重打击；1911年，孙中山先生领导的辛亥革命推翻了封建帝制，终于结束了中国两千多年的封建统治。

第一节

清代本草学概况

　　清代中后期的腐朽没落、国势日衰、观念僵化、文化专制、思想禁锢、封闭排外，不可避免地累及本草发展。但是随着临床医学的进步，对外交往仍有一定的发展，在这一时期内，本草学又有特殊的发展和演变。

　　在清代的267年中，本草著作被深刻地打上了集约、折中和实用的烙印，缺乏代表当时水平的综合专著。与功效内容和相关理论发展相比较，药材品种来源、鉴别、炮制、制剂等分支领域，也显得相对薄弱，导致了本草学整体发展不平衡。清代医家积累了丰富的用药经验，特别是温病学说在实践中的巨大成功，发现了许多药物在辛凉解表、清热解毒、平肝息风、开窍醒神、芳香化湿、活血化瘀等方面的新功用，而这些成果，大都散在于临床著作或医案、医话之中。本草书籍对于这些成果没有及时予以总结和增补，本草学明显滞后的状况亟待改变。善于吸收外来医药知识和其他科学技术成就，是本草学自古已然的优良传统，但是，随着西洋医药学和科技的涌入，本草学失去了全面消化吸收的能力，其自身的一些不足也不断暴露出来，怎样在新形势下继续保持开放的优势，扬长避短，发挥自身特色和优势，也成为本草不可回避的课题。及时全面整理新的中药应用经验和本草学学术理论，并编纂广博赅备的大型本草，已显得非常迫切。

　　清代的本草著述，绝大多数为个人作品，其内容也可谓丰富多彩，虽然整体水平不够均衡，但也涉及了本草学的方方面面。在综合性本草的编纂方面，清代学者未能留下鸿篇巨制，唯一的官修本草《本草品汇精要续集》，与唐代以来同类著述比较，不论规模和质量，无不相形见绌。其个人论著中不尽人意者，自不待言。但是，清代本草学的临床药学特征更加浓厚，其中仍有若干闪烁光点，值得在本草史中浓墨重彩。

　　清代的本草著作，数量是空前的，形形色色，近400种，就整体主流而言，其格调是新颖的；在学术性和可读性方面大有改观，尤其是功效项目独辟蹊径，为本草学的拓展注入了活力；其论理方式一改旧有套数，注重以功效为核心，扩充和深化药理学说。

　　这些特色的形成，有其深刻的自然规律和历史原因：首先，是本草学自身发展的必然结果，以及社会对医药需求的极大增长。金元时期以来的本草，在锤炼药物主治、升华功效、发挥药理诸多方面积累了宝贵的经验。及时反映这些成果，推出实用性更强的药学专著，历史性地落到了清代药学家的肩上。尤其是明嘉靖之后，本草学已呈现出前所未有的加速势头，以《本草纲目》为代表的本草辉煌成就急需传播，其发展惯性，使明代本草的后续作品在清代百花齐放。明代辑复《神农本草经》，并欲求其本质、疏其精要的崇尚经典之风，方兴未艾，最终由清代学者推动并步入高峰。

明清时期的疫病流行，是触目惊心的，在与疾病的斗争中，临床医学水平大大提高，同时带动了本草学的相应前进。清代前期的一百余年中，封建的经济和文化逐步恢复和发展，加之对严重威胁人民生命的传染病有了更好的防治能力，因而死亡率大幅度下降，人口急剧增长。康熙六十一年（1722 年），全国人口突破一亿五千万，乾隆五十五年（1790 年），就快速突破三亿。为了适应人口成倍激增对医疗的需求，清代医药从业人员迅速膨胀，不可避免地其中有部分文化和专业素质相对低下者，这又导致了质量平庸、重复雷同的便读性本草盛行不衰，有如叠床架屋。

其次，是政治、经济、文化及医药教育的影响。16 世纪中叶至 19 世纪初期，欧洲全面进入了资本主义时代，经济和科技迅速发展，长期处于领先地位的中国落后了，随着资本主义思想的萌发，宋明理学受到批判总结，由原来的空疏、僵化的学风，转而注重实践，力求实用和创新，哲学进一步与中医药结合渗透，促进了医药理论的提高。

清代的医学教育，有中央和地方两种设办形式。中央设办的由太医院管辖，其教习厅分内教习和外教习。内教习在东药房教授御药房太监习医，外教习主要教授医官子弟。地方医学教育分府、州、县三级，其成绩上等者升为吏目、医士。据《大清会典》记载：这些教育中，没有专门的药学教育，但都将《本草纲目》作为重要的教学和考试内容。清末，政府迫于时势，弃科举而兴新学。光绪二十九年（1903 年）制定的大学章程，引进西方教育体制，将大学分为 8 科，其中第四科为医科，下又分医学和药学两门。在药学开设的 17 种课程中，第一种为"中国药材"，其实质上，本草学已不被重视。晚清的中医教育，以跟师学徒为主，但民办或半官办的中医学校开始出现。如光绪十一年（1885 年）由浙江名中医陈虬为首创办的"利济医学堂"，光绪三十二年（1906 年）重庆创建的"巴县医学堂"、广州创办的"广州医学卫生社"等。这些学校改变了传统的中医教育方式，既学中医的《黄帝内经》《伤寒论》《神农本草经》等课程，又学西医的解剖、药理等知识。其办学实绩虽不显著，但开启了日后中医学校的学术风气。

清代的宫廷医药制度，也在一定程度上辅助了本草学的传承。清宫最高医药管理机构为太医院，负责"修合药饵之事"。其机构和人员设置不如明代繁复。据记载：太医院设院使 1 人（初制正五品，宣统元年升正四品）、左右院制各 1 人（初制正六品，宣统元年升正五品）、下设御医 13 人（初制正八品、雍正七年升七品，给六品冠带，宣统元年升正六品）、吏目 26 人（初制八、九品各至 13 人）、医士 20 人（给从九品冠带）、医生 30 人（顺治及雍正年间，其人员配备有所变动）。凡药材出入隶礼部，顺治十六年（1659 年）改归太医院，十八年（1661 年）生药库复归礼部；康熙三年（1664 年），定"直省岁解药材"，由户部收储付库（《清史稿》卷一百十一《职官二》）。

宫廷中内务府设有御药房，初由总管首领太监管理。康熙三十年（1691 年）设主事 1 人，七品；御药房内管领 1 人，副内管领 2 人。御药房承担帝、后、妃等皇室所需药物的加工制备。凡烹调御药多由太医院官请脉开方后，具本奏明，同内廷监视；每二服合为一服，候熟分贮二器，本院官员先尝，次内臣尝，然后以另一器之药进御；也有将方奏明，交与内药房按方制备者。皇帝等外出所需药材多由礼部转咨各部发给。凡诸王府公主、驸马及文武内大臣请医视疾，由太医院奉旨差人就诊，其药材于内药房或药库支领。

光绪三十四年（1908 年），光绪和慈禧先后在数日内病故，太医院因此上下被革职。至此，中国封建社会的最高国家医药机构，逐渐成为历史陈迹。随之各地举行医士考试，除增考西医药内容外，亦考查本草理论。此举虽有限制中医药发展之弊，但在选拔人才方面，亦有一定的成效。

明宪宗成化二十三年（1487 年）以后，以四书文取士的"八股"文考试，使众多的读书人死啃经书，往往"穷经皓首"而一事无成，部分有识之士对此深感不满，有的毅然弃儒为医。还有一些在官场争斗中失意者，其为"良相"的梦想破灭后，多转向"良医"这一济世务实之路。清朝建立后，不甘于异族统治的汉族文人，也纷纷改志医药。如《药品化义》补校者李延罡，因参与反清之事，活动败露后隐居平湖佑圣宫为道士，业医究药。《本草述》作者刘若金，明代天启乙丑进士，官任刑部尚书，人称刘尚书，明亡后隐居著书立说，行医治病，尤其留意本草。《本草备要》作者汪昂，少年习儒，久难遂愿，遂弃举业，普及医药，名扬后世。此外，弃儒为医者还有《本经逢原》作者张璐、《长沙药解》作者黄元御等。上述学者的参与，改变了清初医药人员的知识结构，带来了本草研究的活跃气氛，一大批较优秀的本草著作，在此期间相继问世，并多出自于这些人的手笔。

面对文人的反清情绪，清代统治者先以怀柔之术，继则采取高压政策，大兴文字狱，由此逐步形成了逃避现实，潜心经史的"万马齐喑"状况。本草学也兴起了考证之风，其中"乾嘉学派"的出现，以其严谨认真著称于世，在客观上又促进了以《神农本草经》为主的古代药学文献的辑佚和研究。

清初虽曾有过"康乾盛世"，当时的高层统治者也能留心医药。就其组织编纂《四库全书》《古今图书集成》《医宗金鉴》来看，是可以完成大型综合性本草的。

但《本草纲目》刊行不久，尚未具备超越其学术水平的客观条件。鸦片战争以后，垂暮蹒跚的清朝沦为半封建半殖民地社会，政治、经济、文化全面衰落，本草学也由中前期比较繁荣的局面，减速而为凋敝。尽管至此的药学成就迫切需要全面整理提高，但日薄西山、朝不虑夕的清政府，既无能力，也无心思顾及此事了。民间个人参与，力不从心，这无疑是清代不能产生当代水平的综合性本草的重要原因。

　　清代的本草，多期于实用，无意求其赅备。类似《证类本草》《本草纲目》的杰出作品，虽告阙如。但是本草作者出于不同的目的，或偏重于传播《本草纲目》，或偏重于阐释《神农本草经》，或努力增补品种，或全面总结功效，或刻意发挥药理。在折中取约、开凿经义、增补性用、订正差讹诸多方面，成绩斐然。其间无咎无誉者，虽为数不鲜，毕竟是树木之与森林。现分类述要，庶可窥其大概。

一、传播《纲目》 蔚然壮观

　　《本草纲目》规模之巨、内容之广、体例之新、见地之高，无一不是光前裕后的。欲将其精华转化为临床医药人员的知识构体，须凭借各种后续性著作，其普及传播的难度，亦前所未有。明代李中立《本草原始》开此先风，至清和者竞起，蔚然壮观。

1. 分项检索专著　类纂节要精华

　　《本草纲目》虽然纲举目张、部类分明，但卷帙浩大，研习者每叹其查阅之苦。广大从业之人，往往不需要面面俱到。于是，相继出现了该书检索、类纂、节要等摘辑性专著。

　　出于方便检索的目的，清康熙年间，蔡烈先有感于《本草纲目》一万一千余方，"散载于药品之下，卷篇繁颐，孰能悉记无遗"，若"于药品中搜求，不能凑手"。遂费时三年，辑成《本草万方针线》（1709 年—1711 年），将上述附方分为 7 部 105 门；各病证有关之方，注明原书所在卷页，附于《本草纲目》之后，成为本草检索专书的发端。其后，在此基础上，还有曹绳彦辑《本草纲目万方类编》（1800 年）、宋穆辑《万方类纂》（1816 年）、朱铭石辑《纲目万方全书》（1874 年）等。

　　也有将《本草纲目》有关别名、炮制、食疗等某一特定内容分类辑出，供不同要求者参阅的类纂本草，如清康熙时期太医院使张仲岩，收集药物 222 种，摘录《本草纲目》"修治"项下条文，附于各药项下，类纂为《修事指南》，刻刊于康熙四十三年（1704 年）。同治末年，耿世珍编有《本草纲目释名》（1874 年），书按原有部类，列出具有别名的 1 086 种药物，并将别名附于正名之下。清末未署作者名的《本草释名类聚》，与耿氏之书相似。蒋鸿模的《证治药例》（1914 年），系由《本草纲目》的"百病主治药"删订而成。在食疗类纂方面，如顺治年间丁其誉将《本草纲目》"有关于日用饮食者，悉为考订"，辅以缪希雍等人之言，而为《类物》二卷（1661 年），辑入《寿世秘监》之中。乾隆（嘉庆）人章穆，又以《本草纲目》所载食物为主，辑《调疾饮食辩》六卷（1813 年），既列食物用途，更重理论评述。该书卷末"诸方针线"，为索引专篇。这些检索、类纂对《本草纲目》的普及传播带来了方便。然其数量不多，涉及面亦不广，有的质量平平。

节要类本草，则撷取《本草纲目》精粹，内容不限于专类，亦不求其完备。如林起龙作《本草纲目必读》（1667 年），选取《本草纲目》药物 600 余味，删繁去复，药下分气味、主治、发明、附方四款，注重介绍临床应用内容。何镇作《本草纲目类纂必读》（1672 年），包括"图说""各症主治药品""本草药性发明"等，后者节取《本草纲目》药物 610 种，并转录其主治、附方。莫熺作《本草纲目摘要》（1681 年），取原著常用之药 457 种，分集解、气味、主治、发明予以介绍。《本草纲目摘要》称《本草纲目》"最吃紧、最要妙者"唯在发明，并多加引用。王翊的《握灵本草》（1682 年），其序例全系节取《本草纲目》之要，各药则参考别家糅合而成。此外，尚有龚国琦的《本草汇编》，不著辑者的《本草汇编》（1840 年）、《本草约编》（1840 年），徐用笙《读本草纲目摘录》（1883 年），戴葆元《本草纲目易知录》（1885 年）等。本类作品多于前面索引、类纂两类，每将《本草纲目》精要浅出为普及读物，更利于《本草纲目》学术理论和实用知识等精华内容的传播。

2. 撷取《纲目》资料 糅合己见成编

《本草纲目》虽屡经清代学者付梓，但远未达到习医学者人手一部之数。且其中意在"有备"或"存古"者，又不为一般医药人员所关心。为方便临床之人，则筛取其内容，杂引众家、兼附己见而新编另撰者，在清代《本草纲目》后续性著作中，为数尤多。这些作者，不满足于照抄其现成字句。而是对其观点模糊、义理欠明，或缺失、舛误之处，进行补正，故学术价值较高，有的风行华夏，历数百年而不衰。

这类本草的佼佼者，最突出的当属黄宫绣的《本草求真》（1769 年）。该书最初刻刊于 1769 年，卷首 477 幅药图，大多转绘自《本草纲目》；书末"卷后目录"将收载的 520 种药物与食物，仍按《本草纲目》自然属性归类。尤为可贵的是黄氏超然于尊经复古思潮与学风之外，极力反对对于经典"强为组合之心""附会虚玄之说"。鉴于当时一些本草"补不实指，泻不直说，或以隔一隔二以为附会，反借巧说以为虚喝"的普遍现象，主张论药"从实处追求，既不泥古以薄今，复不厚今以废古。唯求理与病符，药与病对"。其以功效分类药物，推动了临床类本草分类的进步。以功效主治阐述药理、比较相似药物、归类索引等创新点，都值得称道。

此外，清初汪昂因药性歌赋等要而不备，而《本草纲目》又"卷帙浩繁，卒难究殚，舟车之上，携取为难，备则备矣，而未能要也"。于是衷集诸家，取适用者凡400品，著成《本草备要》（1694年），是书以《本草纲目》为主，兼取《神农本草经疏》之要，并附个人心得。尤其是分别功效主治，为其巨大功绩。由于该书锻炼成章，文词简洁，容易诵读，论药时又结合生理病理，贯穿辨证论治原则，比较实用，是广为流传的启蒙药书。一个世纪后，吴仪洛赞誉此书"卷帙不繁，而采辑甚广，宜其为近今脍炙之书"。但指出汪氏本非岐黄家，未免有承误之失，遂在原有基础上，"因仍者半，增改者半；旁掇旧文，参以涉历，以扩未尽之旨"，而为《本草从新》（1757年），是书对药材鉴别、炮制方法等多有发挥，并增收西洋参、太子参、燕窝、冬虫夏草等药，这些至今仍是临床常用要药。苏州名医叶小峰再略加增改，易名《本草再新》（1841年）。嗣后廖云溪还将汪书改编为七言歌诀300首，题名《药性简要》（1844年），欲宗其意而广其传。

又如清初刘若金的《本草述》（1664年），亦主要取材于《本草纲目》，并宗金元诸书及缪希雍之论药，着重讨论各药的药性药效及机理，"惜文辞蔓衍，读者几莫测其所归"（《本草述钩元邹序》）。道光时名医杨时泰为之去繁就简，"汰其冗者十之四，达其理者十之六"，辑为《本草述钩元（玄）》（1833年），影响更在《本草述》之上。此外，苏廷琬因《本草述》"文繁理富，一时未易卒读"，于是"摘录大要，诠次成文"，并附别本可采者，辑为《药义明辨》。张琦又节录刘氏之书为《本草述录》（1829年），其后蒋溶再增"补集"。再如沈穆的《本草洞诠》（1661年）、郭佩兰的《本草汇》（1666年）、顾元交的《本草汇笺》（1660年）、龙柏的《药性考》（1795年）、张秉成的《本草便读》（1887年）、不著撰人的《本草摘要》等，均为此类。

二、崇古尊经　考据风行

1. 辑佚《本经》　和者空前

继南宋王炎和明代学者卢复之后，清代对《神农本草经》的辑佚进入高潮。1687年，过孟起辑《本草经》三卷，只是简单从《证类本草》中辑录条文，别无考证。1799年，江苏阳湖人孙星衍、孙冯翼辑《神农本草经》三卷，书末附序例、佚文等，还依据《太平御览》《初学记》等，补入药物产地及有关生长环境。孙星衍为乾嘉时著名的经学家和校勘家，其辑本旁征博引，资料丰富，考据翔实，虽以序例退置编末，而被丹波元坚指为"杜撰"之嫌，但仍不失为《神农本草经》的优秀辑本。1844年，顾观光辑《神农本草经》四卷，仍取材于《证类本草》，卷一为序录，书中进行了一些考证和校勘，按《本草纲目》之《神农本草经》目录编排药品，其质量较孙本稍逊。1865年，黄奭辑《神农本草经》三卷，系在孙本基础上增入补遗22条，删去孙氏原序而成，编入《黄氏逸书考》中，后人虽非议其有抄袭之嫌，然所补条文，非其平日治经史及小学之功力，亦不能为之。1885年，王闿运辑《神农本草经》三卷，汪宏辑《注解神农本草经》十卷，二人均自称得宋代《神农本草经》刊本，世人无不怀疑其真实性。1892年，姜国伊辑《神农本草经》一卷，直言取材于《本草纲目》。上述清末辑本，均较草率。但就总体而言，其功绩是应当肯定的。

辑复《神农本草经》的热潮，除考据风气的影响外，还由于尊经学派对《神农本草经》研究的需要，以及《本草纲目》更新本草体例的激发。如孙本自序曾指责《本草纲目》"仅取《大观》本，割裂旧文，妄加增驳，迷误后学"。其辑此书为了"辅冀完经，启蒙方伎"。陈修园也认为"自时珍之纲目盛行，而神农之本草经遂废"。既然崇尚《神农本草经》之人以为当时本草不别朱墨，三品混书，经旨日晦，当然要辑而彰之。

除《神农本草经》辑本外，清代尚有焦循辑《吴氏本草》（1793年），据《太平御览》等书，录药168种；黄钰辑《名医别录》（1869年），附于《本经便读》之后，实录《名医别录》至《本草纲目》所出药143种；李梦莹辑《新修本草》（1911年），未刊行，其书稿现存中国中医科学院。

2. 考据《本经》 仁智互见

明清时期部分医药家，对宋金元以来的论药方式及时方的盛行，产生了不同的看法，由此形成尊经复古学派，尊奉《神农本草经》为一大经典；推崇仲景方的"经方派"也异军突起，俨然与时方派形成对峙之势。在这股潮流中，对《神农本草经》的研究，便成为一个不小的分支。缪希雍、卢复开山于明，张志聪、徐灵胎、陈修园等继轨于后，谱写出清本草学之一大特色。

清初杭州张志聪、高世栻师徒，潜心《神农本草经》等古典医籍研究，造诣颇深，《本草崇原》为张氏初撰（1674年），未竟而殁，后经弟子高世栻续成，该书正文摘录《本草纲目》所载《神农本草经》条文，次用小字作注，介绍别名、产地、形态等，最后阐释药物主治之义理。其崇尚药性本原的思想，为其后清代大批本草家所效法。苏州名医张璐，亦认为"医之有《本经》也，犹匠氏之有绳墨也"，并极力称道缪希雍"开凿经义"之功绩，著《本经逢原》以"疏《本经》之大义，并系诸家治法，庶使学人左右逢原"。所载药下直叙性味功用，兼及炮制、性状、鉴别等，然后于"发明"中，结合古方配伍重点阐发药理。作者虽立足彰其经义，却不鄙薄后人，因而该书广泛流传。

雍正年间，姚球著《本草经解要》（1724年），收药174味（其中《神农本草经》药116味）。各药正文录原著条文，简介性味功用；注文叙述药理，结合脏腑功能及病机，指出药性药效原委；制方部分列举配伍用药，力求"药与疾相应"。陈修园亦称其"间有超脱处"而多加引用。其刊行后，"坊贾因书不售，剜补桂名，遂致吴中纸贵"（曹禾《医学读书志》）。故后人多误为叶天士所著，姚氏之名反被埋没。

乾隆时名医兼理论家徐大椿，认为只有仲景用药"与《本经》吻合无间"，后人则"师心自用，谬误相仍"。前人本草又只言药物"其所当然"，未明"其所以然"。为"辨明药性，阐发药义"而选《神农本草经》收载之药100种，取《大观本草》之《神农本草经》条文，一一加以注释，最后另加按语，编辑为《神农本草经百种录》（1736年）。徐氏辨解药理，活泼多样，独到之见迭出，《四库全书总目提要》谓其"多有精意"，亦"颇为简要"。但其崇古倾向强烈，包括《神农本草经》原文中"轻身""不老"之类，亦试图逐字究其所以然。因此，又遭到四库馆臣的批评。

福建名医陈修园后来居上，对《神农本草经》的推崇更加突出，曾撰写《神农本草经注》六卷，后又遴选常用易得之药一百余种，俱从所以然处发挥，名曰《神农本草经读》（1803年）。陈氏对后世增药多置而勿论，书后仅附何首乌等48品。声称其注"俱遵原文，逐字疏发，经中不遗一字，经外不溢一辞"，论药时融贯《黄帝内经》之旨，《伤寒论》之法，并力纠张隐庵之"蹈虚"、姚球之"肤浅"，对学习《神农本草经》具有较高的指导性。可惜陈氏无视本草学不断发展的成就，诋毁唐宋以来医药学家，同样受到后人的非议。

其后，郭汝聪依《本草崇原》目录之序，将《本草崇原》《本草经解要》《神农本草经读》摘要编纂成册，后附《神农本草经百种录》，题名为《本草三家合注》，广集这一学派精要于一书，颇受读者重视。

此外，佚名氏《本草经三家注》、赵其光《本草求原》、叶志诜《神农本草经赞》、林屋洞仙九芝《神农本草经摘读》、黄钰《本经便读》、汪宏《注解神农本草经》、蒋鸿模《本草便读》、莫文泉《神农本经校注》等，均为整理注释《神农本草经》而作，但质量均较前述同类者逊色。

清代的尊古学派，对于《伤寒论》《金匮要略》的方药也十分重视。如清初黄元御奉张仲景为医中"四圣"之一，主张"理必《内经》，法必仲景，药必《本经》"。鉴于本草"先圣人之不作，后学之多悖"，于是立"辩章百草之志"，撰《长沙药解》

（1753年）和《玉揪药解》（1754年）。前者取仲景所用药物，详加笺疏，各药下首列性味、归经、药性要点，次引张氏之方，分析该方证的病机和药物功用。虽名药解，实多论方。议药之中，言必五行运气、四象生成，使浅显之药理，反成虚玄隐晦。但黄氏力纠俗谬之心及结合方剂印证药效之法，对后人亦多启迪。后者专录仲景未及之药293味，书中讨论辨证用药，不为成俗所囿，所斥误用药物现象符合实际，但崇古有余，言词偏激，《四库全书总目提要》谓其"大抵高自位置，欲驾千古而上之，故于旧说，多故立异同，以矜独解"，十分中肯。其余还有蒲松龄的《伤寒药性赋》、吴槐绶的《南阳药证汇解》、周岩的《本草思辨录》等。

此类本草，多出自医经大家、临床儒医之手，因而编写质量和学术水平较高。在发挥药理方面，开创一代新风。在全面继承《神农本草经》等古代用药经验方面，确有实效。上述诸家，虽然自诩"俱遵经文"，但并无一人通注《神农本草经》365药，可见这一学派对本草学不断发展，又不断扬弃的事实是默认的。不过他们的学术视野的确又被厚古非今思想所障隔，不惜挖空心思为《神农本草经》圆说，并强护其非，由此又产生了不可忽视的消极影响。

其实，这一学派的这些做法，并不为清代本草家所完全苟同。如黄宫绣《本草求真》（1769年），就曾指出"其中多有强为组合之心，仍非尊崇本意"。主张"本草药性，最宜就实讲明"。其论述药理，不拘成说，不尚空谈，"每从实处追求，既不泥古以薄今，复不厚今以废古"。另辟蹊径，独树一帜。

三、官修本草　平庸无誉

与其他本草分支相比，清代的综合性主流本草不仅数量很少，而且篇幅有限，卷帙单薄，质量也未达到当时应有的学术高度。康熙三十九年（1700年），太医院吏目王道纯等人奉旨整理《本草品汇精要》过程中，仿照原书体例，次年编撰完成了《本草品汇精要续集》十卷，参照《本草纲目》内容，论药498种。从作者身份而言，该书可以称为清代唯一的官修本草。可惜其实用价值和学术水平不高，无法与官修综合性本草名实相副。因此，影响微小，几乎不为后人提及。

这类本草中，首推赵学敏的《本草纲目拾遗》（1765年）。赵氏幼年除习儒之外，广猎百科之书，尤酷好医药，其见多识广，毕生创作不息，医药著作丰硕，可惜仅见《本草纲目拾遗》和《串雅》现存于世，尤以前者享有盛名。在编写《本草纲目拾遗》过程中，赵氏博览群书，参考文献600余种；广搜民间经验，仅书中可计之仆妪、土人、渔海人等，二百有余；对所闻之事，必验之以目。并辟地一畦，种药观察。1765年初稿成后，反复采访，增补修订，又历时38年，其认真的治学态度由此可见。该书为补遗《本草纲目》而作。卷首"正误"项下，纠正或补充《本草纲目》内容 34 条，如射罔制取之法等，十分宝贵。分类仿《本草纲目》，但析金石为二部；改李氏"以藤归蔓"，而列"木本为藤，草本为蔓"；另补花类之缺，删除人部，使按自然属性分类药物更臻完善。全书收药 921 种，其中新增 716 种，创本草问世以来增药数目之冠；其所补鸡血藤等新药，具有重要的应用价值；西药制露工艺及金鸡勒等数十种外来药，由此首先转载；所附医方，简便有验；并保存了大量已散佚的方药书籍内容，又具有重要的文献价值。该书总结了我国 16 至 18 世纪本草发展的新成就、新动态，虽然以笔记式汇辑，纲目有欠分明，有的药物叙述简略，或存在一些失误，并未附药图，辨识新药不能按图索骥，而影响其质量。但仍不愧为清代最优秀的综合性本草，作者赵学敏则为此时最杰出的本草学家。

其次是吴其濬的《植物名实图考》（1848 年）。吴为嘉庆进士，先后任翰林院修撰，广东、浙江乡试正考官，湖北、江西学政，兵部侍郎，湖广、云贵总督，湖南、浙江、云南、福建、山西巡抚等。平素十分留意于植物，以其"宦迹半天下"之便，广泛收集、考察植物，实时记录所得，并"亟图之"。参阅文献 800 余种，从 1841 年至 1846 年逝世，编成是书。

该书载有植物 1714 种，分类仿《本草纲目》。新增 519 种植物中以云贵所见为多。具体植物介绍，包括文献出处、产地生境、形态及性味用途等。其对花、果实、种子的描述，形象准确，较前人大有改进。对同名异物和同物异名的植物，作了大量考证，澄清了本草通脱木与木通、醒头草与兰草等许多名实混乱。所附之图，极为精审，有的据图可辨出其植物分类的科、属甚至于种名。书中收录了大量采访所得的植物医药用途，该书不仅为药学人员重视，亦受植物学界关注。目前植物中文名中，约有 10 科和 50 余属沿用吴氏记载之名。因其学术价值极高，国外亦多次出版，并广为收藏。

如果该书中 18 幅无名之图，与作者临终尚未清稿有关，那么，檗木、薞核等一物重出及误虎杖为黄药子等，则是吴氏千虑一失。至于书中借题发挥，夹杂朝政、人事变迁一类议论，就属于蛇足之为了。吴氏尚辑《植物名实图考长编》一书，系《植物名实图考》的资料准备，内容亦十分丰富。

再者，清代的大批草药专著，也为综合本草提供了新的内容。仅《本草纲目拾遗》引用，就有《百草镜》《草药书》《采药书》《草宝》《山海草涵》《李氏草秘》等 10 余种。张应昌《纲目拾遗》跋中还提道："雍、乾间杭人汪君怀著有《草药纲目》一书，裒然大部，与濒湖《纲目》等……为本草之大全也。"惜此草药巨著未能存世。此外，还有何克谏《生草药性备要》、莫树藩《草药图经》、刘兴《草木便方》，以及《天宝本草》《一隅本草》《东瓯本草》等。

四、专题本草　不拘一格

除上述之外，清代尚有大量专题性本草。

1. 药材辨识　始得成帙

随着辨药知识的日渐丰富，不但清代临床性本草普遍重视其有关辨药经验的介绍，而且相继出现了这类专著。如万学贤《贮香小品·尝药分笺》，专于介绍日常贵重药品的识别。赵学敏所引，《用药识微》《识药辨微》等，亦为记录药材鉴别之书，如后者言三七之"铜皮铁骨"，至今仍是识别本品的要领。再如郑肖岩《伪药条辨》，辑有大量生药鉴别经验，用以针对当时以伪乱真、以劣充优的药业市侩，为这一时期的药材鉴别佳作。此外，《医学真传·辨药大略》等，属于辨药专篇，亦不乏一得见之。单味药专著中的《人参考》《人参图说》《桂考》等，也有许多有关药物的识别经验。

2. 药物图谱　精粗并见

清代的绘图和印刷技术有了较大的进步，然而本草图谱的质量，除《植物名实图考》的写生图为佼佼者外，其余都比较粗糙。《本草汇笺》《本草汇》《食物本草会纂》《本草备要》《本草求真》等所附之图，基本上转绘于《本草纲目》，别无所长。高砚五《本草简明图说》，由其先世高锦龙《本草图经》增补而成，收载药物1 000余种，并附以药图，其药图或出于写生，或借取西方植物学之图，或凭传闻想象绘制，图形虽尚佳，但来源杂乱，正误互见，精粗并存。《草药图经》《草木便方》等所附之图，则出于实践，虽难称精美，却有较高的研究价值。

3. 食疗饮膳　热度不减

清代食疗饮膳类本草时有出现，其中较好的食疗本草，除前述章穆《调疾饮食辨》和丁其誉《类物》外，尚有龙柏《食物考》录"生民常食之品"二百余种，编为四字歌诀，以眉批脚注介绍诸品的食疗经验。王孟英《随息居饮食谱》，收载食品327种，扼要述其功效忌宜和用法，多出自于王氏实际心得。此外，还有尤乘的《食鉴本草》及《病后调理服食法》，朱本中的《饮食须知》、沈李龙的《食物本草会纂》、石成金的《饮食》及《食鉴本草》、何克谏的《增补食物本草备考》、柴裔的《食鉴本草》、雨蓑翁的《食物便览》、佚名氏的《食物忌宜》、陈仪的《济荒必备》、田绵淮的《本草省常》，吴汝纪的《每日食物却病考》等，其中内容雷同者不少。

膳食专著书而牵涉食疗者，有朱彝尊的《食宪鸿秘》、李化楠的《醒园录》、袁枚的《随园食单》、慎修的《用作盐梅》、顾仲的《养小录》、曾懿的《中馈录》等。

4. 药性理论　精在专篇

清代药理专篇，多不限于本草之书，在临床医学著作中也大量出现。如雪樵的《兰台要旨》卷下为"用药"，即专门总结药理，不述具体药物功用，每四句韵语之后略加叙述。其有开拓创新者，莫过于徐灵胎《医学源流论》中的 10 余篇药理论文，如《药性变迁论》中，指出"地气之殊""种类之异""天生与人力之异""名实之讹"对于药性药效的关系，对发展道地药材、科学引种驯养、澄清品种混乱等，迄今仍有极大的指导性。在性味、归经、解释药效机制、炮制用药及告诫滥施滋补之弊诸方面，徐氏迭出精辟之新见。

唐容川《本草问答》（1893 年）为清代药理专著的代表作。该书采用唐氏和张伯龙师弟相与问答的形式，围绕药性生成、性味引经、配伍反畏、升降趋向、炮制、治法等进行理论探讨，力图以少量药物为例，"揭出大义，举一反三"。其论述药性生成方式，与张志聪、徐灵胎等一脉相承，并无二致。但有关炮制、配伍、引经的若干见解，如"药有当生用者，乃一定之理，未可一律论也"；药性之反者"故不可同用"，但前人所列相忌"亦难尽拘"；"分经用药"为"治病用药一定之门径"，而"求药性之主治"则得"分经用药之妙"，不必"守引经报使之浅说"等，是非常中肯的。

5. 炮制制剂　有待汇集

清代的炮制制剂理论更加丰富，制药方法更加考究。不论宫内御药房，或是民间同仁堂等制药行业，均积累了新的经验。同时国外传入的药露制取等技术，也被广泛使用。但清代炮制专著数量最少，质量不高，制药辑本，竟是空白。这与清代药学水平和本草的涌现，极不相称。除前述之《修事指南》外，也可见蒋示吉《药性炮制歌》，不过其是《医宗说约》卷一的一部分，系在每味药性诗下加注炮制方法。佚名氏《备用药物》载录黄瓜霜等 28 种药的制法，内容甚少，却颇有特色。此外，徐灵胎的《医学源流论·制药论》，虽未言具体制法，但指出："制药之法，日多一日，内中亦有至无理者，固不可从……此乃好奇尚异之人，造作以欺诳富贵人之法，不足凭也；唯平和而有理者，为可从耳。"能直中药肆自矜制药精细，而不顾药效之时弊，足供"遵古炮制"者深思。

6. 单味药论　人参居多

此类专著以论人参者居多，且各有特色。如陆烜的《人参谱》，搜集资料数百种，对有关人参的释名、产地、性用、故事、诗文均予采摘，并记有当时东北人参价格、人参管理规定等。书中还兼论了西洋参的来源及其与人参的异同，甚为可贵。唐秉钧的《人参考》、郑昂的《人参图说》，主要介绍其产地、形态、辨伪、规格等，多属经验之谈。黄叔灿的《参谱》，既收载人参经销商人的收购、鉴别、销售知识，也有临床药学内容。

值得特别一提的是徐灵胎的《医学源流论·人参论》，文笔精彩，富有哲理。其曰："天下之害人者，杀其身未必破其家，破其家未必杀其身。先破人之家而后杀其身者，人参也。夫人参用之而当，实能补养元气，拯救危险，然不可谓天下之死人皆能生之也。其为物气盛而力厚，不论风寒暑湿痰火郁结，皆能补塞。故病患如果邪去正衰，用之固宜，或邪微而正亦急，或邪深而正气怯弱，不能逐之于外，则于除邪药中投之，以为驱邪之助。然又必审其轻重而后用之，自然有扶危定倾之功。乃不察其有邪无邪，是虚是实，又佐以纯补温热之品，将邪气尽行补住，轻者邪气永不复出，重者即死矣。夫医者之所以遇疾即用，而病家服之死而无悔者何也？盖愚人之心，皆以价贵为良药，价贱为劣药，而常人之情，无不好补而恶攻。故服参而死，即使明知其误，然以为服人参而死，则医者之力已竭，而人子之心已尽，此命数使然，可以无恨矣。若服攻削之药而死，即使用药不误，病实难治，而医者之罪已不可胜诛矣。故人参者，乃医家邀功避罪之圣药也。病家如此，医家如此，而害人无穷矣。更有骇者，或以用人参为冠冕，或以用人参为有力量。又因其贵重，深信以为必能挽回造化，故毅然用之。孰知人参一用，凡病之有邪者即死。其不死者，亦终身不得愈乎？其破家之故何也？盖向日之人参，不过一二换，多者三四换，今则其价十倍，其所服又非一钱二钱而止。小康之家，服二三两而家已荡然矣。夫人情于死生之际，何求不得，宁恤破家乎！医者全不一念，轻将人参立方，用而不遵，在父为不慈，在子为不孝，在夫妇昆弟为忍心害理。并有亲戚交友，责罚痛骂，即使明知无益，姑以此塞责。又有孝子慈父，幸其或生，竭力以谋之。遂使贫窭之家，病或稍愈，一家终身冻馁。若仍不救，棺殓俱无，卖妻鬻子，全家覆败。医者误治，杀人可恕，而逞己之意，日日害人破家，其恶甚于盗贼，可不慎哉！吾愿天下之人，断不可以人参为起死回生之药，而必服之。医者必审其病，实系纯虚，非参不治，服必万全，然后用之。又必量其家业尚可以支持，不至用参之后，死生无靠。然后节省用之，一以惜物力，一以全人之命，一以保人之家。如此存心，自然天降之福。若如近日之医，杀命破家于人不知之地，恐天之降祸，亦在人不知之地也，可不慎哉。"该文不仅针砭当时"好补而恶攻"的陋习，对于今天以服用人参、冬虫夏草、燕窝之类为时尚；无限夸大保健食品功用，误导和欺骗消费者；医生滥用名贵药物，过度进行医疗等时弊，仍有很大的现实意义。

此外，还有张光裕《桂考》，介绍桂之真伪、用、制、贮藏方法，并附"采药图"两幅。

7. 专病用药　出自医著

清代临床医学的提高，促进了专科专病本草的编纂，且多出自临床实践之所得。由于当时痘疹的肆虐，故其用药专书较多，如冯兆张的《杂症痘疹药性主治合参》《痘疹药性五赋》，孙丰年的《治痘药性说要》，牛凤诏的《痘疹药性》等。

夏鼎的《药性赋幼科摘要》，为儿科用药草本；邹岳的《药品揭要》，为外科用药专辑。另外，陈根儒的《喉证要旨》、傅仁宇的《审视瑶函》等临床医书中，亦有大量专科用药的专论。此外，汪汲的《解毒篇》，专于介绍药食之有毒者，及各毒物的中毒表现和解救方法。赵学敏的《华夷花木考》为海外植物专书；赵学敏的《花药小名录》主要记述药物别名；《土宿本草》《丹房草本》《升降秘要》，为烧炼丹药之书；不著作者的《诸病主药》及王铨的《本草因病分类歌》，属于临床用药性质的手册。

五、歌括便读　得失参半

继明代学者之后，为了方便众多初学者，清代更加热衷于歌括便读性读物的编写。除前述《本草汇》《本草备要》《药性考》等书，尚有翟良的《药性歌栝》、史树骏的《本草要》、系屯子的《药性赋》、尹乐渠的《本草正论》、陈古的《药性便蒙》、王大赋的《药性》、朱钥的《本草诗笺》、沈懋宫的《药性歌栝》、何之蛟的《药性歌诀》、芝荪氏的《四言药赋》、何其伟的《何氏药性赋》、岳昶的《药性集要便读》、廖云溪的《医门初步》、何本立的《务中药性》、王锡鑫的《药性弹词》、张仁锡的《药性蒙求》、谈鸿鋬的《药要便蒙新编》、程曦的《医家四要·药赋新编》、戴诸安的《校补药性》、赵亮采的《医门小学本草快读贯注》、张秉成的《本草便读》、吴承荣的《吴氏摘要本草》、何岩的《药性赋》、李桂庭的《药性诗解》、陈明曦的《本草韵语》、黄彝巳的《药性粗评全注》、王荩臣的《本草撮要类编》、袁凤鸣的《药性三字经》等数十种广为流传。

这类药书，大多文字简练，朗朗上口，对于启训蒙童，普及本草常识，弥补药物功用繁多莫知裁取、记忆困难等，起到了重要作用。但是，由于字数所限，略而不备，致使研习本草者知识面狭窄，视野局限，学术水平低下。其又为韵语体例所囿，往往因辞害意，造成若干误解和分歧，严重妨碍了中药功用的全面总结。

六、医著论药　精辟叠见

在清代的医学综合性、理论探讨性和临床类著作中，还有大量本草学专篇，其中不乏精辟的论述。例如《侣山堂类辩》，该书成于清康熙九年（1670 年），是张志聪（字隐庵）在侣山堂为门生弟子讲学时，研究经典、探讨医理方药的论文集，是张氏学术思想的集中反映。全书两卷，卷下主要为本草专篇。本卷探讨药学理论的有本草纲领论、药性形名论、草木不凋论、四气逆从论、炮制论、畏恶反辩、奇偶分两辩、寒热补泻兼用辩、官料药辩等，大致相当于本草专著的总论。相当于各论的药物介绍部分，共列 33 节，涉及 41 药。论药各节不拘一格，没有固定体例，阐发作者在药性理论认识方面与前代的不同见解，很少直接引用旧有药书论述药物的原文。

作者为清初钱塘（今浙江杭州）名医，出生于医学世家，自建侣山堂招收弟子讲学，师从者甚众。张氏为崇古尊经学者，潜心于医学经典的注释阐述，自称医尊《黄帝内经》，药崇《神农本草经》，并深受法象药理影响。本书讨论亦多以《黄帝内经》《神农本草经》为依据，以法象药理推演，在"本草纲领论"中指出："天地所生万物，皆感五运六气之化，故不出五气五味、五色五行、寒热温凉、升降浮沉之别。《经》云：'五味阴阳之用，辛甘发散为阳，酸苦涌泻为阴，淡味渗泻为阳，咸味涌泻为阴。六者或收或散，或缓或急，或燥或润，或软或坚，随所利而行之。'此物性之纲领也。""药性形名论"指出："皮以治皮，节以治骨，核以治丸，子能明目，藤蔓者治筋脉，肉者补血肉，各从其类也……因名而取实，因象以用形，得其性之升、降、浮、沉，气之温、凉、寒、热，色之青、黄、赤、白，味之甘、苦、酸、辛，一千六百余种，大概不越乎此矣！"在法象药学理论方面，本书对后世有较大负面影响。

《冯氏锦囊秘录》为中医药类丛书，共四十九卷，其中《痘疹全集》十五卷、《杂症痘疹药性主治合参》十二卷、《杂症大小合参》十四卷、《内经纂要》两卷、《脉诀纂要》一卷、《女科精要》三卷、《外科精要》一卷、《药按》一卷。

本书凡例称："凡物之生也，必禀乎天；成也，必资乎地。天布令，主发生，寒、热、温、凉，四时之气行焉，阳也。地凝质，主成物，酸、苦、辛、咸、甘、淡，五行之味滋焉，阴也。故微寒、微温者，春之气也；温、热者，夏之气也；大热者，长夏之气也；凉者，秋之气也；大寒者，冬之气也。凡言微寒者，禀春之气以生，春气升而生；言大热者，感长夏之气以生，长夏之气化；言平者，感秋之气以生，即凉也，秋气降而收；言大寒者，感冬之气以生，冬气沉而藏，此物之气得乎天者也。"立足法象药理，阐释药物四气、升降与四时的对应关系。

《杂症痘疹药性主治合参》卷首集中论述：治疗重药性、五脏苦欲补泻论、生产择地土、收采按时月、藏留防耗坏、贸药辨假真、咀片分根梢、制造资水火、治疗用气味、药剂别君臣、药性有畏恶、七方、十剂、十剂补遗、五用、三治五法四因六淫八要、煎丸紧要条例、服饵先后各节。

《杂症痘疹药性主治合参》各论收载药物 508 种，分草、本、石、谷、菜、果、兽、禽、虫鱼、人等 10 部。每药之下分述气味、归经（并以五运六气解释）、轻重、补泻、禁忌、炮制等。各药功效主治，立足于治疗痘疹为主。

《医学源流论》为徐大椿（字灵胎）的医学学术论文集，共收录论文 99 篇。上卷论述经络脏腑、脉理、病证、方药，下卷主要论述治则治法、评述书刊等。观点独到，针砭时弊，颇有影响。各论独立成文，有关药学的理论包括"药性专长论""方药离合论"等 24 论，其中"药石性同用异论"提出"同一热药而附子之热与干姜之热，迥乎不同，同一寒药，而石膏之寒与黄连之寒，迥乎不同……古人用药之法，并不专取其寒热温凉补泻之性也，或取其气，或取其味，或取其色，或取其形，或取其所生之方，或取其嗜好之偏，其药似与病情之寒热温凉补泻若不相关，而投之反有神效。"此说为认识性能与功效为不同层次药学理论提供了实践基础。其"制药论"提出"凡物气浓力大者无有不偏，偏则有利必有害……其制之义，又各不同，或以相反为制，或以相资为制，或以相恶为制，或以相畏为制，或以相喜为制，而制法又复不同，或制其形，或制其性，或制其味，或制其质"。此说对于认识中药炮制目的的多样性，启迪了思路。其他如"用药如用兵论""药性变迁论""药性专长论""煎药法论""服药法论""医必备药论""热药误人最烈论""薄贴论""阴阳升降论""治病必分经络脏腑论""发汗不用燥药论""攻补寒热同用论""轻药愈病论""围药论"等，均不乏中肯之言。

此外，史树骏的《经方衍义》卷五"本草挈要"，分列草、木、果、谷、菜、金石、兽、虫 8 部，论药 280 种。每药下用数句骈文介绍功能、主治，并以小字注其性味、有毒无毒、归经、七情、炮制、质地等。

郭右陶的《痧胀玉衡》，其卷下"药性便览"收录药物 96 味，专论各药对于痧症的宜忌，以及性味、归经、用量等。后附"痧方余议"，专论姜黄易郁金，穿山甲用法，黑丑、大黄之用，半夏及藿香止吐，并评述荆芥、细辛、独活等药的功用。

王凯（字养吾）的《痧症全书》，该书作者自称其内容为林森传授。其中，卷上"用药大法第十一"，分列药忌、药宜两部，均为痧症用药之论。其下有注文，亦结合痧症，如"药忌"中称（人）参、（黄）芪、白术、山药"恐补毒气，痧所大禁"；半夏、白芷、苍术"性燥，忌用"。在"药宜"中，称小青草"清热除疹最速"，川芎"当用一分至三分止，多则恐提痧气"。"药忌"部分收录药物 29 种，"药宜"部分收列药物 95 种（另补 11 种）。此两部之间评述半夏、藿香止吐："凡治吐症用半夏、藿香，独痧症作吐，半夏性燥，须防益助火邪，必不可用。藿香惟取其正气，以治秽触，倘肠胃有食积、血瘀阻滞痧毒，骤用以止吐，反有闭门逐盗之忧。"该卷专论痧症用药心得，颇具特色。

景日昣（字东阳、冬阳）的《嵩厓尊生书》。本书为综合类方书，其卷三收录药食类物品共276种，其中草类124种、木类48种、果类21种、谷类17种、蔬类11种、肉类36种、金石类19种。各条下分述各物性味、归经、功效主治。其卷四为"论治"，其中有"脏腑虚实用药法则图""五脏苦欲宜恶谱""四季时令用药谱""七方治病权衡谱""十剂用药规矩谱""用药补泻治病纪纲谱""五色所主谱""用药升降治病关纽谱""用药寒热温凉正变谱""药性宜用谱""药味宜用谱""服药法则谱""药性皆偏论""热补为害论""治病用药宜活论"等，皆为药学理论内容。

陈梦雷原撰的《古今图书集成》，为大型类书。其中"博物编"有艺术、神异、禽虫、草木四典。禽虫典192卷，340部。收录禽、兽、虫等动物；草木典320卷，697部，收录草、果、木。每品分别类聚前人文献、典故，并有附图。草木典草木总部汇集本草序例，包括有关药性理论内容。该书不是医药专著，其中本草内容主要引自《本草纲目》，还涉及本草以外的资料汇集，可供本草研究查阅。

周垣综（字公鲁）的《颐生秘旨》，本书为一部综合性医书。卷八为《本草偶拈》，据《历代中药文献精华》载收药158种。现中国中医科学院收藏有雍正己酉姑苏沈元瑞裕麟堂重刻本，只有草部，载药113种。

王子接（字晋三）的《绛雪园古方选注》，本书为方论专著，原三卷，末附本草专篇，称为《得宜本草》，其单行本称《绛雪园得宜本草》或《得宜本草分类》。本书依三品分类，各品分遵经、集补时用两部分。所谓的"经"，系指《神农本草经》，选三品药各118种为主，总计收录458种药物。各药简述性味、归经、功能主治，兼论配伍方法。内容简练。

此类著作还有不少，不再一一赘述。

七、中外交流　双向失衡

1.《纲目》《图考》引领　本草东被西渐

清代中前期，本草理论和用药经验继续向日本传播。《本草纲目》在这一时期内刊印10余次之多，有的还另加校订、标点、和文训释或全译为和刻本。《救荒本草》于17世纪传入日本，松岗恕庵很快进行日名考证和训点，于1716年刊行；嗣后，其弟子小野兰山和孙子惠亩，又先后对日刻本做了正误、校点和补遗；1816 年岩崎常正又写成《救荒本草通解》，并在原著的启示下，通过野外考察、收集实物和栽种，绘图并记述日本植物 2 000 余种，完成《本草图谱》一书。《植物名实图考》问世不久，亦东渡日本，并于 1892 年出版。此外，龚廷贤的弟子杭州戴曼公、陆文垒以及苏州吴载南等人，于 1653 年、1718 年左右先后赴日，向日本医药界讲授中医药知识和人痘接种技术。日方也不时有人来华了解医药之术，或搜求医药著作。雍正年间，日本医生香月牛山作《药笼本草》，曾请旅居长崎的中国名医赵玉峰作序。稍后，杭州陈振先又调查长崎一带的药物，编成《药性功用》，并在当地介绍本草知识。

此时的日本学者，在本草研究方面也取得了很大的成就，相继出现了名古屋玄医的《食物本草》，香川修德的《一本堂药选》，吉益东洞的《药征》及《药征续编》，丹波氏父子的《医籍考》《药治通义》，森立之辑的《神农本草经》等。1880 年中国学者杨守敬从日本带回一批医药书籍，并将丹波氏校著的医药书 13 种刊印，题曰《聿修堂医学丛书》。1901 年罗振玉访日，购得医书多种，包括文献价值极高的《新修本草》影写本。1909 年丁福保赴日考察，又舶回一批医药书，在上海翻译出版。这些书，数量多，而且质量较高，对国内医药的研究具有极大的促进作用。

但是，自 17 世纪开始，日本更热衷于同西方文化的交流和贸易，与中国的关系日渐疏远。在医药方面，1614 年荷兰医学传入后，其发展十分迅速；尤其是明治维新之后，日本官方改变医制，规定"凡欲执医业者，必须物理、化学、解剖、生理、病理、内外科及药剂诸科概要考试合格"（《汉洋医学斗争史》）。自此，汉医人数逐渐减少，汉方医药不断衰退。所以，清代本草对日本的影响，已经不能与昔日相提并论，就连当时的温病学派的新经验亦未能东传。

17 世纪，本草学开始传入欧洲。1643 年，波兰人卜弥格来华传教期间，选择了一些本草和医学资料，陆续在欧洲发表，其第一部译著为拉丁文的《中国植物志》，是迄今所知最早介绍中药知识到欧洲的专著。1735 年巴黎法文版的《中华帝国全志》中，载有《本草纲目节录》，该内容于 1736 年译为英文，在伦敦出版，十年后又被译为德文。不少欧洲学者都认真研究过这些内容，并对欧洲的自然科学产生过影响。因此，英国生物学家达尔文评价该书为"中国的百科全书"。事实上，本草学和整个中医学一样，从未作为一门独特的医药体系全面展示给欧洲，只是仅据翻译者个人兴趣，有选择地零星简介。而这些人本身的中医药知识十分贫乏，不可能将本草精华进行有成效的交流。加之，当时西医药体系的特殊性，也不可能容纳本草学的基本理论。

18 世纪末，由于美国独立战争结束，开始了中美间的直接贸易。在药材方面，中方输出的有桂皮、大黄等；美方输入的有西洋参、丁香等。1868 年至

1869 年，中美政府间进行了图书交流，清政府回赠对方图书 10 部，其中有《本草纲目》和《医宗全鉴》，成为美国国会图书馆的首批中文藏书。此后《本草纲目》的多种版本、《本草纲目拾遗》及其《正误》一卷的抄本，亦流入美国而为该馆收藏。19 世纪中叶，随着大批华人迁入，美国各地出现了众多的中药店，加速了中药材的进口和本草知识的广泛传播，但其接受对象是以华侨为主。因此，上述所描述的本草学的西渐，实际上对西方医药并无明显的影响。

2. 西药整体传入　华夏广泛传播

　　明末清初，西方进入了资本主义发展期。为了扩张势力和资本输出，意大利、葡萄牙、西班牙、荷兰等国的一批天主教徒，作为商业和教会的先遣者，来华传教，他们出于以"仁慈"之术打开局面的目的，同时带来了欧洲的医药书籍和部分药物。并引起了一些士大夫、知识分子甚至高层统治者的关注和兴趣。因此，从 1568 年葡萄牙人卡内罗在澳门创办仁慈会和医院开始，再经过利玛窦、龙华民、艾儒略、邓玉涵、罗雅谷等人的相继来华活动，到 1757 年清政府取缔传教士而禁西学的近 200 年间，西医药的传入出现了一次小小的高潮，史学界将其称为"第一次西洋医学传入时期"。这一时期，教士们主要介绍了西医学的解剖学和生理学知识，其在药学方面的影响主要有三。

　　其一，利玛窦所撰《西国纪法·原本篇》中有关脑为"记含之室"等有关记述，为医药学家广为接受。如汪昂《本草备要》在"辛夷"条下转载："人之记性，皆在脑中，小儿善忘者，脑未满也；老人健忘者脑渐空也。"同时指出："今人每记忆往事，必闭目上瞪而思索之，此即凝神于脑之意也。"自此，开窍中药出现了"醒脑"之类的相应功效术语。

　　其二，熊三拔《泰西水法》中指出："凡诸药系草木、果、蓏、谷、菜诸部，具有水性者，皆用新鲜物料，依法蒸馏得水，名之为露"（艾儒略《西方问答》、利类思《西方纪要》等书中亦有类似药露制法的记述）。此法被清代医药家普遍采用，并且进一步加以发展。《本草纲目拾遗》称："凡物之有质者，皆可取露……其法始于大西洋，传入中国，大则用甑，小则用壶，皆可蒸取……时医多有用露者，取其清冽之气，可以疏瀹灵府，不似汤剂之腻滞肠膈也。"书中还广集金银露、佛手露、香橼露、地骨露、桑叶露、夏枯草露、枇杷叶露、甘菊花露及杉木油、松油、山西柏油，苍耳子油等。上述品种，已非舶来之物，例如"桑叶露治目疾红筋，去风清热"等诸功用记述，亦纯系中药特色。清代医家之有偏爱以鲜品取汁入药的风气，亦因此而出现。

　　第三，此时不但零星传入了一批外域药物，而且西方药学专著开始翻译问世。这一时期的外来药物，有鼻冲水、刀创水、强水、鼻烟、红毛石皮、红毛参、洋虫、金鸡勒、藏红花、拔尔撒摩、洋鸭、狮子油、西洋参、胖大海等（见于《本草纲目拾遗》的就有约20种）。其影响最大者，莫过于金鸡勒。康熙三十二年（1693年）传教士洪若翰、白晋等，将1638年在秘鲁发现的金鸡勒，用以治愈康熙皇帝经久不瘥之疟疾后[1]，遂将该药作为"圣药"赏赐大臣和下属，很快受到国人重视，其后《本草纲目拾遗》将其称为"金鸡勒"，予以收载。其余药物中，有的应用价值颇高，如西洋参、胖大海等，至今仍是临床常用的药品。有的与中药差异甚大，难于联珠，未能在此后的本草中占据一席之地，如冲鼻水、强水等；有的因药效并不可靠，很快便销声匿迹了，如洋虫等。至于鸦片，自唐代传入之后，并未引起多大影响，清代作为毒品大量涌进，其药用之功远不抵过，给中国人民造成了惨重的灾难。又据《本草纲目拾遗》记载，有日精油、吸毒石、吕宋果、保心石等，始出泰西石振铎《本草补》，据考证，该书作者为墨西哥传教士，所撰《本草补》为最早有记载的西方药学专书译著。

在这次传入高潮中，西方医药学本身尚不成熟，即使当时欧洲最先进的医药理论，仍具有浓厚的中古气息，其所用药物的临床疗效与中药相比，除个别品种外，实无优势可言。直至19世纪中前期，在合信《内科新说》《妇婴新说》，海德兰《儒门医学》等西医译著中，所用补血之品，不外乎铁粉及铁类化合物；补胃药不外乎桂皮油、苏打、大黄末；利尿药则以"朴消为上……此外如茯苓、泽泻、车前子。"《内科新说》因此不得不采用"药剂以中土所产为主"的办法。加之当时来华的传教士亦不乏思想保守之人，他们并没有全面掌握当时不断新异的医药知识，此时的中国人多数在思想上也未对西医药产生真正的兴趣。所以，西方医药还不具备在中国迅速传播的客观条件，上述零散的药物和制药技术传入后，基本上被本草学消化吸收，并纳入原有体系，为我所用。

近代西方医药学的传入自19世纪开始，被称为"第二次西洋医学传入时期"。随着实验医药学的建立，西医学在理论和临床方面取得了巨大成就。这时西方的资本主义也接近全盛时期，出于侵略掠夺的目的，他们融医药、宗教、商业于一体，用军事作后盾，文化渗透为前锋，在国家强有力的组织和支持下，涌入中国。尤其是1840年鸦片战争之后，清政府一次次割地赔款，开放门户，允许外国列强办学校、办医院、办药厂、吸收中国留学生、出版译著和刊物。面对国势日衰，中国学者更加重视西方的科学技术。在这样的历史条件下，西医药得以在华夏大地广泛传播。

自1805年英国东印度公司的皮尔逊来华行医算起，自1840年止，仅有10余名西方医生涉足中国，且限于澳门和广州一带活动。战后由于通商口岸增多，传教

[1] 沈福伟. 中西文化交流史 [M]. 上海：上海人民出版社，1985：424.

医生人数和行医范围迅速扩展。截至1905年，教会医院已达166个，诊所241处。为了侵华整体策略和解决医院人员的需要，早期教会医院还招收少量中国生徒，成为我国西医药教育的开端。继后，逐步兴办医科学校和吸收中国留学生。留日学生还于1907年在东京创立了中国药学会。

这一时期译著的西药书刊，不仅数量多而且比较系统。其主要药学著作有美国人嘉约翰与孔继良等合译的《西药略释》《药物学手册》《西药名目》，英国人傅兰雅与赵元益合译的《西药大成》《药品中西名目录》《药理总考》，德贞的《英国官药方》《药物名词词汇》《药物及治疗学》《治疗及药房手册》，美国人洪士提反译的《万国药方》等。清末，国内医药专业人员也开始翻译介绍西医药书籍，如丁福保就是其中的代表人物。

为了攫取高额利润和保证在华医院、诊所的用药需求，外资药厂（房）也应时而生。如1853年英商在上海建立的老德记药房，到1889年已成为拥有12万元资本的股份公司，并先后在天津、汉口、芜湖等地开设分店。此外，还有德商的科发药房、英商的屈臣氏药房等。

西药的传入，不仅使我国人民在原有基础上多了一种防治疾病的有力手段，而且还对我国的医药事业产生了深远的影响。此时学成归国和国内培养的药科人员，在临床、制药、教学方面发挥了重要作用，也为中药的现代研究准备了一批专业人才，其中一些人日后揭开了中药实验研究的序幕，有的则在本草考证等方面取得了成就。在西药理论、研究方法、制剂技术和某些疗效的参照下，人们对传统药学的长短进行品评。或以为中药"一由于无专攻，一由于泥古法"（德贞《全体通考》）；或指责中药存在品种混乱，而"药虚""不可恃"（俞樾《废医论》）；或认为西药"于草木金石之原则化质，一一格致微眇，务尽其实用，非仅以炮制为尽物性，则尤中土医士所未逮者"。《万国药方》李鸿章序称："中医之治法及药物炮制不如西医"（郑观应《盛世危言》）。但唐容川等人重中轻西和"不存疆域异同之见，但求折中归于一是"的主张，则是当时对待本草之主流。此时，真正的中西医药之争论尚在酝酿之中，高潮形成于民国，迄今并未真正停止。

第二节
清代本草学术成就

一、功效概念廓清　本草学术提升

1. 凝练功效内容　联系性能主治

临床医学的进步，拓展了药物的主治范围，由此出现了一些新的功效，尤其是温病学派的崛起，卫气营血辨证的成功应用，"疏散风热""清营凉血""清解气分之热"等广泛见于医药文献；内风与外风，以及肝阳上亢证候概念的明确区分，随之又有"息风止痉""平肝潜阳"等对应功效的总结等。风行不衰的便读类本草，为了追求文字简练，不可能罗列各药主治，又间接促进了药物功效的凝练。这些积累，为功效项目的分列提供了前提条件，并奠定了理论基础。对于这些具体药物功效的积累涉及面广，于此从略，下面仅从功效理论的高度进行介绍。

中药的"功效"，是用以概括药物治疗和保健作用的专用术语。功效虽然是各种中药与生俱来而客观存在的，但是，必须通过大量或长时间的临床使用，才能从药物对于不同证候、疾病和症状的疗效中，并且根据中医药特有的理论和用语提炼出来，其被认识还有赖于中医基础理论和临床学科的成熟。所以，功效必然相对滞后于药性、主治和临床，其难度是比较大的，过程也是漫长的。

从《神农本草经》开始，由于对中药功效和主治的涵义缺乏明确的界定，所以在记述具体药物的时候，一般只言主治，不言功效。有时也有"逐邪气""补虚羸""利小便""止疼痛"之类笼统或直观的功效，但往往将其混言杂书于主治之中，显然没有意识到二者的区别。这种不分列功效专项的做法，延续了 2000 多年，这在很大程度上影响了本草著作的学术性、可读性和实用性，对于中药的学习、研究和应用，带来了诸多困难。

直到明末清初，随着《药品化义》《本草备要》等药书的出现，才表明医药学家对于功效与主治概念区别的廓清。全面概括各药功效，并开始分列功效专项，也就成为本草学家编纂本草的新任务。由于功效的纽带作用，才使药物性能和应用密切地联系在一起，使理法方药成为真正统一的整体。因此，本草著作介绍药物的体例为之一新，本草学的学术水平也就为之提升，可读性和实用性明显增强。

这里有必要说明，"功效"作为汉语的一个普通词汇，历史悠久。见于《汉书》，其《冯奉世传》称"奉世功效尤著，宜加爵土之赏"，《薛宣传》称"功效卓尔，自左内史初置以来，未尝有也"。此外，《后汉书·陈龟传》亦有"前凉州刺史祝良，初除到州……功效卓然"。《北史·贺拔岳传》："天光虽为元帅，而岳功效居多，进封樊城县伯。"《元典章·吏部·选格》："归附后有功者，验所立功效大小升迁。"可见该词原本用以表示人的功劳、业绩。将"功效"用于中医（方）药的医疗作用，经初步查阅首见于宋代苏轼《圣散子后序》："圣散子主疫，功效非一。去年春，杭之民病，得此药全活者不可胜数。"此外，《大观本草》引苏颂《图经》曰："柏实……功效殊别。"明代杜文燮《药鉴》："升麻、柴胡、槟榔、木香四味同用功效论。"陈嘉谟《本草蒙筌》："制造贵在适中，不及则功效难求，太过则气味反失。"清代李渔《笠翁文集》卷二载《寿世奇方》跋："然同一方书施于古人则效，而今人服之验不验常相半者，其考何欤？以古人信而今人疑也。信则历久不变，疑则功效不速，则弃而之他。"清代徐灵胎《医学源流论·药性专长论》："而不知常用药之中……皆不能尽收药之功效者也。"而将其成为概括药物治疗和保健作用的专用术语，是始于20世纪中期。也就是说，"功效"一词作为中药学学术理论专项概念的历史，比其所指内容的历史短得多。目前，"功效"一词也是中医药界使用频率最高的术语之一。

"功效"一词，作为习语，似乎言简义明，无庸释义。所以，迄今《现代中药学大辞典》《中国医学大辞典》《中医辞海》《中医大辞典》《中医名词术语精华辞典》等，均未见收载并解释"功效"这一词条，对其使用和含义也莫衷一是。其实，"功效"一词在本草学上已赋予了特有的内涵。尽管广大医药人员对常用中药的具体功效，十分熟悉，但是对于"功效"概念的内涵没有给予应有的关注，认识上也就存在一些缺失和误区。

查阅古今医药文献，"功效"一词，还有不少相似用语，其单声词有"功""效""力""能"等；组合的双声词有"作用""效用""功用""效力""功能""效能"等。这些同一对象而文字互异的用语，都分别为不同本草，以及中药类词典、教材和期刊杂志等使用过。但在当下，主要集中到使用"功效""功能"二语。且中医药教材类一般使用"功效"，而中药标准类，如《中华人民共和国药典》和各地方标准，一般使用"功能"。用于概括中医方药的医疗作用，此二者孰为善，恐怕见仁见智，难分轩轾。比如，《现代汉语词典》将"功效"释为："功能，效率。"可见其能够互训，当然也可以并存使用。

虽然"功效"与"功能"二者在概念上的内涵所反映的对象是一致的，但在词语的含义上，则大同之中有小异存焉。通过训诂，"能"，《说文》："熊属……能兽坚中，故称贤能，而强壮，称能杰也。"徐灏《说文解字注笺》："能，古熊字……假借为贤能之能。""坚中"，徐锴《说文解字系传》"骨节实也"。因此，从字义上讲，"能"是称自身（作用的主体）的能力。而这一字义与"功"字是一致的。由于中医方药在表述药物对人体的作用时，既要反映其自身具有的"功"与"能"，同时也要强调用药后人体所反映或表现出的干预结果，即药物的疗效。例如，行气止痛、行气消痞与行气除胀，其中的"行气"是药物的"功"与"能"，而"止痛""消痞"与"除胀"则是服用行气药后，人体所出现的不同效果。故《辞林》称"功效"是"行为的结果，服药后的影响"。因此，我们认为，"功效"一词，既能表明药物本身的能力，又反映了药物（主体）作用于人体（客体）后的效果，似更为恰当。

至于"作用"，其义界则更为宽泛。药物的"作用"，不仅包括对患病机体的治疗作用，即功效，也包括对非人体如其他动物的治疗作用，以及毒害作用和副作用等。因此是较"功效"更高一层的概念，其专指性不及"功效"。而"功用"与"效用"，似有将功效与应用合称之意，而功效与应用所指完全不同，"应用"是药物功效的临床应用情况，应予区别对待。其他如"效力""效能"等词，虽与"功效"大体同义，但未"约定俗成"，可以不再使用。

研究中药的功效，《中药功效学》强调："首先，中药功效是临床用药经验的总结，其与特定的给药途径和给药方式密不可分。古代主要给药形式是通过口服，或皮肤、黏膜外用，所以，文献中所载中药功效一般只是通过内服或局部外用后产生的作用。现在我们使用某种中药，只有和最初的给药途径相同时，其所载功效才能重现。否则，原有功效或者不会出现，或者会产生另外的未知作用。其次，中药的功效是中医药特色的重要表现，所以功效应当是药物针对病因、病理或症状的直接作用，其间接效果不能单独成为功效。如黄柏针对黄疸、带下、泄痢的病因是湿热为患，故直接功效是'清热燥湿'或'清湿热'；而不能将其间接的效果'退黄''止带''止泄痢'等单独认定为该药的功效；但将其直接作用和间接作用加以组合，如'除湿热退黄''燥湿止带'等，则是可以的，而且有时是十分必要的。清代黄宫绣的《本草求真》，将间接效果称为'隔二隔三'，并且批评以此作为功效是牵强附会，十分中肯。第三，中药的功效必须是单味药的作用，不能将其与复方作用相混淆。第四，一些中药的功效还与使用剂量之间存在一定的相关性。例如槟榔行气除胀，6～10g左右即可；泻下去积，则应增至12～15g；若要用以驱除绦虫，则必须用到60g以上。胆矾外用，其浓度很低时，表现出收湿敛疮的功效；而浓度加大到一定程度，便成为蚀疮去腐之药。"

还应当注意，一种药物的功效是多样的，这也是逐步被人们认识的。各药下所列的功效内容，只是当时认为较重要、较常用或具有代表性的部分，往往不需要，同时也不可能全部罗列，因而其记述往往是不完整的，也是可以根据情况予以补充

第六章 清代

或减少的。作为教材的中药功效，亦是如此，应当一直处于动态的发展变化之中。

反观本草的历史，溯源功效的沿革，不难发现一个不正常的现象。从理论上讲，中药功效是中药性能赖以产生和完善的基础，理应有待功效体系和理论初步建立之后，才从中提炼和升华用以"概括药物作用性质和特征"的性能。但事实上，早在 2 000 年前的《神农本草经》时代，性能中的四气、五味和毒性，就已经确立了；至金元时期，归经、升降浮沉等性能理论也相继完善。晚至明末清初，本草学家才意识到功效与主治的本质区别，然后也才将功效分项单列提上议事日程。早期性能理论的基础不够坚实，也就难免其至今仍有无法弥补的诸多不足。

2. 功效项目确立　本草体例一新

本草具体药物分项介绍，始于南宋，细化于《本草品汇精要》和《本草纲目》，但一直缺少最关键的"功效"一项。鹤立于清代本草中的功效项目，是该时期本草学中最为活跃的生长点，成为最有学术价值的发展部分，在古代本草和现代中药学之间，起到了承先启后、继往开来的作用。此外，有关药物应用的内容，也更加丰富和实用。

功效，是药物与机体作用后，所产生的直接治疗或养生作用。主治，乃是药物适用的病、证和症。从认识过程来看，了解主治在先，其为初始用药经验的直观记录。而功效则是进而以中医药理论，对众多主治的理性归纳。这在本草学的发展轨迹中，是清晰可见的。

古代本草，对药物功效和主治的含义缺乏明确的界定，二者混言杂书的现象延续了很长时间。陶弘景意识到这种"药之所主，止说病之一名"（即只罗列主治）的做法，"未尽其理"。然而为当时医药水平和世俗思维方式所囿，陶氏及唐宋诸家，都一致采取"附经为说"的方式，滚雪球般重重包裹、层层叠加主治。这对保存文献资料，使之永垂后世，卓有成效。但后学者终因功效难明而难以适从。加之兼收并蓄，芜杂枝蔓，难免在很大程度上影响了本草学的学术性和可读性。

金元时期之后，学者们开始注意从主治之中提炼功效。但明代中期以前，包括《本草纲目》等本草要集在内，涉及品种不多，仍将功效混列于主治之中，可见此时对功效与主治的畛域，依然是朦胧的。明末本草，不仅功效内容激增，而且出现了功效、主治分别记叙的药物。尤其是《药品化义》之"力"项中，明显具有分列功效专项的意图。

在此基础上，清代本草开创了先言功效，后列主治的书写体例，使本草著作的格调为之一新。清初汪昂的《本草备要》，明确指出主治与功用不同，首倡"每药先……发明其功用，而以主治之证，具列于后"的编写方式。汪氏于各药名称之下，别开生面地用小字书其功效，然后另起一行系统介绍该药的性能及主治等，为近代临床中药学分列功效专项的先导。

由于功效概念的廓清，推动了药物功效的全面总结。纵观清代本草，不特《本草备要》等较优秀的临床实用性本草，注重这一内容。其间大量的本草歌括，因受文字所限，不可能罗列繁多的主治病证，只有采取重功效而轻主治的办法，这在客观上推动了功效项目的确立。就是以阐发经义为主旨的本草，事实上仍将增补功效作为主要的着力点。自此，功效成为药物下至为重要的必备项目，改变了性能和主治徘徊难进的窘况，本草学因此也取得了突破性的进展。

在普遍总结药物功效的基础上，清代学者着手对功效系统进行了整理，功效层次也迅速分化，从而以粗线条勾勒出了功效理论的立体框架。如《本草求真》所附"脏腑病症主药"和"六淫病症主药"，实为按脏腑、六淫、气血等有关功效为系统，归类药物。其脏腑证治的功效系统中，如治心的功效有补心气、补心血、泻心热、镇心怯等16类；治心热之药又有犀角、黄连等13种。其六淫病证功效系统中，又以风、寒、暑、湿、燥、火、气、血、积等为系统，如治火的功效有散风热、泻肺热等45类；治湿的功效有散湿、燥湿、渗湿、伐水等12类。这些功效中，针对绝大多数证候，而此前（尤其是宋代以前），则多为对病和对症的功效。这与清代辨证论治体系日臻完善是辅车相依的。功效层次的分化，一改统言药物或补或泻、或温或清之习惯，如黄芪由益气而细化精准为补脾肺之气，龙胆由泻火而为泻肝经实火。不单功效认识更进一层，而且还将功效与性能有机结合，既突出了药物的个性特征，又无但言性能而空泛不切之感，增强了掌握和遣使药物的准确性。

另一方面，若干清代本草还注意到前人对药物的记载，存在"语多肤廓，不可无疑"之处（《本草求真》）。因此，还对功效内容去芜存菁。如生地黄，《本草备要》只言其"补阴、凉血"，而对《名医别录》"去胃中宿食，补五脏"，《药性论》"温中下气"等予以扬弃，使之更为妥当。针对中药功效记述中的这类不确切现象，徐灵胎中肯地告诫后学："（此）大半皆视古方用此药医某病，则增注之；或古方治某病，其药不止一品，而误以方中此药为专治此病者有之；更有以己意推测而知者，又或偶愈一病，实非此药之功，而强着其效者；种种难信"（《医学源流论·本草古今论》）。这些批评，非常中肯，指明了总结中药功效时需要注意的地方，至今仍是研究中药功效所不可忽视的问题。

对于中药功效的凝练，还需要注意：中药有治疗功效和保健功效两大系统。由于中医理论的特殊性，基于阴阳学说，人体在生理状态下，则"阴平阳秘"；一旦"阴阳失调"，就会发生病理改变。用药物干预病理，当然就是治疗。所以，在现有的功效记述中，主要是药物的治疗功效。而现代的生命科学认为，大约70%～80%的人群，处于"亚健康"状态，中医对于亚健康人群的干预，最具特色和优势。由此而论，确定中药的保健功效，急迫地摆在当代中药学面前，准确界定保健功效，不但有利于发挥中药的保健优势，而且使药政管理更加科学。

中药的治疗功效由纵向的系统和横向的层次构成立体网络。在纵向方面，又有对证功效、对病功效和对症功效三个系统。如羌活发散风寒，主治风寒表证，均属于针对证候的功效；槟榔驱绦虫，不论病人寒热虚实、男女老幼无不相宜，这属于针对疾病的功效；仙鹤草收敛止血，能缓和各种血证的出血症状，不能消除失血的原因，应属于针对症状的功效。因为中医临床辨证的多样性，又导致了中药功效认定的多系统性。如石膏一药，从六经辨证来看，该药主治阳明经热证，其相应的功效应该总结为"清阳明经热"；从温病的卫气营血辨证来看，其又是主治气分热证，其相应的功效又应该总结为"清气分热"；再从脏腑辨证来看，其又长于治疗胃热证和肺热证，其相应的功效则须总结为"清胃热、清肺热"。在表述时既要全面赅备，又要避免冗赘，其成为本草学的一道难题。

临床对于疾病的辨证，应分清病因、病位、病性及病势，仅有八纲辨证的虚证与实证，寒证与热证等，是很不准确的，必须层层深入，抽丝剥茧，才能揭示疾病的本质。源于临床的对证中药功效，同样具有多层次性，并与不同层次的证候相对应。如果为热证，其治疗功效则相应有清热；如果只停留在这一层面上施治，无异于隔靴搔痒，必然药不及病。必须进一步根据卫气营血、脏腑等不同层次的辨证理论，辨出更为确定的卫分热证、气分热证、营分热证、血分热证或心热证、肺热证、胃热证、肝热证等不同层次的热证；中药功效亦相应有疏散风热、清气分热、清营分热、清血分热，或清心热、清肺热、清胃热、清肝热等下一层次的清热功效概念。对于虚证，同样不能只停留在补虚的层面上，还要进而辨出是气虚证、血虚证、阳虚证还是阴虚证；其对应的中药治疗功效，又有补气、补血、补阳和补阴。还必须深入到第三个层次，确定气血阴阳亏虚的具体脏腑，如脾气虚、肺气虚、心气虚或肾气虚等；其治疗功效也再分出相应的补脾气、补肺气、补心气或补肾气等。功效层次分化越细，表明对该药的认识越深入，临床使用就越精准。

来源于天然产物的中药，化学成分十分复杂，单味中药都具有多种功效，而这些功效必然是在实践中逐步揭示，不可能一下子全部为人们所认识的。正如王安道《医经溯洄集》所说："愈病之功，非疾不能知之，其神农众疾俱备，而历试之乎？"由此可见，认识药物的功效必须通过长期的用药实践，对功效内容记述不够完整是不可避免的。但在一定历史时期的认识所及之处，使之相对完善，又是毋庸置疑的。

中药功效内容记述不够完整的原因很多，其中"方药离合"为其中之一。"方药离合"之说出自徐灵胎《医学源流论》，意思是药有单行之专功，方有合群之妙用，药与方的功效是既联系又区别的。丹波元坚《药治通义·方药离合》所谓"数味相合，自有一种功用"，即针对其区别而言的。因此，准确区分复方和方中药物的功效异同，是十分必要，这也是极其容易发生错误的。如将桂枝汤的"解肌"，误为方中桂枝的功效；将小柴胡汤的"和解少阳"，误为柴胡的功效；又如淡豆豉"除烦"之说，始自唐代《药性论》，古代本草附和者并不多，而目前则众口一词的认同。此说的出现，与《伤寒论》的栀子豉汤直接相关。栀子豉汤主治伤寒太阳表证发汗吐下后，虚烦不得眠，心中懊憹。其心烦系由余热留扰胸膈所致。清热除烦为本方的基本功效，人所共知。而方中配伍淡豆豉的目的，却被误解了。古代医家如成无己、柯韵伯等，将该方认定为"吐剂"，致使后人释方时多以淡豆豉宣散涌吐立论。在《伤寒论》原书同一条文中，治疗该证而兼有呕吐者，治以栀子生姜豉汤，既然病人本来就有呕吐，为何还要施以涌吐的豆豉呢？可见将栀子豉汤或淡豆豉视为涌吐方药，难免牵强之嫌。栀子豉汤原方之后有"得吐者，止后服"的告诫，张隐庵等似乎觉得涌吐一说很难自圆其说，而将此六字判为"衍文"，其实也缺乏证据。注意原方栀子用至 14 枚，其重量至少在 30g 以上，栀子苦寒之性较强，用量大时容易戕伤胃气，呕吐应是大剂量栀子服用后的不良反应。方中配伍豆豉，意在制约栀子苦寒伤胃，依据张仲景注重保护胃气的一贯思想，"得吐者，止后服"应该是原方后的使用注意，作者提醒后人，服用此方伤胃而出现作呕者，应当停止继续服用，以免更伤脾胃。称淡豆豉有除烦的功效，就是与全方功效相混淆了。

功效项目的崛起，促进了药物分类方法的发展。清代按功效分类的本草，不仅数量增多，而且更加细致入微。《本草求真》指出："本草药味，他氏多以草木、昆虫、金石类为编次，以便披阅。然形质虽同，而气味不就一处合编，则诸药诸性，又已分散各部，而不可以共束。"认为按功效分类药物，较之自然属性分类，对于临床有其特殊的实用性。因此该书"补火则以补火之药一类，滋水则以滋水之药一类"，以功效分列药物为 31 类。此外，还有屠道和的《本草汇纂》、陆九芝的《本草二十四品》、陈珍阁的《新订本草大略》、沈文彬的《药论》、程龄源的《本草》等。这一进展，为现代临床中药学的功效分类模式奠定了基础。

上述发展，还有力地推进了方剂分类和方义阐释的进步。《医方集解》等按功效分列方剂，较之明代《普济方》《医方考》等以病证统方的做法，具有显而易见的优越性。清代以前因药物功效不够清晰，对于方义的解释则限于"第注用某药某药，亦未尝发明药之气味功能……所以能治某病之故"（《医方集解》序）。清代方书，分析药物功用更加细微准确，而且理法方药融合一体。现代方剂学的体例，由此出现雏形。

直到近现代，中药学（准确地说是临床中药学）中的药物功效分类才基本形成一种定式，如本书将药物分为解表药、清热药、泻下药、祛风湿药、利湿药、化湿药、温里药、行气药、消食药、驱虫药、止血药、活血化瘀药、化痰止咳平喘药、平肝药、安神药、开窍药、补虚药、收涩药、涌吐药、攻毒杀虫收湿止痒药、拔毒去腐生肌药等 21 类（章），其下再分若干小类（节），如解表药又分发散风寒药和发散风热药，清热药又分清热泻火药、清热燥湿药、清热凉血药、清热解毒药、清虚热药等。与早期相比，这些分类更加细致，更加明确，避免了理血药、理气药之类笼统含混的术语，更准确地显示出药物作用的共性和个性，反映出对中药功效认识的深入。

目前，这种分类仍然存在一些问题，比如，有的中药书籍所列的外用药一类，只是以给药途径划分的，并不属于功效分类，这就在同一书中使用了两种分类标准。清热药中所分的清热泻火（清气分热）药与清热燥湿药等小类，不相互排斥，含义仍不够准确清晰。分类中既已有止咳药、平喘药、止血药，能否再有止痛药、止呕药等。各家在类别设置和部分药物的具体归属上也有分歧和争议，所有这些，与人们对药物功效的认识理解不一致有关，也与中医药理论中一些概念界定不清有密切关系。所以，功效分类的完善，有待于中医药理论的进一步发展和医药人员认识水平的提高。

中药的功效分类，是以医疗实践为目的而进行的分类，能够揭示药物防病治病作用的区别和联系，与临床应用紧密相结合，因此成为现代中药分类的主流。

此外还有中药的性能分类，这是与功效分类同时产生，而又并行发展的一种分类。由于古代性能和功效的理论皆不完备，二者的区别也不明显，因此性能分类与功效分类多同时混用。《神农本草经》以毒性分品，属于性能分类。《本草拾遗》分类时使用的轻重、宣通等，也是性能的范畴。金元时期以后，随着性能理论的初具规模，纯粹的功效分类也不断增多，如《医学启源》以升降浮沉性能为主，分药为风升生、热浮长、湿化成、燥降收、寒沉藏五类；《珍珠囊补遗药性赋》则立足于四性，将药分为寒性、热性、温性和平性四类；张元素《脏腑标本寒热虚实用药式》、姚澜《本草分经》等，又以归经（脏腑经络）为纲进行药物分类。上述分类不能反映药物的功效特点，因此未被后人广泛采用，张元素和姚澜等人也不得不结合功效分类，以弥补其不足。

从陶弘景开始，还创用按主治病证进行药物分类，《证类本草》《本草纲目》及近代的一些本草相继沿用，并有所发展，由于一药往往可主多病，一病又需不同之药，加之中医病名尚不够完整和统一，这种分类自然比较杂乱，实际上只起到了索引的作用。

近代，西方医药传入之后，有的人按照西医的生理系统、西药的药理作用进行中药分类，这对促进中西医药的相互了解，有其积极的意义，但毕竟超出了中药学的范畴。现代还有按中药的化学成分分类，便于中药的化学研究，但普遍存在着一药多种多类成分的现象，仍是这种分类所面临的难题。此外，《中药大辞典》等以中药正名第一个字的笔画为序排列药物，对于大型中药工具书来说，不失为一种比较适用的分类方法，但与临床药学角度的分类不能相提并论。

二、精练主治病证　求原正义究竟

清代本草不仅努力精练药物主治，力求避免"隔一隔二"之语"眩人耳目"（《本草求真》）；而且不再满足于简单堆砌适应证的传统做法，非常注意列举配伍，剖析方剂，比较相似药物，探索药效本原，使各药主治内容不断翔实。

中药以复方使用为主，其功效常离不开特定的配伍关系。因此，注重配伍和方药对照，与专论单味药相比，具有更高的难度和学术性。除部分入门歌括以外，清代主要本草都高度重视配伍内容的介绍，并且出现了《得配本草》一类讨论配伍的专著。

至于方药比观，清代也不再限于在药物性能主治之后转引单方。而是将其融入主治之中，全面分析方中选用该药之理。其中《握灵本草》《本经疏证》《长沙药解》《本草思辨录》等更有心于此。如石膏一药，前人曾有"发汗"一说，而周岩《本草思辨录》认为当以"解横溢之热邪"，即应以"解肌，所以止汗，非所以出汗"为是。并以《伤寒论》之方例谓其："治伤寒阳明病之自汗，不治太阳病之无汗。若太阳表实而兼阳明热郁，则以麻黄发汗，石膏泄热，无舍麻黄而专用石膏者。白虎汤治无表证之自汗，且戒人以无汗勿与……是得石膏解肌，所以止汗，非所以出汗。他如竹叶石膏汤、白虎加桂枝汤，非不用于无汗，而其证则非发表之证。"又谓："方书石膏主治，如时气肌肉壮热，烦渴，喘逆，中风，眩晕，阳毒发斑等证，无一可以发汗而愈者。病之倚重石膏，莫如热疫。余师愚清瘟败毒散，一剂用至六两、八两，而其所著《疫证一得》，则谆谆以发表致戒。"如此以方论药之效用，证据确凿，可以令人折服。

相似药物功用异同的比较，《本草求真》为其代表。该书凡例指出："药多有形质相同，气味相等，若使各为注释，而不比类合观，则疑似莫辨……是篇尚论药味，凡有气味相同，无不先于篇首协议阐发，再于各味之中，又取相类以为分别，庶使毫厘千里，无有差谬。"其各论中，如"山药……平补脾肺之阴……不似黄芪性温，能补肺阳；白术苦燥，能补脾阳也""芡实，功与山药相似。然山药之阴，本有过于芡实；而芡实之涩，更有胜于山药。且山药兼补肺阴，而芡实则止于脾肾，而不及于肺"。如此之类，俯拾即是。这不仅容易求其相同，更能辨其殊异。对于临床，极有裨益。

继明代缪希雍、贾九如等人之后，清代本草学家更加注意对药物效用的探索。其论理方式，基本上摒弃了金元时期以来的俗套，很少侈谈气味厚薄、引经报使、五运六气。代之以体质、形色、气味等"天地产物生成之法象"，阴阳、五行、性能等"医人格物推测之义理"，使本草之学再次改观。

崇古尊经学派，更是醉心于此。如张志聪便对"但言某药治某病，某病须某药"的旧有药书，甚为不满。认为这不过停留在介绍"用药"的低水平，会导致习本草者只能"袭其用而用之，则用之无本，窒碍难通"。必须知其"药性"，通晓愈病之理，方可"用之有本，神变无方"（《本草崇原》序）。其弟子高世栻师承其意，亦认为"不知其性，但言其用，是为逐末亡本"。如主张既要知"犀角解心热"之用，又应明其"所以清心热之故"，才能"取之左右逢其原"（《医学真传·用药大略》）。此师徒二人，十分注意探寻药性本原。如谓枇杷叶"四季长青，叶上多毛。凡草木之生毛者，皆主治肺……初秋结蕊，深秋放花，夏时果熟，又得冬令之气，能引寒水上滋，利肺气以下降，故主治咳嗽卒喙，并下气消痰"（《侣山堂类辩》）。这对徐灵胎、陈修国等人，具有深刻的影响。

普及性的便读本草亦不例外，对药效机理的解释，仍然予以极大的关注。如《本草备要》就力求"使读者有义味可咀嚼也……主治之理，务令详明"。

这种联系病机，力图从药物本身阐明药性的主张，就其本意来说，是值得肯定的。其所言之理，也较前人直观和细腻。但他们推崇备至，并津津乐道的药性生成本原，却存在严重的局限性，又给本草学酿成了不良的后果。他们在论理时，每从药物所生之地、所成之时，以及形色气味体质入手。如张志聪认为药物："命名之义，不能枚举，施于治道，各有功用……皮以治皮，节以治骨，核以治丸，子能明目，藤蔓者治筋脉，肉者补血肉，各从其类也……感天地四时之气，而各有制化也……凡物感阴阳之气而生，各有清浊升降之质性者也"（《侣山堂类辩·药物形名论》）。汪昂也以为药之功用，有因形相类者（如连翘似心而入心），有因性相从者（如属木者入肝），有因气相求者（如气香入脾），有因质相同者（如药之头入头），"自然之理，可以意得也"（《本草备要·药性总义》）。就连主张"从实处追求"药性的黄宫绣，其"论症论治论效，总以药之气味形质四字推勘而出"，足见此风之盛。这一思想的核心，是将药物的若干自然特征，作为药效产生的本原，并认定这些外观特征，与在内的药性药效之间，存在严格的对应关系。而实际上，此间只有一些或然的偶合，并不具有那种思辨中理想的因果对应。以此，为能自圆其说，便绞尽脑汁去取象类比、缘名衍义，很自然地落入了实用主义的泥淖，"或取其味，或取其性，或取其色，或取其形，或取其质，或取其性情，或取其所生之时，或取其所成之地"（徐灵胎《医学源流论·药性变迁论》）。这既导致了严重的主观随意性，又不能真正揭示药性之理。

尽管如此，这些医药家不满足于知其然而不知其所以然的本草现状，渴求深入了解药性机理的出发点，确是难能可贵的。这些说理内容，虽不乏牵强附会、虚玄不实之处，但却均是在药物功用确定以后的推论，它并不有损于药物固有的效用认知。如《神农本草经百种录》称续断"以形为治"，其"有肉有筋，如人筋在肉中之象，而色带紫黑，为肝肾之色，故能补续筋骨；又其性直下，故亦能降气以达下焦也。"其说理虽难以苟同，但其首先肯定"补续筋骨"之功用，则是毋庸置疑的。

三、用药禁忌补缺　安全有效齐观

本草学中的用药"禁忌"，为禁用、忌用、慎用三种不同要求的泛称，但皆有应当避免的意思。"禁"，本为古代的酒器，将其作为动词使用则有严格制止之义，这里可以理解为"绝不允许"；"忌"，《说文解字》曰："憎恶也"，可理解为"有所顾忌"；"慎"，为形声兼会意字，《说文解字》训释为"谨也"，可理解为"小心"。此三者，既有共通之义，又各有其细微区别，主要在程度上有所不同。中药的使用，即使是扶正补虚之品，也必须小心谨慎，也就是说慎用适用于一切药物，将其视为用药禁忌值得商榷。

用药禁忌有配伍禁忌、妊娠用药禁忌、服药食忌及病证用药禁忌等四方面内容。明清以前的本草，首先重视服药食忌、配伍禁忌，宋代开始妊娠用药禁忌受到关注。本草的以上相关收录，其中有的不尽符合实际，显系误传，今天已经淡出。而药物的病证禁忌实用价值最大，涉及面也最广，但长期缺乏全面记载。

1. 病证禁忌　凡药咸萃

有关药物病证禁忌的思想，历代医药文献中并不罕见。如《注解伤寒论》称："桂枝下咽，阳盛则毙；承气入胃，阴盛则亡。"但本草著作中，一直没有在具体药物之下强调这些内容。这些内容虽然通过性能功用可以推定，或举一反三，但不少特殊病证禁忌是无法类推的。前人只是以五脏苦欲补泻的形式示其规律。其首先集中反映于《素问·脏气法时论》，《医学启源》运用这一原则，提出"五脏补泻法"，《神农本草经疏》誉其为"用药第一义"。该理论的核心，在于告诫药物有利亦有弊，故有宜亦有忌。为人体生理和病理所需的预防、保健和治疗作用，该理论称其为五脏所欲，故为补；反之，人体生理和病理不需要，或对人体有害的副作用和毒性作用，称其为五脏所苦，故为泻。由于一直未能结合具体药物进行论述，加之易与虚实补泻相混淆，常因此而引起纷争。如金元诸家曾谓黄柏"补肾水""补阴"等。明清医家则斥之为"用以补阴，诚大谬矣"（《本草正》），"以此为滋阴补水之剂……误人多矣"（《长沙药解》）。其实二者本无轩轾，只是立论前提分歧，前者以苦欲补泻为宗，后者却以虚实补泻入说。明乎此理，则争议可涣然冰释。

有鉴于此，明代本草开始增补药物病证禁忌，唯为数不众。及于清代，则已然风行，成为药物记述中又一新增的必备项目。《本草备要》凡例指出："药有气味形色、经络、主治功用、禁忌数端"，即将此项与性能、效用等相提并论，足见对其高度重视。汪氏还非议此前"每药之下，止言某病宜用，而不言某病忌用"之疏漏，于该书中对此"并加详注"。

黄宫绣颇有同感，指出："药有宜有忌，宜者可用，而忌者不可用也。有其宜之当用，即有其忌之不可用。是篇既于药品之宜，反复申明；复于药性之忌，多为告诫。俾其喜忌并知，而无临症岐亡之弊矣"（《本草求真》）。屠道和亦认为："药宜功过兼详，所谓功者，药必于病有情而后能奏效；所谓过者，某病于某药不宜，某药于某体当禁，必于立方时知所避忌，而后不致伤人"（《本草汇纂》）。《要药分剂》诸本，进而分立"禁忌"一项，用以转载或发明各药之病证禁忌，由此沿用至于现代。不仅如此，清代还出现了以本项内容为主的专题本草，如凌奂认为："凡药有利必有害，但知其利，不知其害，如冲锋于前，不顾其后也。"因此而"集各家本草，补入药之害于病者，逐一加注，更曰《本草害利》。欲求时下同道，知药利必有害，断不可粗知大略"。该书选录常用之药，先陈其害，后述其利，独具一格。对于防止偏差流弊，甚有指导；对于滥施补益者，亦是有力的棒喝。

病证用药禁忌涉及范围极广，凡药不对证，药物功效不为病情所需，有可能导致病情加重、恶化者，原则上都属禁忌范围。如脾虚便溏者忌用泻下药，表虚自汗者忌用发汗药，里寒证忌用寒凉伤阳的清热药，阴亏津少者忌用除湿药，妇女月经过多及出血而无瘀滞者忌用破血逐瘀药，脱证神昏忌用香窜耗气的开窍药，溃疡脓毒未清时不宜过早使用生肌收口药等。

2. 妊娠禁忌　首重原则

隋代以前的医药文献，没有"妊娠禁忌药"的提法。据《医心方》卷二十二记载，隋代《产经》中列举妊娠不可服药 82 种，这可能是妊娠禁忌药的最早记载，但该书已佚，具体内容无从查考。实际上，先于隋代的本草，已经具有成熟的妊娠服药禁忌观念。《神农本草经》载有 6 种"堕胎"药物；《本草经集注》序例中，专设"堕胎"一项，收载堕胎药 41 种。因为"堕胎药"和"妊娠禁忌药"的内涵存在区别。当然"堕胎药"就是"妊娠禁忌药"，但是，"堕胎"属于作用范畴，可以用于催生助产或下死胎，还可以用于中断妊娠（古代不会如此使用），其与这里讨论的妊娠禁忌药还不能完全等同。

现存文献中，南宋朱端章《卫生家宝产科备要》的产前所忌药物歌诀，最早汇集妊娠禁忌药物 78 种，明代缪希雍《炮炙大法》增加至 92 种，《中药大辞典》中的妊娠禁用或慎用药多达 365 种。可见妊娠禁忌药在逐渐增多，认识也在不断发展。

历代流传的妊娠禁忌药不少，明代初年的《便产须知》中附有歌诀："蚖斑水蛭及虻虫，乌头附子配天雄，野葛水银并巴豆，牛膝苡仁与蜈蚣；三棱代赭芫花麝，大戟蛇蜕黄雌雄，牙硝芒硝牡丹桂，槐花牵牛皂角同；半夏南星与通草，瞿麦干姜蟹甲爪，硇砂干漆兼桃仁，地胆茅根莫用好。"其后，《珍珠囊补遗药性赋》将其改称"妊娠服药禁歌"，仅个别次序有变动，另外，蛇蜕改作蝉蜕。因其与药学歌括集于一书，又托名李东垣，因而流传最广，影响也最大。清代程钟龄《医学心悟》收载了简化的妊娠禁忌药歌诀："乌头附子与天雄，牛黄巴豆并桃仁，芒硝大黄牡丹桂，牛膝藜芦茅茜根；槐角红花与皂角，三棱莪术薏苡仁，干漆蔄茹瞿麦穗，半夏南星通草同；干姜大蒜马刀豆，延胡常山麝莫闻，此系妇人胎前忌，常须记念在胸中。"该歌诀省略了冷僻和常识性的毒性峻猛之物，重在突出容易误用的常见之品，有其执简御繁的积极意义。

除妊娠禁忌歌诀外，历代本草、方书中还列有许多的妊娠禁忌药物，高晓山先生对81种记载有妊娠禁忌药的古今文献做过统计，共得妊娠禁忌药713种[1]。其中，半数以上文献有记载的24种，按出现频率多少依次排列如下：麝香、半夏、附子、荆三棱、芒硝、天南星、乌头、牛膝、薏苡仁、巴豆、皂角、牵牛子、牡丹皮、斑蝥、桂、瞿麦、水蛭、通草、天雄、蜈蚣、芫花、大戟、水银、雄黄。30%～50%文献中有记载的有16种：虻虫、干漆、赭石、干姜、白茅根、蛇蜕、桃仁、雌黄、钩吻、芫青、马牙硝、蟹爪甲、地胆、槐花、槐角、硇砂。

除罗列具体妊娠禁忌药物外，前人还提过一些妊娠期服药禁忌的原则。如《本草汇》强调忌用破气、破血、升散、辛热、辛燥之药。《产孕集》主张"勿犯金石，勿近毒药"，大热、大燥、大攻、大表、大寒、大凉、走窜、迅疾、泄利之品，咸宜禁止。

清代一些医药学家，以《素问·六元正纪大论》中"有故无殒，亦无殒也""大积、大聚其可犯也，衰其大半而止，过者死"的论述，主张妊娠禁忌药不是绝对的。

如程钟龄《医学心悟》认为："上药忌禁犯，似矣。然，安胎止呕，有用半夏者；娠孕热病，有用大黄者；娠孕中寒，有用干姜、桂、附者。是何说也？昔黄帝问于岐伯曰，'妇人重身，毒之如何？'岐伯对曰，'有故无殒，亦无殒也。大积、大聚其可犯也，衰其大半而止……盖有病则病当之，故毒药无损乎胎气。"

魏之琇《续名医类案》卷二十四"妊娠"引《客中间集》记述一妊妇误作癥瘕用三棱、莪术之剂治疗十余日，未伤胎孕。成书于1801年日本学者片仓元周所著《青囊琐探》也记载两妊妇服麝香堕胎不成，子母无恙。

张山雷《沈氏封女科辑要笺正》认为，为免滋口实，应该避忌妊娠禁忌药，而

---

[1] 高晓山. 中药药性论 [M]. 北京：人民卫生出版社，1992：127.

应急之时则不必拘泥。主张"妊娠药忌自有至理，习医者固不可不知所避，否则易滋口实。然病当吃紧关头，不急于对病发药，则母命必不可保，遑论胎元？岂有母先亡而胎元可保之理？如阳胃热实，则硝、黄必不可缺，客有大府通调而胎反不碍者"。部分人对《黄帝内经》原文着重强调"衰其大半而止"，认为胎孕期有其特殊性。

雷少逸认为前人所总结的妊娠禁忌药，必须重视，不可忽略，一般情况不宜盲目应用，万不得已时可以严格限制用量和疗程，中病即止。其《时病论》卷八《胎前产后慎药论》称："凡治胎前之病，必须保护其胎。古人虽有'有故无殒，亦无殒也，大积、大聚其可犯也，衰其大半而止'之训，奈今人胶执'有故无殒'之句，一遇里积之证，恣意用攻，往往非伤其子，即伤其母，盖缘忽略'衰其大半'之文耳。窃揣胎在腹中，一旦被邪盘踞，攻其邪则胎必损，安其胎必碍乎邪。静而筹之，莫若攻下方中兼以护胎为妥，此非违悖《内经》，实今人之气体不及古人万一也。且不但重病宜慎其药，即寻常小恙亦要留心，如化痰之半夏，消食之神曲，宽胀之浓朴，清肠之槐花，凉血之丹皮、（白）茅根，去寒之干姜、桂、附，利湿之（薏）米仁、通（草）、滑（石），截疟之草果、常山，皆为犯胎之品，最易误投，医者可不儆惧乎？"

张志聪《黄帝内经集注》对《黄帝内经》这一段话的注释，观点更加明确，指出："所谓'有故无殒'，然亦无（勿）过之而致殒也。即如大积、大聚，乃脏腑之五行，尚其可犯寒而犯热者也，若过犯之则死。寒、热、温、凉是谓四畏，可不慎诸？"

赵竹泉《医门补要》对于妊娠用药，主张更加审慎："孕妇若有病，所怀腹内之胎早具人性，故一人生殃，两人有虑；一人服药，两人消受……稍有不慎，一犯胎元，易使殒落，伤及二命。"

妊娠用药禁忌的理由，多种多样，各不相同。除能引起堕胎，还有以下几方面：①影响母体，如寇宗奭称水银"妇人多服绝娠"；李时珍称茄子"女人能伤子宫也"。说明用药可能导致绝育或影响妇女健康。②影响胎儿，如孙思邈曰："妊娠食鳖，令子短项""（生姜）孕妇食之，令儿盈指"。说明用药可能损伤胎儿或导致畸形。又说："妊娠食山羊肉，令子多病""妊娠食鸡子及干鲤鱼，令子多疮"。说明用药可能影响小儿出生后的体质。③影响产程，如萧炳认为马肉"妊妇食之，令子过月"。吴瑞曰驴肉"妊妇食之，难产"。说明用药可能导致孕期延长或难产。尽管文献中列出的一些禁忌有待验证，但是前人已经注意到，除堕胎以外，有的药还可能不利于孕妇，或不利于胎儿，或不利于产程，或不利于小儿出生后的生长、发育，应当给予充分肯定。妊娠用药应有效而安全。

3. 饮食禁忌　关乎体质

本草最先总结的用药禁忌是食忌。广义的食忌，包括根据个体的禀赋，不宜食用或偏嗜某些食物；或罹患某种（类）疾病期间，不宜食用某些食物；或服用某些药物之后，避免再食用某些食物。后者，称为"服药食忌"，为狭义的食忌，仅指服用药品时，饮食方面的禁忌。

食忌，又称食禁。在秦汉时期就十分注意，《汉书·艺文志》收录有《神农黄帝食禁》，从书名推测当是服药食忌的专著内容。《五十二病方》中治〔脉〕者，已有"服药时禁毋食彘肉、鲜鱼"的具体要求。《金匮要略·禽兽鱼虫禁忌并治第二十四》云："所食之味，有与病相宜，有与身为害，若得宜则益体，害则成疾，以此致危，例皆难疗。"对于服药食忌的原则，已经总结得十分准确。《伤寒论》于桂枝汤方后注明："禁生冷、黏滑、肉面、五辛、酒酪、臭恶等物。"乌梅丸方后亦云："禁生冷、滑物、臭食等。"此则是不同方剂的服用食忌。梁代《本草经集注》在本草中最早提出"服药食忌"一说。其具体内容，在后世本草和方书中非常多见。

服药忌食的内容，《本草经集注》记载："有术，勿食桃、李及雀肉、胡蒜、青鱼。服药有巴豆，勿食芦笋羹及猪肉。有半夏、菖蒲，勿食饴糖及羊肉。有细辛，勿食生菜。有甘草，勿食菘菜。有藜芦，勿食狸肉。有牡丹，勿食生胡蒜。有商陆，勿食犬肉。有恒山，勿食葱菜。有空青、朱砂，勿食生血物。有茯苓，勿食诸酢物。服药不可多食生胡蒜、杂生菜。服药不可多食诸滑物果食菜。服药不可多食肥猪、犬肉、肥羹及鱼腥脍。"这些文字，交代了服用细辛、茯苓等10余味药物的饮食禁忌；服用一般药物时，不可多食的通则；以及服药后，普适性的通忌等。这三部分内容，在后世不断有所增加，尤以第一部分内容增加最多，据高晓山《中药药性论》整理，涉及具体药物已达110种。

有关服药食忌的原则和理由，《药治通义》也有所涉及，其中"服药禁忌"称"陶隐居、真人、医心方，并有某药忌某物说，当参阅。《备预百要方》曰：'凡服药，通忌生冷油滑。生，谓不煮熟之物；冷，谓性冷，莴苣、荞麦之类；油，谓胡麻等；滑，谓葵之类。攻冷，又谓体冷之物；油，又谓膏脂之属。'《百要方》未为当，又石天基《传家宝》曰：'或有服药之人，畏其味苦，乃以圆眼、大枣适口。若补药则无可妨，倘发散、汗、下药，则因甜阻滞不效矣。'此说为然"。

考察历代论述，其禁忌之理大致可归纳为四个方面：一是诱发药物的不良反应，如《诸病源候论》称："术动钟乳，胸塞短气。"二是影响疗效，如《备急千金要方》云："凡饵药之人不可食鹿肉，服药必不得力，所以然者，以鹿常食解毒之草，是故能制毒散诸药故也。"三是加剧病情，如《本草经集注》称："有牡丹，勿食生胡蒜。"《范汪方》注云："一日勿食葫，病增。"四是导致新病，如《本草纲目》称服用使君子"忌饮热茶，犯之即泻"。

本草文献，一般只言其当忌，而不言其所以忌，而且大多缺乏例证，其中不乏偶然巧合者，所以实践中普遍存在夸大而过度限制者。但是服药期间需要避免进食某些食物是确有道理的：首先，某些药物与食物之间，存在相恶或相反的配伍关系，会使临床用药疗效降低，甚至丧失药效，或出现毒副反应。如服用皂矾，同时饮茶，易生成不溶于水的鞣酸铁，失去原有疗效。再如服用贯众以驱肠虫，需要避免其有毒的活性成分被吸收，若肠中有过多的脂肪存在，则容易被机体吸收，可导致中毒。其次，人体患病期间，脾胃功能都有所减弱，生冷、多脂、黏腻、腥臭的食物，会妨碍脾胃功能，而影响药物的吸收，使疗效降低。再者，食物也因具有偏性而影响药效，如生冷食物对脾胃虚寒证不利；辛热食物对热证不利；食油过多，会加重发热症状；食盐过多，会加重水肿等。这些要求应当给予足够的重视，认真加以研究。

四、立异"药队"分类　清末昙花一现

"药队"之说，一度流行于清代。其首见于《珍本医书集成》中陈念祖（《历代医书丛考》收录的吴去疾、谢诵穆考证，认为系托名）的《医医偶录》。清末江涵暾（字笔花）的《笔花医镜》序例称："用药如用兵，须量其材力之大小。盖有一利即有一弊，如大补、大攻、大寒、大热之品，误用即能杀人。各部分为猛将、次将，俾阅者不敢轻用；即用，亦必斟酌分量，庶知利害。"实际上是以脏腑经络为纲，温、凉、补、泻为目，综合功用的强度分列药物。这样的体例，在当时引起了较大反响，其后，吴古年的《本草分队》、文晟的《药性摘录》和凌奂的《本草害利》，都采用药队的形式分列药物。

《本草害利》称："脏腑即地理也，处方如布阵也，用药如用兵将也。病本在于何经，即以君药主将标于何经。为臣、使之药，即所以添兵弁。识得地理，布成阵势，一鼓而战，即能殄灭贼氛，即所谓病退也。然后调摄得宜，起居如常，即兵家善后事宜，民得安居乐业也。苟调度不精，一或失机，一败涂地，即用药不审，草菅人命也。"该书将药物分列为十二个脏腑部药队，每队又分补、泻、温、凉，再分猛将、次将几个层次。由于中药功效的多样性，有的药物并不专属某一个药队，其补、泻、温、凉及猛将、次将的位置也并不固定，根据具体药性功用而灵活处置。例如：当归，既是补心猛将，又是温大肠次将；麦冬，既是补心猛将，又是补肺次将，还是凉肺和凉三焦次将。该书又将药物对于人体的不利方面称为"害"，将养生治疗作用称为"利"。每药则分别害、利、修治叙述，而且首先强调其"害"，然后才介绍其"利"，对于补充病证禁忌起到了积极作用。

在临床医学著作的药物专篇中，也有这种体例分列药物。如耐修子的《白喉忌表抉微》（1888 年），将治疗白喉的药物分为正将、猛将、次将。三将之中，则以正将为定法："系大中至正之药，极稳、极效"；猛将驭其重："非极重之症以及误服禁忌之药，渐见败象者，不可轻用。揭而出之，所以使人知慎也"；次将驭其轻："为白喉初起未明或轻症白喉用之"。为适应白喉治疗的特点，《白喉忌表抉微》还将药将分为上、次、中、下四个层级。上层为"镇药"，如龙胆草、石膏、生地、玄参之类；次层为"润药"，如瓜蒌、贝母、丹皮、天冬之类；中层为"消药"，如厚朴、神曲、枳壳、麦芽之类；下层为"导药"，如大黄、玄明粉、车前、泽泻之类。对其使用的原则是：以镇药、润药为定法，以消药去其滞，导药利其行，消药、导药不可轻用。

因其理论价值和实用价值有限，在民国之后也就没有这种分类药物的方法了。

五、探索性能渊旨　琢玉难免微瑕

四气、五味、归经、升降浮沉等中药性能理论，萌芽并初步形成于秦汉，提高于金元，但仍有若干未尽之处，清代则继续拓展，使之更趋完善。

1. 正误四气　功用为凭

自《神农本草经》提出"疗寒以热药，疗热以寒药"的理论，并在各味药下标定寒热药性以来，中医一直奉为用药的圭臬。由于该理论言简意赅，对临床的指导价值显而易见。正如邹澍《本经序疏要》所说："甘苦之义，其旨渊微；冷热之宜，其情直遂。"所以历代对药物四性的认识较为一致，经隋、唐、宋、金元、明代，除寇宗奭倡议改"四气"为"四性"外，几乎无所发展。进入清代后，随着对中药功效认识的深入，医药家开始触及更深层的药性理论，从徐灵胎的有关论述可窥其一斑。他指出："同一热药，而附子之热，与干姜之热，迥乎不同；同一寒药，而石膏之寒，与黄连之寒，迥乎不同。一或误用，祸害立至。盖古人用药之法，并不专取其寒热温凉补泻之性也。"有时"药似与病情之寒热温凉补泻若不相关，而投之反有神效"。实际上徐氏在此提出了药性寒热与各药功用的关系问题，清楚意识到"四气"仅仅是药物功用的一种抽象概括，其并非具体功用，也不能取代具体功用。徐氏进而提出了著名的"药石性同用异论"，昭示用药之时，既要深明药性寒热，更要"洞晓"具体功用这一"精义之所在"，还应努力揭示药物性同而效殊的内在机理。所有这些，足补"寒者热之，热者寒之"这一总体用药原则未尽之言。也为若干方剂中"去性存用"，但取某些药物特效功用的配伍方式，提供了药理依据。同时还为正确认识药物"清肝明目""凉血止血""散寒止痛""行气除胀""活血止痛"等术语中，直接作用与间接效果的关系，指出了一条清晰的思路。

对于具体药物所标示的药性，由于各医药家的学术观点、用药经验以及药材品种等差异，历来存在分歧。但清代以前诸家，习惯于但言药性的结论，而极少讲明其所以为寒热的原因。即使偶有探求缘由者，亦多以药物的气味阴阳、服药后的不良反应等为据，难以使人苟同。如陶弘景谓："丹参，时人服多眼赤，故应性热，今云微寒，恐为谬矣。"陶氏不但以不良反应立论，而且所见"眼赤"亦非久用丹参之必然。清代学者则因丹参"清血中之火""血热而滞者宜之"（《重庆堂随笔》）等功用实际，仍以寒凉之品视之。又如王纶、缪希雍等人不赞同冰片性偏寒凉之论，提出"诸香皆属阳，岂有香之至者而性反寒乎？""凡香气之甚者，其性必温热"等，概从气味阴阳入说。清代若干医药家一改旧有思维定势，注重冰片的具体应用，品评其药性分歧的是非。如《医林纂要》认为"冰片主散郁火，能透骨除热。治惊痫、痰迷、喉痹、舌胀、牙痛……是终归阴寒也。"

因为中药的药性主要是与药物所治病证的性质相对而言的，所以上述做法抓住了问题的肯綮。只有这样，才是解决药性认识分歧的最佳出路。其后，张寿颐等人更注意继承和发展这一有效的方法，对药物药性的研究进一步广泛深入。

2. 扩容五味　其说难圆

中药的味，本为药物真实滋味的客观记录，但随着医药学的发展，并基于味是药物作用的内在精微物质的朴素理解，同时又将药味用来表示药物作用的性质和特征，因而逐渐演变为中药基本理论的主要内容之一。从《黄帝内经》"辛散、酸收、甘缓、苦坚、咸软"一类记载中，不难看出该理论在初期只是将一种"味"用以表示药物作用的一种性质和特征。因此，不可能全面反映药物作用的丰富内容，其实用性十分局限。所以，唐宋之后，不断加以扩展，将一种"味"用以表示两种或两种以上的作用性质和特征。如王冰注《素问·脏气法时论》时说："辛味苦味，匪唯坚散而已。辛亦能润能散，苦亦能燥能泄"，即是一例。虽然如此，但这一时期五味理论的扩充并不显著。

清代的医药家，为了阐释药效机理的需要，对五味理论给予了更大的关注，导致五味所表示的作用性质和特征一再膨胀，有时甚至达到了随意发挥的程度。以辛味为例，在清代医药文献中，至少有表示解表、疏风、透疹、行气、活血、通滞、横行、开窍、化湿、散寒、祛风湿、止痛、润燥、散结、能燥能升、走脾、走气、化液、属阳、味之毒者必辛等20多种说法。其余诸味，情况相似。

清代学者之所以如此一再扩容五味理论，其意图在于尽可能增大其涵盖面，以弥补该理论应用时的局限。但是，在实际上，药物的滋味与其功用之间，大多并无严格的对应关系。过于简略的五味理论，根本无法概括药物功用的复杂特征。在对众多的药物标志药味时，就不可避免地出现时而为真实滋味，时而为功用特征各取所需的现象。因此，上述做法，不仅收效甚微，反而还加剧了五味理论已存在的混乱，其不良后果迄今仍难以消除。

此外，药物的真实滋味并不止于 5 种，除辛甘酸苦咸外，常见的还有淡味和涩味等，其与五行学说尚不合璧，清代本草家亦极力从理论上为此圆说。如徐灵胎提出："土本无味也，无味即为淡。淡者，五味之所从出，即土之正味也。故味之淡者，皆属土。"为李时珍"淡附于甘"的倡议提供了论据。至于涩味，徐氏又提出："五味中无涩，涩则酸之变味。涩味收敛，亦与酸同。如五色中之紫即红之变色也。"（均见《神农本草经百种录》）从而使"五味"完全纳入五行学说之中。其用心良苦，可是实用价值不大。

3. 升降浮沉　药效是本

易水学派的鼻祖张元素，其基于气化学说中"升降出入，无器不有"的哲学思想，以及"药类法象"的自然观，发展了升降浮沉理论，旨在利用药物作用趋向的这种性能，顺应脏腑生理功能，以增强人体对于天地四时变化的适应性，并用以分类药物。如张氏认为肝胆属木而与春生之气相应，故喜升生条达和温煦之气，恶抑郁收束和寒凉之气，于《珍珠囊》中提出了"足厥阴肝经、足少阳胆经：味辛补酸泻，气温补凉泻"等脏腑用药气味补泻法。还于《医学启源》中，按风升生、热浮长、湿化成、燥降收、寒沉藏分列药物。其弟子李东垣进而认为："药有升降浮沉化，生长收藏成，以配四时。春升、夏浮、秋收、冬藏……用药者循此则生，逆此则死。"李时珍再加发挥，提出："春月宜加辛温之药""夏月宜加辛热之药""秋月宜加酸温之药""冬月宜加苦寒之药"，以"顺时气而养天和"。

上述思想，要求临床用药必须具有更大的整体原则，不仅要了解药物对人体的影响，还要掌握整个自然与人体及药物的关系。并且要着眼于动态，明确人体生理的节律变化，对同一药物的喜恶是相对的、不断改变的。使用药物，既要逆其病理之异常，还应顺其生理之所需。这一理论的科学性是显而易见的。可是，人体的生理功能，到底怎样春升、夏浮、秋降、冬藏，众多的药物又怎样顺应人体这些节律变化。所有这些，不但当时无法知晓，就是今天，仍有待医学和其他学科去涉足。所以，上述用药原则，只能是一种有益的设想，临床中难以付诸实施。

金元明代诸家，又皆从"药类法象"的观点出发，以药物的气味阴阳厚薄之性和质地轻重，花叶子实、根梢之入药部位差异等去认定药物的升降浮沉性能。从而提出"味薄者升，气薄者降，气厚者浮，味厚者沉""轻虚者浮而升，重实者沉而降""根升梢降""诸花皆升"等一系列说法。以此说明药物的自然特征，并无不可，然而提出药物性能的目的，主要在于说明其偏性，即各种作用的性质和特征。可是，药物的这些自然属性和作用的性质和特征之间，并无这种必然的一致性。如花类药物，其物理性状虽为轻浮之品，而其作用性能，不特"旋覆独降"，其余槐花、密蒙花、款冬花、夏枯花、芫花等，亦系沉降之物。可见诸家所谓"诸花皆升"，只能用以概括花类的自然性状特征，对于概括药物作用特点的性能，并不具有普遍性。欲将其作为药物作用趋向的依据，是不可取的。

在清代的实践中，更加注意这一性能理论的实用性，致使升降浮沉理论出现了两大进步：其一，哲学色彩淡化，药物学理论特征显现。明清之际，脏腑生理病理的认识更加完善，脏腑辨证成为临床论治疾病的主要方式，更由于中药功效大量的总结，功效系统初步确立，加之原有升降浮沉理论难以有效地指导用药实践和阐释药效原理，医药家们开始将功效与升降之性相联系，在本草著作中出现了升麻"升阳发表"、白前"降气下痰止嗽"等一大批与作用趋向相结合的功效术语。基于这些变化，明代缪希雍在讨论"十剂"时，提出了增加升、降二剂的主张，其在《神农本草经疏》中说："升降者，治法之大机也……病升者用降剂，病降者用升剂。"这已明显将药物升降性质改作针对病势趋向之用，完全有别于张元素、李东垣等人基于法象药理的论述。

明末以后的本草作者，较少空谈气味厚薄、根梢异位与药物升降浮沉的固定关系，不再囿于"诸花皆升""诸子皆降"之类推演思维方式。转而从药物对于病势趋向的疗效中，加以解释和论述其作用趋向，使之演变为药效学的性能理论内容。如质地轻浮的菊花，《本草正义》称："菊花则摄纳下降，能平肝火、熄内风，抑木气之横逆……唯菊花之清苦降泄，能收摄虚阳而纳归于下，故为目科要药。"牛蒡子虽为子实，但《药品化义》认为"味苦能清火，带辛能疏风"，故谓其"能升能降"；《本草正义》认为"牛蒡之用，能疏散风热，起发痘疹，而善通大便……则辛泄苦降，下行之力为多"。这一时期，全面总结这一理论者，有清代周学海《读医随笔》，其于"升降出入论"中说："其在病机，则内伤之病，多病于升降，以升降主里也；外感之病，多病于出入，以出入主外也。伤寒分六经，以表里言，温病分三焦，以高下言，温病从里发故也。升降之病极，则亦累及出入矣；出入之病极，则亦累及升降矣。故饮食之伤，亦发寒热；风寒之感，亦形喘喝。此病机之大略也。"

"至于治法，则必明于天地四时之气，旋转之机，至圆之用，而后可应于无穷。气之亢于上者，抑而降之，陷于下者，升而举之；散于外者，敛而固之；结于内者，疏而散之。对证施治，岂不显然而易见者乎？然此以治病之轻且浅者可耳！若深重者，则不可以径行，而必有待于致曲。夫所谓曲者，何也？气亢于上，不可径抑也，审其有余不足：有余耶，先疏而散之，后清而降之；不足耶，先敛而固之，后重而镇之。气陷于下，不可径举也，审其有余不足：有余耶，先疏而散之，后开而提之；不足耶，先敛而固之，后兜而托之。气郁于内，不可径散也，审其有余不足：有余者，攻其实而汗自通，故承气可先于桂枝；不足者，升其阳而表自退，故益气有借于升、柴。气散于外，不可径敛也，审其有余不足：有余者，自汗由于肠胃之实，下其实而阳气内收；不足者，表虚由于脾肺之亏，宜其阳而卫气外固。此皆治法之要妙也。苟不达此，而直升、直降、直敛、直散，鲜不偾事矣！尝忆先哲有言，胸腹痞胀，昧者以槟榔、枳、朴攻之，及其气下陷，泄利不止，复以参、芪、升、柴举之，于是气上下脱而死矣。此直升、直降之祸也。况升降出入，交相为用者也，用之不可太过。当升而过于升，不但下气虚，而里气亦不固，气喘者将有汗脱之虞矣；当降而过于降，不但上气陷，而表气亦不充，下利者每有恶寒之证矣；当敛而过于敛，不但里气郁，而下气亦不能上朝；当散而过于散，不但表气疏，而上气亦不能下济矣。故医者之于天人之气也，必明于体，尤必明于用；必明于常，尤必明于变。物性亦然。寒热燥湿，其体性也；升降敛散，其功用也。升、柴、参、芪，气之直升者也；硝、黄、枳、朴，气之直降者也；五味、山萸、金樱、覆盆，气之内敛者也；麻黄、桂枝、荆芥、防风，气之外散者也。此其体也。而用之在人，此其常也。而善用之，则变化可应于不穷；不善用之，则变患每生于不测。"

又于"敛散升降四治说略"中说："邪在上脘，愠愠欲吐，是欲升不遂也，则因而吐之；邪在大肠，里急后重，是欲下不畅也，则因而利之。此顺乎病之势而利导之之治也……肾气不纳，根本浮动，喘、呕、晕眩，酸咸重镇，高者抑之。中气虚陷，泄利无度，呼吸不及，固涩升补，下者举之。此矫乎病之势而挽回之之治也。"书中对于具体方药，还有"敛降并用""敛散并用""桔梗不能升散"等专论。周氏将升降浮沉用以说明药物的作用趋势时，均与病证向上、向下或向外、向内的病势趋向相对而言。并主张药物的这种性能，或因势利导，祛邪外出；或调整机体气机失常，使之恢复正常。很显然，这与现代中药学中该理论的内容已经基本一致了。从这一角度来认识药物的升降浮沉性能，可以表明各药的又一作用特点，能有效地指导临床用药。

其二，药物的升降浮沉性能与功效紧密结合，不再分列专项逐药论述。明末以前本草，在论述药物时，习惯于性味之后，逐一介绍升降浮沉性质，将其视为药物记述中的必备项目。升降浮沉虽然是重要的药物性能之一，但是，药物的作用趋向，有的既升浮又沉降，有的并不明显，实无每药逐一列出的必要。如消食药、驱虫药、杀虫止痒药等，多无明显的升降浮沉之性。而不少药物，又具有二向性，其作用趋向，既可表现为升浮，又可表现为沉降。如麻黄之解表与宣肺，其性升浮，而利水退肿与平喘，又为沉降；天麻平抑肝阳、息风止痉，表现为沉降，而祛风诸用，又表现为升浮；胆矾涌吐，升浮之性甚烈，而收湿敛疮，则属沉降。更重要的是，药物的作用趋向，必须以具体疗效为依据，不能离开其功效而抽象存在。由于清代对药物功效认识的普及，许多升降浮沉性质显著的药物，其趋向特征已纳入功效项目之中。如言"轻宣则兼有升义，泻滑则兼有降义"（《要药分剂》），又如《本草备要》所载之药，已有葛根"升阳散火"，白前"降气下痰止嗽"等，故汪氏于凡例中提出："升降浮沉，已详于药性总义中，故每品之下，不加重注。"这一改进，使读者再无烦琐冗赘之感。

4. 规范归经　脏腑定位

归经理论，在清代本草中，出现了如下变化：

首先，术语渐趋统一，并设立专项记述。归经理论虽滥觞于先秦，但历代用语繁多，变化不一。《黄帝内经》或言"入"，或言"归"，或言"走"。《名医别录》多称"归"，如"芥归鼻""韭归心""葱白归目"等。唐代《食疗本草》又称"行"，如绿豆"行十二经脉"。宋代《本草图经》也称"通"，如谓瞿麦"通心经"；《本草衍义》则曰泽泻"引接桂、附等归就肾经"。《医学启源》概言某药入某经，《本草品汇精要》改言某药行某经，《本草纲目》则多称某某为某经之药，读者颇难适从。清代沈金鳌《要药分剂》采用了"每药首明主治""次详归经"的书写体例。并且首次将"归经"作为各药记述中的单列项目，以之与"主治""前论""禁忌"等项并列。不仅使前人诸多用语得以划一；而且"归经"一词，较之前述若干称谓，更加形象准确。而药物的归经内容亦有专书的必要，所以沈氏的做法为后人一致接受，一直相沿袭用。另外，《得配本草》还列出了 43 味药物对于奇经八脉的归经，对归经理论起到了重要的补充。

其次，普遍重视用脏腑表示药物归经的部位。归经部位的确定，是临床辨证时疾病定位方法在药学理论中的反映。清代以前的诸家本草，在概括药物的作用部位时，大多数是以六经辨证和十二经辨证为理论基础，故常称某药为太阳经药，某药为阳明经药等。而清代则多以脏腑辨证为依据，遂改称某药归心、某药归胃等。虽然脏腑与经络是人体不可分割的整体，以经络言归经，可以包括其相应的脏腑，但有时却不尽然。如言麻黄为太阳膀胱经药，主要因其主治伤寒之太阳表证；言泽泻为太阳膀胱经药，则主要因其"去脬中留垢"；言藁本为太阳膀胱经药，又主要因其善治该经络循行部位之"头痛、巅顶痛"。三药归经的用语似乎一致，但含义实不相同，初学者极难理解，又容易产生歧义。清代学者则多改称麻黄归肺经，泽泻归膀胱经；因藁本所治巅顶头痛与脏腑较少直接关系，仍沿用其归太阳膀胱经。不过如此以经络言归经者，已为数甚少，只是作为以脏腑言归经的一种补充。这一变化，是清代脏腑辨证论治日臻成熟，并成为确定病位主要依据的必然结果，较之仅以经络作为药物效应部位的做法，实胜一筹。

再者，清代本草中的药物归经，还常常与各药的作用紧密结合，形成崭新的功效术语，如某药补脾之气、某药滋脾肺之阴、某药温中散寒、某药清心除烦等。这在很大程度上减轻了记忆药物归经内容的困难性，并且又增强了归经理论的实用性。

归经理论的发展，还激发了清代本草按归经分类药物的热情。同时在比较相似药物时，亦将作用部位方面的差异作为重要的议题。如《本草求真》谓何首乌"与地黄功力相似"，"虽俱补阴"，然地黄"专入肾而滋天一之真水矣；其兼补肝者，因滋肾而旁及也"，何首乌"专入肝经，以为益血祛风之用；其兼补肾者，亦因补肝而兼及也"。这对识别处于同一层次上相同功效药物的个性特征，是必不可少的。

清代诸家中，徐灵胎对归经理论的认识和应用，也是独具见地的。他在循经选药时，既有严格的原则性，又不乏机动灵活性。一方面主张"治病必分经络脏腑"，另一方面又指出："以某药为能治某经之病则可，以某药为独治某经则不可；谓某经之病当用某药则可，谓某药不复入他经则不可。"他还强调："不知经络而用药，其失也泛，必无捷效；执经络而用药，其失也泥，反能致害"（《医学源流论·治病不必分经络脏腑论》）。这对临床组方遣药，至今仍是应当遵循的。徐灵胎还首开先例，应用归经理论解释补泻及寒热药物同用之理，认为："药之性各尽其能，攻者必攻强，补者必补弱……二者各归本经也。如桂枝汤，桂枝走卫以祛风，白芍走营以止汗……凡寒热兼用之法，亦同此义"（《医学源流论·攻补寒热同用论》）。这不但在当时堪称别出机杼，同时也为现代研究此类方剂的配伍，洞开了一个新的视角。

5. 详论润燥 窥豹《医原》

除以上之外，药物的性能尚有润燥、刚柔、走守、猛缓等多项内容。其中润燥一项，在清代亦颇受重视，并有较大的发展，如石寿棠对药性润燥的性能十分推崇，其所著《医原·用药大要论》中，将药物分为润燥两大类，并对这一性能的临床意义颇有发挥。认为："病有燥湿，药有燥润，凡体质柔软，有汁有油者皆润；体质干脆，无汁无油者皆燥。然润有辛润、温润、平润、凉润、寒润之殊；燥有辛燥、温燥、热燥、平燥、凉燥、寒燥之异。又有微润、甚润，微燥、甚燥之不同。大抵润药得春秋冬三气者多，得夏气者少；燥药得夏秋冬三气者多，得春气者少。燥药得天气者多，故能治湿；润药得地气者多，故能治燥。药未有不偏者也，以偏救偏，故名曰药，试举其大略言之。辛润如杏仁、牛蒡、桔梗、葛根、细辛、前胡、防风、青蒿、紫菀、百部、当归、川芎、桃仁、红花、茺蔚子、白芷、鲜石菖蒲、远志、鲜郁金、蜀漆、僵蚕、芥子、莱菔子、苏子、薤白、生姜、豆豉、葱白、芹菜汁、韭菜汁之类。温润如党参、高丽参、黄芪、甜冬术、苁蓉、枸杞、山萸、菟丝、芦巴、巴戟天、桑椹、金樱子、五味子、桂圆、大枣、胡桃、鹿茸、鹿角、鹿胶、羊肾、海参、淡菜、紫河车、坎气之类。大抵温润一类，气温，得天气多；质润，得地气多。受气比他类较全，且味多带甘，秉土之正味，治阴阳两虚者，颇为合拍。平润如南北沙参、东洋参、熟地、首乌、芍药、玉竹、百合、沙苑、柏子仁、酸枣仁、甜杏仁、冬瓜仁、麻仁、亚麻仁、黑脂麻、乌梅、蜂蜜、饴糖、阿胶、燕窝、猪肤、鸭肠、人乳之类。凉润如干地黄、元参、天麦冬、西洋参、鲜石斛、女贞子、银花、菊花、鲜桑叶、蒲公英、知母、荷叶、竹沥、竹茹、竹叶、淡竹叶、芦根、白茅根、怀牛膝、川贝母、枇杷叶、栝蒌、（天）花粉、海藻、昆布、柿霜、紫草、白薇、梨、藕、蔗汁、荸荠汁、露水、龟甲、鳖甲、牡蛎、决明、文蛤、海浮石、童便之类。寒润如石膏、鲜地黄、羚羊角、蚌水、猪胆汁之类。辛燥如羌独活、苏叶、荆芥、薄荷、藿香、佩兰、香薷、木香、香附、麻黄、桂枝、牵牛、芫花之类。温燥如苍术、浓朴、半夏（半夏虽燥其质尚滑）、南星、蔻仁、砂仁、益智仁、破故纸、山楂、青陈皮、槟榔之类。燥热如附子、肉桂、干姜（肉桂、桂枝、干姜，质虽微润，究竟气浓）、炮姜、吴茱萸、椒目之类。平燥如茯苓、琥珀、通草、苡仁、扁豆、山药（山药体微燥而精尚多）、甘草、神曲、炒谷芽、猪苓、泽泻、川牛膝、萆薢、茵陈、防己、豆卷、蚕砂、车前子、海金沙（车前子精汁颇多，但其性走泄，海金沙质微燥，两者在利水药中，尚不甚伤阴）之类。凉燥如连翘、栀子、霜桑叶、丹皮、地骨皮、钗石斛、滑石、寒水石、柴胡、升麻、蝉蜕、钩藤、槐米、枳壳、枳实、葶苈子之类。寒燥如黄连、黄芩、黄柏、木通、苦参、金铃子、龙胆草、大黄、元明粉、大戟、甘遂之类。"

"至用药之法，须知用意……六气之中，寒湿偏于阖，燥火偏于开。风无定体，兼寒湿则阖，兼燥火则开……燥病治以润，不妨佐以微苦，以微苦属火，火能胜金也。湿病治以燥，不如治以淡，以淡味得天之燥气，功专渗湿也。"

"燥病当用膏滋，湿病当用丸散。燥病夹湿，润药用炒，或用水丸；湿病化燥，燥药用蒸，或用蜜丸。"

以上论述，强调临床用药应当辨明药性之润燥，并要结合寒热等药物性能，分清其润燥之寒热甚微。主张以润治燥热之证，须兼用微苦清热之药；以燥药治湿证，不可但恃苦燥，须重视淡渗利湿。还指出，药性之润燥，是可以通过选择剂型及炮制等人为手段，予以增强或减弱。其对药性润燥的认识具有代表性，也具有指导意义。

近代以来，药物润燥之性进一步与通便、止咳、止渴、滋阴、除湿、健脾等功效相融合，并直接突出这些作用的主要特点。在各类或各种药物之后的使用注意项内，药物的润（滋腻）燥偏性和寒热偏性一样，成为病证禁忌之首。而在总论性能中，则缺乏必要的论述。

药性润燥的确定，应以中医辨证理论为基础，以药物相应的功用为依据。一般来说，具有生津止渴，养阴润燥，润肺化痰、止咳，润肠通便，滋补精血等功效，用以治疗津伤口渴、阴虚内燥、燥咳痰黏、肠燥便秘、精血亏耗等病证的药物，均具有濡润之性。反之，具有燥湿、化湿、利湿、化湿痰、祛风散寒、行气健脾、祛风湿等功效，用以治疗水湿内盛之病证者，多具有燥性。

历来还有将药物的性和味作为确定性能润燥的依据。如谓"辛能燥"（《医经秘旨》）、"辛能润燥"（《汤液本草》）、"苦入胃，其气燥"（《针灸甲乙经》）、"苦……养血，补阴"（《药品化义》）、"苦以生津液"（《注解伤寒论》）、"苦以润燥"（《注解伤寒论》）、"甘润生阴"（《医学读书记》）、"甘……润肠，补气，补阳"（《药品化义》）、"（乌梅）其味最酸……故食梅则津生者，类相感应也"（《本草纲目》）、"咸润下"（《本草备要》）、"咸濡润"（《嵩厓尊生书》），"淡药可以渗湿……湿去则燥，故谓之燥"（《本草纲目》）、"味淡……通气以润燥"（《推求师意》）。毋庸讳言，芳香辛温及味苦之药，其性多燥；甘咸或寒凉之药，其性多润。《素问·脏气法时论》提出："肾苦燥，急食辛以润之。"此乃利用辛味药之行散功用，开通腠理，使津液得以正常输布，从而间接达到"润肾燥"的效果，并非辛味药的主要特点，故"辛能润燥"不能反映辛味药的润燥特性。"苦能燥之"说亦始自该论，但滋补及生津药中，亦有不少味苦之物，如沙参、麦冬、天冬、女贞子、生地黄、玄参、知母、天花粉等，因而又出现了"苦以生津液""苦以润燥"等与"苦燥"相互矛盾的说法。前面石寿棠所列辛润、温润药中，不乏辛温之品；其凉燥、寒燥药中，亦不少甘咸寒凉之品。显而易见，药物的性润性燥，与其性味、气臭之间，只是或然的相关现象，并非本质的联系。前人在论述这种关系时，均是就事论事，完全出于实用的需要。于此再一次证明：中药的各种性能，都是从一特定角度，反映药物作用的一种特性，相互之间，是并列的、平等的，处于同一层次，不能作为确定某种性能的依据。

药材质地的柔润或枯燥，也是前人认定药性润燥的重要依据。如《医原·用药大要论》所言"凡体质柔软，有汁有油者皆润，体质干脆，无汁无油者皆燥"可为其典型例子。前人为了寻求药物奏效之理，立足于药材本身的特点，将质地与润燥之性相联系，其主导思想是积极的。实践也证明，润肠通便药之"润性"确与其有油相关。但将其作为确定药性润燥的依据，其可靠性恐还不及性味。因为药材的"柔软"与"干脆"，"有汁有油"与"无汁无油"皆是相对的，难以截然区分。以植物和动物的鲜品入药，无不富有汁液，但绝不是都具有润性。沙参、龟甲之类，其体干燥少汁，药性甚润；而巴豆、椒目、车前子之类，其体润而有汁有油，药性却偏于燥。再观石氏本人对具体药物的处理，亦未能真正按药材质地区分药性润燥，如将体质干燥，少汁少油之桑叶、菊花、红花、枇杷叶、海浮石等，归入性润之列；而燥性药中，如牵牛子、豆卷、葶苈子、椒目等，又并非无汁无油之物。《药品化义》将药物质地的润燥，归入辨药八法的"体"项中，以之与药材的轻重、滑腻等相并列，并完全区别于药性之"义理"。这种做法是十分可取的。

由于将药材质地的柔软性状作为认定其性能濡润的依据，导致一些常用药物的"润肺"等功效，成为不实之词。如百部、紫菀、款冬花三药，在现代中药学中无不谓其"润肺止咳"之类，其含义与麦冬、百合等药的润肺作用，显然不同。其实，在本草学中主要是认为这些药物虽为辛温或苦温之品，但无燥性，仅此而已。如百部，《本草新编》谓其"不耗气血"，《本草正义》谓其"虽曰微温，然润而不燥，且能开泄降气，凡嗽无不宜之，而尤为久嗽虚嗽必需良药"，并不专主肺燥之咳嗽。紫菀，《本草通玄》谓其"辛而不燥，润而不寒"，《药品化义》谓其"体润"，《本草正义》谓其"不偏于燥"，《本草正》还认为"劳伤肺肾，水亏金燥而咳喘失血者非所宜"。款冬花，《本草正义》谓其"开泄结气，定逆止喘，专主喘咳，性质功用，皆与紫菀绝似……气味虽温，润而不燥"，均未言其功能"润肺"。性不偏燥之药，绝对不能等同于润燥之药，对此类表述有欠准确的功效术语，应加以订正。

药性的润燥，从一个新的角度反映了药物又一重要特性，使中药的性能理论进一步完善。正确地掌握和运用这种性能，可以提高临床用药的准确性，并减少用药的偏差。

由于每个人的素体有特殊，脏腑的生理有差异，感受的邪气有区别，就是罹患同一种疾病，往往有的兼湿，而有的兼燥。治疗这些病证的药物，尽管主要功效一样，其所具药性，又可能偏于燥，或偏于润，其适应证候并不完全相同。充分考虑和利用这种药性润燥之偏向，正好兼顾病证的燥湿，使药证完全相合，疗效可以提高。故同为解表药，有的燥性较强，如羌活、独活，可以胜湿，宜于外感夹湿之证；而有的无明显燥性或略兼润性，如桑叶、牛蒡子，则宜于外感之燥证。同为补气健脾药，因性有润燥，主治互异。白术补脾胃而苦温燥湿，与脾喜温燥之性相符，善治脾虚有湿者；山药补脾而养阴生津，可遂胃喜柔润之性，主治脾虚津亏之证。同为化痰药，亦有润燥化痰与燥湿化痰之分，应辨清燥痰与湿痰而选择使用。如此用药，一举两得，尽量发挥药之所长。否则，不是风去湿留，或助湿为害，就是愈伤其阴，其燥更甚。

因时因地制宜的治疗原则，也要求认识药物润燥之性。干燥的季节、干燥的地区，性润之药较为常用，且用量宜稍大；即使可用燥药之证，亦多轻用、暂用。反之，在潮湿的季节、多雨的地区，性燥之品较为常用，其用量可稍大；对于当用性润之药，亦多轻用、暂用。只有掌握了药物的性润性燥，才能使这一用药原则落到实处。

掌握药物性能的润燥，还可以使病证用药禁忌的内容更为充实。临床用药时，对于众多与治疗湿证或燥证无直接关系的药物，亦应了解其润燥之性，以避免因药性润燥不宜而带来不良后果。如温里药与补阳药，一般不是直接用以治疗湿证的，但其辛温香燥之性也是必须注意的。所以，在中药学各药物的使用注意项内，涉及其滋腻或燥性之弊者尤多。

第三节
清代本草著作钩玄

一、《本草汇笺》

【概述】

作者清代顾元交，字焉文，又字敷尹，毗陵（今江苏常州）人，生于明万历甲辰、乙巳间（1604年—1605年），卒年不详[1]。

顾元交年少习举子业，自称将科举之业已定为终身之业，曾"往来燕邸二十年"，精力投入大半，但仍未取得功名。曾师从吴江之县令熊开元，此人字玄年，号鱼山，嘉鱼（今属湖北）人，因顾氏其师熊氏之夫人患一奇病久治不愈，顾元交乃请同里医生胡慎柔前往医治，胡氏以六剂于熊氏之夫人病获效，服数剂后病得痊愈。其间，顾元交因举荐胡慎柔为其师母医治后与胡氏结下习医缘分，后顾元交长期随胡慎柔研习医道，并施术于人。随着从医实践的深入，顾氏感叹"医者识脉、辨证、设方，三者不可缺一"，尤其突出感悟到"辨药物"至关重要。他在《本草汇笺》提到"医家不辨本草，犹农人不辨菽粟，将何以处方调治？"为方便后世学者进一步研读本草，作者遂编著《本草汇笺》详述之，即顾元交在自序中提到的"传之后贤，为功甚博，为泽甚长"。

《本草汇笺》共十卷，共载药397种，附图259幅，但在此书中并未提及药图来源之处。目录之前附有许序、马序，其后是校注说明，接序一、序二、序三，并有顾氏自序的撰写与汇笺引略部分，使本书的撰写条理有序，其后是本书目录，主要包括天元芥说、药图、正文、总略四个部分，其天元芥说主要论述五运六气和主气客气，按其书中排列顺序依次为五运说、六气说、一气中有五运一运中有六气说、主气说、客气说、四间气说、运气有有余不及司气有正对话说、天地皆左

[1] 刘更生.《本草汇笺》校注后记 [C]// 中华中医药学会中医医史文献分会. 整理、传承、发展——中医医史文献研究的新思路——中华中医药学会第十五次中医医史文献学术年会论文集. 中华中医药学会中医医史文献分会，2013：7.

旋说、君火之右退行一步说、各气皆成于土之义、未为正土之义、火土混杂之义、六步时进有差说、亢害承制之义、胜气有复与不复之义。药物分类主要参考《本草纲目》分为草、木、果、谷、菜、人、禽、兽、虫、鳞、介、玉石、水、火、土15部，但分类次序上略有调整，其中将草部居于最前面。总略包括：论本草为历代医学之本、论药性气味生成原本、论药性同味而用殊、论药性偏胜之害、论治病宜通本草之原、论药体色气味形性能力、论脏腑虚实用药大法、四季时令用药法、七方论例和十剂药例、用药补泻升降之义、气味寒热用法、用热偏胜之害、汤药丸散制用之别、论药真伪新陈采制时诸法，全面介绍了本草的四气五味以及制法，并且追根溯源。顾氏认为《本草纲目》一书浩繁复杂，而读《神农本草经疏》又需深厚的中医药功底，让大多初学者无以入手，因此，顾氏为其众多学习本草人士学之容易，便"纵稽古之力，揽众书之长，详其本义，略其旁及，权于众理，以要其指归，汇先后贤诸家之旨，行以一人之笔，而自成一笺"，遂有《本草汇笺》之名。

本书校注主要以康熙五年（1666年）龙耕堂刻本为版本，中国中医药出版社据此于2015年编写整理出版，本篇以此为蓝本。

【钩玄】

1. 五运六气，药性根源

顾氏在自序中提及"至《天元纪》《五运行》《六微旨》《六元正纪》《至真要》等篇，读之多碍，则静而思之，毕三夏之力，殚精竭虑，务彻本原，不揣寡昧，妄加诠释，更为错综其论，以曲畅厥旨，颇多昔人未发。"可见，他对五运六气学说颇有研究，因此，顾元交在撰写各本草的采摘时节、功效、性味归经，甚至禁忌证时，都能将其与五运六气学说关联解释。按照五行所属的五季、五方、五味，乃至五行之间的相生相克和相乘相侮规律，阐述每味本草药物在自然界气候所禀赋的本性，使得学习本书的读者得以从另一角度理解本草药性的神秘之处。

例如人参，顾氏在记述人参的性味时写道："云微寒味甘，又云微苦。"前言味甘，后言味苦，似其矛盾，令读者在学习中可能迷惑不解，但顾元交在书中用五行相生的原理解释"味甘补阳，微苦补阴，有火土相生之义"。正是因为将人参的归经与五行联系，人参归心、脾经，心在五行属火，脾在五行属土，按照五行相生的顺序，木→火→土→金→水→木，火生土的原理，令读者得以悟解。

又如巴豆，从古至今，众书只记载其药性猛烈，诸师之传道亦皆如是言，《本草汇笺》中在关于巴豆的阐述中用五运六气学说提及其药性猛烈之所得"巴豆生于盛夏六阳之令，而成于秋金之月，其火烈刚猛之气"。顾氏采众家之长，道众书所忽之重，这使医家在临证用其治疗时，能把握其药性关键之所在，而用之能恰到好处。

再如甘菊花，顾氏在书中指出了"秋金本白，故取白花者，体轻味清，肺气虚者宜之"，将其五行与所属五色关联，又言"若黄色者，气香味重，肺热者宜之"，根据菊花颜色不同，用六气说的理论解释其治疗功效亦不同，同时将中医理论中的天人相应与药应时气等认识与本草功效有机联系起来，别具一格。

2. 熟其禁忌，用药宜慎

以艾叶为例，艾叶在众人眼里一直是一味利多弊少之良药，应用甚广。顾氏在论述艾叶众多功效时又用大量的文笔讲述了其禁忌之证颇多。其记载到："但今人不辨药性，每用入妇人方中，为调经种子之要品，不知月事不调，唯后期血少、无热症者乃可用，若先期用之，反增沸热。"艾叶常用于妇人调经，但并非所有的月事疾病均可用艾叶治之，此处阐明了今人将艾叶用于温热证调经的用药不当之处。又有"云使人有子者，指气血两虚之人，风寒乘虚入子宫不孕者设也。不知妇人无子，多由血少不能摄精"。道明非艾叶所用之证而妄用之不妥。"本草止言其温，不言其热，世人喜温，率多复之，久久毒发，何尝归咎于艾哉？"就此指出世人忽视艾叶性热之弊而泛用，误以为其只性温而多用，造成郁火内热，其后果不堪设想。

例如附子，顾氏在其校注说明中提到"纵稽古之力，揽众书之长"。顾氏考证附子既往的本草论述，提出"若不问何病，辄用附子，甚不可解"。辅文中有周慎斋、李东垣、王好古、李时珍、缪仲淳五位医家对其不同的论述，顾氏将其总结纳入汇总。对于附子大热大毒之品，顾氏将其害列为"伤寒阳厥，其外症虽与阴厥相类，而实不相侔。"后还附有对阳厥与阴厥之证不同阐述，特以其害论述，强调阴厥不符附子之性所用，绝不能轻易用之。

如饮酒之害，顾氏认为"酒后饮茶则伤肾脏，腰脚重坠，膀胱冷痛，兼患痰饮、水肿、消渴、挛痛之疾。又如早饮人知戒之，不知夜饮之为患更甚"。饮酒者众，但酒后带来的危害非常多，应该引起人们的高度重视。

3. 药性本质，另有别见

例如五灵脂，《神农本草经》以及众多书籍记载其药性苦咸甘温，反之，顾元交通过验证，在本书中收录五灵脂时提到其"味苦如胆，苦寒泻火，生用行血而不推荡"，言其药性苦寒而非苦温，这与今人在临证用五灵脂言其性温而大有差异。

又如龙脑香，即冰片，冰片功效一般认为是开窍醒神、清热止痛，众人皆以为本品性偏凉，是凉开之品。顾氏在《本草汇笺》中引王纶云："冰片大辛善走，故能散热利结。""通"其实并非因冰片是寒凉之药而具散热的功效，是因龙脑味辛，辛能散能行。"世人误以为寒，不知其辛极似寒凉耳"，对其是具有辛散之性而达到散热透热作用加以提示，后以反问的形式提醒众人："诸香皆属阳，岂有香之至者而性反寒乎？"此说颇有见第。顾元交在博览众书后，按其四气五味中药物的寒凉属性，在长期的医疗实践与临床研究和药物在人体中的反应证明其药性所属，提出自己的见解。与此类似，书中对一些药物的药性认识以及其产生的功效也做出了独特解释。

4. 药性独特，知其优势

赤石脂属收涩药，但其药性升降浮沉有别于一般的收涩药，作者在书中赤石脂药后正文中叙述："其它固涩之药，性多轻浮，不能达下，惟石脂体重而涩，直入下焦阴分，固为久痢泄澼之要药。"此处言在治疗泄痢肠澼以至下焦虚脱时，唯独选用赤石脂治疗方可达到更佳疗效。述明赤石脂的浮沉之性有别于其他的收涩药。

再如书中对磁石的相关阐述亦是如此。《本草汇笺》中正文中有"盖诸药石有毒不宜久服，独磁石性禀冲和，无猛悍之气，更有补肾益精之功"。论其有别于大众药石之所不同。一般医者习得本草之所同，易忽略其个别之所不同，知其众书所载众人皆知之用，不识其用药之不同。俗医者在用药时缺乏谨慎辨别，使药物在临床上的疗效未能更好体现，顾氏强调唯独磁石没有猛烈之气，甚有补益之功，为后世临床运用药石类药物提供了更有益的选择，避免误用或者不知所用的弊端，以此为示例。

《本草汇笺》是第一本将五运六气、主气客气学说等与中药的四气五味、性味归经、功效主治，以及病例贯穿结合的本草学专著，顾氏在自序中提到"务使观者悦心，读之爽口，初无开卷之苦，渐登啖蔗之境"。顾氏之书为后世中医药学者开拓了新视野。

二、《本草洞诠》

【概述】

作者沈穆，字石匏，浙江吴兴（今浙江湖州）人，生卒年代不详。

石匏氏学识渊博，阅历丰富。"幼读五车之书，穷二酉（丰富的藏书）之富"（《本草洞诠》翁序）。"且遍游海内，纵览名山大川"（《本草洞诠》王序）。"工古今文，名盖一时，复旁穷百家之学而于医药为尤精"（《本草洞诠》戴序），对本草情有独钟。沈氏认为"医莫先于本草，本草肇自神农"。在与族弟沈焯的对话中说："吾愿以不材全其天年，是以尽弃一切，而不能忘情于本草也，且本草之为用亦眇矣"（《本草洞诠》沈序）。体现了沈氏浓厚的本草情怀。"今闭关抱膝之余，辄取昔神农所著《本草》及历代名贤所纂注编辑医家所奉以为菁蔡（经典著作）之书，间出己裁而探讨之"(《本草洞诠》翁序），旨在系统阐述本草之精义，故书名曰《本草洞诠》。

据沈氏写于"顺治岁在辛丑菊月"的自序中云："爰付之剞劂氏以广其传。"顺治辛丑年，即顺治十八年（1661年）；菊月，即农历九月。由此可见，《本草洞诠》成书于清顺治十八年（1661年）。

全书共二十卷。其中，卷一至卷十八将药物分为水、火、金石、土、谷、果、菜、草、木、服器、人、禽、兽、鳞、介、虫等16部。沈氏在凡例中曰"选择要药八百余种"，其实不足此数。据张氏等校注《本草洞诠》在"内容提要"中统计，实际载药657种。各药介绍药名、性味、功效、主治、用药机理、禁忌、炮制、辨伪等，一气呵成，统而述之；卷十九至卷二十为"用药纲领"，主要介绍气味阴阳、升降浮沉、五运六气、四时用药等24项内容，多采自《本草纲目》等书述例，别无增益。

本篇以张成博、范磊、艾邸等校注《本草洞诠》（中国中医药出版社，2016年11月）为蓝本。

【钩玄】

1. "语多纂缉"解析

沈氏对《本草纲目》推崇备至。他说："其书取材至富，析理甚精，真本草之大成，济世之慈航也。"然《纲目》卷帙繁重，无者不能尽购，有者不能悉读"，其实用和普及性受到一定限制。于是，沈氏"但选择要药八百余种，搜缉诸家之论，折中互异之词，旁采儒书，间附管见""勒成一编，存之中笥"。是书虽"语多纂缉"，但"药少而用则详，词简而义无阙"。

如夏枯草，《本草洞诠》分两段表述。第一段："此草夏至后即枯，盖禀纯阳之气，得阴气则枯也。"此段引自《本草纲目》释名条："此草夏至后即枯，盖禀纯阳之气，得阴气则枯，故有是名。"第二段："气味苦、辛，寒，无毒。治伤寒，瘰疬鼠瘘，破癥散瘿，治脚肿湿痹。楼全善谓夏枯草治目疼至夜则甚者，或点苦寒药反甚者，神效。盖目珠属厥阴经，夜甚及点苦寒药反甚者，夜与寒皆阴故也。夏枯草纯阳之气，补厥阴血脉，故治此如神，以阳治阴也。一人病此，连眉棱骨及头肿痛，以夏枯草二两，香附二两，甘草四钱，为末，每服钱半，清茶调服，下咽则痛减，四五服遂愈。"此段分别引自《本草纲目》"气味"条："苦、辛，寒，无毒。""主治"条："寒热瘰疬鼠瘘头疮，破癥散瘿结气，脚肿湿痹，轻身。""发明"条："楼全善云：夏枯草治目珠疼至夜则甚者，神效；或用苦寒药点之反甚者，亦神效。盖目珠连目本，肝系也，属厥阴之经。夜甚及点苦寒药反甚者，夜与寒亦阴故也。夏枯禀纯阳之气，补厥阴血脉，故治此如神，以阳治阴也。一男子至夜目珠疼，连眉棱骨及半边头肿痛，用黄连膏点之反甚，诸药不效。灸厥阴、少阳，疼随止，半日又作。月余，以夏枯草二两，香附二两，甘草四钱，为末。每服一钱半，清茶调服，下咽则疼减半，至四五服良愈矣。"

又如曼陀罗花，《本草洞诠》分三段表述。第一段："《法华经》言：佛说法时，天雨曼陀罗花。梵言曼陀罗，华言杂色也。"此段引自《本草纲目》"释名"条："法华经言佛说法时，天雨曼陀罗花。又道家北斗有曼陀罗使者，手执此花。故后人因以名花。曼陀罗，梵言杂色也。"第二段："花、子，味辛，气温，有毒。治诸风及寒湿脚气，煎汤洗之，主惊痫及脱肛，并入麻药。相传此花笑采酿酒饮令人笑，舞采酿酒饮令人舞。李濒湖试之云：须半酣时，更令一人或笑或舞引之为验。"此段分别引自《本草纲目》"气味"条："辛，温，有毒。""主治"条："诸风及寒湿脚气，煎汤洗之。又主惊痫及脱肛，并入麻药。""发明"条："相传此花笑采酿酒饮令人笑，舞采酿酒饮令人舞。予尝试之，饮须半酣，更令一人或笑或舞引之，乃验也。"第三段："八月采曼陀罗花，七月采火麻子花，阴干等分为末，熟酒调服三钱，昏昏如醉。割疮灸火宜先服此，则不觉苦也。"此段分别引自《本草纲目》"发明"条："八月采此花，七月采火麻子花，阴干等分为末，热酒调服三钱，少顷昏昏如醉。割疮灸火宜先服此，则不觉苦也。"

总之，沈氏基于"语多纂缉"的考虑。重在搜集材料，汇编成册。内容源于《本草纲目》，因"匪敢僭也"，故仅在文字上稍作梳理或调整，不作大的变动。纵观全书，文笔流畅，清晰简练，可读性较强，彰显了沈氏深厚的文学修养和底蕴。诚如尚志钧先生所云："到底是文人辑本草，故文字条理明晰，然新见及临床用药经验皆很缺乏。"[1]

2."只增烟草"辨识

沈氏在凡例中明确指出，是书"只增烟草一种，以盛为时用也"。具体内容如下。
"烟草，一名相思草，言人食之则时时思想，不能离也。

味辛，气温，有毒。治寒湿痹，消胸中痞膈痰塞，开经络结滞。人之肠胃筋脉惟喜通畅，烟气入口，直循胃脉而行，自内达外，四肢百骸无所不到。其功有四：一曰醒能使之醉，盖火气熏蒸，表里皆彻，若饮酒然；二曰醉能使之醒，盖酒后啜之，宽气下痰，余醒顿解；三曰饥能使之饱；四曰饱能使之饥。盖空腹食之，充然气盛如饱，饱后食之，则饮食快然易消。人遂以之代酒代茗，终日食之而不厌也。

然人之宗气，一呼脉行三寸，一吸脉行三寸，昼夜一万三千五百息，五十周于身。脉行八百一十丈，此自然之节度也。脏腑经络皆禀气于胃，烟入胃中顷刻而周于身，不

---

[1] 尚志钧. 中国本草要籍考[M]. 合肥：安徽科学技术出版社，2009：290.

循常度而有驶疾之势，是以气道顿开，通体俱快。然火与元气不两立，一胜则一负，人之元气岂堪此邪火终日熏灼乎？势必真气日衰，阴血日涸，暗损天年，人不觉耳。

凡病内痞外痹者，藉其开通之力，驱除寒湿痰滞亦有殊功。若阴虚有火者得之，是益之焰矣，戒之。按本草肇于《神农本经》三百六十种，历代名贤各有增益，至明万历间蕲州李东璧著《纲目》一书，广之为一千八百九十二种，而大备矣。然尚未载烟草，迄今遂为日用不离之物。盖天地之生物不穷，生人之用物亦无穷，学者之格物又宁有穷耶？"

沈氏认为，烟草虽为毒物，但有很多医疗用途，且为人民日用之常物，故特增加烟草的内容。值得注意的是，本品原名野烟，一名烟草，为明代中后期传入我国的植物，首载于明代兰茂《滇南本草》[1]。书中明确记载其"味辛、麻，性温，有大毒"。其后，明代倪朱谟《本草汇言》以"烟草"为正名，并详细记载其性能、功用及使用注意等临床资料。"此药气甚辛烈，得火燃，取烟气吸入喉中，大能御霜露风雨之寒，避山蛊鬼邪之气。小儿食此，能杀疳积；妇人食此，能消癥痞。北人日用为常，客至即燃烟奉之，以申其敬。如气滞、食滞、痰滞、饮滞，一切寒凝不通之病，吸此即通。如阴虚吐血，肺燥劳瘵之人，勿胡用也。偶有食之，其气闭闷昏愦如死，则非善物可知矣。所以阴虚不足之人不宜也"。显然，烟草在明代本草已多有记载，实非沈氏新增物种。"只增烟草一种"，说明该书所选诸药（除烟草外）均来自于《本草纲目》，体现了一种本草自信。

从内容看，沈氏所谓烟草的四大功效，源自于明代李时珍《本草纲目》槟榔"发明"项下，并非烟草的功效。时珍按罗大经《鹤林玉露》云："岭南人以槟榔代茶御瘴，其功有四。一曰醒能使之醉。盖食之久，则薰然颊赤，若饮酒然，苏东坡所谓'红潮登颊醉槟榔'也。二曰醉能使之醒。盖酒后嚼之，则宽气下痰，余醒顿解，朱晦庵所谓'槟榔收得为祛痰'也。三曰饥能使之饱。四曰饱以使之饥。盖空腹食之，则充然气盛如饱；饱后食之，则饮食快然易消。"两段文字对比分析，除个别字、词稍有变动外，其表述方式及内容完全吻合。沈氏将槟榔的内容移植到"烟草"项下，不免有移花接木、张冠李戴之嫌。如此纂缉本草，岂不弄巧成拙，贻笑大方。

3."间附管见"评述

本书重在"纂缉"，偶尔发表一些见解或观点，多以"按"或"愚按"标出。如苍术，沈氏在纂缉苍术相关内容之末，另加"愚按"加以评述。具体内容是："愚按：苍术之用，大略除湿、开郁而已。究其功效，令人辟谷长生，致神仙以至

[1] 国家中医药管理局《中华本草》编委会. 中华本草：19卷 [M]. 上海：上海科学技术出版社，1999：281.

避恶驱邪抑何闳也？古方有苍术膏、苍术散、苍术丸、固真丹、少阳丹、交感丸、交加丸、坎离丸、不老丹、灵芝丸之类，皆苍术四制及八制，或独用，或合白茯苓，或合石菖蒲，或合熟桑葚，或合熟地黄，或合何首乌，或合黑芝麻，或合黄蘗皮，并有延年祛痰之效。《内经》论五脏六腑总以胃气为本，苍术能生发胃中阳气，为健脾燥湿之圣药，宜其为服食第一软？制法嫌其性燥，故以糯米泔浸去其油，亦有用脂麻同炒以制其燥者"。此按简要阐述了苍术功用特点、常用组方及炮制方法。主要内容均来自于《本草纲目》苍术"释名""修治""发明"和"附方"项下。

用药参伍。沈氏曰："药有单行者，有相须者，有相使者，有相畏者，有相恶者，有相反者，有相杀者。"然后"按"曰："单行者，独行不用辅也；相须者，同类不可离也；相使者，我之佐使也；相恶者，夺我之能也；相畏者，受彼之制也；相反者，两不相合也；相杀者，制彼之毒也。凡此七情，合和视之，当用相须相使者，勿用相恶相反者。若有毒宜制，可用相畏相杀者，不尔勿合用也。"此按主要阐述中药"七情"及其内涵。内容均源自《本草纲目》。

尽管书中"间附管见"，内容不多，但仍以"纂缉"为主，并无沈氏的见解或观点。然而，在诸家的序言中则多有溢美或虚夸之词。如翁序云："余三复其书，淹博不必言，而以辨物之细，析理之微，垂法之备，三者全而天下无遗理也。所谓物中之理无不穷，而理外之物无不贯也。"戴序云："简要而精详，文词博雅无过"。诸如此类，学者不可笃信之。

三、《本草崇原》

【概述】

作者张志聪，字隐庵。浙江钱塘（今浙江杭州）人，生于明万历三十八年（1610年），卒于清康熙十三年（1674年），享年六十四岁。

张氏为明末清初名医，为钱塘医派的中坚人物，出生医学世家，少年丧父，遂弃儒习医，曾从当时的伤寒大家张遂辰学医，又受名医卢之颐的影响，学医行医数十年，穷研医理，医术高明，医学博洽。张氏颇为重视中医理论的研究，于《黄帝内经》《伤寒论》《神农本草经》颇有心得。构侣山堂于杭州胥山（即吴山），招同道、弟子数十人，开堂讲论医学，为中医教育民间授徒形式之一大发展。并以集注的形式著书，开集体创作之先河[1]。著有《黄帝内经素问集注》《灵枢经集注》

---

[1] 王慧峰，杨巧红，易华. 试论张志聪《本草崇原》的学术成就及其意义 [J]. 福建中医药，2004（2）：44-45.

《伤寒论宗印》、《金匮要略注》、《侣山堂类辩》、《本草崇原》、《针灸秘传》（今佚）、《伤寒论纲目》九卷、《伤寒论集注》（书未成而卒，由门人续纂为六卷）。

《本草崇原》约始撰于1674年，乃张氏晚年著作，书未成而张氏殁，后由弟子高世栻（字士宗）续成。正如1767年王琦校刊该书跋云："在昔张君创其始，张殁而高君集其成，缮写样本，方欲锓板，高君又亡，事遂中辍，厥后样本传归胡念庵家，念庵父子谢世，不知又归谁氏，兹从胡之门人高端士处，得其移写副本，惜乎雠校未精，文句间有缺略讹谬，恐后之阅者，不免夏五三豕之叹，爰加订正，而授之梓，以公于世。"本书共三卷，载药289种（其中241种来自《本经》，48种为《神农本草经》中原无的药物，编写时于目录下注以"附"字，以示为著者自加）。卷上为上品，收药125种；卷中为中品，收药103种；卷下为下品，收药61种。所选药物，其条文都是摘自《证类本草》白字[1]。每种药物大致先简录《神农本草经》内容，如药名、性味、主治、应用等，次为注文，其中小字注主要为对药物的别名、产地、形态、品质、真伪等的考正和发挥，大字注主要为阐发药物的性味、功能主治。书中大字注文中的"愚按"，当出自张氏之手，而小字注文中的"按"则似为高氏之笔[2]。

本书是我国历史上第一部注释《神农本草经》的本草著作，为后人学习与研究《神农本草经》原著，有着重要的指导作用。张氏在书中创立了探五运六气之原、明阴阳消长之理，其对药性的阐述，解释详备，尤其重视格物用药原则。因此，运气的观点是本书的最大特点，也是张氏著书立说的最大成就[3]。

该书刊本较多，本篇所述以张淼、伍悦点校，张志聪撰、高世栻编订《本草崇原》[学苑出版社，2011年3月（2012年2月重印）]为蓝本。

【钩玄】

1. 开创注释《本经》之先河，启后世之论

本书是我国历史上第一部注释《神农本草经》的本草著作，正如张氏在《本草崇原》序中所说："著为药性，开物成务，传于后世，词古义深，难于窥测。后人纂集药性，不明《本经》，但言某药治某病，某病须某药，不探其原，只言其治，是药用也，非药性也。知其性而用之，则用之有本，神变无方。袭其用而用之，则用之

---

[1] 尚志钧.《本草崇原》简介 [J]. 皖南医学院学报，1984（2）：43+48.

[2] 吉训超，徐志东，罗菲. 论张志聪《本草崇原》的学术成就及其意义 [J]. 云南中医中药杂志，2009，30（8）：73-74.

[3] 张志聪，高世栻. 本草崇原 [M]. 张淼、伍悦点校. 北京：学苑出版社，2011：3.

无本，窒碍难通。余故诠释《本经》，阐明药性，端本五运六气之理，解释详备。"

所选的药物条文均摘自《证类本草》白字，并逐句加以注解。其注解文有两类：第一类是药物别名、产地、形态、采制等注释文，用双行小字刻之。第二类是药物性味、主治、功效注释文，用单行大字刻之。大字注文中的"愚按"，当出自张氏之手。如卷上"紫苏"条，有张氏愚按："紫苏配杏子，主利小便，消水肿，解肌表，定喘逆，与麻黄同功而不走泄正气。故《本经》言：'久服通神明，轻身耐老。'列于上品。"

小字注文中的"按"为高氏所补充。如卷上"白术"条，有高氏小字注文："《本经》单言日术，确是白术一种，苍术固不可以混也。试取二术之苗、叶、根、茎、性味察之，种种各异。白术近根之叶，每叶三歧，略似半夏，其上叶绝似棠梨叶，色淡绿不光。苍术近根之叶作三五叉，其上叶则狭而长，色青光润。白术茎绿，苍术茎紫。白术根如人指，亦有大如拳者，皮褐色，肉白色，老则微红。苍术根如老姜状，皮色苍褐，肉色黄，老则有朱砂点。白术味始甘，次微辛，后乃有苦。苍术始甘，次苦，辛味特胜。白术性和而不烈，苍术性燥而烈，并非一种可知。后人以其同有术名，同主脾胃，其治风寒湿痹之功亦相近，遂谓《本经》兼二术言之，盖未尝深辨耳。观《本经》所云'止汗'二字，唯白术有此功，用苍术反是写得相混耶。白术之味，《本经》云苦，陶弘景云甘，甄权云甘辛，张杲云味苦而甘，今取浙中所产白术尝之，实兼甘辛苦三味。夏采者，辛多甘少；冬采者，甘多辛少，而后皆归于苦。是知诸说各举其偏，而未及乎全也。隐庵于《本经》原文定苦字为甘字，爰以白术为调和脾土之品，甘是正味，苦乃兼味，故采弘景之说，以订正之耳。"

除张氏、高氏之"愚按"与"按"注文外，还有王琦的补充注文。如卷中"土瓜根"条，高氏补充说："愚按土瓜……本经虽有名，今人未之识也。"王琦补充说："按月令所谓王瓜者……遍处有之，民间往往认作栝楼，高氏以为今人未识者，盖以此故耳。"[1]

本书承前启后，承《神农本草经》而引发后世之论，此书之后，又有乾隆时闽陈修园著《神农本草经读》，半师其说；同时姑苏叶天士著《本草经解》，吴江徐灵胎著《神农本草经百种录》，虽见智见仁，各有心得，而皆以《神农本草经》为纲，此为颇受张氏《本草崇原》影响之故也。更有清末仲昴庭，以《神农本草经》为纲，附载《经读》《经解》《神农本草经百种录》并张氏《侣山堂类辩》高氏《医学真传》，参酌己意，编成《本草崇原集说》，此不得不归为张氏著《本草崇原》启后之功也[2]。

[1] 尚志钧. 《本草崇原》简介 [J]. 皖南医学院学报，1984（2）：43，48.

[2] 张志聪，高世栻. 本草崇原 [M]. 张淼、伍悦点校. 北京：学苑出版社，2011：3.

2. 创五运六气之原、明阴阳消长之理的药气理论

"五运六气"学说是古代用来研究天时气候变化规律以及气候变化对人体生命影响的理论，简称运气学说[1]。它由"五运""六气"两部分组成。五运者，即地之五行：木、火、土、金、水；六气者，厥阴、少阴、太阴、少阳、阳明、太阳，三阴三阳是也，分别为风木、君火、湿土、相火、燥金、寒水之化。中医理论以气为本，以气的运动作为事物发展的动力，本书将其用于药物的阐释，可谓溯本求原。正如《本草崇原》序中所说："本五运六气之理，辨草木金石虫鱼禽兽之性，而合人之五脏六腑十二经脉，有寒热升降补泻之治。天地万物，不外五行……其形有青黄赤白黑之五色，其气有臊焦香腥腐之五臭，其质有酸苦甘辛咸之五味。"

因生成之时与禀气所感而论药，如麦芽，春长、夏成，得木火之气，故能达木气以疏肝，化脾土以消谷。再如半夏，生当夏之半，为天地相遇，品物咸章之时，主阴阳开阖之半，关键之枢，又一阴之气于脉外，上与阳明相合，而成火土之燥。这样分析半夏，也就能理解其在半夏秫米汤中交通阴阳、小柴胡汤中和解少阳、半夏泻心汤类方中调和脾胃，所起的"关键之枢"的作用了。因产出之地与气味生化而论药，如五味子产地有南北之殊，"南产者，色红核圆。北产者，色红兼黑，核形似猪肾。凡用以北产者为佳"。附子，以蜀地产出者为胜，"他处虽有，为薄不堪用"，以川中产者"得地土之专精"而力雄。泽泻为水草，则能"启在下之水津"；桑寄生寄生于桑枝间，不假土力，赖得桑精之气，故可补人身之精气；茯苓，附松根而生，得松木之精华，借土气以结成，故气味甘平，有土位中央而枢机旋转、上下交通之功[2]。

如卷上"女贞实"条写道："三阳为男，三阴为女，女贞禀三阴之气，岁寒操守，因以为名。味苦性寒，得少阴肾水之气也；凌冬不凋，得少阴君火之气也；作蜡坚白，得太阴肺金之气也；结实而园，得太阴脾土之气也；四季常青，得厥阴肝木之气也。女贞属三阴而禀五脏五行之气，故主补中，安五脏也。水之精为精，火之精为神，禀少阴水火之气，故养精神。人身百病，不外五行，女贞备五脏五行之气，故除百病。久服则水火相济，五脏安和，故肥健，轻身不老。"从女贞实的阴阳属性、性味特点、生长特性及果实形态等阐述其禀三阴之气，故能补中焦太阴脾土、安少阴肾水、少阴君火、太阴肺金、太阴脾土、厥阴肝木五脏之体。备五脏五行之气，五脏水火相济，则五脏安，精神充，故能除百病，久服人肥健，轻身不老。

如卷上"枸杞"条所述："根苗苦寒，花实紫赤，至严冬霜雪之中，其实红润可爱，是禀少阴水阴之气，兼少阴君火之化者也，主治五内邪气、热中、消渴。谓五脏正气不足，邪气内生，而为热中、消渴之病。枸杞得少阴水阴之气，故可治

[1] 杨威，于峥，刘寨华. 五运六气基本原理探讨 [J]. 中国中医基础医学杂志，2011，17（10）：1058-1059.

[2] 张立平，黄玉燕，汤尔群. 浅析张志聪本草药性论 [J]. 中华中医药杂志，2018，33（7）：2760-2762.

也。主治周痹风湿者，兼得少阴君火之化也。岐伯曰：周痹者，在于血脉之中，随脉以上，随脉以下，不能左右，各当其所。枸杞能助君火之神，出于血脉之中，故去周痹而除风湿，久服坚筋骨，轻身不老，耐寒暑。亦得少阴水火之气，而精神充足，阴阳交会也。"观此段文字，张氏先述枸杞的形色及生长特点，以此推衍其所禀为少阴，点出其得少阴水阴之气，故可治热中、消渴，兼具少阴君火之化，故可出于血脉助君火之神以治周痹风湿，复又引《黄帝内经》之文以印证其说，其文引经据典，说理丝丝入扣，令人叹为观止。

如卷中"秦艽"条所言："气味苦平，色如黄土，罗纹交纠，左右旋转，禀天地阴阳交感之气，盖天气左旋右转，地气右旋左转，左右者，阴阳之道路。主治寒热邪气者，地气从内以出外，阴气外交于阳，而寒热邪气自散矣。治寒湿风痹，肢节痛者，天气从外以入内，阳气内交于阴，则寒湿风三邪，合而成痹，以致肢节痛者，可愈也。地气营运则水下，天气营运则小便利。"本段文字通过论述秦艽之性味、颜色与形状，推断出其禀天地阴阳交感之气，其间又引《黄帝内经》"左右者，阴阳之道路也"以证其说，复以阴阳消长交感之理来论秦艽何以可治寒热邪气，又何以可治寒湿风痹，环环相扣，有条不紊，足可见其说理透彻、文思细密[1]。

3. 明病之理，格物用药

张氏在《侣山堂类辩》中言："万物各有自然之性，凡病自有当然之理，即物以穷其性，即病以求其理，豁然贯通，则天地所生之万物，人生所患之百病，皆曰一致矣。"他认为，格物用药是先圣的用药原则，这也正反映了他自己的学术观点。他在《本草崇原》序中曰："运气之理，炳如日星，为格物致知，三才合一之道。其后人之不经臆说，逐末忘本者，概置勿录。学者能于此会悟之，则神农观天察地穷理尽性之学，庶几近之。后世之书，有涉讹谬者，屏弃勿道，可也。"

药之为物，形色自然，皆有法象。是故，有"因象以用形"，即从"形""象"推理药物性能。形，不只是形色，更是形气；象，不只是标象，更是气象，是将各方面表现出来的"象"与"气"结合，正所谓"形不违气"。然而对于一些药物，张氏亦有未言运气，而代之以取类比象之法。与运气学说相比，此法虽略显简陋牵强，然此说古朴易解，似又得格物之本初之义也。

本书以色与味辨药之用，如论贝母，色白味辛，禀阳明秋金之气，是故属肺金之药，又能内开阳明郁结，而主治乳难之症；丹参、玄参，皆气味苦寒，而得少阴之气化，但玄参色黑，禀少阴寒水之精，而上通于天，丹参色赤，秉少阴君火之

---

[1] 王慧峰，杨巧红，易华. 试论张志聪《本草崇原》的学术成就及其意义 [J]. 福建中医药，2004（2）：44-45.

气，而下交于地，是故功效有滋阴、入血之不同。以药物形象为辨者，如"空通者，转气机""藤蔓者，走经脉""物纹如车辐者，皆有升转循环之用"等。药如防己、木通皆属空通蔓草，故皆主于通利；浮萍根于水中，而外浮皮肤；橘皮"筋膜似络脉，皮形若肌肉，宗眼如毛孔，乃从脾脉之大络而外出于肌肉毛孔之药"。以述类象形、以类相从为用者，如《侣山堂类辩·药性形名论》所说："皮以治皮，节以治骨，核以治丸，子能明目，藤蔓者治筋脉，肉者补血肉，各从其类也。"其也常结合体、色、气、味为辨，如"赤圆者象心，白瓣者象肺，紫尺者益脾，香圆者入胃，径直青赤者走肝，双仁圆小者补肾"。以药物习性辨药之用，如动物类龟甲、鹿茸，"龟首常藏向腹，能通任脉，故取其甲，以补心、补肾、补血，皆以养阴也；鹿鼻常反向尾，能通督脉，故取其角，以补命、补精、补气，皆以养阳也"。植物类如百合、紫苏，百合花昼开夜合，百合色白气平，其形象肺，能助呼吸之开阖；苏色紫赤，枝茎空通，叶朝挺暮垂，有如经脉之气，昼行于阳、夜行于阴，故苏叶能发表汗，枝茎能通血脉。此皆物性之自然，物理之玄微如此。如论蛇床子时说："蛇，阴类也。蛇床子性温热，蛇虺喜卧于中，嗜食其子，犹山鹿之嗜水龟，潜龙之嗜飞燕，盖取彼之所有，以资己之所无，故阴痿虚寒，所宜用也。"

本书论药，或以时论，或以地论，或以形色气味论，至于何药以何论，则是以其偏重者为主，其理可触类旁通，其格物用药，可见一斑。

4. 精心考证，崇古而不泥古，敢纠前人之谬

本书兼采诸家之长，立论中肯恰当，在论及各药性味、功效时并不独守己见，而是结合各家临床实际经验加以分析，并最终给出中肯结论。如卷中"款冬花"条曰："款冬气味辛温，从阴出阳，主治肺气虚寒之咳喘，若肺火燔灼，肺气焦满者，不可用。《济生方》中，用百合、款冬二味为丸，名百花丸。治痰嗽带血，服之有愈有不愈者。寒嗽相宜，火嗽不宜也。卢子由曰：款冬《本经》主治咳逆上气，善喘喉痹，因形寒饮冷，秋伤于湿者，宜之。如火热刑金，或肺气焦满，恐益销烁矣。"本书结合运用严用和《济生方》百花丸的临证经验，并引用卢子由的阐述，以考证款冬花之性味确为辛温，临证适用于治疗虚寒咳喘者，而肺热灼肺，肺气焦满之咳喘当慎重选择[1]。

张氏虽崇《神农本草经》，以五运六气为原，却又精心于考证和发挥，敢批前人之错，能纠世人之误。如张氏论阿胶一药，小字注中曰："余尝逢亲往东阿煎胶者，细加询访……此皆前人所未言者，故并记之。"由此可见张氏治学之严谨。又

---

[1] 厉飞、张卓文、陈萍萍、等. 高士宗《本草崇原》学术思想研究[J]. 浙江中医药大学学报，2013，37（2）：141-143.

第六章 清代

488

如论牛黄："李东垣曰：中风入脏，始用牛黄，更配脑麝，从骨髓透肌肤，以引风出。若风中于府，及中经脉者，早用牛黄，反引风邪入骨髓，如油入面，不能出矣。愚谓：风邪入脏，皆为死证，虽有牛黄，用之何益。且牛黄主治皆心家风热狂烦之证，何会入骨髓而治骨病乎？脑麝从骨髓透肌肤，以引风出，是辛窜透发之药，风入于脏，脏气先虚，反配脑麝，宁不使脑气益虚而真气外泄乎？如风中腑及中经脉，正可合脑、麝而引风外出，又何致如油入面而难出耶。东垣好为臆说，后人不能参阅圣经，从而信之，致临病用药畏首畏尾，六腑经脉之病留而不去，次入于脏，便成不救，斯时用牛黄、脑麝，未见其能生也。李氏之说恐贻千百世之祸患，故不得不明辩极言，以救其失。"此张氏批驳东垣"中风入脏，始用牛黄"之论，足见其并非人云亦云之辈也。

再如卷下"桔梗"条，张氏愚按曰："桔梗治少阳之胁痛，上焦之胸痹，中焦之肠鸣，下焦之腹满。又，惊则气上，恐则气下，悸则动中，是桔梗为气分之药，上中下皆可治也。张元素不参经义，谓桔梗乃舟楫之药，载诸药而不沉。今人熟念在口，终身不忘。夫以元素杜撰之言为是，则《本经》几可废矣。医门豪杰之士，阐明神农之《本经》，轩岐之《灵》《素》，仲祖之《论》《略》，则千百方书，皆为糟粕。设未能也，必为方书所囿，而蒙蔽一生矣，可畏哉。"卷中"紫葳"条本经有"养胎"。张氏注云："近时用此为通经下胎之药，仲景鳖甲煎丸，亦用紫葳以消癥痕，必非安胎之品。本经养胎二字，当是堕胎之伪耳。"

此外，本书所注释的文字，在说理方面，用五运六气作为说理工具来注释，部分文字难免牵强附会。例如"水蛭"条，《神农本草经》云"利水道"。该书注云："水蛭乃水中动物……感水中生动之气，故利水道"。又如"龙骨"条，《神农本草经》有治"咳逆泄痢漏下"。本书注云："龙骨启泉下之水精，从地土而上腾于天，则阴阳交会，上下相和，故咳逆泄痢漏下皆可治也"。此种解释有牵强附会之嫌[1]。虽然本书以五运六气阐释药性，有一定的局限性，然其重视药性理论，倡导格物用药，采诸家之长，敢于析疑纠谬，崇古而不泥古，仍不失为学习中药的必备佳本，学习《神农本草经》的重要参考书。

四、《本草述》

【概述】

作者刘若金，字云密，号蠹园逸叟。湖北潜江人。刘氏在"白僵蚕"条下"愚

---

[1] 尚志钧.《本草崇原》简介 [J]. 皖南医学院学报，1984（2）：43，48.

又按"中说："此乙未春夏之交，余年七十一。"即刘氏在顺治十二年（1655年）71岁。以此向前推算，刘氏应生于明万历十三年（1585年）。吴骥在《本草述》原述中说，潜江云密刘公"年登八十"。即刘氏享年八十高龄，卒年应是清康熙四年（1665年）。由此可见，刘氏历经明、清两朝。

高佑釲序云："先生在先朝举天启乙丑进士，起家县令，历监司。"即刘氏于明天启乙丑年（1625年）举进士，此后历任县令、监司等职。在陈讦、高佑釲、谭瑄等人的序言中均以"大司寇"称谓刘氏。《潜江旧闻录》直呼"刘云密尚书"[1]。由此可推测刘氏曾担任过刑部尚书一职。明末隐居，杜门谢客，"日夕坐卧一小楼，治方书如故，自号蠡园逸叟"。吴骥原序云：先生"生平于书无所不读，而尤笃好轩岐之学"。他竭尽三十年之心力，"研露点笔，十易削藁"，完成了洋洋八十余万言的《本草述》一书。书始成，吴骥于"甲辰（即康熙三年，1664年）阳月，访公于家"。刘氏索序于吴，然序未成而刘氏已于次年（1665年）辞世。临终前，他对两个儿子说："诗文杂著虽我微尚所寄，不可刊布人间，恐触世所忌也，可独存《本草述》耳。"[1]为了完成父亲的遗愿，其长子刘洸于康熙五年（1666年），即刘若金逝世后的第二年，将《本草述》连同吴氏之序一并刊印。遗憾的是，该刊本未能发行，仅限于家族内部和挚友之间传阅，现已失传。时隔33年，即康熙三十八年（1699年），在江苏涟水任知县的次子刘湜将书稿嘱托给嘉兴名士高佑釲（字念祖）"较而梓之"，家弟陈讦（字言扬）"相助订正"，此书才得以刊行面世。清嘉庆十五年（1810年），阳湖后学吴宁澜在重刊《本草述》序文中说："是书梓于康熙己卯"，即《本草述》于康熙三十八年（1699年）刊行。

《本草述》全书三十二卷，分水、火、土、金、石、草、谷、菜、果、木、虫、鳞、介、禽、兽、人16部。所载药数，薛镐序云"所列凡四百八十余种"，吴宁澜序云"药不过四百九十种"，尚志钧先生统计"收药501种"[2]。全书无总论，各论不分项目，以药物为纲，分别述其别名、产地、形态、采收、气味、主治及附方。各药论述后间有"愚按"，论药宗经典而旁及各家，重点讨论药性、药效及药理。谭瑄序云："盖以去华务实为主，而精详研核，以轩岐《素》《难》为之根极，而贯穿融汇于张洁古、李东垣、王海藏、朱丹溪诸家，引而不发者，咸为抉其奥，展其蕴，而大畅之。"文字简练，且多骈语，读之朗朗上口，颇益后学。

吴宁澜在其序文中说："顾独怪是书梓于康熙己卯（1699年），迄今甫逾百年，乃业此者至不能举其名。"可知《本草述》在当时流传并不广，至今也不为人

---

[1] 甘鹏云，赵万年，俞森. 湖北地方古籍文献丛书：潜江旧闻录　襄阳守城录　郧襄赈济事宜[M]. 武汉：湖北教育出版社，2002：67-71.

[2] 尚志钧. 中国本草要籍考[M]. 合肥：安徽科学技术出版社，2009：291.

们所熟知。现存有多种清刻本和石印本。

本篇所述以郑怀林、焦振廉、任娟莉等校注《本草述校注》（中医古籍出版社，2005年1月）为蓝本。

【钩玄】

1. 调整分类，定其次序

刘氏十分注重药物的分类和先后次序的排列。该书目录主要针对李时珍《本草纲目》中药物分类不当和目次编排不合理之处进行认真研究，提出了具体的调整方案。陈讦在本书目录之后"附识数则"，并就此作了专题说明。

一是调整次序。如石部，"丹砂为上药，故冠诸石之首。水银从丹砂出，故次之。汞粉、粉霜、灵砂又从砂汞出，故又次之"。又如山草部，"贯众、仙茅、白头翁、白芨，《纲目》俱列岑、连前，今概置于后。胡黄连，《纲目》列黄连后，今列仙茅前。其间进退尚多，不同《纲目》"。

二是规范分部。如马勃、卷柏在《本草纲目》中未列蔓草部，而是"别列苔草部。夫苔亦草中之一，岂能别异于草，自为一部乎？故并入之（蔓草部），削苔草部"。又如"蕺、百合、蒲公英，《纲目》在菜部，先生移入隰草部。按蕺（即鱼腥草），《说文》训蓝菜，《纲目》遂列菜部。但《左传》云："蘋蘩蕴藻之菜，今何尝不入水草部，乃疑于蕺耶？百合生山隰间，虽可采食，实隰草也。盖本草可为菜食者多，但非韭芥之类必待人种者，俱当还其山隰之本然，蒲公英亦其例矣。"

三是补充内容。如五龙草，此草《本草纲目》不载。刘氏考察发现，"五龙草生于下湿地，遍地牵藤，叶似丝瓜叶而小，一叶有无丫，各丫内俱有须，故名五爪龙。三月间采，阴干，吾潜处处有之"。不仅药源丰富，而且治背疽效果显著。"若他方未必奏的然之效者，亦无取也。虽方中不以此味为主药，然却不可少，故附殿于蔓草后"。

通过以上调整和补充，使药物的分类更趋合理性和科学性，其检索功能不断增强。陈讦对此给予了充分肯定和高度评价。他说："按先生此书，多发前人所未发，则药品去留，体裁位置，俱自成一家。"

2. 删繁趋简，择其精要

据统计[1]，《本草述》中引征《黄帝内经》以下的历代中医药文献约370余种。是书主要资料源于李时珍《本草纲目》，刘氏在集前人之众说基础上参以己见

---

[1] 刘若金. 本草述校注 [M]. 郑怀林、焦振廉、任娟莉，等校注. 北京：中医古籍出版社，2005：3.

而撰成。对于文献资料的处理，遵循以下基本原则。即"于药品或先后焉，别其序也；于主治或更置焉，由所专以及所兼也；于畏恶使或去取焉，存可信，删不可信也；于禁忌、修治则殿焉，尽人事以全先天之功用也；于引据诸子百家多阙焉，但取实用无事夸博也；于附方或前后互见焉，先本治，又证所从治也；于所引书，或有裁剪，非复则类，笔削间有微意也"。

以甘遂为例。刘氏在甘遂"主治"项下记载："下五水（《别录》），治大腹疝瘕腹痛，面目浮肿，除留饮（《本经》），去痰水（甄权），利水谷道，破癥坚积聚（《本经》），散膀胱留热（《别录》），泻肾经及隧道水湿，脚气，阴囊肿坠，痰迷癫痫，噎膈痞塞（时珍）"。此段文字共引用了四家文献。文献不按出处先后排列，不全文照录，文献出处或以书名，或以人名。如《别录》："下五水，散膀胱留热"，刘氏将其拆分两处。《神农本草经》："主大腹疝瘕腹满，面目浮肿，留饮宿食，破癥坚积聚，利水谷道。"刘氏稍作删减，拆分两处。《药性论》："能泻十二种水疾，能治心腹坚满，下水，去痰水，主皮肌浮肿。"刘氏节取其"去痰水"，并以作者"甄权"注明出处。《本草纲目》原文照录，以作者"时珍"注明出处。由此可见，刘氏集众说之所长，取诸家精义熔为一炉，浑然一体。并非简单地将文字照录或挪移，而是择其精要，执简驭繁，启迪后学。

3. 依据法象，格物穷理

法象是古代哲学术语，系指自然界一切事物的现象。《圣济经》曰："万物皆有法象。"根据事物的自然现象和外部特征来探究药物的治病作用和奏效机理，是古人常用的一种认识事物的方法。

如连翘药用其果实。根据其房"剖之则中解"，稍干"振之皆落"，"其象形易落而能自散"的特点，推论其"能散诸经血结气聚"，有消肿散结之功，大凡疮痈肿毒、热毒壅盛者皆宜，故有"疮家圣药"之称。秦艽药用其根，因其"罗纹错综如织，象形以治经络之病者也"，证诸临床，本品能祛风湿，通达关节，流通脉络，可用于风湿痹痛、中风半身不遂、筋脉拘挛等。土鳖虫"以刀断之，中有白汁如浆，凑接即连，复能行走"，根据其断能续接之性，推论其有"续筋接骨"之功，"故今人以之治跌扑损伤，续筋骨，有奇效"。蜣螂"喜入粪土中，取屎丸而推却之"，其能加速粪便转变为其他生物能利用，"以能推转而妙于生化也"。通过推腐导滞，有利于脾胃的运化，"以治中土所生所合之病"。又如"桃仁之用在血，而用之体乃在肺，物理之妙有如此"；薯蓣"其所取者根，根之质白，是味之归形者金"。诸如此类，这种以"象"推"理"的思维模式和方法，不失为对药性理论的补充，有一定的实用价值。

4. 提炼药征，言简意赅

所谓"药征"，是指药物临床应用的证据和指征[1]。它源于临床实践经验的总结，汇聚于历代本草文献之中。刘氏博采历代本草文献之精华，融汇个人研究之心得体会，高度概括，简要阐明药物所以主治之由，与所以当用之理，对指导临床用药，具有重要的理论价值和实践意义。

如黄芪为补气要药。刘氏认为，若止言黄芪补气，则不能尽其所用。黄芪虽"多主益气，然于血分之证多有功，而津液汗溺为病需之亦不少"。此说简要而完备地论述了黄芪补气运用的广泛性和有效性，对临床具有重要的指导意义。具体体现在以下几个方面。

（1）生血：盖气无形，血则有形。有形之血不能速生，必得无形之气以生之。黄芪补气，以资化源，使气旺血生，适用于血虚萎黄，如当归补血汤。

（2）行血：气虚推动无力，则血行迟缓或凝涩为瘀。气足方可鼓动血脉，促使血行，而收行滞通络之效，适用于气虚血滞，因虚致瘀之痹痛麻木、中风不遂等，如补阳还五汤。

（3）生津：气旺则津生，气弱则津少。黄芪补气可促进津液的生成，故能补气以生津。适用于气津两伤之口渴，内热消渴。

（4）敛汗：黄芪能实卫气，固肌表，适用于表虚而腠理不密之汗出，如玉屏风散。

（5）行水：气虚推动无力或气化不足，则津液输布排泄障碍而致水湿内停，气盛则能行水消肿。适用于气虚不运，水湿停聚之水肿、小便不利。故刘氏强调："用黄芪不可执一补气之说，而必究其功用之精微，乃为得当而中的耳"。实为有得之言，颇有见地。

"五味治嗽，惟久嗽及虚劳嗽用之"。刘氏强调因虚致嗽是五味子的临床用药指征。其中，咳嗽为标，肺肾两虚为本。从药性分析来看，五味子酸能收敛，甘能补虚，入肺肾二经，既能收敛耗散之金以治标，又能滋助不足之水以治本，能敛能补，标本兼得，故为治嗽之要药。进而指出：五味子"补与收相驭而行，更无踌躇，遍阅先哲处方，历历如是，盖因耗散已甚故也"。若"元气耗散之甚者，不独补益可恃，而收之一法更有捷功，又凡证皆然也"。刘氏从五味子治虚嗽，阐明其能补能涩的性能特点，进而拓展到凡自汗盗汗、久咳虚喘、久泻久痢、遗精遗尿、崩漏带下等体虚滑脱耗散之证，都务必遵循"补收并行"的基本治疗原则和普遍用药规律，迄今仍为临床所悉用。

---

[1] 周祯祥. 本草药征 [M]. 北京：人民卫生出版社，2018：9.

他如"紫参专入血分，而血分之治专主其滞者"；黄连"其治热之郁，郁之湿者，正对待以奏功也"。其中，"血分之滞"和"湿热之郁"分别是对紫参、黄连用药指征、奏效机理的高度概括和精辟论述，迄今仍为临床用药实践所遵循。

5. 阐明药理，切合临床

论药明理，知其然并知其所以然，重在指导临床实践。

如牡丹皮。古人云：牡丹皮之用，"能行结气而固真气，去瘀血而养真血，乃滋阴养血必用之药也"。又曰："血之所患者火也，能泻阴胞之火，故吐衄必用。"这段话令人费解。刘氏从"结气"二字入手，逐一阐明牡丹皮的作用机制。他说："结气，气结于血中者。"气行则血行，气滞则血瘀，这就是结气的病理特点所在。进而分析，牡丹皮"所治诸证本于辛苦，使血中之结气行而瘀血化，是所谓能化则能生，故得谓之固真气，去瘀血而养真血"。即牡丹皮辛行苦泄，能化除瘀血，流通血脉，使脏腑组织得到新血的濡养。所谓养真血，实乃祛瘀生新之意。又说："血中之伏火即结气所化也，丹皮能引血归肝，故呕吐血必用之。"其"功归于凉血"。由此可知，牡丹皮性寒，入血分，既能行血分之郁滞，散结气；又能泄血分之伏火，凉血热。因其行血与凉血兼备，故凡血瘀、血热，或血热夹瘀诸证皆宜，符合临床用药之实际。刘氏进而指出："如血病于寒涩者，此味似难概用。"

草豆蔻。刘氏曰："草豆蔻之用，入脾胃也。以其香能入脾，其用之以散中土之寒，并寒之化湿以为郁为滞者，因其气味合于辛香而又本于温也。"本品辛能行滞，香能化湿，温能祛寒，归脾胃经。长于化中焦之湿，祛脾胃之寒，散寒燥湿为其主要机理。故脾胃多寒湿郁滞者，与之相宜。证诸临床，凡寒湿困脾、气机不畅、脘腹胀满冷痛、嗳气呕逆、不思饮食等皆宜。刘氏把草豆蔻的药性"辛香温"与运用"寒湿郁"紧密相连，一线贯通，使药证契合，具有很强的指导性和实用性。同时又指出，草豆蔻其性温燥，故"与脾胃湿热之证异乎其不相谋"。反证了草豆蔻的功用特点。

升麻升阳举陷。刘氏认为，升麻"气味俱薄，固已毕达其浮升之功用矣"。又说："升麻之举阳气于至阴者，固直入阳明、太阴之元而引清气以上行，即并五脏六腑之气随胃气而上奉之矣。此阳陷，如泄痢后重及崩带诸证而皆治。"盖脾胃同居中州，为人体升降之枢纽。脾气主升，能升发清阳，举托内脏。若中气下陷，内脏失于托举，则可见久泻脱肛，甚至内脏下垂等。升麻主入中焦，性气轻浮。其"浮升之功用"，能升清阳之气，故而能举下陷之病证，可收"五脏六腑之气随胃（脾）气而上奉"之效。证诸临床，实为确论。

6. 典型案例，示范引领

所谓案例，就是医者对病人病情诊断、处理方法的原始记录。运用确凿、典型的事实来归纳、推理或验证药物的功用和疗效，最具说服力、影响力和感召力。对指导临床用药具有很好的示范引领作用。

如牵牛泻肺通利。有一老年病人因冒雨感寒，未及时治疗。至次年春初即感内热烦躁，胸膈满闷，十日不大便。医生处以清热解毒方药二剂，病人服后即吐。又在原方中加用泻热通便的熟大黄服之，病人仍呕吐不止。刘氏分析认为，"有必用大黄之证，无牵牛则竟不能入胃口以下者"。此乃"痰热凝结胸膈"，腑气不通。治疗的当务之急是要解决病人"拒而不受"和"大便通利"的问题。于是，刘氏从剂型和配伍着力，采用峻药缓攻策略。"用牵牛大黄丸缓缓服之"，既通便又无格拒之忧。待"大便通后，乃服清气化痰药十余剂，以致渐安"。此案中，牵牛子苦寒，入肺与大肠经。上可泻肺祛痰，下可通利二便，乃为对证之药。如此较之"濒湖所疗老妇肠结证，止言投硝、黄"之说，"有进一解矣"。

延胡索止诸痛。刘氏首引李时珍之语，延胡索"能行血中气滞，气中血滞，故专治一身上下诸痛"，并举多个案例予以佐证。如"女子食荞面而怒，痛于胃脘当心，医用吐下行气化滞药，药反吐，且便秘三日，盖不知气之所留即病乎血也，故以此味为末，温酒调下而愈。又一人五旬外病痢，腹痛且危，此湿热伤气，即病乎血凝也，亦用此末米饮服之愈。又一人遍体痛至极，治以中风、或中湿、或脚气，俱不应，盖冷滞乎气，即泣其血也，故此味同当归、桂心为末，温酒服而愈"。从以上多个案例中，充分证实了延胡索为止痛之要药，大凡气滞血瘀诸痛皆有较好的止痛效果。

刘氏曾"治一僧腹痛，痛时并两足不能伸，群医束手。予以炒芍、炙甘草为主，佐他药投之，随手而愈"。又治"一十余岁童子，素有目疾，已愈。又因衄血久，而肝肾虚火俱动，致目赤，左眼眦微痛"。在加减六味丸中入决明子，其效甚速。以上案例证实了白芍、甘草合用治腹痛效佳，决明子清肝明目功宏。

7. 传承时珍，自成一家

刘若金是继李时珍之后，荆楚的又一位本草学家。《湖北地方古籍文献丛书·潜江旧闻录》记载："乡先生治本草学者，明代凡二家：一为蕲州李东壁氏，一则公也。李氏《本草纲目》取材至博，论者或议其未能精深，公之《本草述》则竭三十年心力为之，又生李氏后，殚精探索，从其善而纠其违，遂成一家之言，则精之至矣"[1]。

《本草述》问世以后，受到了清代本草学家的青睐。如邹澍在《本经疏证》的

---

[1] 甘鹏云，赵万年，俞森. 湖北地方古籍文献丛书：潜江旧闻录　襄阳守城录　郧襄赈济事宜 [M]. 武汉：湖北教育出版社，2002：67-71.

例言中说："是编为潜江刘氏《本草述》而发。"又如杨时泰删约《本草述》辑成《本草述钩元》，张琦节录《本草述》而成《本草述录》，蒋溶在《本草述录》基础上辑补而成《萃金裘本草述录》。

该书论药常于略引前人论说之后，附以大篇阐释（愚按），对有些药物解说辨析入微，颇有见地。而对有些药物烦琐推衍，文字冗长，玄而又玄，令人难撮其要。诚如邹澍在《本草述钩元》序中对《本草述》的评价所说："潜江刘若金先生著《本草述》，其旨以药物生成之时，度五气五味五色，以明阴阳之升降，实欲贯穿（金元）四家，联成一线。惜文辞蔓衍，读者几莫测其所归"，其说较为中肯。正因为如此，杨时泰"就其中论义，删而约之""汰其冗者十之四，达其理者十之六"，从而成就了《本草述钩元》。

附：《本草述钩元》

作者杨时泰，字穆如，一字贞颐，武进（今江苏）人，生卒年代不详。据《武进阳湖合志》载，杨氏为清嘉庆己卯（1819年）举人，曾任山东莘县知县。

杨氏工于医，精于脉诊。从"自序"可知，道光六年丙戌（1826年），杨氏在京师偶得《本草述》未订本，"翻阅数过，爱不能释，遂手自装订，暇即就其中论义，删而约之"。从丁亥（1827年）至戊子（1828年），"乃并其前后征引各条，旋就辑次"。业未卒，自都还南，"遂出全力掇拾此编"。又历经庚辛壬（1830年—1832年）三载，《本草述钩元》一书告成。"惜乎簿书劳瘁，不禄而终，未及以所著付梓人，藏稿于家者几十余载"（《本草述钩元》邹序）。门人伍仲常"惧是书之淹没，竭力谋剞劂"。道光壬寅年（1842年），邹澍为之序。

全书分三十二卷，列水、火、土、金、石、卤石、山草、芳草、隰草、毒草、蔓草、水草、石草、谷、菜、五果、山果、夷果、果味、果瓜、水果、香木、乔木、灌木、寓木、苞木、虫、鳞、介、禽、兽、人32部，载药500余种。各药主要内容及编排次序与《本草述》多同，将《本草述》中刘氏"愚按"改为"论"。杨氏以《本草述》为蓝本，"去繁就简，汰其冗者十之四，达其理者十之六"（《本草述钩元》邹序），提要钩玄，择精语详，内容简明，切合实用。自刊行以来，几乎取代了《本草述》[1]。

[1] 尚志钧，林乾良，郑金生. 历代中药文献精华 [M]. 北京：科学技术文献出版社，1989：323.

五、《本草汇》

【概述】

本书作者为清代郭佩兰，字章宜。江苏吴县人。因自幼多病，经常服药长达20年，故而博览历代医书，久则通医，初时向当地名医沈朗仲学习，对医学深有感悟，后数年师从名医李中梓，医技大增。故尝试对古本草进行研读，主要参考李时珍《本草纲目》，结合《神农本草经》、缪希雍《神农本草经疏》、李中梓《本草通玄》之意，康熙五年（1666年）著作《本草汇》，并刊行于世。另撰有《四诊指南》《劳瘵玉书》《类经纂注》等，未见传世。

本书是综合类本草辑录体文献，共十八卷，补遗一卷。前八卷均论述各种医药理论。卷一、卷二为药学理论内容，卷三至卷八为各种临床用药情况。卷三为脏腑虚实标本用药式；卷四为各种病证宜忌药；卷五、卷六为杂证、伤寒、妇、外、幼各科病机及用药法式；卷七、卷八列百病主治药。卷九至卷十八为各论，包括具体药物474种，分为草部、谷部、菜部、果部、木部（木部一、木部二）、虫部、鳞部、介部、禽部、兽部、人部、金石部、服器部、木部、火部、土部共16部，后附补遗药物14种，共收药488种。补遗包括本草汇图，包括药物墨图244幅，且多为入药部位的形态图，有特色，数量多，很有实用性。具体药物，各药之下论药性，先集数句对语，编成俳语，便于初学者记诵。系仿胡仕可、陈嘉谟所为。其后选取诸家药性机理论述，后述地产、炮制、须使、畏恶、制法等，主要参考《本草纲目》[1]，兼取《神农本草经疏》《本草通玄》计47家本草书籍，郭氏自家注说极少。

本书版本有两种，现存有康熙五年丙午（1666年）吴门郭氏梅花屿刻本书业堂藏板、日本元禄六年（1693年）武江山田屋刊本。本书版本较少，本篇所述以郭君双、杨俊杰、陈婷等校注《本草汇》（中国中医药出版社，2015年12月）为蓝本。

【钩玄】

1. 专论药性，强调病机

总论前八卷为医药理论，卷一包括杂论：产择地土、藏留法、贸药辨假真、咀片分根梢、药剂别君臣、阴阳配合、七情、酸咸甘苦辛五味、寒热温凉四气、五

---

[1] 张同君. 试析《本草纲目》对明清药学的影响 [J]. 中国药学杂志, 1988（11）: 641-645.

用、制造资水火、治病察机、治疗气味、煎制法、服饵法、修合药例、七方、十剂、五欲、五禁、五走、五伤、五过、吐汗下三法。卷二包括杂论：标本阴阳，升降浮沉，用药法象，药性要旨，升降者天地之气交，四时用药例，五运六淫用药式，气味补泻，五脏苦欲补泻，脏腑泻火药，服药风土之异，医贵应变，固元为本，真元耗散，三法五治，处方贵简，一药不可治众疾，八要，六陈，十八反，十九畏，治法提纲，脏气法时并药，和剂治法，论塞因塞用、通因通用、寒因热用、热因寒用、用热远热、用寒远寒，虚实论，治虚宜护胃气，诸病惟虚与火为难治，治气三法，治血三法，治吐血三要，寸关尺三部九候，阴阳表里二十九脉体状主病，奇经八脉体状主病，运气脉略，方土脉辨，并附十二经兼证八奇经兼证诀。卷三包括：脏腑虚实标本用药式、引经报使药、诸病忌宜药、阴阳表里虚实门忌宜药、脏腑虚门忌宜药。卷四包括：脏腑实门忌宜药、六淫门忌宜药、杂证门忌宜药、妇人门忌宜药、小儿门忌宜药、外科门忌宜药。卷五为辨证病机略，卷六为伤寒病机略，卷七为百病主治药，卷八包括多种疾病用药。

医药理论总论在整本书中占很大的篇幅，这在一般本草书中是少见的。郭氏特别强调"是编专明药性，而首采杂论，继以用药式及病机与主治等八卷者，此亦略本《纲目》之例。惟病机则从楼全善《医学》增入焉。盖病机不辨，将药性安施？"因此本书尤其强调病因病机，辨证论治，只有明辨病机，熟悉药性药理，才能将理、法、药一线贯通。

2. 药下对句，便于记诵

对于具体药物，都针对药物的功效主治进行总结，写成对句，或四六五七，有利于初学者能很好学习和掌握。其对句主要来源于《医宗必读》《本草通玄》等书，经郭氏增补、调整而成。如"薄荷"条称："清利六阳之会首，祛除诸热之风邪；通关节而发毒汗，止痰嗽而擦舌胎；去心脏风热，治中风失音；小儿风痰最要，伤风头痛宜食；洗风瘙瘾疹，涂火毒漆疮。"对薄荷功效主治进行总结，具有实用性。

如"白扁豆"条："消暑气，有解毒之能；和中气，有厚肠之益；霍乱吐泻能除，河豚酒毒并解；加十味香薷饮内，治暑殊功；佐参苓白术散中，止泻立效；痢疾不止者，服之可愈；病久脾虚者，倍用堪宜。"不仅总结了白扁豆的功效主治，而且将临床常用白扁豆的方剂写在其中，非常有利于白扁豆的临床运用。"干姜"条："破瘀散湿，腹痛翻胃均可服；温中下气，风痹积胀悉皆除；生者，逐寒邪而护表；炮者，除胃冷而守中；炮熟与补阴同用，治血虚发热之妙；炒黑与凉血同剂，疗血热溢泄之功；血虚，引血药入气分而生血；血热，引凉药与火性而相从；除腰肾间冷疼，并宣诸络关节；迟脉必用于理中，血虚可施于产热；命门火衰，佐以附子；真阳脱绝，济此功多。而后又总结，干姜之用有四：通心助阳一也，去脏腑沉寒二也，发诸经之寒气三也，治感寒腹痛四也。"将干姜及炮姜功效进行总结，并对于不同病证的配伍进行总结，对于临床用药非常有实用价值。

3. 强调相似药物的区别

在自序中，郭氏尤其强调当代有"羌、独活之不分，大、小蓟之混一，麋、鹿角之同用，赤白芍、赤白苓之殊功，决明子之不辨青葙"这样的情况，世人习用而不知，因此在本书中进行区别分辨。将卷十白芍五二、卷十赤芍药五三分列，如"赤芍药"条："赤芍药收敛下降，专入肝家血分，能行血中之滞，泻肝家之火邪。其功长于利小便，破血下气。若白者，止能除肝经邪耳。故暴赤眼者，或洗或服，皆当用赤芍。若血虚病及泄泻，产后恶露已行，少腹痛已止，痈疽已溃，并不宜服。"卷九独活三六、卷九羌活三七，"独活"条："诸风痹痛无新久，筋骨挛拳不可遗；奔喘逆气及腰疼，肾风牙肿并寒湿。""羌活"条："散肌表八风之邪，利周身百节之痛；理贼风失音不语，疗手足不遂筋挛；治头疼目眩。"二者功效与主治的不同一目了然，临床应用清晰。

4. 大量附图

附药图，便于认识药材。附图244幅（脏腑经络图36幅、药图208幅）。药图每半页分四格，每格有一药图，其药图多选择药用部位图，因郭氏强调简略"今兹所图，止取适用，无事繁杂，故凡用根则不及叶，用叶则不及根，并用则兼，暨果蔬、鸟兽、虫鱼之属皆然。或一物而特产者，亦止图其品之最上，而余则附载本物下，可因此以识彼。其耳目习用，人人能名者，竟不概列焉，无非以简单为务。"这有利于对药材的认识，但是缺乏对整体药用植物的了解。

附脏腑经络图，便于指导用药。附内景图（人体内脏解剖图）、内景赋、仰图、伏图、十二经图（包括手太阴肺经图、手阳明大肠经图、足阳明胃经图、足太阴脾经图、手少阴心经图、手太阴小肠经图、足太阳膀胱经图、足少阴肾经图、手厥阴心包经图、手少阳三焦经图、足少阳胆经图、足厥阴肝经图），又有脏腑之图，肺之图、大肠之图、胃腑之图、脾经之图、心脏之图、小肠腑之图、膀胱腑之图、肾之图、心包之图、三焦之图、胆腑之图、肝脏之图，共12幅图，以文字描写脏腑的位置、功能，同时列有与该脏腑补、泻、温、凉、东垣报使引经、饮食相关的药物数种，对临床用药有良好的指导意义。任脉图、督脉图，图上描述了经脉循行的部位，标注了穴位、八奇经总诀、面部图、肢节色见面部图、本草汇源流、本草汇脏腑经络穴引。

5. 精选附方

郭氏仿造前人本草著作，在本书中列入附方，其附方皆是精选，在临床有很大的实用性。如卷九"黄连"条："香连丸，广木香合搀，为腹痛下痢要药；茱萸丸，吴茱萸佐助，乃吞酸吐水神方。"卷九"柴胡"条："胆为清净之府，无出无入，其经在半表半里，不可汗，不可下，不可吐，法当和解，小柴胡汤是也。"卷十一"茵陈蒿"条："得茵陈以利水，则湿去土安而疸自愈，然亦须五苓之类佐助成功……第发黄有阴阳二种，茵陈同栀子、黄柏以治阳黄，同干姜、附子以治阴黄。总之，茵陈为君，随佐使之寒热，而理黄症之阴阳也。仲景茵陈栀子大黄汤治湿热也，栀子柏皮汤治燥热也，二药俱治阳黄。"

其次郭氏还增加了一些"有秘授方，如养阳圣丹、乌龙消癖、接气沐龙等，传自异人，历试而验"。如"五加皮"条，"万应神膏"；"琥珀"条，"乌龙消癖膏"；"天竺黄"条，"秘授消痫膏"等。

总之，《本草汇》以《本草纲目》为蓝本，参考《神农本草经疏》等 47 部本草，在药性理论、中医理论、中药功效总结、中药相似药物比较、附图、附方、句读等方面有鲜明的特色。但是对具体药物的认识，多引用前人的观点，较少有郭氏自己的论述。

六、《握灵本草》

【概述】

作者王翃，字翰臣，因"家于嶅之东皋"（《握灵本草》徐秉义序），又称东皋先生，浙江嘉定人氏。王氏"少工帖括，即兼通《灵》《素》之书"，后寄迹于医，所治多效。除《握灵本草》外，还著有《万全备急方》《万全备急续方》与《伤寒杂证全书》。

此书始于顺治丙申（1656 年），迄于康熙壬戌（1682 年），序云"西昌喻嘉言先生适馆余舍，曾出以示先生，先生喟然曰：雷桐不作，斯道晦塞久矣。君其手握灵珠，以烛照千古乎?《握灵本草》者，喻先生之言也。"喻嘉言先生是清代医家，以研究伤寒和本草而闻名，喻氏对此书给予了高度评价，《握灵本草》之名也由此而得。

卷首为序例，系节取《本草纲目》序例中的部分内容，别无增益。各论十卷，依次为水、土、金、石、草、谷、菜、果、木、虫鱼、鸟兽、人，合计 419 种。另补遗一卷，亦分部类，分为金石、草、谷、菜、果、木、服器、虫鱼、鸟兽、人。共载药 190 种。连同正文合计 609 种。每药叙述，先以小字注述药物产地、真伪、炮制、配伍禁忌等，然后分主治、发明及选方三项。其中"主治"包括药物性味、功用，"发明"与"选方"下除辑录前贤论述外，尚有作者的创见与发挥。另在上述三项介绍中时掺以少量小字注。该书旨在节要，故删去《本草纲目》中的"释名""集解"等内容。在引用前人文献时，多糅合之，未注明资料来源。"发明"对药物功效的特点及区别有所分析，但新的见解很少。此书是作者结合自己的临床实践经验，对先前的一些本草著作进行考证纠错的成果。相较《本草纲目》等大型的药物学专著，《握灵本草》是一部小型、实用、切合临床实际需要的著作[1]。

本篇以清代王翃编，叶新苗校《握灵本草》（中国中医药出版社，2012年1月）为蓝本。

<h1 align="center">【钩玄】</h1>

1. 删繁取要，以存精义

王氏认为"方药所以疗疾，非以炫博""精义存则繁言可节"。因其有感"本草代有增品，始自《本经》《别录》，迄有宋之《证类》、李氏之《纲目》，广至千有余种，繁矣。在唐宋间，即由删繁性类诸书、约品便世，诚不为过。然观古来神圣制方，一切良毒尽供医用，俗医不知通变，无论乌咏、狼牙，愕不敢问，且避参、附如蛊毒，畏大黄、芒硝若刀剑，此不读本草之过也。"故其"遍阅古今名方，凡有名有用之药，考辨性用，依金、石、卉、水为编，次计得四百余种，窃仿删繁之义，实非集要通元比也。"依从《本草纲目》择药选药，又思"昔杨医博去有名未用之药，而有《删繁》一书，日华子详华、实、性、味，而作《诸家本草》。又若《珍珠囊》之成于洁古，《用药法象》之撰自东垣。数子者，并以巨眼卓识，精别弃取。"遂"窃效斯旨"，乃成此书。

此书对药物的介绍虽不如《本草纲目》详细，但亦涵盖了临床使用的各个方面。如论黄芪，在"发明"项中云："黄芪甘温，纯阳。气薄味厚，可升可降，阴中阳也。其用者五：补诸虚不足，一也；益元气，二也；壮脾胃，三也；去肌热，四也；排痈止痛、活血生肌肉、托阴疽，为疮家圣药，五也。"再如论黄连，在"发明"项中云："其用有六：泻心脏火，一也；去中焦湿热，二也；诸疮必用，三也；去风湿，四也；治赤眼暴发，五也；止中部见血，六也。"说明简单扼要，然不失全面，充分体现了此书小巧却不失实用的特点。

2. 单用配伍，以效为度

王氏认为，"本草单方出于古今经验诸书，后人偶有采辑辄获名家，如江湖之流，酌注不竭，何敢轻议去取也。""悯世人制方无法，非攻补错施，即寒热群队。

---

[1] 尚志钧，林乾良，郑金生. 历代中药文献精华 [M]. 北京：科学技术文献出版社，1989：340.

试取众方，精求其理，其间有单行者，有相使者，有相畏、相恶亦可相使者，有铢两等者，有一倍再倍者，律之古人刌度有合者，此即制方家活法心印也。"

如黄芪方选项中介绍其应用，有"小儿胃虚而成慢惊者……用炙黄芪二钱，人参一钱，炙甘草五分，白芍药五分煎服。保元汤治痘证初起……用黄芪炙二钱，人参一钱，炙甘草五分，生姜五分，或加芎，加官桂，加糯米以助之。气虚白浊，黄芪盐炒半两，茯苓一两末服。"总结了黄芪的不同配伍，可治多种疾病。所选方不仅有黄芪为君药者，也有其做臣、佐药之方，体现药物只有通过合理的配伍使用，才能充分体现其在治疗疾病中的作用。书中强调配伍，但不排斥药物的单独使用。如单用人参治"胃虚反胃，垂死者。人参三两，水煮顿服。"独参汤治伤重出血昏愦为薛己所创，用于反胃垂死的救治，可谓圆机活法。

再如对于"甘草反大戟、芫花、甘遂、海藻"之说，其认为"胡洽十枣汤加甘草、大黄，乃是痰在膈上，欲令涌泄，以拔去病根也。东垣治项下结核，消肿溃坚汤加海藻。丹溪治劳瘵，莲心饮用芫花，皆本此意。古方有相恶、相使，而不相害者，非妙达精微者，不能知此理。"王氏通过分析胡洽、李东垣、朱丹溪等名医用药，说明甘草可以与大戟、芫花、海藻配伍同用，然需详查病机，明确药物作用的机理所在，恰当使用。再如论桔梗"清肺气，利咽喉，与甘草同行，为舟楫之剂"。论大黄"苦泄，峻下之药，欲引至胸中至高之分成功，须用辛甘之剂升之。譬如铁石入江，非舟楫不能载"。此段将桔梗与甘草作用向上升提，大黄作用向下沉降的配伍进行了生动的描述，使人受益匪浅，亦体现了王氏在药物配伍方面颇具灵活性与原则性，总以效为度。

3. 论述药理，阐扬尽蕴

王氏认为，"凡药根、茎、花、实，取别真伪，而阴阳、升降尤切人身，医家昧此，何以制方施治。汉晋以来，羽翼本草者，弘景、雷敩辈，著论最古。若其发挥功用，莫如宋元以下诸贤，《纲目》引为发明者是也。其间或各出见解，或先后雷同，种种不一，难以备载。"故其"细加研阅，有连引数行者，有节取一二语者，必期彼此参互，阐扬尽蕴"。

此书在药理阐发方面较翔实，如论细辛："水停心下不行，则肾气燥，宜辛以润之。细辛之辛，以行水气，而润肾燥。"论川芎："川芎上行头目，下行血海，故清神及四物汤，皆用之。能散肝经之风，治少阴、厥阴经头痛，及血虚头痛之圣药也。"论桃仁："气薄味厚，沉而降，阴中之阳，手、足厥阴经血分药也。苦以泄滞血，甘以生新血。""肝者血之源，血聚则肝燥。桃仁之甘以缓肝散血。"从药性的角度，即四气、五味、归经、升降浮沉等方面，说明了药物在治疗具体疾病时的作用机制，通过对中药药理作用的阐发，为临床灵活运用中药打下了基础。

此外，该书在药物的方选项中，还重视经方、成方之运用，并注意通过药物的合理配伍，随症加减，达到治疗不同疾病或是同一疾病不同证型的目的。书中还注意剂型的作用特点，选用汤剂、粉剂、丸剂、散剂、膏剂、酒剂等。在煎服方法上也有详细说明，使读者不但能明白药物的性味、功用、主治，还能了解药物具体运用时的煎法服法，对医生临证用方用药具有指导意义[1]。

此书在《本草纲目》影响下，所载药物借鉴《本草纲目》之分类，编著亦包括"释名""集解""发明"等内容。作者结合自己的临床实践经验，对先前的一些本草著作进行考证纠错，阐述药物删繁取要，以存精义，内容简单扼要且具有全面性。在药物应用方面，有单用，有配伍，总以效为度，体现用药既有原则性，又不失灵活。在药理阐述方面，注重从药物四气、五味、归经、升降浮沉等药性说明药物的作用机制，阐扬尽蕴，为临床灵活运用中药打下了基础。总体而言，此书简明浅近，对于中药学习入门颇有裨益。

七、《药性纂要》

【概述】

本书作者王逊（1636 年—？），字子律，号东圃，武林（浙江杭州）人。儒而兼医，治病多效验。清康熙丙寅（1686 年）集成本书，刊行于 1694 年。

王逊有感《本草纲目》集大成，但"诸家议论不一，学者难以适从，而汇集诸书，未免语多重复。"故从《本草纲目》中选其常用药，进行编撰，"惟欲人人通晓，词简义赅而已"。本书选择《本草纲目》中的 597 种药，又新增 9 种，包括金部神水、水中金，谷部人皇豆、朱米，草部烟草，鳞部海参，兽部狮子油、猴结，人部马子碱，共 606 种，分四卷。以水、火、土、金、石、草、谷、菜、果、木、服器、虫、介、禽、兽分为 15 部，其中卷一包括水、火、土、金、石部，卷二为草部，卷三包括谷、菜、果、木、服器部，卷四包括虫、介、禽、兽部。此书系纂集《本草纲目》之要言，故以《药性纂要》名书。本书主要内容节选自《本草纲目》，对药物出产、生成、形状、正误、分类等《本草纲目》已详细记录的内容，故略而不备[2]。具体药物正文不分项目，主要辑录了药性、主病、诸家论述等内容。王氏自己对药物机理的评议，有附于药条正文之后，冠以"东圃曰"或"圃曰"；或于版框上方加

---

[1] 唐峰，段玉新. 论王翃《握灵本草》[J]. 光明中医，2007（3）：22-24.

[2] 张同君. 试析《本草纲目》对明清药学的影响 [J]. 中国药学杂志，1988（11）：641-645.

眉批。王氏既介绍了很多个人用药经验，还记载了很多家传经验效方，以济世人切肤之疾苦。对于论述精妙之处用圆点标出，起到画龙点睛的作用，令读者一目了然。

本书版本较少，本篇所述以王鹏、周扬校注《药性纂要》（中国中医药出版社，2015 年 12 月）为蓝本。

【钩玄】

1. 圆点标出药物重点，画龙点睛

在具体药物记载中，王氏不仅对诸家论述进行描述，而且对于其中论述精要之处，予以圆点标注出来，提纲挈领，画龙点睛，对读者起到启发思维的作用。

对药物功效主治进行重点标注。王氏对药物的重点功效主治病证进行总结，并标以圆点，对读者起到重点提示作用。其在凡例中提到"凡药主病，总列门类于前，互为比例，其治功之优劣相形而益著。"如"防己"条："疗风水要药。""威灵仙"条："去诸风，通十二经络，为治痛风要药。""三七"条："为金疮要药。"如"射干"条："治喉痹要药。"如"瞿麦"条："为利小便之君主。""青蒿"条："治骨蒸劳热为最。""甘松"条"大醒脾气。""当归"条："调血要药，尤为女人所必用。""土茯苓"条"专治杨梅疮毒。"

对药物机理进行重点标注。王氏对于药物功效机理的认识可谓深刻，在具体药物记载中对其功效发挥的机理进行重点标注，有利于对该药的深入理解。如"半夏"条："赖其运用枢机，从中旋转之力……皆从去湿消痰中得来。"如"苏合香"条："香窜能外通诸窍，内通脏腑，辟一切不正之气。"如"肉苁蓉"条："峻补精血"。"玄参"条："法宜壮水以制火，故玄参与地黄同功。"如"大黄"条："推陈致新，其效如神。"如"连翘"条："能消上焦心火而散十二经客热。"

2. 论述精妙

王氏对药物有深入的研究，本书中不仅有诸家对药物的论述，而且也在其中以批注或论述的形式加入自己的观点，很多的内容都非常有价值。如"大黄"条，王氏对大黄的不同配伍应用进行批注："大黄同黄芩、黄连用，泄实火从大便出，治阳症实热发狂，乃釜底抽薪法。同芒硝、枳实用，下燥结宿粪。同归尾、桃仁、红花用，下瘀血，逐死胎。同礞石、沉香用，下顽痰。同莪术、三棱用，消癥瘕积聚。盖降火逐痰，下食，行痰消积。有戡乱扶危之功，但须用之得当耳。"

如"地黄"条，王氏对地黄的各种配伍应用进行总结，"东垣曰：生地治血燥无津者，配表药用可以养汗。肠枯而便闭者，兼消食药用，可以润肠胃，通大便。痘疹血燥热者用之，可以活血清热解毒。熟地滋阴益肾，补精血，明目，止盗汗，

退虚热，惟胀满者不宜用"。

如"龙胆"条，王氏尤其强调龙胆功效专注于肝胆，并记录一儿科用龙胆的病案，加以自己的思考论述，并将龙胆运用到儿科临床，其效奇佳，其云"龙胆草能清肝胆二经之热……施治婴儿热症尤宜……婴儿乃少阳也。小儿无忧愁思虑，七情之中惟怒而已……病不在心经也，所以用清心之药不效，而用治肝之药即愈也。后遇相火司天之年，婴儿多患时行咳嗽发热，都服平常治嗽清热药不应，予因忆及前方，并疏其说，众皆从之，诸疾顿愈"。

"白芥子"条，王氏强调其使用注意及外用的奇效："东圃曰：白芥子辛辣破气，非实痰勿服。熬膏外贴有余之症，其效殊速。""干姜"条："东圃曰：干姜炮黑为炭存性，辛辣之气已去，而黑能止血。然必须虚寒者用之耳。""天花粉"条，王氏批注"清浦天花粉，制成玉露霜甚美"。"饴糖"条，王氏记载了用饴糖治病的特殊用药经验，认为"凡虚火咳嗽者，频食少许，润肺养胃，降火消痰。宜同豆腐浆蒸化，频进甚良。齿落之人可以颐老。脱力伤饥，腹中急痛，未便饱食，啖此甚妙。惟小儿多食损齿，新产妇及痘瘄后忌之"。

3. 家传秘方

王氏不仅记载了诸家的论述，而且还记载了家传的秘方，以供世人使用，疗人间疾苦。如"牵牛子"条："秘传锭子药专治小儿肺风痰喘，惊搐，发瘄滚痰。其批：初起实症，发热、痰喘、抽搐者，用之立应，下痰自愈。若虚症及久病与泻者，虽痰喘不可用。"淫羊藿条："药酒方秘传，暖筋骨，活血脉，补肾强膝，治风定痛。其批注为此酒阳虚衰弱之人可饮。若壮实多火之人不可饮，恐反生热病也。"藤黄条："秘传黎洞丹。治跌打肿痛，疮毒初起，内服外涂。"

4. 相似药物比较

在对药物记述中，不仅是单味药物记述。对于一些相似的药物一同记载，并进行详细的比较，其有助于对相似功效药物的区别应用。如"大蓟、小蓟"条："大小蓟皆能破血，但大蓟兼疗痈肿，叶治长痛。小蓟专主小便热淋尿血，而不能消肿。""茴香"条："八角茴香，俗呼大茴。形如谷者名小茴。小茴香……理气开胃。大茴香……多食伤目，发疮。""核仁"条："夫杏仁下喘，治气也；桃仁疗狂，治血也。杏仁、桃仁俱治大便秘结，当分气血用之。"如"桂"条："细者为桂枝，厚而辛烈者为肉桂……桂秉辛温，其气之薄者，桂枝也。上行而通经络，解肌发表。气之厚者，肉桂也，气厚发热，下行补肾。"如沙参条："人参能补五脏，而沙参则专益肺也。"

5. 对药物"有毒"及"解毒"进行深入阐释

王氏在凡例对"毒"进行了较为全面的论述，有药物"毒"，对药物"解毒"，以及"毒邪形成"三方面的论述。"若气禀纯正，则何毒之有？今举数种以见大略。假如水银有毒，其气寒而性下坠之毒也。硫黄有毒，其性热而上窜之毒也。牵牛有毒，性寒而下泄之毒也……物之为毒，其性不同，而毒药攻邪，则又以毒治毒也。"同时王氏对具体药物的"解毒"进行论述，如"若解毒之药，甘草和缓，解毒气之急烈，无分寒热，均可治也。而犀角、羚羊则以凉解热毒，附子、硫黄则以有毒之热而解寒凝之毒……人参、黄耆则补正气以托邪毒。"对于毒邪形成，王氏认为"若在天之毒，则疫疬非时不正之气，与疾风暴雨、酷暑严寒，亦皆毒也。在人则气血不和，偏阴偏阳，遂结成毒"。如"牵牛子"条，王氏认为"毒药疗疾，顷刻奏功，祛邪即是养正"。

6. 治疗疾病用药强调审慎灵活

王氏认为治疗用药最宜审慎，在凡例中谈到"当用而不用则坐失机宜……故在用者灵活，随时度势，转变知机。"在"芫花"条，记载了十枣汤，治疗水气喘急浮肿之症。认为是善于变通，并详细论述了其变通。"惟善变化方能通达，天下无事不然，而医之为道，尤贵变通也……故物穷则变，变则通矣。推测人病，神而明之，处汤制剂，化而裁之，不离规矩之中，而有智巧之妙"。

7. 记载了特殊的秋石提炼方法

王氏在"秋石"条中记载了阳炼、阴炼秋石的方法，认为这两种方法炼出的秋石都不好。王氏记载了与阳炼、阴炼不同的一种简便的特殊火炼秋石的方法。"近法用尿数担不杂生水……入尿煎煮……用麻油浇入锅内……用乳钵研细……候滤尽……用文火钵外炼，候水响声绝即凝结"。

总之，本书是从《本草纲目》中择取药物进行编撰而成，其特点为药物重点内容突出，相似药物的比较，对毒的全面认识，记载王氏的用药经验、秘方，强调临床用药的灵活性等，具有较强的实用性。但是限于历史的原因，书中不免有些糟粕的内容如妇人月水、人血等，应弃之。

八、《本草新编》

【概述】

作者陈士铎，字敬之，号远公，别号朱华子，又号莲公，自号大雅堂主人，浙江山阴（今浙江绍兴）人。据《山阴县志》记载："陈士铎，邑诸生，治病多奇中，医药不受人谢，年八十余卒。"陈氏在《辨证录》凡例中说："铎年过六旬，精神衰迈，二师传铎之言。"在《辨证录》自序中说："丁卯秋，余客燕市……铎闻二先生之教"。从《本草新编》诸家题写序言的时间看，均在"康熙"年间。由此可见，陈氏所说的"丁卯"应为康熙二十六年（1687年），此时陈氏已过六旬，始得二师的真传。若以此为时间节点，向前推60年，应是明天启七年（1627年），向后延20年，应是清康熙四十六年（1707年）。因此推算，陈氏的生卒年代大约在1627年至1707年，享年80岁[1]。

陈氏幼习儒术，后因仕途不顺，屡试不中，遂专心于医学。其曾孙陈凤辉在《洞天奥旨》跋中说："曾祖远公，自少习举业，以数奇，屡试辄蹶，已而出游京师，复不得志，遂究心于医学焉"。一是秉承家学，陈氏在《辨证录》凡例中说："祖父素好方术，遗有家传秘本，凡关合各症者，尽行采入，以成异书"。二是遍访名师，"铎少喜浪游，凡遇名山胜地，往往探奇不倦，登眺时，多逢异人，与之辨难刀圭，实能开荡心胸，增益神智，苟有所得，必书笥中"。三是博采众长，陈氏"见闻广博而咨询精详，兼之辨难纵横"，凡"上下千古，翻前人旧案，阐厥精微"，每有所得，必记录在案。陈氏毕生著作颇丰，今存有《外经微言》《脉诀阐微》《本草新编》《石室秘录》《辨证奇闻》《辨证录》《辨证玉函》《洞天奥旨》等书。

《本草新编》又名《本草秘录》，初刻于康熙三十年（1691年），是陈氏晚年的作品。此书卷前有吕道人、长沙守张机、岐伯天师和金以谋序文四篇，凡例十六则，劝医六则，七方论，十剂论，辟陶隐居十剂内增入寒热二剂论，辟缪仲醇十剂内增升降二剂论。正文分五卷，共载药272种。对每一味药物，均先述功效于前，继发尚论于后。其对药物性味、归经、功效、主治的论述，能略人所详，详人所略，见解独特，发前人所未发。其对药味选用配伍宜忌的论述，尤切中于临床，实用价值很高。

该书流传不广，存世亦甚少。本篇所述以柳长华、徐春波校注《本草新编》（中国中医药出版社，1996年7月）为蓝本。

【钩玄】

1. 开宗明义，独具匠心

是书卷前论述6篇，除简要介绍本书的编写情况外，作者还论述了医病人应具备的行为规范，以及与方剂相关的内容。看似与本草无关，实则体现了陈氏的良苦用心和本书的编写特色。

一是强调读本草的重要性。本草是中药传承与创新的基因，中药是中医防病治

---

[1] 柳长华. 陈士铎医学全书 [M]. 北京：中国中医药出版社，1999：1137.

病的物质基础，也是中医理法方药的重要组成部分。因此，陈氏反复强调"人不学医，则不可救人；医不读《本草》，则不可用药""行医不读《本草》，则阴阳未识，攻补茫然，一遇异症，何从用药"。熟读本草，探本溯源，把握学术真谛，这是对中医人的基本要求，应该得到应有的关注和重视。

二是确定本书内容的筛选原则及重点阐述的内容。即"凡无关医道者，概不入选，即或气味峻烈，损多益少，与寻常细小之品，无大效验者，亦皆屏弃。"基于"本草诸书，多首列出产、收采、修制等项，铎概不登列者，以前人考核精详，无容再论"。在药物的论述方面，遵循"略人所详，详人所略"的原则，注重穷理和求新。

三是对医病人的行为规范提出了明确要求。即"劝世人幸先医治""劝世人毋求速效""劝世人毋惜酬功""劝行医幸毋索报""劝学医幸务穷理""劝学医幸尚虚怀"。告诫医生"当存一救人实意，不当惟利是图"。告诫病人未病先防，"节欲寡过，使身心泰然"；已病早治，"服药于将病之时，觅医于已病之日，则随病随痊"。切忌"讳病忌医，因循等待，及至病成，始叹从前之失医也"。告诫学医之人要虚心学习，博采众长，同时要深究医理药理，否则"动手即错，开口皆非"。

四是阐发七方十剂。主要围绕"大、小、急、缓、奇、偶、复""七方"和"宣、通、补、泄、轻、重、滑、涩、燥、湿"十剂进行讨论。陈氏认为，"七方十剂之义尚多缺略"，对临床组方用药的指导性尚待提升。尽管医者对药性烂熟于心，似乎可以随材任用。倘若不知七方十剂之义而妄用药，"是犹弃绳墨而取曲直，越规矩而为方圆也"。于是"畅为阐扬"，使"医理昭明"。如补剂："是虚病宜于补也。然往往有愈补愈虚者，岂补剂之未可全恃乎？吁！虚不用补，何以取弱哉。愈补愈虚者，乃虚不受补，非虚不可补也。故补之法亦宜变。补中而增消导之品，补内而用制伏之法，不必全补而补之，不必纯补而补之，更佳也。"陈氏之论，不仅丰富了七方十剂的内涵，更为临床组方遣药提供了依据。

此外，陈氏还分别对陶隐居十剂内增入寒热二剂论、缪仲醇十剂内增升降二剂进行了驳斥，提出了见解。

2. 论药穷理，功过彰明

陈氏深感"《本草》自神农以来，数经兵燹，又遭秦火，所传书多散轶，鲁鱼亥豕，不能无误"，且"医者多有附会，是《本草》在可信不可信间"。强调"人不穷理，不可以学医；医不穷理，不可以用药。"故是书论药融医理、药理于一体。使"义理详尽，功过不掩，喜忌彰明"，颇具创新和特色。

一论药物性能之理。如人参归经，"世人止知人参为脾、肺、心经之药，而不知其能入肝、入肾"。陈氏曰："肝、肾乃至阴之经，人参气味阳多于阴，少用则泛上，多用则沉下。故遇肝肾之病，必须多用之于补血补精之中，助山萸、熟地纯阴之药，使阴中有阳，反能生血生精之易也"，"有如气喘之症，乃肾气之欲绝也，宜补肾以转逆，故必用人参，始能回元阳于顷刻，非人参入肾，何能神效如此。又如伤寒厥症，手足逆冷，此肝气之逆也，乃用四逆等汤，亦必多加人参而始能定厥，非人参入肝，又何能至此"。陈氏从临床实际运用出发，明确指出"人参入肝、肾二经，可共信而无疑也"。临证若"不用之以疗肝肾，此医道之所以不明也"。由此可见，人参"非仅入脾、肺、心而不入肝、肾也"。陈氏有关人参归入五脏的论述，为丰富和拓展人参的临床运用提供了理论依据。

二论药物功用之理。陈氏每"叙功效于前，发尚论于后，欲使天下后世，尽知草木之精深，人物金石之奥妙，庶不至动手用药有错"。如芍药解郁，陈氏首先设问："世人用香附以解郁，而郁益甚，一多用芍药，其郁立解，其故何也？"继而诠释其解郁之理，"盖郁气虽成于心境之拂抑，亦终因于肝气之不足，而郁气乃得而结也。用芍药以利其肝气，肝气利，而郁气亦舒。但肝因郁气之结，则虚者益虚，非大用芍药以利之，则肝气未易复，而郁气亦未易解也"。进而指出"郁成于肝气之虚，芍药解郁，妙在益肝也"。证诸临床，芍药对于肝郁血虚之证较为适宜。又如车前种子，陈氏认为"近人称其力能种子，则误极矣"。并以五子衍宗丸为例来阐明车前的作用机理。五子衍宗丸功能补肾益精，用于肾虚精亏所致的遗精早泄、阳痿不育等，素有"古今种子第一方"之誉。方中"用车前子者，因枸杞、覆盆过于动阳，菟丝、五味子过于涩精，故用车前以小利之。用通于闭之中，用泻于补之内，始能利水而不耗气。水窍开，而精窍闭，自然精神健旺，入房始可生子，非车前之自能种子也。大约用之补药之中，则同群共济，多有奇功。未可信是种子之药"。综上所见，陈氏对药物功用的论述，无论是肯定或是否定，皆言之有据，持之有据，令人折服。

三论剂量多寡之理。剂量是决定临床用药安全、有效的重要元素。剂量过大，则药过病所；剂量过小，则病重药轻。剂量不在多少，关键在用药是否准确恰当。陈氏指出："用药止问当与不当，不必问多与不多也"。如麦冬，甘，微苦、微寒，专入肺胃经。以其柔润多汁，最能滋阴清热，凡肺胃阴虚有热者咸宜。"世人未知麦冬之妙，往往少用之而不能成功"。陈氏分析说："盖火伏于肺中，烁干内液，不用麦冬之多，则火不能制矣。热炽于胃中，熬尽真阴，不用麦冬之多，则火不能息矣"。犹如大旱枯涸，非滂沱之水不可济；火邪既盛，杯水车薪岂可为之。"此麦冬之必须多用，又不可不知也"。又如五味子，本品滋不足之肾水，理多用为佳，而"古人往往少用，岂能生汪洋之肾水耶？"陈氏分析说："天一生水，原有化生之妙，不在药味之多也。孙真人生脉散，虽名为益肺，其实全在生肾水。盖补肾以生肾水，难为力，补肺以生肾水，易为功。五味子助人参，以收耗散之肺金，则金气坚凝，水源渊彻，自然肺足而肾亦足也。又何必多用五味子始能生水哉，况五味子多用，反不能生水，何也？味酸故也。酸能生津，而过酸则收敛多，而生发之气少，转夺人参之权,不能生气于无何有之乡,即不能生精于无何有之宫矣。此古人所以少用,胜于多用也"。如熟地黄,"用之于肾水大亏之日,多用犹觉少;用之于脾土大崩之时,少用亦觉多;用之于肾火沸腾之病,用多而殊欠其多;用之于胃土喘胀之症,用少而殊憎其少。全在用之得宜,而多与不多,不必计也"。

四论药物配伍之理。配伍是中药临床用药的基本形式。古人在长期的临床实践中,将药物配伍运用概括为七种情况,简称"七情"。陈氏以常用药对为示范,阐明其配伍的意义。如白术与半夏配伍截疟,书中记载一典型案例:"人患疟病,用白术二两、半夏一两,米饭为丸,一日服尽即愈"。为什么"用柴胡、青皮散邪不效,用鳖甲、首乌逐邪不效,用草果、常山伐邪不效,何以用白术二两为君,半夏一两为臣,能够奏功?"陈氏分析说:"白术健脾开胃之神药,而其妙尤能去湿。半夏去痰,无痰不成疟,而无湿亦不成痰。利湿则痰已清其源,消痰则疟已失其党,况脾胃健旺,无非阳气之升腾,疟鬼又于何地存身哉。此效之所以甚捷也"。又如人参与莱菔子相恶,一般认为,人参补气,莱菔子(萝卜子)耗气,二者同用,人参补气的作用可能会减轻或消除,故不宜配伍使用。历来多以此作为诠释"相恶"配伍的典型例证。陈氏认为,这是不识人参和莱菔子药性所造成的误解,"古人用之(萝卜子)于人参之中,反奏功如神"。"人参得萝卜子,其功更补。盖人参补气,骤服气必难受……然得萝卜子,以行其补中之利气,则气平而易受。是萝卜子平气之有余,非损气之不足,实制人参以平其气,非制人参以伤其气也。"进而指出:"补气之药得之,而无大过之忧。"说明莱菔子与人参乃至补气药同用,非但不减效,且能使之补而不滞以增效,有"相制而相成"之妙,不必囿于人参与莱菔子"相恶"之说。

3. 详人所略,阐扬秘旨

吕道人在序言中说:"自神农氏尝药以来,发明《本草》者数十家,传疑传信,未克折中至正,识者忧之。"陈氏认为《本草》非博通内典,遍览儒书,不能融会贯通,以阐扬秘旨"。于是"上探羲皇,密证仙真,寤寐通之"。凡"后世有误解误用者,必引经据史,以辨明之,使人不堕云雾中"。若能"尽知草木之精深,人物金石之奥妙,庶不至动手用药有错"。

关于黄芪补血。在历代本草中不乏"补血""益血""生血"的记载,但文辞简略,难撮其要,未引起人们足够的关注和重视。陈氏从理论和实践的角度对此进行了深入研究,并以补血名方当归补血汤为例加以论证。一是充分肯定黄芪的补血作用。陈氏指出:黄芪"功用甚多,而其独效者尤在补血"。二是阐明黄芪补气生血的科学道理。陈氏认为,"气无形,血则有形。有形不能速生,必得无形之气以生之。黄芪用之于当归之中,自能助之以生血也。夫当归原能生血,何藉黄芪,不知血药生血其功缓,气药生血其功速,况气分血分之药,合而相同,则血得气而速生，又何疑哉！""或疑血得气而生，少用黄芪足矣，即不少用，与当归平用亦得，何故补血汤中反少用当归而倍用黄芪？不知补血之汤，名虽补血，其实单补气也。失血之后，血已倾盆而出，即用补血之药，所生之血不过些微，安能遍养五脏六腑，是血失而气亦欲失也。在血不能速生，而将绝未绝之气，若不急为救援，一旦解散，顷刻亡矣。故补血必先补气也"。如此则黄芪补血昭然若揭。2015 年版《中国药典》已将黄芪"补血"功效正式纳入法典。

关于熟地黄消痰，熟地黄药性滋腻，素有"腻膈生痰"之说，陈氏则持不同意见。一是否定熟地黄腻膈之说，认为"熟地味甘而性温，味甘为脾胃所喜，性温为脾胃所宜，脾胃既不相忤，又何所忌而腻膈哉"，大凡持腻膈之说者，"起于不知医理之人，而不可惑深知医理之士也"。二是提出熟地黄消痰之说，认为"凡痰之生也，起于肾气之虚，而痰之成也，因于胃气之弱。肾气不虚，则胃气亦不弱。肾不虚则痰无从生，胃不弱则痰无由成也。然则欲痰之不成，必须补胃，而欲痰之不生，必须补肾"。熟地黄大补肾阴，使肾中真水上升于胃，胃中邪水难存，则痰涎易消。书中记载一典型案例：病人"朝夕之间，所吐皆白沫，日轻而夜重，甚则卧不能倒。用六味汤，大加熟地、山茱萸，一边数服，而痰即大减，再服数十剂，白沫尽消而卧亦甚安"。这就是熟地黄消痰的明验。陈氏指出："熟地消痰而不生痰，又何疑哉。"陈氏之说颇有新意，值得我们深思和进一步研究。

关于白术治腰痛，腰为肾之府，腰疼乃肾经之症，人未有不信。引起腰痛病的原因很多，其中以肾虚腰痛较为多见。然"肾虚者用熟地、山茱以补水未效也，用杜仲、破故纸以补火未效也，何以用白术一味而反能取效？"陈氏指出："凡有水湿，必侵腰脐"。腰疼乃水湿之气浸入于肾宫所致。故曰："肾不湿则腰不疼，湿去而腰脐自利矣"。白术专入中宫，为苦温燥湿之品，以补土胜湿见长。陈氏认为，白术"最利腰脐"，尤"利肾中之湿"。如此则"肾中之湿气何能久留，自然湿去而痛忽失也。"曾治一腰痛病人，疗效显著。用白术二三两，水煎服，一剂而疼减半，再剂而痛如失，斯为白术直利腰脐之明证。故凡"治水湿者，一利腰脐而水即入于膀胱，从小便而化出，所以得水必须利腰脐，而利腰脐必须用白术也。"实乃有得之言，颇为后学所效仿。

关于中满忌甘草，甘草为甘味代表性药物。由于《素问·奇病论》有"甘者令人中满"之说，故对甘草能否治疗"中满"提出了挑战。"或问中满症忌甘，恐甘草助人之胀乎？"陈氏以自问自答的方式，分析并解读了这一问题。他说："中满乃气虚中满。气虚者，脾胃之气虚也。脾胃喜甘，安在反忌甘草。因甘草性缓，缓则入于胃而不即入于脾。胃气即虚，得甘草之补，不能遽然承受，转若添其胀满者，亦一时之胀，而非经久之胀也。故中满之症，反宜用甘草，引人参、茯苓、白术之药，入于中满之中，使脾胃之虚者不虚，而后胀者不胀。但不可多用与专用耳。盖多用则增满，而少用则消满也。专用则添胀，而同用则除胀也，谁谓中满忌甘草哉。"甘草用于脾虚胀满,可使脾得补而善于健运,则胀满自除。若不辨虚实,每见胀满,便禁甘草,不符合临床用药实际。陈氏指出:"中满忌甘草,反用之以成功,可见药宜善用,何独甘草哉?"提示临证用药,贵在"善用",重在对病证的把握和对药性的了解。

总之,陈氏研读本草,重在穷理,探幽发微,敢于创新,见解独特,具有重要的理论价值和实践指导意义。然书中过于强调药物在某一方面的功用特点,所用"神效""最神"等之类的表述,不免言过其实。在"劝医六则"中"劝世人毋求速效""劝世人毋惜酬功"等值得商榷。

九、《本草备要》

【概述】

作者汪昂,字讱庵,明末清初安徽休宁人,生于明万历四十三年(1615年),卒年不详。但从汪氏于年八十时撰《增补本草备要序》,题康熙甲戌的时间来看,其卒当在1694年之后。

明亡时汪氏正年逢三十岁,由于当时朝代变更,汪昂深感"蹉跎世变""著辑方书数种……或可有功前贤,嘉惠来世"。汪即弃举子业,笃志方书。《本草备要》凡例说:"昂自壮立之年,便弃制举,蹉跎世变,念著书作诗,无当人意……辑方书数种,以为有当于民生日用之实。"汪氏虽不业医,但对中医药的理论却很精通,经他注释和他所著之书,深为广大读者所喜好[1]。

汪昂一生博览群书,勤于笔耕,著述颇丰。除《本草备要》外,其撰述的医书主要还有:

(1)《素问灵枢类纂约注》:将《素问》《灵枢》合纂为一编,共分九类,以类相从,用便观览。该书前后条贯,参酌旧注,增入己见,语简而义明。

(2)《医方集解》:广搜古今诸家名方700余首,分为21类,汇集众说详加注释,选方切于实用,文字通俗简明。全书述说精当,内容完备,理法方药相应贯通。

(3)《汤头歌诀》:因旧有之书,词多鄙率,义弗赅明,乃重为编录,并以所主之病证括入歌中,间及古人用药制方之义。该书门分义悉,理法兼备,体用并赅。

以上四种被后世合称为"汪氏四书"[2],皆简明扼要、便于记诵,言浅义深、切于实用。既为中医入门必读之书,又是优秀的普及读物。成书以来,流传甚广,

[1] 尚志钧. 汪讱庵及其《本草备要》[J]. 安徽中医学院学报,1990(2):63-65.

[2] 汪常明. 新安医家汪昂成功之道探析[J]. 中医文献杂志,2007(1):52-53.

影响深远。此外，汪昂还著有《勿药元诠》《经络歌诀》等书。以汪昂署名的《本草易读》《方症联珠》等医书尚约有十种。

在自序中，汪昂提出了他编撰《本草备要》的原因，"窃谓医药之书，虽无当于文章巨丽之观，然能起人沉疴，益人神智，弱可令壮，郁可使宽。无关道脉，而能有助刚大之形躯；不系政刑，而实有裨生成之大德。言不堕绮语之障，用有当施济之仁，群居饱食之余，或可以愧小慧而胜犹贤也乎！是用寄意此中，思以寿世。"[1] 汪氏认为，古今著本草者不下数百家，然"第言治某病某病，而不明所以主治之由"，"千书一律，开卷茫如"。《主治指掌》《药性歌赋》，聊以便初学之诵习，要则要矣，而未能备也。《本草蒙筌》颇著精义，而阙略尚多。《本草纲目》考究渊博，指示周明，然卷帙浩繁，携取为艰，备则备矣，而未能要也。《神农本草经疏》发明主治之理、制方参互之义，然未暇详地道、明制治、辨真赝，均为千虑之一失。故综合诸家本草，由博返约，取适用者凡四百品，编成此书。对于所收诸药，"既著其功，亦明其过，使人开卷了然，庶几用之不致舛误。以云备则已备矣，以云要则又要矣"，题曰《本草备要》。

《本草备要》成书于康熙初年，当时只收药 400 余味。到康熙甲戌（1694 年）增订复刻时，增药 60 余味。增订时，汪氏年事已高，精力目力都已不济，增订的具体事务，其实是由其家属亲友集体承担的。各卷首页所列修订人员的名单，有其弟汪桓，儿子汪端，侄子汪惟宠，侄婿仇云天，同学郑赞寰等。本书是一部普及性本草书，文字精练，所谓"文无一定，药小者语简，药大者词繁，然皆各为杼轴，锻炼成章，使人可以诵读"。不分卷次，仅按药物自然属性分草、木、果、谷、菜、金石水土、禽兽、鳞介虫鱼、人等 9 部。1914 年上海共和书局石印本，载药478 种，分为 9 部。计草部 190 种，木部 84 种（另本作 81 种），果部 31 种，谷部 22 种，菜部 18 种，金石水土部 58 种，禽兽部 25 种，鳞介鱼虫部 41 种，人部 9 种。书的开头是药性总义，论述中药基本理论，如四气五味、升降浮沉、药物归经、七情畏恶、药物炮制等。每味药分正文（单行大字）和注文（双行小字）两类。注文多夹在正文句子中间。正文是介绍药物条文，文字简明扼要。注文是引申解释正文，文字比较详细，帮助读者理解正文。药物的正文大字按叙述程序有：药名、性味、归经、功效、主治、配伍、适应证、禁忌证、产地、形态、品质优劣鉴别、释名、七情畏恶等。多数药都按这些项目介绍。据统计该书 478 味药中，有 360 余味为 84 年版高校教材《中药学》所收载，占总数的 75.5%，绝大多数仍为现今常用药。该教材每药均附有文献摘要一项，其中收载有《本草备要》者达28 条之多，在 700 多部本草古籍中名列第十位，是一部颇有影响，深受初学者欢

[1] 汪昂. 本草备要 [M]. 郑金生整理. 北京：人民卫生出版社，2005.

迎的本草书籍，也是"新安医学"中的一部重要医籍[1]。

《本草备要》和《增订本草备要》的最早刊本，均由汪氏"还读斋"所刊。明朝末年，汪昂在杭州设有前店后铺的钓矶楼，曾以"延禧堂"号进行刻书出版。清顺治初，他与寓居杭州的同族汪淇到苏州开设"还读斋"刻书铺，从事坊刻业。康熙初年，"还读斋"由坊刻转为家刻，刻书内容也转为以医书为主，尤以刻印汪氏著述为主。除上述两种《本草备要》外，"还读斋"还刻印过汪氏《医方集解》《汪切庵全书》《素问灵枢类纂约注》《汤头歌诀》《经络歌诀》等书。

《本草备要》分为成书于康熙二十二年癸亥（1683年）的初刊《本草备要》和成书于康熙三十三年甲戌（1694年）的增补本《增订本草备要》，存世和流行均以《增订本草备要》为主（有学者考证，认为二者是两种刊本，《本草备要》是母本，为汪昂辑著，刊于康熙三十三年（1694年）；而《增订本草备要》为子本，具体增补者及刊刻时间等均有待进一步考稽[2]）。据《中国中医古籍总目》所载：①《本草备要》二卷，现有日本享保十四年己酉（1729年）植村藤治郎等刻本和据清康熙二十二年刻本复制本等2个版本；②《增订本草备要》其单行的刻本、石印本、铅印本小计116种（包括3种清抄本），部分还附有经络歌诀、汤头歌诀、图说等内容。其卷次则有不分卷、四卷、六卷、八卷等不同，甚至还有五卷者，大体前期以四卷为主，后期则八卷通行。另有丛书五种收入《增订本草备要》，计有版本97种（其中丛书《本草医方合编》，为汪昂的《本草备要》与《医方集解》二书合刊），合计《增订本草备要》有213个版本，此仅为全国150个图书馆、博物馆所藏的1949年以前出版的《增订本草备要》版本，加上近代以来的抄本、整理本及现代的铅印本、影印本、校点本等，其版本之巨，流行之广，影响之大，可想而知。

其代表性版本：①《本草备要》初刊本。康熙二十二年还读斋初刊本（延禧堂藏版），国内现已不存，幸赖郑金生先生从日本内阁文库复制回国。②《增订本草备要》最早刊本。刊于康熙三十三年，扉页题"汪切庵先生重定新镌增补详注本草备要"，四卷，有眉批栏，无药图，书末署"康熙甲戌休宁吴德辉志贞谨校梓"。现藏于上海图书馆和江西省图书馆。③吴谦审定本。《增订本草备要》早期的版本文富堂本曾经清代太医吴谦（新安医家，乾隆时任太医院判，奉敕编《医宗金鉴》）审定，在重刊时另增"药图"一卷，"图文并茂"，影响很大，后世一版再版。④谢观评校本。1918年由商务印书馆首刊，名为《全图本草备要》，八卷，卷一前附"本草备要图集"，后多次重印，据此本再刊的又有多种，近代以来影响最大。但据郑金生先生研究，谢观所据底本乃清代后期劣本，文字错误多，药

[1] 周时厚，黄辉.《本草备要》浅谈[J]. 四川中医，1990（5）：52-53.

[2] 王世民.《本草备要》和《增订本草备要》小考[J]. 山西中医，2006（1）：41-42.

图 411 幅系从《本草纲目》张绍棠本（1885 年）摘录。⑤郑金生整理本。人民卫生出版社 2005 年排印出版（属"中医临床必读丛书"）。底本为康熙三十三年《增订本草备要》最早刊本，校本为康熙二十二年还读斋初刊本、康熙间成裕堂本、乾隆间文盛堂本。由于作者精心搜集、全面考察了存世的早期版本，整理时采用了最佳的底本与校本，加之学识渊博，治学严谨，纠正了许多后世刊本沿袭已久的错误，具有很高的参考价值。本篇即以此为蓝本。

【钩玄】

1. 采掇诸家，广征博引

《本草备要》一书引用了大量的文献资料，《黄帝内经》《难经》《神农本草经》等中医药学经典著作自不待言，他还引用了《说文》《道藏》《诗经》等小学、宗教、文学及其他著作，可谓林林总总，洋洋大观。全书共引用文献资料 113 种，引言而未具书名者共 78 人。居前三位的医家为李时珍（117 次），朱震亨（46 次），李杲（41 次）。在引用医学著作中，《黄帝内经》（37 次）为最多，其次为《神农本草经疏》（25 次）[1]。全书字笺句释，因是书不专为医林设，为使初学者和不业医者也能畅读其书，通书对医家、医学术语、生僻字等一一作出详尽注释，实为中药学入门之阶梯。对引用的医家与著作作出简要的说明，如"汪机，号石山，著《本草会编》""王好古，号海藏，著《汤液本草》""甄权，著《药性论》""日华，著《大明本草》""陈嘉谟，著《本草蒙筌》"等。对提到的医学术语进行详尽的描述，如"痿痹瘕痕，筋骨缓纵，足不任地曰痿；风寒湿客于肌肉血脉曰痹；血凝气聚，按之坚硬者曰癥；虽坚硬而聚散无常曰瘕，尚未至癥也。"对常见的病因、病机、治则作出精要的阐述，如"胆为清净之府，无出无入，其经在表在里，法当和解，小柴胡汤之属是也。若病在太阳，服之太早，则引贼入门。若病入阴经，复服柴胡，则重虚其表，最宜详慎""主治之理，务令详明，取用之宜，期于确切。言畅意晰，字少义多"。

2. 法宗古人，论药简明

该书首论药性，次选临床常用药物 538 种，分草、木、果、谷菜、金石水土、禽兽、鳞介鱼虫、人部，各论中每药之下论其性味归经、功用主治及品种形态、加工炮制等，以介绍药物功效为重点。并较多联系实际，药证并解，尤善于将前人的

---

[1] 尚志钧，林乾良，郑金生. 历代中药文献精华 [M]. 北京：北京科学技术出版社，1989：328.

论述结合己见加以阐发。引文引《本草纲目》《神农本草经疏》内容及金元时期各家学说，大多注明出处，作者自己的见解，皆注明"昂按"。如"茯苓"条云："甘温，益脾，助阳，淡渗，利窍除湿。色白入肺，泻热而下膀胱（能通心气于肾，使热从小便出，然必其上行入肺，能清化源，而后能下降利水也），宁心益气，调营理卫，定魂安魄（营主血，卫主气，肺藏魄，肝藏魂）""小便结者能通，多者自止（湿除则便自止）。生津止渴（湿热去则津生）"。如是编注，使人读后耳目一新，既知其然又知其所以然。是书多以简短精练的语句，概括每种药的气味功效特点，简单易记。如紫菀为"血痨圣药"，连翘为"十二经疮家圣药"，沉香"诸木皆浮，而沉香独沉，故能下气而坠痰涎"，槟榔"泻胸中至高之气……能坠诸药至于下极"，黄柏"泻相火，补肾水"，地骨皮为"走表走里之药，外治肌热虚汗，上除头风痛，中平胸胁痛，下利大小肠"，蒲公英"专治乳痈"，香附为"血中气药……主一切气……止诸痛"，丹参"补心、生血、去瘀……功兼四物，为女科要药"。是书还穿插了许多单味药取效的医案、典故，读之令人兴趣盎然。在讲述何首乌时就以一典故结束，唐时有何首乌者，祖名能嗣，父名延秀。能嗣五十八，尚无妻子，服此药七日，而思人道，娶妻连生数子。延秀服之，寿百六十岁。首乌又服之，寿百三十岁，发犹乌黑"。是书对于临床易混淆的药物进行了鉴别，所谓共性中求个性。如陈皮、橘红皆有"理气燥湿之功"，然"入补养药则留白，入下气消痰药则去白"。

3. 首标功效，创新体例

中药功效专项的确立与分列，标志了中药学理论的突破性进展。其中，汪昂于此厥功甚伟。古代本草对药物功效和主治的涵义，缺乏明确的界定，二者混言杂书的现象，延续了很长时间。《神农本草经》开此先例，朴实记录药物主治，虽偶有功效内容，但十分粗略。陶弘景意识到这种"药之所主，止说病之一名"的做法，"未尽其理"，但囿于当时的医药水平及受崇古尊经思想影响，陶氏及唐宋诸家都一致采取"附经为说"的方式记述药物，后学者终因功效难明而无所适从。加之兼收并蓄，芜杂枝蔓，在很大程度上影响了本草学著作的学术性和可读性。金元时期之后，学者们开始注意从主治中提炼功效。但明代中期以前，包括《本草纲目》等本草要籍在内，涉及品种不多，仍将功效混列于主治之中，可见此时的功效与主治，仍无明显畛域之分。明末本草，不仅功效内容激增，而且出现了功效、主治分列记叙的药物，尤其是贾所学《药品化义》之"力"项中，明显具有分列功效的意图，在此基础上，汪昂的《本草备要》开创了先言功效、后列主治的书写体例，使本草学的格调为之一新。汪氏认为"本草第言治某病某病，而不明所以主治之由。医方第云用某药某药，而不明所以当用之理。千书一律，开卷茫如。"明确指出主治功效不同，首倡"每药先发明功用，而以主治之证，具列于后"的编写方式。汪氏于各药名称之下，别开生面地用小字书其功效，然后另起一行系统介绍药的性能及主治等。如其论"黄芪"，先于药名之下以小字注其功效："补气、固表、泻（阴）火"，然后叙其性能、主治病证、历代诸家所论及方剂配伍等内容，"其所以主治之理，即在前功用之中。"这种论述药物的方式，实为近现代临床中药学分列功效专项的先导。

4. 汇创结合，既备且要

汪氏十分重视前人的理论与经验。上自《黄帝内经》《神农本草经》、仲景、叔和，下至东垣、好古、丹溪、李时珍、缪希雍及近世的喻嘉言、程郊倩等医家、医籍的观点，汪氏认为正确者，在《本草备要》内都一一采撷、引用。例如论述白术苦能燥湿时曰："经曰，脾苦湿，急食苦以燥之。"论补气药黄芪能"生血生肌"时曰："气能生血，血充则肉长。经曰，血生肉是也。"对于医理、治则等的论述，亦常引用《黄帝内经》理论进行阐发。例如论活血药丹参治疗"风痹不随"时曰："手足缓散，不随人用。经曰，足受血而能步，掌受血而能握。"又如"狗脊"条下，论述"周痹"曰："经曰，内不在脏腑，而外未发于皮，独居分肉之间，真气不能周，命曰周痹。"言简意赅，说理性强。在本草学研究上，汪氏尤其推崇前代医药学家李时珍《本草纲目》及缪希雍《神农本草经疏》。其曰："古今著本草者，无虑数百家，其中精且详者，莫如李氏《纲目》，考究渊博，指示周明"，而《经疏》亦是"发明主治之理，制方参互之义……可谓尽善"。称这两部书是"补前人之未备，作后学之指南"。但汪氏师古而不泥古，对前贤亦非盲目崇拜，而是自有创见。他在肯定《本草纲目》《神农本草经疏》成就的前提下，也指出其不足之处。他认为，《本草纲目》"卷帙浩繁，卒难究殚……备则备矣，而未能要也"，《神农本草经疏》"未暇详地道、明制治、辨真伪。解处偶有附会。常品时有芟黜，均为千虑之一失"。且释药注重切于实用。《本草备要》虽为本草专著，但汪氏主张"注本草者，当先注病证。不然，病之未明，药于何有？"所以，汪氏在撰写《本草备要》时，十分注重"药性病情，互相阐发，以便资用"。同时，汪氏又指出，以往本草著作"药品主治，诸家析言者少，统言者多""又每药之下，止言某病宜用，而不言某病忌用，均属阙略。兹集并加详注、庶无贻误"。

5. 医药融通，阐理清晰

是书采掇诸家之言，广征博引，因药推原病因，因病辨析药性，使人知其然亦知其所以然。如桂枝"气薄则发泄，桂枝上行而解表；气厚则发热，肉桂下行而补肾"，夏枯草"治目珠夜痛，因其气禀纯阳，补厥阴血脉，而夜与寒皆阴也，以阳和阴也。"读后易懂。其总结白术"燥湿能利小便，生津液"，然为何既燥湿而又生津也，汪氏加以解释"脾恶湿，湿胜则气不得施化，津由何生，用白术以除其湿，则气得周流，而津液生矣。"黄芪补中，益元气，壮脾胃，生血生肌，因"补气药多，补血药亦从而补气；补血药多，补气药亦从而补血"。是书还指摘录既往本草谬误，阐明独特见解。历代医书认为"痰者因咳而动，脾之湿也。半夏能泄痰之标，不能泄痰之本，泄本者泄肾也"。俗以半夏为肺药，然汪氏认为半夏能泄痰之本，盖脾为生痰之源。俗以半夏专为除痰，汪氏从而提出"小柴胡汤、半夏泻心汤皆用半夏，岂为除痰乎"？曰"湿必得火，方结为痰，气顺则火降而痰消"，所以半夏不仅能去湿除痰，还能顺胃气，宣通阴阳。又如"香薷"条下昂按："暑必兼湿，治暑必兼利湿。"此见解多被认为是叶天士语，实则叶氏《外感温热篇》问世比《本草备要》至少迟 60 余年。论丹参，在论其性味、功效、主治等同时，又阐明了妇科病的病因、病机、鉴别诊断，及妇人病的治疗要点，曰："风寒湿热，袭伤营血，则经水不调。先期属热，后期属寒。又有血虚、血瘀、气滞、痰阻之不同。大抵妇人之病，首重调经，经调则百病散"；论肉桂药性时，则阐明命门相火的生理、病理，"两肾中间，先天祖气，乃真火也，人非此火，不能有生，无此真阳之火，则无以蒸糟粕而化精微，脾胃衰败，气尽而亡矣"；论秦艽药性，更引《黄帝内经》阐明风寒湿痹的病因、病机，"风寒湿三气杂至，合而为痹。风胜为行痹，寒胜为痛痹，湿胜为着痹"等。论冬瓜的宜忌，丹溪曰："冬瓜性急而走，久病阴虚者忌之"，而汪氏则曰："冬瓜日食常物，于诸瓜中尤觉宜人，且味甘而不辛，何以见其性急而走乎？"又如以往本草多有韭忌牛肉的说法，而汪氏则认为："今人多以韭炒牛肉，其味甚佳，未见作害"等。此外对药物恶反亦有不俗见解。如论甘草曰："反大戟、芫花、甘遂、海藻，然亦有并用者"；论人参畏五灵脂曰："古方疗月闭，四物汤加人参、五灵脂，是畏而不畏也。"汪氏还很注意单方、验方的收集。

汪氏推阐性能颇重法象药理。其首篇即谓："凡药轻虚者浮而升，重实者沉而降。味薄者升而生（象春），气薄者降而收（象秋），气浓者浮而长（象夏），味浓者沉而藏（象冬），味平者化而成（象土）。气浓味薄者浮而升，味浓气薄者沉而降，气味俱浓者能浮能沉，气味俱薄者可升可降。酸咸无升，辛甘无降，寒无浮，热无沉，此升降浮沉之义也（李时珍曰：升者引之以咸寒，则沉而直达下焦；沉者引之以酒，则浮而上至巅顶。一物之中，有根升梢降、生升熟降者，是升降在物亦在人也）。凡药根之在土中者，半身以上则上升，半身以下则下降（以生苗者为根，以入土者为梢。上焦用根，下焦用梢，半身以上用头，中焦用身，半身以下用梢。虽一药而根、梢各别，用之或差，服亦罔效）。药之为枝者达四肢，为皮者达皮肤，为心、为干者内行脏腑。质之轻者上入心、肺，重者下入肝、肾。中空者发表，内实者攻里。枯燥者入气分，润泽者入血分。此上下内外，各以其类相从也。"在注释药物时亦首先辨明气味形色，次著其所入脏腑、经络，再列主治于后。如在注释"连翘"时，开头即说明气微寒形似心，味苦。之后注明连翘入手少阴、厥阴气分而泻火。后世虽对法象药理颇有诟病，但汪氏囿于时代的限制，不宜苛责。汪氏对中医药知识的普及及现代中药功效理论的崛起和确立，对现代中药学的形式和内容都作出了极大的贡献，实有大功于医林。虽其自谦"余不业岐黄，又学无师授"，但却鸿学博识，立意高远，其书义理畅明，文词典雅，在当时即已有人以为奇，广为流传。今人读之，亦觉历久弥新，颇生高山仰止之感。该书与其《医方集解》均可谓"实从前未有之书，亦医林不可不有之书也。"

十、《本草易读》

【概述】

作者及成书年代不详。本书署名原题"清·汪讱庵撰"。原书封内标明"休宁汪讱庵先生秘本，徐灵胎、叶天士二先生藏本，清御医吴谦先生审定"。可见该书辗转于几位中医大家，但作者究竟是不是汪讱庵（汪昂）？何时刊行？皆不得而知。从《本草易读》"序"和"例"文所见，既无作者署名，又无成书年代记载，也难以确认，当存疑待考。尚志钧等[1]研究认为，汪昂似无此作，恐系托名。

该书"序"文对历代本草作了简短点评。其中，对李时珍《本草纲目》给予高度评价。曰："李氏《纲目》，统括诸家，引证百氏，萃玉集锦，指谬辨误。自轩皇而后，使诸家本草，及各药单方，继《证类》而堪垂千古，不至沦没者，独赖此撰之存。"同时认为，《本草纲目》"卷帙太繁，不无滥与。"于是，《本草易读》作者将"素日所珍，诠次成编，具陈臆见，以当胪言，聊以备亿兆疾痛之需，成一部阴骘之书，如是焉耳。"

《本草易读》书前有序，评述历代本草，不署姓氏年月。全书分为八卷。前二卷列举病证107部，注明应用药物。卷三至卷八载药462种（不包括附药），简述性味、功效、主治、产地、形状、验方、诸方等内容。

本书流传较少。本篇以吕广振、陶振岗、王海亭等点校的《本草易读》（人民卫生出版社，1987年12月）为蓝本。

【钩玄】

1. 论药，易读易诵

《本草易读》有感于"自唐以降，药品日增，而性味多未研究，率皆师心自用。

---

[1] 尚志钧，林乾良，郑金生. 历代中药文献精华[M]. 北京：科学技术文献出版社，1989：462.

沿及宋、元，药益称倍，仍相谬误"。因此，该书十分注重药性对临床用药的指导作用。强调读本草，须明药性。"例"中明确指出："医家本草不读，则药性不明；即偶读矣，或旋忘之，虽读如无读，而仍药性不明；药性不明，于病之寒热虚实虽悉，于药之寒热温凉则昧，且于药之反畏宜忌，更相违逆。如是欲用药却病，将药与症，两不相符，而欲拯厄拔苦，生死骨肉也，难矣。"说明本草不读，药性不明。如是临床用药，难得佳效。所以，书中论药，首明药性，次论功效和运用。

关于药物的遴选和收载，书中十分考究。主要把握两条基本原则：一是"药之贵重者，悉多不录。"因为"贵重者多伪，而且费资浓，取浓资买伪药，以伪药治真病，于医、病两无所益。不惟无益，而反有损，故多不录。"二是"药之遐僻者，亦不重载。"因为"遐僻者，其来不易，或经雨湿虫蛀，渝其故色，或出殊产异道，失其常性"。

关于药物内容的记载，尤其是药物功用的表述，力求通俗易懂。如干姜"治内寒之腹痛，疗缩筋之霍乱，止寒湿之呕利，回手足之厥逆"；桔梗"治肺痈已溃，止胸痛如刺"；知母"泻无根之肾火，疗有汗之骨蒸，止虚劳之热嗽，治久疟之寒热"；天麻"风痫惊悸良剂，眩晕头痛灵丹"；薤白"治泄痢下重，疗胸痹刺痛"；黄芪"助当归以生血，佐防风以驱风"。不仅语言流畅，而且有词赋的韵味，朗朗上口，易读易诵。

《本草易读》还注重从临床实践和方药运用中发掘药物的功用，这也是本书的一大特色。"例"中指出："是编有本草未及载，而主治颇详于方中者，如甘草治下痢、疗羸瘦，防风通便秘、解诸毒之类是也，读者由此而推测之，自能悟本草主治，犹有未尽之秘，依经制方，复有旁通之妙。"自古方药一家。"本草与药方，相须而行，大有裨益。而近世选本草者，每于诸药主治，则详言之，于所药方，悉屏弃之，是未谙本草与药方，相辅而行之义也夫"。

2. 选方，简便实用

方药兼收，是本草之惯例。"昔唐慎微撰《证类》，悉收古今验方附入，《纲目》因之增广数倍。第收括太繁，未经详择，优劣并载，不无包荒"。该书作者不落窠臼，"于千万方中，加意去取"。然后，"精拣各方，附于各药之下"。如"黄连"条下收载验方38首，收载诸方5首；"人参"条下收载验方26首，收载诸方16首。该书收载各方之多，甚至超过药物的内容。

《本草易读》把所载各方分为验方和诸方两类。所谓验方，是指单用的小方，一般不冠方名，多在药物用法之末注明"验方"；所谓诸方，是指配伍使用的大方，冠以方名，多在药物主治之末注明"诸方"。无论验方或诸方，其收载均要把握原则，注意精选。一是"所有精详真实、轻淡简便之剂，试之而效如应响者，悉收入录"；二是"于药之习见习知者，独加详收。以习见习知者，多真实无伪也。"

该书作者对"古方不治今病"的说法提出了严厉的批评，认为这种观点是大错特错。曰："病不外乎六淫七情，试问风寒暑湿，古今之天气，有以异乎？喜怒忧思，古今之人情，不相侔乎？如果有异而不侔，何《伤寒》《金匮》诸方，用之而效验如响，唐、宋以下诸方，用之而有效有不效者，岂以仲景为今，而唐、宋以下为古耶？"进而指出："盖非古方之不效于今，而实今人之不复能用古也。"所以，该书经方时方皆收。"不遗仲景，而唐、宋以下，仍择其精详者，悉附记载"，为临床提供参考借鉴。

为了查找和使用方便。本书以病证作为开篇，列为 107 部。每一部下列举若干病证，每一病证后列举一味药物，并注明药物序号及所在验方或诸方的编号。如感冒部四："风寒流涕，白芷五十，验方十四。"据此可查找位列 50 的白芷，在"白芷"条下再查找第 14 个验方，即"风寒流涕，同芥穗末茶下。（十四）"又如呕吐部二十四："似呕不呕，生姜二百二十八，诸方二"。先查找位列 228 的生姜，在"生姜"条下可找到第 2 个诸方，即"生姜半夏汤：生姜、半夏。治似喘不喘，似呕不呕，似哕不哕，心中愦然无奈者。（诸方）第二。"这种按部查病，以病找药，因药寻方的做法，具有查阅方便、简便实用的特点，有类似于临床实用手册的功能。

《本草易读》指出，临证遣方用药，应根据病情作出基本评判。如"用药治病，有轻病立愈，重病悠轻，小症忽大，危症卒死者，峻猛大剂是也；有小病略瘥，大病少效，轻症不重，重症不危者，轻淡小方是也"。无论大剂或是小方，治疗效果不外两端。"盖以峻猛治病，恒治十而愈六，而四者必损。何者？不有大胜，必有大败也。以轻淡治病，每疗十而愈四，而六者无恙。何者？纵无大功，亦无大过也。"因此，"兹于小方，则加倍收之，于大剂，则约略举之。"实为经验之谈。

十一、《本经逢原》

【概述】

作者张璐，字路玉，晚号石顽老人，长洲（今江苏苏州）人。《张氏医通》自序云："余生万历丁巳。"即张氏生于明万历四十五年（1617 年）。《千金方衍义》序云："康熙岁次戊寅十一月既望八十二老人石顽张璐路玉序。"即康熙三十七年（1698 年），石顽老人八十二岁高龄，完成了毕生最后一部医学著作并撰写序文。张璐的侄子大受在《张氏医通》张序中称"先伯父石顽先生"，作序时间为"康熙三十八年岁次己卯仲冬朔"。由此可见，石顽老人卒于康熙三十七年（1698 年）十一月至翌年（1699 年）十一月之间。

张氏生于官宦之家，幼年读书，旁通医术，少而颖悟，博贯儒业。他在《张氏医通》自序中云："余自束发授书以来，留心是道。"即张氏在 15 岁时即对医药产生了浓厚的兴趣，在业儒之余研习岐黄之道。青年时代，"专心医业之书，自岐黄讫近代方法，无不搜览；金石鸟兽草木，一切必辨其宜，澄思忘言，终日不寝食，求析其得心应手"（《张氏医通》张序）。张氏医术精湛，著述甚多，如《伤寒绪论》《伤寒缵论》《张氏医通》《诊宗三昧》《本经逢原》《千金方衍义》等。其与喻昌、吴谦并称为清初医学三大家[1]。

张氏在该书"小引"中说："康熙乙亥玄春王石顽张璐书于隽永堂，时年七十有九。"由此可见，《本经逢原》成书于清康熙三十四年（1695 年），为张氏七十九岁高龄所作。此书卷前有张氏所作的"小引"。正文分四卷，共载药 700 余种。在分类上舍弃了《神农本草经》的三品分类法，采用《本草纲目》的分类方法按自然属性分类。将药物分水、火、土、金、石、卤石、山草、芳草、隰草、毒草、蔓草、水草、石草、苔草、谷、菜、果、水果、味、香木、乔木、灌木、寓木、苞木、脏器、虫、龙蛇、鱼、介、禽、兽、人 32 部。在每味药名之下，先述其性味、产地、炮制等，次录《神农本草经》原文，殿后为"发明"，是张氏药学思想的集中体现和精华所在。

该书流传甚广，版本较多。本篇所述以顾漫、杨亦周校注的《本经逢原》（中国医药科技出版社，2011 年 1 月）为蓝本。

【钩玄】

1. 笃信炎黄，示人绳墨

张氏说："医之有《本经》也，犹匠氏之有绳墨也。有绳墨而后有规矩，有规矩而后能变通。变通生乎智巧，又必本诸绳墨也。"《神农本草经》是我国现存最早的本草学专著，约成书于东汉末年（2 世纪）。该书所载药性理论和药物功用，奠定了本草学的基础，开创了中药学的未来。故张氏说："原夫炎帝《本经》，绳墨之创始也。"两千多年来，《神农本草经》卓有成效地指导着中医药的临床实践。张氏认为，临床医生不仅要把握《神农本草经》的精髓，懂得用药的规矩，还要善于变通，知常达变。而变通之道，"黄帝《灵》《素》之文也"。若"能以炎黄之道随机应用，不为绳墨所拘者，汉长沙一人而已"，堪为后学之典范。

张氏笃信炎黄，用药推崇《神农本草经》。他深感前贤"集本草者，咸以上古逆

---

[1] 孙化萍，李丽，袁惠芳，等. 清代名医张璐生平探析 [J]. 河南中医，2007（5）：24-25.

顺反激之用，概置不录，专事坦夷，以适时宜。其间琐琐，固无足论。即濒湖之博洽今古者，尚尔舍本逐末，仅以《本经》主治冠列诸首，以为存羊之意。惟仲淳缪子开凿经义，迥出诸方，而于委婉难明处，则旁引《别录》等说，疏作经言，朱紫之混，能无戾乎？"有鉴于斯，张氏从临床实际出发，"略疏《本经》之大义，并系诸家治法，庶使学人左右逢原，不逾炎黄绳墨"。以示人们要熟谙中医经典，博学众家之长。既要知晓绳墨之规矩，又要善达智巧之变通，临证用药方能左右逢原，得心应手，如此则"足以为上工"。充分彰显了张氏撰写《本经逢原》之初衷和主旨。

2. 解读本经，拓展运用

本书虽用"本经"二字，但不以考订为目的，重在"略疏《本经》之大义，并系诸家治法"。该书融张氏临床用药心得和前贤诸家论说于一炉，集中体现在每药"发明"项下。其独到见解，切中临床，突出实用。

如茵陈蒿，《神农本草经》称："主风湿寒热邪气，热结黄疸。"张氏认为："茵陈有二种，一种叶细如青蒿者，名绵茵陈，专于利水，为湿热黄疸要药。一种生子如铃者，名山茵陈，又名角蒿，其味辛苦小毒，专于杀虫，治口齿疮绝胜。"二者基源不同，功用有别。而"《本经》主风湿寒热，热结黄疸，湿伏阳明所生之病，皆指绵茵陈而言"。张氏认为，黄疸是由湿热蕴结所致，《神农本草经》所用者为绵茵陈，此为治湿热黄疸之要药，无论阳黄、阴黄均可配伍使用。如"仲景茵陈蒿汤以之为君，治湿热发黄。栀子柏皮汤以之为佐，治燥热发黄。如苗涝则湿黄，旱则燥黄。其麻黄连翘赤小豆汤以之为使，治瘀热在里而身黄，此三方分治阳黄也。其治阴黄则有茵陈附子汤，各随燥湿寒热而为主治"。张氏通过方证分析，揭示了茵陈运用于黄疸的广泛性和有效性。进而分析其作用机理是"专走气分而利湿热"，对正确理解《神农本草经》之精义和指导临床用药都具有重要的意义。

石膏，《神农本草经》称："主中风寒热，心下逆气惊喘，口干舌焦不能息，腹中坚痛，除邪鬼，产乳金疮。"张氏发明项下首先对《神农本草经》条文中诸症的发病机理进行分析。"《本经》治中风寒热，是热极生风之象。邪火上冲，则心下有逆气及惊喘。阳明之邪热甚，则口干舌焦不能息。邪热结于腹中，则坚痛。邪热不散，则神昏谵语，等乎邪鬼"。进而阐明石膏的性能特点及所用之由。石膏"辛凉以解泄"，故能"解肌散热，外泄则诸症自退矣"。又引"《别录》治时气头痛身热，三焦大热，皮肤热，肠胃中热气，解肌发汗，止消渴烦逆，腹胀，暴气喘息咽热者"。张氏分析认为，以上病证尽管临床表现不一，但发病机理则是一致的，"以诸病皆由足阳明胃经邪热炽盛所致"。石膏"能散阳明之邪热……故悉主之"。既把握了《神农本草经》之绳墨，又变通生乎智巧，拓展了石膏的临床运用。

甘草，《神农本草经》称："主五脏六腑寒热邪气，坚筋骨，长肌肉，倍气力，解金疮肿毒。"张氏"发明"项下着力阐明甘草的性能特点，为诠释经文提供理论基础。曰："甘草气薄味厚，升降阴阳，大缓诸火。生用则气平，调脾胃虚热，大泻心火，解痈肿金疮诸毒。炙之则气温，补三焦元气，治脏腑寒热，而散表邪，去咽痛，缓正气，养阴血，长肌肉，坚筋骨。"其中，对甘草和缓之性尤多发挥。张氏曰甘草："能和冲脉之逆，缓带脉之急。凡心火乘脾，腹中急痛，腹皮急缩者宜倍用之。其性能缓急而又协和诸药，故热药用之缓其热，寒药用之缓其寒，寒热相兼者用之得其平。"并以经方为例证，如"仲景附子理中用甘草恐僭上也。调胃承气用甘草恐速下也。皆缓之之意。小柴胡有黄芩之寒，人参、半夏之温，而用甘草则有调和之意。炙甘草汤治伤寒脉结代，心动悸，浑是表里津血不调，故用甘草以和诸药之性而复其脉，深得攻补兼该之妙用"。不仅如此，张氏还对甘草的使用宜忌进行了探讨。他说："惟土实胀满者禁用，而脾虚胀满者必用，盖脾温则健运也。世俗不辨虚实，一见胀满便禁甘草，何不思之甚耶。凡中满呕吐、诸湿肿满、酒客之病，不喜其甘。"又说："藻、戟、遂、芫与之相反，亦迂缓不可救昏昧耳。而胡洽治痰，以十枣汤加甘草、大戟，乃痰在膈上，欲令通泄，以拔病根也。古方有相恶相反并用，非妙达精微者，不知此理。"极大丰富了甘草的临床内容，为临床安全、有效使用甘草提供了遵循和指导。

在《神农本草经》"大黄"条下有主"留饮宿食"一语，"后世不察，以为大黄概能消食，谬矣"，大错而特错。张氏指出："胃性喜温恶湿，温之则宿食融化，寒之则坚滞不消，以其能荡涤肠胃，食积得以推荡。"务必"宿食留滞中宫"，利用大黄推荡下行之力，使"宿食亦乘势而下"，则宿食自通。若宿食在上脘，"误用大黄推荡不下，反致结滞不消，为害不浅"。深刻揭示了大黄之用在"通"而不在"消"的科学内涵。附子"为阴证要药，凡伤寒阴证厥逆直中三阴，及中寒夹阴，虽身热而脉沉细或浮虚无力者，非此不治"。张氏详细考核，《本经》所主诸证，皆阴寒之邪乘虚客犯所致"，故附子所当必用。然而，"附子乃退阴回阳必用之药，近世疑而不用，直待阴极阳竭而用已迟矣"。张氏力辟时弊，弘扬附子急救回阳的功用。可谓语重心长，发人深省。诸如此类，足见张氏解读《神农本草经》之精辟。

3. 重视用药，提高时效

所谓用法，系指中药的应用方法，内容十分广泛，涉及临床运用的方方面面。张氏在书虽未专题讨论，但其具体内容蕴涵在每药条下，体现了张氏丰富的临床用药经验。

关于药材质量与真伪鉴别。张氏对药材的质量十分关注，书中多有论述。如黄芪"肥润而软者良，坚细而枯者，食之令人胸满"；藁本"香而燥者良，臭而润者勿用"；木香"味苦、色淡黄者良，味咸、色黑勿用"；独活"香而紫黑者真"；款冬花"紫色有白丝者真"；芎劳"蜀产者味辛而甘为上，他处产者气味辛烈为下"；大黄"产川中者色如锦纹而润者良"。张氏发现，在药肆中往往有以劣充优、以假乱真的现象，严重影响了药材的质量。如桑寄生"今世皆榕树枝赝充"，鹤虱"药肆每以胡萝卜子代充"。姜黄有蜀产和广生两种，后者"仅可染色，不入汤药"。然"今药肆混市误人，徒有耗气之患，而无治疗之功也"。为此，张氏介绍了一些鉴别药材真伪的方法。如阿魏"验真伪法，置熟铜器中一宿，沾处白如银色者为真"；覆盆子"药肆每以树莓代充，欲验真伪以酒浸之，色红者是真，否即是假"；海金沙"市铺每以沙土杂入，须淘净，取浮者曝干，捻之不沾指者真"。

关于炮制及炮制品的运用。临床用药，讲究炮制。张氏在书中不厌其烦地介绍中药的炮制方法。如肉桂"去粗皮用"；胡桃"入药连皮用"；大枣"擘去核用"；益智子"盐水炒用"；磁石"入药煅过，醋淬七次，研细，水飞用"；苍术"制用糯米泔浸，刮去皮，切片，同芝麻炒或麻油炒通黄，去焦末。或去皮、切片，蜜水拌，饭上蒸用"；地黄"采得鲜者即用为生地黄，炙焙干收者为干地黄，以法制过者为熟地黄"；天南星"以南星磨末，筛去皮，腊月入黄牛胆中，悬当风处干之，年久多拌者良"；常山"醋炒则不吐人"；石韦"用去黄毛，不尔射人肺令人咳不已"；吴茱萸"拣去闭口者，否则令人躁闷"；水蛭"凡用须预先熬黑，以少许置水中七日内不活者，方可用之"；马勃"用以生布张开，将马勃于上摩擦，下以盘承取末用之"。同一药物不同的炮制品，其功用是不一样的，临证用药务必有所选择。如附子"生用则散阴寒，熟用则助真元。生用去皮脐，熟用甘草、童便制"；大黄"若峻用攻下生用。邪气在上，必用酒浸上引而驱热下行。破瘀血韭汁制。虚劳吐血，内有瘀积，韭汁拌炒黑用之"；葛根"表药生用，胃热烦渴，煨熟用"；白术"入肺胃久嗽药，蜜水拌蒸。入脾胃痰湿药，姜汁拌晒。入健脾药，土炒。入泻痢虚脱药，炒存性用。入风痹痰湿利水破血药，俱生用"；黄连"治心脏火生用。治肝胆实火，猪胆汁炒。治肝胆虚火，醋炒褐色。治上焦火，酒炒。中焦火，姜汁炒。下焦火，盐水炒。气分郁结肝火，煎吴茱萸汤炒。血分块中伏火，同干漆末炒。食积火，黄土拌炒"。张氏通过大量的调研，发现了中药炮制一个基本规律。他在"生地黄"条云："予尝综览诸方，凡药之未经火者，性皆行散；已经炙焙，性皆守中，不独地黄为然也。"足资参考和借鉴。

关于配伍运用。配伍是中药运用的基本形式。张氏高度重视"合群之妙用"，书中内容丰富。如半夏"同苍术、茯苓治湿痰，同栝蒌、黄芩治热痰，同南星、前胡治风痰，同芥子、姜汁治寒痰。惟燥痰宜栝蒌、贝母，非半夏所能治也"。紫苏"同橘皮、砂仁则行气安胎，同藿香、乌药则快气止痛，同麻黄、葛根则发汗解肌，同芎劳、当归则和营散血，同木瓜、浓朴则散湿解暑，同桔梗、枳壳则利膈宽中，同杏仁、菔子则消痰定喘"。香附"得参、术则益气，得归、地则调血，得木香则流滞和中，得沉香则升降诸气，得劳、苍术则总解诸郁，得山栀、黄连则降火清热，得茯苓则交心肾，得茴香、补骨脂则引气归元，得浓朴、半夏则决壅消胀，得紫苏、葱白则解邪气，得三棱、莪术则消磨积块，得艾叶则治血气，暖子宫"。其中"同"与"得"即配伍之意。药物通过配伍运用，既可协调增效，又能扩展其临床。张氏指出：配伍"在用者各得其宜"。若"非深达《本经》妙理者不能也"。

关于用药禁忌。用药禁忌是确保临床安全用药的重要保证，对临床医者可起到很好的警示作用。张氏在论药时多有提示。如高良姜"能动火伤目致衄，不宜久服"；草豆蔻"多用能助脾热，伤肺损目，故阴虚血燥者忌之"；青蒿"性偏苦寒，脾虚虚寒泄泻者勿服"；地丁通治疔肿，"但漫肿无头，不赤不肿者禁用，以其性寒不利阴疽也"；通草"妊妇勿服，以其通窍也"；紫葳有散恶血之功，"若无瘀血而胎息不安者禁用"；青橘皮"中气虚人禁用，以其伐肝太甚而伤生发之气也"；橘核"虚者禁用，以其味苦大伤胃中冲和之气也"；安息香"凡气虚食少，阴虚多火者禁用，为其能耗气也"；薄荷"辛香伐气；多服久服令人虚冷，瘦弱人多服动消渴病，阴虚发热、咳嗽自汗者勿施"；蜀椒"辛温性窜，阴虚火旺人禁之"；厚朴"行气峻猛，虚者勿服"。书中用药禁忌的内容较多，包括证候禁忌、配伍禁忌、妊娠禁忌等，不胜枚举。张氏在芦荟条下列举了一个典型案例。"有人背疮愈后余热不除，或令服芦荟药三服，不数日而毙，伤胃之性于此可征"。这一惨痛的教训，是医者不识芦荟用药禁忌所造成的恶果，应引以为戒。

此外，张氏还谈到代用品的问题。如仲景治瘀热在里发黄的麻黄连轺赤小豆汤。方中所用连轺，即《神农本草经》之"翘根"，与连翘（果实）同出一物。早在梁代陶弘景《本草经集注》中就有"（翘根）方药不复用，俗无识"的记载。张氏明确指出："奈何世鲜知此，如无根，以实代之"，即以连翘代连轺使用，现多从之。

《本经逢原》是张氏晚年之作，是对明末清初临床用药经验的一次总结。张氏娴熟经典，精通医学，临床用药经验丰富。又博览群书，择善而从，阐明发扬中药精义。该书内容丰富，服务临床，简明实用。干祖望老先生评价说[1]："张氏诸书，的确精品。"本书在《神农本草经》的基础上作增损和调整。既引《神农本草经》原文以作绳墨，又变通发挥参以诸家之论与己见。无论是收载药味，还是内容结构，非《神农本草经》之可比。故尚志钧先生认为[2]，本书不是研究《神农本草经》之专著，而是一部综合性的本草著作。

[1] 干祖望. 张璐评中医的出版物 [J]. 江苏中医, 1999, 20（3）:36.

[2] 尚志钧. 中国本草要籍考 [M]. 合肥：安徽科学技术出版社, 2009: 277.

十二、《修事指南》

【概述】

作者张叡，字仲岩，紫琅（今江苏南通）人，生平事迹未详[1]。

《修事指南》是继《雷公炮制论》和《炮炙大法》后，我国的第三部炮炙专著。该书是从《本草纲目》常用药"修治"项下摘取条文纂成。康熙四十三年（1704年）杭州抱经堂书局刻版印行，屡经翻印。世界书局石印本（1928年）改名《制药指南》，上海万有书局排印本（1931年）更名《国医制药学》，全书共一卷，分三部分。第一部分为炮炙论上，总论炮制的重要性和各种方法；第二部分为炮炙论下，总论各种炮制方法的作用和目的；第三部分为分论，记载了232种药物的具体炮制方法。

本篇以清代张叡原撰，张志国、曹臣主编的《〈修事指南〉释义》（山西科学技术出版社，2014年1月）为蓝本。

【钩玄】

1. 明药源掇《纲目》之华

张叡曰："曷不思药草创于神农，炮制始于雷敩，若不宗神农本经，安知药草之精良！不遵雷敩修事，安知炮制之真妙也。"书中232味药物，145味出自《神农本草经》，其中上品72味，中品49味，下品24味；37味出自《名医别录》；23味出自宋代《开宝本草》；9味出自唐代《新修本草》；6味出自宋代《嘉祐本草》；3味出自《本草拾遗》；出自《药性论》《丹溪补遗》《日华子本草》各2味；出自《蜀本草》《本草蒙筌》《李当之本草》各1味。

《修事指南》成书于《本草纲目》刊行后114年，对比《修事指南》和《本草纲目》，发现前者主体分论部分的内容几乎全从后者摘录。每味药物之下，张氏皆引"雷敩曰""陶弘景曰""时珍曰"，以明其炮制之法渊源有自。

2. 绍前贤而发煌古义

张氏曰："药有生熟，制有修事，乌得卤莽决裂，概言咀片可用也。"指出了炮制的必要性；"药有炮制不明，药性不确，则汤方无准而病症不验也。寻因检本草，

---

[1] 李经纬，余瀛鳌，蔡景峰，等. 中医大辞典 [M]. 2版. 北京：人民卫生出版社，2005：949.

知雷公始创制度，时珍辈增补修事。有时以物制药者，有时以药制药者，有时热药而制冷药者，有时良药而制毒药者，有时润药而制燥药者，有时缓药而制烈药者，有时霸药而制良药者，有时泻药而制补药者，有时补泻良霸而各制者""物有一物而一制者，有一物而数制者"，列述了古来数十种炮制方法及禁忌；又说"有略制而效者，有甚制而不验者"，强调了炮制合度的重要性。并在其后"逐条疏解，庶使修治无舛"。还郑重告诫："凡修事各有其故，因药殊制者一定之方，因病殊制者变化之用，又须择地、择人敬慎其事，得清净之地庶不至秽污混杂，得细心之人庶不至苟且错乱也。"

3. 综制法庶可修事指南

在该书"炮炙论上、下"的论述中，文辞简洁而意蕴赅广。既综述了古来各种修事方法，也有对其目的、作用、宜忌等的解说。如辅料，"凡酒制升提，姜制温散，盐制走肾而软坚，醋制注肝而收敛，童便制除劣性而降下，米泔制去燥性而和中，乳制润枯而生血，蜜制甘缓而益元，陈壁土制藉土气而补中州，面煨麯制抑酷性而勿伤上膈，乌豆甘草汤渍制并解毒而致令中和，羊酥猪脂麻油涂烧咸渗骨而易于脆断"；净制，"去穰者免胀，去心者免烦，去芦者免吐，去核者免滑，去皮者免损气，去丝者免昏目，去筋膜者免毒在，去鳞甲者免毒存也""洗者取中正之性"；缓和药性，"炙者取中和之性""吴萸汁制抑苦寒而扶胃气，牛胆汁制去燥烈而清润，麸皮制去燥性而和胃，糯饭米制润燥而泽土，黑芝麻制润燥而益阴，馨汤制去辛烈而安胃""煨者去燥性""浸者去燥烈之性，泡者去辛辣之性"；便于调剂、制剂，"牡蛎粉制成珠而易研""煅者去坚性""煮者取易烂，煎者取易熟，晒者取易干，烘者取易脆"；工具择用，"银器制者取煅炼而去毒，砂锅制者取煎熬而味真，竹刀制者不改味而遵旧法，铁气制者犯虔修而失炮规"；增强药物疗效或产生新的作用，"猪胆汁制泻胆火而达木郁，秋石制抑阳而养阴，枸杞汤制抑阴而养阳，黄精自然汁制补土而益母，皂角水制利窍而疏通，干漆水制去血块而泻伏火，蒲草蒸制归水脏而易坎宫，芭蕉水制益阴而缩膀胱"；其他，如"蒸者取味足""煮者取易烂""炒者取芳香之性""捣杵者取性和，镑末者取性在，水磨者取性真，怀干者取性全"。综上所述，或为古法演绎，或为经验传承，言简义明，朴实切用，庶可称修事指南而不诬。

该书虽以引录《本草纲目》之炮制内容为主，但也记载了一些其他炮制方法，如制酸枣仁，"后人有炒用者"；制杜仲，"有用盐水炒者"；制茯苓，"后人有用乳蒸者"；制桑白皮，"有同糯米炒者"；制琥珀，"今人有用乳制者"。

书中对炮制品的命名流于简略，仅于药品名称前加一个"制"字，对一药而多种制法的药物，不便区分。此外，张氏谓："有鸡犬不闻而修者，有妇女不见而炼者"，亦难遵信。

十三、《生草药性备要》

【概述】

《生草药性备要》之作者存在争议[1]。《历代中药文献精华》[2]认为此书乃何
谏所著，因《生草药性备要》五桂堂刻本标有"青萝道人何谏秘传，内附刻本草药
应验方"。岭南本草著作，如《岭南采药录》《岭南草药志》普遍认为该书作者为何
克谏。何克谏确有其人，原名其言，字以行，别号青萝山人，广东省番禺县人，约
生于明代崇祯六年癸酉（1633年），殁时八十余岁。其家原业儒致仕，明亡后随
父兄隐居于番禺沙湾附近青萝峰，故别号青萝山人。何氏居于农村，留心民间使用
草药，拜一道士为师，"从友延师，授其草药相传，博览药味合成之方"（《生草药
性备要》序），写成《生草药性备要》二卷。五桂堂刻本序中尚署有"其时岁在康
熙辛卯"，故推测成书约在1711年。

据考证，目前至少有八个版本以上，流传广泛[3]。本篇以王瑞祥、何永校注
《生草药性备要》（中国中医药出版社，2015年12月）为蓝本。全书共13 000
余字，分上下两卷，共载植物药308味（重复1种），动物药3味，验方8条。
每药论述简要，大致包括性味、功用、用法、形态，有的涉及品种鉴别[4]。

【钩玄】

1. 开地方药学之先河，影响后世本草

中医历代本草的发展和丰富，都是吸收民间有效草药而来。本草学发现疗效显
著的新品种，有利于提高中医的医疗效果，推动中医治病理论的发展。

最早与岭南地区草药有关的著作当属东汉杨孚的《异物志》。其后晋代嵇含所
著的《南方草木状》和葛洪所著的《肘后备急方》等一批岭南地域特色明显的植
物学、医药学著作相继出现。但无论从作者著书意图来说，还是从著书内容来看，
《异物志》《南方草木状》都不属于严格意义上的"本草"，而《肘后备急方》则侧

---

[1] 来平凡.《生草药性备要》作者辨析 [J]. 中医文献杂志，1996（3）：18-19.

[2] 尚志钧，林乾良，郑金生. 历代中药文献精华 [M]. 北京：科学技术文献出版社，1989：469.

[3] 刘小斌，杨权生. 广东草药学医家医著简介 [J]. 新中医，1987（10）：52-53.

[4] 靳士英，靳朴. 岭南医药启示录（八）[J]. 现代医院，2007（8）：77-79，157-158.

重药方及其应用介绍，属医学范畴。直至《生草药性备要》，"其草药多属粤东土产，故著家藏篇内"，它不仅是中国第一部地方性民间草药著作，也是岭南历史上第一部草药专著。据其序中所言"约计二百余。虽比《本草纲目》未有所载，目其师友习道，并传性味调治，多有未究"，可见较之《本草纲目》等全国综合性本草，它具有地方性强的特点，在岭南医药史上具有划时代的意义，对后世岭南本草产生了直接而深远的影响[1]。

《生草药性备要》问世前，岭南草药知识多依靠口碑相传，缺乏系统性和规模，更缺少地域范围内的共同认可。直到该书出现，岭南民间草药才有"册"可查，其应用才有"章"可循。因此《生草药性备要》一书，无疑是对清以前岭南草药知识的一次全面总结，同时也是岭南草药知识的普及者及其大规模应用的开启者。此后清代赵其光《本草求原》（1848 年）、民国萧步丹《岭南采药录》（1932 年）和胡真《山草药指南》（1942 年）均是以其为基础不断完善和补充而成。甚至诸多现代岭南本草著作都将其作为重要参考，如 1961 年出版的《岭南草药志》（广东省中医药研究所、华南植物研究所编写），以及 20 世纪 70 年代前后广东省各地编印的中草药手册等。其首载药物名称，现仍被《中国植物志》《中华本草》等收载。因此，《生草药性备要》是岭南本草当之无愧的奠基者。经过 300 余年的延续和发展，岭南地区已成为全国民间草药应用最活跃的地区，此书功不可没。

2. 通俗专业相得益彰，普及中药文化

岭南地理环境特殊，地处北温带，潮湿多雨，物类众多，草木丰盛，一年四季长青，所以历来重视就地取材，用生草药防治疾病，入饮入膳。因此《生草药性备要》序云"然其草药多属粤东土产，故著家藏篇内咨究前辈"，即指出其著书之旨在于指导当地人民使用当地草药。故此书所载药物立足岭南，描述药物的基本性状、加工方法，乃至性能特点、主治病证、使用方法等医药专业知识也重在教会老百姓，故此书在保证知识专业度的基础上也注重通俗易懂，因而流传广泛。

一是药物来源具有岭南特色。书中所收载草药多来源于岭南优势植物，其中部分属岭南特有。有研究对 296 味得出考证结果的植物药进行分析发现[2]，其中 44 种草药原植物主产于岭南地区，在岭南地区民间有广泛的群众基础，如威灵仙、料刁竹、大闹羊花、旱莲草、丁公藤、淡竹叶、破布叶、水君叶、金樱蔃、紫天葵、土茯苓等。从植物习性来看，60% 以上为草本植物，而草本植物多分布于村前屋

[1] 祁银德.《生草药性备要》价值评说和学术特色考察 [J]. 环球中医药，2017，10（2）：205-208.

[2] 周劲松. 从《生草药性备要》看岭南药用植物资源与特色 [J]. 中药材，2016，39（2）：434-437.

后，采集方便，且繁殖速度快，也便于民众采集、使用和传承。

二是药物命名也具有岭南特色。草药命名采用了大量粤语词汇于草药俗名的命名和食用方法中，如"塘莺薆"中"薆"意为"幼嫩枝条"；"蒲利薑"中"薑"意为"根"；"蚰蛇籬"中"籬"意为"刺"；"樟柳头"中"头"意为"根状茎"；"豸狗脷"中"脷"意为"舌头"；"番柠檬"中"番"意为"国外"；"痴头婆"中"婆"意为"树木茂盛"；"开油搽"中"开"意为"加入"等，多数目前仍在民间广泛应用。在植物俗名的命名上，主要采用象形（如老虎利）、功效（如接骨草）、形态特征（如一点红）、味道（如咸酸薆）、出现时节（如清明草）等方式。有利于采药人通过草药名字获得该草药的识别方法、鉴别方法或功效，用词简单、琅琅上口。此后岭南地区的本草典籍如《岭南采药录》《山草药指南》等在草药的命名上均受该书影响。书中众多的植物名字在《中国植物志》中亦得到采用，如龙船花、毛麝香、旱莲草、血见愁、破布叶及雾水葛等。

三是药物基本性状的描述既注重准确，也注重语言浅显形象，以利于百姓辨识草药。如颜色方面，不但运用黄、紫、黑、蓝、白等单色词，还有红白、青红、紫黑、檬红等复合词，描述更加形象和准确，加深读者对植物的直观印象。再如形态方面，仅叶的描述就有叶圆、叶大、叶薄、叶尖、叶对等多样描述。还运用大量比喻，将植物全株或部分器官比作常见物或其他植物。如芋头草"其叶，形如犁头样"；七星剑，远观诚如何氏"花如珍珠"之说；过岗龙，其羽状复叶的对生小叶确似书言"叶如燕尾"。这些比喻能加深读者对植物形态的直观印象，有利于百姓正确辨识草药，保证草药来源的正确性。

四是药物专业知识的记载同样既注重准确，也注重语言浅显易懂，突出地方特色，以利于百姓正确使用草药。如记载药物性味，广泛用到当地方言"劫"字，全书有34种草药为"味劫"，1种（大力牛）为"性劫"，"劫"字应用率达11%。记载药物的适应证，屙痢、天婆究、酒顶等广东方言俚语应用普遍。且书中收载的草药具有较为广泛的药用价值，涵盖了岭南地区的各类常见疾病。其中治疗疾病如跌打、风湿，或疮痈肿毒、解毒、皮肤病等，与岭南地区湿热的气候和瘴疠虫蛇盛行等特点密切联系。此外兼顾个别草药的兽用价值或生活应用价值，如记载10种药物可作兽药使用，3种草药在生活方面的应用，还有1种防鼠药。可见著书者将人、兽药物混录，甚至包罗植物在生活领域的应用，虽显不类，但包含了著书者竭力服务民生的苦心。再如记载药物的加工和使用方法，有取汁、捣泥、煲、浸等，有敷、擦、涂、搽、水含、酒服等使用方法，均简单易学，且所用器具均为家常器具。尤其是书中记载的饮食疗法，与百姓生活紧密结合，煲、炖、炒、煎、煨等方法广泛使用，仅"煲肉食"者就达37种，"煲水饮"者达9种，医食同源，深受百姓认可，也为后世药膳和凉茶的发展和普及奠定了重要的基础。

该著作可谓为岭南百姓"量身定制"，百姓凡遇疾患，可"按图索骥"，轻易使用，去除疾病，促进了岭南草药文化的普及和发展。

3. 学术特色鲜明严谨，丰富中药理论

序言又云："后学者从其寒热温凉之体，始非诵《诗》读《书》之助理云。其效胜似岐黄妙术，犹当的指参详，未可尽以为据。"意指读草药书当以治病求，不当以文字求，需要掌握的是药性的寒热温凉，故云非诵《诗》读《书》之助理。岭南草药治病，疗效虽胜似岐黄妙术，但临床时仍需仔细详辨，哪些病当用草药？哪些病当用中药？哪些病宜中、草药合用？不可尽以草药为依据。可见何氏治学态度谦和而严谨。

何氏著书，多用民间俗语，如用"薳""薽""籔"等方言记载植物名，用大量比喻描述植物，甚至连药物性味也广泛使用"劫"字等方言，其语言浅显，看似难登大雅之堂，其内容却具有极强的专业性。

一是载药数目多。有学者指出，书中新增《本草纲目》未载药物众多，可说是此书最大的贡献。由于书中药名多用民间名称，且一物多名，有些药物不能确切定出其基源，但可肯定的是首载药物不下百味，其中不少后来变成岭南或全国习用的要药。该书无论从写作风格、体例格式，还是内容方面，都坚持独立性，几乎找不到对历代文献的引用或参考。其不拘泥于统一的体例格式，以相对自由的笔法，极力言之能所言，提供最全面药物信息。对首载的 100 多种药物，其条目下的内容完全源于亲自观察和民间实践经验总结。对历代本草已收载的药物，不盲目迷信模仿，而是坚持自己的观察和民间积累的实践成果。此外，该书记载药物鲜品颇多，与传统本草记载药物之干品的性味、功效迥异。这种独立性确立了其在岭南本草史上独一无二的地位以及后世岭南草药研究者对它的倚重。

二是对生药学具有较强的专业性认识[1]。书中对植物器官多用根、叶、梗、藤、芽、花、蕊等专业称谓，在植物学知识有限的时代背景下，其对植物器官的称谓虽有混用情况，但每种称谓用法基本固定，所指器官明确。书中记载了诸多生药鉴定的方法，主要集中在形态、气味等性状鉴定方面，独到而科学。如无花果，书言"叶大，在一叶罅生一子是真的"，与《中国植物志》对无花果"榕果单生叶腋"的描述完全一致。再如大沙叶，书言"其叶，照天有沙点者为真"，此处"沙点"指叶表面固氮菌所形成的菌瘤，满布叶上呈点状。对光透视观察其分布规律和形态特征，直观方便，不失为大沙叶原植物鉴定的便捷方法。又如五爪龙，书言"其叶五指为真的"，也即叶片五裂者为真，这一鉴别经验至今广东民间仍广泛认同，其

[1] 祁银德.《生草药性备要》生药学思想探析 [J]. 中药材，2016，39（2）：434-437.

还指出"爪龙乃清香，山槟榔无味"，从气味上对五爪龙及其易混淆品山槟榔进行了辨别，与现代对五指毛桃的性状鉴别方法非常吻合。在炮制方面，该书载药以鲜用为主，但也借鉴了传统中药"十蒸九晒"之法对蛇泡簕、猪仔笠等进行加工，对荷钱叶、火山荔等以"存性"之法处理。在制剂方面，记载益母丸、落马衣丸和君畏丸等制剂方法，述及"四制""成胶"等专业手段。

三是对药物性味、毒性等药物基本理论具有较强的专业性认识。其中总论说："凡草药梗方骨对叶者多属温，梗叶又圆者多属寒。辛，补肝胆泻肺能散；酸，补肺泻肝能收；苦，补肾泻脾；甜，补脾泻心能暖；咸，补肾能下坚；淡能利窍渗泄。"此说与传统药的性味理论大致相同。何氏在此基础上将药物性味进行了较大程度的创新，保留酸、苦、甘、辛、咸、淡之药味，新增劫、腥、甜、香、辣等五味；保留寒、温、平，去凉、热，新增甜、苦、辛、和等四性。新增药味中，"劫"为甘涩，"甜"与"甘"同，"辛"与"辣"近，唯新增腥、香二味。从全书来看，此是何氏关注到了"甜"与"甘"、"辛"与"辣"等相似药味之间的细微差别，而不是仅将它们等同视之重复用词。为何该书对于药味的认识与传统中药性味理论有较大差异？这应该与该书记载草药多以鲜药鲜用有关。正如其所言，"从友延师授其草药相传，博览药味合成之方""目其师友习道，并传性味调治"，书中草药性味的来源依据离不开其师承当地前辈的实践经验。

关于毒性，明确指出具有大毒、小毒、微毒或略有毒的药物。因岭南常用草药多分布于田间地头，百姓普遍自采自用，其毒性知识对药物的安全使用就显得意义非凡。

四是对同出一物药物的功用差异具有较强的专业性认识。书中强调同一药物的不同药用部位，甚至不同花色的功效差别。如无花果，"根，治火病。子，煲肉食，解百毒。蕊，下乳汁亦可"；再如鬼灯笼，书言"红、白二种，红者旺血，白者消毒"。

五是对药物的注意事项和禁忌具有较强的专业性认识。书中明确"不入服""不可服""不入服食剂""不入服剂""不宜食""不可食""不可多服"者19种，不可入服者，对部分给出了剂型或用药建议，如金钗草，"宜作汤剂，勿为丸散"。此外，也对部分药物的适应人群作了限制，如乌桕，"气虚人不可服，猛胜大戟"；土当归，"妇人勿服"等。

全书正文中个别地方有除秽气（柚叶）、解污秽（黄皮皮、坎香草）、僻腥秽（香茅）、治小儿邪病（狗牙花）、迷魂（假苋菜）等民俗内容，其余均论药性、言草状、述功能、谈用法，毫无鬼神之说。可看出，何氏秉承实事求是的科学态度，对当时盛行于民间的迷信内容进行了仔细甄别。

《岭南采药录》作者萧步丹在肯定何氏"苦心孤诣"的同时，也指出该书"惟叙述性质功用，阙略不少，板亦陋劣，舛误綦多"的缺点。受时代自然科学水平所限，《生草药性备要》有一些明显的局限，如植物分类无章可循、各药条下内容繁简不一、部分药物药用部位未能明确表述、一些药物来源无法确定等。但作为一部民间草药总结性和实践性著作，其专业性值得肯定，通俗性值得推广，因而对后世岭南本草著作产生了直接的影响，成为岭南民间草药学术脉络的源头。

十四、《药性通考》

【概述】

《药性通考》一书，扉题"太医院手著"，乃"康熙末年太医所编，秘授刘公汉基者也"。然书中多处以第一人称叙述，且载"尝游楚寓汉口""余客闽"等言，不似太医院集体编撰，更似出自个人手笔。故现多认为此书为清康熙年间，应"太医院"的实际需要，责成太医刘汉基执笔编写，供太医院使用的临床药物手册[1]。清代太医院亦设有教习厅，管辖中央的医学教育[2]。《药性通考》出自"太医院"，亦可能用于医学教育。书中尚有乾隆三年（1738 年）郭纯为本书作序，指明刊刻此书者为医生黄清源。黄氏系"重庆巴县黄公月辉之孙，名医刘公痒生汉基之外侄"。

是书成书年代不详。检原书引文，有李士材、"昂按"（或指汪昂）等出处，可认为该书上限约在 1694 年（汪昂《本草备要》增订年）。若"康熙末年太医所编"之言属实，则本书应撰于 1722 年以前。

全书八卷，由两部分组成：卷一至卷六是全书的重点，收载药物 435 味（其中重复 19 味，实际 416 味），为药性考，详述药物的各有关内容。卷七至卷八收载《集录神效单方》200 首，及黄疸、臌胀、六郁等 24 种杂病的论治和附方[3]。

本篇以清太医院著，李顺保校注，褚玄仁审订《药性通考》（学苑出版社，2006 年 10 月）为蓝本。

【钩玄】

1. 整理编撰，学术推广

两宋金元时期以来，中医书籍研究工作一直是医药卫生事业的一个重要方面，这

[1] 吴静，宋咏梅.《药性通考》源流初探 [J]. 上海中医药杂志，2009，43（4）：59-61.

[2] 周鸿艳. 中国古代医学教育简史 [D]. 哈尔滨：黑龙江中医药大学，2007：173.

[3] 尚志钧，林乾良，郑金生. 历代中药文献精华 [M]. 北京：科学技术文献出版社，1989：330.

一特点一直延续至明清时期，文献整理踵事增华、后来居上，较之前代更为繁盛，且涉及书籍的范围更广，从事的人员更多，方法也更为多样化。《药性通考》即属此类。吴氏等研究发现，该书前232味药与陈士铎《本草新编》所收相同，次序颇为一致；而后203味药物又与汪昂《本草备要》所收药物类似，次序却截然不同。认为上述3部著作之间存在一定渊源关系，《药性通考》应是在《本草新编》《本草备要》基础上进行补订增删编撰而成。前已述及，此书或为供太医院使用的临床药物手册，亦或用于医学教育，对于《本草新编》和《本草备要》二书的学术推广有所裨益。

《本草新编》又名《本草秘录》，为清代陈士铎所撰。此书以探讨药性理论为要旨，分为宫、商、角、徵、羽五卷，未分部类。《药性通考》亦不分类别。从药物编排来看，从自第1味附子至第232味浣裤汁，两书的药物排列顺序基本一致，仅少数药物顺序有所不同。如本书与1986年何高民先生校注的《本草秘录》本（简称何本）相比，本书为先百部后百合、没食子在盐后，何本《本草秘录》为先百合后百部、没食子在淫羊藿后；与1996年柳长华、徐春波校注的《本草新编》本（简称柳本）相比，本书为先鼠骨后雀卵、先蝉蜕后五灵脂、先牡蛎后珍珠、没食子在盐后，柳本《本草新编》则为先雀卵后鼠骨、先五灵脂后蝉蜕、先珍珠后牡蛎、没食子在淫羊藿后。二书仅少数药物顺序作了调整，这很可能是由于《本草新编》版本的差异所造成。

从药物的正名异名项来看，《本草新编》中槐实，《药性通考》名槐子；《本草新编》中蜂蜜，《药性通考》名蜜；《本草新编》中莱菔子，标注即是萝卜子，《药性通考》名萝卜子，标注一名莱菔子；《本草新编》载"巨胜子，非胡麻也"，与《药性通考》载"巨胜子，谓胡麻者"，大相径庭。其余药物正名异名，二书均相同。

从药物的气味、阴阳及有无药毒来看，《本草新编》柳本载地榆味苦酸，何本为味甘酸，《药性通考》为味苦甘酸；《本草新编》载灯心草味辛甘，《药性通考》为味甘；《本草新编》载牛黄味苦，《药性通考》为味甘；《本草新编》载蜚虻味苦，《药性通考》为味甘。其余皆同。

从药物的归经来看，《本草新编》载金樱子入肾与膀胱经，《药性通考》为入胃与膀胱经；《本草新编》载醋归胃、大肠、肝经，《药性通考》为入胃、大肠、肝、脾经。其余皆同。

从药物的功效主治来看，二书对于这232味药的功效主治基本吻合。

《本草备要》为清代汪昂所撰，以草、木、果、谷、菜、金石水土、禽兽、鳞介鱼虫、人等9部分类。而《药性通考》从第233味黄芪至第435味马兜铃，与《本草备要》所收类似，却是不分类的，次序亦截然不同。《本草备要》是以功效总结为重点的本草著作，在各药名之下，以小字简述其功效，然后系统介绍其性味归经、功效主治、药材形态、加工炮制等，并对诸药之功效主治加以阐发。《药性通考》强调药性药理，对《本草备要》之体例在继承的基础上加以调整，在材料的筛选与文字的衔接上有所处理，但主体内容是肯定和继承的。

2. 问答通考，详略得宜

《本草新编》各药的编写体例是"叙功效于前，发尚论于后"（《本草新编·凡例十六则》），《药性通考》体例亦如此。二书均采用设问自答的方式，先用"或问""或疑"提出问题，以问引答，进行阐发论述。根据药物性能特点，论述有详有略，以求通考诸药。《中国医籍大辞典》称此书"设问答若干，深入阐述药性功效及配用机理……在辨证用药，配方原理，药理探讨方面有不少新见解，所述用药经验实用可靠"。

如开篇第 1 味药附子，首先以"味辛，气温大热，浮也，阳中之阳，有大毒"一言以统其药性，而后对"用附子以治阴热之秘法""用附子以泻阳热之秘法""治阴寒用附子之法""治阳寒用附子之法"详细论述，"如此知此四治，触类旁通，安有误用之失哉"。

至此意犹未尽，提出 7 个"或问""或又疑""或又问"，以问引答，阐述附子的药性功效及配用机理。首问："附子性毒，用之得当，可以一服即回阳，有毒者固如是乎？"认为"附子之妙，正取其有毒也，斩关而入，非藉其刚烈之毒气，何能祛除阴寒之毒哉"。并从临床症状深入剖析，"人感阴寒之气，往往至手足一身之青黑而死，正感阴毒之深也"。指出"附子正有毒以祛毒，非无毒以治有毒也"。

二问："附子入之于三生饮中，救中风之垂绝，何以必生用之乎？"亦从临床实际出发，指出"中风，非风也，乃气虚而痰塞于心中，故一时卒中"，对于此证，认为"须用人参为君，附子为佐，加之生南星、生川乌、生半夏、生姜，而后可以开其心窍，祛逐其痰涎，使死者重生"。对于人参与附子配伍之机理了然于心，指出"人以为人参之功。不知非附子，何以推荡而奠宁哉！"并认为针对此痰实壅塞之卒中，附子"必用生附子者，取其无所牵制，则斩关突围而入，自能破劲敌于须臾也。药中用霸气而成功者，此类是欤"。

三问："参附汤治阴寒直中，亦救一时垂绝，何以又不用生附子耶？"治阴寒直中，元阳欲脱之危急重症，同样用附子配伍人参，以熟附子"救其回阳也"，用人参以免"元阳飞出于躯壳之外矣"。主张用熟附子，认为"既用附子，而不制其猛浪之气，则过逐阴寒，一往不顾，未必不随阴寒而尽散，势必元阳无可归，而气亦遽亡。故必用熟者，同入于人参之中。既能逐阴寒外出，又且引元阳内归，得附之益，而去其损，所谓大勇而成其大仁也"。临床病证寒热虚实之别，附子生品与炮制品的药性差异可见一斑。

四问："附子阳药也，宜随阳药祛除，何以偏用之阴药以滋补乎？"答曰："盖附子大热之品也，入于阳药之中者，所以救一时之急；入于阴药之内者，所以治久滞之病。凡阳药宜救阳虚之症，故附子可多用以出奇；阴虚之病宜用阳药养之，故附子可少用以济胜。阳得阳而功速，阴得阳而功迟，妙用，各见也。"乃是承接上问对附子辨证应用于阳虚急证、阴寒沉积证的概括总结，并指出附子不仅有生用、制用之妙，亦可从用量上出奇制胜。

　　五问："附子有以少而成功者何故？"仍是承接上问，以附子之用量区别展开，指出"夫急症宜多，而缓症宜少，此用附子之法也"。认为附子不仅是回阳救逆、温散痼冷之妙药，且"附子无经不达，得其气而不必得其味，入于经而不必留于脏，转能助补气以生气，助补血而生血，不致有增火益热之虞，成其健土开胃之效也"。

　　六问："附子何以必得人参以成功，岂他药独不可制之乎？"反复论述参附配伍，不免令人囿于其说，故以此问指出"夫人参得附子则直前而无坚不破；附子得人参则功成，而血脉不伤。至于他药，未尝不可兼投。然终不知人参与附子，实有水乳之合也"。意即附子可与多种药物配伍使用，不过认为参附配伍尤有妙用。

　　七问："缪仲醇论附子之害，其言亦可采否？"因医者多惧于附子之毒，且"仲醇一概诫人勿用"，往往"庸医执滞不通"。故而指出"仲醇之心则仁矣，而论证尚未尽善也。如言外寒脾阴不足，以致饮食无味，喜饮冷浆及鲜果。血虚腹痛按之即止，火炎欲呕，或干霍乱，或久疟寒热并盛；老人精绝阳痿，少年纵欲伤精，阴精不守，精滑；脑漏；妇人血枯无子，血枯经闭，肾虚小便余沥；梦寐纷纭；行履重滞；痹症，中风僵卧不语，中风口眼歪斜，中风语言謇涩，中风半身不遂，中风痰多神昏；阴症痈疽未溃；其二十一症，皆必须用附子，于补阴补阳始能夺命奏功"。以冀医者意识到"坚信不用附子以回阳，又何以生阴而续命乎？"

　　此番论述，自问自答，环环相扣，层层深入，对附子的药性特点、生用与制用、适应病证、用量、配伍、毒性等进行了详细、深刻、全面的阐述。

　　论述药物有详亦有略，以通考诸药，又不至于篇幅过长，拖沓冗言。如荞麦面，则以"味甘寒。降气宽肠，治肠胃沉积、泄痢、带浊，敷痘疮溃烂、汤火灼伤。脾胃虚寒人勿食"统言其性味、功效、适应病证及应用注意。简明扼要，便于记忆。

3. 注重药性，实用性强

　　《药性通考》以"药性"为名，故其重在阐发药性，书中未登列药物的出产、采收、修制等项。即便涉及，亦与药性论述紧密结合。

　　如论三七根，曰："三七根，各处皆产，皆可用。惟西粤者尤妙。"其言三七根之产地，在于指出"其味初上口时，绝似人参，少顷味则异耳，故止血而又兼补。他处味不能如此，然以之止血，无不效"。意即西粤之三七根初尝味似人参，故止血兼能补血，而他处味不同，故止血却未必补血。其言三七根的产地，在于论述味不同，故功效亦有所区别。论甘菊花，因有产地之不同，故药性亦有差异。问曰：

"世人每用白菊花，岂黄者无用乎？"答曰："菊花虽有黄白，其性相同，黄者取中州之气，能入脾经，清胃火，其功比白者更有大功也，世人独取白菊者，乃不能深知药性之人也。"亦有药物因寄生物之不同，故而药性有差异，如桑寄生"以桑上采者为真，杂树恐反有害，茎叶并用"。

论鹿茸、鹿角、鹿胶、鹿角霜、鹿肾、鹿血诸药，重视药物品种问题，强调应用鹿而非麋，因麋、鹿二物药性特点有差异，"鹿，阳兽也，夏至则一阴生，阳得阴而生新，则旧者自去，故鹿角至夏至而解。麋，阴兽也，冬至则一阳生，阴得阳而生，则旧者难留，故麋角至冬至而解"。

论枳实、枳壳，"枳实本与枳壳同为一种，但枳实夏收，枳壳秋采"。因采收时间不同而药性特点有差异：枳壳"其性愈熟则愈浮。枳壳收秋金之气，故能散肺金之结气，非枳壳性缓而留中也""枳实之性，小而猛，大而弱，收于夏，得夏令之威也。脾乃土脏，宜于夏气，故能下行，而推荡其脾中之积滞，非枳实性急而速行也"。

论橘红、青皮与陈皮，因药用部位不同而药性特点有异。问曰："陈皮即橘红也，何以取陈皮而不取橘红？"答曰："陈皮之妙，全在用白，白则宽中消气，若去白而用红，与青皮何异哉，此世所以留白为补，去白为攻之误也。其实留白非补，和解则有之耳。"

论药性与物性密切相关。如"鱼鳔胶稠绝似人之精，其入肾补精不待言矣"。再如论龟甲，"龟乃至阴之品，活用全身，死用龟板。用全身而加人参、白术之中，则其毒自解。惟死用龟板，取之煎膏，必须用灼过者，名曰败龟，则毒随火化可用。用自死者煎膏，未有不毒者也。龟年最永，何能自死，非受蛇伤，必为毒中。用之入药，得免无损，幸矣"。

药性与人为炮制密切相关。如论附子，"每个用甘草五钱，煮水一碗，将附子泡透，不必去皮脐尖子，正要全用为佳，取甘草至仁以制不仁也"。如论栀子，"生用泻火，炒黑止血，姜汁炒止烦呕，内热用仁，表热用皮"。如论杜仲，"杜仲之有丝，非燥也。然而杜仲之燥，正在有丝之不肯断。夫太刚则折，太柔则不肯折矣。杜仲之丝经火炒则断，其中之柔软为何如？而予谓其燥者，别有义也。杜仲不经火则湿，经火则燥。不断之丝，非火炒至无丝，则不可为末，非受火气迫急而为燥乎。"再如论生地与熟地，问曰："生地与熟地同是一物，而寒温各别，入汤煎服，非生地变为熟地耶？"答曰："生地不先制熟，则味苦，苦则凉。已制熟，则味甘，甘则温，何可同日而语。"

药性亦与人为配伍密切相关。如论大黄，"夫大黄乃君主之药，故号将军。然无参赞之贤不剿抚并也，亦勇而不仁。所以承气汤中必加人参、当归以助之，其他用之者，未有不益以补气补血之药也。然补气之药未可重加，而补血之药断宜大用。盖肠胃燥结而后瘀滞不行，徒用大黄以祛除，而肠中干涸无水以通舟楫。大黄虽勇，岂能荡陆地之舟哉。故凡有闭结，必多用补剂，使之生血，以出陈败瘀以致新也。至于补气之药，似乎可以，不知血必得气而易生，况用大黄以祛除，未免伤肠胃之气，先用参、芪以补之，气既不伤，且助大黄之力，易于推送，邪去而正又不伤，不必已下之后再去挽回也"。

通过论药物的生长环境、品种、采收时间、药用部位、物性、炮制及配伍，旨在深入阐发药性特点，并与医理相结合，切中临床，故具实用性。如论相似药物的药性特点，与医理结合以彰显其用。论蒲公英与金银花，问曰："蒲公英与金银花，同是消痈化疡之物，毕竟谁胜？"答曰："蒲公英只入阳明、太阴之二经，而金银花则无经不入，然金银花得蒲公英而其功更大。金银花补多于攻，此则攻多于补也。"再如前述论及附子的药性特点、生用与制用、适应证、用量、配伍、毒性等，均与寒证、热证、虚证、实证、痰壅卒中、元阳欲脱乃至二十一证等医理融为一炉，使医者既明义理，又切实用，为临证用药提供了良好的借鉴。

统言之，《药性通考》应是在《本草新编》与《本草备要》上进行补订增删，对于推广中草药书籍或有裨益。且此书论述详略得宜，尤其注重深入阐述药性特点，并与医理相结合，所述用药经验可靠，具有实用性强的特点。

十五、《本草经解要》

【概述】

《本草经解要》又称《本草经解》，作者托名叶桂作，据清代医家曹禾考证，其作者为姚球。姚球（？—1735年），字颐真，号勾吴逋人，梁溪（今江苏无锡）人，其精于《易经》，其室名曰"学易草庐"。因《易经》以悟医，阅岐黄书，通乎其理，撰述颇多。其医重于扶元气，助真阳，乃活人甚众。《本草经解》成书于雍正二年（1724年）。本书刊行后，因坊贾书不售，剜补桂名，遂至吴中纸贵。

本书为《神农本草经》注疏类本草。全书载药174味，以《神农本草经》为主，从《神农本草经》365味药中选载117味药，从其他本草中选载57味。本书共四卷，药物按自然来源属性分为草部、木部、竹部、果部、金石部、谷菜部、禽兽部、虫鱼部、人部9部，其中卷一为草部上，卷二为草部下，卷三为木部、竹部、果部，卷四为金石部、谷菜部、禽兽部、虫鱼部、人部；附余一卷。本书各药论述三部分，首先每药记述其性味、有毒无毒、功效主治等；其次注文，姚氏阐释药性、归经、药理等；其后为制方，阐明配伍后的治疗作用与用法。书后附余一卷，"附考"部分包括"药性本草""卷帙次第""音训"三部分，其中"音训"，分诸药、赝品宜辨、诸症，包括药材辨伪、诸症的读音、释义等。

《本草经解》是清代非常有名的一本著作，刊本甚多。其后陈修园《神农本草经读》中多处引用此书，后人将《本草经解》、张志聪《本草崇原》、陈修园《神农本草经读》合为《本草三家合注》。本书原刊本为姚球学易草庐本，有姚氏自序等，已佚。现存有清雍正二年甲辰（1724 年）稽古山房藏版刻本、清雍正二年甲辰（1724 年）王从龙刻本、清雍正金阊书业堂藏版刻本、乾隆四十六年辛丑（1781年）卫生堂刻本等。

本书版本较多，本篇所述以卞雅莉校注《本草经解要》（中国中医药出版社，2016 年 11 月）为蓝本。

【钩玄】

1. 联系脏腑，阐释药理

姚氏根据脏腑功能与药物功效联系，对 174 味药物先进行性味归经性能及主治功效、炮制方法的简单记载，后对其药效机理的发挥联系五脏进行阐释，条理清晰。如"黄芪"条，对黄芪功效发挥从脏腑进行分析，"味甘无毒，禀地和平之土味，入足太阴脾经。气味俱升，阳也。脾主肌肉，甘能解毒，温能生肌，所以主痈疽久败疮，排脓止痛也……脾主湿，胆主风，三焦主热，邪之所凑，其气必虚。黄芪甘温，补益气血，故治癞疾也，肠澼为痔，肠者手阳明经也。太阴脾为阳明行津液者也。甘温益脾，脾健运，则肠澼行而痔愈也。鼠瘘者，瘰疬也，乃少阳经风热郁毒，黄芪入胆与三焦，甘能解毒，温能散郁，所以主之"。如"远志"条，对远志发挥"益智慧，耳目聪明不忘，强志，倍力，久服轻身不老"。从脏腑功能进行分析，"心为君主，神明出焉，天君明朗，则五官皆慧，故耳目聪明不忘也。心之所之谓之志，心灵所以志强，肝者敢也，远志畅肝，肝强故力倍。久服轻身不老者，心安则坎离交济，十二官皆安，阳平阴秘，血旺气充也"。如"术"条，对其所治疾病与脾胃关系进行分析，"风寒湿三者合成痹，痹者拘挛而麻木也，盖地之湿气，感则害人皮肉筋骨也。死肌者，湿邪侵肌肉也。痉者，湿流关节而筋劲急也。疸者，湿乘脾土，肌肉发黄也。皆脾胃湿症，术性甘燥，所以主之"。

2. 对主治病证详细解释

姚氏在对药理进行阐释中，药物主治病证不是简单的列出，而是对其中一些病证进行解释，将药物功效与主治病证进行结合，以便后学之人能明确理解该药的主治。如"肉苁蓉"条"肉苁蓉……主五劳七伤"，并进一步解释，"五劳者，劳伤五脏之真气也，劳者温之，苁蓉气温，所以治劳也。七伤者，食伤、忧伤、饮伤、房室伤、饥伤、劳伤、经络营卫气伤之七伤也。"如"远志"条："利九窍……九窍者，耳目鼻各二，口大小便各一也。"如"白蒺藜"条："痹者闭也，喉痹，火结于喉而闭塞不通也。"对疾病机理进行阐释，有利于理解药物所发挥的功能。

3. 特色制方

姚氏对药后的制方描写颇有特色，有药味较少的复方标明方名，有其药配伍或某几味药配伍，治某一病证。这些制方，简单明了，针对性很强，对于临床用药有很强的指导性。

记载常用具体方及主治。其附方多为临床常用的经典基础方，药味均较少，简洁而有效。如"人参"条，共记载了制方41条，其中有具体方名的有6条，其余均为具体药物的配伍应用，如"人参同五味子、麦冬，名生脉散，补阴生津液""同白术、炮姜、甘草，名理中汤，治胸中寒邪痞塞""同白茯、白术、甘草，名四君子汤，治脾湿不思饮食""同五味、吴萸、肉果，名四神丸，治肾泄""同知母、石膏、粳米、甘草，名人参白虎汤，治气虚伤暑"。如"术"条有"枳术丸"。"当归"条："当归同黄芪，名补血汤，治血虚发热象白虎症。同川芎，名佛手散，治失血眩晕"。"桑叶"条："同脂麻丸，名桑麻丸，治血痹。"

记载具体药物配伍及主治。姚氏在药物制方中记载了大量的具体药物配伍，这些配伍的药味均不多，多为临床常用的药对配伍，实用性强。如"人参"条，制方中具体药物有35条，"同炮姜，则补气温中""同半夏、陈皮，治脾虚生痰""同半夏、生姜，治食入即吐"。如"术"条："同人参，治脾肺俱虚。"如"黄柏"条："同苍术，除湿清热，治痿要药。"

记载药膳、药茶及主治。姚氏的制方不仅有药物配方，还有药膳、药茶配方，便于药物使用，如"山药"条："同羊肉、肉苁蓉作羹，治虚羸。"如"石斛"条："专一味，夏月代茶，健足力。"

记载剂型、剂量、用法、炮制方法。姚氏对部分制方写出剂型，如"菟丝子"条："同杜仲丸，治阳虚"。"淫羊藿"条："专为末，泡汤漱，治牙痛"。"肉苁蓉"条："专用二三两，白酒煎服，治老人便闭"。"五味子"条："专为末，治肝虚泄精，及阳事不起。"具有很强的临床实用性。多数制方未写剂量，少数药物写了明确剂量，如"当归"条："用一两水煎露服，治温疟。用二两，吴萸一两同炒，去萸为末蜜丸，治久痢。"还记载了一些很详细的使用方法，如"紫菀"条："同五味丸，含化，治吐血痰咳。"其"含化"的使用方法尤为特别，对于缓解咽喉部不适较有效。"细辛"条："专为末吹鼻，治卒倒不省人事。"有的还写了炮制方法，如"芍药"条："芍药醋炒则入肝"；"香附"条："香附生则上行胸膈，外达皮毛；熟则下走肝肾，外彻腰足；炒黑则止血；童便炒则入血分补虚；盐水炒则入血分润燥。"

4. 书后附余、考证、音训

书后"附余"的内容是清代杨友敬撰。"考证"部分有 32 条，内容丰富，包括有对药物名称变化的考证，如山药，从薯蓣到山药的名称变化；有对相似、易于混淆药物的辨别，如术，苍术与白术的区别；芍药，赤芍与白芍的区别；羌活与独活的区别；干姜、干生姜、生姜的区别；神曲与红曲的区别等。

附考有"药性本草""卷帙次第"。"音训"部分有"诸药""赝品宜辨""诸症"三部分。"诸药"对药名的读音、释义进行分析，如"香薷，音殊，此读柔，本作菜"。"赝品宜辨"罗列了 22 条常见的伪药，如"龙骨，古矿灰充""麝，荔核挽""藿香，茄叶挽"。"诸症"对常见病证的读音、释义进行阐释，如"疸，音旦。黄病。症有五""瘰疬，音裸历。筋结病"。

总之，本书对《神农本草经》和其他本草中精选的 174 味药物，联系五脏六腑功能进行性味归经性能及主治功效的整体阐释，书中文字简略，药理阐释清晰，易于理解，同时增加大量的临床实用制方，阐释药物经典配伍及经典复方的运用，不失为一部具有很强临床实用价值的本草。

十六、《神农本草经百种录》

【概述】

作者徐大椿，原名大业，字灵胎，晚号洄溪老人，江苏吴江人，生于清康熙三十二年（1693 年），卒于清乾隆三十六年（1771 年），享年 79 岁。徐氏出身名门望族，聪慧过人，精通儒学、天文、水利、音乐、武艺，后因接连病故数位家人，遂而立之年刻苦自学，从而精通医学，活人无数，曾两次被乾隆皇帝召入京诊疾。他博极医源，精于临床，勤于著述，著有《难经经释》《医贯砭》《医学源流论》《伤寒类方》《兰台轨范》《慎疾刍言》《洄溪医案》等。清乾隆元年丙辰（1736 年），徐氏 44 岁时，著《神农本草经百种录》。

该书以明重刻宋大观刊唐慎微本所载《神农本草经》为蓝本，选择其中 100 种药进行注释。全书共一卷，包括徐氏自序，八条凡例。正文药物收录 100 种，按上、中、下三品进行分类，其中上品 63 味，中品 25 味，下品 12 味。石部 14 味、草部 53 味、木部 12 味、果部 6 味、虫部 5 味、禽部 1 味、兽部 8 味、人部 1 味。具体药物，记载该药在《神农本草经》的经文论述，包括每味药的正名、性味、主治、功效，每句经文，徐氏一一进行阐释，言简而意赅。每味药经文后，为徐氏对该药的认识附论，附论重在钩玄用药规律，言语详细丰富。而对于药物的产地、异名，因古今异地等，难定其实，故不在本书中记载。

本书刊行后，因其极具价值，故其后反复刻印版本众多，有102种版本，包括单行本系统（共12种），现存最早、最具价值的是清乾隆元年丙辰（1736年）吴江徐氏刻本与同年半松斋刻本。丛书本系统（共90种）包括徐大椿医书集系统、陈修园医书集系统、《四库全书》系统[1]。本书版本较多，本篇所述以刘洋主编的《徐灵胎医学全书》（中国中医药出版社，2015年2月）为蓝本，该本采用乾隆年间半松斋《徐氏医学六书》为底本[2]。

【钩玄】

1. 辨明药性，阐发义蕴

徐氏写本书目的是"辨明药性，阐发义蕴，使读者深识其所以然，因此悟彼，方药不致误用"。其在本书自序中云："自唐以后，药性不明，方多自撰……沿及宋元药品日增，性未研极，师心自用，谬误相仍……是以方不成方，药非其药……必良由《本经》之不讲故也。"虽然前人对《神农本草经》的内容也有阐释，"但彼只释其所当然，而未推测其所以然"。而徐氏强调只有"知所当然，则用古之方，能不失古人之意；知所以然，则方可自制，而亦能合古人制方之意也"。其认为"性者，物所生之理也，由是而立本草、制汤剂以之治人"。因此写本书以阐明药物发挥作用之机理，以助后人对药物的理解和发挥。如茯苓《神农本草经》云："久服安魂养神，不饥延年"。徐氏认为茯苓发挥安神、延年的机理是"心脾和通之效"。

徐氏强调治病求本，"凡一病各有所因，治病者必审其因而治之，所谓求其本也。"如对于《神农本草经》记载药物主"寒热"者较多，徐氏皆根据药物的不同一一注释，使人一目了然。如大黄《神农本草经》云"寒热"，徐氏认为大黄主"血中积滞之寒热"；麻黄《神农本草经》云"除寒热"，徐氏认为麻黄主"散营卫之外邪"；鹿茸《神农本草经》云"寒热"，徐氏认为鹿茸主"阳虚"；连翘《神农本草经》云"寒热"，徐氏认为其为"火气所郁之寒热"；禹余粮《神农本草经》云"寒热"，徐氏认为其为"除脾胃气虚，及有湿滞之寒热"，同时在禹余粮附论中谈到，"如同一寒热也，有外感之寒热，有内伤之寒热，有杂病之寒热，若禹余粮之所治，乃脾胃湿滞之寒热也。后人见本草有治寒热之语，遂以治凡病之寒热，则非惟不效，而且有害。自宋以来，往往蹈此病，皆本草不讲之故耳"。

对药物机理的阐释十分详细。如"水蛭"条《神农本草经》云"主逐恶血，瘀

---

[1] 邱浩.《神农本草经百种录》初探[J]. 中医文献杂志，2003（1）：4-6.

[2] 刘洋.《徐灵胎医学全书》[M]. 北京：中国中医药出版社，2015：49-72.

血月闭，破血瘕积聚"，徐氏注释"诸败血结滞之疾皆能除之"。《神农本草经》云"无子"，徐氏注释"恶血留于子宫则难孕"。其后的附论徐氏强调"水蛭最喜食人之血，而性又迟缓善入，迟缓则生血不伤，善入则坚积易破，借其力以攻积久之滞，自有利而无害也"。

2. 强调药有专能，个性特点

徐氏尤其强调"诸药有独具之性"。其在附论中常总结药物的特点、用药规律，以揭示《神农本草经》的药用思路，对于后学之人有极大的启迪，可举一反三，触类旁通其他药物的运用，在临床上能获得更多的灵活性。如"菟丝子"条，徐氏强调"凡药性有专长，此在可解不可解之间，虽圣人亦必试验而后知之。如菟丝子之去面䵟……以其辛散耶，则辛散之药甚多；以其滑泽耶，则滑泽之物亦甚多，何以他药皆不能去而独菟丝能之？盖物之生，各得天地一偏之气，故其性自有相制之理……皆得其药之专能也。药中如此者极多，可以类推"。

如"葶苈"条，徐氏强调葶苈的特点在于泻肺中之水气，"葶苈滑润而香，专泻肺气，肺为水源，故能泻肺，即能泻水。凡积聚寒热从水气来者，此药主之。大黄之泻从中焦始，葶苈之泻从上焦始。故《伤寒论》中承气汤用大黄，而陷胸汤用葶苈也"。该论总结葶苈鲜明的个性特色。

如"大黄"条，徐氏强调"大黄……故专主脾胃之疾。凡香者，无不燥而上升。大黄极滋润达下，故能入肠胃之中，攻涤其凝结之邪，而使之下降，乃驱逐停滞之良药也"。对大黄的作用部位及功效特点进行了精练的总结。

如"吴茱萸"条，徐氏强调"吴茱萸味极辛，辛属金，金平木，故为驱逐肝风之要药。但肝风有二，一为挟寒之风，一为挟火之风。吴茱萸性温，于挟寒之风为宜，此又不可不审也"。对吴茱萸的特点总结为肝经受寒之证，可谓精辟。

3. 观点鲜明，见解独特

徐氏在本书中对药物有独到的见解，尤其对一些不良的用药现象进行了批判。

如"人参"条，其虽然论述人参长于补益，但同时对滥用人参导致的危害进行了详细的论述，强调不可滥用人参。"然力大而峻，用之失宜，其害亦甚于他药也。今医家之用参救人者少，杀人者多。盖人之死于虚者，十之一二，死于病者，十之八九。人参长于补虚，而短于攻疾。医家不论病之已去未去，于病久或体弱，或富贵之人，皆必用参。一则过为谨慎，一则借以塞责，而病家亦以用参为尽慈孝之道。不知病未去而用参，则非独元气不充，而病根遂固，诸药罔效，终无愈期。故曰杀人者多也"。

4. 选药精当，触类旁通

徐氏写本书意在对《神农本草经》用药进行阐述，进而指导临床用药。虽然

《神农本草经》记载药物众多，但是徐氏没有全面收录，其选药的原则在本书凡例中记载"但择耳目所习见不疑，而理有可测者，共得百种""所解诸药，乃就市中所有"，其所录 100 种药物，涉及广泛，石部、草部、木部、果部、虫部、禽部、兽部、人部，选药非常精当，可见其用心之良苦。精心选择临床常用的 100 种药物，精妙阐释药物功效发挥之机理，可使后世医家依据本书指导临床用药，有助于提高临床用药水平。对于"近世医人所不常用之药""义在隐微，一时难以推测""一名甚多，因无可解"之药，则付阙如。

5. 重视《内经》《伤寒》理论

徐氏在学识上十分重视《黄帝内经》《伤寒论》，其在本书序中提到"汉末张仲景《金匮要略》及《伤寒论》中诸方，大半皆三代以前遗法，其用药之义，与《本经》吻合无间"。在对具体药物进行阐释时多引用《黄帝内经》《伤寒论》的原文，以示其尊古之意。如在"木香"条，徐氏云："木香以气胜，故其功皆在乎气。《内经》云：心主臭。凡气烈之药皆入心。木香，香而不散，则气能下达，故又能通其气于小肠也。"如"薏苡仁"条，徐氏云："盖凡筋急痹痛等疾，皆痿证之类。《内经》治痿独取阳明，薏苡为阳明之药，故能已诸疾也。"

如"茯苓"条，徐氏云："惟茯苓极轻淡，属土，土胜水能疏之涤之，令从膀胱以出，病渐去而不觉也。观仲景猪苓汤等方，义五苓散自见矣。"如"葶苈"条，徐氏云："葶苈滑润而香，专泻肺气。肺为水源，故能泻肺，即能泻水。凡积聚寒热从水气来者，此药主之。大黄之泻从中焦始，葶苈之泻从上焦始。故《伤寒论》中承气汤用大黄，而陷胸汤用葶苈也。"

6. 对《本经》有误处进行纠正

徐氏对《神农本草经》进行阐释，多尊崇《神农本草经》，但是遇到有误之处，在其附论处进行论述，如"水银"条，《神农本草经》原文为"久服，神仙不死"。徐氏云："术士好作聪明，谈天谈易……试其术者，破家丧身，未死则不悟，既死则又不知。历世以来，昧者接踵，总由畏死贪生之念迫于中，而反以自速其死耳。悲夫！"

总之《神农本草经百种录》是一部阐发《神农本草经》药物药性机理与用药规律的书，该书虽篇幅短，但蕴奥极深，对临床有极大的指导意义。限于历史的原因该书也有不足之处，如用药物本身的性状，形、色、气味等去解释其机理，如杜仲为"木之皮，木皮之韧且厚者此为最，故能补人之皮"；如黄芩"色黄，为大肠之药，故能除肠胃诸热病"等。后世之人学习本书时要加以辨别。

附：《药性切用》

是为《徐灵胎医略六书》（即《内经要略》一卷、《脉诀启悟》一卷、

《药性切用》六卷、《伤寒约编》八卷、《杂病证治》九卷、《女科指要》七卷）之一。该书刊于清光绪二十九年（1903年），全书载药726种，分草、木、果、菜、谷、金石、水、火、土、禽、兽、虫、鱼、鳞、介、人16部。每药依次阐述异名、性味、归经、功用主治、炮制、禁忌等内容，语言简洁，发明不多。与《神农本草经百种录》相比，无论在内容或编排上都不一样，相差甚远。据考，本书并非徐氏所撰，疑为后人伪托之作。故现今出版的《徐灵胎医学全书》均不收载《药性切用》一书。

十七、《长沙药解》

【概述】

作者黄元御，一名玉路，字元御，一字坤载，号研农，别号玉楸子，山东昌邑县人，生于清康熙四十四年（1705年），卒于清乾隆二十三年（1758年），享年53岁。

黄氏出生于世代簪缨的书香门第，素有才华，聪明过人，自幼深受家学影响，遍览经史著作，是一位有抱负且致力于学问研究之人，自称"涤虑玄览，游思圹垠，空明研悟，自负古今无双"。不幸三十岁突患眼疾，为庸医所误，左眼失明。自此深感医之重要，遂发奋立志"生不为名相济世，亦当为名医济人"，于是弃儒从医。对《黄帝内经》《难经》《伤寒论》《金匮要略》等经典著作刻苦攻读、溯本求源。在行医过程中他不断总结经验，理论结合实践，医术精进，医名大盛，终于成为一代名医。时人将之与诸城名医臧枚吉并称"南臧北黄"。黄氏自36岁开始从事著述，著书14种，如《伤寒悬解》《素灵微蕴》《金匮悬解》《四圣悬枢》《四圣心源》《长沙药解》《伤寒说意》《玉楸药解》《素问悬解》《灵枢悬解》《难经悬解》《周易悬象》等。他的医书有11种是在其去世后不久，由《四库全书》编修周永年进呈，全数收录。民间亦有刊本。凡悬壶行医者，无不知黄元御，其被称为"医门大宗""一代之大医"。

《长沙药解》成书于清乾隆十八年（1753年），共四卷，载药162种。黄氏感于"本草既讹，杂不可信，《素问》诸书，又不及方药，惟仲景氏继炎黄之业，作《伤寒》《金匮》，后世宗之，为方书之祖"。而且"其处方论药，条理精密，有端绪可寻，又生当汉世，多得古说"，因此，若"欲辨章百物，求神农黄帝之所传者，舍仲景之书，其奚适焉？"乃独辟蹊径，笺疏仲景方药，"述《伤寒》《金匮》之旨"，撰成传世之作《长沙药解》（《长沙药解》后序）。该书以药名为纲，本药之下首述性味归经，继述功用治证，次录《伤寒论》《金匮要略》凡用是药之方，是方治证，再加以诠释，兼及前人论述之得失。诠释多有发明，为前人所未及者。后世评述先生"理必《内经》，法必仲景，药必《本经》"。

本书 162 种药是如何分类的呢？陈氏[1] 等对《长沙药解》所载药物的归经进行了分析，《长沙药解》载药 162 种，分为四卷。卷一之药均入脾经或胃经；卷二之药均入肝经或胆经；卷三之药均入肺经或大肠经；卷四之药或入肾经，或入膀胱经，或入心经，或入小肠经。显然，从脏腑与五行的配属来看，卷一之药属土，卷二之药属木，卷三之药属金，卷四之药属水火。

本篇所述以伍悦点校，黄元御撰《长沙药解》（学苑出版社，2011 年 3 月）为蓝本。

【钩玄】

1. 文笔流畅，读之朗朗上口

黄氏写作水平很高，全书文笔流畅，颇具南朝骈体遗风，读之朗朗上口，使人易读易懂。正如本书后序所言："排比方药以求其性，贯串大义以达其用，探赜索隐，钩深致远。"现列举典型药物以说明之。

如卷一论人参，"入戊土而益胃气，走己土而助脾阳，理中第一，止渴非常，通少阴之脉微欲绝，除太阴之腹满而痛，久利亡血之要药，盛暑伤气之神丹"。论吴茱萸，"温中泻湿，开郁破凝，降浊阴而止呕吐，升清阳而断泄利"。论半夏，"下冲逆而除咳嗽，降浊阴而止呕吐，排决水饮，清涤涎沫，开胸膈胀塞，消咽喉肿痛，平头上之眩晕，泻心下之痞满，善调反胃，妙安惊悸"。论栀子，"清心火而除烦郁，泻脾土而驱湿热，吐胸膈之浊瘀，退皮肤之熏黄"。论大黄，"泻热行瘀，决壅开塞，下阳明之燥结，除太阴之湿蒸，通经脉而破癥瘕，消痈疽而排脓血"。

又如卷二论柴胡，"味苦，微寒，入足少阳胆经。清胆经之郁火，泻心家之烦热，行经于表里阴阳之间，奏效于寒热往来之会，上头目而止眩晕，下胸胁而消硬满，口苦咽干最效，眼红耳热甚灵。降胆胃之逆，升肝脾之陷，胃口痞痛之良剂，血室郁热之神丹"。论新绛，"行经脉而通瘀涩，敛血海而止崩漏"。论黄酒，"行经络而通痹塞，温血脉而散凝瘀，善解凝郁，最益肝胆"。论牡丹皮，"达木郁而清风，行瘀血而泻热，排痈疽之脓血，化脏腑之癥瘕"。论水蛭，"善破积血，能化坚癥"。论桔梗，"疗咽痛如神，治肺痈至妙。"

再如卷四论茵陈蒿，"利水道而泻湿淫，消瘀热而退黄疸"。论滑石，"清膀胱之湿热，通水道之淋涩"。论龙骨，"敛神魂而定惊悸，保精血而收滑脱"。论附子，"暖

---

[1] 陈润花，张海鹏. 黄元御药性理论述要 [J]. 中华中医药学刊，2011，29（4）：861-864.

水燥土，泻湿除寒，走中宫而温脾，入下焦而暖肾，补垂绝之火种，续将断之阳根。治手足厥冷，开脏腑阴滞，定腰腹之疼痛，舒踝膝之挛拘，通经脉之寒瘀，消疝瘕之冷结"。论蛇床子，"暖补命门，温养子宫，与丈夫玉麈痿弱，除女子玉门寒冷"。

2. 人身之命，阳气为本，倡贵阳贱阴

贵阳贱阴，是黄氏最基本的学术思想。认为人身立命，阳气为本。阳气旺盛，则化生阴精，以营养五脏六腑、四肢百骸、五官九窍。阳气旺盛，生机振奋，则神安而体健，百病不染。阳气损伤，群阴即起，则百病作也。如卷一"干姜"条论曰："血藏于肝，而原于脾，干姜调肝畅脾，暖血温经。凡女子经行腹痛，陷漏紫黑，失妊伤胎，久不产育者，皆缘肝脾之阳虚，血海之寒凝也，悉宜干姜，补温气而暖血海。"本条之下论干姜附子汤证言："以火土俱败，寒水下旺，微阳拔根，不得宁宇。干姜温中以回脾胃之阳，附子暖下以复肝肾之阳也。"

又如卷二"地黄"条下曰："人之衰也，火渐消而水渐长。燥日减而湿日增，阳不胜阴，自然之理。阳旺则壮，阴旺则病，阳纯则仙，阴纯则鬼，抑阴扶阳，不易之道。"卷四"附子"条言："盖火不胜水，自然之理，所恃者，壮盛之时，生土以制之。至其渐衰，母虚子弱，火土俱亏，土无制水之权，而火处必败之势，寒水上凌，遂得灭火而侮土。火复而土苏则生，火灭而土崩则死。人之死也，死于火土两败而水胜也，是以附子、真武、四逆诸方，悉火土双补，以胜寒水。"基于这种崇阳卑阴的思想，先生临证多从阳衰、水寒、土湿等立论，从扶阳抑阴入手，处处顾护阳气。

再如卷四"茯苓"条论茯苓四逆汤谓："以汗下亡阳，土败水发，阳气拔根，扰乱无归，故生烦躁。参、甘、姜、附温补火土，茯苓泻其水邪也。"卷一"薏苡"条论薏苡附子散曰："以水土湿寒，浊阴上逆，清气郁阻，胸膈闭塞。证有缓急不同，而总属湿寒。薏苡泻湿而降浊，附子驱寒而破壅也。"

3. 熟知药性，用药善辨

黄氏精研《伤寒论》《金匮要略》数十载，理必《黄帝内经》，药必《神农本草经》，旁及百氏，熟知药性。对书中内容因袭前人者略，确有己见者详，详略有致，独具特色。如卷二"桂枝"条曰："入肝家而行血分，走经络而达营郁，善解风邪，最调木气，升清阳脱陷，降浊阴冲逆，舒筋脉之急挛，利关节之壅阻，入肝胆而散遏抑，极止痛楚，通经络而开痹涩，甚去湿寒，能止奔豚，更安惊悸。"卷二论芍药："入足厥阴肝、足少阳胆经。入肝家而清风，走胆腑而泻热。善调心中烦悸，最消腹里痛满，散胸胁之痞热，伸腿足之挛急。吐衄悉瘳，崩漏胥断，泄痢与淋带皆灵，痔漏共瘰疬并效。"

本书对药物的诠释多有特点，寥寥数语，即可言简意赅，扼其大要。如论虻虫

"善化瘀血，最补损伤"，枣仁"宁心胆而除烦，敛神魂而就寐"，葶苈"破滞气而定喘，泻停水而宁嗽"，芒硝"泻火而退燔热，利水而通淋沥"，厚朴"降冲逆而止嗽，破壅阻而定喘，善止疼痛，最消胀满"，麻仁"润肠胃之约涩，通经脉之结代"。并善于运用对比写作方法，对作用相似的药物相互辨析。如论芍药，"其败土伐阳，未如地黄之甚，然泻而不补，亦非虚家培养之剂也"。再如猪苓"渗湿泻水较之茯苓更捷"，天冬"润泽寒凉，清金化水之力，十倍麦冬，土燥水枯者，甚为相宜"。

黄氏详察仲景用药，认为药用部位不同、炮制与否，而功效有别，结合自身的经验，加以辨析，提出独到的见解。如甘草，"上行用头，下行用稍""熟用甘温培土而补虚，生用甘凉泻火而消满"。如黄芩"内行醋炒，外行酒炒"；百合"水渍一宿，白沫出，去其水，更以泉水煎汤用"；代赭石"煅红醋淬，研细绵裹入药煎"；禹余粮"煎汤生用，作丸散煅红醋淬研细用"；生地"晒干生用。仲景方中生用，是用鲜者取汁"；对虫类药均"炒枯存性研细用"，以缓解副作用，增强疗效；葛根"作粉最佳，鲜者取汁用甚良"[1]。

并对功用相似的药物加以鉴别，如大枣"其味浓而质厚，则长于补血而短于补气"，与人参相比，"人参之补土补气以生血也，大枣之补土补血以化气也"。如卷三"麻黄"条论麻黄与桂枝治营卫之有别，曰："风伤卫而营郁，故用桂枝以泻营，寒伤营而卫闭，故用麻黄以泻卫。桂枝通达条畅，专走经络而泻营郁，麻黄浮散轻飘，专走皮毛而泻卫闭，窍开汗出，则营卫达而寒热退矣。"

欲之其用，必先知其禁。黄氏于本书中亦论药物之禁忌，如卷三"麻黄"条："麻黄发表出汗，其力甚大……但走泻真气，不宜虚家。汗去阳亡，土崩水泛，阴邪无制，乘机发作，于是筋肉瞤动，身体振摇，惊悸奔豚诸证风生，祸变非常，不可不慎！"

4. 论药之余，旁及医理

黄氏熟读经典，善于总结，医术精进，医名大盛，乃当时名医，析药之余，论及医理，多有发挥。如卷二"柴胡"条论"足少阳经与柴胡治少阳病"曰："足少阳经，自头走足，行身之侧，起于目之外眦，从耳下项，由胸循胁，绕胃口而下行，病则逆行，上克戊土而刑辛金。以甲木而克戊土，胃无下降之路，则气逆而作呕吐，以相火而刑辛金，肺无下降之路，则气逆而生咳嗽。辛金被贼则痞塞于胸胁，戊土受虐则胀满于腹胁，以其经气之结滞也。木气盛则击撞而痛生，火气盛则熏蒸而发热。凡自心胁胸肋而上，若缺盆颈项，若咽喉口齿，若辅颐腮颧，若耳目

---

[1] 周正明.《长沙药解》的扶阳抑阴特色浅析 [J]. 实用中医内科杂志，2004（4）：333-334.

额角，一切两旁热痛之证，皆少阳经气之逆行也。少阳甲木，居于左而行于右，邪轻则但发于左，邪旺则并见于右。柴胡入少阳之经，清相火之烦蒸，疏木气之结塞，奏效最捷。无论内外感伤，凡有少阳经病，俱宜用之。缘少阳之性，逆行则壅迫而暴烈，顺行则松畅而和平，柴胡清泻而疏通之，经气冲和，则反逆为顺而下行也。"又如卷一"大枣"条论"汗血"言："盖汗血一也。肺主卫气而司皮毛，肝主营血而司经络。营行脉中，为卫之根，卫行脉外，为营之叶，非卫则营不生，非营则卫不化。酝于卫而藏于营，则为血，酿于营而泄于卫，则为汗，虽异名而实同出，故曰夺汗者勿血，夺血者勿汗。"卷一"白术"条论"脾湿胃燥"曰："但太阴脾土以湿土司令，阳明胃从燥金化气。辛金己土，俱属太阴，而辛金不如己土之湿，庚金戊土，俱属阳明，而戊土不如庚金之燥，缘化于人，不敌主令于己者之旺也。人之衰也，火日亏而水日盛，燥日消而湿日长，湿则中气凝郁，枢轴不运，升降反作，脾陷胃逆。脾陷则乙木不达，下克己土，水谷不消而为泄，胃逆则甲木失归，上克戊土，饮食不纳而为呕。白术补土燥湿，土燥而升降如前，是以吐泄兼医。"又论"湿与祛湿之品"曰："凡去湿之品，每伤于燥。白术气味浓郁，汁浆淳厚，既养胃气，亦补脾气，最生津液，而止燥渴。仲景用之于桂枝、麻黄之内，汗去而津液不伤，至妙之法也。盖湿淫之病，善伤津液。以土燥金清，则肺气降洒，而化雨露。其露气之氤氲而游溢者，浸润滑泽，是谓之津。津液渗灌，脏腑沾濡，是以不渴。湿则气滞津凝，淫生痰涎，脏腑失滋，每生燥渴。津液无多，而再经汗泄，湿愈而燥伤矣。加白术去湿而养津，此除湿发汗之金绳也。"

5. 既论药之个性特长，又重视方药配伍

方药原本一体，最初之时只单论药，因无方可言，后世本草医家论药及方者有之，以方解药为阐释药物特点之大法。黄氏乃临床大家，精通医理，善用方药，论药物之时重视方药组成。如卷二"地黄"条，列有肾气丸、薯蓣丸、大黄䗪虫丸、黄土汤、胶艾汤、百合地黄汤等，并逐个归类释义，对其病证遣用本药之见解及君臣佐使配伍原理之分析甚为明确。如"肾气者，坎中之阳，《难经》所谓肾间动气，生气之根，呼吸之门也。方以肾气为名，则君附子而不君地黄。地黄者，淮阴之兵，多多益善，而究非主将也""仲景于地黄，无作君之方，无特加之法。肾气丸用之治消渴淋癃，君附子以温肾气，地黄滋风木之枯燥也。薯蓣丸方在薯蓣。用之治虚劳风气，君薯蓣以敛肾精，地、胶、归、芍，清风木之疏泄也。《伤寒》炙甘草汤方在甘草。用之治经脉结代，君以甘草以补中气，地、胶、麻仁，滋经脉之燥涩也。大黄䗪虫丸方在大黄。用之治劳伤干血，君大黄、䗪虫以破积，地黄、芍药润经脉之枯燥也。黄土汤方在黄土。用之治便后下血，君黄土以收血脱，地黄、阿胶，清风木之疏泄也。胶艾汤方在阿胶。用之治胎阻下血，君胶、艾以回血漏，地

黄、归、芍清风木之疏泄也。百合地黄汤方在百合。用之治百合初病，君百合以清肺热，地黄泄脏腑之瘀浊也。"

本书乃独辟蹊径，笺疏仲景方药，"述《伤寒》《金匮》之旨"，撰成的传世之作，为后世评述为"理必《内经》，法必仲景，药必《本经》"。是书文笔流畅，易读易懂，体现黄氏贵阳贱阴的学术思想与熟知药性、用药善辨、精通医理的高超医术。

十八、《玉楸药解》

【概述】

作者黄元御，一名玉璐，字元御，一字坤载，号研农，别号玉楸子。山东省昌邑县人。生于清康熙四十四年（1705 年），卒于清乾隆二十三年（1758 年），享年 53 岁。

黄元御出生于书香门第，自幼深受家学影响。酷爱读书，诸子百家，无不精熟。雍正十二年（1734 年），时年三十，得目疾，因庸医误药，左目失明，遂发愤学医[1]。立志"生不为名相济世，亦当为名医济人。"黄元御医德高尚，医术精湛。乾隆十五年（1750 年），因为乾隆皇帝治病有功，御赐"妙悟岐黄"匾额[2]。

据《玉楸药解》自叙记载："癸酉（1753 年）仲春，既解长沙药性，而仲景未用之药，散在后世本草，数百千载，狂生下士，昧昧用之，以毒兆民。农黄以往，仲景云徂，后之作者，谁复知医解药！诸家本草率皆孟浪之谈。明时李时珍修《纲目》，博引庸工讹谬之论，杂以小说稗官，仙经梵志，荒唐无稽，背驰圣明作述之义几千里矣！玉楸子悲忆昔人，怆念来者，甲戌（1754 年）三月成《伤寒说意》，五月成《素灵微蕴》，六月复作《玉楸药解》，八月癸丑告成，此愚书之第八部也。"黄氏于一年内完成了三部著作的撰写。其中，《玉楸药解》是继《长沙药解》后又一部本草著作。成书于乾隆十九年（1754 年）。该书是黄氏晚年之作，也是黄氏撰写的第八部著作。

全书八卷，收载仲景医书未载之药 293 种。分草、木、金石、果（附谷菜）、禽兽、鳞介鱼虫、人、杂类 8 部。各药分列性味、归经、功效主治，间附炮制方法等。内容简要，颇多个人见解。

本篇以孙洽熙主编《黄元御医学全书·玉楸药解》（中国中医药出版社，1996 年 8 月）为蓝本。

---

[1] 张奇文, 张志远, 裴凤玉. 黄元御年谱初编 [J]. 山东中医学院学报, 1989（1）: 32-34.

[2] 宋甲其. 清代名医黄元御 [M]. 北京: 东方出版社, 1998: 213.

【钩玄】

1. 论药释用，详中医之理

黄元御在学术上推崇黄帝、岐伯、秦越人和张仲景，称之"四圣"。主张"理必《内经》，法必仲景，药必《本经》"。善于运用中医之理和实践所得诠释中药之理。

如从脾升胃降之医理，阐发缩砂仁治病奏效之药理。黄氏认为："清升浊降，全赖中气，中气非旺，则枢轴不转，脾陷胃逆。凡水胀肿满、痰饮咳嗽、噎膈泄利、霍乱转筋、胎坠肛脱、谷宿水停、泄秽吞酸诸证，皆升降反常，清陷浊逆故也。"治之之法，若"泻之则益损其虚，补之则愈增其满，清之则滋其下寒，温之则生其上热。缘其中气埋郁，清浊易位，水木下陷，不受宣泻，火金上逆，不受温补也。惟以养中之味，而加和中之品，调其滞气，使之回旋，枢轴运动，则升降复职，清浊得位，然后于补中扶土之内，温升其肝脾，清降其肺胃，无有忧矣。"然"和中之品，莫妙如砂仁，冲和条达，不伤正气，调理脾胃之上品也"。如此论述则义理详明，缩砂仁的药理昭然若揭。

从阴阳互根之医理，阐发肉桂治病奏效之药理。中医学认为，阳根于阴，阴根于阳，无阳则阴无以生，无阴则阳无以化。阳蕴含于阴之中，阴蕴含于阳之中。阴阳一分为二，又合二为一，对立又统一。黄氏指出："人知气之为阳，而不知其实含阴精，知血之为阴，而不知其实抱阳气。"然而"下士庸工，不解阴阳之贵贱，千古祸源，积成于贵阴贱阳之家矣"。进而指出："欲求长生，必扶阳气，扶阳之法，当于气血之中培其根本。"肉桂"温暖条畅，大补血中温气"。大凡"经络埋瘀、脏腑癥结、关节闭塞、心腹疼痛等证，无非温气微弱，血分寒沍之故。以至上下脱泄，九窍不守，紫黑成块，腐败不鲜者，皆其证也。女子月期产后，种种诸病，总不出此。悉宜肉桂，余药不能。"

从发病机理阐发肉苁蓉温阳通便的药理。黄氏临床观察发现，凡粪粒坚小，形如羊屎，下窍闭塞，是由于"谷滓在胃，不得顺下，零星传送，断落不联，历阳明大肠之燥，炼成颗粒，秘涩难通"。如果"一服地黄、龟胶，反益土湿，中气愈败矣"。肉苁蓉"养血润燥，善滑大肠而下结粪。其性从容不迫，未至滋湿败脾，非诸润药可比"。

2. 叙述简洁，少繁言冗词

精解病源，辨证用药。如甘菊花，"清利头目，治头目疼痛、眩晕之证"。然而，"庸工凡治头目，无不用之，今古相承，不见其效"。黄氏认为，这是"不知头目眩晕，由湿盛上逆，浊气充塞，相火失根，升浮旋转而成"，而误"以为头风，而用发散之药，此千试不灵之方也"。黄氏对甘菊花清利头目的功用深信不疑，但由于辨证不明，药证不符，故治之无效。又如大腹皮，"专治皮肤肿胀，亦甚不宜虚家。"黄氏认为，"肿胀有根本，皮肤是肿胀之处所，非肿胀之根本也"。临证用药，若"不知根本，但于皮肤求之"，其结果是"非徒无益，而又害之"。黄氏呼吁说，治病用药务必"精解病源"。若治病不求其本，"百治不得一效，此庸工之所以庸也"。

易读易诵，简便实用。如白豆蔻"最驱膈上郁浊，极疗恶心呕哕"；莲子"甘平，甚益脾胃，而固涩之性，最宜滑泄之家，遗精便溏，极有良效"；五灵脂"最破淤血，善止疼痛，凡经产跌打诸瘀、心腹胁肋诸痛皆疗。又能止血，凡吐衄崩漏诸血皆收"；三棱"止经产心腹诸痛，消跌扑损伤诸瘀，软疮疡痈肿坚硬"；山楂"消克磨化，一切宿肉停食、血癥气块皆除"；芡实"固涩滑泄，治遗精失溺、白浊带下之病"；瓠芦"亚腰者，连子烧研，饮送，每服一枚，水胀腹满，十余日消"。

辨别异同，扬其所长。如"白术偏入戊土，则纳粟之功多，苍术偏入己土，则消谷之力旺，己土健则清升而浊降，戊土健则浊降而清亦升，然自此而达彼者，兼及之力也，后彼先此者，专效之能也，若是脾胃双医，则宜苍术、白术并用"。再如南星"功同半夏而猛烈过之"；松子仁"与柏子仁相同，收涩不及而滋润过之"；草豆蔻"调和脾胃，温燥寒湿，运行郁浊，推宕陈宿，亦与砂仁相仿，而性气颇烈，内郁稍重者宜之"；荜茇与荜澄茄"性味相同，功效无殊，皆胡椒类也"；海带"咸寒疏利，清热软坚，化痰利水，治鼓胀瘿瘤，与昆布、海藻同功"；锁阳"滋肝养血，润大肠枯燥，荣筋起痿，最助阳事，性与肉苁蓉同"。

用法得当，提高疗效。如蓖麻子"性善收引，敷足则下胎衣，涂顶则收子肠，贴鼻口㖞斜，熏咽喉肿痹。熬膏贴肤，拔毒追脓；纸捻入鼻，开瘰通闭"；肉蔻"辛香，颇动恶心，服之欲呕。宜蜜小丸，烘干，汤送"；蛤蚧"收降肺气，疏通水府，治喘嗽吐血、消渴癃淋，通经行血，起痿壮阳，及虚劳羸弱之病。去头眼鳞爪，酒浸，酥炙黄，研细。口含少许驰百步不喘，止喘宁嗽，功力甚捷。其毒在头足，其力在尾。如虫蛀其尾者，不足用"；五灵脂"生用行血，熟用止血"；枇杷叶"去毛，蜜炙，止嗽最善"；沙参"无寒中败土之弊。但情性轻缓，宜多用乃效"；阿魏"但可入膏药敷贴，不宜汤丸服饵也"；铜青"功专外用，不入汤丸。医书用吐痰，殊非良法"；石灰"但可外用熏敷涂，不可服饵"；轻粉辛冷毒烈，"庸工用治杨梅恶疮，多被其毒……良药自多，何为用此"；五灵脂"生用行血，熟用止血"。

规避禁忌，确保安全。如黄精滋润醇浓，可助湿，"湿旺者不宜"；牵牛子"功力甚猛，虚者勿服"；砒霜"经火更毒，得酒愈烈，过脐则生泻，服一钱杀人"；菟丝子"久服中宫壅塞，饮食不化，不可用于误人"；鹿角胶"性滞不宜脾胃，中焦郁满者，切忌服之"；轻粉"其性燥烈，能耗血亡津，伤筋损骨"；龟板"咸寒泻火，败脾伤胃，久服胃冷肠滑"；威灵仙"虚家勿用"；龙胆草味苦，大寒

"中寒者，勿服"；马兜铃苦寒"多用则吐"；槟榔"若气虚作满，则损正益邪，不能奏效矣"。

3. 尊经崇古，多偏颇之见

《玉楸药解》自叙曰："仲景未用之药，散在后世本草，数百千载，狂生下士，昧昧用之，以毒兆民。农黄以往，仲景云祖，后之作者，谁复知医解药！诸家本草率皆孟浪之谈。明时李时珍修《纲目》，博引庸工讹谬之论，杂以小说稗官，仙经梵志，荒唐无稽，背驰圣明作述之义几千里矣！"黄氏崇尚仲景，谓世医家不"复知医解药"，《纲目本草》"背驰圣明作述"等，未免过于偏激，言过其实，不足为取。

从临床应用看，黄氏认为不对或错误之处，每多以"庸工"之词，提出严厉批评。如"金屑"条记载："金屑服之杀人，性同鸩酒，古人赐死，往往用此。"而《本草》谓其能止咳嗽吐血，惊悸癫痫。方士制炼服饵，以为长生不死，荒妄极矣。或谓生者有毒，熟者无毒，胡说之至！"退而言之，"庸工每常用之。即至少服，不至杀人，而惊悸自有原本，镇重之物，何能得效！""密蒙花"条记载："密蒙花清肝明目，治红肿翳障。庸工习用，不效也。"黄氏认为，这是"治病不求其本，不解眼病根源"的缘故。而"浪用一切清凉发散之药，百治不得一效，此庸工之所以庸也"。"何首乌"条记载，当时有人滥用补阴药，黄氏却归罪于滋阴学派，曰："庸工开补阴之门，龟、地之杀人多矣。""大腹子"条记载：肿胀有虚实之别，"大腹专治皮肤肿胀，亦甚不宜虚家"，况且，"肿胀有根本，皮肤是肿胀之处所，非肿胀之根本也。庸工不知根本，但于皮肤求之，非徒无益，而又害之"。类似的记载较多，黄氏愤慨之极，言之犀利。

从本草记载看，黄氏认为也存在一些问题。如"枸杞子苦寒之性，滋润肾肝，寒泻脾胃，土燥便坚者宜之。水寒土湿，肠滑便利者，服之必生溏泄。《本草》谓其助阳，甚不然也。"黄氏认为，枸杞子"助阳"之说不符合临床实际。硇砂"辛烈消克，治气块血癥、老翳胬肉、停食宿脍、疣痣赘瘤之属。"而《本草》谓其暖胃益阳，消食止嗽，备载服食之法。"黄氏指出："如此毒物，能使金石销毁，何可入腹！但宜入膏散外用耳。"珊瑚"磨翳消障，功载《本草》，而取效甚难，至谓化血止衄，则其说更荒涎"。玛瑙"磨翳退障，存此一说可也，至于收功奏效，则未能矣"。白豆蔻"古方谓其大热，甚不然也""诸家本草，皆出于下士之手，此等妄言，不胜其数"。

《四库全书总目提要》说："是书谓诸家本草，其议论有可用者，有不可用者，乃别择而为此书。大抵高自位置，欲驾千古而上之，故于旧说，多故立异同，以矜独解。"这种评价是客观的。

十九、《本草从新》

【概述】

作者吴仪洛，为清代医家及藏书家。《浙北医学史略·第二编历代名医录·清代》载："吴仪洛，字遵程，世居澉浦。"言其"生于清雍正，而活跃在乾隆间"[1]。故可知，吴仪洛字遵程，浙江海盐澉浦（今浙江省嘉兴市海盐县澉浦镇）人。周富明则在《吴仪洛与〈本草从新〉》一文中提及吴仪洛的生卒年为"约1704年至1766年"[2]。又，吴氏在《本草从新》序中言"余自髫年习制举业时……迄今四十年矣"，故周富明言吴仪洛约生于1704年，约卒于1766年，应与吴氏实际生卒年大致相当。

吴氏藏书甚富且多实用。《中国藏书家辞典》立"吴仪洛"条目并云[3]："吴仪洛，清医学家、藏书家……名医世家出身，精研医学并以行医为业，有盛名。家藏医学书籍较多，亦收藏名家古本，如诗文集、经学、史书之类。行医之暇，取书博览精证。"清嘉庆六年《嘉兴府志》曰："吴仪洛……诸生。力学砥行，私淑张履祥。尝游历楚、越、燕、赵，征文考献，不遗余力。留四明，读范氏（天一阁）藏书，所寓目辄能暗写。中年欲以良医济世，博览岐黄家言，遂精其术。

吴氏认为《本草纲目》"为集大成，其证据该洽，良足补尔雅诗疏之缺"。然对汪昂《本草备要》则认为"汇集群言，厥功甚伟，而辨讹考异，非其所长"，并指出汪氏"不临证专信前人，杂糅诸说，无所折中，未免有承误之失"。遂"取其书重订之，因仍者半，增改者半，旁掇旧文"，于"其间广搜博采""以扩未尽之旨"，较《本草备要》增药五分之二，故名曰《本草从新》，于乾隆丁丑（1757年）冬月付梓。

《本草从新》首有原序及凡例，书末附跋，均为作者所撰。药性总义，冠于目次之前，凡例之后。全书十八卷，分11部51类收药721种。

本篇以清代吴仪洛编著，闫忠涵校注《本草从新》（中国医药科技出版社，2016年10月）为蓝本。

---

[1] 陆文彬，吴徐来，褚谨翔，等. 浙北医学史略 [M]. 嘉兴：中华全国中医学会浙江省嘉兴地区分会，1981: 63.

[2] 周富明. 吴仪洛与《本草从新》[J]. 浙江中医学院学报，1988（4）: 37.

[3] 李玉安，陈传艺. 中国藏书家辞典 [M]. 武汉：湖北教育出版社，1989: 192-193.

【钩玄】

1. 切于实用，不尚浮华

吴氏认为"本草者，当先注明其所以主治之由与所以当用之理"。选药以实用为宗旨，对药性理论研究每与临床实践相结合。他指出"夫医学之要莫先于明理……有一病必有一药"。他对《黄帝内经》有关气味理论的论述有较系统的归纳。其"药性总义"云："凡寒热温凉，气也；酸苦甘辛咸淡，味也；气为阳、味为阴，气浓者为纯阳，薄为阳中之阴；味浓者为纯阴，薄为阴中之阳。"说明气味有厚薄、寒热有偏胜，禀质不同，其功亦异。对具体药物而言，气味阴阳并非孤立，必须合而视之。吴氏为总结药性功能提出了较全面的基础理论。吴氏还根据《黄帝内经》五色入五脏的理论，承继宋元以来的"法象药理"，结合自己的临证经验与学术见解，提倡以形、色、性、味来区分用药的"法象"用药思想。他说："凡色青、味酸、气臊，性属木者，皆入足厥阴肝足少阳胆经""色黄、味甘、气香，性属土者，皆入足太阴脾足阳明胃经"。又说："凡药各有形性气质。其入诸经，有因形相类者，有因性相从者，有因气相求者，有因质相同者。"诸如"质轻入心肺，质重入肝肾；中空者发表，内实者入里，为枝者达四肢"。又如"薄荷茎方中空能发表，大黄内实质坚能攻里，桂枝横行而达四肢；桔梗色白而入肺，丹参色赤而入心，地黄色黑而入肾，党参色黄而入脾"等。虽难称用药确论，却对后人的临证遣方产生了较大影响。

吴仪洛还十分重视道地药材之鉴别，针对当时"肆中柴胡，夹杂白头翁、小前胡、远志苗、丹参于内"，数百年来居然从无一人奋起指摘。因此他在《本草从新》凡例中郑重指出"假药不可不辨"，否则"以伪乱真渐至真者绝少，更害人之尤者也"。并从性味质体等方面对人参、党参、土人参、西洋参、荠苨、沙参、桔梗，进行相互比较，指出异同等，不胜枚举。并指出市中药品混乱现象如黄连种数甚多……新山连（产广西）光黄性重，断则淡黄色。土连（产处州）色黑，团节。（马药中用之）鸡屎连，色黑细小，断则淡绿色。以上三种，服之害人。云景连（产云南）色黑，断则红色，不入药。然而他也很自谦地表明自己对药物的考伪辨讹知识知之不多，故仅将他个人所掌握的近40种容易以假乱真的药物予以客观介绍。他说："汪氏《备要》之作，汇集群言，厥功甚伟，而辨讹考异，非其所长，亦此书之缺陷也。洛识学浅陋，兹所重订，凡素所涉历而知之真者，已谨为订正，余则姑仍其旧。"反映了其实事求是的治学态度。吴氏还重视对同类药物功能区别。当列条的列条，不列条者文中注明。如白术有野白术与种白术之分，前者以补气生血为上，后者以健脾燥湿为胜。

2. 博采众长，其贵在精

吴氏生活在一个博藏群书的世家，这为其以后博学多识提供了基础。作者毕四十年之心血研读医书，在前人本草的基础上，撰此专著。相对于《神农本草经》《唐本草》《本草纲目》《本草备要》《救荒本草》等贤达先哲本草，吴仪洛所作《本草从新》一书，可谓独具风格，另辟蹊径。在药物的载录上，哀辑众家，务于精择。由于此书成书于以上本草著作之后，所以，对于像《本草纲目》这样巨著中尚未载述的药物，而在当时已流行于社会及民间的草药，吴仪洛在此亦加以增补以示后学。如燕窝之类，《本草纲目》未载。吴氏从性味、归经、功效、主治证、禁忌证等多方面一并列出。为后世临床遣方用药提供了翔实的文献资料。同时，从食疗学方面分析，本书对于可救荒充饥的药物，亦详加收藏载录，显示了作者普济世人的襟怀。

3. 详载修制，重视配伍

吴氏十分重视药物的修制。该书对药物的加工炮制，涉及药物220余种，约占三分之一，并汇集了大量的古代炮制文献介绍的炮制方法、炮制原理、工艺要求、质量标准、炮制禁忌等，反映了清代以前中药炮制的总体水平。从中医基础理论出发，将性味归经、阴阳五行、升降浮沉等药性理论应用于炮制实践，阐述炮制原理。如因病施制，即针对不同病证用不同的炮制方法。例如黄连"治心火生用，肝胆火猪胆汁炒，上焦火酒炒，中焦火姜汁炒，下焦火盐水炒，食积火黄土炒，湿热在气分吴萸汤炒，在血分醋炒"。引药入经，即采用一定的炮制方法使药效直达病所。如香附"生则上行胸膈，外达皮肤；熟则下走肝肾，旁彻腰膝；童便浸炒、盐水浸炒，则入血分；青盐炒则入肾；酒浸炒则行经络；醋浸炒则消积聚且敛其散。炒炭止血，即通过炒炭使药物增强或产生止血作用。如蒲黄"炒黑性涩，止一切血"；黄柏"炒黑能止崩带"。纠正偏性，通过炮制去除或降低药物的偏性或副作用。如白术"人乳拌用，润以制其燥"；香附"蜜水炒，制其燥性"。解毒减毒，即通过炮制去除或降低药物的毒性。如桃仁中去双仁，"双仁者有毒，不可用"；铅丹，"凡用以水漂去盐硝砂石，微火炒紫色，摊地上去火毒"；麻黄"煮十余沸掠去浮沫，或用醋汤略泡，晒干"；常山"烧酒浸一宿炒透用"。该书中还保留有许多有关炮制品质量标准方面的记载。例如熟地黄须九蒸九晒至"光黑如漆，味甘如饴""干炒令烟尽为度，或烧存性"；青礞石"煅至硝尽，石色如金为度"。诸如炭药存性等许多炮制品的规格标准，至今仍在沿用。该书中还记载有许多药物的炮制禁忌。如人参、知母、何首乌、泽泻忌铁。元参勿犯铜器，木香、海金沙忌火。有些明确指出其原因，如朱砂"若火炼则有毒"。该书另一特点，是在每味药物的功效之后，均列有配伍相宜者，配伍相忌者，包括药与证之相宜相忌、用药与其他食物的相忌不宜等。如对白头翁载述："谓可泻热凉血。苦坚肾、寒凉血、入阴明血分，胃、大肠、治热毒下痢……血分无热者忌。"

4. 拾遗补缺，订正讹谬

由于《本草从新》成书于《本草纲目》《救荒本草》《本草备要》等本草学著作之后，有条件对前代本草文献遗漏者补之，错讹者纠之。新发现而未见前代载录者加以收录。对假药伪品亦一并列出。如"花草子可伪沙苑蒺藜，香橼伪枳实、枳壳之类。始则以伪乱真，渐至真者绝少。"为后世准确用药提供了依据，以免后人误入歧途[1]。

二十、《得配本草》

【概述】

本书为清代三位医家严洁、施雯、洪炜合纂。严洁，字西亭，又字青莲；施雯，字澹宁，又字文澍；洪炜，字缉庵，又字霞城。三位作者皆为"隐德君子"[2]，因此生卒年不详。

三人同辑《盘珠集》，内有医药书数种，《得配本草》为其一。"得配"，即药物之配伍。所谓"得一药而配数药，一药收数药之功；配数药而治数病。数病仍一药之效"，遂纂此书，成于乾隆二十六年（1761年）。此书流传甚少，已知现存最早的为清嘉庆九年（1804年）小胥山馆刻本。

全书分为十卷，共载药物647种，以《本草纲目》为准绳分为二十五部。水、火、土、金、石85种为卷一，山草、芳草81种为卷二，隰草、毒草96种为卷三，蔓草、水草、石草、苔草59种为卷四，谷类、菜类75种为卷五，果类48种为卷六，木类、竹类、服帛类87种为卷七，虫类、鳞类、介类68种为卷八，禽类、兽类36种为卷九，人部12种为卷十。以水为首，以人结尾，从贱至贵。每味药物下首先简述该药配伍禁忌，次列药物性味、归经、主治，重点阐述配伍及主治。论述配伍时，依据药物之间配伍关系分为得、配、佐、使、合、和、同、君等类别。

---

[1] 李万庆. 本草从新学术特色浅析 [J]. 陕西中医，2005（8）：840-841.

[2] 严洁，施雯，洪炜. 得配本草 [M]. 姜典华，姜洪涛，姜典勋，等校注. 北京：中国中医药出版社，2008.

本篇所述以姜典华等校注《得配本草》（中国中医药出版社，2008年9月）为蓝本。

【钩玄】

1. 得配本草，精当实用[1]

全书主要论述药物配伍运用，切合临床，使读者对药物作用的认识更全面。

如磁石"得朱砂、神曲，交心肾，治目昏内障。配人参，治阳事不起。佐熟地、萸肉，治耳聋。和面糊，调涂囟上，治大肠脱肛"。临床所见[2]，耳鸣耳聋由肾阴亏虚肝阳上亢所致者不少，常伴见头晕、头痛、口苦、烦躁易怒、脉弦等症，以磁石、熟地黄、山茱萸为主药，取其益阴重镇摄纳，有一定疗效。

如对甘草配伍的论述，"得猪胆汁炙为末，米泔调，灌婴儿月内目闭不开，或肿羞明，或出血者，名慢肝风。得桔梗，清咽喉。配大豆汁，解百药毒奇验。佐陈皮，和气。佐茯苓，泄胀。入汗剂，解肌。入凉剂，泻热。入峻剂，缓正气。入辛热药，温散血中之结。入润剂，养阴血。入辛凉药，行肝胃污浊之血"。对配伍情况如此详尽的描述，充分体现了"得一药而配数药""配数药而治数病"的撰书初衷。

石膏"得荆芥、白芷治胃火牙痛"；远志"配川贝、茯神，除痰郁，开心窍"；川贝母"配连翘，治瘿瘤"；白芷"得荆芥、腊茶治风寒流涕"；枸杞子"得北五味，生心液"。该书记载的这些配伍运用至今仍广泛应用于临床。

除配伍应用之外，书中还列举数个经验方，体现了中医"简、便、廉、验"的优势。如以何首乌治疗盗汗，"研末津调，封脐中，止自汗，和艾叶煎浓汁，洗疥癣"。又有"治卒心痛诀云：一个乌梅二个枣，七枚杏仁一处捣，男酒女醋送下之，不害心疼直到老"；蛇床子"配白矾煎汤，洗妇人阴痒"；牛蒡子"牙痛生研，绵裹嚼患处，去黄水即愈"。此类经验如今验之于临床，确有佳效，非常实用。

2. 药有利弊，须知禁忌[3]

《得配本草》认为药有利也有弊，几乎在每味中药名称之下先标明"畏、恶、

---

[1] 欧之洋，银赟. 《得配本草》的学术特点和临床实用价值[J]. 中医药临床杂志，2011，23（9）:808-810.

[2] 俞宜年. 《得配本草》临证应用心悟[J]. 贵阳中医学院学报，2010，32（2）:64-66.

[3] 黄丽敏. 《得配本草》的学术特色探讨[J]. 浙江中医杂志，2002（9）: 41.

反、使"，禁忌载于之后。如"甘草"条："术、苦参、干漆为之使，恶远志，反大戟、芫花、甘遂、海藻，忌猪肉""酒痢初起，中满者禁用"。类似的如淫羊藿"得酒良，薯蓣、紫芝为之使"；丹参"畏盐水，反藜芦"；黄芩"龙骨、山茱萸为之使，畏丹砂、牡丹、藜芦，恶葱"；柴胡"半夏为之使，畏女苑，藜芦，恶皂荚"；白芍药"乌药、没药为之使，畏硝石、鳖甲、小蓟，恶石斛、芒硝，反藜芦"；牡丹皮"畏菟丝子、贝母、大黄。忌葱、蒜、胡荽、伏砒，以乌贼骨针其树必枯"。"人参"条的记述尤为丰富，先记载"茯苓、马蔺为之使，畏五灵脂，恶皂荚、黑豆、卤碱、人溲，反藜芦"，并言明其"忌铁器"。最后以长篇论述人参误用者甚众，"一由于症，一由于脉"，总结人参的使用禁忌，如阴虚火炎者、肺热者、精液枯涸者不宜使用。"仙茅"条，指出其有毒，最后更提出解救措施，为"急煎大黄、芒硝饮之。复出，芒硝、大黄末敷舌即解"。作者对每味药物的配伍禁忌和病证禁忌多有新的见解，实为可贵。

3. 善用对比，求同存异[1]

书中多处出现对功效类似药物之间进行的辨析。如丹参、茯神、川连、辰砂、赤石脂、淡竹叶、玄明粉一组药物均可治心经之火，而用之各有所当，心血不足引起的心神失养而虚火妄动，需用丹参补血以泻火；出现明显虚火上炎导致惊悸者，需以辰砂降之；暑热侵犯心经导致脉来浑浊者，需淡竹叶清之；若热邪炽盛而心脉劲急者，用川连平之，此为辨证论治的体现。又如对痰饮的治疗，认为"诸药各有专治，诸痰别有分消"，具体论述为"川贝降肺经之火痰，杏仁行肺经之寒痰，白附去肺经之风痰，蒌仁涤肺经之结痰，肺经之虚痰，非阿胶不下……宿痰而成囊，苍术除之；豁痰迷于心窍，远志为功……肾水泛为痰，熟地补之而奏绩"。对于散肝气的香附、川芎、薄荷、木贼、天麻、紫草、柴胡几种药物，论述为"柴胡表肝经之风热，川芎升肝经之血气，香附解肝经之郁结，木贼散肝经之寒邪，天麻通肝脏之血脉，薄荷去肝经之风火，紫草败肝中之热毒"。应用时应"勿得杂投，以伤肝气"。书中还多次提到"肺本清肃之府，最畏者惟火"，故对于常用制肺金之火的药物需详加辨别，如"金枯于火而欲泄之，沙参、麦冬之类；痰火而欲泄之，紫菀、花粉之类；木火侮金而欲泄之，甘菊、黄芩之类；肾火铄金而欲泄之，知母、地骨皮之类"。以上论述对临床具有非常重要的实际指导意义。

[1] 徒康宛，蒋亦明，严志涵.《得配本草》学术特色初探 [J]. 中国中医药图书情报杂志，2019，43（5）：52-54.

4. 药有制法，制得其宜

《得配本草》罗列基本炮制方法于药物功用之后，强调不同炮制法可使药物发挥不同功效，并重视炮制减毒的应用。如"黄芪"条，"补虚，蜜炒。嘈杂病，乳炒。解毒，盐水炒。胃虚，米泔炒。暖胃，除泻痢，酒拌炒。泻心火，退虚热，托疮疡，生用"。类似的如白术"燥脾胃，陈壁土拌炒。和胃，米泔浸炒。补气，蜜水拌炒。理气，枳壳汁炒。恐其性燥，乳拌蒸熟。去滞，姜汁炒。除胀，麸皮拌炒。去水，苍术拌炒。治泻痢，炒黑存性"。菟丝子的炮制方法则因主治证的不同而各有区别，"补肾气，淡盐水拌炒；暖脾胃，黄精汁煮；暖肌肉，酒拌炒；治泄泻，酒米拌炒"。柏子仁炮制时提到"去衣炒研""加重纸覆之，以熨斗文火熨之，三易其纸。"这即是目前柏子仁制霜的方法，可减少柏子仁滑肠的副作用，可用于失眠伴腹泻的病人。还详细介绍了六神曲的制作方法。此类论述，举不胜举。

5. 重视归经，颇有发明

三位作者的临床用药经验丰富，对某些常用药物药性的剖析，令人耳目一新。如传统认为生地黄性寒凉滋腻，易妨碍脾胃，然本书认为"生地实所以滋胃阴也，阴汁上充，则汗涌于肌表，而经邪解，阴血下润，则秽泄下于二便，而腑邪出。所谓金令一行，酷热顿消也"，对于时行热病出现胃阴虚表现者比较适合，对于阳明经火邪盛者可用生地黄汁冲服白虎汤，邪热入于阳明腑者可用生地黄汁加陷胸汤，亦可用干地黄代替生地黄，同时可加用枳壳或川贝母疏导之，以防其泥滞。紫菀为治疗咳嗽的常用药，本书指出紫菀"泄上炎之火，散结滞之气"，对于肺气结滞，郁而为热导致的肺叶焦枯、慢性咳嗽，用紫菀可散之，肺窍通而郁热自除。若属肺阴亏耗性咳嗽，服用紫菀类散气走液药则会加重病情。同时，配伍应用时，在滋阴重剂中加紫菀四五分，可通其滞而防其滋腻。

综上所述，《得配本草》成书于清康乾盛世，三位作者隐于民间悬壶济世，解决民众疾苦。三人独立思辨讨论，积数十年之经验，以《本草纲目》为准绳，编纂著成《得配本草》一书。该书对每味中药名称、别名、俗名、性味、归经、功用、主治、配伍运用描述十分详细，内涵丰富，学术特色鲜明，有很多独特见解，对用药禁忌、炮制方法也有详尽叙述，是一部既适合从事中药技术工作者使用，又适合中医、中西医结合临床医师使用的中药学著作。诚如清代文人魏朝阳序中所言："使读是书者，知药而即知病，知病而即知所以治病，诚一以贯之者也。岂不足垂世而引远哉。"

二十一、《本草纲目拾遗》

【概述】

作者赵学敏，字恕轩，号依吉。钱塘（今浙江杭州）人。生于清康熙五十八年（1719年），卒于清嘉庆十年（1805年），享年86岁[1]。

赵学敏自"幼嗜岐黄家言"，博览群书。凡"有得，辄抄撮忘倦，不自知结习至此，老而靡倦"（《串雅内外篇》原序）。资料"累累几千卷"（《利济十二种》总序）。其一生著述颇丰，乾隆三十五年（1770年），赵学敏将所撰医书12种合编，以自家"利济堂"为名曰《利济十二种》。据张应昌《本草纲目拾遗》跋云："但有传抄本，皆未刻。至嘉庆末年，传抄本则只有是编（《本草纲目拾遗》）与《串雅》二种，其余十种已不传。"

从"小序"中可知，《本草纲目拾遗》成书于乾隆三十年（1765年）。书成之后并未刊行，只有传抄本。他在凡例中说：于"庚子春复加校订"，即乾隆四十五年（1780年）又重新修订一次，其后又陆续增补完善。如在翠羽草、真珠草、辣茄等药物条下，还有赵氏在"癸亥"或"嘉庆癸亥（1803年）"考察调研药物活动的记载。可见，从本书初稿形成到完成终稿，历经三十八载。然书未付梓，人已仙去。张应昌跋云："因访知杭医连翁楚珍藏其稿本，假阅，乃先生手辑未缮清本者，初稿纸短，续补之条，皆粘于上方，粘条殆满，而未注所排序次。故传抄错乱耳。"于是"按其体例，以稿本校正排比传钞本之误，然后各条朗若列眉，还其旧观。"初刊于同治三年（1864年）。

《本草纲目拾遗》十卷，卷首列有小序、凡例、总目、正误、目录（细目）等项。全书载药921种（其中正品716种，附品205种，附品诸药皆列于正品之下），分为水、火、土、金、石、草、木、藤、花、果、谷、蔬、器用、禽、兽、鳞、介、虫等18部，除未列人部外，另加藤、花两类，把"金石"分为两部。其余按《本草纲目》次第排列。对各药内容的表述，无统一格式。引述文献大多注明出处，个人心得或夹叙其中，或附注于后。

本篇所述以闫志安、肖培新校注《本草纲目拾遗》（中国中医药出版社，2007年5月）为蓝本。

【钩玄】

是书"专为拾李氏之遗而作"。虽名曰"拾遗"，实为"补正"。即补《本草纲

---

[1] 黄玉燕. 赵学敏生平及年表 [J]. 中国中医基础医学杂志，2013，19（9）：993-995.

目》之遗，正《本草纲目》之误，这是本书最显著的两大特色。为此，赵氏搜集了各类文献资料 600 余种 [1]，访问请教了各类人士 200 有余 [2]，为本书的编写积累了丰富的资源，提供了有力的支撑，奠定了坚实的基础。

1. 新增药物，确验辄收

《本草纲目拾遗》新增药物 716 种，为古代本草著作之最。赵氏对新增内容十分审慎。"必审其确验方载入，并附其名以传信。若稍涉疑义，即弃勿登"。确保其真实性和可靠性，"宁蹈缺略之讥，不为轻信所误"，体现了赵氏严谨、求真的治学态度和科学精神。仅以鸦胆子为例，如此可见一斑。

鸦胆子，首载于《本草纲目拾遗》。本品在至圣丹方中有"治冷痢久泻，百方无验者，一服即愈"的记载。赵氏将其收入书中，并详加剖析。

首先，阐明了本病的临床特征。即"虚人冷积致痢，外无烦热躁扰，内无肚腹急痛，有赤白相兼，无里急后重，大便流痢，小便清长，此由阴性迟缓，所以外症不急"。进而分析其病情迁延不愈以及治疗效果不佳的原因。"其积日久，渐次下坠，竟至大肠下口直肠上口交界之处，有小曲褶，隐匿于此，为肠秽最深之处，药所不到之地，证则乍轻乍重，或愈或发，便则乍红乍白，或硬或溏，总无一定，任是神丹，分毫无济。盖积不在腹内，而在大肠之下，诸药至此，性力已过，尽成粃糠，安能去此沉匿之积？所以冷痢有至三五年十数年不愈者，由此故也"。

接着介绍鸦胆子的产地、性状、用法用量、服药禁忌及疗效。"今已至捷至稳鸦胆子一味治之。此物出闽省云贵，虽诸家本草未收，而药肆皆有，其形似益智子而小，外壳苍褐色，内肉白有油，其味至苦。用小铁锤轻敲其壳，壳破肉出，其大如米，敲碎者不用，专取全仁用之。三五岁儿二十余粒，十余岁者三十多粒，大人则四十九粒。取大圆肉包之。小儿一包三粒，大人一包七粒，紧包，空腹吞下，以饭食压之，使其下行，更借此圆肉包裹，可以直至大肠之下也。此药并不峻厉，复不肚痛，俟大便行时有白冻如鱼脑者，即冷积也。如白冻未见过，一二日再进一服，或微加数粒，此后不须再服。服时忌荤酒三日，戒鸭肉一月，从此除根，永不再发矣"。可谓经验独到，颇堪实用。赵氏"不忍隐秘，笔之于书，以公世用"。尚志钧先生 [3] 曾援用此方治疗休息痢数例，均收到良好的治疗效果。

2. 汇通西学，择善而从

明末清初，随着西学东渐，这不免会对中医药产生一定的冲击和影响。赵氏积

---

[1] 李超霞，张瑞贤.《本草纲目拾遗》引用本草类文献初考 [J]. 中医文献杂志，2014，32（5）：53-55.

[2] 傅维康. 赵学敏"拾"《本草纲目》之"遗"[J]. 上海中医药杂志，2005（5）：47-48.

[3] 尚志钧.《本草纲目拾遗》评介 [J]. 安徽中医学院学报，1982（4）：55-56.

极应对，主动作为。有选择地吸收和兼并西方医学知识，为我所用。

如日精油、吸毒石、辟惊石、奇功石、保心石、香草、臭草、锻树皮、蒌油、吕宋果等药物，均来自于墨西哥传教士石振铎译著，即被誉为西洋传入药物学之嚆矢的《本草补》。赵氏在书中直接收录，并注明出处。以"日精油"为例。书中记载：药材"多非中土所有，旅人九万里携至中邦"。善"治一切刀枪木石及马踢犬咬等伤"，有"止痛敛口"之功。使用方法是"先以酒洗拭净，随用线缝，大约一寸三，缝合不可太密。伤口小者，无用缝矣。"然后，蘸油，贴满疮口，包裹，至三四日后解开，润油少许，如前包固。疗效显著，"数日即愈"。

明万历年间，西方传教士将炼制药露的方法传到中国，赵氏极力推荐。如"凡物之有质者，皆可取露，露乃物质之精华。其法始于大西洋，传入中国。大则用甑，小则用壶，皆可蒸取。其露即所蒸物之气水。物虽有五色不齐，其所取之露无不白，只以气别，不能以色别也。时医多有用药露者，取其清冽之气，可以疏瀹灵府，不似汤剂之腻滞肠膈也"。书中收载了"金银露""薄荷露"等各种药露20余种，并分别介绍其功效主治等内容。

西方药物中，金鸡勒治疟案最具代表性。书中记载，"查慎行《人海记》：西洋有一种树皮，名金鸡勒，以治疟，一服即愈。嘉庆五年，予宗人晋斋自粤东归，带得此物，出以相示，细枝中空，俨如去骨远志，味微辛，云能走达营卫，大约性热，专捷行气血也"。据"澳番相传，不论何疟，用金鸡勒一钱，肉桂五分，同煎服，壮实人金鸡勒可用二钱，一服即愈"。金鸡勒（即金鸡纳），药用金鸡纳树树皮，为提制奎宁的主要原料，原产于南美洲的厄瓜多尔等地。康熙三十二年（1693年），康熙皇帝患了疟疾，服用各种药物均无效，病情日益严重，此时法国人洪若翰等向康熙帝进献了金鸡纳药（即金鸡纳霜），很快被治愈[1]。赵学敏将其收入书中，并赋予药性的内涵，使之成为抗疟退热的常用药物。赵氏接受西学，融贯书中，丰富了中药学的内容，开汇通论者之先声，成为汇通学派之代表人物[2]。

3. 拾遗功用，补其未备

赵氏博采群书，广聚民智，着眼临床，重在补遗，拓展应用。该书除增补药物外，凡《本草纲目》"已登者，或治疗有未备，根实有未详，仍为补之"。即对《本草纲目》所载药物备而不详的也进行了补充和完善。书中多以"本草纲目""纲目""濒湖""时珍""东璧""李氏"等不同称谓，以"补之"二字加以明示，使人一目了然。据初步统计，书中明确有"补之"内容的达60条之多，择要介绍如次。

[1] 张碧君. 康熙与"金鸡纳霜"[J]. 北京档案，1999（3）：40-41.

[2] 任应秋. 中医各家学说[M]. 上海：上海科学技术出版社，1980：154-156.

"六月霜"条记载，"濒湖所引《图经》云：甘平无毒，治发背消痈拔毒，同甘草作末，米汁调服。而他治有殊功，并未言及，今仍补之"。有一次，赵氏到奉化出差，发现"邑人暑月俱以此代茶，云消食运脾，性寒，解暑如神"。于是在该条下增补了三个验方，即"解暑，消积滞，小儿暑月泡茶食之佳。性苦寒，亦厚肠胃，止痢开膈，食之令人善啖，凡伤寒时疫，取一茎带子者煎服之，能起死回生，屡试皆效。又善解毒，洗疮疥，皆愈"。此条不仅增补了六月霜的功用，还通过临床用药实践，对其药性进行了重新界定。即由"甘平"调整为"苦寒"，进一步增强了药性的说理性和指导作用。

"苦草"条记载，"《纲目》木草类载苦草云：生湖泽中，长二三尺，状如茅蒲之类，主治白带。又主好嗜干茶、面黄二种病。其气味药性又失载"，赵氏"依张璐《本经逢原》补之。苦温无毒，香窜，入足厥阴肝经。理气中之血，产后煎服，能逐恶露。但味苦伐胃，气窜伤脑，膏粱柔脆者服之，减食作泻，过服则晚年多患头风"。赵氏依据《本经逢原》补充了苦草的药性，在论述功用的同时，并注明其使用不当可能产生的副作用。

"无骨苎麻"条记载，《纲目》蒴条"释名"曰接骨草，"苏恭云：叶似芹。寇宗奭云：花白子青，十月，子乃红熟，有一二百子。时珍云：每枝五叶。"赵氏按曰："《群芳谱》则花白而叶不类，其根乃似水芹。今人捣汁，以续筋骨损折，颇验。名玉接骨。当是此种，然《纲目》无一语治折伤，且所引形状，率多含混，故特详晰补之。"此条重在对无骨苎麻性状的描述，以补充《本草纲目》"所引形状，率多含混"的不足。

"天灯笼草"条记载："此草主治虽夥，惟咽喉是其专治，用之功最捷。《纲目》主治下失载，故补之。"赵氏明确指出：本品"性寒，治咽喉肿如神"，且"性能清火，消郁结，治疝神效。敷一切疮肿，专治锁缠喉风，治金疮肿毒，止血崩。酒煎服"。若与酒、鸭蛋煮食，"治疟如神"。此条载补遗《本草纲目》失载的同时，强调了天灯笼草善治咽喉肿痛之专长。

"茶树根"条记载，"《纲目》茶子、茶油俱载，惟茶根及烂叶经霜老茶叶未收，故补之"。故在书中将"茶树根"单列，并补注了《救生苦海》治疗口烂的验方："茶树根煎汤代茶，不时饮，味最苦，食之立效。"

此外，如葛乳"性凉，解肌热，散风火及阳明风热瘕疹"；石燕"治儿疳，小儿羸瘦，取食即愈"；刀豆根治"头风""鼻渊""腰痛""牙根臭烂""久痢""妇女经闭""喉癣""杨梅疮"等，都是赵氏从民间用药经验中总结增补的内容，对完善和丰富《本草纲目》药物功用的内容发挥了积极作用。

4. 博取众长，兼收并蓄

赵氏本着"药取其便"，务求实效的原则，广泛搜集和整理民间用药经验，兼及家传、个人所见所闻及用药心得，积累了大量的单方验方，内容丰富，疗效确凿。

广泛搜集民间用药经验。如"万历中邑大疫，有一道人，教人取千年老樟树皮煎饮可愈，并言树老久饮霜雪，其性转清凉，可消疫气"。嘉庆癸亥，"予寓西溪吴氏家，次子年十五，忽腹背患起红瘰，蔓延及腰如带，或云蛇缠疮，或云丹毒，乃风火所结，血凝滞而成。予疑其入山樵采染虫毒，乃以蟾酥犀黄锭涂之，不效。二三日瘰愈，大作脓，复与以如意金黄散敷之，亦不效。次日，疮旁复起红晕，更为阔大，有老妪教以用开屏凤毛，即翠云草也，捣汁涂上，一夕立消。此草解火毒如此，又不特治血神效也"。又如王士瑶云："不论虚实何经所吐之血，只须用藏红花。将无灰酒一盏，花一朵，入酒内，隔汤炖出汁服之，入口血即止，屡试皆效。"淳安陈老医云：一切痈疽，"用臭牡丹枝叶捣烂，罨之立消"。僧鉴平言"此草（小将军）治疗肿如神，不论疔生何处，及何种疗，皆可用。此捣极烂敷疮口留头，次日即干紧肉上，洗去再敷，至重者付二次即愈。轻者一涂即好，真救疗垂死之圣药也""土人取松皮性温、治血、一切虚怯劳瘵，妇女血枯血闭诸症，服之有效"。将这些散在的、确有疗效的用药经验汇聚于"药物"条下，极大增强了药物的有效性和实用性。

汇聚家传经验和亲友所见。如"金果榄"条记载："先君尝觅得二十枚，愈数百人。而疗喉等症，有起死回生之功，当广传之，以补本草之缺。""夏草冬虫"条记载："孔裕堂述其弟患怯汗大泄，虽盛暑处密室帐中，犹畏风甚，病三年，医药不效，症在不起，适有戚自川归，遗以夏草冬虫三斤，逐日和荤蔬作肴炖食，渐至愈。因信此物保肺气，实腠理，确有征验，用之皆效。"

融入赵氏亲试及用药心得。如"落得打"条记载："予养素园中曾种之，苗长二三尺，叶细碎如蒿艾，秋开小白花，结子白色，成穗累累，如水红花，但白色耳，故又名珍珠倒卷帘。治跌打损伤，神效。曾记辛己年小婢失足，从楼梯坠下，瘀血积滞，因采此捣汁冲酒服，以渣罨伤处，一饭顷，疼块即散，内瘀亦泻出，叶有清香者是。此药以家种隔二三年者，入药用良。""石打穿"条记载："噎膈翻胃，从来医者病者群相畏惧，以为不治之症。余得此剂，十投九效。""紫草茸"条记载："予幼时见世叔华泓卿家有紫草茸，为发痘神丹，乃其高祖学士鸿山公使外国带归者。予取而藏之，每遇血热毒壅，失血烦闷，顶陷不起，痘疔肿胀，于清解药中研加四五分，无不神效。"

5. 析疑纠误，正本清源

"凡例"指出："草药为类最广，诸家所传，亦不一其说，予终未感深信。"故赵氏在该书卷前专列"正误"一篇，主要针对《本草纲目》中存在的疑惑或不足进行讨论，提出真知灼见，以正视听。

关于药物分与合的问题。"凡例"明确指出："《纲目》有误分者，有误合者。"如"正误"记载："濒湖作《纲目》，于各条下，有《本经》者，先引《本经》，次列他书。而土部石碱一条，列作补遗。"赵氏"据《本经逢原》云：卤碱即石碱也"，指出时珍"不知神农《本经》卤碱有专条，而不列入"。误将卤碱、石碱分为二物。赵氏认为"似此舛舛，不胜指数"，又如"贝母不分川象"。赵氏认为，本应当分开的，《本草纲目》又没有分。"以致功用相歧，传误匪浅，则悉为补正其缺"。赵氏指出："川贝与象贝性各不同；象贝苦寒，解毒利痰，开宣肺气。凡肺家夹风火有痰者宜此。川贝味甘而补肺，不若用象贝治风火痰嗽为佳。治虚寒咳嗽，以川贝为宜。"

药物名与实混淆问题，在《本草纲目》时有出现。"凡例"指出："草药有金锁匙，俗称金锁银开，乃藤本蔓延之小草也。土人取以疗喉症极验。又名马蹄草，非马蹄细辛也。马蹄细辛即杜衡。濒湖于杜衡条后附方，引《急救方》中金锁匙。认为杜衡，误矣。"即金锁匙又名马蹄草，马蹄细辛即杜衡，马蹄草非马蹄细辛。李时珍把金锁匙误认为杜衡，并以此来佐证杜衡的功用，是大错而特错。又如"及己"条记载，"吴杭西湖岳坟后山，生一种草，高三四寸，一茎直上，顶生四叶，隙著白花，与细辛无二，土人呼为四叶莲。按此即《纲目》所载獐耳细辛，乃及己也。濒湖于及己条下载其形状云：'先开白花，后方生叶，只三片，皆误'"。由此可见，《本草纲目》所载之及己与赵氏所观察的及己非一物也。

对药物功用的认识，随着临床实践的逐步深入而不断进步。在赵学敏之前，人们对南瓜功用颇有微词，或不甚了解，多有"至贱之品"之说。如"时珍《纲目》既云：多食发脚气、黄疸，不可同羊肉食，令人气壅，其性滞气助湿可知。何又言补中益气耶！前后不相应如此"。赵氏认为："不知南瓜本补气，即与羊肉同食，脾健者何碍。惟不宜于脾虚之人，如今人服人参亦有虚不受补者。大凡味之能补人者独甘，色之能补人者多黄。南瓜色黄味甘，得中央土气厚，能峻补元气，不得以贱而忽之。"本品在闽中有"素火腿"之称，"则其补益之力，又可知矣，何壅之有"。可知南瓜具有较好的补益作用，且无滞气之弊。

6. 调整目次，书写灵活

调整药物分类目次。"凡例"指出："药目本有次第，《纲目》分类，自不得不繁，兹概从简以为例。"总体来看，赵氏在《本草纲目》分类体例的基础上，本着"该调则调，该分则分，该删则删"的原则进行适度调整。如《纲目》无藤部，以藤归蔓类。不知木本为藤，草本为蔓，不容牵混，兹则另分藤蔓部。《纲目》无花部，以花附于各种本条。然其中有录其根叶反弃其花者，有仅入其花名又无主治者，因为另立花部。"又如人部，"《纲目》收载不少"。赵氏反对"用人以疗人"。故"今特删之"，书中不再保留"人部"。

调整药物书写体例。赵氏认为：《本草纲目》编写体例比较完备，内容也比较详尽，"然其例亦有不一者"。如有的"无释名集解"，有的"有集解而不言形状"，有的"气味不载"，有的"既列修治，而诸石中独罕见其法"，有的"既无主治，则不应入药"。对于"寻常之味，每多发明；珍贵之伦，未获一解"。故赵氏"一切繁例从芟"，力求简便。"在古人原载气味形状，或一物数名者，统为直叙，不另分细目。有得之传闻或旧本，不载名解气味者，亦不妄添臆说。间有一得，则为附注于后，以就正方家"。因此，该书药物内容的书写没有统一的格式和体例。书写灵活，篇幅不定。少则十余字（如梨松果），多则数千字（如甘储）。

总之，赵学敏的《本草纲目拾遗》对清中期以前的药学知识进行了全面系统的总结，对《本草纲目》进行了大量补充和修订，堪称《本草纲目》的续编。为中药学的发展作出了巨大贡献，在本草发展史上具有里程碑意义。

不仅如此，赵氏还给我们留下宝贵的精神财富。一是勇于探索精神。赵氏在长期的实践中，善于观察，积极探索，大胆作为，提出了"物生既久，则种类愈繁"，即物种变异进化的观点，令人钦佩。二是锲而不舍精神。赵氏说：凡"有考核未详者，他日拟作待用本草。将宇宙可入药之物，未经前人采收者，合之另为一书"，体现了赵氏对本草的执着，对中药事业的追求，实乃后学之楷模。

二十二、《本草求真》

【概述】

作者黄宫绣，字锦芳，宜黄（今江西宜黄县）人氏，生于清雍正八年（1730年），卒于清嘉庆二十二年（1817年），享年87岁[1]。

黄氏出身书香世家，幼承庭训，向习举子业，却无意科举，尤专心致志钻研医学，致力岐黄。他"博览群书，探本穷源"，远自轩岐，近至明、清各家，无不搜集批阅。作为乾隆年间的御医，对宫廷珍藏的各种医学专著以及秘方、验方无不悉心研究。能"阐真摘要，订伪辨讹，发前人所未发"，著有《脉理求真》《本草求真》等医学著作。清嘉庆八年（1804年），仁宗（嘉庆）皇帝赐其举人，次年（1805年）钦赐"医学翰林"，并赐"翰林第"横匾一块，悬于黄氏故居厅堂门前[2]。他与陈自明、崔嘉彦、严用和、危亦林、龚廷贤、李梴、龚居中、喻昌、谢星焕并列为江西历史上十大名医[1]。

《本草求真》共十卷，收载药物520种。该书卷前附图244幅，随后有王光燮

[1] 杨卓寅. 江西十大名医谱（续）[J]. 江西中医药，1987（1）：11，14.

[2] 王健民. 黄宫绣与《本草求真》[J]. 江西中医药，1983（3）：28-29.

和秦承恩所撰叙 2 篇和凡例 10 条。紧接着是"目录"，以功效类药，"如补火则以补火之药一类，滋水则以滋水之药一类"。正文部分前八卷记述药物 440 种，分为补剂、收涩、散剂、泻剂、血剂、杂剂 6 大类，每类又各分为若干子目。直叙药物性味、功能及辨析用药之理与方法；卷九为"增补"，主要增补食物、脏腑病症主药和六淫病症主药等内容。其中"食物"部分共收载五谷、蔬菜、水果、禽、鱼类等食物 80 种。"脏腑病症主药"和"六淫病症主药"分别论述脏象和六淫，以及痰、气、血、积、痛、消渴等病因病症主治的药物。卷十为"总义"，集张元素、李杲、李时珍、汪昂等有关五味、阴阳、升降浮沉、入药部位、五伤、五走、五过、子母相生、形性气质、佐使畏恶反杀、炮制贵在适中等论述。最后为"卷后目录"（索引），按药物自然属性分为草、木、果、谷、菜、金、石、水、禽、兽、介、虫、人等 13 部。

《本草求真》由黄宫绣编著，其弟黄宫黻校订，其侄黄学昌校字，于清乾隆三十五年（1771 年）成书，乾隆钦批出版，于乾隆三十八年（1773 年）将该书储于"四库馆"[1]。今存乾隆年间初刊本及其他 20 余种清刻及近代石印本[2]。1959 年上海科学技术出版社根据清嘉庆十一年丙寅（1806 年）绿圃斋重刊本，重校印行。并削去原书所附的图。对于卷次亦略加整理[3]。

该书的版本较多，本篇所述以王淑民校注《本草求真》（中国中医药出版社，1999 年 8 月）为蓝本。

【钩玄】

1. 崇尚实践，务求真谛

黄氏有感于历代本草诸书"理道不明，意义不疏"，况有"补不实指，泻不直论，或以隔一隔二以为附合，反借巧说以为虚喝"的现状，乃力辟时弊。"兹从往昔诸书，细加考订，其有一义未明，一意未达，无不搜剔靡尽；牵引混杂，概为删除，俾令真处悉见，断不随声附和，语作影响，以致眩人耳目也"。他在本书"凡例"中进一步指出："余尚论药性，每从实处追求，既不泥古以薄今，复不厚今以废古，惟求理与病符，药与病对。"这种求真务实的治学精神，为后学树立了典范。

如刘寄奴，称其"能破瘀通经行血，又治金疮使血顿止，一通一涩，似不相合，他书止载治效，无有诠释，使人自悟"。其机理何在？令人费解。黄氏按实考明，进行阐释，曰："缘血之在人身，本贵通活。滞而不行则血益滞而不出，而瘀

---

[1] 王健民. 黄宫绣与《本草求真》[J]. 江西中医药，1983（3）：28-29.

[2] 尚志钧，林乾良，郑金生. 历代中药文献精华 [M]. 北京：科学技术文献出版社，1989：340.

[3] 尚志钧.《本草求真》简介 [J]. 皖南医学院学报，1984（1）：43-44.

瘕胀满愈甚；行而不止则血亦滞而不收，而使血出益甚。寄奴总为破血之品，故能使滞者破而即通，而通者破而即收也。"深刻揭示了刘寄奴能行能止的作用机制。证诸临床，无论是跌打损伤、瘀滞经闭、癥瘕等瘀血证，抑或瘀血内阻，血不循经之出血，或出血兼有瘀滞者均可运用。

地榆是一味常用的凉血止血药。然诸书"又言性沉而涩……得此则能涩血不解"，有止血留瘀之弊。黄氏认为，地榆"既能清降，又能收涩，则清不虑其过泄，涩亦不虑其或滞，实为解热止血药也"。大凡血热妄行之出血，得此则热清血安，络固血凝。进而指出："血热者当用，虚寒者不宜用。久病者宜用，初起者不宜用。"因此，能准确把握地榆的性能特点，临床运用断无"涩血不解"之忧。

紫草性寒入血，长于凉血活血，又善解热毒，透疹消斑。主治血热毒盛、斑疹紫黑、麻疹不透等。薄荷、荆芥等也是常用的透疹药，主治麻疹初起疹出不畅等。前者重在"清解"，后者重在"宣透"，临证用药务必辨析。黄氏指出，若"误以（紫草）为宣发之药，不论毒闭与否辄用，殊失用药意义矣"。

人参"形状似人，气冠群草"。能大补元气，复脉固脱，为拯危救脱之要药，适用于元气虚极欲脱，气短神疲，脉微欲绝之急危重症。黄氏指出："今人但见参贵，而即以此（党参）代参，不亦大相径庭乎？"党参补气之功似人参而力不及。且药性平和，不燥不腻，用以培补脾肺元气颇佳，常用于脾肺气虚诸证。临床凡气虚之轻证需用人参者，皆可以党参替代之。若虚盛而危急者，亦非所宜，则仍以人参为佳。黄氏在临床实践中，"常见虚弱之证，亟当人参峻补，以救垂绝，而医猥用党参替代，以致病卒不起"，此乃选用不当所致。并告诫曰："此皆误用之害，人但习而不察耳。"

黄氏指出"药之见施于病者，既有其因，而药之见施于病而即有效者，又有其故"。所以该书"凡有义蕴难明之处，逐一详解，不令稍有含混"。王光燮在该书的题叙中对此给予了高度评价，曰："能阐真摘要，订伪辨讹，发前人所未发。"充分展示了黄氏崇尚"求真"的科学精神。

2. 功效类药，体系完善

从中药功效理论的发展历史来看，《本草求真》是第一部中药功效分类体系比较完善的临床中药学专著。尽管东汉时期定型的《神农本草经》三品分类，实际上也是按药物"益气延年""遏病补虚""除邪破积"等功效，并参考药物良毒进行分类，但由于失之笼统，不能与复杂的临床治法，以及遣药组方实际有机结合，未能起到真正功效分类的作用。

至梁代陶弘景的《本草经集注》，依药物自然属性进行分类，将诸药隶属于玉石、草木、虫兽、果、菜、米食及有名未用7类。受其影响，这一形式成为其后历代诸家本草的主要编写形式。其间，明代王纶《本草集要》下部"药性分类"二卷，虽最早对药物以功效进行分类，却只是对《本草经集注》"诸病通用药"的一种改进形式，而非该书主体内容。该书主体仍是以草部为首，依药物自然属性载录。按自然属性分类药物，对于大部头综合性本草，现代的药用植物学、中药鉴定学、药材学等，方便查阅，结合现代动植物科学分类理论，仍在发展完善，但是对于临床中药学，则很不适用。

按药物主要功效分类药物，是临床实用性本草的最佳分类方法。继《神农本草经》之后，唐代陈藏器《本草拾遗》提出的"十类"，具有功效分类的属性，但本质上只是性能分类。明代贾所学《药品化义》的"辨药八法"，最早提出中药功效专项"力"，但并非以"力"类列药物。清代汪昂《本草备要》在每药之下，标出该药功效，但全书仍将药物依草、木、果、菜等8类进行论述。至《本草求真》方从整体上改变了旧有的本草编写体例，以功效类列分述药物，在形式上不落窠臼，并为其后如屠道和《本草汇纂》、陆九芝《本草二十四品》等效仿，为现代临床中药学以功效分类药物的编写形式，首开体例之先。

黄氏在该书"凡例"中说："本草药味，他氏多以草木、昆虫、金石类为编次，以便披阅。然形质虽同，而气味不就一处合编，则诸药诸性，又已分散各部而不可以共束矣。"指出了这类本草著作虽便于检索药物来源，但很不利于对相同功效药物类群的查阅和总体把握。为消除这一弊端，示研习临床医药学者以津梁之便，"是书编次，悉以药性气味类载，如补火则以补火之药一类；滋水则以滋水之药一类"等。其前八卷，将全书药物分为补剂、收涩、散剂、泻剂、血剂、杂剂等6大类。每类又各分为若干子目，如补剂分温中、平补、补火、滋水、温肾，散剂分散寒、驱风、散湿、散热、吐散、温散、平散等。在"脏腑病症主药"中，黄氏根据各脏腑的不同生理病理特点，"采集用药主治，皆从药中正理考核"。分列出若干功效，并以功效统领药物。如将与"心病"有关的中药功效分为补心气、补心血、通心气、泻心热等16类。每类项下都列举其有代表性的药物若干。如"补心血"的当归、柏子仁等，"泻心火"的竹叶、黄连等。陈勇等[1]认为，该书构建了较为完善的中药功效分类系统，对现代临床中药学"功效"专项的确立、发展和完善，产生了积极而深远的影响。

3. 甄别用药，条分缕析

黄氏认为：历代本草阐述药物"分论虽多，而合论则少"。由于"药多有形质相同，气味相等，若使各为注释而不比类合观，则疑似莫辨"。故"凡有气味相同，无不先于篇首合同阐发，再于各味之中，又取相类以为分别。庶使毫厘千里，无有差谬"。

---

[1] 陈勇，孙晓波，张廷模. 论《本草求真》对中药功效理论的贡献 [J]. 四川中医，2005（6）：5-6.

一是功用相似的药物甄别。如同是补气药，"补脾气之缺陷无有过于白术，补肝气之虚损无有过于鸡肉，补肺气之痿弱无有过于参、耆"；同是驱风药，"风在太阳膀胱，症见游风攻头之，当用以羌活；症见一身骨痛之，当用以防风；症见风攻巅顶之，当用以藁本者"；同是补火药，"火衰气寒而厥则必用以附子""火衰冷痹精遗则必用以仙茅""火衰肾泄不固则必用以补骨脂"。又如黄芪与人参皆能补气，然"参气味甘平，阳兼有阴；耆则秉性纯阳，而阴气绝少。盖一宜于中虚，而泄泻痞满倦怠可除，一更宜于表虚，而自汗亡阳溃疡不起可治"。

二是药名相似的功用甄别。如羌活与独活皆为"治风"之品，在古代本草中常出现分合混用的状态。黄氏在"驱风"篇首中明确指出其运用不同。"风在太阳膀胱，症见游风攻头之，当用以羌活""风在少阴肾经，症见伏风攻头之，当用以独活"。在各药项下又从多方面阐述其异同。从药性看，"羌活性雄"，独活"其性稍缓"。从功效看，二者除具有祛风除湿功效外，"羌有发表之功，独有助表之力"。从运用看，"羌行上焦而上理，则游风头痛，风湿骨节疼痛可治；独行下焦而下理，则伏风头痛，两脚湿痹可治"。进而指出："二活虽属治风，而用各有别"。又如赤芍与白芍，在魏晋以前并没有分开使用，《神农本草经》统称"芍药"。黄氏指出"赤芍与白芍主治略同。但白则有敛阴益营之力，赤则止有散邪行血之意。白则能于土中泻木，赤则能于血中活滞……（赤芍）与白芍主补无泻，大相远耳"，尤当明辨。进而指出："《大明》指为赤白皆补，其说不切；《日华子》指为赤能补气，白能治血，其说尤不切耳。"既甄别了赤、白芍药功用的异同，又匡正了本草中的一些不实说法。

三是同出一物的功用甄别。同一植物，每因采收、炮制、药用部位等不同，可分为多种药物，其性能功效也不尽相同，如枳壳与枳实同出一物，枳壳为其成熟的果实，枳实为其未成熟的幼果。二者"苦酸微寒无异"，皆属利气之品。然"枳壳体大气散，较之枳实，功虽稍逊而利气宽胸"，枳实"实小性酷，下气较壳最迅，故书载有推墙倒壁之功"。黄氏指出："气在胸中，则用枳壳；气在胸下，则用枳实。气滞则用枳壳，气坚则用枳实。"由此可见，枳壳与枳实，不仅理气作用有强弱之分，而且作用部位有胸中与胸下之别。又如橘皮与青皮"本生于橘，其皮则一"，皆能理气。然橘皮"入脾肺而宣壅"，青皮"专入肝疏泄"。大腹皮与槟榔同出一物，其性能功用"大有不同"，"槟榔性苦沉重，能泄有形之滞积；腹皮其性轻浮，能散无形之积滞。"

有比较才能有鉴别，有鉴别才能有发现。通过药物甄别，能明辨疑似，区分异同，进而彰显药物个性之专长，为临床有针对性选择用药，提高治疗效果提供捷径和保障。药物甄别是黄氏十分关注的临床用药问题，也是该书重点阐述的基本内容。这种"思辨"的理念和方法贯穿于全书始终，迄今仍为后世效仿和学习。

4. 析疑解惑，师古不泥

黄氏在"凡例"中明确指出："本草《本经》，出自神农，其理自属不易。然考论中所载药性，多有安五脏，定神志，并延年益寿，身轻黑发，及桑白皮、紫草补中益气等说。按此语多肤廓，不无可疑。"且历代本草在传承过程中，由于各自的理解和体会不同，"厥后代为损益，其真愈失，而其论愈讹"。有鉴于斯，黄氏不泥古厚今，冰释疑惑，决不盲从。

一是据实纠错。如白茅根"补中益气"。黄氏认为："至云能以补中益气，虽出《本经》，然亦不过因其胃热既除而中气自复，岂真补益之谓哉？经解之说，似未可信。"并将白茅根列于"平泻"条下，明确指出："茅根泻胃"，并无补益之功。又如枸杞子"补阳"，枸杞子味甘多液，性平偏凉，历来视为滋补肝肾之良药。"今人因见色赤，妄谓枸杞补阳，其失远矣。岂有甘润气寒之品，而尚可言补阳耶？若以色赤为补阳，则红花、紫草其色更赤，何以不言补阳而曰活血？呜呼？医道不明，总由看书辨药，不细体会者故耳。试以虚寒服此，不惟阳不能补，且更见有滑脱泄泻之弊矣，可不慎软？"明确指出了以"法象药理"诠释药物功效的弊端。

二是求真解惑。如黄柏本为苦寒燥湿泻火之药，其性下行，"大泻肾火及除膀胱湿邪"，凡湿热火毒之证皆宜。然昔人有黄柏"滋真阴"之说。黄氏感叹"今天下之人不问虚实，竟有为去热治劳之妙药，而不知阴寒之性能损人气、减人食，命门真元之火一见而消亡，脾胃运行之职一见而沮丧，元气既虚，又用苦寒遏绝生机，莫此为甚"。进而解释曰：黄柏对于阴虚火旺证，重在泻火，使"阴火因尔潜伏，则阴不受煎熬，而阴乃得长矣。非谓其真阴虚损，服此即有滋阴之功也"。由此可见，黄柏所谓"滋阴"，实乃"泻火存阴"之谓。山楂"何书既言健脾，又曰能伐脾胃生化之气，得非自相矛盾乎"。黄氏认为，"所谓健脾者，因其脾有食积，用此酸咸之味以为消磨，俾食行而痰消，气破而泄化，谓之为健，止属消导之健矣"。本品消食化积，主治饮食积滞证。若"虚而用此，保无书云伐生之说乎"。由此可见，山楂健脾非补脾，用之不当，则能"消食磨肉，伐胃戕脾"。桔梗"书既载能引诸药上行，又载能以下气，其义何居"。黄氏解释说："桔梗味苦性气平，质浮色白，系开提肺气之圣药，可为诸药舟楫，载之上浮，能引苦泄峻下之剂至于至高之分成功，俾清气既得上升，则浊气自克下降。降气之说，理根于是"，有"升中寓降"之意。总之，"凡有类此不明，无不从实发挥"。

三是力辟悖谬。黄氏深感"本草多有长生不老之说，欺世惑民，以致药品真义不出耳。"其敢于疑古，指出谬误，发表见解。如生地黄功能凉血解热，"故凡吐血咯血、衄血蓄血、溺血、崩中带下，审其症果因于热成者，无不用此调治……第书有言服此长肉生肌，止是热除血活以后长养之语；久服轻身不老，止是病去身安力健之词，未可因此认为辟谷成仙属实也"。苍术功能"发汗除湿"，素为脾家治湿之妙剂。"至云服（苍术）能轻身长生，不过因其湿去之谓，岂真能入仙境之地哉?"这些都充分表明了黄氏去伪存真、崇尚真理的治学态度和求实精神。

5. 目录新颖，别具一格

为了读者查阅方便，黄氏在本书的目录编排上十分考究，特意编排了两套目录。

第一套目录位于"凡例"之后，"卷一"之前，按药物功效分类。即把 520 种药按照全书排列的次序，标以自然号码。如第 1 味药"人参"标"一"，第 125 味药"乌头"标"一二五"，第 426 味药"牛蒡子"标"四二六"等。

第二套为"卷后目录"（索引），按药物自然来源编排。为了寻查方便，在每味药物脚下注以号码和第一套目录药物号码相同。如白芷，在第一套目录中列在"散剂"，在第二套目录中列在"草部"，但其标注号码"一一六"是一致的。又如"苏合香"，在第一套目录中列在"散剂"，在第二套目录中列在"木部"，其标注号码都是"一八二"。这两套目录为读者查找药物提供了极大的便利。

该书目录的编排具有以下特色。一是两套目录的编排别具一格，在前代本草中是绝无仅有的，开创了本草目录编排新体例。二是在第二套目录中每味药物脚下注以号码和第一套目录药物号码相同，前后呼应。既有助于查寻，又可以通过两个目录初步了解药物的功效归属和药材来源。该书目录的编排在传承药物按自然属性分类法的基础上，更创新和完善了药物按功用分类法，不仅新颖，而且实用，为近现代中药学著作"目录"的编辑提供了范例。

《本草求真》是一部注重实践，不拘成说，不尚空谈，重在"求真"，实用性强的本草专著。尤其以"功效类药"和"据实论药"，对近现代临床中药学功效理论的成熟和完善以及编写体例的厘定作出了积极贡献。由于历史条件的局限，书中不免存在某些值得深入探讨的问题。如荔枝核，因其"形似睾丸，尤治癫疝卵肿，以其形类相似有感而通之义也"。如此推断药物的药理作用，远离药性理论，不免牵强附会，难以令人置信。但白璧微瑕，无损于该书的学术价值和实践意义。

二十三、《要药分剂》

【概述】

作者为清代沈金鳌（1717 年—1776 年），字芊绿，号汲门、再平、尊生老人，江苏无锡人。其为清代著名医家，乾隆年间中举，精通儒学，涉猎广博，因屡试不中，故 40 岁后专攻医学，医术精通。后来勤于著述，先后撰成《脉象统类》《诸脉主病诗》《杂病源流犀烛》《伤寒论纲目》《妇科玉尺》《幼科释迷》《要药分剂》，总其名曰《沈氏尊生书》。其中《要药分剂》刊于清乾隆三十八年（1773 年）。

沈氏认为要药者，寻常日用必需之药，故《要药分剂》选用 420 余味药（不包括附品），共十卷，每剂一卷，按宣、通、补、泻、轻、重、滑、涩、燥、湿十剂分类，其中卷一宣剂上共 41 种，卷二宣剂下共 55 种，卷三通剂全共 33 种，卷四补剂上共 37 种，卷五补剂下共 46 种，卷六泻剂上共 67 种，卷七泻剂下共 34 种，卷八轻剂全、重剂全共 32 种，第九滑剂全、涩剂全共 41 种，卷十燥剂全、湿剂全共 34 种。其后记述各药的性、味、有毒无毒、生成禀受或佐使畏恶、主治、归经、前论、禁忌、炮制等。"主治"首先写《神农本草经》《名医别录》等前人记载，"前论"首选《神农本草经》《名医别录》，次列诸家本草发明，足以补前人未备的论述。对于各药除了记载前辈论述，同时以"鳌按"加入自己对该药独特的心得。同时本书首次列出"归经"一项，并为后世沿用。

本书版本较多，本篇所述以田思胜主编《沈金鳌医学全书》（中国中医药出版社，1999 年 8 月）为蓝本。

【钩玄】

1. 十剂分类

沈氏将收载的 420 种药物按十剂进行分类，在凡例记载"一是编照十剂分类。欲人晓然于药之各有其性，而宣、通、补、泻、轻、重、滑、涩、燥、湿，一览易知，不至引用错误也。"《要药分剂》采用中药十剂分类这一方法，而不用历代本草学按自然属性分类的方法，为近代中药按功效分类打下了基础。其在自序称："徐之才曰，药有宣、通、补、泻、轻、重、滑、涩、燥、湿十种，是药之大体，而本经不言，后人未述，凡用药者，审而详之，则靡所遗失，诚哉是言也。"历代对十剂的认识多认为是徐之才，但据著名中医药学家凌一揆先生考证认为"十剂"之说源于陈藏器《本草拾遗》，而不是徐之才《药对》[1]。

沈氏以南北朝、金元等时期名医的相关论述，对"十剂"的概念作了深刻的阐述[2]。

宣剂。"徐之才曰：宣可去壅，生姜、橘皮之属是也。李杲曰：外感六淫之邪，

---

[1] 凌一揆. 方剂概说 [J]. 中医杂志，1956（10）：520-521.

[2] 曹臣，张志国，杨磊.《要药分剂》之中药分类研究 [J]. 光明中医，2011，26（9）：1915-1917.

欲传入里，三阴实而不受，逆于胸中，窒塞不通，而或哕或呕，所谓壅也。三阴者脾也，故必破气药如生姜、橘皮、藿香、半夏之类，泻去壅塞。王好古曰：木郁达之，火郁发之，土郁夺之，金郁泄之，水郁折之，皆宜也。"

通剂。"徐之才曰：通可去滞，通草、防己之属是也。刘完素曰：留而不行，必通以行之，如水病为痰澼之类，以木通、防己之属攻其内，则留者行也，滑石、茯苓、芫花、甘遂、大戟、牵牛之类是也。张从正曰：通者，流通也。前后不得溲便，宜木通、海金沙、琥珀、大黄之属通之。痹病郁滞，经隧不利，亦宜通之也。"

补剂。"徐之才曰：补可去弱，人参、羊肉之属是也。李杲曰：人参甘温，能补气虚；羊肉甘热，能补血虚。羊肉补形，人参补气，凡气味与二药同者，皆是也。张从正曰：五脏各有补泻，五味各补其脏，有表虚里虚，上虚下虚，阴虚阳虚，气虚血虚。经曰：精不足者补之以味，形不足者温之以气。五谷五菜五果五肉，皆补养之物也。"

泻剂。"徐之才曰：泄可去闭，葶苈、大黄之属是也。李杲曰：葶苈苦寒，气味俱厚，不减大黄，能泻肺中之闭，又泄大肠。大黄走而不守，能泄血闭，肠胃渣秽之物。一泄气闭，利小便。一泄血闭，利大便。凡与二药同者皆然。张从正曰：实则泻之，诸痛为实，痛随利减，芒硝、大黄、牵牛、甘遂、巴豆之属，皆泻剂也。其催生下乳，磨积逐水，破经泄气，凡下行者，皆下法也。"

轻剂。"徐之才曰：轻可去实，麻黄、葛根之属是也。张从正曰：风寒之邪，始客皮肤，头痛身热，宜解其表，《内经》所谓轻而扬之也。痈疮疥痤，俱宜解表，汗以泄之，毒以熏之，皆轻剂也。凡熏洗，蒸灸，熨烙，刺砭，导引按摩，皆汗法也。"

重剂。"徐之才曰：重可去怯，磁石、铁粉之属是也。张从正曰：重者，镇坠之谓也。怯则气浮，如丧神失守而惊悸气上。朱砂、沉香、黄丹、寒水石，皆镇重也。久病咳嗽涎潮于上，形羸不可攻者，以此坠之。经云：重者因而减之，贵其渐也。"

滑剂。"徐之才曰：滑可去着，冬葵子、榆白皮之属是也。刘完素曰：涩则气着，必滑剂以利之；滑能养窍，故润利也。张从正曰：大便燥结，宜麻仁、郁李之类。小便癃闭，宜葵子、滑石之类。前后不通，两阴俱闭者，名曰：三焦约。约者，束也。宜先以滑剂润养其燥，然后攻之。"

涩剂。"徐之才曰：涩可去脱，牡蛎、龙骨之属是也。刘完素曰：滑则气脱，如开肠洞泄便溺遗失之类，必涩剂以收敛之。张从正曰：寝汗不禁，涩以牡蛎、五味、五倍之属，滑泄不已，涩以肉豆蔻、诃黎勒、没食子、亚芙蓉、龙骨之属。凡酸味同乎涩者，收敛之义也。然此等皆宜先攻其本，而后收之可也。"

燥剂。"徐之才曰：燥可去湿，桑白皮、赤小豆之属是也。王好古曰：湿有在上、在中、在下、在经、在皮、在里。张从正曰：积寒久冷，吐利腥秽，上下所出，水液澄澈清冷，此大寒之病，宜姜、附、胡椒辈以燥之。若病湿气，则陈皮、白术、木香、苍术之属除之，亦燥剂也。而黄连、黄柏、栀子、大黄，其味皆苦，苦属火化，皆能燥湿，此《内经》之本旨也。岂独二术之类，为燥剂也乎。"

湿剂。"徐之才曰：湿可去枯，白石英、紫石英之属是也。张从正曰：湿者润湿也。虽与滑类，少有不同。经云：辛以润之，辛能走气，能化液故也。盐硝味虽咸，属真阴之水，诚濡枯之主药也。人有枯涸皴揭之病，非独金化，盖有火以乘之，非湿剂不能愈。刘完素曰：津耗为枯，五脏痿弱，荣卫涸涩，必湿剂以润之。王好古曰：有减气而枯，有减血而枯。"

2. 首列"归经"专项

沈氏在《要药分剂》中非常重视药物的归经，将前人"走经、行经、入经"等混乱不同的提法统一改为"归经"，首先列出"归经"一项，以之与"主治""前论""禁忌"等项并列。其提出"归经"一词得到普遍认可，并沿用至今。对术语的规范，非常有利于中药归经理论的发展。

其在凡例中阐明自己的观点："每药首明主治，见药之功用不一也。次详归经，见药与经各有所入，不相袭也""归某经下，必着为如何之品句，此数字或括是药全性，或专及是药最重之用，其故不一，当意会之"。以"如何之品"阐释药物功效，后附以小字解释药物归经的依据，沈氏多从功效对其归经进行阐释，其认为药物的归经，应当针对不同的药物有不同的认识，有的药物归经能够涵盖该药物全部作用功能，有些仅是对于该药物最重要的作用的概括。如"秦艽"条，"归经：入胃、大肠二经，兼入肝、胆二经。为泄散疏利之品。胃大肠去风湿药"。如"延胡索"条，"归经：入肝经，兼入肺、脾、肾、心包四经。为利气活血以止痛之品。总治气血凝结之病"。可见其从药物功效对药物归经进行总结归纳，体现了归经的实用性，促进了归经理论的发展。

清代以前的本草著作对药物归经的认识多以经络理论为主，而清代多以脏腑理论为归经的依据，故沈氏对药物归经的认识主要是根据脏腑理论进行认识的。如"天麻"条，"归经：入肝经。为祛风之品。肝经气分药"。

同时，对部分前人归经认识不准确的药物，进行了归纳补充。如"远志"条，其在归经项记载"入心、肾二经。为水火并补之品"。"鳌按：前贤皆以远志为心家药，至今守之。独海藏以为肾经气分药，时珍亦以为入肾经非上而使肾之气上通于心。故凡肾精充。肾气旺。有以上达于心者。皆心气先能充足。有以下注故也。则强志益精治善忘，虽肾之所藏。而何莫非心欤。则前贤皆以远志为心药者。论其原。二家以为肾药者。据其功也。故余以为入心肾二经。一以见心为主。而肾为应。一以见心肾之不可离二也。"沈氏对前人不同认识进行分析，认为远志不单入心经或肾经，而是"能通肾气，上达于心"。入心、肾二经。

3. 对药物记载了独特的"按语"

沈氏对药物有很多独特的观点，包括对药物功效的认识、使用注意、同名异物、沈氏自己临床用药的医案等，在药物后面以"鳌按"的形式进行记载，这些观点多为真知灼见，具有很强的临床指导意义。

如"木瓜"条，"鳌按：木瓜治转筋，筋急者得之能舒，筋缓者得之能利"。沈氏强调木瓜舒筋之功，近代临床仍然使用广泛。如"菊花"条，"鳌按：菊花并茎叶打汁饮，可治疗疮，以渣外敷，红线疔尤为要药，以疔疮之生，由风火之毒也。《经疏》曾及此"。如"款冬花"条，"鳌按：咳逆消渴喘急，皆火炎气逆之病，款冬辛散而润，甘缓而和，善能降下，气降则火亦降，火降则阳交于阴，而水火既济，水火济则火不上炎，气不逆升，于肺无杵，而诸息平矣。且性温和，虚实寒热皆可用，故无禁忌"。

如"柴胡"条，"鳌按：今人治疟。必用柴胡。若非柴胡即不足以为治者，故致辗转淹滞，变生不测，竟能殒命。则知疟本非死症"。沈氏认为用柴胡治疟导致死亡的原因，是因为不辨证用药，所有疟都用柴胡，"惟概以柴胡治疟者杀之也。夫柴胡为少阳表药，若其疟果发于少阳，而以柴胡治之，无不立愈。若系他经用之，则必令他经之邪辗转而入少阳，迁延日久，正气已虚，邪气仍盛，而且弥漫诸经，又或调养失宜，以致毙命，所必然矣。乃既至于死，而医家犹曰柴胡为治疟要药。吾开手即用之。不知其何以死。病家亦曰以柴胡治疟而竟不效，此其命之当死也，彼此昏迷，不得一悟，良可浩叹！"故沈氏强调柴胡治疟需在辨证的基础上进行使用，不可一概而论，不能执泥，否则可能事与愿违产生不良后果。

沈氏也对以前本草同名异物混淆不清的药物进行区别，如"刺蒺藜"条，"鳌按：向来本草书。蒺藜二种。性味功用皆浑言之。然其所主实迥然各别。今特即本经以下诸说。分划清楚。沙苑蒺藜性温补。今列入补剂中。而不与此相混。"

如"五灵脂"条，"鳌按：五灵脂专于散瘀行血，大有奇效。一妇人自缢半夜，其家救之，虽苏，次日遍身青紫黑色，血已瘀结之故也。气息奄奄，不能言语，饮食不下，众医袖手，莫可如何。余用生五灵脂研细酒飞净五钱，用当归、红花、香附各钱半，各以酒炒，煎汤半盏，调服灵脂末，令其仰卧，时饮以米汤一二口，半日许，大下瘀血几及一桶，然后急进调补气血药，数日而愈"。根据这个医案临床经验的总结，证明其具有很好的临床实用性。

总之，本书在分类方式上有别于其他本草，采用十剂分类。首次提出"归经"术语，有利于归经理论的发展，同时以"鳌按"的形式提出较多对中药独到的认识和用药经验。

二十四、《法古录》

【概述】

作者鲁永斌,其生平史志无考,生卒年月不详。鲁氏在该书自叙中云:"余今年近古稀……乾隆四十五年九月九日,山阴鲁永斌宪德氏题于飞来峰之东武山房。"据此可知,鲁永斌,号宪德,山阴(今浙江绍兴)人。清乾隆四十五年(1780年),鲁氏已近古稀。以此推算,鲁氏应生于康熙四十九年(1710年)之后。卒年无考。

从鲁叙可知,《法古录》是鲁氏晚年的作品,书成于古稀之年,即清乾隆四十五年(1780年)。全书三卷,分别以天、地、人三集名之。天集包括法古录叙、集古、凡例、用药总义,及草类药物。地集主要收录木、果、谷、菜类药物,人集主要收录水、上、金、石、人、禽、兽、鳞、介、虫类药物。全书共收载药物843种(正品药物547种,附药296种),按药物自然属性分类。

本书成书后并未付印,仅以稿本存世,藏于上海中医药大学图书馆[1]。故流传不广,识者不多。本篇所述以何永校注《法古录》(中国中医药出版社,2015年12月)为蓝本。

【钩玄】

1. 集古

鲁氏自叙云:"余今年近古稀,心专医学,时取古人之本草而博览之。"说明鲁氏晚年开始学习和研究医学,广泛搜集并阅读古本草。书中专列"集古"一篇,列举了鲁氏所读古本草书目,共有"《神农本草经》(梁陶弘景注)、陶弘景《名医别录》、《吴普本草》(华佗弟子)、《李当之药录》、苏恭《本草》、甄权《药性本草》、孙思邈《千金食治》、杨损之《删繁》、孟诜《食疗本草》、陈藏器《本草拾遗》、李珣《海药本草》、萧炳《四声本草》、韩保昇《本草重注》、雷敩《雷公炮炙论》、徐之才《药对》、陈士良《食性本草》、马志《开宝本草》、掌禹锡《嘉祐本草》、苏颂《本草图经》、大明《日华本草》、张元素《珍珠囊》、唐慎微《证类本草》、陈承《别说》、寇宗奭《本草衍义》、王好古《汤液本草》、李杲《用药法象》、朱震亨《本草补遗》、吴瑞《日用本草》、汪颖《食物本草》、王纶《集要》、陈嘉谟《本草蒙筌》、周宪王《救荒本草》、宁原《食鉴本草》、汪机《本草会编》、徐用诚《发挥》、李时珍《本草纲目》、汪切庵《本草备要》"等37种。

---

[1] 尚志钧. 中国本草要籍考 [M]. 合肥:安徽科学技术出版社,2009:293-295.

2. 法古

鲁氏在集古博览的基础上，极力效法古代、古人，尤其是效法李时珍《本草纲目》，着手辑录编纂《法古录》，以"启后学而裨实用"。

一是汇聚众说，辑录有序。鲁氏喜好古本草，每于阅览之时，"得其精义，即为采录"。该书以药物为纲，于每药条下或以书名，或以人名，辑录诸家之言，少则二三家，多则十余家。如"葛花"条下辑录"《别录》、时珍"文献两条，"海带"条下辑录"《嘉祐》、时珍、禹锡"文献三条，"半夏"条下辑录"《本经》《别录》甄权、《大明》、元素、震亨、时珍、弘景、白飞霞"等文献十二家。一般先标出处，次书引文。如"紫花地丁"条，"时珍曰：治痈疽发背，疔肿瘰疬，无名肿毒，并一切恶疮"，余皆仿此。该书辑录内容丰富，涉及药名、性味、功效、主治，配伍、使用注意等诸多知识。编写体例新颖，文献排列有序。如防风：书中首辑时珍之言以释名，次论性味归经引元素、好古之言，再注功效主治录《神农本草经》《大明》、元素、东垣诸家之言，旁及配伍应用以之才之言，以切庵之言示使用注意殿后。始终围绕"药物名称 - 性味归经 - 功效主治 - 配伍应用 - 使用注意"这一主线，将诸家文献按类聚集融合，"存众物之本性，集先哲之名言，汇为一编，以传斯世"。

二是博览约取，繁简合宜。鲁氏有感于历代本草众多，有"各存其说，议论药性，增删著述"者；有"言某药治某病，而不言其所以主治之由；第云某病用某药，而不告其所以当用之理"者；有"训解药性，而说焉不详，语焉不精"者。如此则何以"使知医之人一览了然"。故鲁氏十分注重古本草内容的精选，简约审慎地取用。如天门冬与麦门冬，二者名称相似，功用相类，如何鉴别使用？陈嘉谟在《本草蒙筌》中对二者的异同作了详细的介绍。曰："天、麦门冬并入手太阴经，而能驱烦解渴，止咳消痰。功用似同，实亦有偏盛也。麦门冬兼行手少阴心，每每清心降火，使肺不犯于贼邪，故止咳立效。天门冬复走足少阴肾，屡屡滋肾助元，令肺得全其母气，故消痰殊功。盖痰系津液凝成，肾司津液者也，燥盛则凝，润多则化。天门冬润剂，且复走肾经。津液纵凝，亦能化解。麦门冬虽药剂滋润则一，奈经络兼行相殊。故上而止咳，不胜于麦门冬；下而消痰，必让于天门冬尔……以是观之，则天门冬惟能治痰之本，不能治痰之标。"嘉谟之论，可谓文辞优美，朗朗上口。而鲁氏"又觉其繁"，不够精练，故斟酌去取。《法古录》曰："天冬、麦冬并入手太阴，祛烦解渴，止咳消痰。而麦冬兼行手少阴，清心降火，使肺不犯邪，故止咳立效。天门冬复足少阴，滋肾助元，全其母气，故消痰殊功。盖肾主津液，燥则凝而为痰，得润剂则化，所谓治痰之本也。"由此可见，鲁氏辑有所选，择有主见，取舍有度。虽然文字压缩了1/2，篇幅明显减少，但"繁简合宜，明白晓畅"。既不失嘉谟之原旨，又启后学而实用。

对于有些资料的取舍，吴氏在"凡例"中有详细说明。如"药性经络，俱各载于药品之下，譬如色青味酸者入肝，即知其入足厥阴经也，何必另注厥阴等字。余经皆然，省而不赘""如某病宜用某药，忌用某药，皆显而言之，切而指之，庶无阙略贻误之弊""药性有相畏相反者，各家本草俱载，而兹集不载。盖以相畏乃以相制，相反乃以相成。先哲曾言此义，虽并用无妨也，故不载。若药有断不可合用，用则伤人者，又于药品下详言之"。总之，鲁氏对古本草资料的去与留，博与约十分考究。重在取其精义，切合实用。

三是理顺次序，优化简洁。鲁氏采录诸家议论，讲究"条分缕析，俱有实义"。注重层次分明，条理清晰，简洁易懂，义理详明。如远志，李时珍在《本草纲目》中曰："远志入足少阴肾经，非心经药也。其功专于强志益精，治善忘。盖精与志，皆肾经之所藏也。肾精不足，则志气衰，不能上通于心，故迷惑善忘。"《法古录》为"时珍曰：远志入足少阴肾经，非心经药也。盖精与志，皆肾经之所藏。肾经不足，则志气衰，不能上通于心，故迷惑善忘。远志补肾，其功专于强志益精，治善忘。"二段文字并无明显差异，但表述的方式则不同。李时珍先述远志的安神功用，次述善忘的病机。鲁氏则先述其病机，再结合病机阐述远志治善忘的作用机制，这种思维模式和逻辑层次则更加清晰。又如紫苏，《本草备要》记载："苏梗下气稍缓，虚者宜之（叶发汗散寒，梗顺气安胎，子降气开郁，消痰定喘。表弱气虚者忌用叶，肠滑气虚者忌用子），炒，研用。"有鉴于此述结构松散，缺乏条理，鲁氏对其进行了重新梳理，理顺了层次关系。《法古录》记载，"切庵云：叶发汗散寒，梗顺气安胎，子降气开郁，消痰定喘。表弱气虚者忌用叶，肠滑气虚者忌用子。苏梗下气稍缓，虚者宜之。苏子炒研用。"鲁氏先述紫苏叶、梗、子三者的不同功用，再分别述其宜忌，从正反两个方面揭示了三者的不同特点。不仅语言流畅，可读性强，而且三者的异同了然于心。最后，针对切庵所述"炒，研用"指向不明的问题，鲁氏也提出了自己的见解。他说："苏子炒研用"，符合临床用药实际。

四是整合资料，全面直观。哲人善于直观，直观注重整体。鲁氏在辑录古本草时，注重资料的融合，便于整体把握。如黄连，《本草纲目》曾在两个栏目和三处论及。如在"修治"项曰："五脏六腑皆有火，平则治，动则病，故有君火、相火之说，其实一气而已。黄连入手少阴心经，为治火之主药：治本脏之火，则生用之；治肝胆之实火，则以猪胆汁浸炒；治肝胆之虚火，则以醋浸炒；治上焦之火，则以酒炒；治中焦之火，则以姜汁炒；治下焦之火，则以盐水或朴硝研细调水和炒；治气分湿热之火，则以茱萸汤浸炒；治血分块中伏火，则以干漆末调水炒；治食积之火，则以黄土研细调水和炒；诸法不独为之引导，盖辛热能制其苦寒，咸寒能制其燥性，在用者详酌之。"此段主要论述黄连治火及其炮制应用。在"发明"项曰："黄连治目及痢为要药。古方治痢，香连丸，用黄连、木香；姜连散，用干姜、黄连；交通丸，用黄连、茱萸；姜黄散，用黄连、生姜。治消渴，用酒蒸黄连；治伏暑，用酒煮黄连；治下血，用黄连、大蒜；治肝火，用黄连、茱萸；治口疮，用黄连、细辛。皆是一冷一热，一阴一阳，寒因热用，热因寒用，君臣相佐，阴阳相济，最得制方之妙，所以有成功而无偏胜之害也。"此段主要论述黄连的配伍应用。又曰："黄连大苦大寒之药，用之降火燥湿，中病即当止，岂可久服……久服黄连、苦参反热，从火化也。"此段主要论述黄连的使用注意。由于黄连在《本草纲目》中的内容相对分散，不够集中。鲁氏将三者合一，整体辑录于"黄连"条下，有助于从各个层面认识和把握黄连的基本内容。

3. 结语

《法古录》重在辑录古本草文献，汇聚成篇。纵观全书，只是在古本草文献的搜集整理、去取编排上作了一些有益的探索，几乎没有鲁氏个人的见解或建树。他说："近世医者掠古人之名姓议论，而妄参以臆说，不但埋没先哲，而且不解病源，欲其用药不错也难矣。"故"非敢自附于作者之末，不过好古而纂述之"。由此可见，鲁氏辑录古本草文献，一方面是出于个人的爱好或兴趣，另一方面是不敢对古本草妄加评述。

尚志钧先生认为 [1, 2]，《法古录》所列的 37 部本草中，有 75% 的书在清代即亡失。因此，该书所列大部分古本草，鲁氏不可能或根本就没见到过。研究表明，除清代汪昂《本草备要》外，其余 36 本都是从《本草纲目》卷一序例"历代诸家本草"项下 42 种书名提要中摘录抄袭的书目。《法古录》书中所辑录古本草的文字内容，绝大多数是从《本草纲目》中摘录的。与其说《法古录》是古本草文献辑录本，不如说是《本草纲目》的简略本或浓缩本。鲁氏对该书的自我评价是："名为法古，实即宜今，后之医者庶可以得集成之益云尔。"事实上，该书对后学参考价值有限。

二十五、《本草经读》

【概述】

作者陈修园，名念祖，字良有，号慎修，福建长乐人，生于清乾隆十八年（1753 年），卒于道光三年（1823 年），享年 71 岁，葬于长乐县溪泥村前山麓 [3]。

[1] 尚志钧. 中国本草要籍考 [M]. 合肥：安徽科学技术出版社，2009：293-295.

[2] 尚志钧.《法古录》评议 [J]. 中国医史杂志，1991，21（2）：76-78.

[3] 王履康. 陈修园小传 [J]. 福建医药杂志，1980（6）：25-26.

陈氏四岁丧父，家境贫寒，由其祖父抚养。祖父陈居廓，字天弼，博学通医。陈氏从小深受医学熏陶，从祖父习医，后又师从泉州名医蔡宗玉。乾隆五十七年（1792年），陈氏乡试中举北上，留寓京师。次年因治愈内阁大学士和珅之病，便诱以太医院使职，先生固辞不就，托病还乡。嘉庆六年（1801年），陈氏赴保阳候差，先后任磁、威、枣强等知县，继升任同知、知州，一度代理正定知府[1]。其间（1802年秋），陈母病逝，先生回籍居丧五年，闭门谢客，埋头著作[2]。嘉庆二十四年（1819年）因年迈告老还乡，依然专心从事医学和医学普及工作。陈氏从政习医，亦官亦医，而终以医名。与苏颂、杨士瀛、宋慈并列为福建历史上四大名医。陈氏毕生著述甚多，业已肯定的有《灵素节要浅注》《金匮要略浅注》《金匮方歌括》《伤寒论浅注》《长沙方歌括》《医学实在易》《医学从众录》《女科要旨》《神农本草经读》《医学三字经》《时方妙用》《时方歌括》《景岳新方砭》《伤寒真方歌括》《伤寒医诀串解》《十药神书注解》等16种医籍[3]。

《本草经读》，又名《神农本草经读》，成书于嘉庆八年（1803年）。蒋庆龄在其序言中说："壬戌（1802年）冬，回籍读礼，闭门谢客，复取旧著六卷中，遴其切用者一百余种，附以《别录》，分为四卷，俱从所以然处发挥，与旧著颇异，名曰《本草经读》。"由此推测，该书应是陈母病逝，先生回籍居丧期间完成的。此书卷前有"神农本草经读序""后叙""凡例"十条及"目录"。正文分四卷，共载药165种。其中，收载《神农本草经》药物118种，"遵古分上中下三品"。收载《名医别录》《唐本草》等其他本草常用药物47种，列于"本草附录"条下。每品先例《神农本草经》及其他古籍原文，然后逐字加以解释。"以《内经》之旨，《金匮》《伤寒》之法融贯于中"。陈氏认为，张隐庵所著《本草崇原》和叶天士所著《本草经解》，"二书超出诸群书之上"，故该书"多附二家之注"。间附按语于后，多有独特见解。

今存有清嘉庆八年（1803年）多种刻本。该书刊行之后，流传甚广，馆藏甚多。本篇所述以肖钦朗校注《神农本草经读》（福建科学技术出版社，1985年6月）为蓝本。

【钩玄】

1. 读本草，从字词句切入

"药性始于神农"，凡习医用药者必读《神农本草经》。由于《神农本草经》成

---

[1] 王履康. 陈修园小传 [J]. 福建医药杂志，1980（6）：25-26.

[2] 宋大仁，周绍奇，俞长荣. 陈修园传 [J]. 福建中医药杂志，1957（3）：39-40.

[3] 伍琳. 清代福建名医陈修园医籍考论 [D]. 福州：福建师范大学，2009.

书历史久远，其文字古奥，义理难窥。陈氏"注解俱遵原文，逐字疏发，经中不遗一字，经外不溢一词"。每从字（或词）入手，逐一疏发，阐明经旨。

如关于"堕胎"。见于补骨脂与牛膝的本草文献中，但其内涵则大相径庭。陈氏深感"古书错综变化"，不可执于一端。如补骨脂"堕胎者，言其人素有堕胎之病。以此药治之，非谓之以此药堕之也……盖胎藉脾气以长，藉肾气以举。此药温补脾肾，所以大有固胎之功""《本经》牛膝本文亦有'堕胎'二字，岂非以'堕'字作药功解乎？曰彼顶'逐血气'句来，唯其善逐，所以善堕。"由此可见，补骨脂堕胎作病解，善治堕胎之疾，有安胎之功。牛膝堕胎作功解，用之不当则有堕胎之患，故孕妇忌用。

关于"主大风"。《神农本草经》以此三字为提纲者凡见两处。一见于防风，一见于巴戟天。其中，防风以祛风见长，逐而散之。如"风伤阳位，则头痛而眩；风伤皮毛，则为恶风之风；邪风害空窍，则目盲无所见；风行周身者，经络之风也；骨节疼痛者，关节之风也；身重者，痛风而不能跷捷也……（防风）可以统主之"。巴戟天以温补为优，益而和之。如"木无风则无以遂其条达之情，火无风则无以遂其炎上之性，金无风则无以成其坚劲之体，水无风则潮不上，土无风则植不蕃，一得巴戟天之用，则到处皆春而邪气去矣，邪气去而五脏安，自不待言也"。五脏安则非但不受邪风之气侵袭而生病，还能得到大自然和风之气的滋养。故陈氏曰："防风主除风之害，巴戟天主得风之益，不得滑口读去。"

关于"亡阳"。陈氏认为："人之所以生者，阳也，亡阳则死。亡字分为二字，一无方切，音忘，逃也，即《春秋传》出亡之义也；一微夫切，音无，无也。《论语》'亡而为有'，孟子问有余曰亡矣之义也。误药大汗不止为亡阳，如唐之幸蜀，仲景用四逆汤、真武汤等法以迎之；吐利厥冷为亡阳，如周之守府，仲景用通脉四逆汤、姜附汤以救之。"由此可见，亡阳是指阳气极度衰微而欲脱，临床上以四肢厥冷、冷汗淋漓、脉微欲绝为主要表现的一种危重证候。急当用四逆汤之类以回阳救逆。

关于"郁金"。"时医徇名有二误。一曰生脉散，因其有生脉二字，每用之以救脉脱，入咽少顷，脉未生而人已死矣；一曰郁金，因其命名为郁，往往取治于气郁之症，数服之后，郁未解，而血脱立至矣。医道不明，到处皆然"。陈氏认为，这种望文生义的现象不仅普遍存在，而且误人匪浅，在阅读古本草时要注意甄别。

在古代本草著作中，常常会出现一字（词）多义的情况。同一字（词）在不同的语境中，其含义是不尽相同的。因此，在阅读本草文献时，不能以词害意，拘泥于文辞而忽略了对内容的正确理解。

2. 释本草，从所以然发挥

陈氏认为，《神农本草》药止三百六十品，字字精确，遵法用之，其效如神。自陶弘景以后，药味日多，而圣经日晦矣"。《神农本草经》对于药物的论述，每详于用而略其理，"每药主治不过三四证及六七证而止"，往往意存文字之外，初学者难撮其要。陈氏集诸家之精华和个人用药之经验，融贯书中，"每药注解，必透发出所以然之妙。求与《内经》《难经》仲景等书字字吻合而后快"。其论理简明扼要，语言通俗易懂。

如黄连气味苦寒，无毒。主热气、目痛眦伤泪出、明目、肠澼腹痛下利、妇人阴中肿痛。陈氏注曰："目痛，眦伤，泪出，不明，皆湿热在上之病；肠澼，腹痛，下利，皆湿热在中之病；妇人阴中肿痛，为湿热在下之病。黄连除湿热，所以主之。"尽管临床表现复杂，皆由湿热蕴结所致。黄连以苦燥湿，以寒除热，"故能除水火相乱而为湿热之病"。

麻黄辛能发散，温可去寒，长于发汗散寒解表，"其所主皆系无汗之症"。至于麻黄破癥坚积聚，令人费解。陈氏认为："癥坚积聚为内病，亦系阴寒之气，凝聚于阴分之中，日积月累而渐成，得麻黄之发汗，从阴出阳，则癥坚积聚自散。"由此可见，麻黄破癥坚积聚，既非行气，又无活血。取其辛温发汗、散寒通滞之用也。

附子气味辛温，有大毒。主风寒咳逆邪气、温中、金疮、破癥坚积聚、血瘕、寒湿踒躄、拘挛、膝痛不能行步。陈氏注曰："《本经》云，风寒咳逆邪气，是寒邪之逆于上焦也；寒湿踒躄，拘挛，膝痛不能行步，是寒邪着于下焦筋骨也；癥坚积聚，血瘕，是寒气凝结，血滞于中也。"此皆"因寒湿而病者，（附子）无有不宜"。证诸临床，附子为纯阳燥烈之品，长于补火助阳，散寒止痛，凡经络脏腑，果有真寒，无不可治。

白术气味甘温，无毒。主风寒湿痹、死肌、痉、疸、疸、止汗、除热、消食。作煎饵，久服轻身，延年，不饥。陈氏认为："白术功在除湿，所以主之。'作煎饵'三字另提，先圣大费苦心，以白术之功用在燥，而所以妙处在于多脂。"明确指出了白术具有"燥"与"润"的双重特性。早在张仲景《伤寒论》中就有"治大便硬（便秘）"去桂加白术汤主之的记载。由此可见，"大便硬"是仲景运用白术的重要临床指征，这也是白术通大便的最早记载。陈氏从白术"多脂""甘温而质滋润"的角度，深刻揭示了白术润肠通便的药理作用，为临床治疗肠燥便秘提供了理论依据。

神曲为消食健胃之品，主治饮食积滞之证。然"今人以之常服，且云祛百病"，陈氏不敢苟同，并亲身经历了滥用神曲的危害。"余临证二十年，而泉州一带，先救误服神曲之害者十居其七"。进而指出，神曲"除消导之外，并无他长"。对于食积之证，"单服此克化之品，未尝不通快一时"。若误服久服，"损伤元气，人自不觉"，尤当慎之。"何以统治百病"自不待言。

此外，如石膏"除邪鬼"，陈氏曰："邪鬼者，阳明邪实，妄言妄见，或无故而生惊，若邪鬼附之。石膏清阳明之热，可以统治之"。再如薯蓣"轻身是肺气之充，延年是夸其补益之效也"；牛膝"久服轻身耐老者，又统言其流通血脉之功也"；薏苡仁"久服轻身益气者，以湿行则脾健而身轻"；龟板"久服轻身不饥者，言阴精充足之效也"。以上所谓"除邪鬼""轻身""延年""耐老"等描述，实际上是指在辨证遣药前提下的一种治疗效应体现，并非妄言迷信之词。学者务必知其然，更要知其所以然。陈氏指出，若不加辨析，拘泥于以上诸说而用者，"皆读书死于句下之过也"。

3. 研本草，从无字处拓展

蒋庆龄在《神农本草经读》序中说："欲读经者，读于无字之处"，这是对陈氏研读本草方法的充分肯定。陈氏在《金匮要略浅注》中说，善读书者，"读其正面，必须想到反面，以及对面、旁面。寻其来头为上面，究其归根为底面。一字一句，不使顺口念去。一回读，方得个一番新见解，愈读愈妙"。这"六面"读书法就是对陈氏"读于无字处"的最好诠释。陈氏研究本草，每多以仲景之方证运用来"阐挟古经之旨，多与此书相发明"，从而拓展和丰富本草的内容。

如附子"味辛气温，火性迅发，无所不到，故为回阳救逆第一品药"。陈氏认为，凡"阳气不足，寒气内生，大汗、大泻、大喘、中风、卒倒等症，亦必仗此大气大力之品，方可挽回。此《本经》言外意也"。厚朴"宽胀下气，经无明文，仲景因其气味苦温而取用之，得《本经》言外之旨也"。

葱白发汗之功，为人所共知。"至于仲景通脉四逆汤，面赤者加葱，非取其引阳气以归根乎？白通汤以之命名者，非取其叶下之白，领姜、附以入肾宫，急救自利无脉，命在顷刻乎？二方皆回阳之神剂，回阳先在固脱，仲师岂反用发汗之品？"陈氏在肯定葱白发汗的同时，并以仲景方证运用为示范，连用"三个"问号阐明了葱白在上方中能"引阳入阴"的作用机理，扩展了葱白的临床运用。陈氏强调："学人不参透此理，总属误人之庸医。"

生姜的性味功效，本草记载仅十五个字，即"气味辛，微温，无毒。久服去臭气，通神明"。陈氏认为，此不足以反映生姜的性能特点。"《本经》虽未明言，而仲景于气味中独悟其神妙也"。于是对张仲景《伤寒论》中运用生姜的几个经方进行分析和研究。如"仲景桂枝汤等，生姜与大枣同用者，取其辛以和肺卫，得枣之甘以养心营，合之能兼调营卫也；真武汤、茯苓桂枝汤用之者，以辛能利肺气，气行则水利汗止，肺为水之上源也；大小柴胡汤用之者，以其为少阳本经之药也；吴茱萸汤用之者，以其安阳明之气，阳明之气以下行为顺，而呕自止矣；少阴之气上交于阳明中土，而利亦止矣"。如此既展示了仲景用药的特色，又填补了本草对生姜性能功效记述的不足，更符合临床运用的实际。

桂枝"去皮"之说源于《伤寒论》，仲景用桂枝多强调去皮，但未注明其去皮的理由。据考证[1]，自张仲景至陈承的近千年间，古方所用之桂枝，皆为桂树的

---

[1] 张廷模. 对仲景方中枳实和桂枝的考证 [J]. 中医杂志，1985（7）：79-80.

枝皮，与肉桂同物而异名。至宋代以后，仲景诸方之桂枝逐渐分化，改用幼嫩枝条，即今之桂枝。陈氏认为，"仲景所用桂枝，只取梢尖嫩枝，内外如一。若有皮骨者去之，非去枝上之皮也。诸书多未言及，特补之"。由此可见，仲景所指为肉桂，有皮可去，陈氏所指为桂树的嫩枝，无皮可去。所谓去皮，即去掉桂枝表皮上的非药用部位（粗皮或栓皮），使药材更加纯净。陈氏之论深刻揭示了仲景用桂枝（肉桂）"去皮"和正确把握临床用桂枝"不去皮"的真谛。

熟地黄为补血要药。因其质重厚，味最浓郁，而多脂膏，性多滋腻。"滋润胶粘"之性，有"护邪之害"。陈氏指出：熟地黄"胶粘之性最善着物，如油入面，一着遂不能去也。凡遇有邪而误用此药者，百药不效"。说明熟地黄易于滋腻碍胃敛邪，故对于邪实壅滞之疾应避免使用。麝香"香气最盛""为诸香之冠"，善通达经络，开窍醒神，"令闭者不闭，塞者不塞"，凡窍闭，经络阻滞者咸宜。陈氏从附子辛香走窜之性领悟其易致堕胎的道理，故而提出"孕妇忌之"的告诫。

总之，陈氏钩玄索隐，深入浅出。其言简，其旨赅，通俗易懂，实用性强。为本草学的普及作出了重要贡献，堪为后世研究本草的参考书。然书中有些提法常失之偏激，对唐宋以后诸家之论多持否定态度。尤其对李时珍《本草纲目》深恶痛绝。认为"杂收众说，经旨反为其所掩""学者必于此等书焚去，方可与言医道"，不免有失公允。对某些药物的论述，如"凡上品，俱是寻常服食之物，非治病之药""虚证服此（葳蕤），百无一生""用以（马兜铃）治虚嗽，百服百死"等，不免有失偏颇，在阅读此书时要加以甄别。

二十六、《药笼小品》

【概述】

作者黄凯钧，字南薰，号退庵居士，浙江嘉善人，生于乾隆十八年（1753年），卒年不详。

据《友渔斋医话·自记》载："予（黄氏）少多疾，年十九，先君辞世，因弃举业，涉猎岐黄之学。尝概世之昧者，非养奸为盗，即诛伐无过，乃立志为医。"积40年临床经验及用药心得，著述医话六种，名《友渔斋医话》，刊行于嘉庆十七年（1812年）[1]。后被收入《中国医学大成》。

《药笼小品》是《友渔斋医话》丛书之第六种，载药320味，不分部类。每药

---

[1] 盛燮荪. 清代名医黄凯钧《友渔斋医话》简介 [J]. 浙江中医学院学报，1981（6）：28-29.

简介用药要点，所附个人经验，每出新意，甚切实用。

本篇以乔文彪、张亚密、马建东注释《友渔斋医话》（上海浦江教育出版社，2011 年 11 月）为蓝本。

【钩玄】

《药笼小品》序云："《神农本草》，药分上、中、下三品，共三百六十五种。后世逐渐增添，至李时珍《纲目》，乃有一千八百七十一种，辨其性味，所主何经，所疗何疾，亦为详且尽矣。何待言哉？"黄氏认为："药如人才，各有短长。尧舜善治天下，执鞭驱羊不如三尺之童。秦武力能举鼎，而有绝脰之患。许历军士，乃献破秦之策。童子至性，能禁猛虎之暴。故参芪上药，有时亦能流弊；蛇床下品，用当亦能擅其长。"于是，"或前人已言，或心有所得，咸为辨别"，录入书中。

1. 前人已言，撮要阐发

中药知识，历代传承，代有发挥。故黄氏论药，不落俗套，另辟蹊径。不惟面面俱到，但求有得即发。择其要点，诠释旨意，语言简练，通俗易懂。令人从细微处感悟，在短小中品味。

如人参，最早记载于《神农本草经》，功用之多，运用之广。黄氏不复赘述，仅就其"补气"功用重点阐发。紧扣临床实践，揭示运用要点。首先，对人参"补气"功效给予了高度评价，曰："功魁群草，善疗百病，为气虚之圣药。"明确了人参的最佳适应证："最不可缺者：痘疮气虚难起，临盆补气易产，跌扑血出发晕，一切气脱危症。"提出了人参的使用注意，曰："所禁用者，肺邪未清，斑疹初起，产后瘀血为患。"并结合自己所见所闻，介绍了人参的用药经验，"最虚之症，服参三四钱，已可挽回，续用西党参代之，往往奏功。"即气虚重证，可用人参大补元气以挽救虚脱。待病情缓解后，再代用以党参调理善后。指出了滥用人参的弊端，"每见有人倾资服参，反致遍身浮肿，仍归无济"。黄氏深有感触地说："用之的当，少亦有功，若浪服之，虽多奚为？"

又如香薷，为夏月解表常用之品，历代本草皆有记载。如《本草纲目》记载："香薷乃夏月解表之药，如冬月之用麻黄。"黄氏针对香薷"解暑"问题进行讨论，发表真知灼见。明确指出："其性温热，感寒宜之"，适用于夏月感寒饮冷之阴暑证。"若阳暑，宜清凉，误服之反成大害"，违背了《神农本草经》所确定的"疗寒以热药，疗热以寒药"的基本用药原则。

中药内涵丰富，历代本草均有涉及，但内容散在，不够清晰，故部分内容逐渐被边缘化。黄氏结合临床实际，有针对性地重申说明。如草决明，"即青葙子"；黄芪"补气，亚于人参"；夏枯草"散肝经郁火。治瘰疬、鼠瘘、瘿瘤、症坚、乳痈、目珠夜痛，此皆肝火为患也"；淫羊藿"性温补肾，须辅入他药，独力无功"；钩藤"味淡力薄，煎剂宜迟入"；金银花"无论外科与痢症，俱宜重用"；桔梗"载药上浮，至于高处，凡病欲从大小便出者，若误用之，为患不测"；五味子"收肺家耗散之金。一分肺邪未尽，用之即受其害"；苦参"不可多服，令人腰膝软弱。盖苦伐生气，徒有参名而已"。诸如此类，都是临床用药经常遇到而易忽视的问题，值得关注和重视。

2. 己有所得，备录参用

黄氏注重临床，善于观察，勤于笔耕，凡所见所闻，临证所得，确有效验者，皆录之于书，以供后学者参考借鉴。

白术是一味常用的补气健脾药物。其功用较多，诸如燥湿利水、止汗、安胎等。黄氏对其"补土"功用颇有心得，故专此论述，不及其余。书中记载了两个典型案例。一是临证所得。"予治肺虚咳嗽，每用白术，因其补土生金，前人用异功散治肺疾，亦由此也。"根据五脏相关理论，运用白术补脾（土）益气达到补益（金）肺气的效果，治疗肺虚咳嗽。一是所见所闻。"一人停食，用消导无效，一医令浓煎白术汤，服之而愈。谓胃虚则欠运，如磨齿平，不能屑物，此塞因塞用，亦颇有理"。此案停食是由脾虚不运所致，属于本虚标实之证。故用消导之法治疗效果不佳，而用白术培土助运，健脾消食获效。二是案所治不同，皆用白术补土，体现了中医"异病同治"的治疗用药法则。书中在"白术"条下还指出："胃气壅实，邪在阳明，在所禁用。"说明白术功在"补土"，非虚不宜，误用则害。

黄氏对配伍用药感悟颇深。如防风，辛甘微温，为祛风之要药，"合黄芪、白术，又能固表止汗，名玉屏风散"。临证"治哮喘愈后，必用玉屏合异功，加杏仁、苏子为丸，令服，多致不发"。北沙参为"肺经轻清淡补之品"。黄氏"治肺虚咳嗽，每用党参、元参、北沙参，或加降气消痰，名三参饮，获效甚多"。这些宝贵的用药经验和卓越的临床疗效，体现了配伍用药的特色和优势，颇堪效法。

针对临床不识药性，滥用药物的现象，黄氏也提出了批评。如元参能"治虚火上炎"，为治疗咽喉肿痛的常用药物。黄氏观察发现，"时人每有咽痛，辄用元参、麦冬，不知风温与寒郁为患。"他指出："二味并不能治，而反滞邪，岂可浪用？"西洋参为"清补"之品。凡"虚而有火者宜之"。然而，"世人见其有参之名，又能生津止渴，作为补益之品，火体庶可，其虚寒者，能免脾胃受伤、纳减便泄乎？"故录之于书，以示后学。

此外，书中还记载了黄氏的用药经验。如白头翁，"药铺多于统柴胡内拣出，然必头上有白毛者真"。防党参，在"四君、补中益气等汤，皆以代人参，往往见效"。蓬莪术，"虚人服之，积未去而真已耗，须兼参、术，庶几焉耳"。肿胀因脾虚者多，

"若误用甘遂、大戟、商陆等药，虽取快一时，未几再作，决不能救"。实乃经验之谈。

总之，《药笼小品》理论阐述不多，重在药用知识要点的阐发和临床用药经验的实录。论药不拘一格，"非止辞简，而实切于用"，是谓"小品"也。

二十七、《调疾饮食辩》

【概述】

作者章穆，字深远，晚号杏云老人，江西鄱阳（今江西省波阳县）人，生于清乾隆八年（1743年）左右，卒于嘉庆十八年（1813年）后，具体不详。著有《四诊述古》《伤寒则例》《药物指南》《五种心法》《调疾饮食辩》等，其他尚有历法、数学书稿多部[1]。

章氏家藏书甚富，勤于诵读，"自少而壮而老，未尝一日废学""生平癖嗜读书，于历算、岐黄二家之学，尤喜钻研"。行医50余年，"多治奇疾""相识有奇险症，蔽裘破盖，辄亲往无难色，指下活人无数，人望之如生佛""见误于药饵者十五，误于饮食者亦十五……饮食之误，罪在病人……医者也不得辞其责也。然食品繁多，讲求不易，自古医书谈此事者代不乏人，鲜有善本"，遂"考订以《纲目》为宗，诠理则折中于汉、魏、六朝、唐、宋、元、明数百家之说"，晚年经"寒暑三更，稿凡五六易"，并结合自身临证经验著成《调疾饮食辩》一书。《调疾饮食辩》又名《饮食辩录》，简称《饮食辩》《食物辩》，成书于嘉庆十八年（1813年）。全书六卷，分总类、谷类、菜类、果类、鸟兽类及鱼虫类。其中总类中又包括水、火、油、代茶四类，共收载各种药用食物600多种。

本篇以清代章穆撰《调疾饮食辩》（中医古籍出版社，1999年5月）为蓝本。

【钩玄】

1. 尊崇经典，博采众家

章氏崇尚《黄帝内经》，首先推崇《灵枢·五味》。《灵枢·五味》为药物治疗和饮食调补的基本法则，列举了五谷、五菜、五果、五畜中的五种性味，根据五行生克的规律，说明五味对于五脏疾病的宜忌。据此，章氏认为：五脏的虚证，应以本行所属五味补之，而复禁其相克。五脏的实证，如肝木乘脾，非参、芪、甘草，

---

[1] 尚志钧，林乾良，郑金生. 历代中药文献精华 [M]. 北京：科学技术文献出版社，1989: 330.

不能缓肝急，此即"肝宜食甘"也；心热不眠及汗出，非酸枣仁、竹茹不能安、不能敛，此即"心宜食酸"也；脾约便难，非苁蓉、芒硝不能润，此即"脾宜食咸"也；肺实而壅，非葶苈、黄芩不能泄，此即"肺宜食苦"也；肾寒邪闭，非细辛、肉桂不能发，此即"肾宜食辛"也。章氏还各引一二病以示大概，强调掌握五味之理，"而所举物则万不可泥""岐黄精义，只为病人饮食起见，而未深谈"[1]。

书中所举食物多以李时珍《本草纲目》为主，论述也多宗时珍之说。在总类里，依《本草纲目》分类标准分为天水和地水两类，而后辨甘淡咸苦之味，并著寒温良毒之性。如雨水，据《本草纲目》"立春雨水，宜煎发散及中气不足，清水不升之药"，依其未落地，性较清真而入药。劳水，《伤寒论》称其为甘澜水，《本草纲目》云："用流水置大盆中，以勺高扬千万遍，有沸泡相逐，乃取用之。水味咸而体重，劳之则甘而轻，取其不助肾气而益脾胃也。"章穆据此认为：凡病经络阻滞，及内有积水，中满肿胀等人，饮食之中能用此水，可以助药力。代茶之品侧柏叶汁，依《本草纲目》"凡木向阳，柏独指西，盖阴木而有贞德者，故其性凉，能入阴分而治吐血、衄血、痢血、崩中赤白、热痹"，章氏于柏叶煎汁代茶，治疗虚劳吐血、痔漏肠风诸证。

章氏涉猎广泛，如《食疗本草》大麦饭煮熟可健脾胃，行气消肿；《肘后方》酒煮牛膝苗治疗小便不利，茎中痛；《仁斋直指方》水煮牛膝苗治疗溺血及五淋砂石；《元和纪用经》用生姜治寒呕不止等[2]。

此外，章氏所选录之书，并不局限于医书，于史书、小说、杂记、诗词、戏曲也多有兼及，于食物品性增添了几分雅意，足见章氏之博学。

2. 敢责前贤，力纠讹舛

章氏既尊贤重典，又不囿于各家之说，而是查漏补缺，详加考究[3]。章氏曰："《大学》可增可改，《易》之象数可亡，《诗》之小序可削，《春秋》之三传可背。"对于前人学说，章氏采其精华以广其用，指出谬误以免讹传，决不文过饰非。如其就《素问·异法方宜论》的五方风土、饮食居处、嗜好之不同而发挥，认为不可拘于《黄帝内经》所说的东、西、南、北、中，就一方面论便有山居、泽居、膏粱、藜藿之异，医者"知治之大体"可也。章氏对后人附议《黄帝内经》鸡矢醴治臌胀，扩大至主百十余病，曰"太无谓了"，皆为中肯之论。

章氏还指出《本草纲目》为历代本草所囿，全部论说物理病情，总不能出历代

[1] 朱炳林. 章穆的学术思想和食疗经验 [J]. 江苏中医，1988（1）：42-44.

[2] 王河宝，陈根顺.《调疾饮食辩》内容述略 [J]. 江西中医学院学报，2010，22（6）：19-21.

[3] 朱炳林. 章穆的治学特色 [J]. 江西中医药，1990（3）：4-5.

数家之尘雾，于是沙里淘金，论说是非，无论在本草的名实、产地、效用特点、炮制方法，还是食用宜忌上均补充了新的资料，其所补充皆用"按"来标示，内容极为丰富。《本草纲目》谓胡麻饭乃神仙所食，刘晨、阮肇入天台山遇仙女食胡麻饭。章氏批曰："胡麻有油，伤脾败胃，令人作泄，本不堪作饭，《纲目》所引，语更不经，极不可信。"又如陈仓米乃囤积仓廪陈久者，《本草纲目》解为用火烧治，或火蒸治而成。章氏批曰："烧则成灰，蒸则成饭，岂可复贮仓廪乎？"又批《本草纲目》论火远扯君火相火及周濂溪"圣人定之以中正仁义而主静"、朱紫阳人心道心诸说是一派空谈，全无实际，医家不宜有此。

再如关于莱菔，《延寿书》云解豆腐毒，非也。《唐本草》谓其肥健人，日华子谓其治劳嗽，皆非也。而朱震亨谬云属土，有金与水，煮食过多，往往停滞成溢饮。章氏详细辩述，"豆腐腌熏干硬，及肆中所售腐干，皆难消化。"并引用"古语云：上床萝卜下床姜。正取其消食也。"指出"在震亨，开口必欲扯入痰字，故捏造溢饮等字，乃医家之邪魔外道，切勿信之。"章氏论述有理有据，令人信服。

世俗亦有不合养生之道者，章氏亦竭力纠正。世人食土菌中毒，认为是蛇虫从土菌下过所致，章氏指出："百谷、百果、百菜，皆生于原野，蛇虫无地不有，独不过其下乎？何以千万年来，从未闻何年、何地、何人因食某谷、其果、某菜而中蛇毒者。蛇之毒在口，一身首尾，尽可抚摩，岂一过即毒人至死乎？"

3. 平稳应验，便于检用

章氏临床经验丰富，有感于"阅历病情五十余载，见误于药饵者十五，误于饮食者亦十五。""然食品繁多，讲求不易"，因此参考"数百家之说"，"动关实用"，以满足临床应用。如绿豆，指出其"能退诸热，解百毒"。并举例说明，《夷坚志》解附子毒：绿豆、黑豆各数合，末服，并煮浓汁饮。《医学正传》治痘后痈毒：绿豆、黑豆、赤小豆等分为末，醋调，时时涂之。加生大黄更佳。《全婴心鉴》防痘入眼：绿豆七粒，令儿作七遍自投井中，迴视七遍，则可免。《普济方》治消渴饮水：饮绿豆浓汁，并煮粥食。"

此书即其在总结前人理论和经验的基础上，结合自身临床实践写成。章氏对书中每种食物几乎综合了前代医家的见解，并进一步论述自己的观点，尤其包括临床实践中的心得体会，以满足实用需要[1]。"所著各种，皆经试验不爽，既考诸古，复证诸今，并非剿说雷同可比"。如冬瓜汁，称其"能除烦止渴，退热解暑，和中益气，利小便，消肿胀"。"《古今录验方》治产后久病，津枯口燥，四肢浮肿""《兵部

[1] 王爱萍，董继开. 论《调疾饮食辩》的中医食疗学成就 [J]. 中国中医基础医学杂志，2004（8）：57-59.

手集》治水肿危急"《圣济总录》曰：水肿烦渴，小便少者，冬瓜内白瓤煮汁淡饮，以多为妙"《杨氏家藏方》治十种水气、浮肿喘急"等。又如枇杷，"性专入肺，能止渴下气，利肺气，止呕逆，主上焦热（出《日华子本草》），久患肺嗽人宜之。而味兼酸则不纯正。《食物本草》曰：同热面食，令人患热。叶治肺热久嗽，又治时行温热、呃逆、呕吐，泡浓汁代茶饮。木皮煎汁冷饮，止吐逆不下食，能疗百药不能止者（《备急千金要方》）"。

是书医文并茂，具可读性，所录食疗方"皆极平稳且应验，阅者随时检用，不须加减"，便于病家。如车前苗"又治热眼久痛，或生云翳，肝肾补方中均须其子，唐张籍诗云：开洲五月车前子，作药人皆道有神，惭愧文君怜病眼，三千里外寄闲人。又治夏日水泄注下，清浊不分，车前子研末，米饮下"。柿"惟其甘而健脾胃，故饥年可以代粮。明史孙传庭督秦师讨贼，以上卒饥疲，主固守。杨嗣昌为本兵，一日发马上红旗六道督战，公不得已，引兵出潼关，而兵以无饷而哗，时柿正熟，乃就食之，谓之柿园之役"。地黄苗"能养阴益血，填精补髓，胎前及诸虚百损，骨蒸劳热，蓐劳，凡虚在血分者，无不宜之，抱朴子曰，饲五十岁老马，能使生驹，又过一百三十年乃死。虽未必如此其神，有益无损，则确也"。

4. 重视饮食，保养脾胃

章氏重视饮食，主张病人的饮食必须与病证相结合，认为病人若"饮食得宜，足为药饵之助；失宜，则反与药饵为仇"。书中所载各种食物配方皆从治病疗疾的角度出发，援引各家学说，详列食物的适应病[1]。如茼蒿能温中下气，消气滞胀满。章氏还重视食物的养生防病作用，如指出枸杞苗、叶、根、皮、子均可代茶常饮，可以防治皮肤、骨节诸风，也可以防治虚劳、吐血、目疾、痈疽、消渴等病。

章氏在叙述食物养生治病作用时不忘其反作用，每每提及注意饮食节制，不可太过。尤其是食物的性味和病证的病性不相一致时，更应该注意节制。指出"饕餮之人但贪口腹，不遵禁忌，误在放纵；谨慎之人不知物理，概不敢食，误在拘泥。加之嗜好万有不齐，风土五方各别，误投害固非浅，而当食不食，坐失亦多矣。然毕竟谨慎者误小，放纵者误大，数十年中，常见用药不误而病日深者，皆不遵禁忌之人也。故书中谆恳言之，愿举世病人各以生命为重，慎勿欺瞒医人，偷食不宜之物，以自丧其生，且令医人蒙不白之冤也"。对于易起疑惑之处，必反复申明其中道理，使后学者不仅知其然，还知其所以然。书中章氏力劝医者不要让病人食用炒米汤部分最为典型，为阐明道理，细数炒米汤"五害"，以解医者心中之难，更使病人免受炒米汤之害。

---

[1] 王河宝，邓玮. 章穆《调疾饮食辩》食疗学思想探析[J]. 江西中医药，2013，44（12）：8-9.

章氏还在食物的每一个大类后多单列一节，如"诸水有毒""诸耳有毒""诸鸟有毒""诸兽有毒""诸果有毒"等。提示人们要注意一些特别食物的毒性，做到饮食卫生。如"诸水有毒"指出，"沙河中水，饮之令人瘖。阴地流泉，行人饮之，成瘴疟，损脚力。两山夹水及流水有声音者，久饮令人成瘿疾。"

章氏重视五脏兼养，尤以顾护脾胃为主[1]。"盖诸药温凉补泻性各不同，一饮下咽，总由胃气传布，病人胃气既不能速行，停留片刻，药之气味即殊"。章氏认为"病人饮食，借以滋养胃气，宣行药力"，即是此意。其对"白粳米粥"和"白籼米粥"的论述最能体现重视脾胃的思想。如"凡食粥，必须久煎极烂，使无完米。性能养脾胃，生津液，利小便，消胀满，调中健脾，除烦止渴，利膈益气，推陈致新。万症皆宜，平人亦妙，其功不可殚述。"

《调疾饮食辩》内容翔实，方法得当，"上穷天文、日星、岁序、历算，下究草木、虫鱼、山海珍错。凡五行百产之精，一饮一食之微，无不源源本本，辨其性之刚柔燥湿，与其用之损益斟酌，条分缕析，较钟伯敬《遵生八笺》异曲同工矣"。其饮食养生思想既是对前人食疗养生的总结和整理，又是章氏临证经验的高度概括。此书为清代最有代表性的饮食养生著作之一，在食疗药膳方面的学术内容，迄今仍有其临床应用价值及文献价值[2]。

二十八、《本经疏证》

【概述】

作者邹澍，字润安，晚号闰庵。"籍第武进"（《本经疏证》洪序），即江苏武进人。"生于乾隆五十五年（1790年）三月二十九日己酉，以道光二十四年（1844年）八月十六日庚戌卒"（《本经疏证·邹润安先生传》）。

邹氏家境贫寒，自幼勤苦自励，于书无所不窥。"通儒术，而隐于医，性耽著述，所撰杂文甚多"（《本经疏证》洪序）。道光元年（1821年），乡里欲荐邹于朝，辞不就。邹氏一生著述甚多，据《本经疏证·邹润安先生传》记载："所著有《明典》五十四卷、《本经疏证》十二卷、《本经续疏》六卷、《本经序疏要》八卷、《伤寒通解》四卷、《伤寒金匮方解》六卷、《医理摘抄》四卷、《契栀录》四卷、《医经书目》八卷、《医书叙录》一卷、《医经杂说》一卷、《沙溪草堂文集》一卷、

[1] 王河宝，曹征. 章穆饮食服饵养生研究 [J]. 中国中医基础医学杂志，2014，20（2）：156-157.

[2] 谢晓丽，乔富渠.《调疾饮食辩》药膳探析 [J]. 陕西中医学院学报，2003（6）：13-14.

《沙溪草堂杂著》一卷、《沙溪草堂诗集》一卷。"

《本经疏证》原"为潜江刘氏《本草述》而发"(《本经疏证》例言)。"取《本经》《别录》为经,《伤寒论》《金匮要略》《备急千金要方》《外台秘要》为纬,交互参证而组织之,务疏明其所以然之故"(《本经疏证》自序)。邹氏疏证《神农本草经》所载药物173味,自道光壬辰(1832年)九月至道光丁酉(1837年)季春始毕。其后,又取常用药物142味,依《本经疏证》体例续疏,名曰《本经续疏》。为便于"循证求病,因病得药,从药检宜"(《本经序疏要》序例),邹氏仿《证类本草》"诸病通用药"体例,分列病证92项,以病证为纲,类列诸药。编成《本经序疏要》,成书于道光二十年(1840年)。以上三书又常以《本经疏证》一名统指。原书"系门下士抄录,先生未及订正而卒"(《本经疏证》例言)。据《本经序疏要》跋记载,汤用和在1848年才见到此书,并于"道光己酉(1849年)三月"将其付梓刊行。

《本经疏证》全书分为十二卷。其中,卷一至卷五为上品,卷六至卷九为中品,卷十至卷十二为下品,共载药173味。每卷卷首列该卷药物三品分类及各类药物种数,每药条下首录《神农本草经》与《名医别录》之条文,之后"引证渊博,凡经史子集,释典道藏,泰西域外之书,佐引无遗"(《本经疏证》例言)。兼及己说,推阐尽致。"凡有关于论药者,为之疏解辨证,或论病之所宜药,或论药之所宜病,与夫当用、不当用之故"(《本经疏证》洪序)。

本篇以郭瑞华、谢敬、王全利等校注《本经疏证》(中国中医药出版社,2015年12月)为蓝本。

【钩玄】

1. 疏文证解,抉发精蕴

清代乾隆、嘉庆时期,思想学术领域出现以考据为主要治学方式的学派——乾嘉学派。该学派采用汉代儒生训诂、考订的治学方法,推崇东汉许慎、郑玄之学,与宋明理学着重于抽象议论有所不同,故有"汉学"或清代古文经学派之称。因其文风朴实简洁,重视证据的罗列,而少理论的发挥,因此又有"朴学""考据学"之称。邹氏生活年代主要处于嘉庆与道光时期,他撰述本草著作,深受乾嘉学术影响,采用"例则笺疏之例,体则辨论之体"的写法,注重古典医籍,注重以考据精神进行注疏发挥,被认为是那个时代学术潮流的产物[1]。

---

[1] 陈梦赉. 中国历代名医传 [M]. 北京:科学普及出版社, 1987: 431.

邹氏与明清时多数医家相同，对经典医药文献较为推崇，序言云其"以《本经》为主，以《别录》为辅，而取《伤寒论》《金匮要略》《备急千金要方》《外台秘要》，与《唐本》《图经》，兼取六经五雅诸史说文，旁及道经佛学群芳谱名人著作，凡有关于论药者，为之疏解辨证"，邹氏自云"期于心有所得，用有所征"。他认为"炎轩二帝，开物成务于前；南阳华原，绍志述事于后。其旨博大渊微，浅学后生，讵能洞彻底蕴"。其本草著作题名《本经疏证》《本经续疏》《本经序疏要》，书中也用"本草经""本经"等名。书中大量收载《神农本草经》与《名医别录》二书药物，并将其论述置于每药之首为经，之后再引述各家关于药物基源形状的记载，后列各家药论与邹氏自家论说以辨析药性理论及介绍临床用药，序言云此书"使药品之美毕彰，而《本经》之旨益著"。邹氏对本草进行疏证时，喜于斟酌《神农本草经》中的一字一句，并纯熟地运用医理加以补充阐释。如《神农本草经》云天门冬"主诸暴风湿偏痹"，邹氏指出"其人阳气之怒不肯容邪，欲抉而去之。斯时所中之邪，适亦化热，将欲猖獗，遂与正交搏而病作焉。邪正交搏之时，正病之暴起也。其能与正相搏则其势方盛，其热方炽，于时不乘其隙，以天门冬之滑泽通运者，导正气，逐邪气，驯至未传寒中，天门冬遂非所宜用矣。谓之暴，正以明病之久者不可用也"。通过对"暴"字的阐述，详细诠释了天门冬的功效主治。当然书中所收药物不单纯同于古代的《神农本草经》内容，尚含有历代其他本草的内容。所录《神农本草经》原文来自《证类本草》，而未加详细考证，在一定程度上，反映了邹氏对于《神农本草经》辑复有自己的学术见解[1]。

在尊经复古思潮影响下，清代部分医家重视张仲景著作，甚至专门讨论张仲景《伤寒论》与《金匮要略》中的药物，邹氏亦不例外。他认为刘若金《本草述》"用力于张长沙、孙真人犹少也"，于是先将张仲景所用 173 味药予以疏证，故有此《本经疏证》一书。

而在清代除"考据学"之外，以"好述因文见道""造立古文义法"的桐城派亦占据一席之地。邹氏师从桐城派的重要代表人物姚鼐，受其"三相济"说影响较深，主张将义理、考证、文章三者统一起来，以相互补充，且彼此不相妨害。在其本草著作既注重义理，又通过引用大量文献进行翔实而不繁的考证来证明自己的观点，用生动、准确的语言表达出来，从而将"三相济"说体现得淋漓尽致[2]。诚如书中例言所称："是编引证渊博，凡经史子集、释典、道藏、泰西域外之书，佐引无遗。"如论菊花，通过考察《大戴礼记》等古籍得知菊在古书又可写作"鞠"，

[1] 王全利. 邹澍本草著作研究 [D]. 济南：山东中医药大学，2014：10.

[2] 陈媛，黄作阵.《本经疏证》训诂特点初探 [J]. 中医药文化，2016，11（2）：57-60.

"鞠"字有穷尽之义，由此推阐出菊花"将无以花事之尽"之说。邹氏认为，菊是九月花，又是花事无尽之花，能穷于上风，下存津液，指出"此《本经》主风，头眩，肿痛，目欲脱，泪出之义"。

2. 属辞比事，沿隙寻窍

邹氏自序曰："予治《伤寒论》《金匮要略》，用属辞比事法，于不合处求其义之所在，沿隙寻窍，往往于古人见解外，别有会心。"所谓"属"，是表示"连接"之意；"辞"是指言词、词句；"比"是比较、对比；"事"是指事物、事理。意即在弄通原著每一个字、词、句本来意义的基础上，把有关的词句连接（联系）起来，对事物进行比较、分析，以寻求其"理"的方法。如对《伤寒杂病论》中的此方与彼方，此证与彼证，此药与彼药，以及同一药物或同一方用在不同的病中，或同一证出现在不同的病中等，皆要"沿隙寻窍""于不合处求其义之所在"。其目的就在于"顾就彼此契合，求其所以同；后先龃龉，求其所以异"。这种研究方法的优点在于它能避免孤立而片面地理解仲景著作，便于我们找到其科学的内涵与内在联系，"于古人见解外，别有会心"[1]。这种对比性研究的方法几乎贯穿于《本经疏证》全书，且确有成果，总结了大量《伤寒杂病论》辨病、辨证、用药的规律。

阐述药物功效，邹氏常通过比较药物主治病证差异，推导药物的功效特点。如历代医家对人参多有阐述，而邹氏之论尤为精辟。他通过比较仲景方新加汤、小柴胡汤、白虎汤、桂枝人参汤、黄连汤、干姜黄连黄芩人参汤、半夏泻心汤等，总结人参之用：首倡人参补虚"次序传效，先粗后精"之理论；宣扬人参除寒邪、止疼痛、理气消胀、降呕逆、止消渴、通血脉等除邪气之功用；认为人参除邪气应讲求病势和时机，如有表证者不可用人参；表证已罢，内外皆热，虚实难明者，尤不可用人参；用人参须分上下与动静，中宫溃败急用之。再如其比较"发"在猪膏发煎与滑石白鱼散中的不同功效，指出"仲景于猪膏发煎，所以荣血而利水；于滑石白鱼散，所以通水而和血。用发则一，命意自殊"。

本书亦有通过比较药物煎煮方法的差异，推导药物的不同功效。如论述"地黄"时，通过比较方剂不同煎煮方法，认为地黄生熟有别，功效各异："百合地黄汤、防己地黄汤，二方均是取汁，但一则药和而地黄浅煮，一则药峻而地黄久蒸。生者其锋迅，熟者其力厚。故防己地黄汤，地黄之用在补；百合地黄汤，地黄之用在宣。"亦有通过比较同一药物在不同方剂中的剂量差别，阐述药物的不同功效。如"柴胡"条下，鳖甲煎丸、薯蓣丸"两方皆用桂枝，皆用柴胡""鳖甲煎丸，其

---

[1] 王昆文. 邹润安对《伤寒杂病论》之研究 [J]. 国医论坛，1993（4）：5-8.

意在攻坚，坚去而枢机不转""薯蓣丸其意在补虚，虚复而枢机不转""欲补虚者，通营卫为长；欲攻坚者，转枢机为要。故鳖甲煎丸，用柴胡得君药十分之五，桂枝得君药四分之一。薯蓣丸桂枝得君药三分之一，柴胡得君药六分之一也"。

阐述相似药物的差异，邹氏通过总结仲景在病证相似时用药之不同，阐述各药之间差异。如"牡蛎"条下，比较龙骨与牡蛎差异，《伤寒》《金匮》两书，用龙骨者七方，用牡蛎者十二方，龙骨牡蛎同用者五方，用龙骨不用牡蛎者二方，用牡蛎不用龙骨者七方。夫不参其同用，不足知其相联之奥妙；不参其独用，不足显其主治之功能。欲参其独用之最亲切有味者，在外感莫如蜀漆散、牡蛎汤之并治牡疟；在内伤莫如天雄散之治虚劳，白术散之养胎气"。比较诸方认为"龙骨之用，在火不归土而搏水；牡蛎之用，在阳不归阴而化气也""龙骨之引火归土，可借以化气生精；牡蛎之召阳归阴，可借以平阳秘阴矣"。

邹氏还善于比较方剂功效的异同。如"甘草"条下，"甘草干姜汤、芍药甘草汤，一和脾，一和肝。和脾者，安中宫阳气之怫乱。和肝者，通木脏阴气之凝结"《金匮要略》云：肺痿吐涎沫而不咳者，其人不渴，必遗尿、小便数。所以然者，上虚不能制下也，此为肺中冷，甘草干姜汤以温之，是由中以益上制下也。一变而为理中汤，治上吐下利，是由中以兼制上下矣。再变而为桂枝人参汤，治外热内寒，表里不解，是由中以兼制内外矣。又一变而为四逆汤，治下利清谷，是由中以制下矣。再变而为通脉四逆汤，治下利面赤，内寒外热，是由中及下，兼制内外矣。甘草干姜汤，制上中以及下，扩充以至外。芍药甘草汤，则制中下以及外，能扩充以至内"。

3. 发明药物，病证结合

邹氏认为"论药论方论病，各有界限，第方以一味出入，而所主迥绝，以罗列殊致，而治效略同，不从异同阐抉，于何明药之底蕴？病有丝毫变异，顿别阴阳，有寒热互陈，须娴操纵，不执两端究诘，于何识处方之化裁？"在论述药物时，常"任情驰骋，浑忘畛域"，甚至"每缘论药，竟直论方，并成论病"，使药、方、病有机结合，浑然一体。使读者能更准确理解方剂所治病证的机理、方剂配伍的关系及药物的直接作用。如"五味子"条下，引刘潜江之论曰："王宇泰曰：人知调气，调其阳而已。恶知五运所主之病机，本一气变动而分阴阳者也？脏腑之气，何独不然？凡治肺气之病，如嗽如喘，须先识阳中阴降之本，更审病机之所生。其为外淫，为内伤，或由阳而伤阴，或由阴而伤阳，适其所因以为治。"他强调咳喘治疗除分清虚实外，还应当注意与肺脾肾三脏皆相关。"问《伤寒论》中，凡遇咳，总加五味子、干姜，岂不嫌其表里无别耶？曰经云脾气散精，上归于肺，是故咳虽肺病，其源实主于脾。惟脾家所散上归之精不清，则肺家通调水道之令不肃。后人治咳，但知润肺消痰，殊不知润肺则肺愈不清，消痰则仅能治脾，于留肺者究无益也。干姜温脾肺，是治咳之来路，来路清则咳之源绝矣。五味子使肺气下归于肾，是开咳之去路，去路清则气肃降矣"。

再如"薏苡仁"条下，论述薏苡仁与术二药差异时，还兼而论述了麻黄加术汤与麻黄杏仁薏苡甘草汤的差别，并论述了湿家身烦疼与病者一身尽疼、发热、日晡所剧的病因病机与治法。通过其论述，可明晰：薏苡仁治久风湿痹，而术善疗暴风湿痹；麻黄加术汤所疗为风寒相搏且未化热之暴风湿痹，而麻黄杏仁薏苡甘草汤治风湿将化热之风湿痹；寒湿相搏易从阴化，而风湿相搏易从阳化。

由于历史条件的限制，以及作者治学观点的影响，书中也存在着一些牵强附会之处，如在分析药物性能时，往往从取象比类、运气、五行等推理引申，难免会发生错误，或者是毫无意义的长篇说理。亦有表现出对古人不敢存疑，不敢创新的倾向，对经典中明显有争议，或不妥之处，也曲为辩护，该书须持客观的态度对待[1]。

二十九、《本草分经》

【概述】

作者为清代姚澜，字涴云，自号维摩和尚，山阴（今浙江绍兴）人，为刑名师爷及儒学教官30余年。其精于医术，治病疗效甚佳，且长于研读本草，于道光二十年庚子（1840年）辑著《本草分经》。

《本草分经》又名《本草分经审治》，全书不分卷，以经络为纲，按通行经络、十二正经（手太阴肺、足太阴脾、手阳明大肠、足阳明胃、手少阳三焦、足少阳胆、手厥阴心包、足厥阴肝、手太阳小肠、足太阳膀胱、手少阴心、足少阴肾）、命门、奇经八脉、不循经络杂品分类，将804味药物分列到上述16经，各经之下，又将药品按补、和、攻、散、寒、热6类进行分类。其中对于药有不循经络者归于"不循经络杂品"。对于具体药物的记载包括性味、功效、主治，简明扼要。本书载"内景经络图"15幅，以便能参考经络图，找到患部，进而按经络选药治病。本书载"总类便览"，将本书收载的804味药，按草、木、果、菜、谷、金石、水、火土、禽、兽、鱼、鳞介、人分为13类，药名下简介药物在前面的分经，以及补、和、攻、散、寒、热的分类或其他使用部位等内容，对于不同药物记载内容有差异。本书载"附余"，主要是用药禁忌、升降浮沉、五味、毒性等内容。

---

[1] 李铁君. 邹澍和他的《本经疏证》[J]. 南京中医学院学报，1983（3）：54-56.

书末载"同名附考"，主要是考订名物及药名异同。

本书版本据统计有 14 种，其初刊后，原版毁于战火。光绪十四年（1888 年）梅雨田予以重刊，改书名为《本草分经审治》。因此今存数种版本均源于以上二刊本。包括光绪十五年（1889 年）江西戊子牌天禄阁刊本、光绪间无锡日升山房重刊本、1925 年上海千顷堂石印本、1925 年成都昌福公司铅印本、1989 年上海科学技术出版社影印本等。

本书版本较多，本篇所述以范磊校注《本草分经》（中国中医药出版社，2015 年 12 月）为蓝本。

【钩玄】

1. 药物按经络分类，有利于临床按经络辨证用药

历代本草中的中药分类方法众多，从《神农本草经》首载的上、中、下三品分类，到《本草经集注》的按自然属性分为玉石、草木、虫兽、果、菜、米食、有名未用 7 类，每一类又分为上中下三品，以及明清时期随着对中药功效认识的深入，出现的按功效分类。而其中又有受到金元时期出现的中药归经理论的影响，故明清的本草中出现了以按经络分类中药的方法 [1, 2]。姚氏的《本草分经》正是其中的代表之一。

姚氏认为以前的本草著作对于药物所入的经络多有忽视，本书的序中提到，多数的本草书籍"顾其体例，则仍以草、木、虫、鱼分门而比类，读者但识其性、味、主治，而于入之经络，每多忽之。此所以有诛伐无过之讥，而难收针芥相投之效也"。因此本书以经络主导进行药物分类，这非常利于临床按经络辨证用药，"盖以经络为纲，以药品为目"。

在编撰中，姚氏从中医临床实践指导药物归经分类。其根据临床功效运用将药物大体分为三类：认为药物并非仅是作用于某一条经络而可能作用于多条经络，因此设立"通行经络"一篇；而有些药物具有较明确的经络选择性，则分别归属"手太阴肺、足太阴脾、手阳明大肠、足阳明胃、手少阳三焦、足少阳胆、手厥阴心包、足厥阴肝、手太阳小肠、足太阳膀胱、手少阴心、足少阴肾、命门、奇经八脉"；有些药物没有明确的经络归属则设立"不循经络杂品"一篇。每条经络下药物又根据其功用的不同分为补、和、攻、散、寒、热六类，如人参，归在

[1] 宋咏梅. 古代本草文献药物分类法管窥 [J]. 四川中医，2009，27（5）：59-60.

[2] 王宁. 古代本草文献分类探讨 [J]. 山西中医，2007，23（3）：51-52.

"通行经络"篇，"补"类，属开篇第一味药物；如甘草，归在"通行经络"篇，"和"类，属第一味药物；如大蓟，归在"通行经络"篇，属"攻"类，第一味药物；如威灵仙，归在"通行经络"篇，属"散"类的第一味药物；如牛蒡子归在"通行经络"篇，属"寒"类的第一味药物；如蕲艾，归在"通行经络"篇，属"热"类的第一味药物。姚氏认为"凡一经汇一经之药，从其同也，而其功用则各不同。故又分列补、和、攻、散、寒、热六者，使之亦从其同。庶令阅者依类取用，较为便捷。"补、和、攻、散、寒、热六类的分类与现代的功效分类相似，从较大的层次对药物功效进行大类的分别，分门别类，十分清晰。让后学者能很快清楚地认识一味药物，使人一目了然，这有利于中药知识的传播与理解。此六类分法是在经络分类之下，两者相结合，对于临床按经络病变选择用药有很强的实用性。如北沙参条，分类在"手太阴肺，补"，其条文为"北沙参，甘、苦，微寒。专补肺阴，清肺火。金受火刑者宜之。"故而根据记载，肺阴虚证者可选用此药。

2. 设立内景经络图，强调医患合作按经络用药

本书记载了"内景经络图"，包括内景图（周身图）、手太阴肺、足太阴脾、手阳明大肠、足阳明胃、手少阳三焦、足少阳胆、手厥阴心包、足厥阴肝、手太阳小肠图、足太阳膀胱、手少阴心、足少阴肾、奇经任脉、奇经督脉之图，共 15 幅。其"内景经络图"来源于张景岳的《类经图翼》。姚氏在《本草分经》凡例中亦谈"编内先列内景经络诸图，以资考镜，且使病患自觉何处为患，即可知为何经之病，宜用何经之药也"。姚氏记载"内景经络图"是为了医生的临床运用，可根据经络辨证用药。不仅如此，还能让病人根据图谱找到其患处，医患合作，根据病人主观感受，运用经络脏腑图谱查找病位，这样有利于帮助医生判断经络患病的区域，进而选用归属该经之药，大大提高临床诊断的准确性与用药的精确性，这正是姚氏经络辨证用药思想的体现，在当时实为高明之举。本书收载的内景经络图，具有很强的临床实用性。

3. 丰富了中药归经理论

中药的归经理论形成较晚，在《神农本草经》中并没有中药的归经，但是对具体药物主治病证的描述中有涉及脏腑经络的内容，如大黄"荡涤胃肠"。张仲景《伤寒杂病论》的六经辨证、脏腑辨证为归经理论的形成提供了启示。其后的本草著作有零星涉及药物归经的记载，如《食疗本草》"绿豆行十二经脉"。至金元时期张元素特别强调药物归经，其在《珍珠囊》中创立药物归经学，在记载的药物下注明其所归之经名。其后李东垣、王好古等人进一步发挥，归经理论得以形成，明清

本草进一步发展中药的归经理论。纵观本书，其根据药物功效、主治病证结合临床应用对药物按经络分经进行划分，并联系经络理论及脏腑理论，其对归经理论的发展起到了充实的作用。

以功效、主治病证结合经络理论进行分经归类。如"三七"条，"治吐衄痛肿、金疮杖疮，大抵阳明、厥阴血分之药"，其主治多种出血。结合经络，以阳明为多气多血，厥阴多血少气，故分经为"足阳明胃""足厥阴肝"。

以功效、主治病证结合脏腑理论进行分经归类，如"人参"条，"大补肺中元气。其性主气，凡脏腑之有气者皆能补之"，其能补脏腑之气，故分经为"通行经络"。如"党参"条，"甘，平，补中益气，和脾胃"，其具有补脾功效，故分经为"足太阴脾"。"北沙参"条，"专补肺阴，清肺火。金受火刑者宜之"，其补肺、清肺，故分经为"手太阴肺"。

以功效、主治病证同时结合经络理论和脏腑理论进行分经，如"白豆"条，"补五脏，暖肠胃，调中，助十二经脉"，其有补五脏之功，又能助十二经脉，因此其分经为"通行经络"。如柴胡，"胆经表药，能升阳气下陷，引清气上行，而平少阳、厥阴之邪热，宣畅气血，解郁调经。能发表，最能和里，亦治热入血室"，因此其分经"足少阳胆""足厥阴肝""奇经八脉"。

而且姚氏对药物分经的认识非常灵活，除了十二经脉外，不拘泥于某一条经，认为药物作用与多条经络有关，因此分类中有"通行经络"篇，而对于一些不便于归属经络的药物则设立"不循经络杂品"。同时除了十二正经的归属外，还增加了命门和奇经八脉，其将经络理论和脏腑理论综合运用到中药的分类中，对于"药物归经"理论的发展具有重要意义。

4. 总类便览将经络与自然属性分类有机结合

姚氏除了对药物进行经络分类外，本书还设有"总类便览"篇，将本书收载的804味药，按草、木、果、菜、谷、金石、水、火土、禽、兽、鱼、鳞介、人分为13类进行分类，每药下简介药物的分经，以及补、和、攻、散、寒、热的分类等内容。如黄精，"草类，黄精通行，补。肺、脾、胃、三焦"。姚氏认为"是编以经络为纲，药品为目。势不能于一经之内，汇草、木、虫、鱼之全……俾阅者按经而稽，易如指掌"。姚氏设立"总类便览"篇将其经络分类与自然属性分类有机结合起来，非常方便阅读之人对药物进行分经络的查询、学习。

总之，本书的药物分类方法独特，将药物按经络进行分类，同时记载了"内景经络图"，有利于临床按经络辨证用药，具有较强的临床实用性。同时本书也丰富了中药归经理论，促进归经理论进一步的发展。

三十、《植物名实图考》

【概述】

作者吴其濬，字季深，一字瀹斋，号雩娄农，别号吉兰，河南固始县人，清乾隆五十四年（1789年）生，道光二十七年（1847年）病逝于山西巡抚任上，终年58岁。因"濬"是"浚"的异体字，故新近书刊中有将"吴其濬"误讹为"吴其浚"。殊不知，吴其浚是吴其濬的堂兄，嘉庆十三年（1808年）进士[1, 2]。

吴氏出生于名门望族，仕宦之家。自幼勤奋好学，于书无所不览，精通古今重要典籍，尤其留心植物。嘉庆二十二年（1817年）中状元，授翰林院编修。道光元年（1821年）七月，其父礼部右侍郎吴烜病逝于北京，遂与兄长吴其彦扶柩归里，丁忧（中国封建社会传统的道德礼仪制度，系指朝廷官员在任期间，如若父母去世，必须辞官回到祖籍，为父母守制二十七个月）在家。次年，在固始县城东南买田十余亩，创建植物园，取名"东墅"。道光五年（1825年），其母病逝，复丁母忧。道光八年（1828年）服阕（守丧期满），次年服除，进京补官。历任湖北和江西学政，兵部侍郎，湖南、湖北、云南、贵州、福建、山西等省巡抚或总督。为官三十载，宦迹半天下[3]。

吴氏在为官理政之余，对植物研究情有独钟。他博览群书，广泛搜集各种植物的有关文史资料，汇编成《植物名实图考长编》。丁忧期间，在"东墅"深入开展植物种植和培育实践。重返官场后，利用频繁调动的机遇，深入各地进行实地考察，广泛收集植物资料，采集植物标本，逐一精确绘制成图。长期的知识积累和沉淀，为撰写《植物名实图考》奠定了坚实的基础。诚如陆叙所云："所读四部书，苟有涉及于水陆草木者，靡不揣而辑之，名曰《长编》，然后乃出其生平耳治目验者，以印证古今。辨其形色，别其性味，看详论定，摹绘成书。此《植物名实图考》所由包孕万有，独出冠时，为本草特开生面也。"《植物名实图考》成书于清道光二十七年（1847年），初刊于道光二十八年（1848年），即吴氏逝世的第二年，由继任山西巡抚的陆应谷代为"序刻以广其传"。

《植物名实图考》卷前有陆应谷所作"植物名实图考叙"。全书分谷、蔬、山草、隰草、石草、水草、蔓草、芳草、毒草、群芳、果、木12类合三十八卷，收

[1] 张瑞贤. 《植物名实图考》的作者吴其濬[J]. 中医药文化，2008（4）：34-37.

[2] 杨德铭. 吴其浚就是吴其濬吗[J]. 文史杂志，2001（3）：49.

[3] 河南省科学技术协会. 吴其濬研究[M]. 郑州：中州古籍出版社，1991：10-12，261-263.

载植物1 714种，附图1 800余幅。每种植物一般分图、文二部分。其中，文字部分一般介绍植物的名称、出处、产地、形态、性味、功用等内容。有些还附有吴氏按语，有的还在按语前冠以"雩娄农曰"。

初刻本《植物名实图考》几乎无存世本。今存有多种重印本和校勘本[1]。本篇所述以许敬生主编《植物名实图考校注》（河南科学技术出版社，2015年3月）为蓝本。

【钩玄】

1. 买田河东，创建东墅植物园

道光二年（1822年），即吴氏丁忧第二年，创建了中国近现代意义上的第一个以科学研究为主要目的的植物园——东墅植物园[2]。他在《书宋牧仲先生西陂杂咏诗后》文中对"东墅"的创建时间、地理位置以及种桃树和柳树的盛况等都作了详细介绍。"余于道光壬午（道光二年）买田河东，距县五里而近，东瞻大山，西望城郭。史水自南逶迤而北，河干兼葭，秋时如雪，时从芦花隙中，看风帆上下。两岸人家，多以种桃为业，数十里如绛霞，横亘于绿麦黄菜间，红雨春霏，厚积畦垄，恐桃源洞未是过也。余于堤上种桃八百株，栽柳三千株。以在余城居之东为小园，名'东墅'"。[3]

"东墅"是吴氏开展植物种植栽培的研究基地，也是吴氏从事植物学研究的工作平台。吴氏在"东墅"开展植物种植实践活动，大胆尝试植物嫁接方法，期间积累了丰富的经验，取得了可喜的研究成果。

如凤凰花，生于澳门凤凰山。开黄花，终年不歇。吴氏在广东肇庆七星岩见到这种植物，便从僧人"乞归其子"，亲自栽培，悉心观察。又如党参，山西多产，而《山西通志》又说山西不产党参，原因何在？于是，吴氏专门派人到深山掘得党参苗，"蓻之盆盎"。实践证明，人工栽培党参不仅存活率高，而且生长繁茂。"细察其状，颇似初生苜蓿，而气味近似黄耆"，从而否定了山西不产党参的说法，"殆晓然于俗医之误，而深嫉药市之售伪也"。

嘉庆二十四年（1819年），他充广东乡试正考官期间，适逢广柑上市。品尝之余，他深入果园考察，探讨栽培技术，并购买了千株幼苗带回固始，进行栽培尝

[1] 许敬生.《植物名实图考》校注[M]. 郑州：河南科学技术出版社，2015：8.

[2] 张灵. 吴其濬的科学精神和治学态度——以《植物名实图考》为中心的考察[J]. 自然辩证法通讯，2010，32（4）：91-95+128.

[3] 河南省科学技术协会. 吴其濬研究[M]. 郑州：中州古籍出版社，1991：10-12，261-263.

试并取得成功。以事实证明了"淮河之滨不宜种桔，非不可能也，乃气候矣"。如今河南固始的迎河蜜橘，仍然采用吴氏创造的泥封保温法安全过冬[1]。

在吴父四十寿辰之际，前来致贺的嘉宾甚多。有位客人指着堂上摆放着的仙人掌问道："吴公子，仙人掌为何不长叶子？"吴氏虽饱读经书，却不知其故，无以回答，羞愧难当，深感"不知"为耻。于是在"东墅"大胆尝试嫁接的方法，功夫不负有心人。终于培育出了一种新型仙人掌品种——"蟹爪兰"。研究观察发现，仙人掌的"刺"就是仙人掌的叶子（即针状叶），只是在外形上不易被辨认为叶子而已。吴氏培育的"蟹爪兰"所开之花鲜艳异常，深得当年好友蒋湘南赞赏，并随即赋诗曰："如今培育夺天功，欣看仙人掌吐红，定蕊冲寒生腊月，含苞近暖笑春风，状元府里花色秀，御史家中香气浓，漫道无花无叶根，亭亭玉立赞葱茏。"[1]

2. 博览群书，集植物学之大成

吴氏博览群书，广征博引，凡有关植物方面的内容无不收录。诚如陆叙所云："所读四部书，苟有涉及于水陆草木者，靡不揣而辑之"。据考[2]，《植物名实图考》共引用各类书籍450种，2 762频次。覆盖经（儒家典籍）、史（历史典籍）、子（春秋战国以来诸子之学）、集（古代诗文词赋著作）四大类，内容涉及医家、农家、地理、历史、佛教、道教、儒教、方志、文人笔记等多方面，使许多经史文集中有关本草文献都得以保存下来。其中，引用次数最多的书籍分别是《救荒本草》（322次）、《神农本草经》（253次）、《本草图经》（214次）、《尔雅》（144次）、《名医别录》（122次）、《唐本草》（116次）、《本草纲目》（115次）等。

《植物名实图考》共收载植物1 741种，比《南方草木状》多1 634种，比《救荒本草》多1 300种，比《本草纲目》多519种。其中，新增加植物约759种。超过以前任何本草著作中新增的植物种类。书中所载植物遍及全国19省，其中江西有400余种，云南有370余种，湖南有280余种[3, 4]。该书是我国古代收载植物种类最多，集大成的植物学专著，是植物史料中一份很重要的遗产[5]，对我国近代植物学研究具有深远的影响。

吴氏对文献资料的处理十分严谨。书中所引资料，均原文照录，并注明出处。

[1] 河南省科学技术协会. 吴其濬研究 [M]. 郑州：中州古籍出版社，1991：10-12，261-263.

[2] 尚志钧. 中国本草要籍考 [M]. 合肥：安徽科学技术出版社，2009：314-315.

[3] 周肇基. 图文并茂的《植物名实图考》[J]. 植物杂志，1991（2）：46-47.

[4] 陈重明，王铁僧，陈建国.《植物名实图考》中部分植物药的研究概况（Ⅰ）[J]. 中药材，1990（4）：41-43.

[5] 尚志钧. 中国本草要籍考 [M]. 合肥：安徽科学技术出版社，2009：314-315.

不任意割裂、窜改字句，或断章取义，保持古代文献的原貌，具有极高的文献价值。王筠默先生认为 [1]，"吴先生著作援引文献，是经得其考验的"。

3. 不耻下问，汇聚民众之智慧

有一次，吴氏在"盛暑中偶憩一农家，则场圃尽筑，稑稷仓积矣，讯其故"，农家回答说："数年来，田家皆以夏旱失其业，吾及尺泽而耕，徂暑而熟……其赢殆倍蓰焉。"吴氏听后感叹不已。一个农家竟有如此的智慧，"能与造物争盈虚！"从此坚定了吴氏"多识下问，固当不妄雌黄"的决心和信心。他深入基层，走访民众，虚心请教，唯真是求，获得了许多有价值的第一手资料。

清明时节，吴氏初次回家扫墓。发现"有卧地作花如穗，色紫黯"的植物。随即询问当地人此为何物？曰："此老鼠花也。其形如鼠拖尾，嗅之头痛，盖色臭俱恶"。后又通过查阅《本草》，才知为芫花。本品在淮南北极多，当地人呼之为"老鼠花"。癞虾蟆在江西庐山一带到处都有，由于"记载阙如，服食无方"，很多人都不知道名字。吴氏曾派人前去采访，偶逢一樵牧，"随其指呼"，才得以知晓。于是将其形状记录下来以便进一步核实。书中类似的例子颇多。如薇菜"有结实、不结实二种。结实者豆可充饥，不结实者茎叶可茹，余得之牧竖云"。"黍、稷则乡人之食，士大夫或未尝取以果腹，即官燕蓟者偶食之，亦误以为黄粱耳。余所询于舆台者如此"。并说："他日学稼，尚诹于老农"。自古言黄精、钩吻相似。吴氏"乃召土医而询之，云黄精、钩吻，山中皆产，采者须辨别之，其叶钩者有大毒"。据统计 [2]，吴氏咨询求教各类人士之多，仅称谓就有土人、蒙古人、夷人、吐蕃、楚人、晋人、野人、邑人、滇人、山中人、吴人、回人、湖湘人、蜀人、蛮、羌、胡、罗次人、居人、齐、里人、黔山人、彼土人、乡人、苗人等50种之多。由此可见，《植物名实图考》是广大劳动人民集体智慧的结晶。

不仅如此，吴氏还广泛收集民间用药经验载于书中。如水蜈蚣"俚医以为杀虫、败毒之药"；红丝线"俚医捣敷红肿，以为良药"；鹿衔草"土人云性温无毒，入肝肾二经，强筋、健骨、补肾腰，生精液"；四季青"土人取根敷伤"；风车子"俚医以祛风、散寒，疗风痹，洗风足，为风病要药"；小青"俚医以为跌打损伤要药，每服不得过三分"；红小姐"俚医以治妇人内窍不通，顺经络、升气、补不足，气味甘温""江西土医治喉蛾，用土牛膝根捣汁，以盐少许和之，点入喉中，须臾血出即愈。虽极危，亦可治，试之良验"；瞿麦"通癃结，决痈疽，出刺去翳，下

[1] 王筠默. 再记吴其濬先生和他的著作 [J]. 上海中医药杂志，1956（6）：43-45.

[2] 罗文华. 《植物名实图考》收载的民族医药 [J]. 中国民族民间医药杂志，1999（4）：193-197，248.

难产，止九窍血，灼然有殊效"等。这些都是我国古代劳动人民在长期的生活医疗实践中积累的宝贵经验，不仅拓展了各种植物的药用价值，更丰富了《植物名实图考》的内容。

4. 实地考察，注重目验而善"盗"

吴氏认为："天生一物，必畀一物之用。用其材而不时，与知其材而不用，皆曰暴天物……如是则天下无弃物，无弃物则无弃财。圣人尽物之性，即以足财之源"所谓"尽物之性"，就是要熟悉和掌握自然产物的性状和性能特点，才能物尽其用，发挥最大的效益，使之造福于人类。若不能因材施用，就是对自然资源的一种浪费，使之成为"暴天物"。

研究植物，若不身临其境，"非目睹者，不解其所谓"。所以，吴氏常跋山涉水，"舟行"或"行万山中"，不畏艰辛，实地考察，亲眼目睹，认真研究。如芜菁，又名蔓菁，在《诸葛菜赋》中有"以蔓青六利，诸葛种之为韵"的记载。吴氏"久滞江湖，久不睹芜菁风味，自黔入滇，见之圃中"。山豆根"为治喉痛要药，以产广西者良"，被奉为道地药材。后来，吴氏到江西、湖南等地考察，发现各地使用的山豆根不止一种。通过与山豆根原图比对辨识，"余所见江右、湘、滇之产，味皆薄而与原图异"。吴氏深有感触："不至其地，乌知其是耶、非耶？"若"不复目验而心究"，何以得到真知。

然而，世间万物之奥秘并非为人所尽知。即使是"圣人亦不能遍观而尽识也"。更何况人总是有"竭其智而智有所不能周，逞其力而力有所不能敌"的时候。世间"造物者，亦何尝不时露出其所藏，以待人之善盗哉……大之见于大地山川，细之见于岐行啄息，造物者亦何时不示人以知所盗哉！"所以，吴氏常用"盗"来比喻做学问或做研究。既要留心细心，善于从细微隐秘之处探索和挖掘；又要有锲而不舍、持之以恒的钻研精神。只有这样，才能"智察于未然，明烛于无形"。如零陵香，宋《本草图经》记载湖岭诸州皆有之。吴氏到湖南各地走访，无人知道零陵香。后来"以状求之"，才得知当地人不叫"零陵香"而叫"醒头香"。箬，始载于《本草纲目》，"吾前过章贡山中，捋之、撷之于芜秽蒙密间，始识其全体，土人皆呼为辽叶"。冬葵为《神农本草经》上品，百菜之主，在"湘南节署东偏为又一村，有菜圃焉"，专种冬葵。吴氏在家丁忧期间，"种葵两三区，终岁取足"。而"李时珍谓今人不复食""此语出而不种葵者不知葵，种葵者亦不敢名葵"。吴氏认为这是一种误导，是未能深入考究，亲身试验，以致"以一人所未知而曰今人皆不知，以一人所未食而曰今人皆不食"的怪圈。

对于有些植物，不能亲眼目睹和实地考察，仅凭道听途说是远远不够的。在吴氏小时候，有幕客从施南带回一果，尝之以为是佛手柑，但无指爪。二十年后，闽中匮吏送果一笿，曰蜜罗。后来寻使湖北，按试施州，筵之核，盘之供，都是这种果实。殊不知，蜜罗、蜜笿为二物，原来吴氏在赣南所食者为蜜笿，非蜜罗也。他说"余非仰叨恩泽，屡使南中，亦仅尝远方之殊味，考传纪之异名，乌能睹其根叶，薰其花实，而一一辨别之哉？"吴氏在昆明工作时，曾以书信至广南咨询三七的有关情况，得知"三茎七叶，畏日恶雨，土司利之，亦勤培植。且以数缶莳寄，时过中秋，叶脱不全，不能辨其七数，而一茎独矗，顶如葱花，冬深苗芽，至春有苗及寸，一众数顶，旋即枯萎"。他遗憾地说："昆明至广南千里，而近地候异宜，而余竟不能睹其左右三七之实，惜矣！因就其半萎之茎而图之。"吴氏听说赣州"山多奇卉灵药"，颇感兴趣，曾多次到实地考察，遗憾的是"皆以深冬，山烧田菜，搜采少所得，至今耿耿"。穬麦为"别录中品，苏恭以为大麦，陈藏器以为麦壳，图经以为有大、小两种，言人人殊……《天工开物》谓穬麦独产陕西，一名青稞，即大麦，随土而变，皮成青黑色"。吴氏认为，"此则糅杂臆断，不由目睹也"。

5. 实事求是，辨析名实之正误

鉴于"夫天下名实相副者尠矣。或名同而实异，或实是而名非"（《植物名实图考》陆叙）的现状，吴氏十分注重植物名和原植物的名实考订和甄别，反对"徒以偏旁音训，推求经传名物"的做法。"先生于是区区者，且决疑纠误，毫发不少假"（《植物名实图考》陆叙），故取得了卓越的成就。

在《齐民要术》中，凡俗之呼谷者，皆杂录曰谷、曰粱、曰稷。"但随俗呼名，不复识别。正如今人曰小米、曰谷子，其类乃不可究诘，夫岂一种哉！愚夫愚妇展转相传，物以音变，音以地殊，凡古物在今不能指其名者皆是也"。陶隐居误认为天名精与豨莶是一种植物，李时珍曾对二者进行了详细的辨析。吴氏"取以对校"后发现，"二物形状都不甚类"。他明确指出，豨莶与天名精为"一类二种，皆长于去湿"，陶氏之说不可信。黄药子始载于《开宝本草》，然各地所用黄药者甚多，"凡以著其物状，而附以俚医之说，以见一物而名同实异。不敢尽以古方所用必即此药，以贻害于后世"。吴氏指出："草木之同名异物，而多识者难也。""不睹其物，无由识之"，不实地考察，亲眼目睹，怎么能决疑纠误，辨其真伪。

有一次，吴氏"寻药至庐山，一寺门有大树合抱，叶似玉兰而大于掌。僧云此厚朴树也。掐其皮香而辛"。经查阅文献，又询问侨居于黔的张山人石樵，通过绘图识别，才知僧人所言有误，确"信庐山所见者即木兰，而李时珍之解亦未的"。《梦溪笔谈》说：南烛"此木类也，又似草类，故谓之南烛草木，今人谓之南天竹是也"，把"南烛"与"南天竹"相混。吴氏曰："南天竹以其有节似竹，故亦谓之竹，而沈存中《笔谈》乃用此烛字，不知何谓？"明确指出：《梦溪笔谈》"所述乃天竹，非南烛"。大青为《名医别录》中品，江西、湖南多有之。然"湘人有《三指禅》一书，以淡婆婆根治偏头风有奇效"。吴氏通过询问和亲采观察，发现淡婆婆根就是大青，"乡音转讹耳"。所以"今医者多不知，而俚医用之，又不知其本名"。因此。他呼吁"多识之士，遇物能名……使山中小草，皆得扬眉吐气于阶前咫尺之地哉！"

《论语》云："知之为知之，不知为不知，是知也。"大凡做学问，务必实事求是，切忌不懂装懂，自欺欺人。在植物的名实考订中，吴氏敢于针对前人论说中的问题，提出质疑。对于一些疑惑或不清楚之处，多持谨慎态度，从不主观臆断，轻率定论，为后世深入研究提供了思索空间。如"薇衔"条：《唐本草》注谓之鹿衔草。《本草拾遗》一名无心草。吴氏考证发现，"今无心草，平野春时多有，形状既与《唐本草》不符，与《图经》无心草亦异"。由于"诸家图说不晰，方药少用，姑存其名而已"。"蛇含"条：李时珍以为即紫背龙牙，《名医别录》以为即蛇含根，《唐本草》非之。《本草图经》认为蛇含有两种，当用细叶黄花者。吴氏认为，蛇含"似即《救荒本草》之龙牙草，未能决定"。"金盏草"条：按《本草图经》记载：杏叶草一名金盏草，生常州。蔓延篱下，叶叶相对，秋后有子如鸡头实。吴氏考证发现，"此草之实，不似鸡头；其叶如莴苣，不应有杏叶之名，未敢并入"。类似的例子较多，吴氏皆以"以备稽考""存以备考""存以俟考""以俟博考"等之类的表述，不失为一种严谨认真的治学精神和实事求是的做法，对提升《植物名实图考》的科学性和可信度具有重要的意义。

6. 据实描绘，附图直观而逼真

顾名思义，《植物名实图考》就是考证植物的名与实是否一致的问题。吴氏十分关注图谱在辨识植物中的重要作用。他处处留心，凡见即绘，求真写实。

有一种植物名鬼臼，又名独脚莲、八角盘，"其叶有角不圆，或曰八角莲，高至四五尺，就茎开花，红紫娇嫩，下垂成簇"。这种植物主要"生深山中，北人见者甚少，江西虽植之圃中为玩，大者不易得"。吴氏在路经江西途中，"适遇山民担以入市"，就迅速据实绘制成了植物图，记录在案。又如"白蝶花生云南山中，长叶抱茎，开大白花，三瓣品列，内复擎出白瓣，形如蜂蝶，双翅首尾，宛然具足，大瓣下又出一尾，长三寸许，质既皓洁，形复诡异，秋风披拂，栩栩欲活"。可见吴氏观察细致入微，叙述文笔优美，附图活灵活现，图文并茂，相得益彰。又如红梅消"江西、湖南河滨多有之。细茎多刺，初生似丛，渐引长蔓，可五六尺，一枝三叶，叶亦似薅田蘪，初发面青背白，渐长背即淡青。三月间开小粉红花，色似红梅，不甚开放。下有绿蒂，就蒂结实，如覆盆子，色鲜红，累累满枝，味酢甜可食"。此段文字对红梅消的产地、生长环境以及初生到开花结实的全过程，包括形状特征等都做了详细的记述，并附图以印证。文字简练，附图清晰直观，充分展示了作者对红梅消认知的深入程度。

该书收载植物1714种，附图1800余幅。一般是1个植物1幅图，少数药物有2～4幅图或更多。对于有些植物不知其名者，吴氏径用"无名"名之。据统计，全书无名植物18个。其中卷十3个，卷十三6个，卷十五4个，卷十九3个，卷二十一2个。每个无名植物，都记述其生长状态、形状特征，并绘图显示。充分体现了作者实事求是、严谨治学的风范。

　　该书所栽的植物大多是吴氏"亲自观察过，而且精细画下图形的"[1]。诚如陆叙所云：吴氏"辨其形色，别其性味，看详论定，摹绘成书"。尚志钧先生高度评价此书，曰："文字精炼而流畅，植物图绘精美而真实，给人观看有真实感。现在许多植物工作者，根据本书植物图能辨别其植物的科属。"[2]《植物名实图考》之所以有价值，其实还不在有精细的图，而在许多的图都从实物描绘，所以并非抄袭他书或臆断者可比[1]。

　　总之，吴其濬的突出成就不仅仅是"金榜题名"和"斐然政绩"，而是以《植物名实图考》为标志，承载他在植物学研究方面所做的卓越贡献，"为本草特开生面"。因此，吴其濬被称之为"状元植物学家"[3]。《植物名实图考》被称为是中国植物学最近的，也是真正植物学发端的书[1]。然而，书中尚存在着名称重复（近20种）、名称混淆（10多种）、引文出典有误等[2]不够完善的地方，这也许是吴氏认为该书还不够成熟，所以一直未能刊印的原因。另外，书中有些植物有文有图但无名、有些植物存疑待考等，尚需进一步研究和完善。

三十一、《本草害利》

【概述】

　　作者凌奂（1822年—1893年），原名维正，字晓五，晚号折肱老人，吴兴（今浙江湖州）人。

　　凌奂自幼体弱多病，思阅方书。因从本郡良医乌镇逸林僧所遗医书中略得心领神会，遂弃诸子业。后师从本郡吴古年先生学医。"先生年届古稀，日逐临症，得有余暇，犹不辞倦"。谆谆教诲弟子说："医关性命，不可苟且，一病有一经所发，

[1] 周建人.《植物名实图考》在植物学史上的位置 [J]. 自然界，1（4）：358-362.

[2] 尚志钧. 中国本草要籍考 [M]. 合肥：安徽科学技术出版社，2009：314-315.

[3] 周亚非. 状元植物学家——吴其濬 [J]. 文史知识. 1999（3）：65-70.

若察脉辨证，尤宜加谨，恐失之毫厘，谬于千里也。"随即拿出积先生毕生心血的医书，名曰《本草分队》，取其用药如用兵之意。凌奂受益匪浅，感悟良多。从医"二十余年，遇证则慎思明辨，然后下笔，补偏救弊，贻误者少。审识药品出产形状，亲尝气味，使药肆中不敢伪充而误人耳"。他有感于"先生之分队一书，尚未刊行于世。遂集各家本草，补入药之害于病者，逐一加注，更曰《本草害利》"。又"集古今名医之说，删繁就简，概述成书，以付剞劂"。据凌奂"咸丰壬戌年"自序可知，《本草害利》成书于清同治元年（1862 年）。

全书罗列常用中药 300 余种。以脏腑分列药队为纲，分为心、肝、脾、肺、肾、胃、膀胱、胆、大肠、小肠、三焦共 11 个药队。以药性补泻凉温为目，以猛将、次将区分力量强弱。先陈其害，后叙其利，再列修治。编写体例和内容安排在本草著作中独树一帜。

耿鉴庭认为[1]，此书在昔仅有抄本因无雕板，故流传甚少。中国中医科学院图书馆有据原稿晒图本，为国内已知孤本。中医古籍出版社于 1983 年据以整理排印出版[2]。本篇以此为蓝本。

【钩玄】

1. 首创"脏腑类药"法

中药分类，历史悠久。从《神农本草经》首创"三品分类法"以来，相沿传承，代有发挥。先后产生了诸多分类方法，如自然属性分类法、功效分类法等，广为使用。

凌氏则一反常态，另辟蹊径。《本草害利》自序曰：该书"取其用药如用兵之意。盖脏腑，即地理也，处方如布阵也，用药如用兵将也。病本在于何经，即以君药主将标于何经。为臣使之药，即所以添兵弁。识得地理，布成阵势，一鼓而战，即能殄灭贼氛，即所谓病退也。然后调摄得宜，起居如常，即兵家善后事宜，民得安居乐业也。苟调度不精，一或失机，一败涂地，即用药不审，草菅人命也"。这就是凌氏撰写此书的总体思路和基本构想。

围绕这一主题，凌氏首次提出了以脏腑归类药物的方法。他把"脏腑"比作"地理"，把"处方"比作"布阵"，把药物比作"兵将"。寓军事思想于药物分类，颇具创意。在目录中，凌氏首先提出了"药队"的概念。所谓药队，就是指一类药物的组合。然后，按脏腑心、肝、脾、肺、肾、胃、膀胱、胆、大肠、小肠、三焦组

---

[1] 耿鉴庭. 《本草害利》读后记 [J]. 浙江中医学院学报，1984（1）: 41.

[2] 傅景春. 凌奂与《本草害利》[J]. 内蒙古中医药，1985（3）: 31-33.

成 11 个药队，构成本书的一级分类。在每一个药队下再进行二级分类，涵盖了药物主要功效、寒温属性、力量强弱三个基本元素。如"肝部药队"，以下再分"补肝猛将、补肝次将、泻肝猛将、泻肝次将、凉肝猛将、凉肝次将、温肝猛将、温肝次将"8 类。这种分类方法犹如一张地图，清晰展现了凌氏布局谋篇、排兵布阵的基本格局，有利于调兵遣将，提高临床用药的针对性和有效性，具有很强的实用性和操作性。

2. 倡导"药害"学说

凌氏在"自序"中明确提出了"凡药有利必有害"的观点，无论有毒或无毒药物概莫能外。所谓"利"，系指药物的治疗作用（有效性）；所谓"害"，系指药物的毒副反应（安全性）。中药的有效性已经过数千年的实践检验，毋容置疑。而中药之"害"，即安全性问题则往往认识不足，重视不够。凌氏对此极为关注，他说："但知其利，不知其害，如冲锋于前，不顾其后也。"因此，把"药害"作为论述的重点，成为本书的鲜明特色。

凌氏秉承吴师教诲，在先师《本草分队》的基础上，结合自身的临证心得，着力于"药害"的临床研究，初步构建了"药害"的体系框架。在药物条下，把"药害"单列，冠于首位，先陈其害，后述其利。从而颠覆了历代本草的编写模式，可谓独树一帜，其良苦用心可见一斑。

凌氏的"药害"观，贯穿于全书的始终。导致药害的原因较多，分述于各药条下，内容丰富，涉及面宽。概述如下。

毒药致害。凡药皆毒，无药物毒，毒药之害，不容忽视。如甘遂"性阴毒。虽善下水除湿，然能耗损真阴，亏竭津液"。甘遂为峻下有毒之品，服药后会引起剧烈腹泻，使体内积水从大便排出。故伤正损阴，在所难免。又如巴豆霜，为大毒之品，具有强烈的腐蚀性，"此禀火烈之气，触人肌肤，无有不灼烂。试以少许，轻擦完好之肌，须臾即发出一泡。况肠胃柔脆之质，下咽徐徐而走，无论下后耗真阴，及脏腑被其熏灼，能免溃烂之患耶？"

误用致害。临证用药，当用则用，不当用则误用，医之过也。如肉桂，辛甘大热，为补命门相火之要药。凌氏在"肉桂"条下列举了 30 余种禁忌证，并明确指出"误投则祸不旋踵"，以示警戒。淫羊藿为温肾壮阳之品，为治肾虚阳痿之要药，"虚阳易举，梦遗不止，溺赤口干者并忌。若误服之，则病强中淋浊之患"。丹参为活血调经、祛瘀生新之品，"设经早期，或无血经阻，及血少不能养胎，而胎不安，与产后血已畅者，皆不可犯，犯之，则成崩漏之患"。"牛黄"条记载，"若中府中经者，误用之反引风入骨，如油入面，莫之能出，为害非轻"。

多用致害。剂量是临床用药安全、有效的重要参数，多用或过量使用是导致药害的元凶。如"麻黄"条记载："虽可汗之症，亦不宜过剂。汗为心液，过汗则心血为之动，或亡阳，或血溢，而成大患。"细辛"条记载："即入风药，亦不可过五分，服过一钱，使人闷绝，因其气浓而性烈耳。"桃仁"性善破血，散而不收，泻而无补，过用之及用之不得其当，能使血下不止，损伤真阴"。又如丹参"久服多眼赤"，佛手柑"单用多用，亦损正气"，石决明"多服令人寒中"，猪苓"多用能亡津液"等。

久用致害。大凡用药，有病则病受，无病则体受，中病即止，久必损正。如"阴虚之人，久服补阳之药，则虚阳易炽，真阴愈耗，精血日枯，而气无所附丽，遂成不救者多"。"天门冬"条记载："若脾胃虚寒人，单饵既久，必病肠滑，反成痼疾。以此物性寒而润，能利大肠故也。""泽泻"条记载："以其淡渗利水，久服则降令太过，清气不升，真阴潜耗，安得不病目耶？""川芎"条记载，"单服久服，令人暴亡，亦泄其真气使然也。""赤小豆"条记载："最渗津液，久服令人枯燥，肌瘦身重。"此外，如天竺黄"性寒凉，久用亦能寒中"，猪苓"久服必损肾气，昏人眼目"等。

滥用致害。中医治病，讲究药证相对，无药通治，无通治之药。若不因证施药，则有失中医之魂，岂能不害。如"僵蚕"条记载："其功长于祛风化痰，散有余之邪。凡中风口噤，小儿惊悸夜啼，由于心虚，神魂不宁，血虚经络劲急所致，而无外邪为病者忌之。"凌氏对临床滥用僵蚕的现状提出批评，"今世治小儿惊风，不问虚实，一概混施，误甚"。

为了确保临床用药的安全、有效，防止或杜绝"药害"的发生，书中记载了许多行之有效的防范措施，值得参考借鉴。

辨证用药。凌氏在"自序"中说："奈近时医者，一到病家，不先看脉审证，遂听病家自述病情，随即写药数味。曰某汤主治，粗知大略，用某药能除某病，如此治病，则仁人必深虑而痛恨之。"他指出：临证务必"辨明虚实表里寒热。何证发于何经，应用寒热温凉之药，定方进药，君臣佐使，配合得宜，如汤沃雪，诸恙若失，方能起死回生，岂有害哉！"在药物条下，凌氏反复强调辨证用药的重要性。如"肉桂"条记载："谨察病因，用舍在断，行其所明，无行其所疑，其慎毋尝试也。""浓朴"条记载："若误投之，轻病变重，重病必危。不究其源一概滥用，虽一时未见其害，而清纯冲和之气，默为之耗。""桃花"条记载："（桃花）攻决为用，但可施于气实有余之症。若无故而因除百病、美颜色诸谬说而服之，为害不少。耗人阴血，损元气。"

品种质量。凌氏指出："审识药品出产形状，亲尝气味，使药肆中不敢伪充而误人耳。"即要确保药材质量，防止伪劣药材误人。如桑寄生，"杂树上者，气性不同，恐反有害"。凌氏引用寇宗奭语曰："向有求此于吴中诸邑，采不得，以他木寄生服之，逾月而毙，可不慎哉。"强调桑寄生以采于桑树上者为真，采集杂树上者恐有毒。"深秋八月采（赤小豆），以紧小而赤黯色者入药，其稍大而鲜红淡红色者，并不治病。今肆中半粒黑者，是相思子，一名红豆，有毒"。黄精"似玉竹而稍大，故俗呼玉竹黄精。又一种似白芨，俗呼白芨黄精，又名山生姜，则恐非真者"。柴胡"有二种：色白黄而大者，为银胡，以劳疳骨蒸虚劳疳热；色微黑者，以解表发散"。石斛又有一种，"长、虚、味大苦者，名木斛，服之损胃"。凌氏告诫曰："不得混用。"

炮制。炮制是对中药材进行加工处理的传统制药技术。炮制的主要目的在于减毒增效，满足临床用药的需求。如附子为有毒之品，炮制方法很多，"有用黑豆煮者，有用甘草、盐水、姜汁、童便煮者，恐煮之气味煎出，其力尤薄。且制之不过欲去其毒性耳，若用童便，是反抑其阳刚之性矣，尤非法之善者。惟用甘草汤泡浸，则毒解而力不减，尤为尽善矣。市医淡漂用之，是徒用附子之名尔。"又如干姜"生则逐寒邪而发表，炮则除胃冷而守中"；诃子"生用清金，煨熟固肠"；干地黄"姜汁浸，则不泥膈；酒制，则不妨脾"。

配伍。凌氏指出："应用寒热温凉之药，定方进药，君臣佐使，配合得宜。"强调配伍用药，讲究"合宜"，方能达到增效减毒的效果。如胡椒为辛热之物，"盖此药犹如附桂，使与阴虚火衰，必与归地同用，则无偏胜之弊也"；甘草"入和剂则补益，入汗剂则解肌，入凉剂则泻邪热，入峻剂则缓正气"；黄芩"得酒炒则上行，得猪肝汁炒，除肝胆火，得柴胡退寒热，得芍药治下痢，得桑白皮泻肺火，皆取苦寒泻有余之邪"。

用法用量。药虽中病，用不得法，非特无功，而反有害。如青皮"入药以汤浸去瓤，切片醋炒少用"；吴茱萸"损气动火，昏目发疮，非寒滞有湿者勿用。即有寒湿者，亦宜酌量少用"；干姜"血寒者多用，血热者宜少用，不过三四分，为向导而已"；巴豆霜"即不得已急症，欲借其开通道路之力，亦须炒熟，压令油极净，入少许，中病即止"；钩藤"久煎则无力。俟他药煎就，方入钩藤，三沸即起，颇得力也"。

《本草害利》自序云："余业是道，二十余年，遇证则慎思明辨，然后下笔，补偏救弊，贻误者少。"说明凌氏是一位医者，而且临床经验丰富。他非常重视临床用药，特别注重药物毒副作用的积累和研究，积极倡导"药害"学说，此书对临床安全有效用药、合理趋利避害，具有重要的实践指导意义。

三十二、《本草汇纂》

【概述】

作者屠道和，字燮臣，湖北孝感人，生卒年不详。

屠氏业儒，"道光丁未夏，复上春明（唐代长安有春明门，后用以指京城）考教习，不售，科名念隳，即潜心岐黄之学""嗣是研求《脉诀》，探源元素、东垣、念莪、期叔、濒湖诸书，而悉折中于《灵》《素》"，认为"读书不多，则见闻终陋；察脉不审，则病源难知；本草不详，则制方鲜当"，著《本草汇纂》三卷（1851年）、《脉诀汇纂》二卷、《药性主治》一卷、《分类主治》一卷、《普济良方》四卷（其中《杂症良方》《妇婴良方》各二卷）诸书，合刊为《医学六种》（1863年）。

此书系作者于"道光庚戌夏，携入都门，朝夕续纂，咸丰辛亥秋始竣，事凡三历寒暑矣""辞未遂"。后"同治癸亥岁，自念年逾六旬，此后精神恐难振作，复辑前所未备各书，参互考订，越五月而功成"。

《本草汇纂》全书共收药565种，按功效分为温补、平补、补火、滋水、温肾、温涩、寒涩、收敛、镇虚、散寒、驱风、散湿、散热、吐散、温散、平散、渗湿、泻湿、泻水、降痰、泻热、泻火、下气、平泻、温血、凉血、下血、杀虫、发毒、解毒、毒物31个类目。各药简述归经、性味、功治、制法等。共采辑20余家本草精要。附录载饮食物130余种，述其性味功用宜忌。卷末列"脏腑主治药品"，以功效归类药名 [1]。

本篇以苗彦霞、赵宏岩校注《本草汇纂》（中国中医药出版社，2016年11月）为蓝本。

【钩玄】

1. 采辑名家，各从其类

屠氏"叹医道关人性命，投治稍差，祸惨利刃。有志斯道者，未易率尔操觚也。"故"采核《图经》《本经》，唐本《别录》，李珣、孟诜、元素、大明、吴普、甄权、开宝、藏器、李景、苏颂、弘景、东垣、张璐、丹溪、汪昂、李士材、张景岳、杨士瀛、程履新、何本立、李时珍，凡二十余种，辑其精要"《本草》林立，互为考求，某药入某经，某药治某病，某体于某药为宜，某体遇某药则忌，手自纂抄，汇成一卷"。

至于编写体例，作者有感于"本草唯《纲目》最详，然皆集腋成裘，故其中不免前后重复，上下错综""乃编集成章，从头目心胸以至足胕，由妇人童稚以及外科，各从其类，俾阅者醒目，一见了然""简括详明，查阅最易，且诸书皆备，无俟旁求"。以翼"倘家有是书，则延医时须察方中药性，果与病有情方能奏效，并于药性宜忌，逐一详明。纵病家不尽知医，偶遇庸工，料不至听其妄用私心，窃计似属有功，当时惟望海内大君子，宅心仁爱，念切痾瘝，推泽遐荒，广为刊布，起

---

[1] 尚志钧，林乾良，郑金生. 历代中药文献精华 [M]. 北京：科学技术文献出版社，1989：513.

群生之札疠，而胥渡以慈航"。

研究发现，《本草汇纂》的编写体例、所收药物，特别是药物的分类及内容，主要是以《本草求真》为蓝本。

《本草汇纂》基本上沿用了《本草求真》的药物功效分类体例，所收载药物也大致相同，总数上多了40余味，不过其在分类上未采用《本草求真》补剂、收涩、散剂、泻剂、血剂、杂剂总的分类，而直接按功效分31类，每一小类的药物之前无原有的概述。这种分类法的优点在于，便于读者掌握药物的性能、主治、功用和临床应用，是临床实用性本草的最佳分类方法。以药物功效类列药物的编写形式、以功效阐释药物的具体应用方法、以药物的"直接功效"为中心比较药物的药效机理对现代临床中药学"功效"专项的确立、发展和完善，产生了极大影响[1]。

从体例上来看，《本草求真》每卷中既有总论，又有分论，而后在篇末附以脏腑病症索引、六淫病症索引和药名索引。而《本草汇纂》是只有分论，而在光绪癸卯重订增补入卷九、卷十，其中卷十所载即为《分类主治》全部内容，可视作本书的总论。《药性主治》的功能类似于一种索引，其文中提及治疗某一疾病的药物拿到《本草汇纂》中查阅，均能得到相关印证。如果将《本草汇纂》《药性主治》《分类主治》合并作为一种书来看待，与《本草求真》相比较，二者体例上极其相似。

从内容上来看，成书年代较晚的《本草汇纂》对药物的31种分类与《本草求真》的药物分类完全相同。而作为《本草汇纂》总论的"分类主治"内容，与《本草求真》总论内容相比较，基本上无差异。《本草汇纂》初刊晚于《本草求真》近百年，加之清代晚期本草著作中互相引用之风盛行，其内容传承于《本草求真》亦属平常。

2. 药性宜忌，简括详明

屠氏"自习医后，知药性宜熟"，然"《本草》林立，其中所称，或寒温迥别，或补泻不齐，或甘辛各异"，故其"集各名家书，纂核数载，详细研求，取其众论相同，折中至正，庶令阅者知所宗主，不至见惑骑墙"。又言"药性有系清降，而偏言补阴者，以热除而阴自得所长也；有系疏通，而偏言补气者，以滞去而气自得所生也。诸如此类，悉注明条下，俾学者开卷释然，不至重生疑虑"。

屠氏认为"药宜功过兼详。所谓功者，药必于病有情，而后能奏效；所谓过者，某病于某药不宜，某药于某体当禁，必于立方时知所避忌，而后不至伤人"。如黄芪"专入肺，兼入脾。味甘性温，质轻皮黄肉白。补肺气实腠理，益胃气去肌热，泻阴火去虚热……入肺补气，入表实卫，为补气诸药之最"。再如人参，不仅

[1] 程茜.《药性主治·分类主治》的版本考订与学术特色[J]. 中医文献杂志，2013，31（6）：27-29.

指明其"专入肺，兼入脾。性禀中和，不寒不燥，气冠群草，能回肺中元气于垂绝之乡。益土生金，明目开心，益智添精助神，定惊止悸，解渴除烦，通经生脉，破积消痰……一切气虚血损之症，皆所必用"。并且指明其勿用"喘嗽恐壅不用，肺寒而嗽勿用，久病郁热在肺勿用，诸痛恐其固气不宜骤用，阴虚火旺吐血勿用"。对于药物的性味、归经、主治功效、药性宜忌等分别作了较详尽的阐述。

比较是分类的前提与基础，《本草汇纂》既然以功效分类药物，自然会涉及药物功效的异同鉴别，且其论述深入，以利于临床准确使用。如论黄芪与人参，"人参气味甘平，阳兼有阴"，黄芪"性秉纯阳，而阴气绝少""盖参宜于中虚，芪宜于表虚，参宜于水亏而气不宜发，芪宜于火衰而气不上达"。再如论枳实与枳壳"主治略同，但枳实利胸膈力猛，枳壳宽肠胃力缓。气在胸中则用枳壳，气在胸下则用枳实"。诸如此类，不胜枚举，往往寥寥数句，点出药物间的主治异同，诚为真知灼见的临证指南。

3. 炮制配伍，整体取效

《本草汇纂》在详细论述药物功效的同时，亦重视药物的配伍及炮制方法等，以取得整体及最佳的疗效。如白术之配伍，"同参、芪能补气，同归、地能补血泻痿黄，同枳实能治痞，同黄芩能安胎，同泽泻能利水，同干姜、桂心能消饮除癖，同半夏、丁香治小儿久泻，同牡蛎、石斛、麦麸治脾虚盗汗"。论香附之炮制，"生则上行胸膈，外达皮肤；熟则下走肝肾，外彻腰足。炒黑则止血补虚，盐水浸炒则润燥，青盐炒则补肾气，酒浸炒则行经络，醋浸炒则消积聚，姜汁炒则化痰饮"。

亦有论药物的产地、鉴别、用法等，皆旨在取效于临床。如论橘皮之产地，"广产为胜，皮厚不脆有猪棕纹。陈久者良，故又名陈皮"。论安息香之鉴别，"系西戎及南海波斯国树中之脂，其香如胶如饴，何能多得？以烧之能集鼠者真"。论大蒜的用法，"李迅曰：痈疽着灸胜于用药，缘热毒中隔，上下不通，必得毒气发泄，然后能散。初起便用独头大蒜切片灸之，三壮一易，百壮为率，但头顶以上切不可灸，恐引气上行，更生大祸也"。

尚有论疾病之鉴别诊断，如"白及"条下论出血，"血出于鼻是由清道至，血出于口是由浊道来，呕血出于肝，吐血出于胃，痰带血出于脾，咯血出于心，唾血出于肾"。并有试血法，"吐水内浮者心肺血，沉者肝肾血，半浮半沉者脾胃血"。

4. 脏腑六淫辨证用药

《本草汇纂》沿用了《本草求真》"脏腑病症主药"和"六淫病症主药"专篇内容，附录"脏腑主治药品"，论述了五脏六腑（包括命门）所呈现的风、寒、暑、湿、燥、火、热、痰、气、血、积、痛各种病证用药200余条。如泻肝热代赭石、石楠叶、琥珀、车前子、牛黄、前胡、秦皮、空青、铜青、蒙花、石决明、珍珠、凌霄花、生枣仁、芦荟。此外，亦有风、寒、暑、湿、燥、火、气、血痰各类病证通用药，对临床用药颇有指导作用[1]。

综上所述，《本草汇纂》以《本草求真》为基础，吸收历代医家药物学及临床著作的成果，进一步丰富和完善了中药功效学的理论，尤其对药物的性味、归经、功效、主治、配伍、炮制、禁忌等有较为系统而简明的阐述，在本草学发展史中具有重要地位。

三十三、《本草便读》

【概述】

作者张秉成，字兆嘉，江苏武进（今江苏常州武进区）人，生平履历欠详，仅知其生活于清代同治至光绪年间。张氏少好读书，因患足疾，医治未愈，且家道中落，遂锐志学医，焚膏继晷，医术日精，为人疗病每获良效，在当时颇有盛名，对本草、汤液、脉诊尤有研究。张氏鉴于历代本草著作虽汗牛充栋，但多有批阅之繁与记诵之难，正如该书自序所言："粤自神农尝草木，著《本草经》，创始医道……但名作虽多，惜无善本。逮有明李时珍出，采辑药品千九百种，综核群籍八百余家，集诸家之大成，著《本草纲目》一书。诚为广大精微，尽善尽美。但初学人读之，一如望洋观海，即穷经皓首，亦无所折中。其余之简便者，如《备要》，如《从新》，固能由博返约，但皆以所属之性味、所入之脏腑，有毒、无毒列之于前，记诵之难，无有盛于此者。"遂于光绪十三年至二十四年（1887年—1898年），参与数十家本草文献，朝夕研究，"故遇有一物之性味功用，确切不移，能与病相当而取效者，则每味拟一二联或五六联，置之案头。数年来积成五百余品，删繁去复，编为排偶俚言"（《本草便读》自序），编撰而成一本适合初学中药者研读的简便入门著作——《本草便读》。

《本草便读》成书于清光绪二十二年（依据是书最早的版本为清光绪二十二年丙申七月毗陵张氏刻本，故为1896年）。首列凡例7条，主要阐述编撰体例；次列"用药法程"7条，指出用药需明性味、质地、颜色、归经、升降浮沉、药性七情、炮制、新陈等基本知识，乃参综历代诸家本草著作，遵前人之遗训，总结古贤用药心得的要语，相当于药性总论。此后正文共两卷，载药472种，附药112种，

[1] 苗彦霞.《本草汇纂》学术思想研究[J]. 现代中医药，2014，34（4）：51-52，58.

共有药物 584 种。按照药物的自然属性为分山草、隰草、蔓草、香草、水草、石草、毒草、乔木、灌木、香木、寓木、竹、果、谷、菜、味、金石、土、禽、兽、鳞介、昆虫、人、水 24 类。可以说是悉本于李时珍《本草纲目》，因此张氏在每部之前，附列《本草纲目》数语，"以广学者见闻"，同时也表明该书分类"仍《本草纲目》之旧"。

每种药物的内容，分为两部分，一是将药物的性味、主治、归经编成一二联或五六联的联语或偶句，以大字排印，是为正文；二是将主文未尽之义及某一药的衍生药（如莲子项下的莲房、生藕、莲须、荷叶、荷蒂、藕节等）作为附药进行补充说明和论述，以双排小字排印，是为解说内容。"一药之中，凡性味气质，以及经络脏腑，与一切配合炒制之法，靡不备具，虽言简而意自赅。学者读之，既省记诵之烦，又悟指归之趣"（《本草便读》吴序）。

该书版本较多，现存的主要版本有：清光绪二十二年丙申（1896 年）七月毗陵张氏刻本，清光绪二十四年戊戌（1898 年）湖北武昌鄂渚刻本，清光绪年间苏州绿荫堂刻本，清宣统二年庚戌（1910 年）扫叶山房石刻本，1912 年上海江东书局石印本，1913 年上海章福记书局石印本（易名为《本草新读本》），1922 年常州华新书补刻本，1936 年上海启智书局铅印本、上海千顷堂书局石印本，1957 年上海卫生出版社排印本，2010 年学苑出版社张效霞校注本等。本篇所述以张效霞校注，张秉成撰注《本草便读》（学苑出版社，2010 年 6 月）为蓝本。

【钩玄】

1. 立"排偶俚言"体例，删繁去复，便于记诵

该书不同于其他本草著作的显著特点是将药物正文大字部分内容采用"排偶俚言"的形式表述，删繁去复，言简意赅，便于记诵，以下举数例加以说明。如本书"人参"条下正文大字曰："性禀甘平，功资脾肺；气纯味浓，补真元而益血生津；助卫充营，安五脏而宁神益智。""桔梗"条下言："为诸药之舟楫，开提肺气散风寒；扫上部之邪氛，清利咽喉平咳逆；升而复降，宣胸快膈有功；苦且辛平，泄郁消痰多效。""地黄"条下谓："生者甘寒入肾，凉血补阴；熟者温浓培元，填精益髓。""夏枯草"条下言："虽禀纯阳之气，味仍辛苦而寒；独走厥阴，能解肝家郁火；功专散结，堪医瘰疬疮疡。""葛根"条下曰："解阳明肌表之邪，甘凉无毒；鼓胃气升腾而上，津液资生；若云火郁发之，用其升散；或治痘疹不起，赖以宣疏；治泻则煨熟用之，又主两阳合邪之下利；解酒则葛花为最，因有解表利便之功能；孕妇固当忌投，有故亦能无殒。"

又如"黄柏"条下谓："苦寒坚肾，泻相火以制阳光；辛燥入阴，除湿热而

安下部。""蛇床子"条下言："助阳暖下，有祛除寒湿之功；入肾行脾，乃辛苦性温之力；阴蚀虫疮等证，煎洗颇宜；风淫疥癞诸疮，外敷有效。""枳实"条下谓："性味与枳壳相同，功力较老者（指枳壳）更猛；泻痰破积，承气赖之以先声；导水行瘀，《金匮》取之而下达；治痞坚之峻剂，攻气分之神丹。""莱菔子"条下曰："下气消痰，生服性升能涌吐；宽中化食，炒香气降味辛温；可消胀以利肠，能定喘而止嗽。""吴茱萸"条下言："散厥阴之寒，辛苦疏肝降冷浊；燥脾家之湿，芳香治呕愈寒疼；故疝瘕香港脚相宜，而郁结饮邪亦效；吞酸胸满，能导以下行；痃癖奔豚，可用其温散。"

2. 鉴别药物，通俗易懂，示范后学

本书又一特点就是关于药物鉴别，从产地、品种、功用等方面加以区别，真实可信，通俗易懂，示范后学，为中药学的学科发展和药物的临床应用作出了贡献。如"人参"条下鉴别辽参（是书直言人参）、别直参、东洋参、参须、参芦、党参、西洋参，曰："参须，性味相同。善行脉络，但补力不及耳，下行者亦如人参之从阴中补阳，自下而上也；又，根须皆有向下之意。参芦，即参之生苗处，性升，味苦，性寒，主涌吐风痰在胸膈间而又兼虚者。党参，出山西潞安者为上，其余所出者皆次之。甘平之性，用以培补脾肺元气颇佳，若虚盛而危急者，亦非所宜，非人参之大力不能也。别直，为高丽国所产，所出之参其功用、性味与人参相同，但补力稍不及，皆以野生者为佳……西洋参，出西洋，味苦而甘，性寒色白，其清养之力有余，补助之功不足，大抵肺部虚热者宜之。东洋参，出东洋，色淡黄，味甘性温，补脾胃中气，其补力固不及人参、别直，而较党参为优，与西洋参有寒温之各异耳。"

又如"沙参"条下鉴别北沙参与南沙参："沙参，处处山原沙地皆有之，古无南北之分。然观各家《本草》云其色白、其根多汁等语，似指北参而言。若南参则质粗大而松，气薄味淡。大抵甘寒入肺，清养之功，北逊于南。其润降之性，南不及北耳。南北之分，亦各随地土之所出。故大小不同，质坚、质松有异也。""生地"条下鉴别生地黄与熟地黄："生地未经蒸晒，即今之所谓鲜生地，色黄，味甘，性寒，专入脾、胃，散血清热，凡热邪内干营分，胃阴告竭者，颇属相宜。熟地即生地蒸晒极熟，色黑如漆，味如甘饴，寒转为温，自能独入肾家，填精补血，为培助下元之首药。""牛膝"条下鉴别川牛膝与怀牛膝："怀牛膝根细而长，川牛膝根粗而大；欲行瘀达下则怀胜，补益肝肾则川胜耳。"

3. 概述药物，言简义赅，功不可没

该书在药名诠释、药物功用特点、配伍及使用注意等方面概述既全面，又言

简意赅，让人读来一目了然，且十分实用。如"甘草"条下小字概述该药曰："甘草，色黄，味甘，属土，为脾胃之正药。能补诸虚，善解百毒，以诸药遇甘则补，百毒遇土则化之意。凡甘药皆能缓中，甘草味极甘，故热药得之缓其热，寒药得之缓其寒，同补药则补，同泻药则泻。缓一切火，止一切痛，惟中满因于邪滞者不宜用之，外科方中最宜。但甘草味过于甘，若多服、单服，则中气喘满，令人呕吐。""黄芪"条下小字概述为："黄芪，一作耆。耆者，老也，为补药之长，故名。生者虽补中而善行卫分，能益气固表。得防风则补而不滞，行而不泄，其功愈大。同当归则和营达卫，炙用则大补中气，有阳生阴长之理。黄芪之补，善达表益卫，温分肉，肥腠理，使阳气和利，充满流行，自然生津、生血，故为外科家圣药。以营卫气血太和，自无痛滞耳。""天麻"条下小字注释曰："天麻，其根如大芋，旁有小子十余枚、离大魁数尺、周环卫之，其茎独枝如箭，叶生其端，有风不动，无风反摇，故一名定风草。独入肝经，能治一切虚风、眩晕之证。凡水亏肝虚、阳虚土败者，易生内风。天麻能定内风，而不能散外风，又非羌、防等可同日语也。此物同补药则治虚风，同散药则治外风。总之，一切诸风，皆可赖以镇定。既不能发散，又不能滋补，但天麻之性辛甘而温。升也，阳也，独入肝经气分，为定风之主药，不特阴虚之风可用，即阳虚之风亦可用；内风可定、外风亦可定，各随佐使而立功耳。"

　　本书是一本简便入门著作，尤其适合于中医药初学者研读。此书将每一味药的性味、归经及主治等主要内容编成联语或偶句，言简意赅又不失完备，读之朗朗上口，便于记忆。药物鉴别真实可信，通俗易懂，为临床用药之示范。在药物药名诠释、功用、配伍及使用注意等方面概述全面，实用性强。

三十四、《本草问答》

【概述】

　　作者唐容川，原名宗海，天彭（今四川彭州）人，生卒年月不详。据考[1, 2]，唐氏约生于道光二十五年乙巳（1845年），卒于光绪二十二年丙申（1896年），享年51岁。

---

[1] 陈先赋. 访唐容传亲族、故里记 [J]. 成都中医学院学报，1982（4）：59-61.

[2] 陈先赋. 唐宗海生卒著述考 [J]. 成都中医学院学报，1983（2）：58-61，80-81.

宗海幼习儒学，天资聪敏，熟读经典。据《血证论》自序记载：唐父体弱多病，"故海早岁即习方书"，涉猎医学。因其父罹患血证，诸医治疗罔效而卒，宗海深感悲痛，于是专攻血证。"寝馈于《内经》、仲景之书，触类旁通，豁然心有所得，而悟出言外之旨，用治血证十愈七八"。后其妻冯氏亦患血证，"视制方剂，竟获安全"。有鉴于斯，宗海"将失血之证，精微奥义，一一发明"，著成《血证论》以流传于世。唐氏以医名世，著述医书多部。现存著作有《中西汇通医经精义》《金匮要略浅注补正》《伤寒论浅注补主》《血证论》《本草问答》，后合订成丛书《中西汇通医书五种》。另有《医学见能》《痢证三字诀》《医易通说》共8部书，均收录于《唐容川医学全书》（中国中医药出版社，1999年）。

《本草问答》是唐氏晚年的一部本草著作，是受门人张士骧（字伯龙）的启发编著而成的。据《本草问答》叙记载：唐氏于光绪十八年（1892年）冬游于粤省，得遇张君伯龙。伯龙拜宗海为师，请求先生"明以教我"。他说：先生所著中西各种医书很多很详尽，"而独少本草，未免缺然"，非常遗憾。故建议先生"将本草发明"，阐明大义，使后人"举一反三，则据此以求"。张氏认为："伯龙此言甚挚，因与问答而成是书"，故书名曰《本草问答》。"时大清光绪十九年岁在癸巳仲春月"，即于光绪十九年（1893年）撰成此书。据统计[1]，该书论药，去其重复，共计330种。

《本草问答》分为上、下两卷，共设问答六十条。主要针对中医药理中的某些共性问题或某类药物发问，重在理论探讨[2]，具有一定的理论性和临床实用性。

本篇所述以陆拯校点《本草问答》（中国中医药出版社，2013年1月）为蓝本。

【钩玄】

1. 析疑解惑，澄清异说

唐氏以答问方式，针对伯龙所提出的一些学术问题或模糊认识进行深入研讨，发表真知灼见。

关于中药治病原理的问题。本书开篇第一问："药者，昆虫土石、草根树皮等物，与人异类，而能治人之病者，何也？"

唐氏回答说，物与人虽异，"然莫不本天地之一气以生"，即秉受天地阴阳之气

---

[1] 张伯龙，唐宗海. 本草问答评注 [M]. 黄杰熙评注. 太原：山西科学教育出版社，1991：2.

[2] 尚志钧. 中国本草要籍考 [M]. 合肥：安徽科学技术出版社，2009：304.

而得以生存则是一样的，充分体现了中医的整体观念。不同的是，"物得一气之偏"而为药，"人得天地之全"则无病。一旦"人身之气偏胜偏衰则生疾病，又借药物一气之偏，以调吾身之盛衰，而使归于和平，则无病矣！盖假（借）物之阴阳以变化人身之阴阳也"。凡药皆偏，无病不偏。利用药物的若干偏性来调节人体内在的失衡或紊乱，纠正疾病阴阳之偏盛偏衰，从而达到相对的平衡协调，使之最大限度地恢复到正常状态。所谓"以偏纠偏"，这就是"神农以药治病"的基本原理。

关于本草存废的问题。本书最后一问："本草如《纲目》《求真》《钩元》《集解》《百种》《三法》等书，世所尚矣。先生论药，谓各书皆未尽善。然则各书可废乎？"

唐氏的观点十分明确。他说："不然，各有优劣，但当弃短取长，毋得一切废黜。"进而对诸家本草逐一评说："徐氏《本草百种》尤精密，然如人参、黄芪亦乏精义，但其书大纯小疵，未可执此而斥其纰缪也。《三注》亦切实，然尚未到化境。《纲目》泛而无当，然考药之形象，与所产之地亦足取焉。《求真》《钩元》等书敷衍旧说，可探无多。"最后，唐氏阐明了"此卷论药性极真"的真实写作意图。并"举此义以较论各书，则弃取从心，自不迷眩"，思路清晰，启迪后学。唐氏重申"非欲废各书而独行己说也，愿天下操术留心者共订证焉"。其说公允，耐人寻味。

关于中医解剖的问题。问曰："神农尝药，以天地五运六气配人身五脏六腑，审别性味，以治百病，可谓精且详矣！乃近出西洋医法，全凭剖视，谓中国古人未见脏腑，托空配药不足为凭，然欤？否欤？"

唐氏回答说："不然。"中医历来注重解剖，而且历史悠久。早在《黄帝内经》中就有"五脏六腑可剖而视之"的记载。"中国古圣定出五脏六腑诸名目，皎然朗若，何必今日再用剖视之法。当神农时，创立医药，或经剖视，或果圣人洞见脏腑，均不必论"。既然"定出五脏六腑之名目，而实有其物，非亲见脏腑者不能。安得谓古之圣人未曾见脏腑耶！"唐氏指出：西洋医学虽然注重解剖，但"只知层次而不知经脉，只知形迹而不知气化"。而中医解剖不仅注重"体"的形态描述，更注重"用"的功能表达，为中药的临床运用奠定了坚实的藏象基础。唐氏说：仅就解剖而论，"与古圣《内经》《本经》较之，则西洋远不及矣！"至于"中国古人未见脏腑，托空配药不足为凭"，纯属无稽之谈。

关于中医试验的问题。问曰："西人谓彼用药全凭试验，中国但分气味以配脏腑，未能试验，不如西法试验之为得也，其说然欤？"

中药的认知源于试验。如《本草图经》记载："使二人同走，一与人参含之，一不与，度走三五里许，其不含人参者必大喘，含者气息自如。"《本草衍义》记载："有人（用自然铜）饲折翅雁，后遂飞去。"由此提炼或升华为人参补气，自然铜续筋接骨等功效，进而指导临床运用。又如"神农尝药"，是我国古代劳动人民以身试药的典范。唐氏认为"尝药即试验也"，通过尝药试验，"定出形色、气味、主治脏腑百病，丝毫不差"。并"历数圣人之审定"和临床实践验证才得以传承下来，并不断发扬光大。唐氏是四川人，他在书中记载："四川彰明县采制附子，必用盐腌。其腌附子之盐，食之毒人至死，并无药可解。"这一来自民间生活试验的典型案例，足以证实附子的毒性，与神农尝药，并为此付出惨重代价的试验有异曲同工之妙。由此可见，古人对中药的认知源于长期生活、医疗实践，亦包括人体在内的各种试验。至于伯龙所提中医中药"未能试验"的说法是不正确的。

2. 辨药明性，体用兼论

物各有性，皆"原其所由生，而成此性也"。如"秉阳之气而生者，其性阳；秉阴之气而生者，其性阴；或秉阴中之阳，或秉阳中之阴，总视其生成以为区别"。唐氏认为，"辨药先须辨性"。辨药物形色气味之体，就是辨药物之性。若"果得其性，而形色气味之理已赅"，药物治病之理即在物性之中。唐氏指出："物之终始与乎形色气味之差分，而后能定其性。"物与物之间形色气味的细微差别，就决定了药物之间的性用区分。若不究此，则难得真性。性之不明，其用何为？故唐氏强调，凡辨药者"所贵体用兼论也"。这一理念体现在唐氏辨药认知的方方面面，贯穿于全书的始终。

从时节论药。唐氏曰："天时者，五行之流运，阴阳之分见。故凡论药，又当论其生之时与成之候。虽不尽拘于时，而亦有以时为治者。"不同时节孕育不同的药物，形成各自不同的秉性。"各就其偏重者以为主，而药之真性自明"。如"夏枯草生于冬末，长于三春，是正得水木之气。遇夏则枯者，木当火令则气其退谢"。由此可知夏枯草能"退肝胆经之火"。款冬花"生于冬月冰雪之中，而花又在根下，乃坎中含阳之象，故能引肺中阳气下行"。由此可知款冬花"为利痰止咳之药"。又如冬虫夏草，"此物冬至生虫，自春及夏，虫长寸余粗如小指，当夏至前一时，犹然虫也。及夏至时，虫忽不见，皆入于土，头上生苗，渐长到秋分后，则苗长三寸，居然草也。此物生于西蕃草地，遍地皆草，莫可识别。秋分后即微雪，采虫草者，看雪中有数寸无雪处，一锄掘起，而虫草即在其中。观其能化雪，则气性纯阳，盖虫为动物，自是阳性，生于冬至，盛阳气也。夏至入土，阳入阴也，其生苗者，则是阳入阴出之象，至灵之品也"。由此可知冬虫夏草单用根能"补下焦之阳"，兼用苗则"益上焦之阴"。诸药"皆以时名，皆得其时之妙用也"。

从部位论药。药有用根、用苗、用首、用尾、用节、用芽、用刺、用皮、用心、用汁、用筋、用瓤等不同，临床运用也不一样，其理何在？唐氏答曰：道理很简单，"取药力专注处，以与病相得而已"。如用节者，"松节治人之骨节。牛膝其节如膝，能利膝胫，以其形似也"。用皮者，"姜皮、茯苓皮、橘皮、桑皮、槟榔皮皆能治皮肿"，皆取"以皮治皮之义"。用心者，"桂心以温心气，茯神木用以安心神；莲子心用以清心火；竹叶心亦能清心火，是皆以心入心之义"。诸如此类，皆以药物之象推论其治病之理，对临床用药有一定的参考价值，但失于笼统，使用价值有限。唐氏指出："各物略有不同者，又在气味各别。故各归其脏腑，而主治亦异。"如麻黄与麻黄根，二者本为一物，麻黄"用苗，以其苗细长中空，象人毛孔，而气又轻扬，故能发汗，直走皮毛"。麻黄根"则以其根坚实而味涩，故能止汗"。又如"用芽者，取其发泄"，麦芽"则能疏土而消米谷"，黄豆芽"则能升达脾胃之气"，赤小豆芽"则能透归脓血"，皆由体之差分使然也。

从气味论药。"凡药气味有体有用"，如"得金之味者，皆得木之气，木气上达，所以辛味不主收而主散。木之气温能去寒，木之气散能去闭"。由此可见，秉木性之药多辛温，辛温之药多主散寒。然"同一辛味，而有根枝子叶之不同，总视其轻重升降之性，以别其治也"。如辛夷"花在树梢，其性极升，而味辛气散，故能散脑与鼻间之风寒"；防风"辛而味甘，故入脾，散肌肉之风寒"；紫苏"色紫入血分，味辛气香能散血分之风寒"；细辛"形细色黑，故入少阴经，味大辛，能温散少阴经之风寒"。

从升降论药。药物的根实茎叶名有所长，大凡"根主上生，故性升；子主下垂，故性降；茎身居中，能升能降，故性和；枝叶在旁，主宣发，故性散"。唐氏指出，药物的升降之性，"各就其性之所重以为药之专长"，又"须合形色气味论之，方为确当"。如升麻与葛根，二者皆用根，其性主升，升麻"其根大于苗，则根之得气浓，故专取其根。又其根中多孔窍，是吸引水气以上达苗叶之孔道也，故其性主上升。气味辛甘，又是上升之气味，合形味论性，皆主于升，故名升麻，是为升发上行之专药"。故其有升阳举陷之功，用于中气下陷、内脏下垂等病证。葛根"其根最深，吸引土中之水气以上达于藤蔓，故能升津液，又能升散太阳、阳明二经"，故"能治太阳之痉……治阳明之燥"。由于物性不同，其用有别。"葛根根实，故升津而不升气；升麻根空有孔道以行气，故升气而不升津"。又如苍耳子与蔓荆子，皆用草之实。唐氏认为，"果实仁核之主收降，其大端也。"然二者性不降反升，"苍耳有芒而体轻松，蔓荆味辛而气发散，故皆有升性，亦核实中之变格也"。由此可见，药物升降浮沉之性虽有一定之规，但亦未必尽然。由于"形色气味之不同，故主治各异"，故凡"论药者当细辨之"，不可拘于一端。

从炮制论药。唐氏认为，药有生用与制用之不同，皆有一定之理，未可一律论之。一是药物应不应炮制，总视药性和临床用药需要而定。如葶苈子"不炒则不香，不能散，故必炒用"；半夏、南星"非制不用，去其毒也"；礞石"必用火硝煅过，性始能发，乃能坠痰。不煅则石质不化，药性不发，又毒不散，故必用煅"。又如"仲景炙甘草汤取其益胃，则用炙而气升；芍药甘草汤取其平胃，则用生而气平；甘草干姜汤、侧柏叶汤，其姜皆炮过，则温而不烈；四逆、理中，则干姜不炮，取其气烈，乃能去寒"。二是药物炮制是否得法，在用者权衡把握。唐氏指出："大抵性平之药不可太制，以竭其力；性猛峻有毒者，非制不堪用。且有制得其宜而功益妙者，是在善于审量也。"概之，"用其长而去其短，善炮制者也；损其长而益其短，不善炮制者也"。

3. 本草为主，汇通中西

唐宗海熟谙中医理论，学验具丰，时逢清朝末期，西学东渐，给中医带来了强烈的冲击和挑战。唐氏有感于"西医初出，未尽周详；中医沿讹，率多差谬"，由此产生了汇通思想，并提出了"中西汇通"的概念，撰写了《中西汇通医经精义》一书。他极力主张汇通之学，利用西医知识来印证和诠释中医的医理药理。"不存疆域异同之见，但求折中归于一是"。唐氏"中西汇通"的思想集中反映在他所著《中西汇通医书五种》一书中，是较早试图汇通中西医学的论著，对后世产生了一定的影响。著名医家张锡纯在该书序云："忽见唐容川先生之《中西汇通五种》，细阅一过不觉欣喜欲狂，尽其所著之《中西汇通医经精义》，诚为尽善尽美。他如《血证论》《本草问答》《伤寒、金匮浅注补正》亦莫不本中西医理之精微而汇通之也。"表达了张氏见到唐书的喜悦心情，以及对其"汇通中西"之说的认同。张氏"自见此书后，觉灵明顿开，遂撰《医学衷中参西录》，自一期续至七期，莫不本斯书以推衍之"。实现了由"中西汇通"到"衷中参西"的飞跃。

在《本草问答》书中，亦不乏中西汇通的内容。如本书殿后问曰："《神农本经》药分上、中、下三品，共三百六十种，以应周天之数，历代增入，至《纲目》千有余种，《本草从新》又有增益。此卷所论，或遗本经之药，或取方外之谈，或及西法，或采新药，不拘一例，得毋混淆。"唐氏在回答这一问题时，明确表达了作者写作本书的基本意图：一是对本草中"显然易明，确切不移，精妙无比者，一一论定，使人知此理则真知此药。并可以用知别药，引而伸之，触类而长之"。二是本书"非本草专书，而本草之精义，皆具于此矣"。三是汇通西学，"以解《灵》《素》不传之秘"，弘扬中医药学术。四是"无论中西各药，见于目而尝于口，便可推例以知其性矣"；也可借助中医辨药的认知方法，订证"西药之得失"。纵观全书，以本草为主，兼及西学。汇通中西，多附会穿凿。尽管如此，唐氏中西汇通的思想，可谓今之中西医结合的先声[1]。

[1] 陈大舜. 中医各家学说 [M]. 武汉：湖北科学技术出版社，1989：365.

三十五、《本草思辨录》

【概述】

作者周岩，字伯度，号鹿起山人，浙江山阴（今浙江绍兴）人氏。周氏生于清道光十二年（1832 年），卒年不详。

周氏少习儒，"幼时曾以春温误服麻黄，致举室怔营"。咸丰丙辰（1856 年），官至比部主事（刑部主事），留滞京邸。"又以寒痢为医投凉剂而误。更医复然，危状迭见。赖友人检方书鉴前弊而拯之，得以无虞"，于是萌发了学医的志向。并买来医书，"置之几案，朝夕披览……不悟彻不已"。日积月累，颇有心得，"为人疗病，时或幸中"。同治甲子（1864 年），改官邑令（县令），因忙于政事，"束医书高阁者，凡十八年"。光绪壬午（1882 年），以疾弃官而归，"复取群籍，研求加邃"，潜心攻医。自光绪戊戌（1898 年）春，有《六气感证要义》之刻。又"六更裘葛，取所著稽之"，于光绪甲辰（1904 年）夏四月，著成《本草思辨录》。因年事已高，"爰命孙儿智浚，录付剞劂，以垂来许，并问世焉"。

《本草思辨录》共四卷，卷前有"自叙"，卷首为"绪说"，为周氏评说中西医学及王清任《医林改错》、唐容川《中西医汇通医经精义》、德贞氏《全体通考》、徐大椿《神农本草经百种录》、陈修园《本草经读》等诸家诸书之得失，极力推崇《黄帝内经》《神农本草经》、南阳先师《伤寒论》《金匮要略》等经典著作。后三卷，即卷一至卷三，均以药物为纲，共收载药物 128 味。对每一味药物的性能和功用，"大抵援据仲圣两书，而间附以他说他药，随手札记，殊无体例"。

该书刊本有山阴周氏微尚堂初刊本（1904 年），中华人民共和国成立后有排印本[1]。本篇以清代周岩撰、陆拯校点《本草思辨录》（中国中医药出版社，2013 年 1 月）为蓝本。

【钩玄】

1. 辨证识药，倡导致知力行

周氏说："人知辨证之难，甚于辨药；孰知方之不效，由于不识证者半，由于不识药者亦半。证识矣而药不当，非特不效，抑且贻害。"证与药的关系，犹如的与矢的关系。只有药证契合，有的放矢，方能无误。因此，准确辨证与正确选药是

---

[1] 尚志钧. 中国本草要籍考 [M]. 合肥：安徽科学技术出版社，2009：290.

决定临床疗效的基本元素，二者同等重要，不可偏废。

"夫学问之道，不外致知力行两端"。意思是说，做学问要探究事物的原理，从中获得智慧或知识，同时要竭力而行，努力实践，医学也不例外。周氏认为，医书汗牛充栋，"无不由研求《内经》与仲圣书而出"。他说："致知之书，如《素问》《灵枢》《本草经》尚矣。而《伤寒论》《金匮要略》，则又南阳先师本致知以为力行之书，《灵》《素》《本经》悉括其中。"即《素问》《灵枢》《神农本草经》是探究中医医理与药理的"致知"之书，《伤寒论》《金匮要略》是张仲景融合诸书精华，又付诸实践的"力行"之作。诸书创建了中医理论与实践，致知与力行的典范，为中医必读的经典著作。周氏指出："学者能即是而寝馈笃好之，积以岁月，真可引伸触长，施用无穷。"学习中医经典务必致知力行，学以致用，"然而谈何易也"。必须认真学习，深刻领会，把握精髓，不断实践，通过长期积淀，方能举一反三，触类旁通，运用自如。

2. 崇尚仲景，研究经方药法

周氏说："《伤寒论》《金匮要略》直可上拟圣经，不当与诸医书同论。"自古以来，"注仲圣书者，无虑数十百家，独于方解，鲜精确澄彻……于古人因证施治之微旨，去而千里矣"。周氏读仲圣书，结合经文，紧扣经方，医理与药法并析，凡"药用有心得者，即征诸方；方义有见及者，并印以药"，务必深求其要，先得其旨，此乃知其常。他说："物理至微，古圣何能尽言，得其旨而扩之，方为善读古书"，此乃达其变也。因此，周氏善能从仲圣方证的常变之中阐释和揭示其用药基本规律。

全面剖析，整体把握。如人参是临床常用的补虚药，也是一味"毁誉交集"之品。大凡"好补之家多誉，好攻之家多毁。其誉者复有补阴补阳之各执，而不知皆非也。"周氏说："欲知人参之真，非取仲圣方融会而详辨之，庸有冀乎？"因此，他把仲圣方证中人参的药用情况进行了全面梳理和系统研究，从中悟出了人参不外补、和两端的用药规律。一是用补："试约举仲圣方之用为补者而言之，补脾如理中丸、黄连汤（参治腹中痛），补胃如大半夏汤、甘草泻心汤（许氏《内台方》有人参），补肺胃如竹叶石膏汤，补肝如乌梅丸、吴茱萸汤，补心已列如上，他如薯蓣丸、温经汤之补，殆不胜其指数，参之补可不谓广也乎？"说明人参长于补益，临床运用广泛，此为人所共知。一是用和：周氏认为，仲圣"用参于和，有和其本腑本脏之阴阳者"。如"干姜黄芩黄连人参汤，则以证有寒热而和之；木防己汤，则以药兼寒热而和之；桂枝人参汤，所以联表里之不和；生姜泻心汤，所以联上下之不和。"周氏指出，人参"善和阴阳，专用以和正，不用以驱邪"。若"于驱邪之中而加以参，稍一不当，害即随之"。他说："伤寒温热两证，参之出入，关系极重，仲圣之法亦极严。"如"伤寒有表证者，仲圣绝不用参，不特麻黄、大小青龙、桂枝等汤，丝毫不犯也，即小柴胡汤，外有微热，亦且去之。黄连汤，有桂枝而并无表证。桂枝人参汤，有表证而参不以解表。柴胡桂枝汤，表里之邪俱微，故表里兼治。表里兼治，故用参以和之。此伤寒定法也。"温热病，仲圣不备其方，而要旨已昭然若揭。如"黄芩汤，后世奉为温病之主方，未尝有参。白虎汤，治阳明热盛，效如桴鼓，亦未尝有参，必自汗而渴且无表证者用之。此温热定法也"。仲圣之法，"后人得之则效，失之则不效"。至于"其他变仲圣方而不失仲圣法者，不可胜举"。如"以羌防取伤寒之汗，葱豉取温热之汗，俱不佐参。其佐参者，五积散邪兼表里，攻其邪复和其正。栝蒌根汤则以渴甚，参苏饮则以脉弱，升麻葛根汤则以脉弱而渴。至葳蕤饮治风热项强急痛，四肢烦热，参似不宜矣。而以葱豉散外，葳蕤清里，因风热烁津，故加人参以和表里而生津。"诸如此类，"凡袭用之佳方，未有能出仲圣范围者"。证诸临床，卓有成效，"试之甚验"。由此可见，周氏对人参"和"的阐释十分精彩，言之有据，持之有理，丰富了中医"和法"的内涵，启迪后学。

药有所长，择善而从。周氏认为，制方小，用药精，"惟仲圣取其长而弃其短"。如"附子为温少阴专药。凡少阴病之宜温者，固取效甚捷。然如理中汤治腹满，黄土汤治下血，附子泻心汤治心痞，甚至薏苡附子败酱散治肠痈，如此之类，亦无往不利"。因附子"纯阳之性，奋至大之力，而阴寒遇之辄解，无他道也"。深刻揭示了附子温阳散寒的性能特点和运用专长。半夏"味辛气平，辛则开结，平则降逆，为治呕吐胸满之要药。呕吐胸满者，少阳证也，故小柴胡汤不能缺此。推之治心痞、治腹胀、治咳、治咽喉不利，一皆开结降逆之功。要其所以结与逆者，由其有停痰留饮，乘阳微以为患，半夏体滑性燥，足以廓清之也"。明确指出了半夏"开结降逆"之功与"停痰留饮"之证对应关系。又如薤白"最能通胸中之阳与散大肠之结。故仲圣治胸痹用薤白，治泄利下重亦用薤白"，干姜为温中土之专药，"凡仲圣方用干姜，总不外乎温中"。

制方严谨，配伍有度。如"大黄附子汤大黄与附子并用，则变寒下为温下；茵陈蒿汤大黄与茵陈栀子并用，则不走大便而走小便"。黄连为苦燥之品，长于清热燥湿，泻火解毒，凡湿热火毒之证皆宜，"其制剂之道，或配以大黄、芍药之泄；或配以半夏、栝蒌实之宣；或配以干姜、附子之温；或配以阿胶、鸡子黄之濡；或配以人参、甘草之补。因证制宜，所以能收苦燥之益而无苦燥之弊也"。栝蒌实"长在导痰浊下行，故结胸胸痹非此不治。然能导之使行，不能逐之使去。盖其性柔，非济之以刚，则下行不力。是故小陷胸汤则有连、夏，栝蒌薤白等汤则有薤、酒、桂、朴，皆伍以苦辛迅利之品，用其所长，又补其所短也"。茯苓、猪苓、泽泻，"三物利水，有一气输泻之妙。水与热结之证如五苓散、猪苓汤，若非三物并投，水未必去，水不去则热不除，热不消渴上中焦皆有之，或阴虚津亏而渴，或津被热烁而渴，或热与水结而渴"。周氏指出："参伍而错综之，实有无穷之用。仲圣则正本此旨以制方，而不容以一端测焉。"

随证增损，去取有道。周氏说，经方中"更设多方以增损而轩轾之，觉变幻纷纭，令人目眩"，体现了仲圣随证加减用药的玄机。如白术，"除脾湿，固中气，为中流之砥柱"，临床广为其用。周氏说："术之或去或加，见于理中丸者为多，欲明用术之道，于此求之，思过半矣。"并逐一解读如次。如"脐上筑者，肾气动也。去术加桂四两"，周氏说："肾气动，是欲作奔豚之征兆。"若"不去术，则术横亘于中，足以掣桂之肘，此加桂所以必去术也"。"吐多者，去术加生姜二两；下多者还用术"，周氏解读曰："吐多者吐多于下，下多者下多于吐。吐多于下，则里湿尚轻而胃逆为甚，加生姜是以辛散之，去术为甘壅也。下多于吐，则脾湿重矣，健脾除湿，非术不可。"故吐多去之，下多必还用之。"渴欲饮水者，加术，足前成四两半"，周氏认为术非治渴之物，"今渴欲饮水，自非燥热之渴，乃因吐利重丧其津，而脾弱不振也"，白术"培中土而滋化源，尤为得力"，故加术也。"腹满者，去术，加附子一枚"，周氏解读曰："按证是脾寒，《金匮》有腹满为寒之文，又观所加为附子，其为阳虚无疑……盖肾寒阳虚，必侵及脾，故以姜辅附。脾寒阳虚，其源由肾，故以附辅姜，其必术者，阳虚必气滞，白术甘壅，去之为宜。总而言之，随证增损，"化而裁之存乎变也"。

因证施用，药法无定。如"大黄气味俱浓，本峻下之物，因其峻下而微变其性以用之，则如大承气、抵当汤之大黄酒洗、酒浸，以兼除太阳余邪也；大黄黄连泻心汤之大黄，以麻沸汤渍之而不煮，欲其留恋心下也"。周氏指出："大黄之为物有定，而用大黄之法无定。不得仲圣之法，则大黄不得尽其才而负大黄实多，否则为大黄所误而大黄之被诬亦多。"

3. 思辨本草，阐发药物真谛

周氏说："读仲圣书而不先辨本草，犹航断港绝潢而望至于海也。夫辨本草者，医学之始基，实致知之止境，圣人列明辨于学问思之后，其功自非易致。"基于本草文字简练，往往意存文字之外。非悉心辨识，难得其要。故周氏每以本草原文为线索，从理论与实践的角度进行辨析，阐发药物的真谛。

《神农本草经》有"薏苡仁主筋急拘挛，不可屈伸，久风湿痹"等记载。周氏对此十分认同，评价极高。一是对《神农本草经》原文的理解。他说："《本经》久风湿痹，系于筋急拘挛，不可屈伸之下，明其病之属筋。而上下文若断若续，几索解不得。"明确指出薏苡仁所治在"筋"，乃风湿所为。并强调读《神农本草经》原文不可断章取义。二是对原文中"久"字的解读。他说："薏苡仁主久湿痹，久字固大有意在。"周氏认为，"痹无热痹，湿化之热，终不离寒，故不曰湿热、风热，而曰久风湿痹"。又说"风湿久而不解，则寒将化热"，进而引用《灵枢》语"湿热不攘，大筋緛短，小筋弛长"，认为"是緛短时湿已化热。盖初虽横胀，不致短缩，惟化热之后，所谓食气入胃，散精于肝，淫气于筋者，遂渐被其烁，筋为之缩。云不攘，则热由湿化，已非一日，与《本经》之言如出一辙"。风湿日久化热，是导致筋急拘挛的根本原因。三是对薏苡仁药性的理解。他说，薏苡仁气寒味甘，"能使湿不化热，热不化湿，自是除湿而亦清热，乃又云除湿而即能清热"。如《金匮要略》麻黄杏仁薏苡甘草汤，"汗出当风久伤取冷是寒，发热日晡所剧是寒化之热，麻黄所以驱寒，薏苡所以除热。无热非薏苡责也。凡此所治，悉与《本经》符合"。四是对薏苡仁临床用药经验的总结。周氏对《备急千金要方》《外台秘要》以及其后相传之佳方进行了分析总结，研究结果表明："凡用薏苡仁者，必兼有筋急拘挛，不可屈伸之证"，与《本经》所论一脉相承。在临床实践中，周氏用薏苡"泄热驱湿而筋即舒，试之屡验"，说明"薏苡治筋有专长也"。

《神农本草经》有知母"主消渴"一语，"《千金》《外台》固恒用之"。周氏以仲圣方证加以辨析，"止渴如五苓散、猪苓散、文蛤散皆无知母，白虎汤有知母而无渴证，加人参乃始治渴。盖以阳明热盛，清热诚要；然膏知无益阴生津之能，于清热之中再加以人参，则病去而正即复，其用意之周密，《千金》《外台》且逊之"。周氏认为，"知母为肺胃肾三经清气热之药，洁古、东垣、丹溪，咸以知母与黄柏为滋阴之品，后人遂视为补剂。知母之润，虽不似黄柏之燥，然寒滑下行，使热去而阴生则有之，究无补性能益阴之不足。即以泻邪火，亦当适可而止。否则降令太过，脾胃受伤，真阳暗损"。由此可见，知母无益阴之功，不能视为补剂，若用之太过，反能损阴。至于主消渴，乃泻火存阴之意，不可望文生义。周氏强调，"《本经》无一字虚设"，贵在得其真也。

《神农本草经》谓桃仁"主瘀血，血闭癥瘕，邪气"。邹氏《本经疏证》"以邪气为瘀血、血闭瘕受病之因……援仲圣方以自解也，曰用桃仁之外候有三：一表证未罢，一少腹有故，一身中甲错。若三者一件不见，必无用桃仁之事"。周氏认为，"夫少腹有故，身中甲错，是着其证非溯其因，于邪气何与"。他以仲圣方为例证加以阐发。"至表证未罢，如桃核承气汤、抵当汤、抵当丸，则以表证虽未罢，而伤寒至热结膀胱，则不当解表惟当攻里，其方岂半治里半治表哉。桃仁若与桂枝解表，则抵当何以无桂枝哉。仲圣用药殊有分寸，抵当治瘀血之已结，故纯用血药峻攻；桃核承气治瘀血之将结，故兼以桂枝甘草化气。桂枝茯苓丸，下癥之方也"。从诸方所见，"何尝有一毫表证"。故周氏认为，"表证未罢"非桃仁所用之必备，"学者不可不察也"。

《名医别录》把"石膏则以解肌、发汗连称"。何谓解肌？石膏能发汗吗？周氏认为，"主解横溢之热邪"是"石膏解肌之所以然"。石膏"不足于发汗"，没有发汗的作用。他说："石膏治伤寒阳明病之自汗，不治太阳病之无汗。若太阳表实而兼阳明热郁，则以麻黄发汗，石膏泄热，无舍麻黄而专用石膏者。白虎汤治无表证之自汗，且戒人以无汗勿与。即后世发表经验之方，亦从无用石膏者。"又说："白虎证至表里俱热，虽尚未入血成腑实，而阳明气分之热，已势成连衡，非得辛甘寒解肌之石膏，由里达表，以散其连衡之势，热焉得除而汗焉得止。是得石膏解肌肉，所以止汗，非所以出汗。"从仲景方证中可知，石膏解肌，实为清热泻火，善能清泻阳明气分热炽火盛，主治热在阳明，邪正剧争，里热蒸迫，津液受伤所致的壮热，不恶寒，汗多、烦渴引饮、脉洪大等气分实热证。"岂以仲圣尝用于发汗耶？"至于"海藏谓石膏发汗，朱丹溪谓石膏出汗，皆以空文附和，未能实申其义"。周氏又考究了"方书石膏主治，如时气肌肉壮热，烦渴、喘逆、中风、眩晕、阳毒发斑等证，无一可以发汗而愈者"。故周氏强调，读本草务必把握其精髓，"学人勿过泥《别录》可耳"。

学好中医要"致知"和"力行"，临床实践要"辨证"与"辨药"，这是周氏的主要学术思想。从仲圣方证中求索，从历代本草中思辨，这是周氏的基本研究思路。尚志钧先生在《中国本草要籍考》目录中将其列入"张仲景药解"条下，说明《本草思辨录》不仅是一部重要的本草著作，也是研究张仲景药法的一部重要参考书籍[1]。此外，周氏对英国医家德贞所著《全体通考》自序中"以中医为守旧，为妄作，实乃坐井观天之见"的说法，提出了严厉的批评。他说：中医"善守旧者，其旧皆不可变之天道，惟笃守而精研之，新义斯出"。体现了中医历来重视传承与创新的发展理念，值得我们深思。

三十六、《本草崇原集说》

【概述】

作者仲学辂，字昂庭，清代钱塘（今浙江杭州）人，生卒年代不详。

据章炳森"序"记载：仲氏邃于理学，崇尚《神农本草经》、张仲景及张志聪、高士宗等诸家，临证遣方用药，疗效卓著。"曾征辟入都，供奉慈圣（慈禧）"。回归故里后，"主杭垣医局二十余年"。仲氏"虑近时本草无善本也。爰取《崇原》为

[1] 尚志钧. 中国本草要籍考 [M]. 合肥：安徽科学技术出版社，2009：290.

纲，附载《经读》《经解》《百种录》并张氏《侣山堂类辩》、高氏《医学真传》诸说，参酌己意，纂集成编，名曰《本草崇原集说》。属草甫定，先生遽归道山"。由是可知，仲氏以张志聪《本草崇原》为纲，集说诸家，参以己见而成是书。然书稿草成（成书年代不详），仲氏未及缮本而卒。章炳森与王羹梅皆师从仲氏，有感于先生遗著"残编零落，涂乙漫漶（涂改模糊难以辨认）"，于是，"汇集各书，搜辑参校"，概收仲氏遗墨。"书成付梓，以竟先生之志"。书前有章炳森序，时间为"宣统元年"。书后有王绍庸跋，时间为"宣统二年"。据此，《本草崇原集说》定稿刊刻时间应为宣统二年（1910 年）。

全书正文三卷，附录一篇。正文部分载药 289 种，"编次品数悉仍张氏之旧，不补《本经》，以此书名《崇原集说》，非《本经》集说也"（《本草崇原集说》凡例）。各药条下，先录《本草崇原》药论，然后分列《神农本草经读》《神农本草经百种录》《本草经解》《侣山堂类辩》《医学真传》等诸家之说，皆逐一标明，兼及仲氏之述。附篇载药 43 种，源自《神农本草经读》，仲氏亦有批注。全书共收载药物 332 种 [1]。

今存有宣统二年刊本 [2]。本篇以孙多善点校《本草崇原集说》（人民卫生出版社，1997 年 10 月）为蓝本。

【钩玄】

1. 集诸家之说

仲氏认为，"言本草必宗《本经》"（《本草崇原集说》序言）。他有感于当下医者，"但知某药治某病，某病须某方，不探五运六气之原，不明阴阳消长之理，徒袭其用，未究其性，自欺欺人，良可慨已"。告诫临证医者，要读经典，明医理，懂药性。故该书以研究《神农本草经》药品为主，旁及其余。

在诸本草中，仲氏对钱塘张隐庵先生的《本草崇原》推崇备至，赞赏有加。他说：《崇原》释药性，皆见道之言"（《本草崇原集说》"当归"条），"隐庵以经解经，直接轩岐道统，张仲景以后一人而已"（《本草崇原集说》"人参"条），"学者欲识经方，须求《本经》，欲通《本经》，须读《崇原》"（《本草崇原集说》"干漆"条），"《本经》导之，《崇原》得之，学者能读《崇原》，自不为俗解所蔽"（《本草崇原集说》"消石"条），"论药不读《本经》不能知药性，不读《崇原》不能通经旨，隐庵可谓神农之功臣矣"（《本草崇原集说》"水萍"条）。因此，读《神农本草

[1] 周祯祥. 本草药征 [M]. 北京：人民卫生出版社，2018：30.

[2] 尚志钧，林乾良，郑金生. 历代中药文献精华 [M]. 北京：科学技术文献出版社，1989：362.

经》，必读《本草崇原》。读《本草崇原》是研读《神农本草经》的捷径。

该书以《本草崇原》为切入点，广集诸家之说。仲氏认为，陈修园《神农本草经读》、叶天士《本草经解》、徐灵胎《神农本草经百种录》等，虽见知见仁，各有心得，但"皆以《本经》为纲"。对深入研究《神农本草经》，充实和完善《本草崇原》都具有重要的参考和借鉴作用。对于诸家之说，仲氏十分审慎。不是全文照录，而是把握要点，择善而从。如凡例指出：凡"《经读》《经解》《百种录》所收药品，有为《崇原》所不载者不录，说不同而无精义者亦不录，删节笔削，悉具苦心。故每味下有采诸说，有不采诸说者。大约采《经读》者最多，《经解》《百种录》则间及之。并摘录《类辩》《真传》数则，总以《崇原》为主，诸说为辅"。

此外，本书列"《本草经读》附录集说"一篇。章炳森"序"对此专作说明。"《经读》一书，仲氏也有批注，其药品非《本经》所有。而《经读》列入附录者，仲氏亦多加墨，间有引《类辩》《真传》之语，以明其性者。今不忍割爱，特附于后，以存仲氏之说，阅后勿谓其羼杂也。"对深入研究仲氏的药学思想也有一定的帮助。

总之，本书集诸家之说，始终把握一条主线，分清三个层次。即以弘扬《神农本草经》学说为主线，以《本草崇原》为纲领，以诸家之说为辅助，以仲氏之论为点缀。凡《本草崇原》内容冠于前，诸家之说继之，仲氏评说殿后（均以"仲氏曰"标明）。全书重点明确，思路清晰，条理分明，义理翔实。

2. 析本草之义

广集诸家，参以评说，是本书的特色和亮点。从中可以窥见仲氏对本草研究的心得感悟和对中药学术的独特见解。

用运气学说来诠释药物的作用及奏效机理。仲氏认为，"以药治病，无非以运气治运气"（《本草崇原集说》"芫荑"条）；"《本经》各药，气味主治，俱从运气之所以然者发端，却不执定某药入某脏某腑。脏腑系有形之物，运气无形，无形生化有形，合著运气，实与天地之运气相感通，天地有三阴三阳，人身亦有"（《本草崇原集说》"牛膝"条）；"后世本草，侈陈药之功力，而人遂混用，申说病之宜忌，而人且误会。岂知药性病情，动关运气"（《本草崇原集说》"肉苁蓉"条）。如《本经》自天名精至地肤子共五味，皆利小便，而用有不同者，以物所得之运气，及人所值之运气使然也。盖天以六气生化五脏，不及亦病。即如小便不利，各有所自，凡利小便之药，亦各有所归。此非运气为之，谁为为之"。

临床用药，须知药性明药用。如消石，气味苦寒，因其"遇火能焰，俗解必曰大热属火，破冷积无疑矣"。仲氏评曰："夫药性不知，病根不识，用或失当，委咎于药，是予药以不白之冤也。""各本草谓天名精治乳蛾喉痹，小儿急慢，服汁治疟痰似矣。然病有病因，药有药性，二者无他，亦以圣经为本而已。知本则疑似之交，可以立辨。否则乳蛾等患，其病因偶合天名精，只算侥幸。设差一黍，弊即随之"。强调治病求本，药证相合，方能药中病的，确保无误。"经方不论有桂无桂，总与病情丝丝入扣，所以药到病除"。然而，"市医疑桂枝过温，绝不试用，间或试用，而所配君、臣、佐、使，又甚离奇，反以败事"。这是不识药性的缘故。如此用药，"则医者如瞎马，就医者，亦如盲人骑瞎马而已矣"。比喻之形象，阐述之深刻。

古今剂量换算要把握权度。如细辛，自明代李时珍《本草纲目》提出细辛"不可过一钱"以来，影响深远，争议不休。《本草崇原》认为，细辛"辛香之药，而反能闭气乎？岂上品无毒，而不可多服乎？"对《本草纲目》之说提出了质疑。仲氏赞同此观点，认为"经方对症发药，药味分两搭配及煎法、服法，具有准绳。惟古今权度不同，须折算。大约古之一两，抵今日二三钱"。并对经方中细辛的剂量进行了认真分析。"如麻黄附子细辛汤、大黄附子汤、桂甘姜枣麻辛附子汤内，将细辛折算，何止一钱"。仲氏指出："即欲从轻，亦须力能中病"。否则，剂量不够，病重药轻，就达不到治疗效果。如此点评，有理有据，令人折服。

有比较才有鉴别，有鉴别才能更好地区分使用。同中求异，辨别疑似，这是学习、理解和掌握药物的基本要求，仲氏十分关注。有名称相似的药物比较，如山茱萸与吴茱萸："咸禀木火之气，然一则酸平无毒，主治心下邪气寒热；一则辛温有小毒，主治温中下气……于禀气而识其异中之同，又于主治而辨其同中之异，则得矣。"有同出一物的药物比较，如枳实与枳壳："枳实取其小而坚实，大则气散而力薄，故曰壳。《本经》与经方皆用实无壳，《开宝本草》始以壳之主治，分别标题……枳在时方，可壳可实；枳在经方，宜实不宜壳也。"有功用相似的药物比较，如半夏与南星，"半夏气味辛平有毒，南星气味苦温有大毒，性不尽同，则主治亦不尽同"。有些药物比较意义不大，如"丹溪谓浮萍发汗甚于麻黄"之说，仲氏考证认为，"今观《本经》麻黄有出汗明文，水萍则否。且二物虽皆走表，而寒温异性，主治异宜，无所谓甚也"。

析疑解惑，正本清源。如"经方大黄䗪虫丸有干漆一两。朱丹溪以为性急飞补，用之中节，积滞去后，补性内存。王晋三以为性急内审，破脾胃关节之瘀血"。仲氏评说："二说从经方设想出来，尚非定解。"干漆，"日曝阴湿一段明文，读之便得真际。不然，药性幽隐，皆干漆类也。某书道长，某书道短，长短各创臆说，将何以适从乎。"矾石，"内外症皆用，人所习知，特知之不尽耳。经方于丸、散两种之配用矾石者，按症施治，效验如神。后人解不到《本经》药性，故解不到经方药用""时医虑麻黄发汗过猛，而以紫苏、薄荷代之。岂知二物芳香，欲发其表，反虚其里，决非《伤寒》太阳证所宜""石脂气味甘平，时书则曰甘温酸涩，入手便错"。

辨别药物真伪，防止以假乱真，以劣充优。如"尝有人寻取各种土产药物，如芫花、商陆之类，无不混称草头，见病治病，单用一味，为害何可胜言。然其心亦犹医家之不欲误人也。误人由于贪利，天下未有贪利之徒，而能体物性，察物情，学医者，其鉴诸""辣蓼辛热，尤耐风寒，择用俱验，或作汤剂，或以白酒煮，或伴糯米炒熟作粉，各视体气病情而与之。尚有一种旱蓼，茎叶高大如葵，仅可点缀园亭，不入药"。

总之，本书先集说后析义，"每析一义得一解，斟酌再三，折中至当"（《本草崇原集说》跋）。此书对研读《神农本草经》具有参考价值，对指导临床用药有一定意义。然该书详于集诸家之说，对各家评论较多，对药性及药物功效应用的阐发不够。

历代本草著作名称索引

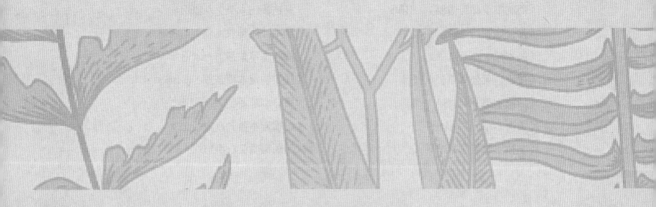